성 인 간 호 학

Vol.II

성인간호학

ADULT HEALTH NURSING Vol. II

[대표저자]

김 분 한 (한양대학교 명예교수)

[편집저자]

김 진 경 (강릉영동대학교)
전 혜 원 (꽃동네대학교)
권 영 은 (청운대학교)
황 선 영 (한양대학교)
이 경 남 (한림성심대학교)
이 동 숙 (강원대학교)
안 수 연 (한림대학교)
정 승 은 (혜전대학교)
정 미 영 (목포과학대학교)
김 애 리 (성신여자대학교)
서 길 희 (강릉원주대학교)
홍 정 주 (경동대학교)
강 화 정 (부산여자대학교)
정 영 미 (대구한의대학교)
(무순)

[저 자]

김 유 정 (경동대학교)
송 충 숙 (경동대학교)
윤 성 자 (경동대학교)
심 환 희 (부산여자대학교)
김 연 자 (동서대학교)
이 윤 복 (동서대학교)
조 준 아 (강릉영동대학교)
최 동 희 (강릉영동대학교)
박 미 영 (강릉영동대학교)
김 용 숙 (대구한의대학교)
김 경 운 (서정대학교)
박 혜 숙 (서정대학교)
한 숙 원 (백석문화대학교)
이 은 주 (백석문화대학교)
하 루 미 (한양대학병원)
윤 계 숙 (한세대학교)
권 미 형 (배재대학교)
장 혜 영 (한양대학교)
서 윤 경 (한양대학교)
박 선 아 (강릉원주대학교)
박 경 옥 (강릉원주대학교)
김 현 정 (한림대학교)
한 수 정 (건양대학교)
양 남 영 (공주대학교)
송 민 선 (건양대학교)
박 정 윤 (울산대학교)
장 희 경 (경상대학교)
김 산 옥 (송곡대학교)
김 경 희 (세경대학교)
정 현 주 (남부대학교)
최 자 윤 (전남대학교)
김 혜 원 (서울여자간호대학교)
박 경 (목포과학대학교)
김 민 수 (의정부성모병원)
조 진 희 (동남보건대학교)
문 길 제 (동남보건대학교)
홍 성 경 (동남보건대학교)
박 정 애 (두원공과대학교)
오 경 미 (건국대학교병원)
(무순)

dh 대한나래출판사

DaehanNarae Publishing, Inc.

#1507 SK V1 Tower
Younmujang 5 gagil 25, Sungdong-gu,
Seoul 04782, Korea
TEL: +82-2-922-7080
FAX: +82-2-922-0841
E-mail: nrpub@naver.com
Website: www.dhpub.com

성인간호학 Vol.Ⅱ
Adult Health Nursing

발행일 2020년 2월 25일
저자 김분한 외
발행인 최용원
편집디자인 이은의
표지디자인 이은의
교정·교열 염정혜
발행처 **대한나래출판사** (등록 제2012-000051호/1994.6.10)
주소 서울시 성동구 연무장 5가길 25, SK V1 Tower 1507호 (성수동 2가 315-61)
전화 (02) 922-7080
팩스 (02) 922-0841
이메일 nrpub@naver.com
홈페이지 www.dhpub.com

ISBN 978-89-5741-691-4

정가 55,000원

머리말

참으로 오랜 시간 동안 끊임없이 보고, 넣고, 빼고 하면서 마음에 부담과 조바심이 들기도 하였습니다.

번역서로 양이 차지 않아 시작하게 된, 성인간호 교과서를 45년 동안의 성인간호 임상 실무와 연구 이론을 바탕으로 저술하고 싶은 희망이 여기까지 오게 하였습니다.

뜻을 같이하는 성인간호학 교수들과 제자들이 손을 들어 주어 시작한 이 일이 이렇게 힘들 줄은 몰랐습니다.

이제 탈고하면서 돌아보니 아직 보완할 부분도 있고 부족함이 마음에 남습니다. 그러나 학생을 가르치는 편집자·저자 교수님들이 계속 더 좋은 책이 되도록 보완해 주실 줄 믿고 용기를 내고자 합니다

여러모로 도와주신 대한나래출판사 사장님과 염 부장님 감사합니다. 교정에 수고해 주신 이재구, 이순우, 장지희 후배 선생님 고생하셨습니다.

이 책이 재학생들에게 많은 도움이 되길 간절히 기도합니다.

2019년 문막 연구실, 가을의 문턱에서

대표저자 김 분 한

목차 Vol. I

CHAPTER 1

성인 간호의 개요 1

CHAPTER 5

혈관계 대상자 관리 457

CHAPTER 6

혈액계 대상자 관리 501

목차 Vol. II

CHAPTER 7

CHAPTER 8

CHAPTER 11

면역 대상자 관리 875

CHAPTER 12

암 대상자 관리 893

CHAPTER

7 근골격계 대상자 관리

1. 근골격계 대상자 간호

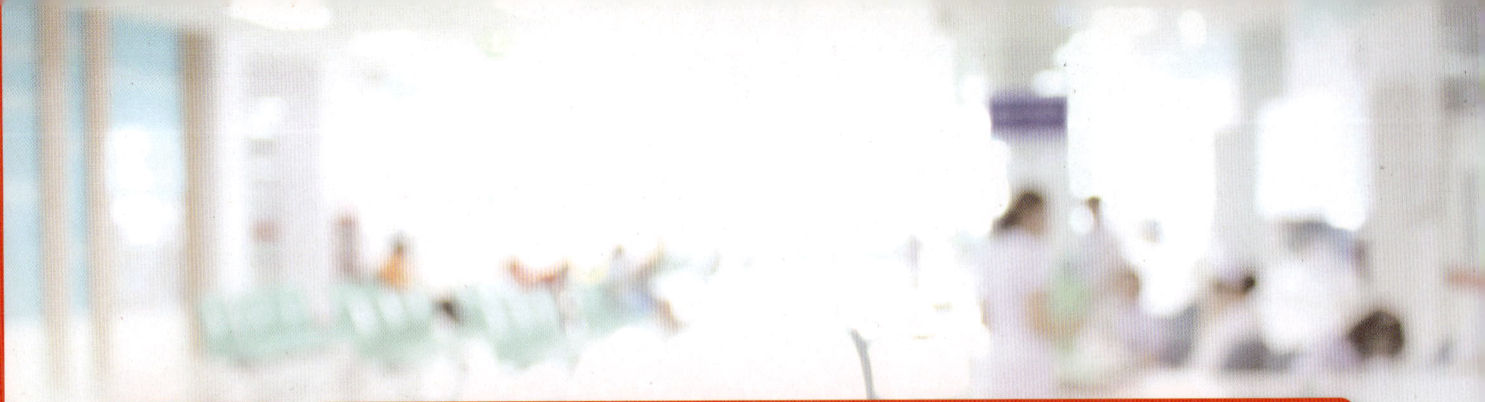

1 근골격계 대상자 간호

학습목표

1. 근골격계의 구조와 기능을 설명한다.
2. 노화에 따른 근골격계 변화를 설명한다.
3. 근골격계 대상자의 진단검사를 설명한다.
4. 근골격계 장치와 기구를 적용한 대상자의 일반적 관리를 설명한다.
5. 외상성, 대사성, 염증성, 종양성, 척추질환 근골격계 질환의 병태생리를 설명한다.
6. 외상성, 대사성, 염증성, 종양성, 척추질환 근골격계 질환의 증상과 징후를 설명한다.
7. 외상성, 대사성, 염증성, 종양성, 척추질환 근골격계 질환의 환자에게 간호과정을 적용한다.
8. 근골격계 질환으로 수술을 받는 환자에게 수술 전·후 간호를 설명한다.

용어

- 가골(callus)
- 간대(clonus)
- 감각이상(paresthesia)
- 견인(traction)
- 골모세포(osteoblast)
- 골절개(osteotomy)
- 골화(ossification)
- 괴사조직 제거술(d'ebridement)
- 구축(contracture)
- 근섬유다발수축(fasciculation)
- 내부 고정장치를 적용한 개방성 정복(open reduction with internal fixation; ORIF)
- 내전(adduction)
- 등장성 수축(isotonic contraction)
- 등척성 수축(isometric contraction)
- 마찰음(crepitus)
- 무혈관괴사(avascular necrosis)
- 부정유합(malunion)
- 불유합(nonunion)
- 비대(hypertrophy)
- 석고붕대증후군(cast syndrome)
- 아탈구(subluxation)
- 염좌(sprain)
- 외전(abduction)
- 위축(atrophy)
- 이완(flaccid)
- 재형성(remodeling)

- 재흡수(resorption)
- 좌장(strain)
- 지속적 수동운동장치(continuous passive motion; CPM)
- 지연유합(delayed union)
- 척추전만증(lordosis)
- 척추측만증(scoliosis)
- 척추후만증(kyphosis)
- 타박상(contusion)
- 탈구(dislocation)
- 파골세포(osteoclast)
- 환상지통(phantom limb pain)
- RICE(rest, ice, compression, elevation)

1) 근골격계 해부생리

근골격계는 뼈, 근육, 관절, 연골, 건, 인대로 구성되어 있다. 근골격계는 환경과 상호작용하면서 완전하고 복잡한 신체운동을 수행하며, 신체 내 내부 장기를 보호하고, 적혈구를 생성하며, 신체를 지지하는 역할 등을 통해 삶의 질에 결정적인 영향을 미친다.

(1) 뼈(Bone)

가. 구조

인간의 뼈는 총 206개(체간 80개, 체지 126개)로서 다양한 관절과 연결되어 있다. 뼈는 배아기의 4주 때부터 생후 20년까지 성장한다. 뼈의 세포간질은 콜라겐, 점액다당질(mucopolysaccharides) 및 지질로 구성되었으며, 탄산과 인산 등의 무기칼슘염이 축적되어 뼈를 단단하게 만들어 준다.

뼈의 형태는 네 가지로 분류된다.

- 장골(long bone)은 사지를 이루는 중요한 뼈로, 골간(shaft)의 양 골단에 2개의 둥근 융기(knobs)가 연결되어 있다. 장골은 상완골, 대퇴골과 같이 중력을 지탱하거나 근육의 지렛대 역할을 하는 사지의 골격을 이룬다.
- 단골(short bone)은 손목과 발목을 구성하며, 운동범위가 매우 제한되어 있다.
- 편평골(flat bone)은 주요기관을 보호하고 조혈세포를 포함한다. 늑골과 흉골, 두개골을 구성하고 있으며, 뼈의 면이 넓어 근육을 쉽게 부착할 수 있다.
- 불규칙한 뼈(irregular bone)는 독특한 모양을 가진 뼈로 척추골, 몇 개의 안면골 및 골반대(pelvic girdle), 손목의 수근골과 내이의 작은 뼈를 구성한다. 드물지만 종자골(sesamoid bone)은 건(tendon) 내에서 발달하는 작은 결절상의 뼈이며, 그 예로 슬개골(patella)을 들 수 있다.

장골의 구조는 그림 7-1과 같다. 뼈의 끝부분은 골단(epiphysis) 혹은 두부(head)라 하고, 근위 골단은 체간(trunk)에서 가까운 쪽, 원위 골단은 체간에서 먼 쪽을 의미한다. 골단은 관절 또는 초자연골(hyaline cartilage)로 덮여 있고, 탄력이 있어서 상대 관절면에 완충작용을 한다. 뼈의 골간(shaft)은 골체부(diaphysis)라고 한다.

골막(periosteum)은 골체부를 싸고 있으며 건과 인대가 부착되는 장소이다. 골막내층에는 많은 혈관과 신경 및 골아세포(osteoblast)가 있다. 골아세포는 뼈를 형성하고 성장과 회복에 필요하다. 골단과 골체부 사이에는 뼈의 성장을 담당하는 골단판(epiphyseal plate)이 있으며, 성장이 멈추면 골단판은 뼈로 대치된다. 장골의 골체부 내면에는 노란 골수로 가득찬 골수강이 있으며 골아세포층과 연결된다.

뼈의 외층인 피질은 밀도가 높은 조밀한 뼈조직으로, 내층인 수질은 스펀지 같은 망상조직으로 구성되어 있다.

외층의 조밀한 뼈를 구성하는 구조적 단위는 하버시안계(Haversian system)이다. 하버시안계는 모세혈관을 포함하는 복잡한 통로망인데, 뼈와 열공(골세포를 저장하는 작

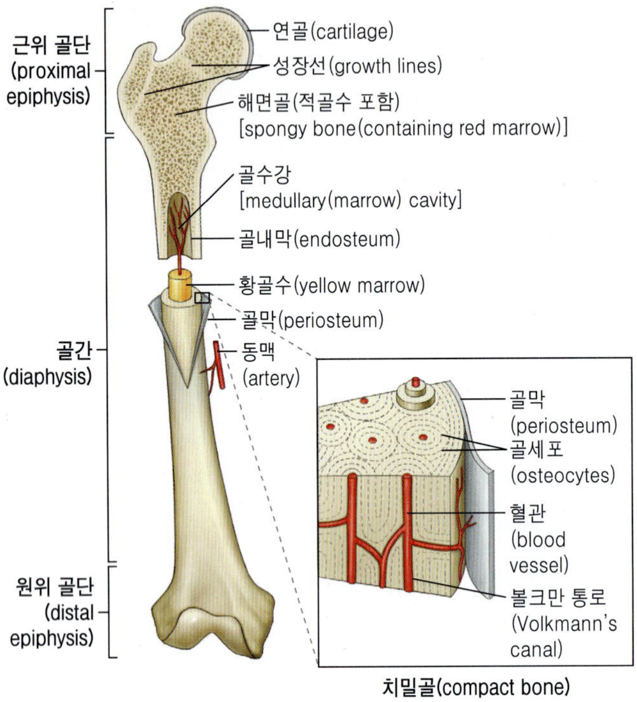

그림 7-1. 장골의 구조: 치밀골의 구성.

은 공간)에 영양과 산소를 공급한다.

골소주(trabeculae)는 망상형의 결체조직으로 적골수와 황골수가 있다. 조혈작용은 주로 적골수에서 일어나며, 황골수는 지방세포를 포함하고 있다. 지방세포는 혈류를 따라 이동하면서 지방색전(fat embolism)을 일으킨다. 볼크만 통로(Volkmann's canal)는 하버시안계와 뼈의 골막까지 연결된다.

뼈는 손상 후에도 흡수(resorption)와 재생(regeneration) 과정을 통해 스스로 회복할 수 있는 능력을 갖고 있다. 뼈의 회복과정은 혈종형성 단계, 골아세포 증식(proliferation of osteoblast) 단계, 가골형성(callus formation) 단계, 가골의 골화(ossification of the callus) 단계 및 골절 부위의 재형성(remodeling of fracture site) 단계로 이루어진다.

뼈에는 많은 혈관이 분포되어 있으며, 순환혈류량이 200~400mL/분이다. 각 뼈에는 영양을 공급하는 주요 동맥이 있는데, 이는 뼈의 중간 부위로 들어가 상행 및 하행 혈관으로 나뉘어 피질, 골수, 하버시안계에 혈액을 공급한다. 뼈에 분포된 교감신경은 혈관 이완을 조절하며, 감각신경은 뼈의 병변 시 통증을 전달한다.

나. 기능과 성장

① 기능

- 신체의 형태를 제공하고 체중 부하, 직립 자세를 취하도록 한다.
- 근육과 건의 작용으로 주위 조직을 지지한다.
- 부착된 근육과 관절 구조물과 함께 자발적인 운동을 하게 한다.
- 심장과 폐와 같은 주요 내부 장기를 지지하고 보호한다.
- 적골수에서 혈액세포를 생산한다.
- 무기염을 저장한다.

② 성장과 대사

뼈는 골단판에서 생성된다. 장골이 성장할 때 장골의 연골세포가 골단판 내에서 빠르게 증식하고 점차 골세포(bone cell)로 대치되는데, 이를 골화(ossification) 과정이라 한다.

뼈의 두께는 뼈조직 주위에 골아세포(osteoblast)가 침착하여 새로운 뼈의 층을 만들면서 두꺼워진다. 파골세포(osteoclast)는 뼈를 파괴하는 세포로, 뼈 안쪽의 골세포를 용해시켜 골수강의 크기를 증가시킨다. 뼈는 골세포의 활동으로 계속적으로 뼈의 재구성이 이루어지는 역동적인 구조이다. 흡수 과정과 침전 과정에 의해 오래된 뼈는 제거되고, 새로운 뼈가 형성된다. 전환(turnover)이란 이러한 흡수와 침전을 통해 골조직이 대치되는 과정을 뜻한다. 건강한 성인은 흡수 및 침전 과정이 일반적으로 균형을 이룬다.

뼈의 형성과 재구성은 뼈에 적절한 자극이 가해질 때 일어난다. 장기간 침상안정을 하면 뼈에 자극이 감소되고 뼈의 형성과 재구성이 적절하지 못하게 되어 뼈의 무게가 감소하고 뼈가 잘 부서진다.

뼈는 사춘기가 지난 후 완전히 발육하고 성장이 최고 수준에 도달한다. 35세될 때까지 뼈를 형성하고 흡수하거나 파괴하는 과정이 지속적으로 일어난다. 나이가 들면 뼈의 흡수는 가속화되고, 크기는 감소하여 손상받기 쉬워진다.

(2) 근육(Muscle)

인체를 이루고 있는 근육을 그림 7-2에 제시하였다. 근육은 건에 의해 뼈나 다른 조직과 붙어 있는 수축성 조직으로 평활근, 심근, 골격근의 세 가지 형태가 있다.

평활근은 자율신경계에 의해 자극을 받으며 의식적으로 조절할 수 없는 불수의근이다. 평활근은 피부, 내부 장기, 생식기, 혈관 및 분비선에 분포되어 있으며 평활근의 수축은 연동운동과 같은 특정한 기능을 수행한다. 횡문근의 형태를 띤 골격근은 중추신경계의 자극으로 의식적으로 조절할 수 있는 수의근으로 신체의 운동을 담당한다. 심근은 자율신경계의 통제하에 있는 불수의근으로 골격근과 같이 횡문근의 구조를 갖고 있다. 심근의 수축으로 심박동과 심박출이 이루어진다.

가. 구조

근육은 섬유라고 부르는 긴 세포로 구성되어 있다. 이 섬

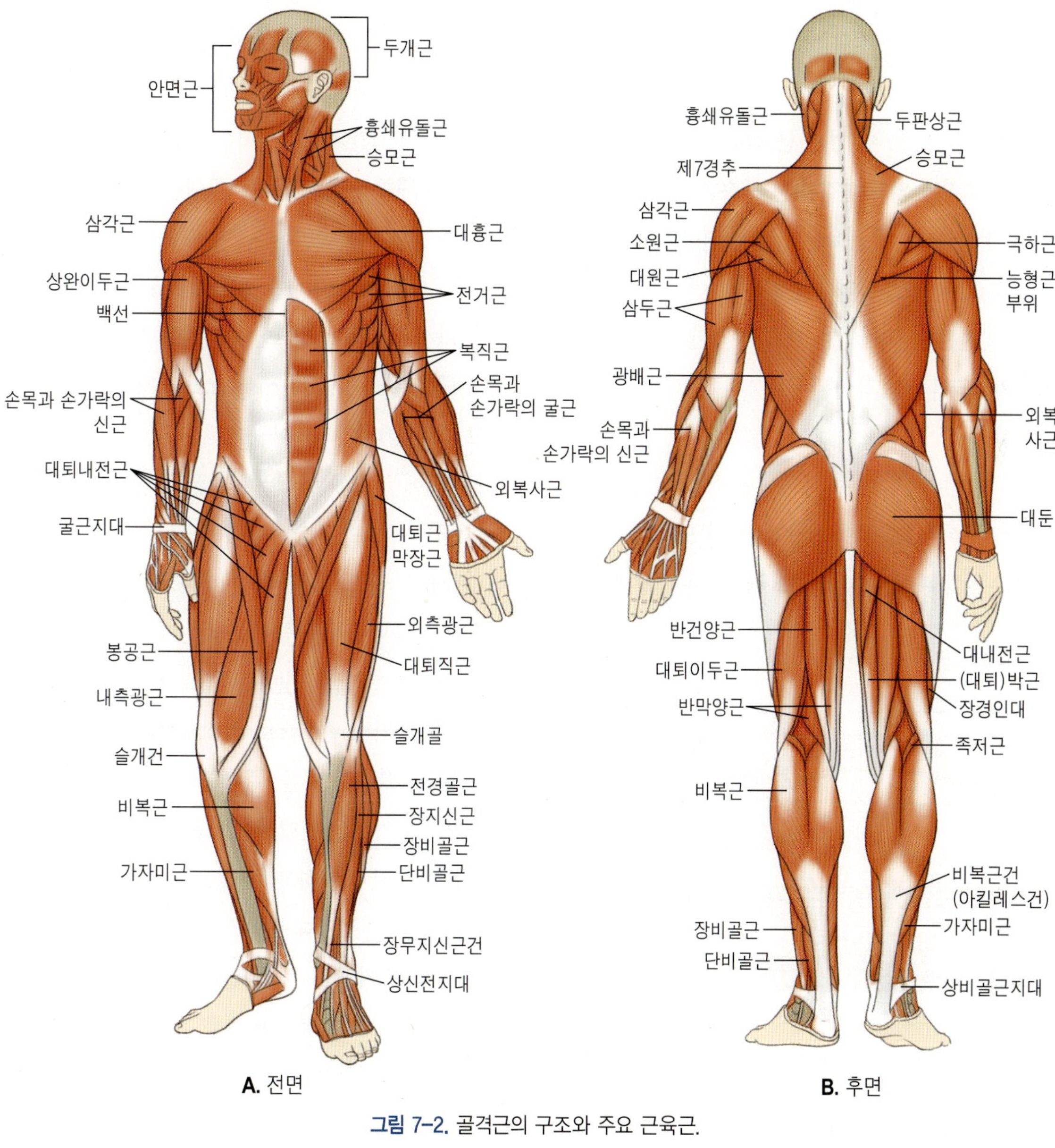

A. 전면 **B.** 후면

그림 7-2. 골격근의 구조와 주요 근육근.

유는 근섬유(myofiber)라고 하는 수축성 단백질(contractile protein)을 포함하며, 세포의 길이를 길게 한다. 골격근섬유는 다핵세포로 되어 있고, 횡문(striation)을 가지며, 밝고 어두운 띠가 세포의 장축과 직각을 이룬다(그림 7-3). 어두운 띠는 myosin, 밝은 띠는 actin이라는 단백질로 구성되어 있다. Z선은 밀집된 섬유선(fibrous line)으로, I띠(band) 중앙에 위치한다. Z선과 Z선 사이를 근초(sarcomere)라 부르는데 근섬유를 분할한다. 띠는 육안으로 보이기 때문에 골격근을 횡문근(striated muscle)이라고도 한다. 평활근과 심근은 골격근과는 달리 단핵세포로 구성되어 있다. 평활근은 횡문이 없고 차츰 가늘어져서 끝이 얇으며, 심근은 가지가 있는 섬유(branched fiber)로 구성되어 있다.

근섬유는 육안으로 볼 수 있는 근속(fascicle)이라는 작은 다발로 결합조직에 의해 연결된다. 근속은 큰 다발을 이루어 근육을 형성하고, 이 근육은 강력한 결합조직으로 된 근상막(epimysium)으로 둘러싸여 있는데, 이 근상막은 근속과 섬유에 연결된다. 근상막은 뼈에 부착된 건이나 다른 결합조직과 연결되어 근육과 연결된다.

나. 기능

적절한 근육수축은 효율적인 신경지배를 받으며, 소뇌는 1차적인 근육운동에 관여한다. 각 근육세포에는 신경세포 축삭이 있다. 골격근에 자극을 전달하는 신경세포를 체세포 운동신경원(somatic motor neurons)이라 하고, 이 신경원이 지배하는 근육세포를 운동신경단위(motor unit)라 한다.

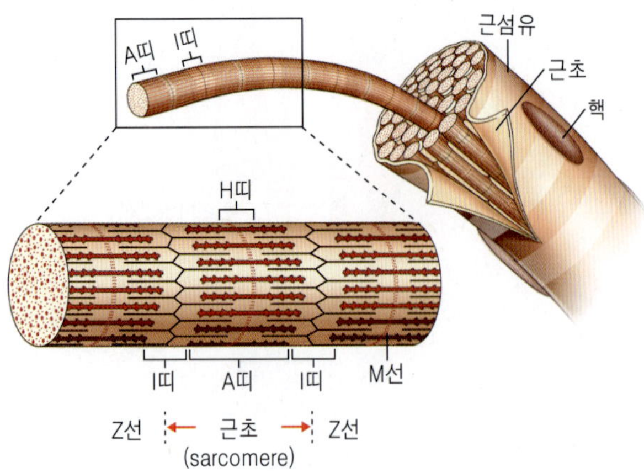

그림 7-3. 근섬유.

하나의 체세포 운동신경원의 축삭은 여러 개의 가지로 나뉘어 여러 근육세포를 지배한다. 근육세포를 적게 지배하는 신경일수록 운동반응은 더욱 섬세하다.

골격근의 수축은 운동신경원(motor neuron)이 근섬유를 자극함으로써 시작된다. 모든 운동신경원의 끝은 많은 미세한 가지로 되어 있고, 각각의 가지는 근섬유와 연결된다. 근섬유 집단은 운동신경원에 의해 활동을 시작한다.

신경자극이 운동신경원의 말단 부위에 도달하면 신경가지의 끝에 있는 소포들(vesicles)은 아세틸콜린을 방출한다. 아세틸콜린은 근세포의 투과성을 증가시켜 세포 내로 칼슘이온을 유입시킨다. 칼슘 이온은 근미사(myofilament)의 구조적인 변화를 유도하여 이들이 서로 미끄러져 들어가게 함으로써 수축을 유발한다. 이 구조적 변화는 ATP(adenosine triphosphate)를 ADP(adenosine diphosphate)로 변화시켜 수축에 필요한 에너지를 생산한다. 아세틸콜린을 분해하는 cholinesterase 효소의 작용으로 근육은 이완되고, 휴식상태로 되돌아간다.

골격근에 분포하는 많은 혈관은 근섬유에 혈액을 원활하게 공급하여 효율적인 근수축을 돕는다. 근수축으로 인한 대사산물은 간으로 운반되나 대사산물이 적절히 제거되지 않으면 근육피로와 통증이 초래된다. 수축을 할 근섬유에 산소공급이 부적절하면(예: 빈혈로 인해 산화헤모글로빈의 양이 감소하거나 손상으로 인해 근섬유에 혈액공급장애가 온 상태) 근육운동이 줄어든다.

골격근의 기능은 첫째, 뼈를 움직이는 데 필수적이다. 뼈는 지렛대로서 작용하고, 관절은 지렛목(fulcrum)을 회전시키며, 근육은 지렛대를 움직이는 힘을 제공한다.

둘째, 몸의 자세를 유지시킨다. 근육의 긴장은 신체를 바로 서 있게 하고, 활동과 자세를 취하게 한다.

셋째, 열을 생산한다. 추위를 느끼면, 골격근은 작고 빠르게 수축하여 오한을 일으키고 열을 생산한다.

골격근은 자극받을 때만 수축하며 수축에는 여러 형태가 있다.

- 강직성(tonic): 자세 유지에 필요한 지속적이고 부분적인 수축
- 등장성(isotonic): 근육 길이는 짧아지지만 근육긴장은 그대로인 수축
- 등척성(isometric): 근육 길이는 그대로이고 근육긴장은 커지는 수축
- 연축(twitch): 단일 자극에 대한 반사적 반응
- 강직증(tetanic): 빠르게 반복되는 일련의 자극에 의해 연축보다 지속되는 수축
- 계단현상(treppe): 규칙적으로 반복되는 수축으로 일정한 강도의 자극에 의하며 연축보다 강함
- 세동(fibrillation): 근섬유가 각기 독립적으로 수축을 일으키며 떨림
- 경련(convulsion): 다양한 근육군에 의해 일어나는 비정상적이고 조화되지 않은 강직성 수축

(3) 관절(Joint)

관절은 2개 이상의 뼈가 연결되는 공간이다. 관절의 주요 기능은 신체의 운동과 유연성을 제공하는 것이다.

가. 구조

관절은 관절가동범위에 따라 세 가지 형태로 나뉜다.

- 섬유성 관절(fibrous joint) 또는 유합관절(synarthrodial): 완전히 움직일 수 없는 관절(두개골)
- 연골성 관절(cartilaginous joint) 또는 긴밀관절(amphiarthrodial): 약간 움직일 수 있는 관절(척추, 치골결합)
- 활액성 관절(synovial joint) 또는 가동관절(diarthrodial): 자유롭게 움직일 수 있는 관절(팔꿈치, 무릎, 어깨)

나. 기능

관절은 뼈와 연결되어 다양하게 움직일 수 있게 한다. 관절 주변의 근육, 인대, 건은 관절을 안정시키고 활동을 도와준다. 관절의 움직임은 민첩하고 숙련된 활동을 가능하게 한다.

가동관절은 가장 일반적인 형태로서 활액강(synovial cavity)이 있어 활액관절이라고 한다. 활액강은 강한 탄력섬유조직인 관절낭으로 둘러싸여 있고, 관절뼈의 골막에 단단히 부착되어 탈구를 방지한다. 관절강의 내면은 활액을 분비하는 활막과 연결되어 있다(그림 7-4).

골단을 덮은 연골은 콜라겐섬유로 구성되어 관절의 쿠션 역할을 하며, 활액은 관절 표면의 마찰을 감소시키고 관절연골에 영양을 공급해 준다. 활막은 항체를 분비하여 질환으로부터 관절을 보호한다.

몇몇 가동관절은 섬유연골로 이루어진 관절판(articular disc)을 가지고 있다. 이들은 두 관절연골 사이에 있으며, 충격을 흡수하는 작용을 한다(그림 7-4). 무릎에 있는 관절원판을 반월형 연골(semilunar cartilage)이라 한다. 많은 가동관절은 관절낭의 내·외부에 인대를 가지고 있어 뼈들을 서로 지지하고 안정성을 제공한다.

활액관절은 세 가지 형태로 분류한다. 어깨나 고관절과 같은 구형(spheroidal)관절은 구와 소켓(ball & socket)의 형태를 띠며, 전·후 방향뿐 아니라 회전 등 다양한 방향으로

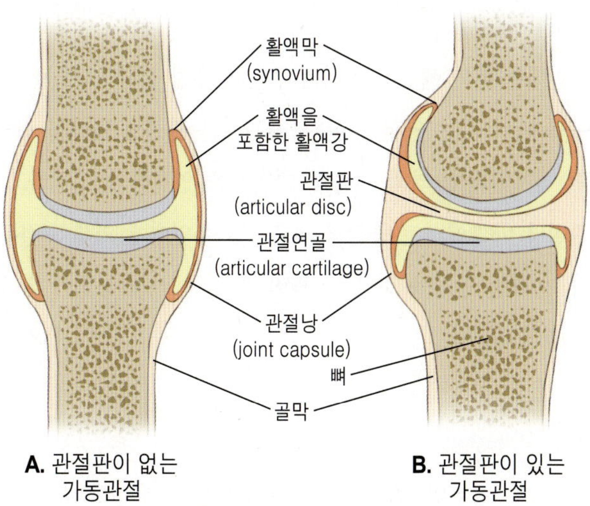

그림 7-4. 가동관절.

움직일 수 있다. 경첩(hinge)관절은 팔꿈치관절처럼 굴곡과 신전 운동만 할 수 있다. 무릎은 관절융기(condylar: 관절 끝에 두터워진 둥근 관절면)관절로, 구부리고 펼 수 있을 뿐만 아니라 약간 회전도 할 수 있다.

다. 지지 구조

근골격계를 지지하는 기타 구조로는 연골, 건, 인대, 근막, 활액낭 등이 있다.

① 연골(Cartilage)

연골은 관절을 덮고 있으며 뼈의 충격을 완충해 주는 쿠션 역할을 하는데, 그 형태가 다양하다. 늑골연골(costal cartilage)은 흉골에서 늑골로 연결되어 있다. 초자연골(hyaline cartilage)은 코의 중격, 인두와 기관에 있는 연골이다. 외이와 후두개는 황색연골(yellow cartilage)이다.

② 건(Tendon)

건은 뼈의 골막에 근육을 부착시키는 결합조직으로, 유연하고 신축성이 있으며 저항에 잘 견디는 역할을 한다. 근육이 수축하면서 건을 잡아당기고, 건은 부착된 뼈를 잡아당겨서 움직이게 된다. 이 건에는 운동을 용이하게 해 주는 활액과 활액막이 있다.

③ 인대(Ligament)

인대는 뼈와 뼈를 부착시켜 주는 섬유성 결합조직으로 탈구를 막아 주는 역할을 한다. 슬관절은 관절낭 내에서 전·후 십자인대에 의해 경골과 대퇴골을 연결하여 고정하고, 관절낭 바깥에서는 중간과 외측의 측부인대에 의해 고정된다. 인대는 안정을 취할 때 뻗칠 수 있는 신전 능력이 있다(그림 7-5).

④ 근막(Fascia)

근막은 피부의 바로 아래에 있는 느슨한 결체조직의 표재근막과 근육, 신경 및 심부혈관 등의 구조물을 싸는 치밀한 심부근막으로 구성된다.

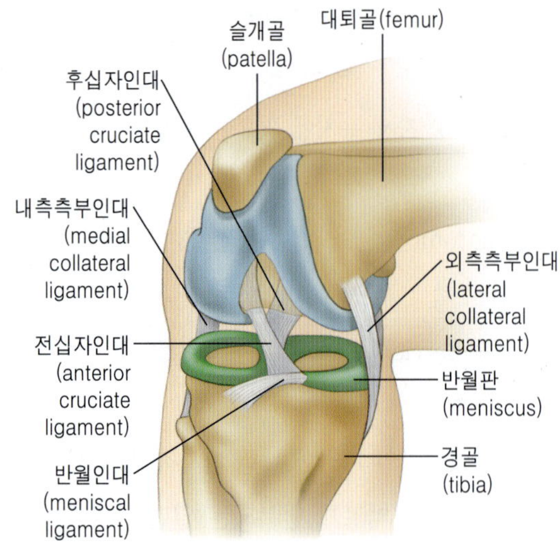

그림 7-5. 우측 무릎인대.

⑤ 활액낭(Bursa)

활액낭은 점성의 윤활액이 들어 있는 주머니로, 활액관절의 움직임을 보조한다. 활액낭은 서로 스치며 움직이는 동작을 용이하게 하는 액체가 가득찬 낭(sac)이다. 활액낭은 피부와 뼈, 근육과 뼈, 건과 뼈, 인대와 뼈, 근육 사이에 있으며, 움직일 때 생기는 마찰을 감소시키는 완충 작용을 한다.

결체조직을 광범위하게 보면, 뼈, 연골, 혈액, 림프 등과 같이 기질(matrix) 내의 세포로 만들어진 모든 조직을 포함한다. 질병에서 언급할 때는 보다 제한된 의미로 사용하며, 건·인대·근막과 피부의 심층을 포함해 신체를 연결하고 덮는 조직을 의미한다. 이러한 종류의 결체조직은 근육과 골격 구조를 서로 연결하는 데 필수적이다.

(4) 노화로 인한 근골격계 변화

인간은 성숙과 노화에 따라 조직의 힘과 통합성이 감소하여 신체를 구성하는 총 세포 수가 감소하기 시작한다. 결합조직과 관절연골의 일부 그리고 추간판은 탄성을 잃게 된다(표 7-1). 연골은 점차 강직되는데, 이는 콜라겐과 탄력소의 교차결합 증가와 골기질의 수분 함량 감소 때문이다. 왕성

표 7-1 노화로 인한 근골격계 변화

근골격계	구조적 변화	기능적 변화	질병력 및 신체 변화
골격	• 30세 이후 bone mass의 점진적·진행적 손실 • 척추허탈	• 뼈 허약 및 골절 위험: 척추, 고관절, 손목	• 키가 줄어듦 • 체위 변화, 후만증, 유연성 소실, 고관절과 무릎굴곡, 요통, 골다공증, 골절
근육	• 콜라겐 증가 및 섬유증 • 근육위축: 소모 • 건의 탄력성 저하	• 강도 및 유연성 감소, 허약, 피로, 비틀거림, 낙상	• 강도 소실, 민첩성 감소, 내성 감소, 반응 시간 지연, 긴장도 감소, 낙상력, 넓은 기반 지지
관절	• 연골—점진적 퇴화, 척추디스크 얇아짐	• 뻣뻣함, 유연성 감소, 일상생활활동 방해하는 통증	• ROM 감소, 키가 줄어듦
인대	• 이완된 인대(정상 강도보다 감소: 허약)	• 관절기형, 허약	• 이동 시 관절 통증: 휴식 시 완화 • 연발음, 관절종창/비대 • 골관절염

한 활동량에 따라서 근육량과 긴장도, 힘의 감소 정도에 차이가 있다. 폐경 이후 여성의 골흡수는 뼈의 성장보다 빠르게 일어나며, 칼슘이 뼈에서 소실된다. 노화의 영향으로 조골세포의 활동이 감소된다. 또한 여성은 노화에 따른 골밀도의 감소와 파골세포의 재흡수가 증가한다. 대조적으로 남성은 여성에 비해 뼈의 소실이 늦고, 그 속도도 더디며 본래 남성은 여성보다 30% 이상 많은 골질량을 가지고 있다. 골다공증의 발생은 여성에게서 특히 높으며, 골다공증 치료를 위해 내원한 환자 중 61~70세가 37%, 80세 이상은 20%, 51~60세는 10%로 연령 증가와 관련이 있다. 그러나 골다공증을 정상적인 노화과정의 결과로 생각하거나, 골반 골절(hip fracture) 등과 같은 골절로 진전되기 전까지는 증상이 나타나지 않으므로 대개의 노인들이 진단 및 치료를 덜 받는 경향이 있다.

근육의 힘은 25~30세 사이에 정점에 달하고, 50년 정도 유지되다가 70세 이후에 현저히 감소한다. 노화에 따라 근육량이 감소하는 것을 '근육감소증(sarcopenia)'이라고 하며, 연령과 관련된 골격근의 소실을 의미한다. 노화의 결과로 근섬유의 수가 감소하고, 근세포 내의 미토콘드리아에서 효소반응이 감소하여 근수축과 기능에 영향을 미치게 된다. 근육 사용의 부족(불용성 위축)은 근육을 파괴하고, 인대와 건의 탄성을 감소시킨다.

근골격계의 노화와 관련된 변화는 외모와 골격 그리고 건강문제 등으로 나타난다. 나이가 들면서 어깨는 굽고 휘어지게 된다. 무릎과 고관절(엉덩관절)은 서 있거나 걸을 때 약간 굽은 상태가 되는데 이는 관절의 변성으로 인한 통증 때문이다. 하지관절의 굴곡과 머리, 목, 어깨의 전향적인 변화로 인해 자세는 구부정해진다. 이러한 변화로 인해 키는 6~10cm 정도 감소된다. 근육의 힘과 협응의 감소로 인해 보행은 지속적이지 못하고 낙상의 위험이 높아진다. 65세 이상 노인의 1/3 정도에서, 그리고 너싱홈 거주자의 50% 정도가 매년 낙상을 경험한다. 낙상은 노인들에게 사망이나 골절로 인한 입원과 재활의 필요성이 큰 상황을 초래하며 집, 병원, 장기요양시설 등 모든 장소에서 발생할 수 있다. 낙상 위험의 사정과 낙상 예방은 중요한 간호중재이다.

관절염은 노인에서 흔하게 나타나며, 만성적인 관절 통증과 움직임의 감소를 보인다. 노인 스스로 일상생활활동을 수행할 수 있는 능력이 대체로 감소된다. 근골격계 장애가 치명적인 것은 아니나 만성적 통증과 장애로 개인과 가족의 삶에 미치는 영향이 크다. 또한 노인에서 근골격계 문제로 인한 합병증은 치명적일 수 있다. 예를 들어, 고관절 골절로 외과적 고정을 하게 된 노인의 경우 흔히 폐렴이나 폐색전증이 올 수 있다. 따라서 체중 부하 활동을 포함하는 규칙적인 운동과 근력 강화 프로그램은 노화로 인한 근골격계 변화를 예방하고 감소시키는 데 도움이 될 것이다. 적절한 영양 섭취 또한 필요하다.

2) 근골격계 건강사정

근골격계 건강사정은 환자의 주관적 자료와 병록지 자료의 수집 및 신체검진 등을 포함한다. 근골격계 사정 내용은 환자의 일상생활 수행능력과 자가간호수준을 포함하며 건강증진을 위한 운동 습관, 레저 생활 등도 조사한다.

(1) 건강력

근골격계 간호력 조사 내용은 생물학적, 인구학적 자료 및 주요 증상, 과거 건강력, 가족력, 심리사회적 건강력 그리고 생활습관과 장기 기능의 사정 내용 등을 포함한다.

가. 생물학적·인구학적 자료

환자의 개인정보, 거주 지역, 이동 방법, 환자 돌봄 가족, 나이, 성에 대한 자료 등을 수집한다. 근골격계 질환발생은 연령이나 성과 관계가 있다. 예를 들어 70세 이상 노인의 85%에게 골관절염이 있고, 골다공증은 폐경 후 여성들에게서 흔하며, Reiter's 증후군은 20~40세 사이의 남자에게 흔하다. 골육종은 40세 이후에 드물고, 수근관증후군은 남성보다는 여성에게서 흔하다.

나. 주요 증상

주로 통증, 압통, 압박감, 근육위축, 관절강직, 근육경직, 부종, 발적, 기형, 관절운동 제한, 감각의 변화, 일상생활동작의 불편감 등이 나타날 수 있다.

① 통증

통증은 근골격계 문제를 가진 환자의 공통된 호소이다. 통증의 부위, 강도, 정도, 기간, 범위, 전구 증상과 통증을 완화시켰던 효과적인 방법이나 악화시키는 요인 등 통증에 대한 모든 것을 파악한다. 두드리는 듯한 통증은 뼈와 관련이 있고 쑤시는 듯한 통증은 근육과 관련이 있다. 날카로운 통증은 골절과 뼈의 염증 시에 나타난다. 통증의 정도는 0~10점 척도로 측정한다. 움직일 때 통증이 유발되면 관절문제이고, 체중 부하나 보행 중 또는 후에 통증이 유발되면 퇴행성 고관절이나 퇴행성 슬관절(무릎관절)이다. 척추 추간판탈출증 시 구부리거나 물건을 들 때 통증이 유발되며 다리 방향으로 방사된다. 골관절염의 통증은 춥고 습한 날씨에 심해진다.

하루 중 통증이 발생하는 특정 시간이 있는지 조사한다. 수면 중에 발생하는지 또는 깨어 있는 동안에 발생하는지 파악한다. 흔히 활액낭이나 건의 염증은 밤에 통증이 심하고 퇴행성 관절통은 저녁 무렵에 발생한다.

어떤 종류의 약이 통증을 완화시키는지 질문한다. 염증으로 유발된 통증은 아스피린이나 비스테로이드성 항염증약이 필요하고, 외상으로 인한 통증은 마약성 진통제가 필요하다.

근골격계 손상의 경험이 있는지 질문한다. 손상이 발생된 후 수일이 지나서 통증이 유발될 수도 있다. 오한, 열, 발진, 두통과 더불어 통증이 유발되는지 질문한다.

② 관절경직

어느 관절이 아프며 언제, 얼마나 아픈지, 관절경직이 완화되거나 악화되는지 등을 묻는다. 강직성 척추염은 호전과 악화가 반복되며 일반적으로 날씨가 춥고 잘 사용하지 않으면 관절경직이 심해진다. 퇴행성 관절염이 있으면 아침 기상 후나 추울 때 통증이 심하며, 움직이지 않으면 관절이 더 경직된다.

③ 부종

부종의 위치, 기간, 동반되는 증상들을 파악한다. 관절염, 급성 손상, 석고붕대 등은 부종의 요인이 될 수 있다. 부종과 통증은 종종 뼈와 근육손상에서 같이 나타난다. 발적으로 열이 동반되면 감염이나 염증 또는 퇴행성 변화를 의심한다. 부종은 손상 시 염증성 삼출물이 형성됨을 의미한다. 활액이 증가할 때나 혈액 또는 화농성 세균이 관절낭을 침범할 때 삼출액의 증가로 부종이 나타난다.

휴식하거나 환부를 상승하면 부종이 완화되는지 파악한다. 시진과 촉진으로 부종의 정도, 열감, 발적 등을 비교한다. 부종 부위는 만지면 아프기 때문에 환부에서 먼 곳부터 촉진하고 환자에게 언제, 어느 곳을 촉진하는지 알려 주면서 부드럽게 시행한다.

④ 기형과 부동

기형이 갑자기 또는 점진적으로 발생했는지, 움직일 때 제한이 있는지, 자세와 관련 있는지, 일상생활에 어떻게 영향을 미치는지, 보조기구(목발, 보행기 등)를 사용하고 있는지 등을 자세히 조사한다.

⑤ 감각이상

감각이상(paresthesia)으로서 저린 감(tingling), 무감각(numbness), 감각의 결여 등이 있다. 감각이상을 표현할 때는 통증 부위를 정확하게 파악해야 한다. 감각이상은 신경압박의 지표이므로 더욱 주의 깊게 사정한다.

다. 과거 건강력

과거 건강문제는 근골격계에 많은 영향을 주기 때문에 이전의 외상, 사고, 뼈나 관절의 수술 등을 주의 깊게 파악한다. 골절을 경험한 사람은 퇴행성 변화가 유발되기 쉽다.

① 과거의 감염질환

과거의 건강력 중에 당뇨병은 퇴행성 관절염과 관련 있고, 혈우병은 통증, 부종, 압통, 기형 등을 동반하는 관절 내 출혈과 관련 있으며, 연골의 손상은 퇴행성 변화를 유발할 수 있다. 또한 결핵, 겸상세포 빈혈, 소아마비, 퇴행성 관절염, 구루병, 척수염, 연조직 염증, 관절이나 뼈의 진균 감염, 연쇄상구균성 감염 질환 등을 앓은 적이 있는지 등을 질문한다.

② 주요 질환과 입원력

근골격계 상해로 병원에 입원한 적이 있는지 질문한다. 환자와 가족 및 친지가 자세히 기억하지 못한다면, 과거 기록지를 찾아보도록 요청한다. 상해 환경, 상해의 진단, 어떤 치료를 받았고, 치료기간은 어떠했는지, 그 상해의 결과로 인한 현재 문제는 무엇인지를 포함하여 과거나 현재의 상해에 대해 질문한다. 근골격계 상해는 골절, 염좌, 근염좌를 포함한다. 어떤 상해는 별로 큰 문제가 되지 않아 통원 치료로 해결할 수 있는 반면, 어떤 상해는 보다 오랫동안 입원이나 수술, 휴식 또는 부동 상태를 요구한다. 목발이나 지팡이 같은 보조기구를 사용해야 하는지, 장애 후유증이 있는지 살피고, 일상생활능력이 변화되었는지 확인한다.

③ 약물 복용 상황

환자에게 과거와 현재의 투약 상황을 묻는다. 약 복용 이유와 약 용량, 빈도, 복용 기간, 부작용 등을 묻는다. 근이완제, 살리실레이트, 비스테로이드성 약물, 스테로이드제와 같은 근골격계 문제에 쓰였던 약에 대해서 더 구체적으로 묻는다. 근골격계에 영향을 미치는 약물의 복용 여부를 조사한다. 예를 들어, 코르티코스테로이드 복용으로 대퇴골두에 괴사가 생길 수 있으며 근육이 약화될 수 있다.

항응고제를 과다 복용하면 관절혈증이 생길 수 있다. 항경련제는 골연화증의 원인이 될 수 있고 phenothiazine은 보행장애를, 체내의 칼륨 배출을 촉진하는 이뇨제는 경련과 근약화를, 암페타민과 카페인은 운동력을 증가시키고, 4주 이상 비스테로이드성 약물을 복용하면 혈소판 공격력의 감소로 혈액계 문제가 생기며, 신장과 간의 변화가 가중된다. 이러한 약물을 장기간 사용할 때의 부작용을 파악하기 위해서 혈액검사, 간효소, 요 분석, 칼륨, 크레아티닌 같은 검사를 계속적으로 해야 한다.

라. 가족력

가족을 대상으로 관절염, 골다공증, 강직성 척추염, 통풍, 근위축증, 척주측만 등 가족력을 가진 근골격계 문제를 파악한다. 건선관절염을 가진 환자의 30%에서 건선에 대한 가족력이 있다.

마. 심리사회적 건강력

근골격계의 정상적인 기능을 방해할 수 있는 매일의 행동과 습관을 파악한다. 만성 질병이나 퇴행성 장애로 인해 환자가 다른 사람과 상호작용을 할 때 어떤 영향을 받는지 묻는다. 일반적으로 근골격계 질환은 지체장애를 동반하게 되므로 흔히 사회적 활동이 위축되고 자존감이 낮아지게 된다.

바. 직업

직업상 무거운 물건을 들거나 격렬한 활동을 하면 근육 과부하와 퇴행성 척추디스크, 그 외 다른 외상을 야기할 수 있다. 요통(허리 통증)은 오랫동안 운전하는 사람에서 많이 발생될 수 있다. 우편가방, 서류가방 등 무거운 물건을 운반하는 것은 척추에 무리한 압력을 가하게 함으로써 근골격계 문제를 야기한다. 또 오랫동안 컴퓨터나 키보드를 사용하는 경우에도 척추나 손의 기능장애가 유발될 수 있다.

사. 일상생활습관과 안전

일상생활에서 환자는 어떤 어려움이나 불가능을 경험했는지를 파악한다. 일상생활에서 증상을 억제하기 위해 어떻게 했는지 묻는다. 안전에 대한 환자의 주의 정도와 집에서 또는 일할 때 안전 실행 여부에 대해 묻는다. 안전 실행에 대한 주의 정도가 낮은 사람에게 사건이나 사고 발생률이 높다. 환자의 일상적인 생활습관과 생활방식에 따라 근골격계 장애를 유발시킬 수 있는 위험 요소가 증가될 수 있으며, 근골격계 장애도 일상생활의 수행능력에 영향을 미친다.

아. 운동

일상적인 활동과 운동 양상을 세부적으로 묻고 기록한다. 운동 부족은 근육 긴장도를 약하게 하고 이것이 근육 부담으로 이어질 수 있다. 근육이 약할 때 산발적으로 운동을 하면 근육 상해와 경련을 일으킬 수 있다. 더욱이 준비운동이 부족하면 손상 가능성이 커진다. 축구, 하키 같은 스포츠를 할 때 골절이 나 외상이 생길 수 있다. 조깅을 하면서 발뒤꿈치를 땅에 부적절하게 디딜 때 아킬레스건의 손상이 생길 수 있다. 강하게 손을 움직일 때, 손목 신전이나 팔의 회전을 요구하는 테니스나 스쿼시 같은 스포츠를 할 때 팔관절에 통증이 발생할 수 있다. 굽이 높은 신발은 아킬레스건을 짧게 할 수 있고, 앞쪽으로 중력을 쏠리게 하여 발에 문제나 척추전만증(척주앞굽음증)을 발생시킨다.

자. 영양

식이습관은 근골격계 문제 파악에 중요한 요소이다. 비만은 관절에 과부하를 줄 수 있고, 인대를 불안정하게 만들 수 있으며 특히 허리에 많은 영향을 준다. 칼슘 섭취가 부족하면 뼈의 석회화가 원만히 이루어질 수 없으므로 쉽게 골절이 될 수 있다. 환자에게 일상적으로 먹는 음식 목록을 작성하도록 한다. 비타민A와 D, 칼슘, 단백질의 적절한 섭취는 근골격계 건강에 중요한 요소이다. 과도한 체중 증가는 근골격계에 압박을 줄 수 있으므로 최근의 체중 변화에 대해 질문한다.

(2) 신체검진

숨겨진 문제를 자세하게 파악하기 위해 체계적으로 근골격계를 사정해야 한다. 환자가 앉고, 서고, 걷는 동작을 사정하고 피부색깔의 변화와 부종 등을 사정한다. 시진과 촉진으로 근육의 대칭성, 불수의적 움직임, 압통, 근육의 강도, 근력 등을 사정하고, 관절의 대칭성, 연발음, 압통을 사정한다. 관절운동범위, 신체 부분의 기형, 다리 길이의 불일치 등을 사정한다. 또한 근육의 신장 정도와 심부건반사(DTRs)를 타진용 해머로 검사한다.

가. 자세와 체위검사

시진과 촉진으로 신체의 각 부분을 검사하고 관절 기능과 근력을 사정한다.

① 자세

보행, 운동력, 자세, 전반적인 관절의 움직임, 균형 등을 사정한다. 움직임과 보행을 관찰하는 동안 관절경직이나 근육의 쇠약, 조정상실, 기형 등과 관련하여 보행 양상이 특정한 질환과 관련이 있는지 지켜본다. 환자를 검사 테이블의 모서리에 앉게 하여 머리, 목, 어깨 그리고 상지 등을 검사한다.

환자를 서 있게 한 후, 가슴·등·골반과 척추의 자세, 구성·배열·윤곽을 관찰하고 각 신체 부분의 관련성을 관찰한다.

② 기형

환자의 발의 자세와 척추의 기형을 관찰한다. 척추후만증(kyphosis)은 비정상적으로 흉추의 만곡이 둥글게 증가된 것을 말하며 '낙타 등'과 같은 모양이다(그림 7-6A).

척추측만증(scoliosis)은 척추가 외측으로 기형을 이룬 것이며(그림 7-6B), 척추전만증(척주앞굽음증, lordosis)은 요추의 만곡이 비정상적으로 증가된 것이다(그림 7-6C).

사지의 각도에 대한 기형으로 내반슬(genu varum: 활과 같이 휜 다리 또는 O형 다리)(그림 7-6D)과 외반슬(genu valgum: 무릎이 부딪치는 형태)(그림 7-6E)이 있다. 내반(varus)과 외반(valgus)은 기형의 축이 정중앙선에서 어긋난 방향을 의미한다. 외반기형(valgus deformity)은 관절에 있는 신체 원위부가 신체의 중앙선으로부터 바깥쪽으로 멀어진 것을 의미하며 내반기형(varus deformity)은 신체의 원위부가 중앙선으로부터 안으로 구부러진 것이다.

만곡족(club foot)은 발과 발목의 기형 중 가장 흔한 형태이다. 발의 형태에 따라 내반, 외반, 첨족(equinus) 또는 족저굴곡(plantarflex), 배굴 또는 배측굴곡(dorsiflex)이라 한다. 만곡족이란 발과 발목의 내반과 첨족이 겹쳐진 상태(talipes equinovarus)를 말한다.

③ 하지 길이 측정

앙와위에서 골반, 무릎, 발목 그리고 발의 배열 상태와 대칭성 및 기형 등을 검사한다. 다리 길이는 누워 있는 환자의 전상장골극(anterosuperior iliac spine)에서부터 발의 내측와(medial malleous)까지 측정하거나 배꼽에서부터 발목의 내측와까지 측정한다. 측정치는 cm로 기록한다(그림 7-7).

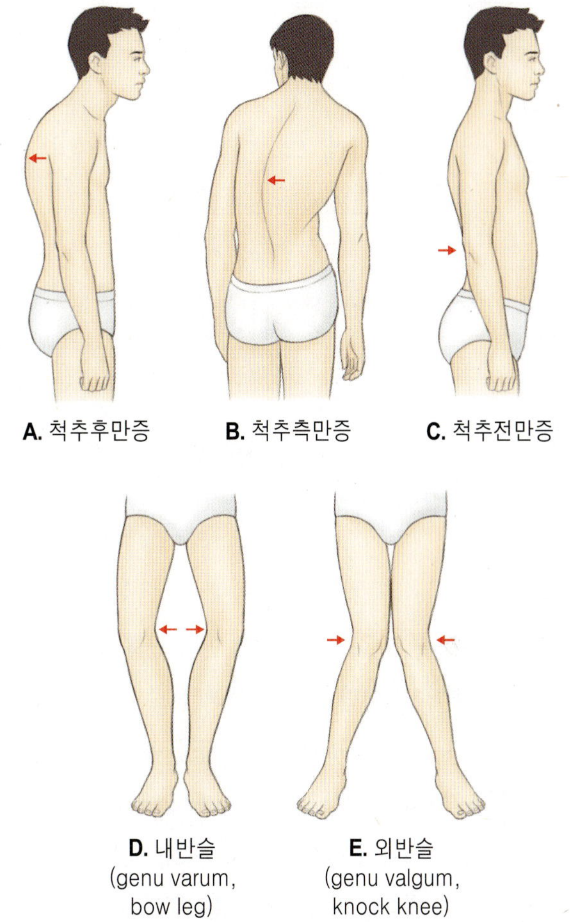

그림 7-6. 기형의 형태.

나. 근육

근력과 근육 크기와 근긴장력(tone)을 사정하여 보행과 활동을 얼마만큼 보조해 주어야 하는지에 대한 기준을 정할 수 있다. 각 근육군을 반대쪽과 비교해야 한다. 근육은 근섬유다발수축(fasciculation: 작은 근육의 꼬이는 현상)이 없어야 하며 덩어리 같이 뭉쳐 있지 않은 상태로 부드러워야 한다. 근육군의 근위부에서부터 원위부로 부드럽게 촉진하여 근의 긴장도(안정시 긴장 상태는 단단함으로 느껴짐)를 파악한다. 우세한 쪽의 근육이 많이 비대(hypertrophy)

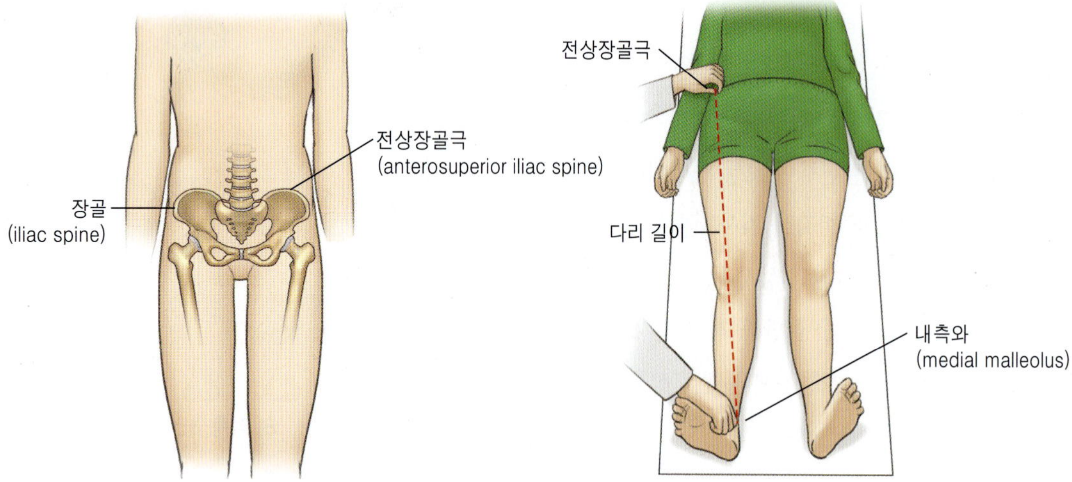

그림 7-7. 누운 자세에서의 다리 길이 측정.

된 것이나 위축된 것은 비정상이다. 만약 근육의 크기가 주목할 만큼 비대칭적이면 사지의 둘레를 줄자로 측정한다. 양측 차이가 1cm 또는 그 이하이면 정상 범위로 간주한다.

관절을 움직이게 하면서 근력(muscle strength)을 사정한다. 근육별로 사정이 필요하면 표 7-2를 참조한다. 환자가 어떤 동작에 대하여 저항할 수 있는지, 또는 검사자가 가하는 힘에 저항하여 움직일 수 있는지 검사한다. 보통 우세한 팔의 근력이 강하다. 근력은 0~5의 등급으로 구분된다.

표 7-2 근력의 등급

등급	사정 내용
0(zero)	근수축력이 없음
1(trace)	약간의 근수축력이 있음
2(poor)	중력을 배제한 능동적 움직임이 있음
3(fair)	중력에 대항하는 능동적 움직임이 있음
4(good)	중력과 약간의 저항에 대항하여 완전히 움직임
5(normal)	중력과 충분한 저항력에 대항하여 정상적이고 완전하게 움직임

다. 관절과 뼈

관절과 뼈는 시진하고 양측을 비교한다. 대칭적이고 발적, 부종, 팽창 또는 기형이 없어야 한다. 촉진하였을 때 부종과 압통이 없어야 한다. 또한 연발음(crepitus)이 있으면 비정상이다. 관절은 움직이는 동안 부드럽게 느껴져야 하고 결절이 없어야 한다. 관절운동범위는 건강한 관절이 가능한 최대의 움직임을 가져야 한다. 구부릴 수 있는 관절각도기(goniometer)로 측정한다. 모든 관절은 해부학적 자세에서는 0°이므로 0°에서 측정한다.

라. 신경혈관 사정

① 신경혈관 사정의 요소

신경혈관 사정은 허혈, 기형, 사지의 기능 손상 위험이 높은 경우에 필수적이다. 신경혈관 사정의 요소는 통증, 온도, 맥박과 모세혈관에 혈액이 채워지는 시간, 감각이상 그리고 손상된 관절의 기동성 등의 점검을 말한다. 통증의 정도는 0~10의 등간척도를 사용하고, 부종과 신경 압박으로 인해 통증이 악화되는지 여부를 결정할 수 있다. 창백함, 냉감, 청색증 등은 사지의 혈액순환부전을 의미한다. 맥박과 모세혈관의 혈액이 채워지는 시간을 양측으로 점검하는 것은 작은 말초혈관에 혈액공급이 적절한지를 파악하기 위함이다. 모세혈관의 혈액이 채워지는 시간은 2~3초보다 짧아야 한다. 사지의 감각과 운동 기능의 감소는 신경손상 신호이다.

② 말초신경 사정

말초신경의 감각과 운동기능을 검사한다. 눈을 감게 하고 감각자극을 줄 때 환자가 인지한다면 정상이다. 특정 관절을 능동적으로 움직이라고 했을 때 관절을 움직이지 못하거나 통증이 있다면 구획증후군이 의심된다. 이러한 경우 모세혈관의 혈액이 채워지는 시간, 맥박, 색깔 그리고 따뜻함 등을 사정해야 한다. 석고붕대를 한 경우 간단한 신경혈관 사정 방법으로 부종, 모세혈관 혈액이 채워지는 시간, 관절의 움직임으로 사정한다. 비골, 경골, 요골, 척골, 정중신경의 사정 방법은 그림 7-8에 제시되어 있다.

(3) 진단검사

가. 임상검사

근골격계 질병에 대한 임상검사는 표 7-3에 자세히 설명하였다. 혈액과 소변을 검사한 후 추가로 침습적 검사를 한다.

① 혈청효소검사

AP(alkaline phosphatase)는 기능하는 골형성의 지표가 되는 효소로서, 골기질에 골아세포(osteoblast)가 활발하게 축적될 때 많이 분비된다. Paget병, 뼈의 전이성 종양, 골육종 등에서 유의하게 증가한다(간질환에서도 증가). 근육조직이 파괴되거나 손상되었을 경우 분비되는 효소들

신경	감각기능		운동기능	
비골신경	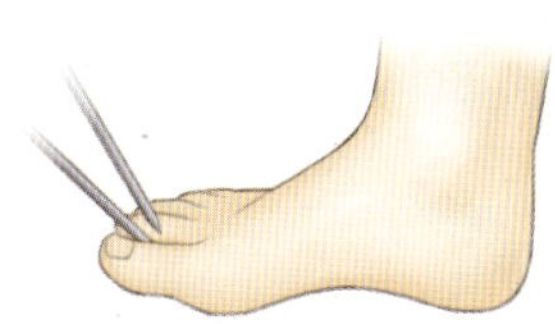	엄지발가락과 둘째발가락 사이의 피부 단면을 찔러 본다.	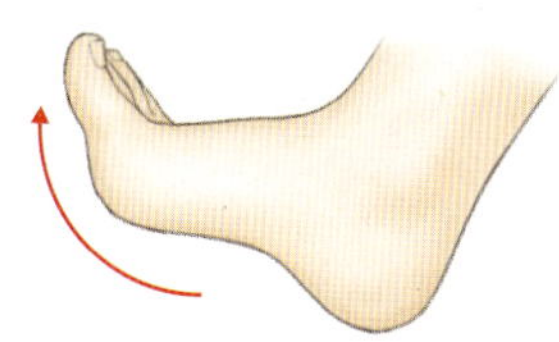	발목을 배굴시키고 엄지발가락을 펴 보라고 요청한다.
경골신경	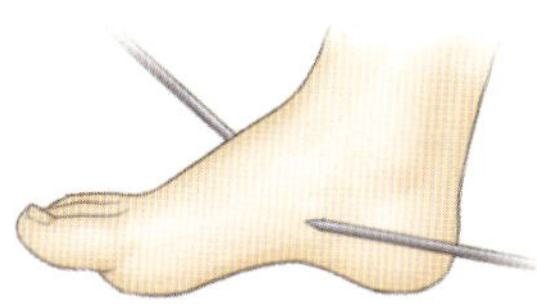	발의 중앙과 측면을 찔러 본다.	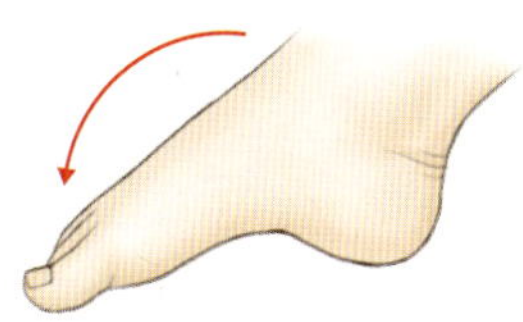	발목을 족저굴곡하도록 한다. 엄지발가락을 굴곡할 수 있는지 본다.
요골신경	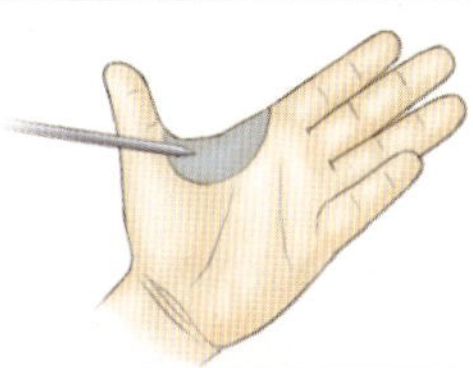	엄지와 검지 손가락 사이의 공간을 찔러 본다.	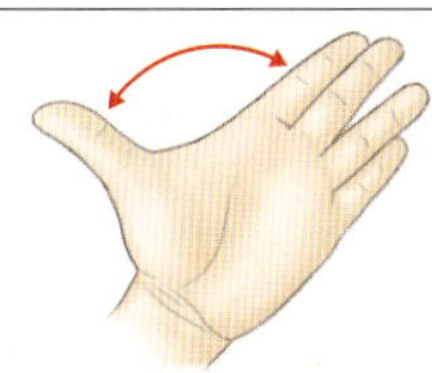	손목과 엄지손가락을 과신전하도록 한다.
척골신경	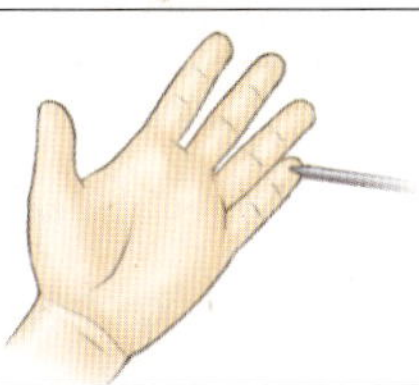	새끼손가락의 끝부위를 찔러 본다.	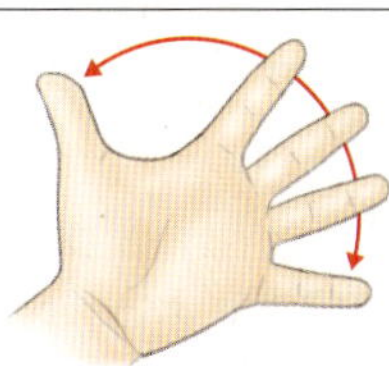	모든 손가락을 외전시키도록 한다.
정중신경	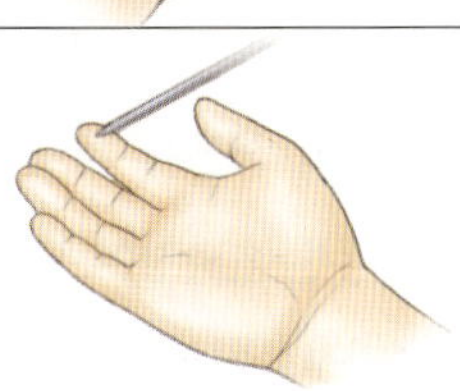	검지손가락의 끝 표면을 찔러 본다.	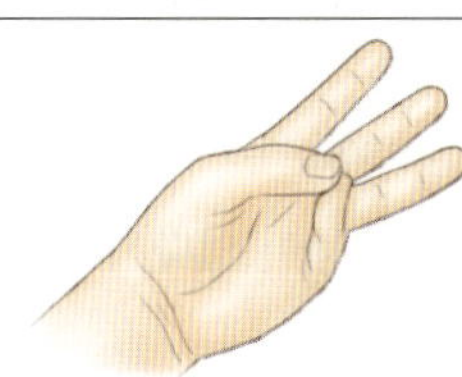	엄지와 새끼 손가락을 마주하게 한다. 이때 손목을 굴곡할 수 있는지 본다.

그림 7-8. 감각과 운동 기능 사정.

표 7-3 근골격계 질환에 대한 일반적인 임상검사

검사	정상치	검사의 목적과 의의
혈청검사		
적혈구 침강 속도(ESR)	15~20mm/hr 이하	• 채취한 혈액을 가만히 두었을 때 적혈구가 바닥에 가라앉는 속도 • 상승: 관절질환, 염증, 암, 조직파괴
요산(uric acid)	남자: 4.5~6.5mg/dL 여자: 2.5~5.5mg/dL	• 퓨린(purine)대사의 산물로 소변으로 배설 • 상승: 통풍
항핵항체(antinuclear antibody; ANA)	음성 또는 titer≤1:32	• 세포핵을 파괴할 수 있는 항체의 존재 사정 • 양성: 전신 홍반성 낭창, 류마티스관절염, 레이노병
C-반응단백(C-reactive protein; CRP)	±(trace)	• 면역과 염증반응에 필요한 정상 체단백 • 양성: 류마티스관절염, 전신 홍반성 낭창
LE세포검사 (lupus erythematosus cell preparation)		• 증가: 전신 홍반성 낭창
류마티스인자(rheumatic factor)	음성	• 양성이 반드시 류마티스관절염을 의미하지는 않음
혈청전해질검사		
Calcium	8.0~10.5mg/dL 또는 4.5~5.5mEq/L	• 칼슘은 일차적으로 뼈에 저장 • 감소: 골연화증, 골다공증, 신질환, 부갑상선기능저하증 • 증가: 골종양, Paget병, 골절의 치유 단계, 부갑상선기능항진증 • 골아세포가 생산
Alkaline phosphatase	30~90units/L	• 뼈기질에 무기질화에 필요 • 증가: 골절의 치유 단계, 골암, 골다공증, 골연화증, Paget병
Phosphorus	2.5~4.0mg/dL	• 칼슘대사와 직접 관련 • 증가: 골절의 치유 단계, 전이성 골암, 만성 신질환
혈청근육효소검사		
Aldolase A	1.3~8.2units/dL	• 증가: 근이영양증과 피부근염
Aspartate aminotransferase (AST 또는 SGOT)	10~50units/L	• 심장과 신장 세포, 골격근에서 발견 • 골격근에서 가장 많이 발견
Creatine Phospgokinase(CPK)	15~150units/L	• 증가: 외상에 의한 상처, 진행성 근이영양증, 다발성 근염
Lactic dehydrogenase(LDH4, LDH5)	60~150units/L	• 증가: 근골격괴사, 광범위한 종양, 진행성 근위축증

은 creatine phosphokinase(CPK) 또는 creatine kinase(CK), lactic dehydrogenase(LDH), serum glutamicoxaloacetic transaminase(SGOT 또는 aspartate amino-transferase, AST) 등이 있다. 이는 심근경색증에서도 상승한다.

② 항핵항체(antinuclear antibodies; ANA)와 혈청항원검사

항핵항체는 자신의 세포핵 성분에 대항하여 만들어지는 자가항체다. 이것은 전신 홍반성 낭창(SLE)이나 류마티스관절염 같은 염증성 결체조직질환에서 나타난다. 이 항체는 형

광염료(fluorescent dye)로 검사하는데, ANA가 있으면 형광염료에 항체반응이 나타난다. 결체조직질환이 없으면 음성으로 나타나지만, 노인에서는 종종 ANA가 양성으로 나타난다. ANA 검사를 실시한 후 anti-DNA(전신 홍반성 낭창)와 anti-RNA(결체조직질환과 혼합된 질병과 전신 홍반성 낭창) 같은 특별 항체들의 존재를 확인한다.

③ 류마티스인자(rheumatic factor; RF) 검사

류마티스관절염에 대한 특수 검사로서, 대부분 질병 초기에는 음성이지만 류마티스관절염이 진행되면 양성으로 나타난다. RF 인자는 결체조직질환과 몇몇 만성 염증성 질환에서도 나타나지만 역가(titer)가 낮다.

④ Human lymphocyte antigen B27(HLA-B27) 검사

척추염과 Reiter증후군이 있을 때 90% 정도 양성 반응을 나타내지만, 이러한 질병이 없는 조직에서도 발견될 수 있으므로 진단 시 주의를 요한다.

⑤ 혈청 칼슘과 인 검사

혈청 칼슘 검사는 뼈의 질병과 부갑상선질환의 진단에 사용된다. 혈청 내 칼슘과 인은 역상관관계를 갖기 때문에 칼슘과 인의 수치를 동시에 검사한다.

⑥ 혈청 요산(uric acid) 검사

혈청 요산은 급성 통풍 시에 증가하지만, 증상이 완화되었을 때는 정상일 수 있다. 혈청 요산 농도는 신장기능의 지표로도 사용된다.

⑦ LE세포검사(Lupus erythematosus cell preparation)

LE세포검사는 전신 홍반성 낭창(systemic lupus erythematosus; SLE) 환자의 90%에서 양성으로 나타나므로 이를 진단하는 데 사용된다. SLE 진단에는 anti-DNA 검사가 더 정확하다.

⑧ 적혈구 침강 속도 (erythrocyte sedimentation rate; ESR) 검사

적혈구 침강 속도는 응고되지 않은 혈액 내에서 적혈구가 침전되는 시간을 검사하는 것이다. 특별한 질병 상태를 반영하는 검사는 아니지만, 염증성 질환과 조직괴사가 있을 때 상승한다.

⑨ 소변 칼슘(urine calcium) 검사

소변 칼슘량은 혈청 칼슘 농도를 반영한다.

⑩ 활액(synovial fluid)분석검사

관절의 감염을 진단하기 위하여 활액의 양, 색깔, 투명도, 점도, 점액세포의 수나 종류 등을 검사한다. 정상 활액은 투명하고 엷은 짚색(straw color)이며, 소량이고, 백혈구가 2,000개/mm^3 이하이다. 질병 상태의 활액은 흐리고 혼탁하며, 녹·회색 혹은 붉은색이고 점도가 감소하며, 백혈구 수는 증가한다(표 7-4).

⑪ 뮤신응고검사(Mucin clot test)

활액 한 방울에 초산을 첨가하는 검사로, 정상 활액은 단단하게 응고되나 염증이 있으면 응고가 약하고 부서지기 쉽다. 관절의 감염이 의심되면 활액의 염색과 배양검사로 원인균을 찾아낸다.

나. 비침습적 검사(Noninvasive tests)

① 단순 X선검사

X선검사로 뼈와 관절의 문제를 진단하고 질병의 경과와 치료에 대한 반응을 알 수 있다. X선상에서 골절, 골밀도의 변화, 위치의 변화와 관절면의 미란(erosion), 좁아진 관절강, 거상돌기, 유기체, 탈구와 같은 관절의 변화를 볼 수 있다. 건과 인대 같은 연조직의 특수한 손상은 X선상에 나타나지 않지만, 연조직의 부종은 명확히 나타난다. X선 촬영 시 특별한 준비는 필요하지 않으나 움직이지 않도록 설명한다. 골절이 의심되면 사지에 부목을 대거나 더 심한 손상을

표 7-4 관절 활액 분석

검사	방법 및 정상치
뮤신응고검사	5% 아세트산을 정상적인 관절액에 첨가하면 진하고 끈적끈적하게 응고되며 흔들어도 부서지지 않는다. 급성 염증 시 관절액은 실처럼 늘어나며 응고 정도가 엉성하다.
점성도	엄지와 집게 손가락으로 정상 혈액을 잡은 후 엄지와 집게 손가락을 벌리면 활액의 점도는 2.5~5cm 길이로 실같이 된다. 염증이 있으면 점도가 낮아 물 같은 활액이 된다.
색, 투명도, 양	정상적인 활액은 노란색에서 담황색을 띠고 투명하며 관절 내에 미량만 존재한다. 염증이 있는 관절에서는 혼탁하고 회색빛깔의 활액이 증가되어 있다.
백혈구	정상적인 활액은 농도가 연하고 단핵구가 특히 증가되어 있다. 골관절염에서는 $1mm^2$당 백혈구가 2,000 이상이며 패혈증이 있거나 류마티스성 다발성 근육통에서는 100,000 이상이 된다.
포도당	공복 상태에서 혈액과 활액의 당 농도를 동시에 측정한다. 활액의 글루코스 농도가 혈당의 50% 미만이면 화농성 감염이 의심된다. 그러나 류마티스관절염에서는 크게 차이가 난다.
결정체검사	활액에 결정이 있으면 통풍이나 가성 통풍을 의심하게 된다.
류마티스인자	혈액에 류마티스인자가 존재하지 않더라도 활액에서 발견될 수 있다. 그러나 활액의 류마티스인자는 특별한 것이 아니며 류마티스관절염 진단에 절대적인 의미는 없다.

막기 위해 조심스럽게 다룬다.

② 컴퓨터단층촬영(Computerized tomography; CT)

컴퓨터단층촬영은 검진할 조직의 주위를 한 바퀴 회전하면서 미리 정한 깊이나 각도에 따라 조직을 여러 층으로 나누어 상세한 영상을 얻는 비침습적 X선 기법이다. 그 층의 구조는 세밀하게 촬영되지만 주위 조직의 구조는 뚜렷하지 않거나 또는 없어진다. 촬영 동안 체위를 바꾸지 않고 30~60분 동안 금속 기계 안에 누워 있어야 하므로 폐쇄공포증(claustrophobia)이 있는 대상자에게는 힘들 수 있다.

③ 형광투시법(Fluoroscopy)

형광투시법은 구조물에 대해 연속 영상을 화면으로 보여 주는 또 다른 형태의 방사선검사 방법이다.

④ 이중 에너지 X선 흡수검사 (Dual energy X-ray absortiometry; DEXA)

X선은 골질량의 30~50%가 소실될 때까지 잘 나타나지 않기 때문에 골질량 측정을 위해 DEXA를 사용한다. 이중 에너지를 발생시키기 위해 X선 관을 사용하며, 방사선에 노출이 적다는 장점이 있다. 손목, 척추, 둔부 등의 골다공증을 확인할 수 있으며, 검사 전 특별한 준비는 없다.

⑤ 자기공명영상(Magnetic resonance imaging; MRI)

자기공명영상은 자기의 힘을 이용하여 단층영상을 얻는 조사 기법(scanning technique)으로, CT보다 훨씬 정교하고 선명하다. 큰 원통형 기계의 자석은 신체의 원자의 양자(proton)를 정렬시켜 같은 방향으로 회전시킨다. 주파수를 자기영역(magnetic field)에 맞추어 양자를 정렬 위치로부터 이동시킨다. 주파수가 중단되면 양자는 정렬 위치로 되돌아가면서 에너지를 방출한다. 수신 코일(coil)이 양자와 정렬 위치로 되돌아가는 데 걸린 시간과 이때 방출된 에너지의 양을 측정한다. 이 측정치는 양자가 정렬해 있는 조직의 상태뿐만 아니라 형태에 관한 정보를 제공한다.

컴퓨터는 양자(주로 수소 이온)의 분포를 영상으로 구성하여 TV 화면에 보여 준다. TV 영상은 필름이나 자기테이프에 기록된다.

MRI 촬영은 통증이 없고 특수한 준비가 필요없다. 자기장(magnetic field)을 사용하기 때문에 보석류, 머리핀, 의치 같은 금속 물체는 제거한다. 심박동기(pace-maker)나 뇌동맥류 clip들을 가진 대상자는 MRI 촬영을 할 수 없다. CT 촬영과 같이 폐쇄공포증이 있는 대상자는 조사기(scanner)에 누워 있는 것이 어려울 수 있다. 대상자를 이완시키기 위해 valium을 투여할 수 있다. 검사 시 대상자는 기계의 잡음을 듣게 된다. 주파수가 켜지거나 꺼질 때 "쿵" 하는 소리나 기계 소음이 있음을 미리 설명해 준다. 검사 시간은 보통 30~90분 정도 소요된다.

⑥ 초음파검사

초음파검사를 통해 종양, 체액 축적 같은 연조직장애, 외상성 관절 손상, 골수염 및 수술용 기구의 체내 위치 등을 확인할 수 있다.

검사 부위에 젤리를 발라 금속성 탐침의 움직임을 원활히 한다. 검사 전·후로 특별한 준비나 간호는 필요하지 않으며, 양적 초음파(quantitative ultrasound; QUS)는 골절이나 골밀도를 추정할 때도 이용할 수 있다.

다. 침습적 검사(Invasive tests)

① 관절촬영술(Arthrogram)

관절 X선 촬영술은 조영제를 주입하여 실시한다. 공기와 조영제 모두를 사용하는 이중 조영제 관절 X선 촬영(double-contrast arthrography)은 외상성 손상이 의심될 때 사용한다. 관절 내의 뼛조각, 찢어진 인대, 느슨해진 조직체 등을 사정한다.

가장 많이 검사하는 관절은 무릎과 어깨이다. 검사 전에 조개류나 요오드에 알레르기가 있는지 사정하고, 바늘 삽입 시 불편감이 있다는 것을 설명한다. 절차는 무릎관절을 검사할 때 똑바로 눕히고 무릎을 굴곡시킨다. 국소마취 후 중앙 혹은 측방 접근법을 통해 조영제를 관절 내로 주입한 후 관절가동범위 내의 운동을 유도하면서 촬영한다. 대상자는 압박감을 느끼지만 통증은 없다.

조영제는 활액과 섞이기 때문에 검사 후 저절로 배출되지 않아 관절은 수일 동안 부어 있고 불편감을 느낄 수 있다. 용액이 체내로 흡수될 때까지 며칠 동안 "획획" 하는 소리가 들릴 수 있다. 이런 감각이 지속되면 보고하도록 교육한다.

대상자는 일상활동을 재개할 수 있지만, 검사 후 적어도 12~24시간 동안은 심한 운동은 피해야 한다. 관절외상이 있는 대상자는 좀 더 오랜 기간 부동자세를 취해야 한다. 부종을 가라앉히기 위해 며칠 동안 관절 주위에 탄력붕대를 적용하거나 얼음찜질을 하면 도움이 된다.

② 척수조영술(Myelogram)

요추천자를 통해 조영제를 지주막하강(subarachnoid space)에 투여하고 X선을 촬영한다. Pantopaque 조영제를 사용할 경우 검사 후 간호는 요추천자와 같다. 새로운 조영제인 metrizamide(Amipaque)는 요추의 척수조영법(lumbar myelography)에 사용하는데, 작은 바늘을 사용하고 영상이 더 잘 보이며 촬영 후에 조영제를 제거할 필요가 없는 장점이 있다. 검사 후 간호는 오심, 구토, 두통, 발작을 예방하는 것이다.

머리는 8시간 동안 30~40° 상승시키고 그 후 16시간 동안 편평하게 눕힌다. 발작 가능성을 줄이기 위해 검사 전 48시간 동안 MAO 억제제인 phenothiazine과 tricyclic antidepressant는 금한다. Phenothiazine은 검사가 끝난 후에도 24시간 동안 금한다.

③ 골조사(Bone scan)

골조사를 위해 정맥 내로 주입한 99Tc와 같은 방사성동위원소는 골아세포(osteoblast)의 활동이 증가된 부분에 축적되어 화면에서 검은 점들로 보인다. 악성 골종양은 골아세포의 활동을 증가시키기 때문에 골조사는 이러한 종양 진단 시에 유용하다. 이 검사는 X선검사보다 질병 초기 상태의 병변을 발견하기 쉽다. 대상자에게 동위원소 주입 시 약간의 불편감이 있음을 알려 주고, 검사하는 동안 움직이지 않도록 설명한다. 검사 후 동위원소의 배출을 돕기 위해 24~48시간 동안 다량의 수분을 섭취하게 한다.

④ 갈륨 조사(Gallium scan)

골조사와 유사한 방법으로 갈륨 조사가 있다. 정맥 내로 주입된 동위원소 31Ga(gallium)이 뇌, 간, 흉부 등의 조직으로 이동하는데, 그 속도가 technetium보다 느려 검사

2~3시간 전에 주입해야 한다. 검사는 30~60분이 소요되고, 통증이 있거나 안절부절못하는 대상자, 노인 등을 위해 약한 진정제를 투여한다. 시술 후 특별한 간호는 없다.

⑤ 인듐 영상(Indium imaging)

뼈의 감염 여부를 사정하기 위해 인듐 영상법을 사용한다. 대상자의 혈액을 채취하여 백혈구를 분리해 49In(indium)을 부착시킨다. 동위원소가 부착된 백혈구를 대상자에게 재주입하고 신체에 인듐 축적 부위를 추적해 감염 여부와 부위를 알아낸다. 시술 전·후에 특별한 준비나 간호는 요구되지 않는다.

⑥ 조직생검(Biopsy)

생검은 골조사, 방사선검사, 컴퓨터단층촬영 등에서 비정상 소견이 발견된 후에 주로 검사하며, 골생검, 활액생검, 근육생검 등이 있다. 골생검은 감염이나 종양 여부를, 근육생검은 근증(myopathy)을 확인하는 데 적용한다. 활액생검은 전신 홍반성 낭창(SLE)과 통풍성 관절염, 세균 감염, 류마티스관절염의 감별진단에 유용하다. 뼈조직 추출 방법으로는 바늘(폐쇄)생검과 절개(개방)생검이 있다.

개방생검은 폐쇄생검에 비해 더 침습적이다. 검사 절차와 검사 전·후의 간호에 대해 교육한다. 마취제 과민반응 여부를 확인한다. 골생검은 국소마취나 전신마취 후에 긴 바늘을 뼈의 피질에 삽입하여 채취하거나 절개하여 뼈조직을 드러낸다. 추출한 후에는 멸균 압박 드레싱을 한다.

검사 후 첫 24시간 동안 생검 부위에서 출혈, 종창, 혈종 형성 등의 부작용을 점검한다. 내출혈이나 심한 종창이 있는 경우 통증을 많이 호소한다. 출혈 가능성을 줄이기 위해 12~24시간 동안 검사받은 다리나 팔을 움직이지 않도록 한다. 뼈가 감염되면 검사 후 1~3일에 체온이 상승한다. 개방생검 후 절개 부위의 드레싱을 매일 교환하면서 상처 주위의 염증이나 감염 증상(발적, 온열감, 조직종창)을 관찰한다. 검사로 인한 불편함을 덜기 위해 진통제를 사용한다.

⑦ 관절경검사(Arthroscopy)

관절경검사는 관절강에 광섬유관을 삽입하여 관절의 급·만성 질환과 관절연골 또는 인대의 손상 여부를 직접 시진하거나, 찢어진 부위 또는 결손 부위를 치료하기 위해 수행하는 검사이다. 주로 무릎과 어깨관절에 적용한다.

관절경검사를 가장 흔히 하는 부위는 무릎이다. 무릎 굴곡 정도가 40° 이하이거나 무릎에 감염이 있는 대상자에게 관절경검사는 금한다.

수술 전에 검사할 경우 미리 수술 후 다리운동을 교육한다. 슬관절을 편 자세로 다리 들기 운동과 대퇴사두근 등척성 운동을 각각 10회씩 연습한다. 관절경 시술 직후에는 관절가동범위 운동을 금한다. 검사 절차와 검사 후 간호에 대해서 설명한다.

검사 목적에 따라 대상자는 국소마취나 가벼운 전신마취 혹은 경막외마취를 한다. 검사과정 동안 출혈을 최소화하기 위해 대퇴 중간에 지혈대를 사용하거나 혈관을 수축시키는 약물을 투여한다.

검사 시 무릎은 40° 이상 구부리도록 하고, 식염수나 유당이 함유된 링거액을 사용하여 무릎을 세척한다. 관절경은 0.6cm 이하의 작은 절개선을 통해 삽입한다. 검사 후 압박 드레싱을 해 주고, 시술 동안 조작 정도에 따라 탄력붕대를 적용하기도 한다.

검사 후 검사 부위의 신경혈관 상태를 자주 평가한다. 원위부 맥박, 열감, 피부색, 모세혈관 재충전(capillary refill), 통증, 움직임, 시술을 받은 사지의 감각 등을 모니터링한다.

대상자가 검사 전에 교육받은 운동을 수행하도록 격려한다. 진단적 관절경검사나 수술 후 불편감이나 통증이 있는 경우 acetaminophen(Tylenol) 등의 약한 진통제나 oxycodone 등의 마약성 진통제를 투여한다. 종창, 검사 중 지혈대 사용으로 인한 저체온증, 기계적 손상으로 인한 관절통 증가, 혈전성 정맥염 등의 증상을 관찰한다.

퇴원 후 관절이나 사지가 심하게 아프면 합병증일 가능성이 있으므로 병원을 방문하도록 교육한다.

⑧ 관절천자(Arthrocentesis)

관절천자는 무균법을 사용하여 국소마취하에 관절에 바늘을 삽입하고 활액(synovial fluid)을 흡인하여 검사한다. 관절 흡인 시 대상자의 준비는 필요치 않다. 관절천자 후에는 압박붕대를 실시하고 8~24시간 정도 안정시킨다.

⑨ 근전도검사(Electromyogram; EMG)

근전도검사는 근육에서 생성되는 전위를 추정하기 위해 신경전도검사와 더불어 시행된다. EMG는 신경근육, 하지 운동신경원, 말초신경장애 진단에 도움을 준다.

EMG 시 전류가 흐르므로 일시적인 불편감이 있을 수 있음을 알려 준다. 일부 대상자는 마취를 약하게 할 수 있다. 근육이완제를 비롯하여 검사결과에 영향을 미칠 수 있는 약물은 검사 전 며칠 동안 중단한다.

EMG와 신경전도에 대한 조사를 시행할 때에는 먼저 신경전도검사(nerve conduction study)를 한다. 검사하려는 신경을 따라 납작한 전극을 놓고, 지배를 받는 신경과 근육에 약한 전류를 흐르게 한다. 신경전도가 되면 근육이 수축한다.

근전도검사를 위해 1.5~7.5cm에 이르는 다양한 바늘전극(needle electrodes)을 삽입한다(그림 7-9). 근육수축의 잠재력을 측정하기 위해 최소 근육수축과 최대 근육수축 동안 대상자를 움직여 보게 한다. 신경과 근육활동 정도는 역전류검출기(oscilloscope)에 기록되고 그래픽으로 출력된다. 이 과정은 약 1시간 정도 소요된다.

간호 EMG는 부작용이 거의 없으나 대상자는 검사 후에 통증과 불안을 호소할 수 있으므로 안위간호를 제공해 준다. 바늘 삽입 부위에 부종과 혈종 유·무를 관찰하고, 이를 예방하기 위해 얼음찜질을 해 준다.

3) 근골격계 건강문제의 일반적 간호중재

(1) 석고붕대 적용 대상자 간호

가. 석고붕대 환자 간호진단

석고붕대 환자에서 내릴 수 있는 간호진단은 다음과 같다.

- 부동 상태와 관련된 활동의 지속성 장애
- 체간부 석고붕대와 관련된 기도 개방 유지 불능
- 석고붕대로 인한 활동 제한과 관련된 변비
- 활동 제한과 관련된 여가활동 부족
- 기동성 장애와 관련된 신체 손상 위험성
- 기동성 제한과 관련된 무력감
- 기동성 장애와 관련된 자가간호결핍
- 석고붕대의 압박과 관련된 피부 손상
- 부자연스러운 체위와 관련된 수면장애
- 석고붕대와 관련된 말초신경혈관 기능장애 위험성

나. 석고붕대의 적용 및 간호

석고붕대의 적용 절차는 다음과 같다.

- 석고붕대를 찬물에 약 15분 정도 담가 둔다.

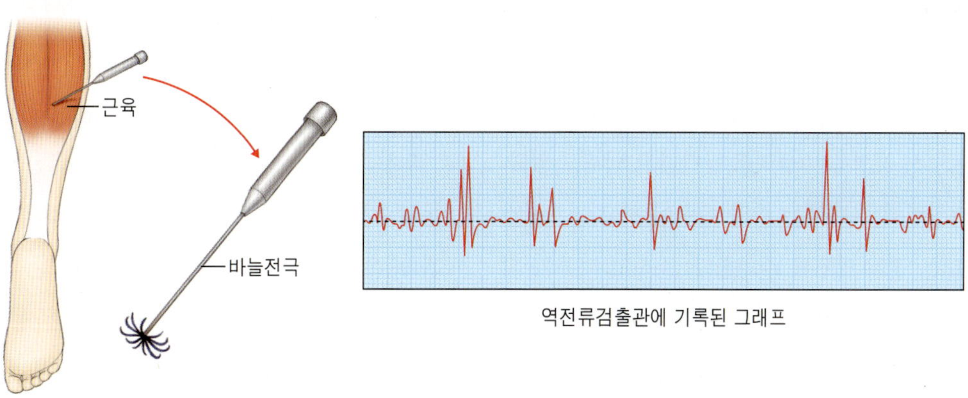

그림 7-9. 근전도검사.

- 석고붕대를 적용할 피부를 깨끗하고 건조하게 하며, 피부 찰과상이 있으면 소독과 드레싱을 한다.
- 석고붕대 적용 부위의 돌출된 뼈에 패딩을 하고 부드러운 스타키네트(stockinette)로 조이지 않게 감싸 준다. 이때 스타키네트는 석고붕대 길이보다 조금 길게 하여 거친 석고붕대 끝을 씌워서 피부와 조직을 보호한다.
- 석고붕대를 적용하는 동안 적절한 자세를 취하고 움직이지 않게 하여 부정유합이나 경축을 예방한다.
- 석고붕대를 다 감은 후에는 환자의 피부에 묻어 있는 석고 부스러기들을 깨끗하게 제거하고, 방사선촬영으로 골절의 정복 상태를 확인한다.
- 석고의 결정화가 일어나고 단단한 드레싱이 되면서 열감이 난다.
- 개방성 상처 위에 석고붕대를 하는 경우 환부의 압박을 막고 상처 상태를 관찰하기 위해 석고 창(cast window)을 만들 수 있다.
- 완전 건조될 때까지 손바닥으로 다루고 손가락 끝으로 석고를 만지지 않도록 주의한다.
- 석고붕대 적용 부위는 베개로 지지하여 상승시킨다.
- 부종을 막기 위해 처음 24~48시간 동안 골절 부위에 얼음주머니를 간헐적으로 적용한다. 부종으로 인한 구획증후군을 확인하기 위해 신경혈관 손상 상태를 관찰한다.
- 석고붕대가 건조하는 데 24~72시간 정도 필요하므로 환기가 잘되는 곳에 노출하되, 추위를 느끼면 석고붕대를 하지 않은 부위에 담요를 덮어 준다. 건조를 위해 램프를 사용할 경우 화상을 입거나 석고붕대가 터서 금이 가는 것을 방지하기 위해 적어도 40cm 정도의 거리를 유지하면서 골고루 쬐어 준다. 석고가 완전히 건조되면 희고 윤이 나며, 타진 시 공명음이 들리고 단단하고 냄새도 없다.
- 석고붕대 가장자리의 피부는 매일 깨끗이 하고 건조시킨다. 석고붕대는 젖지 않도록 주의한다. 소석고 가루가 피부를 자극하면 휴대용 진공청소기로 제거한다.
- 석고붕대 밑에 냄새, 열감, 배액이나 출혈이 있는지 관찰한다. 배액이나 출혈이 있는 경우 배액 부위에 펜으로 배액 모양을 그려 놓고 시간에 따라 커지는지 사정한다.
- 골절이 치유되면 석고절단기(electric cast cutter)를 이용하여 석고붕대를 제거한다.

석고붕대를 제거한 부위의 사지는 가늘어져 있고, 피부는 인설과 악취가 난다. 인설이 있는 부위는 물에 담그거나 부드럽게 씻고 oil이나 lanolin 로션을 발라 준다. 사지는 부종이 있으므로 상승시켜 준다. 점진적인 체중 부하와 운동 방법을 교육한다.

(2) 견인장치 적용 대상자 간호

피부견인은 피부를 자극할 수 있으며 말초신경을 압박할 수 있다. 견인 테이프를 한 후 탄력붕대는 피부에 주름이 잡히지 않도록 적당한 크기와 압력으로 감아 준다. 테이프를 적용할 때에는 피부를 깨끗이 닦고 benzoin tincture를 발라서 피부의 소양감을 감소시켜 준다. 견인 테이프는 팔이나 다리의 양옆으로 대 주며, 길이를 길게 하여 추를 걸 수 있는 고리를 연결한 후 추를 단다.

가. 견인장치 적용 후 간호

① 압박 예방

압박 부위는 발적과 손상을 유발한다. 상지의 압박 부위는 팔꿈치의 뼈 돌출부, 팔꿈치 관절의 연조직, 손목의 뼈 돌출부와 손바닥 부분 등이다. 하지에서는 대전자, 비골(fibula) 경부, 비골신경 부위, 슬부 후면의 harmstring건, 발목의 뼈 돌출부, 뒤꿈치, 발 등의 연조직에 쉽게 압박을 받는다. 뒤꿈치와 뼈 돌출부 등을 자주 마사지한다.

② 혈액순환

피부 견인 시에는 2시간마다 손이나 발의 순환장애가 있는지 시진한다. 말초맥박, 손과 발가락의 색깔, 모세혈관과 체온관찰, 혈전성 정맥염을 의미하는 Homan 징후(발을 힘껏 배굴시킬 때 종아리의 날카로운 통증 유발)가 나타나는지 사정한다. 매 시간 적극적으로 발운동을 하도록 권장한다.

③ 골격 견인 시 핀의 위치

일반적으로 핀(pin)은 뼈에 직접 삽입하므로 핀 부위는 청결하게 유지하고 무균적으로 처치하여야 하며, 냄새, 발적, 배농 등의 감염 증상이 있는지 사정한다.

④ 체위

앙와위로 침대 중앙에 눕히고 적절한 체위를 유지하여 손상 부위에 불필요한 긴장이 가해지지 않도록 한다. 발은 족하수(foot drop)가 되지 않도록 발 지지대(foot supports)를 사용하여 지지한다.

환자는 움직이거나 변기를 사용할 때 등 간호나 침상 정리 시에 침상 위에 매달아 놓은 삼각손잡이를 잡고 체위를 조정할 수 있다.

⑤ 효과적인 견인의 유지

효과적으로 견인이 유지되는지 관찰하기 위해 도르래에 밧줄이 잘 걸려 있는지, 견인줄이 낡지 않았는지, 추가 침대나 병실 바닥에 닿지 않았는지, 환자가 침대 아래쪽으로 미끄러져 내려와 비효과적인 견인이 이루어지고 있는지, 견인줄의 매듭은 확실히 묶어 있는지 수시로 파악한다.

⑥ 자가간호

환자에게 필요한 물품이나 장비들은 손이 닿기 쉬운 장소에 놓아 두어 의존도를 최소화하고, 자가간호능력을 최대화하도록 돕는다. 환자의 상태에 따라 시트 교환이나 목욕하기 등의 일상생활활동을 규칙적으로 하게 하고, 필요시에는 활동 전에 진통제를 사용한다. 자가간호를 격려하는 것은 견인장치 제거 후에도 조기이상에 효과적이다.

⑦ 배변

둥글게 만든 담요(blanket roll)나 pad를 등에 댄 후 골절 환자용 침상변기를 사용한다. 여성이 침상변기를 사용할 때 Thomas 부목의 링에 방수 제제를 사용하여 젖지 않게 보호한다.

⑧ 운동

운동은 근력과 긴장 상태를 유지하고 혈액순환을 증진시킨다. 운동은 견인의 제한 범위 내에서 실시한다. 허용되는 운동에는 삼각손잡이 당기기, 굴곡운동, 발의 신장운동, 정상관절의 체중 부하운동, ROM 운동이 포함된다. 움직이지 못하는 사지는 등척성 운동을 한다. 특히 사두근과 둔근의 힘주기운동은 보행의 안정성 유지에 중요하다.

침대에서 운동을 하지 않으면 치료기간이 연장된다. 일정 기간 움직이지 않으면 정맥울혈로 인해 혈전성 정맥염이 유발될 수 있으므로 매일 하지를 사정한다. 혈전성 정맥염을 예방하기 위해 항색전스타킹, dextran, warfarin 등을 사용하며, 시간당 10회씩 발목운동과 종아리근육의 등척성 운동을 실시하여 정맥 정체를 감소시킨다.

나. 견인장치 제거 후 간호

견인장치를 제거한 후 조기이상을 시작하는데, 똑바로 서는 자세에 서서히 익숙해지도록 한다. 이것은 경사침대를 이용해 여러 단계를 거쳐 수행할 수 있고, 앉은 자세에서 서서히 몸을 상승시켜 서는 자세로 할 수 있는데, 각 단계마다 참을 수 있는 한계 내에서 점진적으로 시도한다.

간호사는 체위 변경 시 기립성 저혈압(orthostatic hypotension)의 증상(창백, 혈압 하강, 어지러움 등)을 관찰한다. 처음에는 환자에게 사지가 약하고 불안정하다는 것을 설명하고, 허용 한도 내에서 체중을 부하하고 활동하도록 격려한다.

(3) 골절 환자의 전반적인 간호

골절은 연조직 부종, 근육과 관절 출혈, 탈구, 인대파괴, 신경과 혈관손상 등으로 다른 장기까지 직접 영향을 줄 수 있다. 예를 들면, 늑골의 골절은 폐를 관통할 수 있고, 골반의 골절은 방광에 손상을 줄 수 있다.

손상을 입은 경우 손상력 사정을 통해 잠재적인 문제뿐만 아니라 어떤 조직과 구조에 손상을 입었는지 파악한다. 환자가 정보를 제공할 수 없는 경우 보호자나 환자를 후송해

온 사람에게 정보를 얻는다.

가. 골절 환자 간호진단

골절 환자의 주요 간호진단은 다음과 같다.

- 골절 부위의 연조직손상, 부동, 압박과 관련된 말초신경혈관 기능장애 위험성
- 뼈의 손상, 연조직손상, 근육경련, 부종과 관련된 급성 통증
- 조직손상, 연조직손상, 뼈의 손상, 수술과 관련된 감염 위험성
- 통증, 근골격계 손상, 근육 강도 감소와 관련된 운동장애
- 뼈치유를 위한 대사 요구량 증가, 피로, 저작이나 연하곤란과 관련된 영양 부족

나. 신경혈관계의 손상 예방

골절 환자는 신경혈관계 손상으로 기능 상실 및 심한 경우 사지를 잃을 수도 있으므로 신경혈관계의 순환 상태를 사정하는 것이 중요하다. 석고붕대와 견인장치 후 첫 24시간 동안 매 시간마다, 고정 기간 동안에는 4시간마다 신경 상태[감각, 움직임, 무감각(numbness), 얼얼한 느낌(tingling), 통증, 마비]와 혈관 상태(창백 혹은 청색증, 체온 저하, 부종, 맥박 감소 및 소실, 말초정맥 허탈 등)를 사정한다. 신경혈관계 손상을 나타내는 증상이 있으면 의사에게 즉시 알린다. 환자도 스스로 신경계 문제를 발견할 수 있도록 교육한다.

① 손상 예방

사고 현장이나 병원에서는 우선 신속하고 정확한 응급간호를 필요로 한다. 골절과 관련된 응급간호를 시행할 때에는 다음과 같은 점에 유의한다.

- 상처 부위에 꼭 끼는 옷을 입고 있으면 즉시 가위로 잘라서 벗긴다.
- 환자의 활력징후, 의식상태, 쇼크 여부, 뇌손상, 체위이상 등 전신상태를 관찰하고, 가능한 한 편안하고 따뜻한 상태를 유지한다.
- 개방성 골절에서는 노출된 뼈나 연조직을 그대로 두되 더 이상의 손상과 오염을 방지하기 위해 무균포로 덮거나, 무균 재료가 없을 때에는 깨끗한 헝겊으로 가볍게 덮는다.
- 환부를 많이 움직일수록 더 큰 손상을 초래하므로 환부를 고정하기 위하여 가능한 한 손상받은 바로 그 자리에서 부목을 대 준다. 부목은 연조직·신경혈관의 손상을 방지하고, 폐쇄성 골절이 개방성 골절로 악화되는 것을 막아 주며, 통증 감소, 골절의 합병증을 최대한 예방한다.
- 골절 부위의 정복이나 골편의 제거를 삼간다. 골절 부위가 겹쳐 있을 때는 그 각도를 곧게 펴기 위해 잡아당기지 말고 있는 그대로 지지해서 주위의 신경이나 혈관의 손상을 줄여 준다.
- 손상 부위를 가능한 한 상승시켜서 부종을 줄이고 지혈을 돕는다.
- 환자를 눕히고 안정시킨다. 다른 부위를 움직이지 않도록 하고 신속하게 후송한다.

② 통증 완화

골절은 극심한 통증을 유발할 수 있다. 통증의 정도를 주의 깊게 사정하고, 진통제는 통증의 원인을 규명한 후 사용한다. 석고붕대로 인해 압박받는 부위의 작열통(burning pain)은 석고붕대에 창을 내어 조절할 수 있다. 신경혈관장애나 구획증후군으로 인한 허혈성 통증이 있으면 석고붕대를 반원통형으로 잘라(bivalved cast) 압력을 완화시킨다.

③ 감염 예방

개방골절은 골수염, 가스괴저, 파상풍 등의 감염을 초래할 위험이 높다. 간호관리의 목표는 상처의 감염을 최소화하고 치유를 증진시키는 것이다. 수술실에서 상처의 괴사 부위(이물질과 죽은 조직이나 골편)를 제거하고 세척한다. 수술 시 많은 양의 혈액이 손실되므로 수술실에서 돌아오면 쇼크 증상을 관찰한다. 부종을 최소화하기 위해 상처 부위를 올려 준다. 말초 부위 맥박, 신경혈관 상태, 체온 상승 등

을 자주 사정한다.

개방성 상처는 감염의 치료와 예방을 위해 균배양과 항생제 민감성 검사를 실시한 후 정맥으로 항생제를 투여하고 파상풍 예방주사를 투여한다. 상처는 5~7일 이내에 피부를 이식하거나 봉합한다.

④ 운동

간호목표는 근육 강도 유지와 기동성을 증진하는 것이다.

a. 근육 강도 유지

정상 사지와 관절은 4시간마다 능동적 ROM 운동이나 등장성 운동 등을 하도록 격려하고, 환측은 등척성 운동을 격려한다. 환자의 손이 쉽게 닿는 곳에 호출 벨이나 필요한 용품을 놓아 자가간호를 격려한다.

다리에 석고붕대를 하거나 견인장치를 한 환자는 삼각손잡이를 사용하여 침대에서 운동하게 한다. 욕창을 예방하기 위해 팔꿈치나 발꿈치 등의 압박 부위는 몸을 움직일 때마다 사정하고, 석고붕대나 견인장치를 적용한 경우 48~72시간 동안 매시간 사정한다.

b. 기동성 증진

목발 혹은 보행기, 지팡이, 휠체어 같은 보행보조기를 사용하여 기동성을 증진시킬 수 있다. 보행기(walker)는 보다 안정감과 지지감을 제공하기 때문에 노인에게 자주 사용되며, 부분적인 체중 부하가 필요한 사람과 불안정한 걸음을 걷는 환자에게 유용하다. 지팡이는 골반이나 무릎에 가해지는 체중 부하를 감소시키기 위해 사용하는데, 지지의 폭을 넓게 해 주고 균형을 유지하도록 도와 준다. 환자는 병변 부위 반대쪽에 지팡이를 놓아 아픈 다리에 체중이 가해지지 않도록 한다. 간호사는 목발을 사용하는 환자가 안정된 자세로 걸음을 걷도록 도와야 한다.

어떤 형태의 보행 보조기구든지 안전에 주의한다. 가정에서는 흐트러진 물건이나 바닥의 깔개를 없애고, 편안한 신발을 신도록 하며, 도움 없이 보행할 때까지 보조를 받도록 한다. 퇴원하기 전에 보행 준비를 위한 운동에 관해 충분한 시간을 갖고 연습하도록 계획한다.

⑤ 영양공급

골절 후에는 대사요구가 많이 증가한다. 골절의 치유를 위해서 하루 3,000~4,000kcal의 영양섭취가 요구된다. 섬유소나 수분의 섭취는 부동 상태로 인한 변비 예방에 도움을 준다. 과일, 채소, 단백질, 비타민 등을 포함하는 영양식이는 골절 후의 환자에게 중요하다. 활동이 제한되면 이화작용이 증가하여 세포물질이 빠르게 파괴되므로 단백질 결핍과 질소 불균형 상태가 된다.

부동 기간 동안 뼈에서 칼슘이 유리되기 때문에 보통 칼슘 보충을 권장하지 않으며, 칼슘의 과다한 유리는 요결석을 유발할 수 있으므로 금기사항이 아니면 하루에 적어도 3L 이상의 수분을 섭취한다.

뼈가 정상적으로 복구되고 있다면 철, 단백질, 비타민 요구는 높아진다. 환자가 석고붕대나 보조기를 하고 있다면 체중 증가를 피한다.

4) 근골격계 건강문제와 대상자 간호

(1) 외상성 대상자 간호

가. 타박상(Contusion)

타박상은 둔탁한 힘(구타, 걷어참, 넘어짐 등)에 의한 연조직손상으로 국소적 출혈이나 피하출혈 및 심부조직의 파괴를 동반한다. 손상 후 2~3일이 지나면 반상출혈(ecchymosis)이 보인다. 압통과 부종이 있고 때로는 혈종이 생기기도 하나 출혈된 혈액이 흡수되면 점차 피부색이 정상화된다. 손상 후 첫 24시간 동안 손상 부위를 상승시키고 냉요법을 1회에 20~30분 이내로 적용하여 출혈과 부종을 감소시킨다. 부종이 줄어든 후에는 혈관 확장과 혈액 흡수를 돕고 관절운동의 회복을 위해서 1회에 약 20분 동안은 습열을 적용한다. 타박상 부위를 탄력붕대로 감아서 환부를 고정하여 출혈을 조절하고 부종을 감소시킨다. 통증이 심하면 아스피린이나 아세트아미노펜 등을 복용한다.

나. 염좌(Sprain)

인대나 인접 조직이 과하게 늘어나서 심한 압통을 동반하는 것을 염좌라고 한다.

경미한 염좌는 몇 개의 인대조직이 찢어지는 것이나 인대 기능의 상실은 없다. 중정도의 염좌는 인대의 일부분이 찢어져 부분적으로 기능이 상실되며 더 이상의 상해를 예방하기 위해 보호해야 한다. 심한 염좌는 인대가 완전히 떨어져 나간 것으로 이러한 경우에는 수술이 필요하다. 염좌의 종류는 경증, 중정도, 중증, 골절 동반 염좌로 구분한다.

염좌된 환부를 촉진하면 통증을 느낀다. 처음에는 아픈 부위가 뚜렷하나 점점 통증 범위가 넓어진다. 손상 직후에는 부종, 통증, 변색, 운동 및 기능장애가 심하지 않으나 2~3시간 후면 점차 심해진다. 염좌가 발생한 즉시 손상 부위를 올려 주고 얼음찜질을 시행한다. 또한 부목이나 석고붕대로 손상 부위를 움직이지 못하도록 고정한다. 인대는 4~6주가 지나야 치유되므로 3~4주간 지속적으로 부동 상태를 유지한다. 완전히 치유된 후에는 재손상을 예방하고 치료적인 운동을 시작한다.

염좌가 잘 발생하는 부위는 발목과 경추이다. 특히 자동차가 급정거할 때 차내에서 부딪치는 경우에 경추부 염좌가 발생할 수 있다. 이때는 목 고정장치(cervical collar)로 목을 고정한다.

다. 좌상(Strain)

좌상은 건(tendon)이 과신전되거나 근육이 심하게 긴장될 때 발생하며 좌상이라고도 한다. 익숙하지 않은 운동을 격렬하게 할 때 급성 근염좌가 발생할 수 있으며 근육긴장이 지속되면 만성 근염좌가 된다. 근염좌 시 골절이 있는지를 확인하기 위해 X선검사를 해야 한다.

급성 근염좌 시 손상받은 근육을 휴식시키고 가능한 한 움직이지 않도록 부목을 적용한다. 부종을 감소시키기 위해 24~48시간 동안은 얼음찜질을 한다. 온열요법은 안위를 도모하고 혈액을 흡수하기 위해 사용한다. 건과 골의 일부가 파괴된 경우에는 수술을 한다. 불편감, 통증 등의 증상이 있으면 운동을 제한하고 치유된 후에는 과다한 운동을 하지 않도록 한다. 또한 점차적으로 활동을 증진시키도록 교육한다.

라. 탈구와 아탈구(Dislocation & Subluxation)

탈구(dislocation)란 뼈가 관절의 정상 위치로부터 이탈되어 관절면의 접촉이 분리된 상태이다. 탈구가 되면 혈액공급이 차단되고 인대가 찢어지거나 혈관이 파열되며 신경이 손상되고 인접 근육이 파열된다.

아탈구(subluxation)는 관절이 불완전하게 탈구되거나 약간 빗나간 정도이다(그림 7-10).

탈구나 아탈구는 관절에 외부적인 압력이 가해졌을 때나 선천적인 원인으로 발생한다.

탈구와 아탈구에서는 관절낭과 인대가 파열됨으로써 관절이 분리된다. 때로는 관절면에 골절이 동반되기도 하며 탈구된 부분이 제자리로 복위되면 운동장애는 없고 둔한 통증

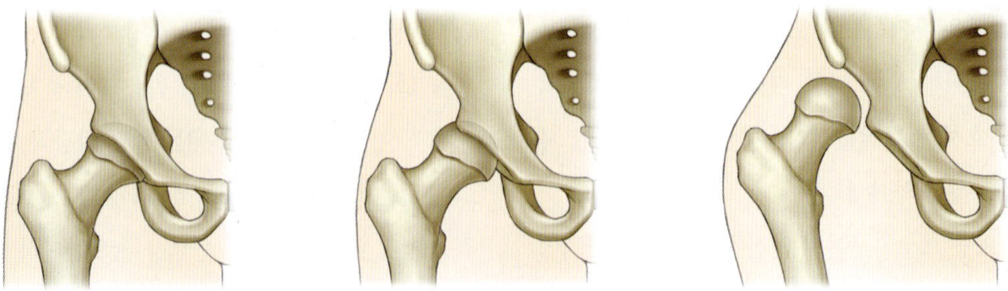

A. 정상 B. 아탈구 C. 탈구

그림 7-10. 대퇴관절 아탈구와 탈구.

과 부종이 있다. 환자의 운동장애 정도를 파악하고 양쪽 사지의 길이를 비교하며 방사선촬영으로 확진한다.

탈구 시 신경손상 유·무를 잘 관찰해야 한다. 요골두 탈구에서는 후골간신경(posterior interosseous nerve)을, 어깨관절 탈구는 상완신경총(branchial plexus)을, 고관절 후방 탈구와 슬관절 탈구는 총비골신경(common peroneal nerve)손상을 동반할 수 있다.

합병증으로는 국소적 괴저나 무혈성 괴저(aseptic necrosis), 상해된 관절면의 손상이 초래될 수 있다.

마. 골절(Fracture of bone)

① 정의

뼈가 부러진 상태를 골절이라고 하며, 모든 골절의 병태생리기전과 간호중재는 골절 부위나 형태에 관계없이 동일하다. 골절을 적절하게 치료하지 않으면 신체기능의 손상이나 기형이 발생할 수 있고, 장기적 부동을 요하는 치료로 인하여 합병증이 유발된다. 간호사는 골절 환자의 건강문제를 신속히 파악하여 합병증과 기형을 예방하는 간호를 제공한다.

대부분의 골절은 낙상, 자동차 사고 등 외부의 과도한 힘에 의해 발생하지만 종양이나 골다공증 등 골조직의 병리적 변화로 인해 뼈가 약해진 경우에는 정상적인 활동 중에도 쉽게 골절이 발생한다.

a. 골절의 분류

골절은 X선 촬영이나 형광투시법(fluoroscopy)에 나타난 골절 부위의 모양이나 상태, 해부학적 위치 등에 근거하여 다양한 유형으로 분류된다(그림 7-11).

② 병태생리

골절된 뼈는 새로운 골조직으로 재생이 가능하며, 치유과정은 4단계로 나뉜다(그림 7-12).

a. 혈종 및 육아조직 형성 (Hematoma and granulation formation)

골절 직후 골절 부위와 인접 조직의 혈관 파괴로 출혈과 혈종이 형성되며, 혈종은 골절 주변과 갈라진 골편 사이를 채우고 골절된 뼈의 말단에 혈액공급을 증가시킨다. 24시간 이내에 혈종 내의 혈액이 응고되면서 섬유아세포와 결합하여 섬유소 그물망을 형성한다. 대부분의 혈종과는 달리 골절을 둘러싸고 있는 혈종은 치유되는 동안에 재흡수되지 않고 변화하여 2~3일 내에 육아조직으로 성장한다.

이때 활발한 대식작용에 의해 괴사된 조직들이 흡수된다. 육아조직은 유골(osteoid)이라 불리는 새로운 골물질의 근간을 이룬다.

b. 가골 형성(Callus formation)

각종 무기질과 새로운 골기질(bone matrix)이 유골(osteoid) 내에 축적되면서 정상의 뼈보다 크고 느슨한 가골이 형성된다. 가골은 연골, 골아세포, 칼슘, 인 등으로 구성된다. 가골은 손상 후 2주경에 나타나고 X선을 통해 가골 형성 유·무를 확인할 수 있다. 복합골절이 아닌 경우는 손상 후 14~21일째 가골의 크기가 가장 크며, 가골은 계속 재형성된다. 가골은 뼛조각들을 결합시킬 수 있으나 체중을 견디거나 긴장을 견딜 만큼 충분히 강하지 못하다.

c. 골화 과정(Ossification)

가골의 골화 과정은 골절 후 3주부터 나타나고, 골절이 회복될 때까지 지속된다. 칼슘과 광물질이 침착하여 단단한 진성 가골로 변화함에 따라 골절 부위의 움직임을 고정해 줄 수 있다. 이 시기에는 석고붕대를 제거하고 제한적인 움직임이 가능하다.

d. 골 강화와 재형성(Consolidation & remodeling)

골화 과정을 거치면서 골조각 간의 거리가 좁혀지고 점차 메워지는 골강화 단계에 이른다. 골절치유의 마지막 단계에서는 과잉된 골조직이 점진적으로 재흡수되고 골결합이 완

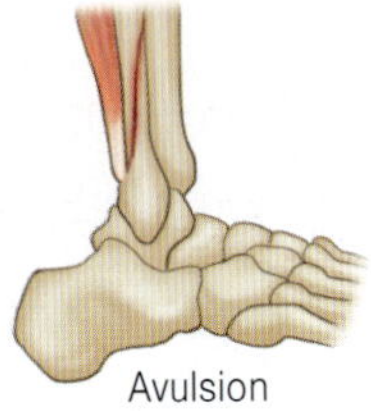

건열골절(avulsion fracture):
골에 부착되어 있는 건이나 인대의 강한 당김에 의해 발생

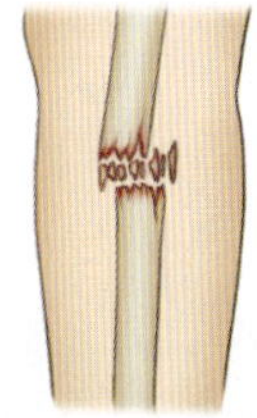

복합골절(communited fracture):
뼈가 여러 파편으로 나뉘어 생기는 골절

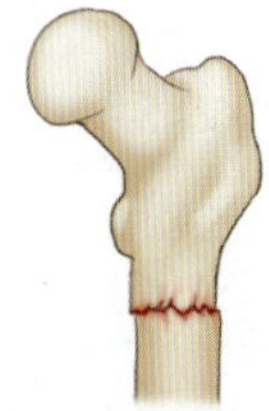

횡선골절(transverse fracture):
뼈의 종축에 직각을 이루며 가하는 압력을 받았을 때 횡축으로 발생한 골절

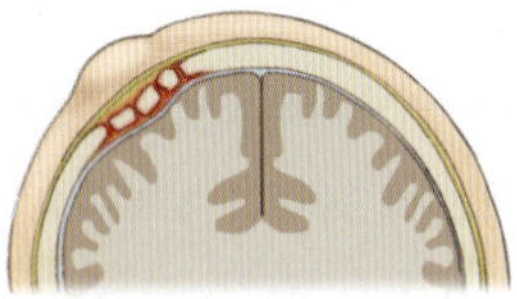

함몰골절(depressed fracture):
뼈가 안쪽으로 들어간 골절(두개골 및 안면골에서 흔히 발생)

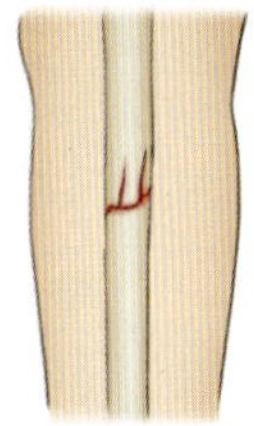

유연골절(Greenstick fracture):
뼈의 한쪽 면이 부러지고, 다른 쪽은 구부러지는 형태의 골절

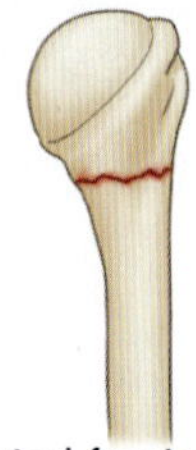

매복골절(impacted fracture):
뼈 파편이 다른 쪽 파편 쪽으로 박히는 형태의 골절

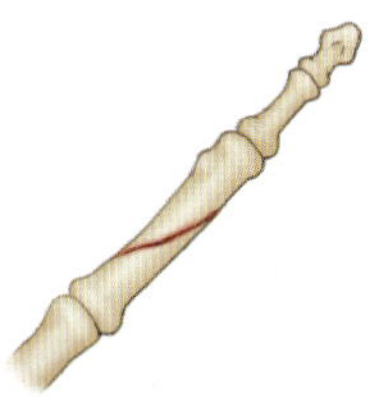

사선골절(oblique fracture):
골절선이 뼈의 축에서 사선으로 골절된 것으로 비틀렸을 때 발생

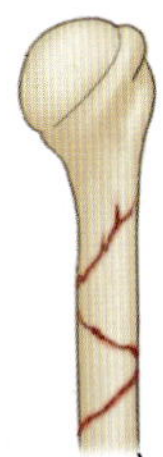

나선골절(spiral fracture):
뼈 둘레를 돌면서 나선형으로 생긴 골절

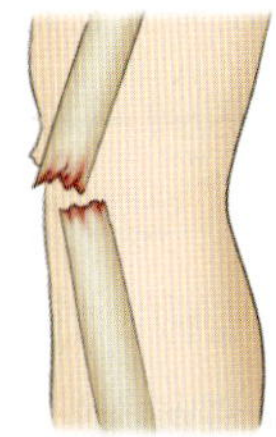

개방골절(open fracture):
골절 부위가 피부 밖으로 돌출하여 외부환경에 직접 노출된 상태, 복합골절

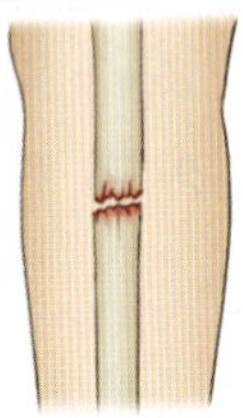

단순/폐쇄성 골절(simple/closed fracture):
피부통합성 파괴 없이 생긴 골절

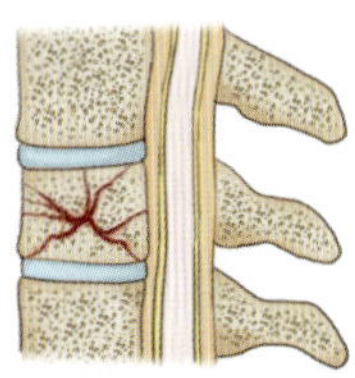

압박골절(compression fracture):
뼈의 종축에 중량이 가해져서 생긴 골절(척추골절)

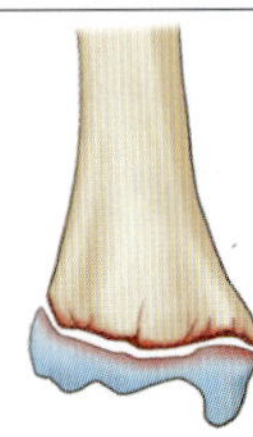

골단골절(epiphyseal fracture):
골단에 생긴 골절

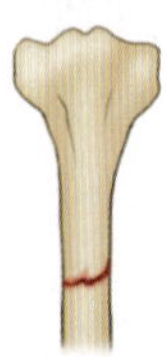

스트레스골절(stress fracture):
뼈와 근육에 반복적인 부하로 인해 생긴 골절

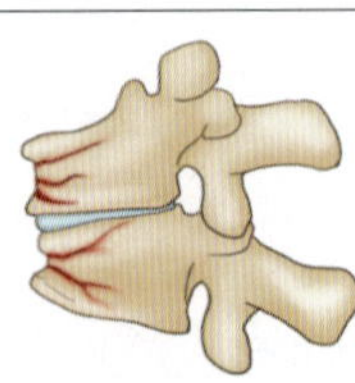

병리적 골절(pathologic fracture):
질병이 있는 뼈 부위에 생긴 골절(골다공증, 골낭종, Paget's disease, 뼈전이, 종양); 외상이나 낙상 없이 발생

그림 7-11. 골절의 분류.

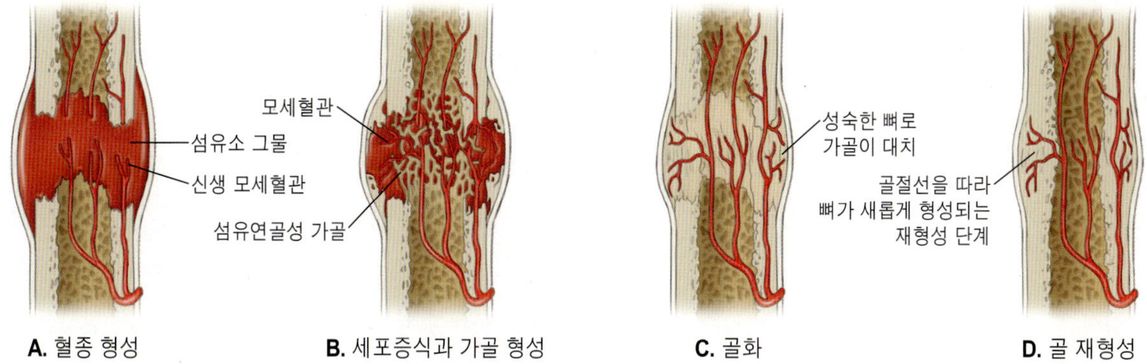

그림 7-12. 골절 치유과정.

성됨에 따라 골절 이전과 같은 골구조와 강도로 회복된다.

골절은 부위에 따라 치유기간이 다르고, 다양한 요인이 치유에 영향을 미친다(표 7-5).

③ 증상 및 증후

골절의 원인, 부위, 정도, 종류 그리고 다른 구조에 손상을 준 정도에 따라 증상이 다양하게 나타난다. 어떤 골절은 거의 자각 증상 없이 방사선 소견으로만 발견된다.

- 변형: 뼈의 모양이나 위치가 변하여 각이 생기거나 회전 또는 단축이 있으며 뼈윤곽의 변화와 눌림이 있다. 장골인 경우 근육경직이나 골절편의 중복으로 하지 길이가 단축되어 있다.
- 부종: 골절 부위에 장액성 체액의 증가와 출혈로 인한 부종이다.
- 점상출혈(ecchymosis): 피하출혈이 원인이다.
- 근육경련(muscle spasm): 골절부 근육의 불수의적인 수축이 있다.
- 압통(tenderness): 촉진으로 알 수 있다.
- 통증: 근육경직, 골편의 중복, 연조직이나 근육의 손상이 원인이며 환자가 움직이거나 환부에 압력이 가해지면 더욱 심해진다.
- 감각 변화(저린 감): 신경손상이 있을 때 저린 감(numbness)이나 감각이상이 있다.

표 7-5 골치유에 영향을 미치는 요소

치유를 증진하는 요소	치유를 억제하는 요소
• 부동 • 충분한 혈액공급 • 적절한 영양 • 운동: 장골에 대한 체중 부하 • 호르몬: 성장호르몬, 갑상선, calcitonin, 비타민D, anabolic steroids • 골절 부위 전기 자극	• 골소실 • 조기 체중 부하 • 골절 부위 비정상적인 신체 선열 • 부적절한 부동 • 골파편 사이 공간이나 조직 • 감염 • 국소적인 종양 • 대사성 골질환 (Paget's disease) • Irradiated bone • 무혈관성 괴사 • 관절 내 골절(clot을 용해하고 응고 형성을 지연시키는 fibrolysin이 포함된 활액) • 노화 • Corticosteroid

- 정상 기능 상실과 비정상적인 움직임: 통증이나 근육경직으로 인해 나타난다.
- 염발음(crepitus): 골절편이 부딪칠 때 서로 맞닿는 소리가 난다.
- 쇼크: 심한 출혈을 동반할 때나 연조직손상이 심할 때 올 수 있다.

④ 진단검사

a. 방사선촬영

컴퓨터단층촬영(CT), 갈륨 조사(gallium bone scan), 자기공명영상(MRI) 등이 골조직의 파괴, 부정정렬(malalignment), 골절 및 기형 등의 진단을 위하여 활용된다.

b. 임상검사

외상으로 인한 출혈로 헤모글로빈과 헤마토크릿이 저하될 수 있다. 골절로 인해 광범위한 연조직의 손상이 동반될 경우 적혈구 침강 속도(ESR)가 증가할 수 있으며, 이는 염증반응을 암시한다. 뼈의 치유과정 중 뼈에서 유리되는 무기질로 인해 혈중 칼슘과 인의 농도가 증가하는 경우가 종종 나타난다.

⑤ 치료

a. 골절의 초기 합병증 치료

골절 후 초기 합병증에는 손상 후 몇 시간 내에 발생하는 쇼크, 48시간 후에 일어날 수 있는 지방색전증, 신속하게 치료하지 않으면 사지의 영구상실을 초래할 수 있는 구획증후군, 신경손상 등이 있다.

• 쇼크(Shock)

뼈에는 많은 혈관이 분포하기 때문에 골절은 다량의 혈액을 소실하는 원인이 된다(특히 대퇴 또는 골반 골절). 골절 직후에 1차성 쇼크 증상으로 창백해지고 약하고 빠른 맥박이 나타날 수 있다. 혈압이 현저하게 떨어지는 2차성 쇼크는 단순골절만으로는 일어나지 않고, 개방골절로 인한 출혈이나 심한 통증이 동반될 때 나타난다. 단순골절이라도 다량의 혈액손실로 2차성 쇼크를 일으키면 내장손상이나 뇌손상과 같은 다른 조직의 손상이 있음을 암시한다.

치료는 부족한 혈액량의 보충, 통증 경감, 적절한 부목 제공, 더 이상의 손상을 받지 않도록 대상자를 보호하는 일 등이다.

• 지방색전증(Fat embolism)

지방색전증은 골절의 합병증으로 나타나거나 장골의 수술 시 또는 골수 이식과 같은 다발성 손상과는 무관한 상태에서도 발생한다. 지방색전증은 손상된 뼈의 골수에서 유리된 지방조직이 혈관으로 유입됨에 따라 나타난다. 장골이나 골반부 골절, 특히 젊은 여성(20~30대)이 다발성 골절 또는 분쇄성 외상을 입었을 때 48시간 내에 발생한다. 스트레스반응에 의해 상승한 카테콜라민(catecholamine)이 지방조직으로부터 유리지방산(free fatty acids)을 동원하며, 유리지방산은 혈소판을 응집시키고 지방구(fat globules)를 형성한다. 이 지방구는 색전을 형성하고 뇌, 폐, 신장, 기타 장기의 혈관을 폐쇄하여 생명을 위협한다. 뇌에 지방색전증이 생기면 저산소증으로 어지러움, 혼돈, 섬망, 혼수가 나타나고, 폐색전증을 일으키면 빈호흡, 빈맥, 호흡곤란, 흉통, 청색증이 발생하며, PaO_2가 60mmHg 이하로 떨어진다. 지방색전증의 특징인 점상출혈(petechia)이 구강점막세포, 결막조직, 경구개, 눈의 기저부, 가슴과 앞겨드랑이 위쪽에서 나타나는데, 그 발생기전은 명확하지 않다. 색전이 신장에 이르면 소변에서 유리지방산이 검출된다. 즉각적인 치료는 골절 부위 부동화, 최소한의 골절 처치, 자세를 고정시키는 동안 골절된 뼈의 적절한 지지 등으로 지방색전증의 빈도를 줄이는 것이다.

치료의 목적은 호흡을 원활히 하고 항상성 장애를 교정하는 것이다. 지방색전증은 골절로 인한 사망의 가장 큰 원인이므로 조기에 호흡을 보조해 주어야 한다. 동맥혈가스분석검사로 호흡기 상태를 사정하고, 그 결과에 따라 고농도의 산소를 공급해 준다. 염증성 폐반응과 뇌부종을 조절하기 위해 부신피질호르몬을 사용한다. 헤파린(heparin)은 혈청 내 지방 용해 작용을 위해 사용하지만, 항응고 작용으로 골절 부위 출혈을 야기할 수 있다. 불안을 완화시키고 통증을 경감시키기 위해 처방에 따라 morphine을 투여한다.

• 구획증후군(Compartment syndrome)

구획증후군은 사지의 한정된 공간이나 구획(compart-

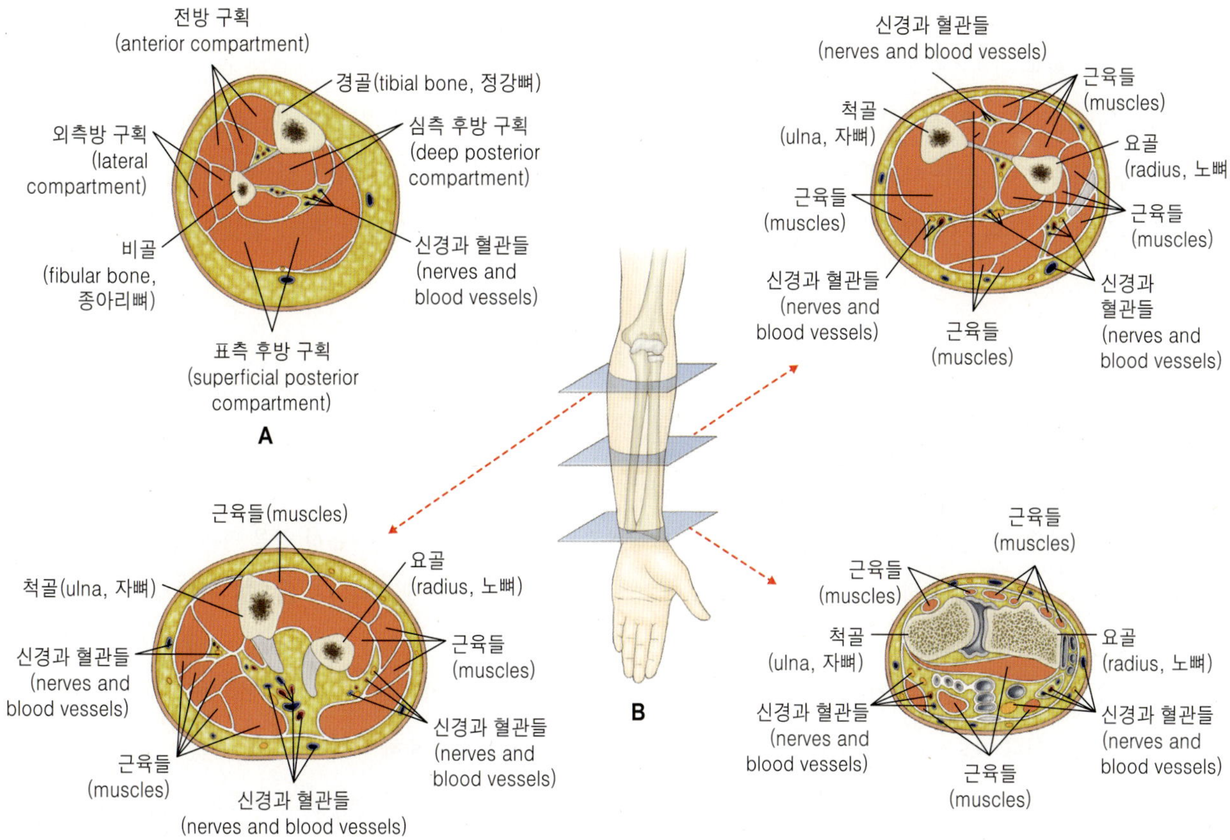

그림 7-13. 해부학적인 구획의 횡단면. A, 왼쪽 아래다리의 구획. B, 왼쪽 아래팔의 구획.

ment)에 종창이나 압력이 증가하는 것으로, 강한 근막조직에 둘러싸인 근육에서 발생한다. 구획은 비탄력적인 조직에 둘러싸인 근육, 신경, 혈관들로 이루어져 있다. 인체의 46개 구획 중 38개가 사지에 있으므로, 사지에서 구획증후군이 발생하기 쉽다(그림 7-13).

각 구획 안의 근막은 늘어나지 못하기 때문에 구획 내부의 출혈이나 부종은 구획 내부의 조직, 즉 근육, 신경, 혈관을 압박한다. 압박붕대와 석고붕대 때문에 구획 외부에서 압력이 유발될 수 있다. 혈관이 압박을 받으면 근육이 허혈을 일으키고, 신경이 압박을 받으면 신경손상이 발생한다.

구획증후군의 대표적인 증상은 극심한 통증으로, 특히 신전 시에 통증이 심하고 진통제를 투여해도 완화되지 않는다. 그 외에도 마비, 무감각, 맥박 약화나 감소, 피부의 긴장 등이 나타난다. 구획증후군의 초기 증상으로 지각이상이 나타나며, 후기 증상으로 맥박이 소실된다. 허혈이 발생한 지 6시간이 지나면 근육과 신경에 치명적인 손상이 시작되며, 24~48시간 후에는 사지의 회복이 불가능해진다. 허혈성 근육조직은 경축되어 섬유성 조직으로 대치된다. 예를 들어, Volkman 구축은 팔꿈치 부위 손상 시 나타나는데, 손과 전박은 운동·감각 기능의 상실로 영구적인 장애가 남는다.

구획증후군의 예방은 원인을 제거하는 것으로, 조기 발견을 위해 자주 규칙적으로 신경혈관계를 사정한다. 드레싱이나 부목, 석고붕대가 꽉 조이지 않도록 하고, 정맥주사가 새지 않도록 한다. 환자의 호소에 귀를 기울인다. 구획증후군이 의심되면 즉시 치료한다. 허혈에 대한 보상반응으로 심장이 사지의 혈액량을 증가시켜 종창(swelling)이 악화된다. 사지를 심장 높이에 두면 혈량을 증가시키는 보상기전을 억제할 수 있다. 석고붕대의 앞쪽 반을 제거하고, 압력붕대도 제거한다. 구획 내부의 압력은 정맥수액관에 연결된 주사바늘을 삽입하여 측정할 수 있다. 정상 조직압은

20mmHg 이하이다. 1시간 내에 호전되지 않으면 구획의 압력을 감소시키기 위해 압박 부위의 피부와 근막을 절개하는 근막절개술(faciotomy)을 실시한다. 이때 손상되었거나 파열된 혈관도 치료할 수 있다. 사지에 압력을 가하지 않은 채 멸균 드레싱을 해 주고, 나중에 절개 부위를 봉합하거나 피부 이식을 한다.

• 신경손상

신경손상은 날카로운 골절편이나 치료 도중의 부종으로 인해 발생한다. 비골신경은 하지의 외측을 따라 표면 가까이 있기 때문에 석고붕대, 견인장치, 압박붕대가 압력을 가할 때 흔히 손상되고, 이로 인해 족하수(foot drop)가 생길 수 있다. 척골신경, 요골신경, 좌골신경, 슬와신경 등도 흔히 손상된다. 신경이 심하게 손상되면 즉시 수술을 시행하고, 신경손상이 단지 압박이나 타박상에 의한 것이면 골절정복 후 기능이 회복될 수 있으므로 주의 깊게 관찰한다(표 7-6).

b. 골절의 후기합병증치료

• 지연유합(Delayed union)

신체 부위별 골절의 치유 기간은 대략 일정한데, 그 기간이 경과해도 가골(callus)이 생기지 않거나, 가골이 생겨도 석회화(calcification)가 불충분할 때는 골유합이 불완전하여 조금만 움직여도 재골절이 될 수 있다. 이러한 원인에는 염증, 부적합한 정복이나 고정, 뼈로 향한 부적절한 혈액순환, 단백질과 비타민의 부족, 대사성 불균형 등이 있다.

• 불유합(Nonunion)

골절 부위의 골편이 붙지 않고 골유합이 견고하게 되지 않는 경우로서 두 골절편 간의 거리가 너무 벌어져 혈액순환이 제한되거나 골절편 사이에 연조직이 끼어 있을 때 발생한다. 두 골절편 사이에 섬유성 연골 또는 섬유성 조직만 존재하고, 뼈에 칼슘이 침착되지 않으면 여기에 가성관절(false arthrosis 또는 pseudo-arthrosis)이 만들어진다. 주로 상박골 중간 1/3선 골절, 노인의 대퇴경부 골절, 경골 하부 1/3선 골절에서 흔히 나타난다.

치료로 골 이식술(bone graft) 후에는 절대 부동시킨다. 새로운 치료 방법으로 전기자극요법(electrical stimulation)이 있는데, 이는 골형성을 증가시키고 무기질의 침전을 높여 준다. 음극으로 작용하는 핀을 골절 부위 안으로 직접 주입하여 전류를 통과시키는 것으로 하루 10~12시간,

표 7-6 근골격계 손상 대상자의 신경혈관 상태 사정

	사정 기술	정상 결과
피부색	• 손상 부위의 원위부 관찰	• 신체의 다른 부위와 비교할 때 색소침착 변화 없음
피부 온도	• 손상 부위에서 먼 곳을 촉진(손등이 온도에 가장 민감함)	• 피부가 따뜻함
움직임	• 손상 부위보다 원위부를 움직여 봄(능동운동) • 손상 부위보다 원위부를 움직여 봄(수동운동)	• 불편 없이 움직일 수 있음 • 능동운동과 비교해 볼 때 불편감에 차이가 없음
감각	• 저림이나 얼얼함이 있는지 질문 • 클립으로 촉진	• 없음 • 침범 부위와 비침범 부위 간에 차이가 없음
맥박	• 손상 부위보다 원위부에서 촉진	• 맥박은 강하고 잘 촉지됨. 침범 부위와 비침범 부위 간에 차이가 없음
모세혈관 충만	• 손상 부위보다 원위부의 손·발톱 부위(nail bed)를 창백해질 때까지 압박	• 3초 이내에 혈류가 다시 충만(노인은 5초)
통증	• 통증의 부위, 양상 및 빈도 질문	• 통증은 대개 국소화되어 있고 욱씬거리거나 쿡쿡 찌르는 것 같다고 표현

3~8개월 동안 지속한다. 염증이 있으면 직접적인 전류자극을 피한다.

• 부정유합(Malunion)

부적절한 체위나 정복 및 고정으로 해부학적 위치와 다르게 유합된 경우로, 기형이나 기능장애를 유발할 수 있다. 심한 부정유합은 뼈의 재조작 또는 수술로 치료한다.

• 무혈관성 골괴사(Avascular necrosis of bone)

무혈관성 골괴사는 일명 무균성 골괴사라고 하며, 뼈로 가는 혈액공급이 차단되어 발생한다. 대퇴경부(femoral neck) 골절의 경우 대퇴두부로 공급되는 관절낭 내의 혈관이 손상되면 정상 혈류공급을 받지 못해 두부가 괴사된다. X선상에서 칼슘 소실과 구조적 파괴가 보인다. 다른 원인으로 계속적인 고용량 스테로이드치료, 만성 신장염, 겸상세포 빈혈 등에 의해서도 나타난다. 치료는 괴사조직을 제거하고 인공관절이나 뼈를 이식하거나 관절고정술을 한다.

• 석고붕대증후군(Cast syndrome)

석고붕대 합병증의 하나인 석고붕대증후군은 꽉 조이는 석고붕대로 인해 상장간막동맥이 십이지장을 압박하여 폐쇄를 일으킬 때 유발된다(그림 7-14). 석고붕대증후군의 증상과 징후는 지속되는 오심과 구토, 복부팽만과 복통이며, 이 상태가 지속되면 치명적일 수도 있으므로 위장관 감압과 금식, 수분과 전해질 균형을 취하고, 석고붕대에 창(window)을 내거나 석고붕대를 제거한다.

c. 골절의 비수술요법

골절에 대한 비수술요법은 폐쇄적 정복(closed reduction)과 함께 압박붕대, 부목, 석고붕대, 견인 등으로 고정하는 것이다. 비수술요법의 목표는 다음과 같다.

- 골절편을 서로 접근시켜 골절을 정복(reduction)시킨다.
- 부동을 통하여 올바른 골절편의 배열 상태로 유지시킨다.
- 관절 가동성과 근육 강도의 과도한 손실을 예방한다.

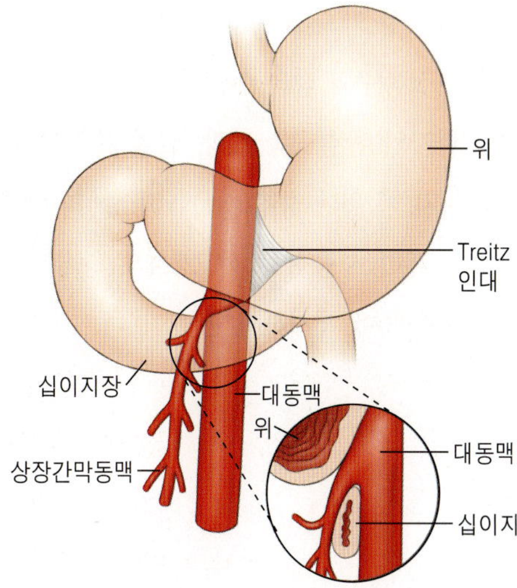

그림 7-14. 석고붕대증후군.

• 폐쇄성 정복(Closed reduction)

폐쇄성 골절(closed fracture)에서 뼈를 재배열하기 위해 사지를 회전시키거나(rotation of limb) 견인하여 골절편의 위치를 손으로 바로잡는 방법이다. 정복 시 부분마취나 전신마취 혹은 마취 없이도 할 수 있다. 재배열된 뼈를 고정하고 그 상태를 유지하기 위해 석고붕대나 부목 혹은 견인장치를 사용할 수 있다.

• 붕대(bandages)와 부목(splints)

견갑골이나 쇄골 등과 같은 특정 골격의 골절을 고정시키기 위해 탄력붕대(elastic bandage)를 감는다. 체중이 부하되지 않는 상지골격의 경우 골절된 골조직의 정렬을 고정하고 지지하는 데 부목을 이용한다. 최근 상품화된 내구성과 유연성을 갖춘 가소성(thermoplast) 재질의 부목이나 고정대(immobilizer)는 신체 부위에 맞게 조작할 수 있다. 붕대나 부목을 적용한 경우 간호사는 피부손상과 감염을 예방할 수 있도록 장치를 건조하게 유지하고 지나친 조임으로 인한 통증이나 말초혈액순환장애가 있는지 사정한다.

• 석고붕대(Cast)

석고붕대는 정복 후 골절편 고정을 위해 사용하며, 완전히 치유될 때까지 손상 부위를 보호한다. 석고붕대는 변형을 예방하고, 휴식성 약화(rest weak), 손상, 관절의 융합(fusion)이나 관절복구와 같은 수술 후 고정을 위해서 사용한다. 관절염 환자의 관절구축 예방, 골절 부위의 고정, 손상된 부위의 지지, 전위나 중첩(over riding)의 예방 등에도 효과적이다. 흔히 사용하는 석고붕대의 종류와 적응증 및 특성을 그림 7-15에 제시하였다.

석고붕대의 재료

- **소석고(plaster-of-Paris)**: 소석고는 가루 형태의 무수성 석고결정체(anhydrous calcium sulfate)로서 가장 흔히 사용하는 전통적 석고붕대이며, 젖었을 때 결정화 반응으로 열이 발생한다.
- **비석고(non-plaster)**: 일반적으로 thermoplastic resin 혹은 fiberglass 석고라고도 불리는 polyurethane 물질이다. 이것이 수분에 활성화되어 다양한 용도의 석고를

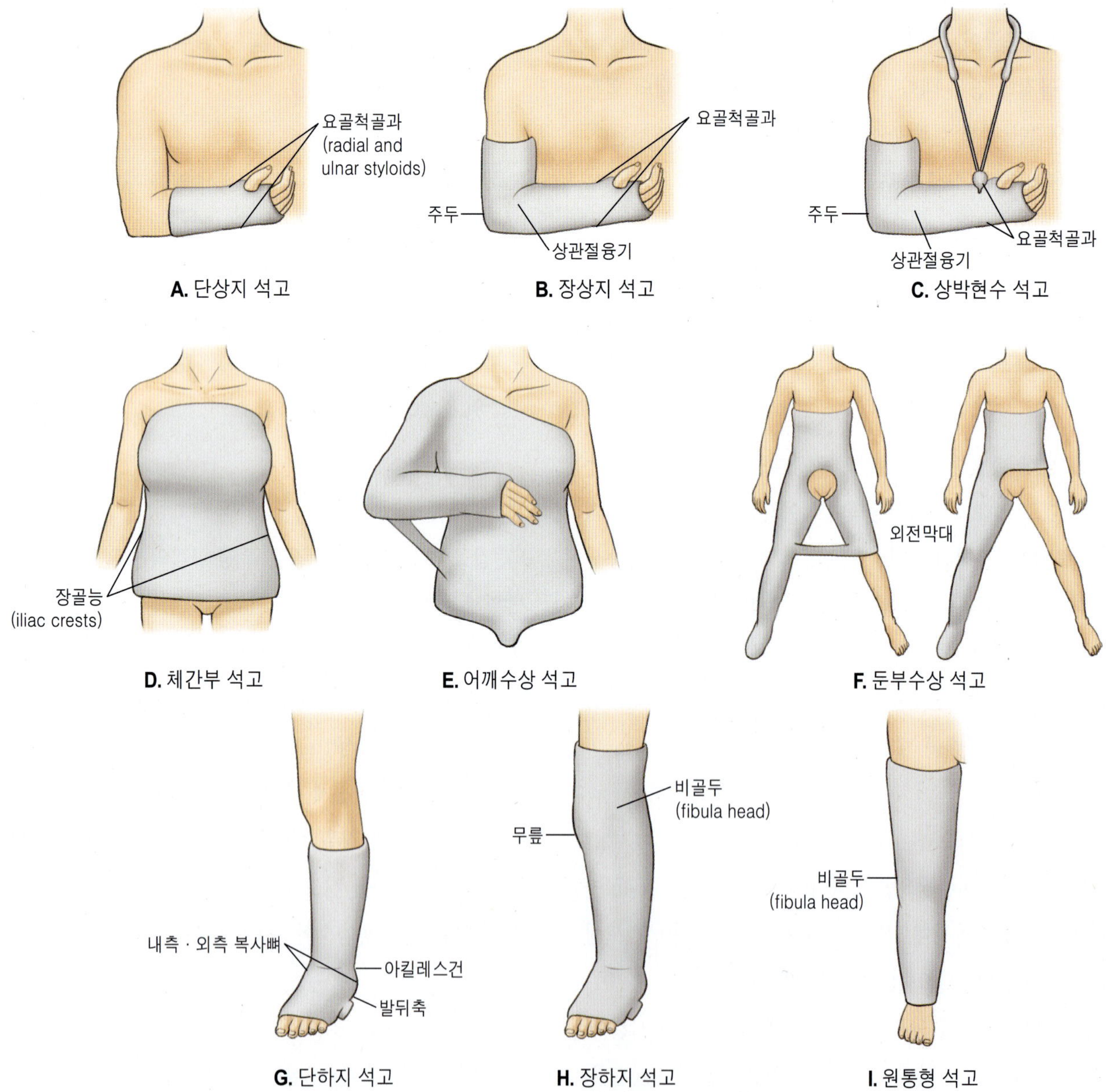

그림 7-15. 석고붕대의 종류.

만들 수 있는데, 무게가 가볍고 단단하며, 방수가 되고 내구성이 강한 것이 장점이다. 비석고붕대는 다공성이어서 피부 문제가 덜 발생하며, 수욕(hydrotherapy)이 가능하다. 젖으면 헤어드라이어로 건조시킨다. 이는 소석고보다 비싸기 때문에 석고붕대를 자주 갈아 주어야 하는 환자나 출혈이 자주 일어나는 상처에는 적합하지 않다.

석고붕대의 합병증

석고붕대로 인한 합병증에는 석고붕대 적용 부위의 부종, 석고붕대의 꽉 조임, 석고붕대 속의 주름진 솜이나 패드 또는 이물질로 인한 자극, 외상이나 치료로 인한 혈관손상 등이 있다(표 7-7).

신체 석고붕대(body cast)로 부동 상태인 환자에게 정신적·신체적 반응이 발생할 수 있다.

석고붕대의 유형별 간호

- **팔의 석고붕대:** 팔을 지지하기 위하여 팔걸이(arm sling)를 사용한다. 손도 팔걸이로 싸고 팔꿈치보다 높게 유지한다. 처방이 있으면 삼각건을 하루에 4회 이상 풀고 팔, 특히 어깨의 ROM 운동이나 등척성 운동을 한다. 휴식을 취할 때는 골절편을 바로 배열하기 위해 똑바로 앉게 하고 석고붕대 한 팔을 삼각건에 지지한 채 베개 위에 올려놓지 않는다. 팔에 석고붕대를 한 경우에는 손목뼈와 팔꿈치가 압박되는지를 사정한다.
- **다리의 석고붕대:** 기동을 위해 보조기(ambulatory aid)가 필요하다. 석고붕대 한 다리를 내리면 발가락에 부종이 생길 수 있으므로 앉거나 누워 있을 때, 휠체어에 앉아 있을 때는 사지를 상승시킨다. 석고붕대가 무거우므로 이동 시 도움이 필요하다. 보행 시에는 충격을 흡수할 수

표 7-7 석고붕대 적용에 따른 합병증과 증상

합병증	원인	증상
연조직괴사를 일으키는 혈류손상	석고붕대 부위 압박	• 사지에 맥박소실 • 손톱이나 발톱에 부적절한 혈액공급 • 피부의 청색증 • 피부의 냉감 • 부종: 말단 부위의 통증을 운반하는 부종 • 감각이상(paresthesia) • 지각감퇴(hypoesthesia) • 마비
신경손상	뼈 돌출부의 신경에 가해지는 압박	• 통증이 증가 또는 지속되거나 국소화됨 • 지각감퇴(hypoesthesia) • 마비(anesthesia) • 심부압박감 • 지각이상(paresthesia): 운동기능 약화 및 마비
감염, 조직괴사	피부손상	• 석고붕대 부위나 끝부분에서 곰팡이 냄새 • 석고붕대 부위의 배농 또는 배액 • 갑작스런 체온 상승 • 석고붕대 위의 작열감
석고붕대증후군(cast syndrome)	체간부 석고에서 주로 나타남	• 장기적인 오심 • 반복되는 구토 • 복부팽만 • 막연한 복통

있는 신발을 착용한다. 다리 석고붕대 시 다리의 옆면에 있는 비골의 두부 근처에 비골신경이 있으므로 압박 여부를 사정한다.

- **체간 석고붕대**(hip spica cast): 체간 석고붕대는 보통 수 개월간 착용해야 하므로 규칙적으로 체위를 변경시켜 주고, 침대에 달린 삼각손잡이를 사용하여 환자 자신이 체위를 변경하도록 한다. 간호사가 석고붕대를 지지하는 동안 환자는 정상 쪽으로 돌아눕게 하고, 등 쪽과 다리 사이에 베개를 놓아 준다. 석고붕대가 완전히 마르는 데 며칠이 걸리므로 그동안 앙와위(supine)와 복위(prone position)로 자주 체위를 변경시킨다. 석고붕대가 젖은 경우 석고붕대를 지지하기 위해 베개를 사용하여 환자를 굴린다. 체위 변경 시 석고붕대를 한 양쪽 다리 사이에 외전대(abduction bar)를 잡지 않도록 주의한다.

  심호흡과 대퇴사두근과 둔근의 힘주기 같은 등척성 운동을 권장한다. 석고붕대를 한 환자는 점진적으로 기동을 시작해야 하는데, 초기에는 경사 침대(tilt table)를 이용하여 바로 서는 연습부터 시작한다.

석고붕대 후 퇴원간호

석고붕대가 채 마르기도 전에 퇴원하는 경우에는 귀가 후에 집에서 할 수 있는 여러 가지 간호에 대한 교육이 필요하다. 교육 내용은 건조 과정에서 석고붕대 관리법에 대하여 자세히 알려 주고 필요하면 자료를 만들어 배부한다.

- 석고붕대를 한 부분은 상승시키고 잘 건조되도록 보호한다.
- 석고붕대 표면을 깨끗이 보존한다. 특히 어린 아이인 경우 낙서하거나 칼로 파지 않도록 주의시킨다.
- 석고붕대가 더러워지면 세제를 이용하여 젖은 수건으로 닦아낸다.
- 석고붕대 속으로 막대나 철사를 넣어 긁지 않도록 한다.
- 석고붕대 한 부분에 체중 부하할 수 있는 운동을 지도한다.
- 여러 가지 합병증에 대한 증상을 관찰하도록 지도한다. 심한 통증, 무감각, 저림, 부종, 피부 변색, 마비, 청색증 등을 발견하는 즉시 보고하도록 지도한다.
- 신체적 활동을 하도록 한다. 즉, 매일 손가락이나 발가락의 운동 등 모든 관절의 운동을 계획하여 시행하도록 지도한다.
- 추후 치료를 위한 병원 방문 일정을 알려 준다.

• 견인(Traction)

견인은 신체에 무게장치를 적용하여 근육경련 예방, 골절편이나 관절 고정, 골절 또는 변위(dislocation) 예방 및 병리적인 관절 상태를 치료하는 데 적용한다. 관절경시술(arthroscopic procedures)이나 주요 관절재건술(major joint reconstruction)에 앞선 관절 내 공간(joint space)을 확보하기 위해 적용할 수 있다.

강한 힘을 적용할 때에는 환자의 몸무게와 침상의 발치 상승을 이용하여 상대적 견인(counter traction)을 해 주는 것이 필요하다.

견인장치 후 환자의 전반적인 건강상태를 사정한다. 피부 견인 부위의 붕대 압박으로 뼈 돌출부(bony prominences) 주변 피부에 괴사나 알레르기 반응이 나타날 수 있으므로 신경혈관계 상태와 피부 상태를 주의 깊게 관찰한다. 견인은 감염의 위험이 적은 반면, 장기간 침상안정을 해야 하는 단점이 있다. 견인장치는 크게 피부 견인과 골격 견인의 2종류가 있다.

피부 견인(Skin traction)

피부 견인은 주로 근육경련을 감소시키고 안위를 도모하고자 강한 힘을 적용하는 것이다. 때로는 손상 부위 피부를 사정하기 위해 간헐적으로 견인을 적용하기도 한다. 피부 견인은 골격 견인에 비해 단기간(3~4주간) 적용하고, 가벼운 무게를 사용한다. 사지는 최대 2~3kg의 무게까지 사용할 수 있다. 견인 테이프는 개방성 상처가 있거나 테이프에 과민반응이 있는 사람에게는 적용할 수 없다. 추의 무게는 골절정복이 목적일 때 근육의 긴장도를 충분히 유지할 수 있는 정도가 되어야 하는데, 견인 부위, 연령, 체격 등에 따라 다르다.

흔히 사용되는 피부 견인은 Buck 신전견인, Russell 견인, 골반띠 견인, 골반걸대 견인, Bryant 견인, Halter 경부견인 등이 있다.

- **Buck 신전견인(Buck's extension traction)**: 대표적인 피부 견인으로, 둔부, 대퇴, 무릎 등의 하지에 적용한다. 근육경련 감소, 고관절이나 대퇴골의 골절 시 수술 전 고정이나 수술 후 자세 유지, 고관절이나 무릎의 경축 감소 및 질병 시 휴식을 위해 적용한다. 상지의 상완 팔꿈치 부위에도 적용한다. 하지 적용 시에는 무릎 아래 2~5cm부터 발목까지 접착성 테이프를 적용한다(그림 7-16). 이때 발목이 움직이지 않도록 한다. 무게를 바꾸어 줄 때는 견인이 지속적으로 적용되도록 손으로 잡아당겨 주어야 한다.
- **러셀(Russell) 견인**: 2~10세까지의 소아에게 고관절이나 대퇴골 골절의 고정을 위해 흔히 사용하며, 무릎이나 골반부의 기형 고정을 위해 적용한다. 성인의 경우 요통치료를 위해 사용할 수 있는데, Buck 신전견인처럼 수평적인 힘을 적용하기 위해 하지를 테이프로 감은 후 무릎을 걸대에 걸어서 슬관절 부위의 수직견인과 하퇴부의 수평견인을 하나의 견인줄로 연결하는 것이다. 베개를 무릎이나 하지 밑에 넣어 뒤꿈치가 침상에 닿지 않도록 한다. 침상의 발치와 무릎은 상승시킨다(그림 7-17A).
- **골반띠 견인(pelvic belt or pelvic girdle traction)**: 골반골절과 하부 통증, 좌골신경통, 요추부 근육경련의 치료에 사용한다. 골반띠로 장골능(iliac crest) 위쪽을 감싼 후 침상 발치를 상승시킨다. 추의 무게는 4.5~9kg 정도로 유지한다. 이 견인은 장골능에 욕창을 유발할 수 있다. 상대 견인을 위해 침상 발치 쪽을 높여 준다. 이때 고관절과 무릎은 30° 정도 굴곡시키는 것이 좋다(그림 7-17B).
- **골반걸대 견인(pelvic sling traction)**: 골반부 골절이나 하복부 연조직손상 시 적용하며, 골절이 심한 경우 골격견인을 사용할 수 있다. 골반강이 손상되었을 때 골반강 내 장기도 함께 손상될 수 있으므로 장파열로 인한 출혈이나 요로계의 파열로 인한 배뇨문제 등을 우선적으로 사정한다. 회음부의 위생 간호가 필요하고 부동으로 인해 변비가 올 수 있으므로 섬유소가 많은 음식과 수분을 충분히 섭취하도록 하며, 필요시 하제를 사용할 수도 있다(그림 7-17C).
- **경부 견인(cervical traction)**: 경부 견인은 경추 부위에 경미한 골절이나 근염, 탈골, 아탈구(subluxation)가 있을 때 두부에 Halter 띠를 적용하는 방법이다. Halter 띠의 가죽끈이 귀나 머리 측부를 자극하지 않도록 한다. 턱에 패드를 대주어 압박으로 인한 자극을 최소화한다(그림 7-17D). 저작이 어려우므로 음식은 연식으로 제공하고, 대화 시에는 환자의 눈을 응시함으로써 환자가 갑자기 고개를 옆으로 돌리지 않게 주의한다.

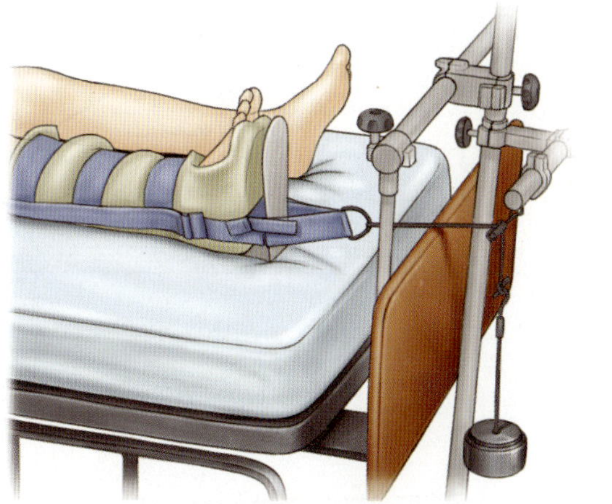

그림 7-16. Bucks 신전견인.

골격 견인(Skeletal traction)

골격 견인은 뼈를 직접 견인하는 방법이다. 골절의 정도가 심하며, 골절면이 많이 겹치거나 연조직이 골절 사이에 있을 때는 피부 견인보다 골격 견인이나 수술로 정복한다. 골격 견인은 추의 무게가 무겁고 견인 기간이 장기화될 때 선택한다. 국소마취나 전신마취하에서 시행되며, 발, 주골, 발뒤꿈치, 경골, 비골, 상박골, 두부, 발가락 등의 골절 원위부에 직접 Kirschner 철사나 Steinmann 핀을 삽입한 후 추를 연결한다. 장골능, 치골 봉합, 어깨, 늑골에는 금속을 삽입

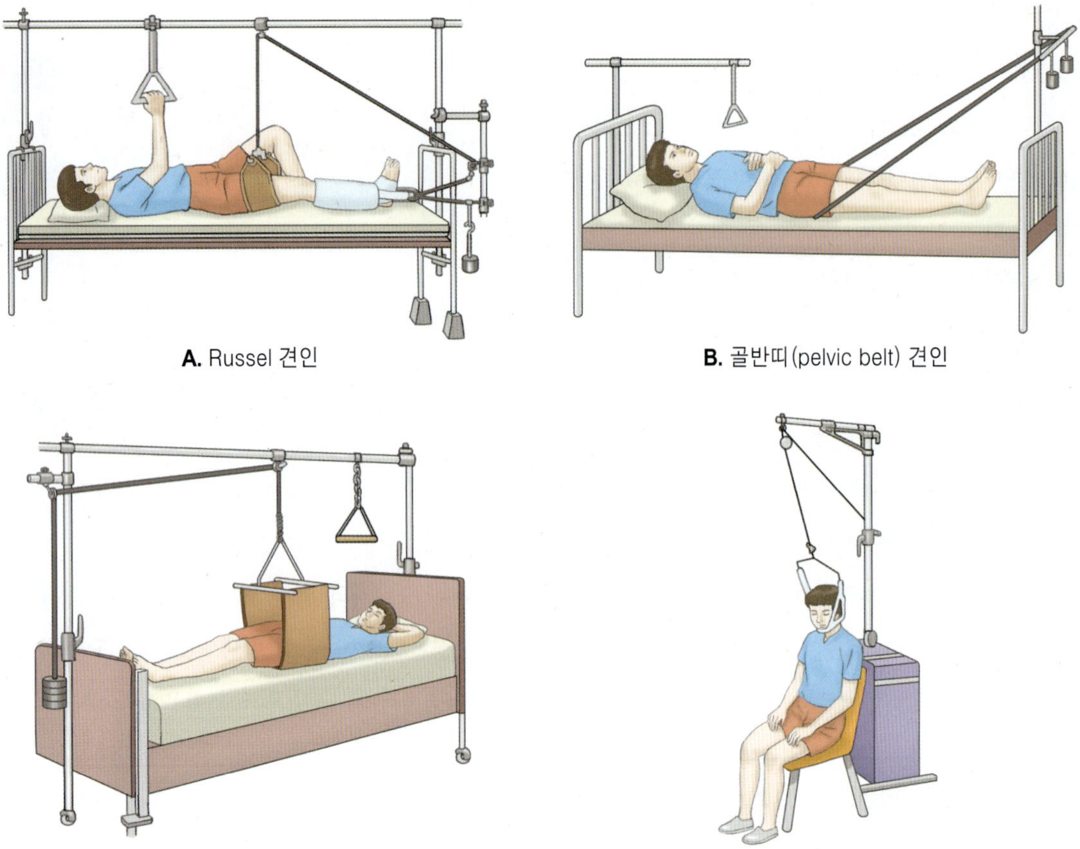

A. Russel 견인

B. 골반띠(pelvic belt) 견인

C. 골반걸대 견인

D. Halter 경부 견인

그림 7-17. 견인.

하지 않는다. 이 방법은 골편이 어긋나거나 겹치는 것을 막아 주고 근육경련도 감소시킨다. 핀의 양 끝은 코르크 마개나 금속 보호기로 막는다.

골격 견인 시 핀 삽입 부위의 감염 여부나 피부자극을 관찰한다. 피부 견인보다 장치가 복잡하므로 정서적 간호도 필요하다.

X선검사로 가골 형성이 확인되면 골격 견인을 중단하고 핀을 제거한다. 핀을 제거한 후 뼈를 지지해 주기 위해 석고붕대나 부목을 적용한다.

흔히 사용되는 골격 견인으로 현수 견인(suspension traction)과 두부골격 견인(두개골 집게형 견인: Crutchfield tongs traction, Halo traction)이 있다.

- **현수견인(suspension traction)**: 대퇴 골절 시 골편이 전위되거나 겹쳤을 때, 또는 골반이나 하지의 다발성 골절 시에 사용한다. 외상을 입은 하지 전체를 지지해 주고 철사를 사용하여 경골 조면(tibial tuberosity) 부위를 대퇴골 장축에 일치되게 견인시키는 방법이다. 슬관절운동이 조기에 가능하며, 지지 장치가 추에 연결되어 있어 상지와 반대측의 하지를 이용하면 몸 전체를 침상에서 움직일 수 있어 간호하기에 편리하다(그림 7-18).
  비골신경의 압박을 피하기 위해 무거운 담요로 발을 덮는 것을 피하며 발판을 대 준다. 부목으로 지지하고 있는 하지의 관절운동을 권장하여 발뒤꿈치의 욕창을 예방한다. Thomas 부목으로 인한 서혜부나 장골부의 압박 여부를 자주 관찰하고, 배설물로 인한 오염 방지에 주의한다.
- **두개골 집게형 견인(Crutchfield tongs traction)**: 두개골에 적용하며 경추 골절이나 탈구치료에 이용한다. 집게 형태의 금속 제품을 두부에 삽입하여 더 이상의 손상이

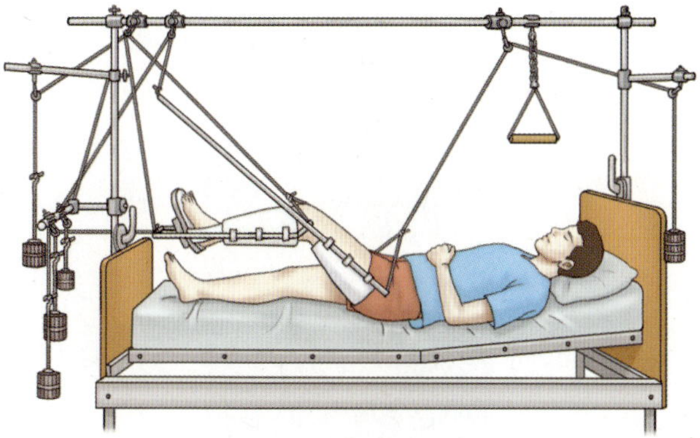

그림 7-18. Thomas 다리 부목과 평형 현수 골격 견인.

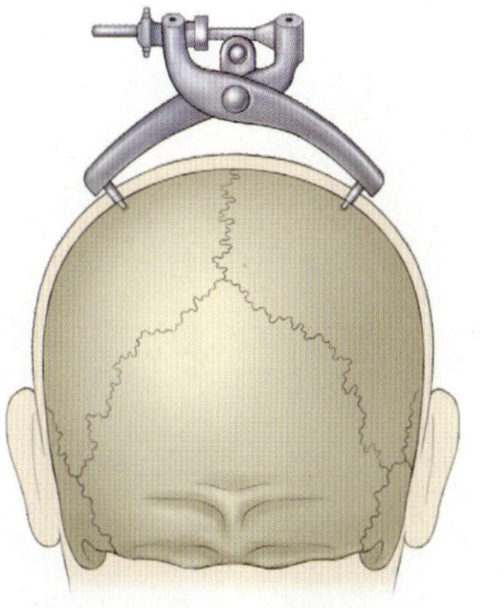

그림 7-19. 두개골 집게(Crutchfield tongs).

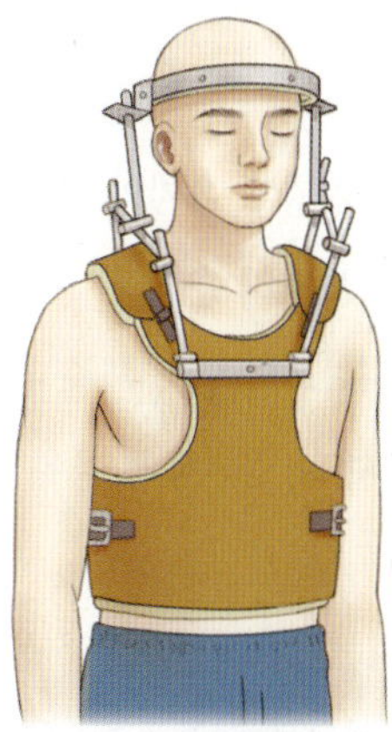

그림 7-20. 할로 견인(Halo vest).

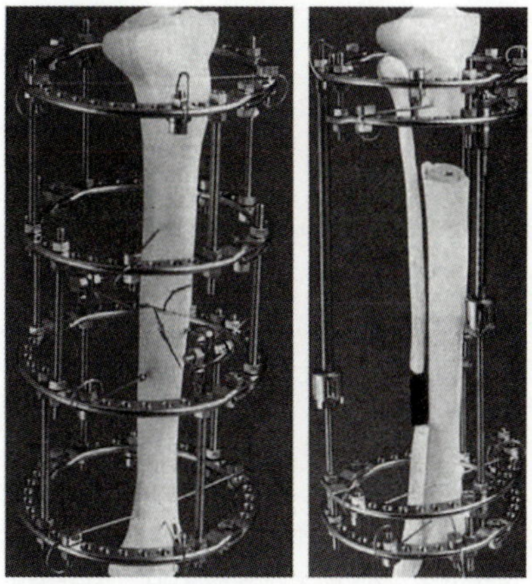

그림 7-21. Ilizarov 견인.

없도록 고정시키는 방법이다(그림 7-19).

- Halo **견인:** 경추 골절이나 척추측만 교정 시 대퇴골격 장치와 겸하여 실시하며, 수술 전 물리적 방법으로 척추측만을 교정하는 방법이다(그림 7-20).
- Ilizarov **견인:** 하지의 다발성 골절 시에 적용하는 외부적 금속 고정장치로서 장골의 길이를 확장시키기 위해서도 사용된다(그림 7-21).

d. 골절의 수술

• 내부고정술(Internal fixation)

내부고정술은 이물질반응이 적은 못(nail), 막대(rod), 판(plate), 나사못(screw)과 핀(pin) 등을 사용하여 어긋난 골편을 고정하는 방법이다. 내부고정술은 폐쇄정복(closed reduction)이 효과가 없거나 불가능한 경우 또는 금기사항인 경우에 사용한다. 예를 들어, 대퇴경부의 골절, 슬개골의 횡선골절, 불유합의 경향이 있는 골절에 유효하다. 복합골절 환자를 위해서는 개방정복과 내부고정을 병행하여 치료한다(그림 7-22). 일부 개방성 골절의 경우 상처나 뼈의 감염이 더 악화될 가능성이 있을 때는 내부고정을 하지 않는다. 심한 분쇄성 골절의 경우도 고정은 부적절하며, 석고붕대나 견인과 같은 방법으로 치료한다.

내부고정술은 골다공증이나 악성종양에 의한 병리적 골절치료에도 이용 가능하다. 금속장치가 뼈를 잘 유합시킨다 해도 뼈가 병리적인 상태에 있으면 잘 유합되지 않을 수 있으므로 acrylic cement로 금속제가 뼈에 안전하게 고정되도록 한다. 견인을 하고 있을 때보다 수술로 고정을 하였을

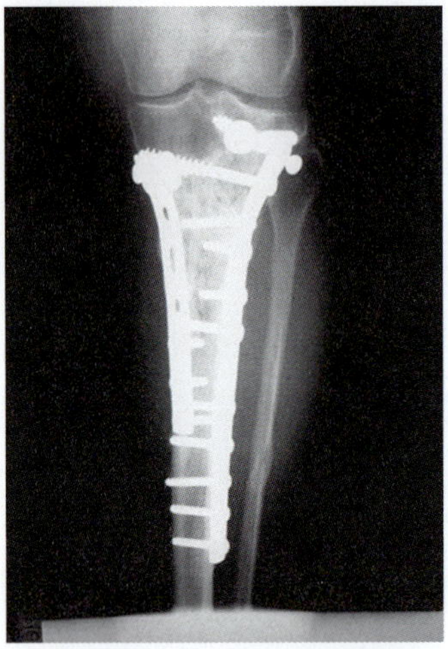

그림 7-22. 개방정복과 내부고정.

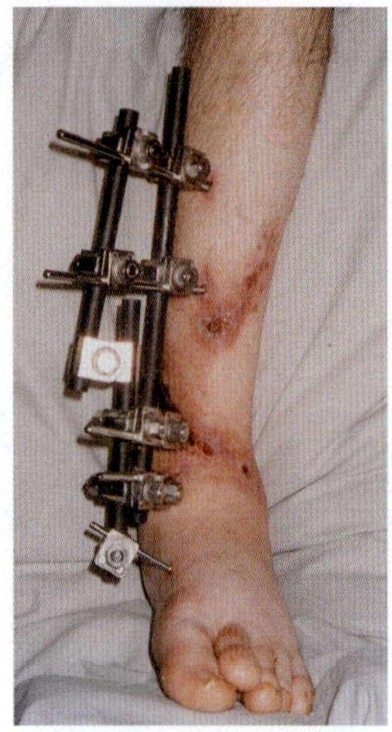

그림 7-23. 외부고정장치.

때 관절운동과 조기이상을 더 쉽게 할 수 있고, 부동의 위험성을 피할 수 있으므로 노인에게 좋은 치료법이 된다. 내부고정술은 절골술(osteotomy)과 같은 복원수술 시 뼈끼리 쉽게 붙게 하는 작용을 한다.

수술 방법

장골의 골간골절(shaft fracture)을 치료하기 위해서 골수강(intra-medullary) 내에 철막대(rod), 못 혹은 핀을 삽입한다. 수술은 전신마취하에서 하고, 고정장치는 골절 부위 절개를 통하여 삽입한다. 부종이 가라앉을 때까지 일시적으로 골절 후면에는 단단한 부목을, 전면에는 부드러운 부목을 대 준다.

- **수술 전 간호:** 수술 전에 운동이나 기침, 심호흡에 관한 교육을 시도하는 것이 바람직하나 응급환자는 수술 후에 교육한다. 골수강 내부에 고정장치를 삽입한 경우에는 근육조절을 회복할 때까지 몸이 회전되지 않도록 견인을 하거나 다리 옆에 모래주머니를 놓아 신체정렬을 유지하고 외회전을 예방한다.
- **수술 후 간호:** 환부를 상승시키고, 부동으로 인한 위험을 예방한다. 합병증에 대한 징후를 파악하기 위하여 규칙적으로 출혈 유·무와 신경혈관 상태, 드레싱과 석고붕대를 관찰한다. 드레싱 교환은 무균적으로 교환한다. 등척성 운동으로 근육의 강도 유지와 가골 형성을 도와주고, 골수강 내 막대를 보호해 준다.

침상 밖 기동이 허락되면 먼저 체중 부하가 어느 정도 허용되는지 알아야 한다. X선상에 골유합이 확실할 때까지 목발을 사용한다.

퇴원 전에 감염의 증상 및 징후, 허용되는 체중 부하의 정도, 상처관리, 석고붕대 간호를 교육하고, 적절한 시기에 걷는 방법에 관해서도 교육한다. 퇴원 후 추후관리 일정에 대해 알려 준다.

• 외부고정술(External fixation)

외부고정술은 골절이 치유될 수 있도록 골절편을 그대로 두고 고정하는 방법이다. 골절 부위의 외부에 금속 틀을 부착하고, 골절 부위 상·하부 뼈에 핀을 삽입해 골절편을 고정시키는 방법이다(그림 7-23). 외부고정술은 골절에 합병증이 발생하여 석고붕대, 견인 또는 내부고정장치 등으로 치료하기 어려운 경우에도 사용한다. 대부분 외부고정장치는 거의 다리의 경골과 비골골절에 적용되지만, 전박이나 골반의 골절에도 사용한다.

외부고정술은 전신마취하에 시행한다. 조직과 뼈를 통하여 골절 부위의 위·아래 뼈에 핀을 삽입한다. 외부집게(external clamps), 철 막대와 핀을 연결한 후 골절편이 잘 배열될 때까지 나사를 조절한다. 고정 후에 X선 촬영으로 확인한다.

- **수술 전 간호:** 수술 전에 간호사는 환자와 보호자에게 사진 등을 이용하여 외부고정장치의 형태와 기능에 관해 설명한다. 개방성 창상(open wound)이 치유되는 동안 고정장치가 뼈를 지지해 주고 있음을 설명한다. 뼈의 배열을 유지하기 위하여 환자가 마음대로 장치를 조정하지 않도록 이해시킨다.
- **수술 후 간호:** 부종 감소를 위해 환부를 상승시킨다. 환자의 신경혈관 상태를 규칙적으로 사정하면서 통증 경감에 필요한 안위간호를 시행한다. 감염 예방을 위해 항생제를 투여한다.
- **운동과 기능 증진 간호:** 운동이 허용되면 등척성 운동(isometric exercise)을 자주 시행하여 근육강도를 유지시키고, 적어도 하루에 두 번씩은 관절범위운동을 하여 관절의 운동성을 유지하도록 도와준다. 기동을 할 수 있는 시기가 되면 기구가 장치된 다리에 체중을 부하할 수 있는 정도와 목발과 같은 보조기구의 사용 방법을 교육한다. 부드럽고 천천히 움직이도록 격려해 주고, 자신을 안전하게 관리할 수 있을 때까지는 침대 안에서나 밖에서 움직일 때 반드시 도움이 필요함을 강조한다.
- **상처와 핀의 간호:** 환부를 소독할 때는 반드시 소독된 장갑과 겸자(forceps)를 사용한다. 핀 삽입 부위는 매일 세심하게 관리한다. 보통 핀이 삽입된 연조직에서 장액성 분비물이 핀 주위로 배농되어 딱지(crust)를 형성한다. 소독할 때 딱지는 세균의 서식처가 될 수 있으므로 제거하고 소독된 면봉으로 세척한다. 핀 삽입 부위의 피부발적, 통증, 감각이상, 악취, 피부당김이 있는지 관찰하고, iodorphor 연고나 포말(foam)과 같은 항생제를 도포한다.
- **퇴원교육:** 퇴원 후 환자의 자가간호능력을 향상시키기 위해 핀 부위와 환부의 간호에 환자를 동참시키고 훈련시킨다. 핀이 느슨해졌거나 비정상적인 증상 및 징후가 있을 때 의사에게 알리도록 하고, 발적, 악취, 부종, 열, 농성 분비물, 통증 등의 감염 증상이 있는지 살펴보게 한다. 핀이 느슨해지면 골절의 안전장치를 불안정하게 만들어 연조직을 자극하고 감염을 촉진한다는 점을 알려 준다. 때로는 외부막대(external rods)를 제거하고, 핀 위로 석고붕대를 씌우는 경우도 있다. 퇴원 전에 석고붕대 관리에 대해서도 교육한다.

⑥ 신체 부위별 골절

a. 쇄골 골절(Clavicle fracture)

쇄골 골절의 80% 이상이 쇄골의 중앙 부분이나 안쪽 2/3 선에서 일어난다. 쇄골 골절의 치료는 clavicular strap, 8자형 붕대, 석고붕대 등을 사용해 쇄골이 정상 위치에 놓이도록 고정한다(그림 7-24). Clavicular strap이나 8자형 붕대를 사용할 때는 액와나 피부가 접촉하는 곳에 솜을 대주어 상완신경총과 액와동맥이 압박으로 인한 손상을 입지 않도록 예방한다. 골절이 유합될 때까지 약 6주 동안 팔을 어깨선 이상 올리지 않도록 주의한다. 팔꿈치·손목·손가락의 관절운동은 계속하도록 격려하고, 심한 운동은 3개월 동안 제한한다.

b. 늑골 골절(Rib fracture)

늑골 골절은 대체로 기능장애나 합병증 없이 치유되지만, 흡기 시 통증이 심하므로 얕은 호흡을 하고 기침을 억제한다. 기관과 기도 내의 분비물이 배출되지 못하여 폐렴이나 무기폐가 생길 수 있다. 간호사는 환자가 기침과 심호흡을 할 때 손으로 가슴을 지지하도록 격려한다.

Procaine으로 늑골신경을 차단하면 호흡 시 통증을 경감시켜, 객담 배출을 위한 기침을 유도할 수 있다. 압박붕대를 이용하여 가슴을 고정하면 흉곽 팽창을 방해하여 호흡기 합병증인 폐렴, 무기폐를 일으킬 수 있으므로 삼간다.

c. 상박 골절(Humerus fracture)

• 상박경부 골절

상박근위의 골절은 상박골의 해부경(anatomical neck) 또는 외과경(surgical neck)에서 잘 발생한다. 외과경의 매

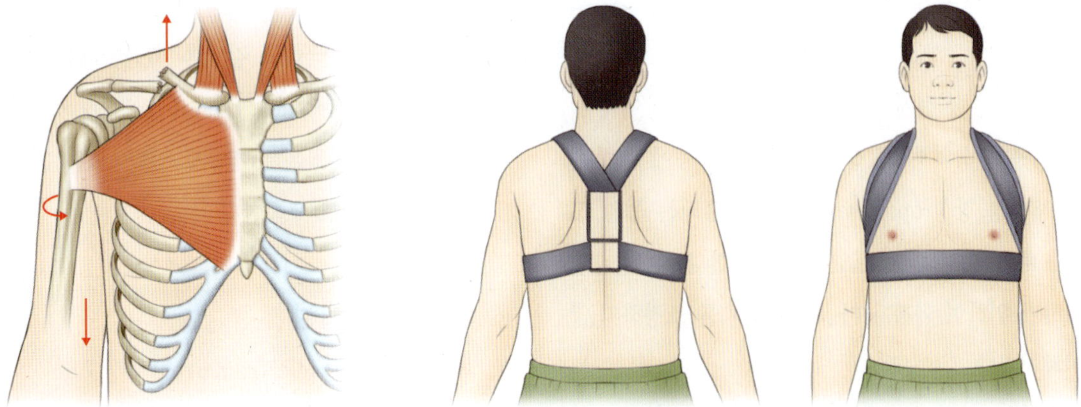

A. 쇄골 중간 부분의 골절　　B. 8자 붕대를 적용하여 고정한 모습

그림 7-24. 쇄골 골절.

복골절은 여성 노인들이 팔을 앞으로 뻗친 채 넘어진 경우에 발생하며, 이를 비전위성(nondisplaced) 골절이라고 한다. 부종이 있으며 회전하거나 움직이면 견관절 부위가 아프다. 이때는 환자의 팔을 가슴 옆에 대고 골절 부위를 지지하게 한다. 만약 골절 부위가 전위되면(displaced) 손상 부위가 짧아지고, 48시간 내에 점상출혈이 나타난다. 외과경의 매복 골절 시에는 대부분 정복이 필요치 않으며, Velpeau 붕대(clavicular strap의 일종)와 팔걸이로 지지해 준다(그림 7-25).

팔이나 어깨가 골절되면 운동제한으로 인해 관절이 굳어지기 쉽다. 예방을 위해 환자가 할 수 있는 범위 내에서 추 흔들기 운동을 통해 손상된 팔을 회전하거나 외전하도록 한다. 통증을 유발시키지 않는 범위 내에서 운동을 한다면 조기관절운동으로 골편 전위는 일어나지 않는다. 치유기간은 6~8주 정도며, 2~4주 동안 테니스 같은 과격한 운동을 피한다.

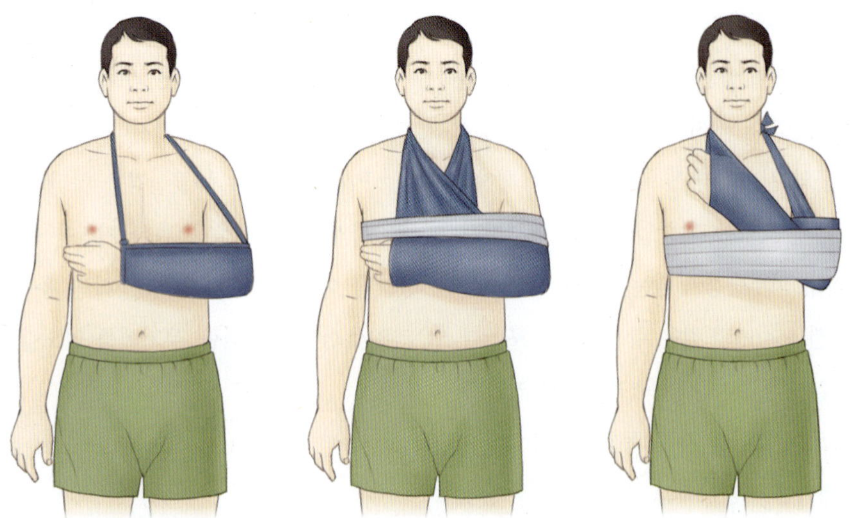

A. 기성 제품의 팔걸이　　B. 전통적인 삼각건과 붕대　　C. Velpeau 붕대

그림 7-25. 상박 골절을 위한 고정.

• 상박간부(shaft of the humerus) 골절

상박간부의 골절은 청년기와 중년기 성인에서 흔하고, 증상으로는 상박골간부의 전이, 사지의 단축, 비정상적인 움직임 및 통증이 있다. 합병증은 요골신경손상과 요골동맥손상으로 손목하수(wrist drop)가 온다.

치료 방법으로 hanging arm cast, U자형 부목, plaster spica cast가 있다. Plaster spica cast는 석고붕대에 부착된 특별한 끈으로 석고붕대를 걸어 주관절을 90°가량 굴곡시키고 목걸대를 이용하여 매달아 준다.

어깨관절낭의 유착을 방지하기 위해 적극적인 어깨운동을 격려한다. 근육수축을 방지하기 위해 등척성 운동을 격려한다. 골격견인은 다른 부위 손상과 다발성 골절로 침상안정을 해야 하는 환자에게 사용한다. 상박골의 수술은 지연유합이나 불유합이 우려되는 경우, 혈관이나 요골신경이 손상된 경우, 병리적 골절인 경우에 필요하다(그림 7-26).

d. 손목 골절(Colle's fracture)

요골 원위부(distal radius) 골절은 여성 노인에게 발생빈도가 높다. 손이 배굴된 상태에서 넘어졌을 때 약한 조직과 골다공성 뼈에 집중적으로 충격이 가해져 골절이 발생한다. 이때는 아래쪽 골편이 뒤쪽으로 탈구되므로 포크형 기형(silver-fork deformity)이 된다(그림 7-27). 증상으로는 수근관절 부위의 통증, 부종과 수근골 부위의 후방 전위와 요골측 전위(displacement), 손의 기능 약화, 손가락 운동범위의 제한과 지각이상, 골편 마찰음 등이 있다. 수근터널증후군(carpal tunnel syndrome)이 후기합병증으로 발생할 수 있다.

치료는 폐쇄정복 후 석고붕대로 고정한다. 분쇄골절이 생겨 골편이 관절면을 침입하여 심하게 전위되고, 정중신경마비 등의 다른 합병증이 복합되면 Kirschner 철사를 외부에서 삽입하여 고정시킨다. 손의 부종을 경감시키기 위해 정복고정 후 손목과 전박은 주사용 걸대나 침대 위 걸대(overhead frame)에 매달아 48시간 동안 심장 부위보다 높게 올려놓는다.

고정 기간은 5~7주가 요구되며, 철사로 고정할 때에는 6~7주가 소요된다. 감각이 돌아오면 손가락과 어깨 및 팔꿈치의 능동운동을 시작한다. 강직을 예방하기 위해 손가락을 완전히 신전시켰다가 굴곡시키는 운동을 30분마다 10회 이상 반복한다.

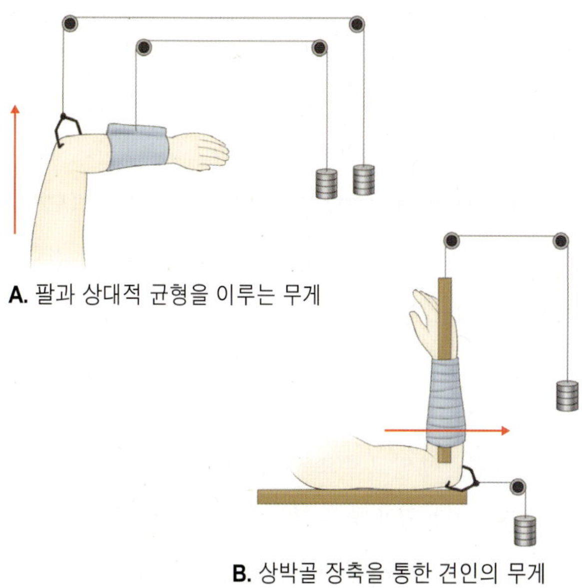

그림 7-26. 상박골 골절의 골격 견인.

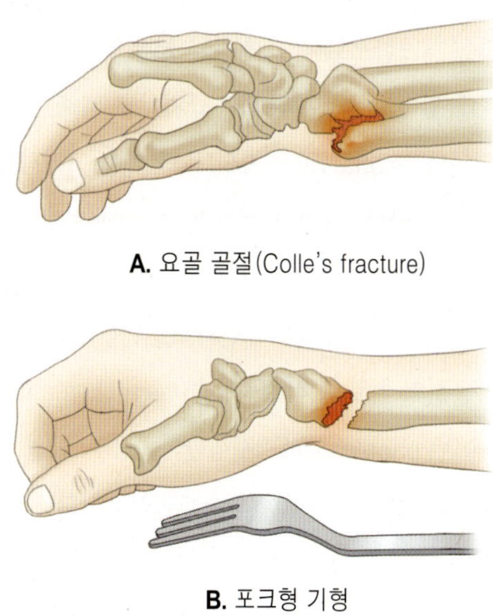

그림 7-27. 손목 골절과 기형.

e. 척추골절(Spinal fracture)

척추골절은 낙상, 다이빙 또는 무거운 물건이 머리나 몸에 떨어졌을 때 일어나며, 골절되기 쉬운 부위는 T12~L2 부위이다. 척추골절은 종종 골다공증(osteoporosis)과 전이성 척추병변으로 발생된다.

척추골절의 파편이 전위(displacement)된다면, 척수신경 압박이나 척수(spinal cord)에 손상을 준다. 이로 인해 손상 부위의 신경지배를 받는 신체 부위에 영구적 또는 일시적 기능상실이 초래된다.

• 임상증상

척추골절의 증상 및 징후는 통증과 함께 손상 부위 아래에서 운동 또는 감각 기능이 부분적이거나 전체적으로 상실된다. 일반 X선검사와 척수 조영술(myelography), CT, MRI로 진단한다.

척추골절 환자는 하지나 사지가 마비되어 자가간호나 독립적인 일상생활을 영위할 수 없는 경우가 많다. 부종과 근육경련이 생기고, 척추의 정상 만곡에 변화가 나타난다. 통증은 움직이거나 기침 또는 체중 부하 시 더욱 증가된다.

• 치료

내과적 치료의 목적은 골절을 정복하고 척수신경에 가해지는 압력을 제거함으로써 신체 다른 부위의 기능장애를 감소시키는 데 있다. 손상 부위의 응급처치를 위해 부목과 경추칼라(cervical collar)로 환자의 등과 목을 고정하고 병원으로 즉각 후송한다. 골편의 전위가 없고 척수신경이나 척수에 압박이 없으면, 통증이 완화될 때까지 침상안정을 유지하면서 점차적으로 움직이게 한다. 골다공증에 기인한 척추의 압박골절의 치료로 척추성형술(vertebroplasty) 또는 후만성형술(kyphoplasty)을 시행한다. 경추 골절 환자는 경추 collar를 착용하거나 halovest를 착용한다.

• 간호

척추골절 환자의 간호중재는 척수손상 환자와 동일하다.

골절 부위의 안전성 유지

척추가 비틀어지고 골절 부위에 스트레스가 가해지는 것을 피하기 위해 체위 변경 시 반드시 통나무 굴리는 방법(log rolling)을 사용한다. 옆으로 누운 경우 다리 사이와 등 뒤에 베개를 놓아 준다. 체위 변경을 위해 45° 좌·우로 회전이 가능한 특수 침대를 사용한다. 척추가 불안정할 때에는 log rolling이나 회전틀(turning frames)을 사용해도 골절 부위에 스트레스를 줄 수 있다.

처방된 수준(약 30° 정도) 이상으로 침상머리를 올리지 않도록 한다. 움직이거나 침상 밖으로 나가기 전에 처방된 코르셋 또는 brace를 해 준다.

신경과 순환계 문제 예방

수술 후 초기 24~48시간 동안 매시간 신경과 순환 상태를 파악한다. 기능이 감소되면 골절 부위의 전위나 압박을 의미하므로 즉시 주치의에게 알린다.

관절 기능을 유지하기 위해 하루에 4회 이상 손상된 사지에 ROM 운동을 실시한다. 건강한 쪽 사지는 가능한 한 자주 최대한 움직이게 한다.

안위 증진

체위를 자주 변경해 주고 환자가 편안한지 확인한다. 운동장애가 있는 환자는 상황에 대한 두려움, 분노, 무력감을 가질 수 있으므로 자신의 감정을 표현하도록 격려한다. 가능하면 환자가 심리적·사회적 상담을 하도록 격려한다. 오랫동안의 회복기간이 필요하다면 재활기관의 도움을 받도록 주선한다. 다른 간호중재는 석고붕대나 견인 적용 시 간호 및 다른 골절 시 간호와 유사하다.

f. 골반 골절(Pelvic fracture)

골반은 혈관이 많고 주요 장기가 가까이 있기 때문에 외상으로 인한 사망 원인 중 두부 손상 다음으로 두 번째 흔한 원인이다. 젊은 층은 자동차 사고, 높은 곳에서의 낙상 등이 흔한 원인이다. 가장 심각한 문제는 정맥이나 동맥 출혈로 인한 저혈량 쇼크이다. 내장의 출혈이 의심되면 소변과 대변 속의 혈액검사와 함께 복부의 종창(swelling)이나 강직(rigidity)을 관찰한다. 방광, 요도 또는 장의 파열은 골절보다 더 큰 문제가 된다. 진단은 CT나 초음파로 내릴 수 있다. 특히 초음파가 빠르고 정확하게 출혈 여부를 파악할 수 있다.

골반 골절은 골절 부위에 따라 그림 7-28, 7-29처럼 분류할 수 있고, 정도에 따라 체중 부하골절(weight-bearing fractures)과 비체중 부하골절로도 나눌 수 있다. 비체중 부하골절(예: 치골 일부나 장골능 등)치료는 단단한 침요에서 침상안정을 취하고, 통증이 심하므로 진통제를 투여하며, 배변을 돕기 위해 배변완화제를 투여한다.

체중 부하골절(예: 골반둘레 또는 관골구 등의 다발성 골절)은 수술에 의한 외부고정이나 내부고정이 필요할 수 있다. 골반 골절 환자의 약 2/3 정도가 다발성 손상을 동반하기 때문에 출혈과 쇼크로 인한 사망률이 높다. 예후는 고정 후 안정성(stability)에 달려 있다. 환자에 따라 수술 후 며칠 이내에 체중 부하를 할 수 있고, 12주까지 견인장치((pelvic sling traction)가 필요할 수 있다. 골절이 완전히 치료되려면 약 2개월 정도 걸린다.

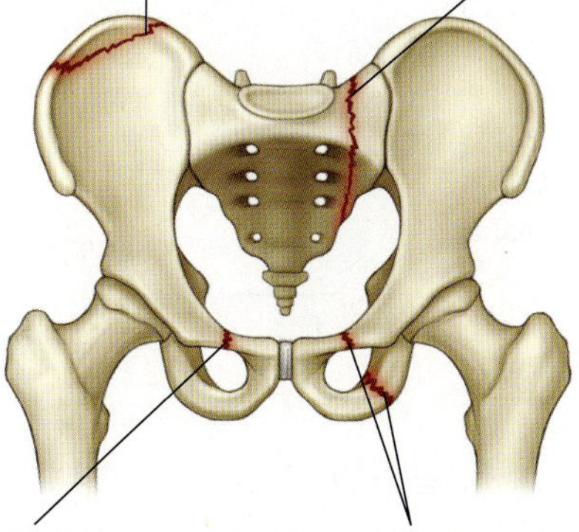

그림 7-28. 안정형 골반 골절.

g. 둔부 및 대퇴 골절(Hip and femur fracture)

둔부 골절은 노년층에서 발생 빈도가 높다. 나이가 들면 좌식생활이 많아지므로 대퇴사두근(quadriceps muscles)이 약해져 넘어지기 쉽고, 뼈에 칼슘이 침착되지 않아 골다공증이 생겨 작은 사고에도 뼈가 부서지기 때문이다. 골다공증이 있는 여성의 경우 호르몬의 변화로 골다공증의 빈도가 증가하기 때문에 더 자주 일어난다. 노인의 경우 대부분이 심맥관계, 폐, 신장, 신경계 등의 질환 및 당뇨병과 연관된 경우가 많아 치료나 간호가 더욱 복잡해지므로 철저하고 세심한 사정이 필요하다.

• 분류

둔부 골절

둔부 골절의 두 가지 유형 중 관절강 내 골절(intra-capsular fracture)은 관절강 내에서 발생하며, 골절 부위에

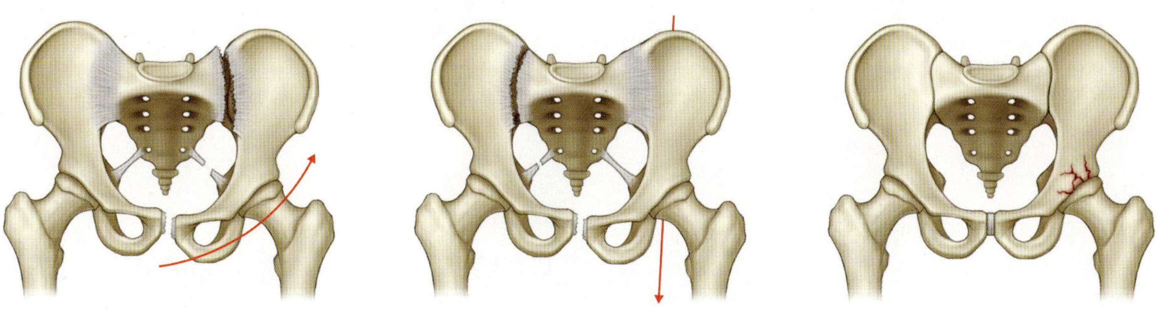

A. 회전력에 의한 불안정 골반 골절 **B.** 수직전단에 의한 불안정 골반 골절 **C.** 관절구의 전위되지 않은 골절

그림 7-29. 불안정형 골반 골절.

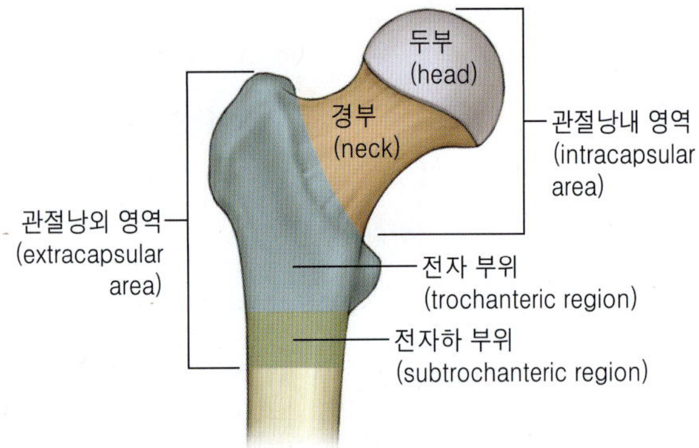

그림 7-30. 근위 대퇴골의 영역.

따라 대퇴두부(capital) 골절, 대퇴두부하(subcapital) 골절, 대퇴경부(transcervical) 골절로 불린다. 관절강 외 골절(extracapsular fracture)은 대퇴골 전자 부위의 골절로, 대·소전자 자체나 대·소전자 간(intertrochanteric)에서 일어난다.

그림 7-30과 같이 대퇴골두(head of the femur)의 혈류는 대퇴경(neck of the femur)을 통해 공급받는다. 관절강 내 골절의 경우 혈액공급이 차단되면 대퇴골두에 괴사(무혈관성 괴사, avascular necrosis)가 발생하고 뼈는 유합되지 않는다. 관절강 외 전자 내 골절은 혈액공급이 풍부해 쉽게 치유되나 고연령(70~85세), 수술의 위험도 때문에 사망률이 높다.

대퇴 골절

대퇴 골절은 해부학적 위치에 따라 여러 부위에 생길 수 있다(그림 7-31). 대퇴골간부(shaft of the femur) 골절은 과도한 충격이 가해졌을 때 발생하는데, 자동차사고와 낙상사고와 관련되며, 젊은이나 중년 남성에게 흔하다. 현저한 전위와 변형이 생기고, 부종과 연조직손상 및 지속적인 출혈이 있게 된다. 출혈량이 많으면 쇼크에 빠지기도 한다. 사지의 신경상태와 순환성 관류를 확인하기 위해 발등의 맥박과 슬와맥박을 측정한다. 합병증으로 지방색전, 신경혈관손상, 뼈유합의 문제, 개방성 골절 및 연조직손상 등이 있다. 대퇴골 상과 및 대퇴골과 골절도 있으나 흔하지는 않다.

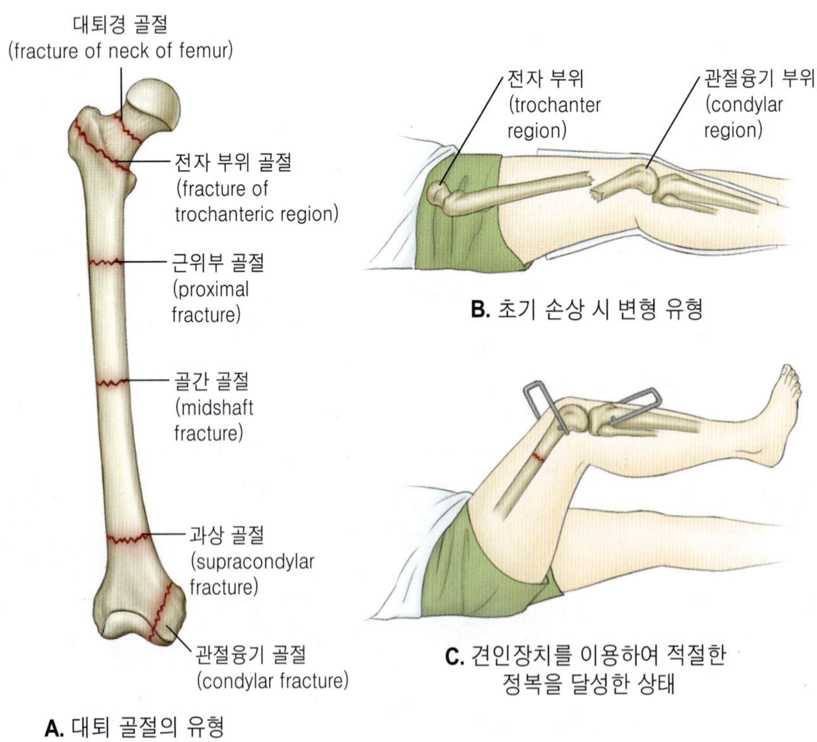

그림 7-31. 대퇴 골절.

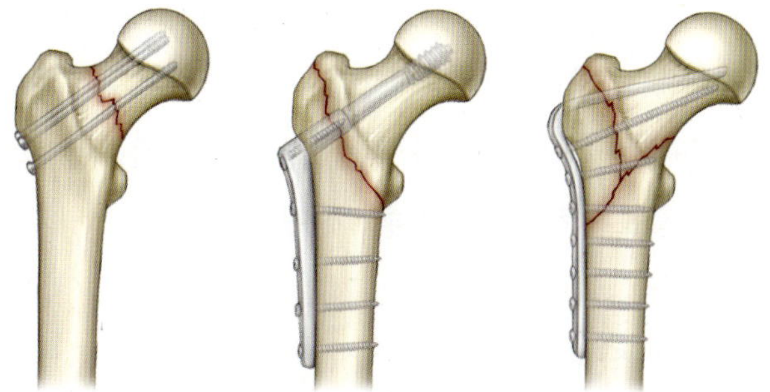

그림 7-32. 고관절 골절의 내고정술.

• 임상증상

골절로 인해 근육경련이 발생하고 다리가 짧아지고(shortening), 내전과 외회전이 된다. 골절 부위의 심한 통증으로 다리를 움직일 수 없고, 다리를 외회전시킨 상태에서 약간 굴곡할 때 조금 편안해한다. 대퇴경부의 매복골절은 심각한 혈액공급의 장애로 대퇴골두에 무혈관성 괴사를 일으킬 수 있고, 움직일 때 불편감이 있으나, 다리가 짧아지거나 외전되지는 않는다. 관절강 외 골절은 하지가 많이 짧아지고 관절강 내 골절보다 더 심하게 외회전이 된다.

• 치료와 간호

전위된 대퇴경부 골절은 골절 후 12~24시간 내에 정복(reduction)과 내부고정을 긴급으로 시행하여 대퇴골두의 혈액공급을 유지시키고 무혈관성 괴사를 최소화한다. 고정술을 하기 전에 근육경련과 통증을 감소시키고 환부를 고정하기 위해 Buck 피부 견인을 일시적으로 적용한다. 모래주머니를 사용해 외회전을 방지한다.

정복을 위한 치료는 일반적으로 골격 견인(Thomas 부목과 Pearson 연결대)을 한다. 근력을 보존하기 위해 다리, 발, 발가락을 규칙적으로 운동하도록 한다. 대개 10~12주를 고정시킨 후 보행기나 목발 등의 보조기를 이용해 걷도록 한다.

둔부 골절의 수술 방법에는 내부고정술, 고관절 인공관절 치환술 등이 포함된다.

내부고정술

내부고정술의 목적은 환자의 조기이상으로 인한 내과 합병증을 예방하고 적당한 고정을 하기 위함이다. 대퇴경부 골절 시 내부 고정 방법은 골절편을 단단하게 잡을 수 있는 핀, 못, 나사장치 등으로 정복하는 것이다(그림 7-32). 못과 핀은 대퇴골 전자 하부(subtrochanteric) 및 대퇴경부의 골절에 사용한다. 이 방법은 체중 부하가 가능하다.

대퇴보철기 삽입은 골절의 정복이 어렵고 분쇄성이거나 불유합(nonunion)이 되기 쉬운 부분이나 무혈관성 괴사 상태에 있는 관절강 내 골절에 사용한다. 방사선으로 투시하면서 고정기구가 들어갈 위치를 조절한다. 대퇴간부에 나사로 철판을 고정시킨다. 통증과 근육경련을 감소시키기 위해 Buck 신전 견인이나 Russell 견인을 적용한다.

- **위생 간호:** 호흡기 합병증을 예방하기 위해 기침과 심호흡을 격려한다. 환자는 치료용 탄력스타킹을 신고, 욕창의 징후를 발견하기 위해 발꿈치를 관찰하며, 피부간호를 하루에 2회 정도 시행한다.

  골절용 변기는 수술한 둔부의 불필요한 굴곡과 통증을 예방한다. 실금이나 실변에 의해 드레싱 주위가 더러워질 수 있으므로 상처 감염을 예방하기 위해 필요할 때마다 드레싱 교환은 즉시 시행한다. 변비를 예방하기 위해 운동을 격려하고, 적절한 수분섭취와 섬유소가 많은 식품을 권장하며 필요시 하제를 투여한다.
- **운동:** 수술 후에 조기이상과 침상활동 및 발의 굴절운동을 격려하여 빠른 기능회복을 돕는다.

  보행활동을 준비하기 위해 삼각손잡이를 이용하여 삼각근과 어깨근육을 강화하는 운동을 적극 격려한다. 골절되지 않은 정상관절을 위하여 ROM 운동이 필요하다. 사두근과 복근의 근력을 유지하기 위해 등척성 운동을 한다. 수술 후 2~3일경에는 환자가 타인의 도움을 받아 편안하게 의자에 옮겨 앉을 수 있다. 가능한 한 빨리 보행기의 안전 사용법과 목발 사용법을 익히도록 교육한다.
- **체위 유지와 변경:** 근육경련을 감소시키고 바른 자세를 유지하기 위해 견인(Buck or Russell)장치나 석고붕대를

사용한다. 체위 변경은 허용된 경우에 시행하는데, 일반적으로 2시간마다 한다. 내전과 외회전은 모두 피한다. 침대에 누워 있을 때는 발가락이 천장을 향하도록 한다. 외회전되는 것을 예방하기 위해 전자두루마리(trochanter roll)를 사용하거나 다리 옆으로 모래주머니를 두기도 한다. 내전을 예방하기 위해 다리 사이에 베개를 두고, 수시로 신체의 배열이 잘 유지되고 있는지 관찰하고, 옆으로 누워 있는 상태에서 등 간호나 피부 관찰을 한다.

- **기동**(ambulation): 침대 밖 기동이 허용되면 간호사는 허용된 체위가 무엇인지, 어떻게 일으켜야 하는지 알아야 한다. 대부분의 환자는 수술한 다리에 체중을 부하하지 않도록 하면서, 수술 후 1~2일째에 기동할 수 있다. 간호사는 환자가 허용된 지시를 얼마나 잘 따르는지 사정한다. 의자는 팔걸이가 있고 견고하며, 낮지 않아야 하고, 침대와 평행한 위치에 붙여 놓아 환자가 아프지 않은 쪽으로 천천히 의자로 움직이게 한다. 환자는 단단하고 미끄러지지 않는 신발을 착용해야 하며, 의자나 침대바퀴는 움직이지 않도록 고정시킨다. 환자를 일으킬 때는 옆으로 돌려서 앉은 자세로 회전시킨다. 수술하지 않은 쪽 다리로만 체중을 유지하면서, 그쪽을 축으로 놓고 회전하여, 의자의 팔걸이를 잡으면서 의자로 몸을 천천히 옮겨 놓아야 한다. 환자가 의자에 앉아 있을 때는 다리를 상승시킨다. 처음에는 15~20분 정도로 기동을 시작한다. 걷는 것은 환자의 상태에 따라 시작하는데, 물리치료사는 보행기 사용에 대해 지도한다. 수술받은 다리에 체중 부하를 하지 않도록 하기 위해 보행기가 필요하다.

고관절 인공관절치환술

- **고관절 반 인공관절치환술**(hip joint bipolar hemiarthroplasty): 고관절 반 인공관절치환술은 둔부 골절 시에 골반 쪽의 관골구를 제외한 대퇴골두에 보철기를 삽입하는 수술 방법으로, 전신마취하에 시행한다. 대퇴전자를 절개하여 대퇴골두부를 제거하고, 보철기를 삽입하여 대퇴골경부를 새로 만드는 것이다.
  골수강의 구멍을 크게 하여 보철기를 삽입하고 골수강 내에 접합제로 결합을 시킨다.
- **고관절 전 인공관절치환술**(total hip replacement arthroplasty): 고관절 전 인공관절치환술이란 인체에 거의 해가 없는 인공삽입물(티타늄, 코발트크롬, 알루미나 세라믹, 폴리에틸렌 등)을 이용하여 병든 관골구(acetabulum, 비구)의 소켓과 대퇴골두 부위를 잘라내고, 관골구는 비구컵으로, 대퇴골은 대퇴부 보철로 바꾸는 인공관절 수술이다(그림 7-33). 관절면은 표면이 매끄러운 폴리에틸렌으로 구성된다. 인공관절의 수명은 이전에는 10~15

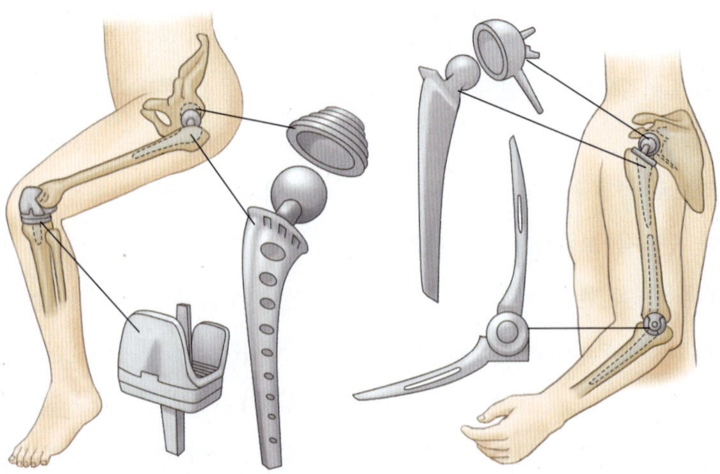

그림 7-33. 관절 부위별 인공관절치환술.

년이었으나 최근 닳지 않는 신소재인 세라믹이나 금속 등의 사용으로 수명이 2~3배 늘어났다.

수술 전 교육

대퇴사두근 힘주기 운동이나 둔부근육 힘주기 운동, 고관절 신전 및 외전 상태의 필요성을 교육하고 목발이나 보행기에 대한 설명과 걷는 동작을 알려 준다. 수술 전 처치로는 수술 부위 면도 및 비누 세척이 있다. 비누 세척은 수술 전날 해도 무방하나 수술 부위의 면도는 반드시 수술 30분~1시간 전에 해야 감염을 예방할 수 있다. 수술 전에 항생제를 정맥주사 하여 감염 합병증에 대비한다.

수술 후 간호

수술 후 환자의 적절한 체위와 하지보행운동이 간호의 요점이다. 인공관절치환술 후 빠른 회복과 재활을 도모하기 위함이다. 재활 준비는 수술 전부터 시작해야 한다. 환자가 재활과정에 적극적으로 참여할 수 있도록 동기화시키기 위하여 이동 방법, 목발 사용, 탈구 방지법 등에 대하여 교육한다.

특히 수술 후 간호 시 주의할 점은 다음과 같다.

- 인공관절의 종류가 무엇인가에 따라 체중 부하 정도도 다르다. 뼈시멘트형 인공관절이면 조기에 체중 부하가 가능하고, 뼈시멘트가 아닌 경우에는 약 6주 후에 가능하다.
- 화장실을 갈 때는 도움을 받아 걸어갈 수 있으며 양변기를 사용해야 한다.
- 고관절의 신전운동을 강조해야 한다. 방법은 수술한 부위는 침요에 내려놓은 채 신전하고 건강한 부위는 굴곡시켜서 뻗게 한다. 그리고 복위 체위가 도움이 된다.

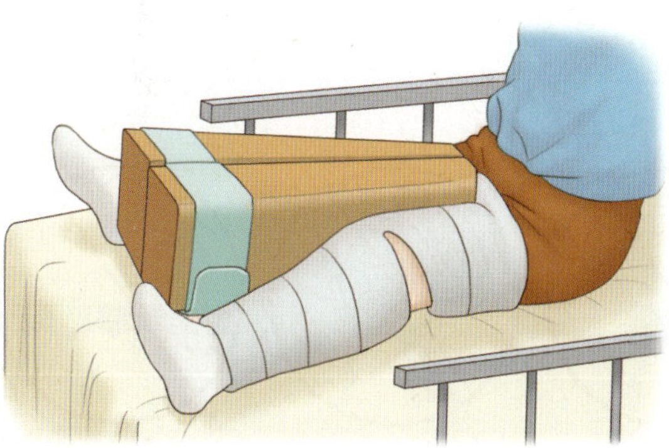

그림 7-34. 대퇴외전 보존기.

수술 직후 간호

수술받은 고관절의 체위가 약 15° 정도 외전되도록 유지한다. 외전베개를 이용하여 내전을 예방하고 심한 회전을 예방한다. 수술 후 체위가 잘못되면 삽입된 인공관절이 빠지게 될 염려가 있으므로 고관절을 반드시 외전시키기 위하여 발을 벌리고 베개나 모래주머니 등을 받쳐 준다(그림 7-34).

그리고 발가락 부위가 정상적인 중립자세(neutral position)가 되도록 간호한다. 수술 후 둔부 힘주기 운동으로 근육을 강화한다. 수술 후 하지의 혈전을 예방하기 위하여 탄력붕대를 감는다. Hemovac을 이용하여 상처의 배액을 돕는다. 일반적으로 수술 후 항생제를 투여하여 감염을 예방한다.

- 수술 후 첫째 날

침상운동을 제한된 한도 내에서 시작한다. 호흡기 간호를 위해 기침, 심호흡, 습도를 제공한다.

대퇴사두근과 둔부근의 등척성 운동을 한다. 깨어 있는 동안 몇 분 또는 1시간 이내로 운동을 하도록 한다.

수술 직후 고관절의 운동이 심하면 불유합 문제가 우려되므로 전문의의 치료 방향에 유의한다.

수술 후 침상 이상 시기는 환자나 주치의에 따라 다르나 최근에는 대체적으로 빠르다. 수술 후 2~3일에도 가능하나 환자에 따라서는 약 1~3주 후에 목발 보행을 시작한다.

• 수술 후 둘째 날

침상의 가장자리나 의자에 반좌위로 앉을 수 있다. 앉는 경우 1~2개의 베개를 받쳐서 고관절이 심하게 굴곡되는 것을 방지한다. 앉는 자세는 20~30분 이내로 제한한다. 두 다리 사이에 베개를 놓아서 내전과 내측으로의 회전을 방지한다. 수술 후 2일이 지나면 젊은 사람은 4점 목발보행법으로 보행훈련이 가능하고 노년층은 보행기를 사용한다.

수술 후 합병증

수술 후 합병증은 출혈과 혈종형성, 방광손상과 요도관감염, 양측 하지 길이의 차이, 불유합, 감염 탈구나 아탈구, 혈전성 정맥염 등이다. 이 중 혈전성 정맥염은 수술 후 3개월에 흔히 발생되는 합병증으로 사망률도 50%로 높다. 혈전정맥염 발생의 위험 요인은 이전의 병력이 있었거나 노령, 악성질환, 심부전증이 있을 때이다. 또한 장기간의 부동 상태, 비만, 피임약 복용, 심한 출혈로 수혈 받은 경우도 위험하다.

혈전정맥염의 증상은 하지의 통증과 압통, Homan's Sign, 하지 부종, 미열, 빈맥 등이다.

이를 예방하기 위해 가능한 한 조기에 침상에서 일어나고, 하지의 적극적 운동이 필요하다. 하지에 간헐적 공기압박치료[intermittent pneumatic compression(IPC) device]를 하거나 일반 탄력붕대를 감아 준다. 예방약으로는 와파린, 헤파린, 아스피린, 덱스트란 등이 있다.

퇴원계획

환자가 침대에서 혼자 일어날 수 있고 평지에서 걷거나 2~3계단 오를 수 있다면 가능하다. 퇴원 시 반드시 가정에서 할 수 있는 운동 프로그램과 주의사항을 교육시키고 유인물을 주어야 한다(표 7-8).

h. 슬개골 골절(Patellar fracture)

무릎은 신체에서 가장 큰 관절이고 가장 쉽게 손상받는 부위이다. 대퇴, 경·비골 및 슬개골 등 4개의 뼈로 구성되어 있고, 전·후 십자인대, 내·외측 측부인대 등 4개의 인대로 구성되어 있다. 무릎관절을 가로지르는 무릎근육은 앞쪽에 사두근(quadriceps)과 뒤쪽에 슬근(hamstring)이 있다. 슬개골 골절은 주로 낙상이나 직접적인 구타에 의해 발생하며, 다양한 형태의 골절과 인대 및 근육 손상이 동반될 수 있다. 통증과 사두근과 슬근의 심한 손상으로 신전 기능이 손상된다. 골편들은 철사로 고정하거나 분쇄골절이 심한 경우 정복이 어려우므로 절제한다. 건을 신장(lengthening)시키거나 근육을 이식하는 방법이 필요하다.

i. 경골과 비골 골절(Fracture of tibia and fibula)

무릎 아래의 골절 중 가장 흔한 것은 경골(tibia)과 비골(fibula)의 골절이다. 비골간부(fibula shaft)는 피부 바로 아래에 있기 때문에 가벼운 전위성 골절이나 직접 외상으로

표 7-8 관절치환술 후 고관절 탈구 방지 방법

• 수술 후 외전, 중심회전 및 90° 이하 굴곡 유지
• 언제나 무릎은 따로 떨어트려 유지할 것
• 수면 시 다리 사이에 베개를 댈 것
• 앉을 때 다리를 꼬지 말 것
• 의자에 앉을 때 앞으로 구부리지 말 것
• 마루에 있는 물건을 집기 위해 앞으로 구부리지 말 것
• 평상시 높은 의자를 사용하고 화장실 의자도 높은 것을 사용할 것
• 바지, 스타킹, 양말, 신발을 신을 때 고관절을 구부리지 말 것

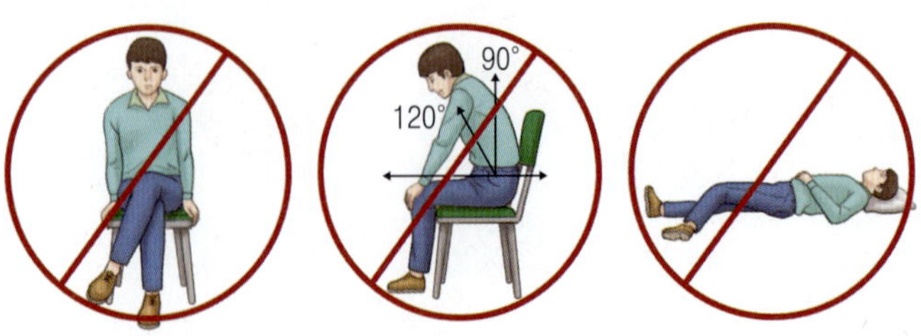

쉽게 개방성 골절이 된다. 경골과 비골의 골절은 서로 관련되어 일어난다.

비골신경 기능을 사정한다. 신경 기능이 손상되면 발을 배굴할 수 없고 감각이 감소된다. 경골동맥 손상 시에는 모세혈관에 창백증이 나타나면서 심한 통증, 이상감각(paresthesia), 수동운동 시 통증 등이 유발되는 구획증후군을 초래한다. 관절골절의 합병증은 출혈성 관절과 인대 손상이다.

치료방법은 폐쇄정복과 견인, 석고붕대, 수술적 고정 등이 있다. 석고붕대는 3~4주 후에 무릎 아래 석고붕대(short leg cast)나 brace로 교체해 무릎운동을 할 수 있게 한다. 치유기간은 16~24주 걸린다. 개방성 또는 분쇄 골절은 견인이나 외부고정기(external fixator)로 치료한다.

j. 족부 골절(Foot fracture)

족부 골절은 점프, 달리기, 무거운 물건이 발등에 떨어짐 등으로 인해 발생한다. 약간 전이된 족부 골절은 골절 부위의 직접 접촉을 줄이고 부목의 효과를 보기 위해 개방된 신발이나 석고붕대, 교정기(brace) 등을 적용한다. 심하게 전이된 골절은 개방정복과 석고붕대가 필요하다. 족부 골절은 비골과 경골의 중과(medial malleous)골절로 회외운동(supination)과 외번(eversion) 또는 회내운동(pronation)과 외번(eversion)의 과정에서 발생한다. 다양한 골절 형태가 가능하며, 개방 또는 폐쇄정복이 요구된다.

(2) 대사성 대상자 간호

가. 골다공증(Osteoporosis)

① 정의

골다공증은 골질량(bone mass)이 전반적으로 감소되는 만성적이며 진행적인 골대사성 질환 중 가장 흔한 것이다. 뼈의 대사성 병변으로 무기질과 단백질의 기질 요소가 현저히 저하되며 노화 현상의 하나로 50~70세에 흔하다. 국민건강영양조사 결과 50세 이상 남·녀 전체에서 골다공증 유병률이 21.8%인 것에 반해 여성의 경우에는 35.3%인 것으로 조사되었다(Korea Centers for Disease Control and Prevention, 2010). 특히 여성에서 발생 빈도가 높으며, 여성의 폐경기 후에 흔하다. 폐경 이후 첫 5년 정도는 여성호르몬의 결핍으로 급격한 골흡수가 야기되기 때문에 매년 평균 3.1%의 골밀도 감소가 예측되고, 그 후 15년간의 골밀도 손실은 7.9%에 그치기 때문에 폐경 첫 5년에 골밀도 손실이 가장 높다. 따라서 노화로 인해 골형성 기능이 감소되어 골소실이 지속되기 때문에 50세 이상의 중·노년 여성은 골다공증 위험군으로 간주된다(Ahn, Kim, Chun, & Lee, 2012). 조골세포의 기능 저하로 골기질 형성장애가 오고 동시에 골재흡수(resorption)가 골형성보다 더 빠르게 진행된다. 뼈조직의 무기질 성분이 지속적으로 감소하여 피질골이 얇아지며 골소주(trabecula)의 수가 감소한다(그림 7-35).

골다공증은 원발성과 속발성이 있다. 원발성 골다공증에는 연소성(juvenile) 골다공증, 특발성 골다공증, 폐경기 후 골다공증, 노년기 골다공증이 있다.

속발성 골다공증은 내분비질환, 부갑상선기능항진증, 위장관질환, 골수질환과 관련되며 그 외에도 말단비대증이나 헤파린 치료 중 또는 임신 중, 장기간 사지 고정의 합병증으로 나타난다.

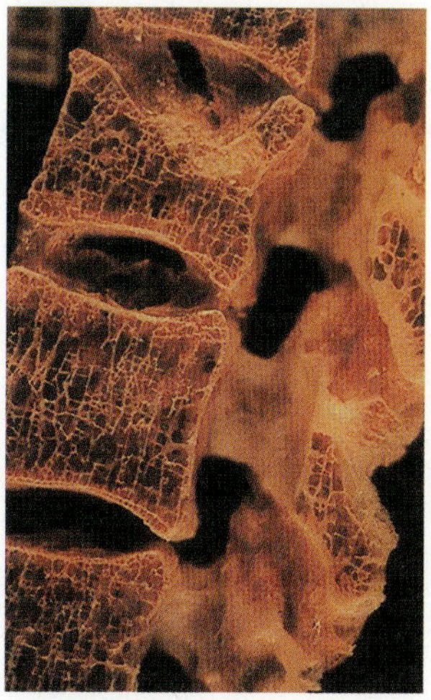

그림 7-35. 점진적인 골다공성 골소실과 압박골절.

② 병태생리

골다공증의 발생 요인은 복합적으로 영양, 신체적 상태, 호르몬, 선천적 요인, 흡연, 가족력 등이 관련되어 있으며 주요 요인은 여성 노인, 칼슘 결핍, 정규적 운동의 부족, 폐경 등이다.

칼슘 섭취 부족과 섭취한 칼슘의 유용성이 저하되며 골질량의 손실이 증가된다. 칼슘 유용성이 저하되는 원인은 칼슘흡수를 방해하는 질환이나 비타민D의 섭취 부족, 기타 약물복용(알루미늄이 포함된 제산제, 테트라사이클린, 코르티코스테로이드) 등이다. 또 다른 원인은 장기간 침상안정을 하는 환자의 운동 부족을 들 수 있다. 근육운동 및 수축과 중력에 대항하는 운동은 기계적 힘으로 작용하여 뼈형성을 자극한다. 그러므로 장골을 신전하거나 힘을 가하는 운동이 효과적이다. 폐경기 후 여성은 성호르몬 생성과 뼈의 칼슘저장이 저하되므로 폐경기 후 처음 5년 내에 뼈 전체 질량의 15% 정도를 잃게 되어 여성에게서 골다공증이 먼저 발생된다. 구체적으로 여성이 남성에 비해 골다공증이 8배 정도 흔한 이유는 다음과 같다.

- 여성은 생활상 식이에서 남성보다 칼슘을 더 적게 섭취하는 경향이 있다.
- 여성들의 골격구조는 남성에 비해 일반적으로 골질량이 적다.
- 여성은 골흡수가 이른 나이에 시작되고 폐경기에 더 가속화된다.
- 여성은 임신이나 수유기에 적절한 칼슘 섭취를 하지 않으면 뼈에서 저장된 칼슘 고갈이 일어난다.
- 여성의 수명이 길어지면서 남성보다 더 오래 살기 때문에 골다공증이 증가한다.

③ 증상 및 증후

요통이 있으며 골다공증이 심하면 병리적 골절이 흔히 나타나고 경미한 외상으로도 쉽게 골절된다. 흔히 골절되는 부위는 대퇴경부 골절, 요골 원위부 골절(Colles 골절), 상박골 골절 등이다. 척추에서는 뼈의 밀도가 느슨해지고 상하 추체의 압박으로 압박골절(compression fracture)을 동반하며 통증이 심하다. 척추의 압박골절이 있더라도 신경계의 합병증은 잘 동반되지 않는다. 손상된 뼈의 밀도와 장력이 약하여 체중 부하로 인한 척추후굴이 되기 쉽고 척추의 다발성 골절로 키가 작아진다(그림 7-36). 구강위생상태가 좋지 않으면 턱뼈의 골질량 손실로 치아가 손실되는데, 이때는 의치도 잘 맞을 수 없다. 따라서 식사하기도 힘들 뿐만 아니라 외모의 변화로 자아존중감이 상실된다.

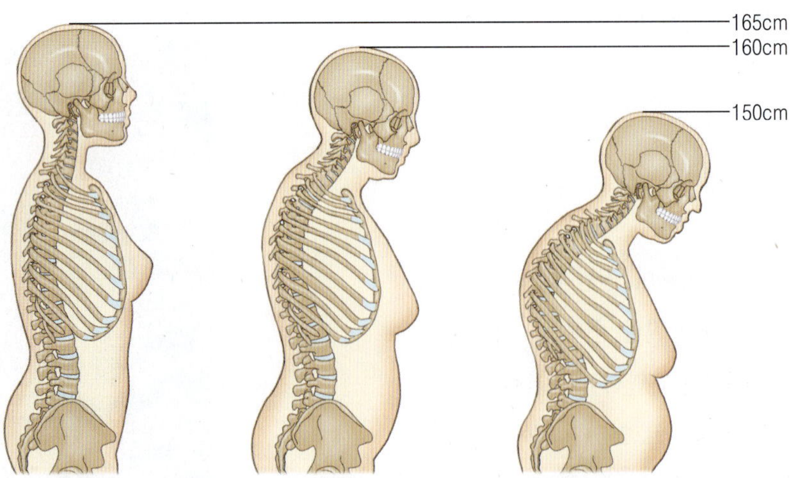

그림 7-36. 골다공증 시 연령에 따른 키의 변화.

④ 진단검사

X선상에서 장골의 피질이 얇아져 있으며 뼈의 전반적인 방사선투과성이 증가한다. 뼈에서 약 25~40% 이상의 무기질이 손실되면 방사선상에 변화가 나타난다. 검사상 혈청 무기인과 혈청 알칼리 인산효소(alkaline phosphatase) 및 산성 인산효소(acid phosphatase) 대부분이 정상이다. 하지만 골절이 있을 경우 혈청 알칼리 인산효소 수치는 상승할 수 있다. 가장 흔한 골밀도검사(bone mineral density; BMD) 중의 하나인 DEXA(Dual-Energy X-ray Absorptiometry) 검사는 척추, 골반, 전박 등 흔히 골절이 일어나는 뼈의 골밀도를 측정하는 데 유용한 검사이다.

⑤ 치료 및 간호

골다공증은 치료보다 예방이 쉽다. 식이, 약물복용, 운동, 낙상과 골절 예방은 예방적인 치료의 가장 근본적인 요소이다.

a. 예방적 치료

- 골다공증 예방을 위해 에스트로겐을 투여한다. 에스트로겐을 투여하면 골다공증의 가능성은 저하되나 한편으로 자궁암의 위험이 있다. 이런 점을 염려하여 프로게스테론을 병행해서 사용하지만 이 경우는 고혈압이나 심맥관계 질환이 발생할 위험성이 높으므로 호르몬 치료를 해야 할 경우는 미리 충분하게 각 개인의 신체적 상태를 사정하고 결정해야 한다.
- 매일 체중 부하운동을 한다. 운동을 하지 않으면 골다공증이 더욱 악화된다. 특히 보행은 매우 효과적인 운동이다.
- 칼슘을 섭취한다. 칼슘이 강화된 음식인 우유, 콩, 견과류를 섭취하도록 권한다. 매일 1,000mg 정도 칼슘을 섭취하려면 음식 외에도 칼슘보충제제를 매일 1,500mg 내외로 섭취해야 한다. 또한 비타민D가 강화된 음식을 섭취하고 뼈의 파괴를 증가시키는 인의 섭취를 제한한다. 한편 염분이나 육류를 많이 섭취하면 칼슘요구량이 증가되므로 보통 정도로 섭취해야 한다.

b. 약물요법

약물적 치료의 목적은 골감소를 예방하고 골절위험을 감소시키는 것이다. Alendronate는 골다공증의 치료에 효과가 있음이 증명되었으나 부작용에 주의한다. 안드로겐 대치요법은 안드로겐이 부족한 남성에게는 효과적일 수 있으나 부작용이 있다.

에스트로겐 요법은 1940년대부터 시행되어 왔다. 그러나 미국 식약청은 이것이 유방암, 심근경색, 뇌졸중, 혈전증 및 색전증을 유발할 수 있음을 경고하였다. 이러한 연구로부터 장기간 호르몬 대치요법에 대한 의문이 제기되고 있다. 호르몬 대치요법을 위해서는 개인의 위험률과 치료 가능성 등을 평가한 후에 처방되어야 한다.

칼시토닌은 32개의 아미노산으로 구성된 펩티드로 골흡수를 억제한다. 피하나 근육주사로 투여한다. 칼시토닌의 또 다른 작용은 진통 효과이다. 이 약은 안전하며 부작용이 없으나 오래 사용하면 효과가 감소될 수 있다.

c. 사고 예방과 좋은 생활습관

- 카페인 함유 음료의 섭취를 줄인다.
- 금연하고 알코올 섭취를 줄인다.
- 낙상 예방을 위해 편한 신을 신고 무리한 행동을 삼간다.

나. 골연화증(Osteomalacia)

① 정의

골연화증은 성인 여성에게 흔히 발생한다. 이는 비타민D 결핍으로 인하여 칼슘과 인의 대사장애로 골기질(bone matrix)에 무기질이 침착되지 않아 뼈가 연화되는 현상이다.

② 병태생리

비타민D 결핍의 원인은 섭취가 부적절했거나, 체내에서 비타민D가 흡수되지 않거나 활용되지 않는 것이며 또한 자외선 흡수 부족(팔, 손, 얼굴, 다리를 태양빛에 하루에 평균 15

분 노출시킴으로 비타민D 충당)이다. 비타민D의 결핍을 일으킬 수 있는 요인으로 위장의 흡수불량, 간담즙성(hepatobiliary) 질환, 췌장질환 등이 있다. 그 외 장기간의 항경련제 사용으로 인한 비타민D 대사장애나 태양광선 부족, 음식물에 의한 결핍, 임신 등에 의하여도 발생할 수 있다.

비타민D 결핍과 태양 광선이 부족하면 소장에서 칼슘흡수가 감소되고 칼슘의 혈중농도가 저하되면서 뼈에 칼슘 운반과 침착 정도가 저하된다. 저칼슘혈증이 되면 부갑상선이 자극되어 부갑상선호르몬 생성이 증가되며, 그 결과 소장에서 칼슘흡수가 증가되고 뼈에서 혈중으로 칼슘 및 인산염이 흡수되나 새로 생성되는 뼈에서는 무기질 침착을 위해 필요한 충분한 양의 칼슘과 인산염이 부족하여 골연화증이 된다.

골연화증의 뼈의 상태는 무기질이 침착되지 않은 골기질이 많으며 피질골이 얇아진다. 심한 경우에는 칼로 쉽게 자를 수 있을 정도로 연화된다.

③ 증상 및 증후

광범위하게 뼈조직의 탈칼슘화 현상과 연화가 있으며, 특히 척추, 골반, 하지에 흔하다. 뼈는 점차로 구부러지고 편평해지며 변형된다. 체중 부하로 골격에 기형이 초래되며, 특히 경골 및 대퇴골이 구부러진다. 척추에는 측만증 또는 후만증이 나타나고 골반은 비구의 압박으로 변형된다. 일반적으로 요배부, 골 반부 및 하지에 통증이나 압통이 있다. 갑자기 국소적으로 통증이 발생되면 골절을 의심한다. 또 근육쇠약이 동반되기도 한다.

④ 진단검사

a. 방사선 소견

골다공증과 유사하며 전신성 무기질 결핍(generalized de-mineralization) 소견과 횡골소주(transverse trabeculae)가 없어진다. 가성 골절(pseudofracture, looser line)이 대퇴골 경부, 치골(두덩뼈), 좌골(궁둥뼈) 및 견갑골의 액와연(axillary border)에 호발한다. 골의 연화로 장골이 굴곡 변형되고 또 압박골절도 발생한다.

b. 임상병리 소견

혈청 내 칼슘은 정상 또는 약간 감소되며 요중 칼슘치가 낮다. 혈청 내 인은 항상 낮으며 인산염뇨증(phosphaturia)이 있다. 혈청 알칼리 인산효소가 증가하며 부갑상선호르몬이 항상 증가한다.

⑤ 치료 및 간호

흡수불량증후군(malabsorption syndrome)으로 골연화증이 발생한 경우에는 이에 대한 원인적 치료를 하여야 한다. 비타민D는 하루에 10,000 IU를 투여하며 치유가 되면 800 IU로 감량하여 계속 투여한다. Calcium lactate나 gluconate를 1일 0.5~3.0gm을 3회 투여한다. 적당량의 고단백 음식물을 섭취하도록 한다. 태양광선 및 인공일광요법(heliotherapy)을 실시한다.

다. 파제트병(Paget's disease)

① 정의 및 원인

파제트병(Paget's disease)은 변형성 골염이라고도 불리며 뼈의 형성과 함께 뼈의 파괴가 일어나 지나친 대사작용의 결과로 점진적인 골장애를 일으키는 질환이다. 만성적으로 뼈의 파괴와 병적인 재형성이 일어나 뼈가 약해지고 비대해져 통증과 관절염, 뼈의 기형, 골절을 유발한다. 파제트병은 특히 대퇴골, 골반뼈, 척추, 두개골과 같은 몸통 골격에 영향을 미치고 원발성 또는 다발성으로 발생한다.

원인은 알 수 없으나 유전적 소인과 환경적 요인 두 가지를 중요한 원인으로 보고 있다. 15~25%의 환자들이 가족력이 있는 것으로 보고되었다. 파제트병 환자의 파골세포에서 바이러스성의 입자를 발견하였고 이 바이러스성 감염은 파제트병의 발병에 중요한 역할을 한다. 파제트병은 남·녀 모두에게 발병하며 50세 이후에서 1.5~8% 정도 발생한다. 일반적으로 아시아인, 인도인, 스칸디나비아인에서는 발병률이 낮다.

② 병태생리

파제트병은 파골세포의 수, 크기, 활동이 다량 증식하여 뼈의 파괴를 급격히 빠르게 진행시키고 혈관이 많은 뼈를 만든다.

초기 단계에서 뼈의 파괴와 재형성이 동시에 일어나 기형적이고 약한 뼈로 대치된다. 또한 이렇게 생성된 뼈는 구조적으로 정상적인 소리가 나지 않으며 쉽게 잘 부러진다. 이후 골수는 섬유성 결합조직으로 변하며 세 번째 단계 또는 소진 단계에서는 골세포의 활동이 증가하면서 두껍고 부서지기 쉬운 새로운 뼈로 형성된다. 이때 불안정한 상태로 인해 골절이 잘 일어난다. 파제트병이 다발적으로 일어날 때 종종 다양한 부위마다 다른 단계로 진행되어 나타난다.

③ 증상 및 증후

대부분 초기에는 증상이 없으며 X선검사를 통해 발견되는 경우가 많다. 대체적으로 장골, 척추, 골반뼈, 두개골에서 통증이 발현된다. 통증은 경미하거나 보통 정도로 압박이 가해지거나 체중 부하 시 더욱 심해진다. 야간이나 휴식을 취할 때 통증을 호소한다. 통증은 보통 뼈의 대사작용과 2차성 퇴행성 관절염, 골절, 신경압박으로 인해 발생한다. 파제트병은 혈관 활동이 왕성하여 피부가 화끈거리고 지나치게 따뜻해진다(표 7-9).

파제트병으로 인해 나타날 수 있는 합병증은 다음과 같다.

- 팔의 신경마비증후군이 나타날 수 있다.
- 뼈의 구조가 약해짐에 따라 병리적 골절이 일어날 수 있다.
- 두개골장애로 인하여 뇌가 압박되고 신경학적 합병증이 나타날 수 있다.
- 경추의 장애로 인하여 척수가 압박되고 사지마비가 나타날 수 있다.
- 뼈의 비정상적인 혈관 증가로 고박출성 심부전과 같이 심혈관계 질환을 일으킬 수 있다.
- 병이 악화된 환자의 5~10%에서 골육종이 나타날 수 있다.

표 7-9 파제트병의 증상

	증상
근골격계 영향	• 통증(관절과 하지의 긴뼈) • 기형(크고 두꺼워진 두개골, 장골의 휘어짐, 무릎과 팔꿈치 기형) • 병리적 골절(상대퇴골, 골반) • 압박 골절 • 척추의 무너짐, 척주후만증으로 키가 작아짐 • 근위축
신경계 영향	• 청력 소실 • 척수손상 • 치매 • 척추관협착증으로 인한 통증 • 대·소변장애
심혈관 영향	• 심부전
대사 영향	• 부동 환자에게서 고칼슘혈증 증상 • 고칼슘뇨증, 신장결석 • 침범된 뼈 주위의 피부 온도 상승

④ 진단검사

주로 병력과 신체검사를 기초로 하며, 초기 단계에 X선검사와 골조사(bone scan)를 통하여 탈무기질화가 일어나 거칠고 구멍이 난 것처럼 드문드문 투과되는 병적인 부분을 확인할 수 있다. 후기에 체중 부하가 되면 휘어지는 뼈와 작은 균열이 생긴 장골, 비정상적으로 커진 뼈를 방사선영상에서 확인할 수 있다. CT, MRI를 통해 통증의 원인과 퇴행성의 문제점과 척추관협착증, 신경압박 등을 확인하기도 한다.

혈액검사로는 혈청 alkaline phosphatase(ALP)를 확인하는 데 정상 수치(30~115IU/L)보다 3,000IU/L 이상 증가하면 병소의 활동성 증가를 의미한다. 요중 콜라겐-피리디놀린(collagen pyridinoline)은 뼈의 파괴 정도를 알 수 있는 지표이다.

⑤ 치료 및 간호

a. 약물

경증 환자에게는 보통 아스피린이나 NSAIDs, 이부프로펜(ibuprofen), 인도메타신(indomethacin)을 사용함으로써 증상을 완화시킬 수 있다. 일반적으로 진단검사의 결과와 환자의 증상에 따라 bisphosphonate와 calcitonin과 같이 뼈의 파괴를 지연시키는 약물을 사용한다.

b. 수술

수술은 필요한 경우에만 시행한다. 병소에 완전골절을 치료하거나 통증이 증가하는 경우 무릎과 경골 절골술로 재조정하기도 하고 대퇴골과 무릎 관절염에 대체술을 시행한다. 파제트병은 뼈에 혈관이 발달되어 있기 때문에 수술 시에 출혈 위험이 높다. 따라서 수술을 시행하기 전에 출혈 위험을 줄이기 위해서 bisphosphonate 치료를 시행하여 병의 활성도를 급격히 낮춘다.

c. 간호

간호중재는 통증조절과 외상과 골절을 방지하고 병의 진행과 치료과정에 대한 교육에 초점을 맞춰 수행한다.

• 만성 통증조절

파제트병 환자의 대다수에게서 통증이 나타난다. 때문에 환자의 안위를 위하여 통증조절에 주의를 기울여야 한다.

- 통증의 정도와 통증이 느껴지는 부위를 사정한다. 통증은 보통 부위가 명확하지 않아 환자들은 "깊숙이 쑤신다."고 표현한다.
- NSAIDs 약물의 표준 지침을 교육한다. 통증은 보통 야간이나 휴식 시 나타나고 압박이 가해지거나 체중 부하 시 더욱 심해진다.
- 코르셋이나 보조기를 사용할 경우에 올바른 사용 방법에 대해 교육한다.
- 열요법과 마사지를 적용한다. 열요법과 마사지는 중 정도 불편감을 경감시키는 데 도움이 된다.

• 신체 기동성 장애

자가간호를 수행하기 위해 신체 기동성을 유지하고 개선하도록 한다.

- 보행 시에 사용할 수 있는 신체 지지기구를 제공한다. 파제트병이 진행된 상태에서 환자들은 골절 경향이 높다. 뼈의 기형, 활동지속성 장애, 넘어지는 것에 대한 두려움, 통증 등으로 더 쉽게 넘어질 수 있다. 보행 시 보조기구들을 사용하여 보행을 독려하고 쉬는 동안에도 도움을

표 7-10 골다공증과 골연화증, 파제트병의 비교

특성	골다공증	골연화증	파제트병
병태생리	골파괴가 골형성보다 높음	뼈의 무기질 감소	파골세포가 활성화되고 불안전한 뼈가 형성됨
칼슘 농도	정상	낮거나 정상	낮거나 높음(특히 부동 환자)
Phosphate	정상	낮거나 정상	정상
부갑상선호르몬	정상	매우 높거나 정상	정상
Alkaline phosphatase	정상	높음	상승(간질환이나 임신 중일 경우 신뢰할 수 없음)
요중 hydoxyproline	해당 없음	해당 없음	상승
방사선 결과	골량 부족, 골절	뼈밀도 감소, Looser's zones, 가성 골절	구멍이 뚫린 것 같은 형상의 뼈, 뼈의 두께 상승, 선골절, 모자이크 패턴의 뼈조직

주는 기구를 제공한다.

- 올바른 신체역학에 대해 교육한다. 뼈의 기형이 있는 환자들은 물건을 들어 올리거나 몸을 뒤트는 행동을 피해야 한다.
- 운동계획과 운동치료에 대한 정보 제공을 강화한다. 환자의 피로를 최소화하고 장애를 막기 위해 신중히 계획한다.

• 지역사회 중심 간호

환자와 환자 가족들은 병에 대해 두려워할 수 있다. 치료가 가능한 질환이고 많은 증상들이 조절될 수 있다는 것을 이해시키는 것이 중요하다.

환자와 가족을 위한 교육 내용은 다음과 같다.

- 처방된 치료법에 따라 계획된 일정대로 행하는 것이 매우 중요하다. 왜냐하면 치료의 효과가 발현되는 데 몇 주의 시간이 소요될지 정확히 예측할 수 없고, 치료기간 동안에 얻은 반응들이 추후의 지속될 치료방향에 중요한 영향을 주기 때문이다.
- 만약 alendronate와 같이 bisphosphonate 또는 pamidronate가 처방이 되었다면 저칼슘혈증을 예방하기 위해 칼슘을 복용하도록 한다.
- 적절한 신체활동을 유지한다.
- 넘어지지 않도록 집안과 밖의 환경을 안전하게 유지한다.
- 외상이 발생한 경우가 아니더라도 갑작스럽게 통증이나 장애가 있다면 바로 병원에 연락한다.

(3) 염증성 대상자 간호

가. 골관절염(Osteoarthritis)

골관절염(arthritis)은 관절에 발생하는 염증성 질환이다. 류마티스관절염은 관절뿐 아니라 뼈와 근육에도 염증을 일으킨다. 골관절염과 류마티스관절염은 남성보다 여성에서 2배 이상 발생한다. 관절염의 가장 일반적인 종류는 골관절염(osteoarthritis), 류마티스관절염(rheumatoid arthritis), 통풍성 관절염(gouty arthritis) 등이다.

① 정의

골관절염은 일명 퇴행성 관절질환(degenerative joint disease; DJD), 퇴행성 관절염(degenerative arthritis)이라고 하며, 관절염 중 가장 흔하게 발생하고, 국소적인 퇴행성 변화가 나타나는 만성 질환이다. 골관절염은 주로 체중부하관절에 발생하는데, 우리나라 65세 이상 노인의 골관절염 유병률은 2013년 37.2%로 조사되었으며, 이와 관련한 65세 이상의 고관절, 슬관절 치환 수술 및 척추질환 수술 건수는 2006년 198,708건에서 2013년 372,721건으로 약 1.9배 증가하였다(Korean National Statistical Office, 2013).

속발성 골관절염은 관절 구조의 선천적 결함, 심한 외상이나 감염질환 및 대사장애 등으로 발생한다. 골관절염은 임상적 소견, 나이, 병력, 신체검진과 방사선 소견으로 진단한다.

원발성 골관절염의 원인은 노화로 인한 현상으로 보았지만, 오늘날은 관절 통합성의 문제, 유전적 소인, 국소적 감염, 기계적인 힘, 세포와 생화학적 과정 등의 복합적인 요인으로 발생하는 것으로 본다. 중년 이후 나이가 많을수록 발병 빈도가 높아지며, 여성에게서 많이 발생하고 호르몬대치요법을 하지 않는 폐경기 여성 등이 이환되기 쉽다. 가족력과도 관계가 있으며, 비만이 있는 경우 정상인보다 2배 이상의 발생률이 높다. 심한 운동이나 체중 부하가 심한 작업이나 운동선수처럼 과다한 사용 및 근육소실(sarcopenia)을 초래하는 운동 부족도 위험 요인이 된다.

속발성 골관절염의 원인은 선천성 기형, 반복되는 좌상이나 염좌 등의 외상, 관절탈구, 골절, 비정상적인 움직임을 초래하는 장애(예: 신경계질환), 활막의 콜라겐 분해효소 활동을 자극하는 약품(예: steroid, colchicine) 등이 있다. 당뇨병 등의 내분비이상이나 Paget병, 통풍(gout) 등의 대사성 질환에서 퇴행성 관절염이 많이 나타나고, 겸상세포빈혈(sickle cell anemia)과 혈우병(hemophilia) 등이 원인이 되기도 한다.

② 병태생리

골관절염은 무릎관절이나 고관절 같이 체중 부하를 많이 하는 관절의 가장자리에 골형성(bony formation)과 더불어 관절연골 표면에 발생한다. 관절면의 뼈가 과밀하거나 과잉증식(골증식체, spurs)됨에 따라 관절 간격이 좁아져 점점 눌리는 양상을 보인다(그림 7-37). 골관절염은 손가락 근위지관절, 손목, 팔꿈치, 발목, 척추 및 골반관절에 침범한다. 골관절염은 구조적, 기계적 특성 모두에 의미 있는 변화가 야기된다. 질병 초기의 연골은 수분이 더 많고, 뮤코다당(proteoglycan)은 더 적게 농축되어 있어 압박에 저항할 수 있다. 국소적으로는 새로운 콜라겐 합성이 감소하고, 기존의 콜라겐 파괴는 증가한다. 이러한 변화는 효소 방출을 자극하는 사이토카인(cytokines)을 방출하여 관절 구조를 변화시키는 것으로 보인다. 이것으로 연골조직이 더 심하게 손상되고, 새로운 콜라겐과 프로티오글리칸의 생산으로 손상을 회복할 수 있는 세포의 능력은 감소된다.

관절이 침범받으면 밝고 투명한 정상 연골이 불투명해지고 노랗게 된다. 시간이 경과하면서 연골이 갈라지고 깊은 골이 생기면서 침식되어 연골이 완전히 벗겨지면 연골 밑의 뼈가 관절로 완전히 노출된다. 이곳에 신생골이 형성되면서 골질의 증식과 비후가 일어난다. 이때 골낭종(bone cyst)과 속발성 활액낭염(secondary synovitis)이 나타나기도 한다. 결국 아탈구(subluxation)와 관절기형이 생겨 부종, 통증, 근경련과 염증 등이 생긴다.

③ 증상 및 증후

골관절염은 류마티스관절염과 증상이 비슷하지만, 질병이 진행될수록 차이가 나타난다. 골관절염과 류마티스관절염은 감별해야 한다(표 7-11).

골관절염은 전신증상이나 다른 장기의 증상이 나타나지 않는다. 반면 염증성 질환인 류마티스관절염에서는 피로나 발열, 다른 장기의 증상이 나타나는 점이 다르다.

골관절염의 주요 증상은 관절의 통증과 아침 강직(stiffness)이다. 통증은 춥거나 습기가 많은 날씨와 관절 사용 시 악화된다. 초기의 관절통은 휴식을 취하면 완화되지만, 질병이 진행되면 휴식이나 수면 시에도 관절의 불편함이 증가한다.

흔히 침범하는 관절은 무릎, 고관절, 경추와 요추, 근위와 원위 지관절, 발의 첫 중족골지관절 등이다. 무릎관절에서 내반슬(varus)과 외반슬(valgus), 굴곡(flexion), ROM의 제한 등이 나타날 수 있다.

증상이 심해지면 활동장애와 기능장애가 나타나는데, 서혜부와 엉덩이, 대퇴중앙부와 무릎으로 통증이 전이된다. 앉는 동작이나 의자에 앉았다가 일어서는 것이 힘들다.

통증과는 다르게 관절강직(joint stiffness)은 휴식 후나 한 자세로 오래 있을 때 나타난다. 류마티스관절염의 아침 강직(morning stiffness)과는 다르다. 과도한 활동은 관절 삼출물을 형성하여 일시적으로 강직을 일으킬 수 있다.

관절연골의 소실과 변성에 의해 관절면이 불규칙해지면

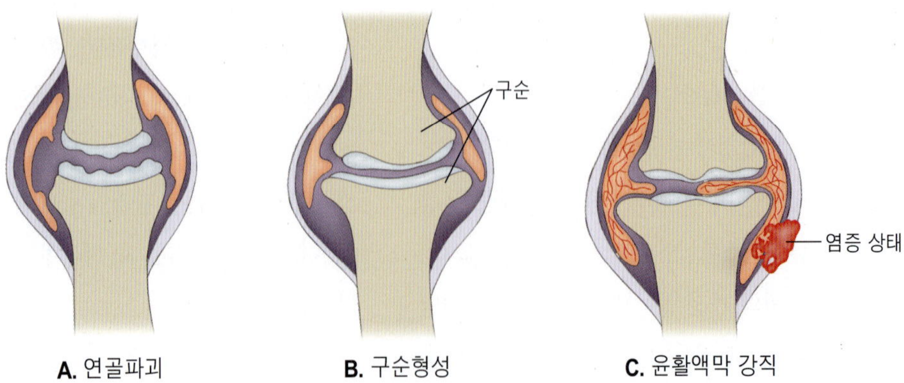

그림 7-37. 골관절염의 조직 변화.

표 7-11 골관절염과 류마티스관절염의 감별진단

	골관절염	류마티스관절염
병리 변화	연골퇴행, 골의 퇴행성 변화	활액막의 염증, 골파괴, 인대, 건, 연골, 관절막의 손상
침범 관절	손, 척추, 무릎, 둔부: 비대칭성	손목, 무릎, 중수지절관절: 대칭성
증상	국소통증, 강직, Heberden 결절, 대개 부종은 많지 않음	피로, 부종, 발적, 열감, 통증, 압통, 결절, 발열, 강직, 근육통
다른 침범 기관	없음	폐, 심장, 피부
예후	통증이 감소하는 경우도 있고 더 심해지거나 불구가 되는 경우도 있지만 심한 장애는 거의 없음	시간 경과에 따라 더 심해지지 않으며 기형 예방도 가능
호발 연령	45~90세: 대부분 노인층	25~50세
성별	남·녀 모두 비슷함	여성에게 더 흔함
유전	가족성 경향을 보이는 경우도 있음	가족성 경향이 강함
검사	X선	류마티스인자(80%), 혈액검사, X선, 관절액검사, Lyme titer
치료	활동수준 유지, 운동, 관절 보호, 체중조절, 이완, 열요법, 때로 투약이나 수술을 적용하기도 함	염증 감소, 균형 잡힌 운동 프로그램, 관절 보호, 체중조절, 이완, 열요법, 투약, 수술

운동 시 마찰음(crepitation)이 느껴질 수 있다. 무릎 골관절염 환자의 90% 이상에서 마찰음이 나타날 수 있다.

뼈의 과잉증식은 손가락의 원위지 관절에 Heberden 결절과 근위지 관절에 Bouchard 결절이 나타난다(그림 7-38). 통증으로 관절을 잘 사용하지 않으면 강직, 근육위축, 관절통이 악화된다.

골관절염은 흔히 척추의 L3~4와 C4~6에 영향을 준다.

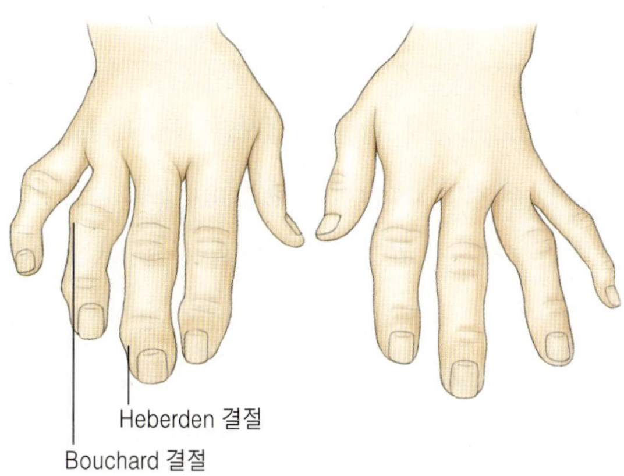

그림 7-38. 골관절염 시 손가락에 형성된 Heberden 결절과 Bouchard 결절.

척수신경근이 압박되면 사지의 통증, 강직, 근육경련 등을 호소한다. 심한 통증과 기형으로 보행과 자가간호 및 일상생활활동을 방해한다.

④ 진단검사

골관절염은 X선검사에서 구조적인 관절 변화가 나타난다. 질병의 진행에 따라 관절면이 좁아지거나 골경화(bony sclerosis), 골증식체(osteophytes), 골낭종(bone cyst) 등이 나타난다. X선상에 특별한 변화가 나타나지 않거나 의심이 될 때는 CT, MRI, 골조사(bone scan) 등을 한다. 일반 검사는 거의 정상이고, 혈액검사는 골관절염의 진단보다 다른 관절염을 확인하기 위해 수행한다. 2차성 활액낭염(secondary retrocalcaneal bursitis)이 있으면 ESR이 약간 상승한다.

⑤ 치료 및 간호

골관절염의 치료는 통증과 염증조절, 기능부전 예방과 관절 기능 유지 및 증진에 초점을 둔다. 골관절염치료는 다학

제 접근으로 이루어지는데, 예를 들면 영양사는 체중 감소 프로그램을 수행하고, 물리치료사는 ROM 등 운동 프로그램을 개발한다.

골관절염치료는 기본적으로 비약물요법을 적용하고, 부수적으로 약물 또는 수술 치료를 한다.

a. 보존적 치료

ㄱ. 휴식과 관절 보호

관절의 적절한 휴식과 운동의 균형이 중요하다. 염증의 급성기에는 휴식을 취하고, 필요시 부목(splint)을 사용할 수 있다. 1주일 이상 고정은 관절강직의 위험이 있으므로 주의한다. 장시간 서 있기, 무릎 꿇기, 쪼그리고 앉기 등 관절에 무리를 주는 활동은 피하고 지팡이나 보행기, 목발 등의 보조기구를 사용할 수 있다.

ㄴ. 온·냉요법

온·냉요법으로 통증과 강직을 감소시킨다. 골관절염에서 온요법을 냉요법보다 자주 사용하지만, 급성 염증에는 냉요법을 적용할 수 있다. 온요법은 특히 강직에 도움이 되며, 더운 주머니(hot pack), 와류욕(whirlpool bath), 초음파, 파라핀욕 등을 사용한다.

b. 식이요법

과체중일 경우 영양사와 함께 체중 감소 프로그램을 적용한다. 간호사는 환자의 현재 식단을 평가하여 적절한 변화를 유도한다. 조직의 치유를 돕기 위해 단백질과 비타민C를 권장한다. 항산화제인 비타민 C와 D를 많이 복용한 대상자가 골관절염 발병률이 낮다.

c. 운동

운동은 관절연골의 통합성을 유지하여 관절의 부담을 줄이고 관절의 움직임을 도와준다. 근육신장을 위한 유산소화와 특수 프로그램은 무릎 뼈관절염 환자의 통증과 기능장애를 완화시키는 데 가장 효과적이다.

자가간호를 증진시키고 활동과 휴식이 균형을 이루도록 한다. 운동은 가벼운 활동부터 점진적으로 증가시키고, 약간의 불편함이 있더라도 매일 규칙적으로 운동하도록 교육한다. 근육긴장(muscle tone)과 근력을 증가시키면 통증이 완화될 수 있다. 능동적인 ROM 운동과 근력 증강을 위한 등장성 운동을 교육하고, 필요하면 지팡이, 목발, 보행기 등의 사용 방법을 교육한다. 굴곡된 자세로 오래 있으면 관절 경축이 초래될 수 있다.

d. 보완요법

보완요법이 증상 완화에 많이 이용되고 있으며, 최근 경피적 신경자극법(TENS), 태극권운동, 수지요법, 요가, 마사지와 심상유도법 등이 효과적인 방법으로 알려져 있다. 특히 glucosamine과 chondroitin sulfate와 같은 건강보조제는 무릎의 중증에서 심한 정도의 관절 통증을 완화시키고 관절가동력을 증진시키는 데 효과가 있는 것으로 보고되었다.

e. 약물요법

약물요법의 목적은 통증과 관절염증을 줄이는 것이다. Acetaminophen(Tylenol, Atasol)을 통증 완화에 우선적으로 선택하지만, 간손상이 있거나 알코올중독자의 경우에 4,000mg/일 이상 복용하면 간손상을 초래할 수 있다. Acetaminophen과 같이 사용할 수 있는 capsaicin 크림(Zostrix)은 통증의 신경전달물질인 substance P를 차단한다.

Acetaminophen에 반응이 없으면 NSAIDs로 치료할 수 있으며, 초기에 ibuprofen(Motrin) 200mg을 투여한다. 위장관계 문제가 있는 경우는 misoprostol(Cytotec)을 사용할 수 있다. 대부분의 NSAIDs는 cyclooxygenase인 COX-1과 COX-2를 억제한다. COX-1은 위장관계의 정상적인 세포의 활동(예: 위벽 보호)을 조절하는 prostaglandin을 생산하고, COX-2는 염증 부위에서 prostaglandin을 생산한다. 대부분 NSAIDs 약물은 COX-2 효소를 억제하여 소염 효과를 가져오나, COX-1도 억제하기 때문에 위장부작용이 나타난다. 새로운 NSAIDs 약제인 cerecoxib(Celebrex), rofecoxib(Vioxx) 등은 특별히 COX-1은 억제하지 않고 COX-2만 억제하여 위장관계 부작용 없이 통증과 염증을 제거한다.

골관절염치료에 사용하는 항생제 Doxycycline(Vibramycin)은 관절분해효소 생산을 저해하여 연골소실을 감소시킨다. 정상 관절액과 관절연골에서 발견된 Hyaluronic acid(HA)는 활액의 점도와 탄성을 유지하며 관절이 손상되면 분해될 수 있다. HA유도체인 orthovisc, synvisc, supartz, nuflexxa와 hyalgan 등은 연골 표면을 부드럽게 하는 충격흡수제로서 3주 단위로 무릎에 직접 주사하면 6개월 이상 통증이 완화될 수 있다. 관절강 흡인 후 스테로이드(Depo-Medrol)를 주사하면 통증을 완화시키고 관절기능을 증진시킬 수 있다. 최근에는 스테로이드보다 작용시간이 짧고 염증반응의 강력한 억제 및 빠른 분해효과가 있는 triamcinolone을 선호한다.

f. 수술

보존적 치료방법에 반응이 없는 골관절염 환자는 수술요법을 적용한다. 수술을 결정하기 전에 환자가 스스로 선택할 수 있도록 수술에 대한 정보를 제공한다. 환자에게 관절기능 상실, 심한 통증, 자가간호 수행 능력의 감소 등이 있으면 삶의 질을 향상시키기 위해 활막절제술(synovectomy), 관절고정술(arthrodesis), 재형성술(reconstructive surgery) 등을 고려한다. 활막절제술은 뼈와 연골에 생기는 손상으로 부어오른 활막을 제거하는 것이다. 관절고정술은 관절 표면이 심하게 파괴되었을 때 수행한다. 전 관절치환술은 가장 많이 하는 수술로서 체중을 부하하는 고관절이나 슬관절이 완전히 손상받았을 때 수행한다. 관절내시경시술로 손상된 인대를 제거한다. 관절기형을 교정하기 위해 드물지만 절골술(osteotomy)을 시행한다.

ㄱ. 전관절치환술(Total joint replacement; TJR)

관절치환술은 다른 보존적 방법이 유용하지 않을 때 시행하는 방법으로, 둔부와 무릎관절에서 가장 많이 시술하며, 손가락, 손목, 팔꿈치, 어깨, 발가락, 발목까지 적용한다. 골관절염 외에도 류마티스관절염, 선천성 기형, 상해, 무혈관성 골괴사(avascular bone necrosis) 등의 장애가 있을 때에도 시행한다.

전신감염이나 심한 염증, 골다공증이 있을 때는 수술을 할 수 없다. 신체 다른 부위에 염증이 있으면 이를 치료한 후에 수술한다.

ㄴ. 전슬관절치환술(Total knee replacement; TKR)

인공으로 만든 구조물을 슬관절에 부착시키는 치환술의 한 형태이다. 일반적으로 관절구형(condylar)과 경첩형(hinged)의 두 가지 형태가 있다. 관절구형은 금속성의 대퇴 구조물(femoral component)과 고밀도 폴리에틸렌의 경골 구조물(tibial component)로 이루어졌다. 경첩형은 대퇴축 끝부분을 가까운 경골축 속으로 삽입하여 연결한 구조물로서 금속성 보철기이다. 경첩형은 인대조직의 지지 능력에 결함이 있는 불안정한 무릎에 주로 사용한다. 두 가지 형태 모두 보통 methyl methacrylate를 이용해 결합시킨다. 전슬관절치환술은 보존적 치료나 수술로 통증조절에 실패한 경우 불안정한 무릎, 일상생활활동의 어려움, 류마티스관절염이나 골관절염으로 관절이 파괴된 경우에 적용한다. 심한 골다공증, 감염, 비만증, 의욕상실 등이 있는 경우 새로운 관절이 적절한 기능을 하지 못하므로 수술하지 않는다.

전슬관절치환술의 경과는 물리치료와 함께 환자의 활동능력과 인내력에 좌우된다. 고관절전치환술(total hip replacement; THR)보다 재활기간이 길고 통증이 있을 수 있다.

잠재적인 합병증은 탈구, 상처 감염, 출혈과 빈혈, 신경과 혈관손상, 정맥혈전증 등이다. 수술 중에 대퇴에 지혈대를 사용하기 때문에 폐색전을 유발할 수 있다.

• 전슬관절치환술 간호

수술 전 간호

치환술에 대한 환자의 이해 정도를 사정하고, 의료진은 수술 절차와 수술 후 기대되는 변화를 설명한다.

간호사는 수술 전에 환자를 교육한다. 보철에 대해 소개하고 필요한 교육자료를 제공한다. 수술 전 교육은 수술 후 이동방법, 주의점, 보행, 운동 등을 포함한다.

수술 후 간호

수술 후 간호와 합병증 예방을 위한 간호가 필요하다.

- **탈구 예방:** 가장 흔한 합병증은 부분 혹은 완전 탈구(dislocation)이다. 정확한 자세를 유지하기 위해 마취에서 회복되면 바로 눕혀 머리를 약간 높여 준다. 다리의 내전(adduction)을 막기 위해 외전베개나 부목 등의 지지대를 착용한다. 기능적 자세를 유지하고 회전을 예방하기 위해 안정용 부츠(cradle boot)를 착용하여 손상받은 다리를 중립으로 유지한다.

  간호사는 통증, 수술 받은 다리가 짧아지거나 회전되는 등의 탈구 징후를 관찰한다.
- **감염 예방:** 간호사는 수술 부위 감염 징후인 체온 상승, 배출액 과다와 냄새 등을 관찰한다. 수술 후에 발생하는 감염은 수술 시 감염에 의한 것이므로 수술 시 항생제를 투여하고 무균술을 지킨다.
- **출혈과 빈혈:** 간호사는 수술 부위의 출혈이나 배액관으로 나오는 분비물의 양과 색깔을 확인한다. 헤모글로빈과 헤마토크릿을 주기적으로 검사한다. 배액관은 수술 후 1~2일에 제거한다. 수술 전에 자가수혈법(autologous blood transfusion: 수술 전에 미리 혈액을 채취해 두었다가 수술 중이나 후에 사용)과 혈액회수법(collecting shed blood: 수술 부위의 혈액을 모아 혈관으로 주입하는 방법)을 통해 수혈할 수 있다. 빈혈을 예방하기 위해 Epogen, Procrit, Eprex 등의 조혈제를 투여한다.
- **신경혈관의 문제:** 활력징후와 하지로 가는 순환기능을 사정한다. 수술 후 통증은 통증자가조절기인 PCA(patient controlled analgesia)나 약물을 지속적으로 주입하는 펌프인 Pain Buster를 활용한다.
- **운동장애:** 대개 수술 다음날이면 침상 밖 기동을 격려한다. 침상 밖 기동 시에 간호사는 환자의 수술한 쪽에서 지지해 주고, 환자는 손상받지 않은 다리로 서도록 하고 수술한 다리에 체중이 가해지지 않게 앉도록 한다. 의자에 앉을 경우 수술 초기에는 환부를 베개로 받쳐서 상승시킨다. 기동을 위하여 무릎 고정장치를 적용할 때 너무 조이거나 느슨하지 않도록 하고, 수술 후 약 2~10일에 제거한다.

  수술 후 1~2일부터 다리 곧게 올리기 운동과 사두근 힘주기운동을 시작하여 근육의 강도와 기능을 증가시킨다. 지속적 수동운동(continuous passive motion: CPM) 기구로 무릎을 천천히 부드럽게 구부리고 펴는 운동을 한다.

  퇴원은 대개 수술 후 3~7일 후에 하고, 환자가 독립적으로 침대 출입이 가능하고 무릎을 90° 각도로 구부리고 완전히 펼 수 있을 때 한다.

  수술이 성공적이면 통증에서 벗어나 무릎이 안정되어 정상적인 일상활동을 수행할 수 있다. 정상 활동이 보철기에 손상을 주지는 않으나 낙상에 주의해야 한다. 재활기간이 고관절 전 치환술보다 오래 걸리며, 몇 달 동안 기동을 위한 보조기가 필요하다.

나. 류마티스관절염(Rheumatoid arthritis)

① 정의 및 원인

류마티스관절염(Rheumatoid Arthritis: RA)은 활막관절(윤활 관절, synovial joint) 내의 결합조직에 염증성 변화를 가져오는 만성, 전신적인 자가면역질환으로 가장 흔한 관절염의 형태이다. 발생 빈도는 여성이 남성보다 2~3배 정도 높으며 어느 연령에서나 발생하지만 나이가 들면서 발생률이 증가하고, 특히 40~60대의 발생 빈도가 높다.

원인으로는 자가면역과 유전 등이 있다. 자가면역으로 바이러스나 미생물에 의한 감염설과 대사장애나 호르몬의 부조화설이 있으며, 확실하지 않으나 활액막 내의 림프구의 증가와 면역글로불린G(IgG)에 대한 직접적인 자가항체인 류마티스인자(Rheumatoid Factor; RF)가 혈장 내에 존재하고 있는 점으로 보아 자가면역반응설이 유력하게 지지되고 있다. 그러나 류마티스인자의 증가는 류마티스관절염 외에도 다른 결체조직질환(전신홍반성 질환, 결핵, 심내막염 등)에서도 나타나므로 혈청검사상 류마티스인자가 양성일지라도 이를 류마티스질환이라고 확진하지 못하고 여러 가지 특징적인 증상들을 고려해서 진단을 내리고 있다.

유전적 요인은 류마티스인자의 발견에 있어 중요하다. 예를 들면, 이란성 쌍둥이보다도 일란성 쌍둥이에게서 유병률이 높은 것이 발견되었으며 이는 HLA(human leukocyte antigen)의 존재로 가족력에 대한 증거이다.

② 병태생리

류마티스인자는 민감한 숙주가 항원에 대해 초기 면역반응을 시도하면서 이에 따른 변화를 시작한다. 항원은 모든 환자들에게는 아니지만 비정상 면역글로불린(IgG) 형성을 촉진시키고 이러한 비정상 IgG에 대항하는 자가항체들의 존재로 류마티스인자를 알 수 있다. 자가항체들은 류마티스인자로 알려져 있으며 초기에 활액막 또는 관절연골 표면에 침전된 면역복합체들을 형성하기 위해 IgG와 결합한다. 면역복합체 형성은 보체를 활성화시키고 염증반응 결과를 유도하게 된다.

정상관절에는 존재하지 않고 RA에 이환된 관절에서만 발견되는 활성화된 T세포는 면역반응과 염증반응을 일으키는 사이토카인(cytokine)인 interleukins(IL-1, IL-6)와 종양괴사인자(tumor necrosis factor)를 포함하여 과립대식세포집락자극인자(granulocyte-macrophage colony stimulation factor)와 다른 성장 요소를 자극하여 연골을 파괴시키고 염증을 증가시킨다.

비후된 활액막은 연골, 인대, 건, 관골구 등의 주위를 침식해 가면서 만성 염증으로 인해 관절 변화가 따르게 된다. 류마티스관절염으로 염증반응이 생기면 주위 조직이 파괴되고 초기에는 관절 부종과 통증이 있으며 후에는 관절 주변의 증식된 활액막(synovium)이 육아조직으로 대치되면서 관절이 파괴되고 통증과 함께 관절강직이 나타난다. 류마티스관절염은 점진적으로 진행되며 결국에는 관절의 구조 변화와 기능장애가 나타난다. 만성 관절염이 확진된 후에도 증상이 심해지는 악화기가 있는가 하면 완화되는 시기가 있으며 이러한 과정은 반복된다.

류마티스관절염에서 나타나는 관절의 병리적인 변화는 활액막염(synovitis), 판누스(pannus) 형성, 섬유성 관절강직, 골강직성 변형의 4단계 변형이 있다(그림 7-39).

a. 활액막 염증 시기

류마티스관절염의 초기 병리적인 변화는 활액막의 염증으

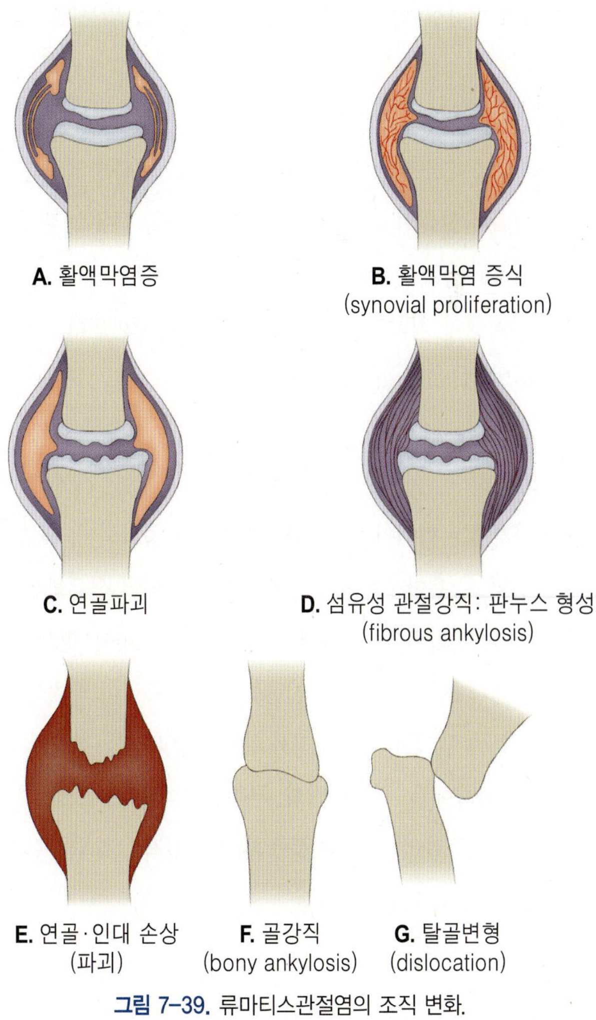

그림 7-39. 류마티스관절염의 조직 변화.

로 활액막에 울혈과 부종이 있고 다형핵 백혈구가 증가되며 후에는 림프구와 형질세포가 침윤되면서 융모돌기가 관절강 내로 돌출한다. 활액막의 일부가 괴사되고 섬유아세포가 있으며 그 외측이 섬유성 조직으로 덮여 있다.

b. 판누스 형성

판누스(pannus)는 활액막에서부터 생긴 염증성의 얇은 육아조직으로서 활액막선을 따라 관절면까지 파급된다. 판누스는 혈관성 육아조직이 연골 표면에 형성된 것으로서 붉은색을 띠고, 거칠며, 연골 바로 밑에 단단히 붙어 있어 관절연골로 가는 영양공급을 차단한다. 그 결과 연골이 용해되어 관절연골이 파괴되고 부식되면서 경계가 모호해지며 탈구나 섬유성 결체조직으로 대치된다. 판누스가 연골하골(subchondral bone)과 주변 조직에서 계속 성장함에 따라 관절낭과 연골하골까지도 점차적으로 손상을 입는다.

c. 섬유성 관절강직

활액막의 육아조직이 점차 섬유조직으로 변하면서 근섬유가 퇴행되어 섬유성 조직으로 대치된다. 이를 섬유성 관절강직(fibrous ankylosis)이라 한다. 이 시기에는 근육의 탄력성과 수축성이 저하되고 관절의 가동력이 제한된다. 그 결과 관절변형(joint deformity)이 온다.

d. 골강직

이 시기에는 혈액이 탁해지고, 백혈구가 증가되며, 관절낭이 손상되고, 육아조직이 골단부까지 파급되어 섬유화된다. 이는 점차 골화되어 골강직(bony ankylosis)이 형성되면서 근섬유가 퇴행되고 근육의 탄력성과 수축력이 약화된다.

이러한 네 단계가 계속되면서 관절기형과 기능장애가 심해지고, 피하에는 결체조직의 부종으로 류마티스성 결절(nodule)이 주관절 부위 뼈 돌출부에 특징적으로 나타난다.

③ 증상 및 증후

류마티스관절염 증상의 발현 시기는 잠행적이고 증상 또한 매우 다양하여 피로, 식욕 부진, 체중 감소, 전신적인 강직증 같은 비특이적인 증상들이 관절 증상을 호소하기 이전부터 진행된다.

조기 증상: 피로감, 체중 감소, 열, 권태감, 아침에 강직(조조강직), 휴식과 움직임 시 통증, 야간통증, 관절부종, 삼출물 'boggy' joint

후기 증상: 창백증, 빈혈, 손(발)가락의 색깔 변화(청색, 발적, 창백), 근육허약, 위축, 관절기형, 부전마비, 관절운동 감소(경축, 아탈구, 탈구), 통증 증가

여러 면에서 골관절염과의 감별이 요구된다.

a. 관절 증상

침범된 관절에는 염증 증상인 열감, 부종, 통증 및 관절강직, 운동제한이나 기능상실이 경미한 상태에서부터 매우 심한 상태까지 차이가 많다. 이환관절은 특히 아침에 조조강직(morning stiffness)으로 뻣뻣하며 기상 후 30분이 지난 후에야 부드러워진다. 관절의 통증과 부종은 관절에만 국한되지 않고 근육, 건, 인대로 퍼지며 날씨가 습하거나 과로, 피로, 정신적 긴장이 있으면 증상이 악화된다.

b. 주요 이환 관절

흔히 손가락관절과 발의 중족지관절(metatarsophalangeal; MTP) 같은 소관절이 영향을 받으며 주로 대칭적으로 나타난다. 점점 손목관절, 팔꿈치관절과 어깨관절, 대퇴관절, 무릎관절, 발목관절에도 증상이 나타나고 경추, 측두하악관절, 흉쇄관절 등 모든 관절에 다 나타날 수 있다. 손에는 특징적으로 근위지관절에 부종이 있고 제2, 3손가락의 중수지(metacarpophalangeal; MCP)관절에는 대칭적인 부종이 나타난다. 주먹을 쥐기 힘들고 손목관절은 대체적으로 굵어지며 굴곡운동이 제한된다(그림 7-40).

c. 위축과 기형

증상이 심하면 근육위축으로 힘이 약해지고 운동제한이나 기능장애와 변형이 나타난다. 즉, 상완부의 내전과 내회

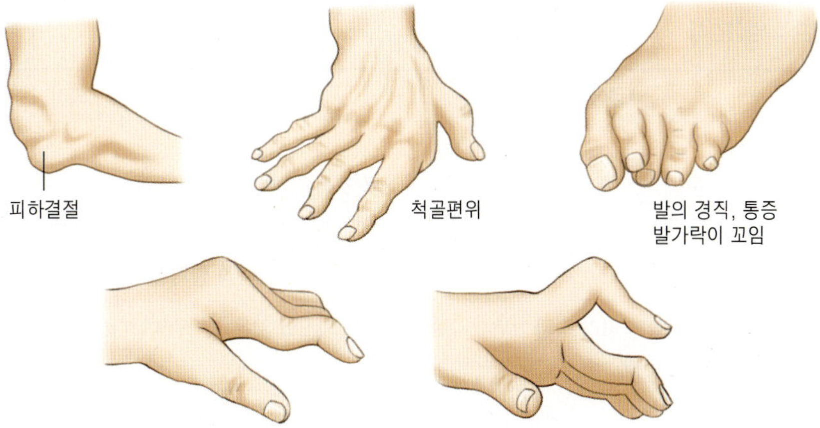

그림 7-40. 류마티스관절염 증상.

전 변형, 주관절의 굴곡, 전완부의 회내전, 손목관절의 굴곡과 척골 쪽으로 편위(ulnar deviation), 손가락관절의 신전변형으로 swan neck이나 boutonniere 변형이 있다. 또한 슬관절의 굴곡 변형, 엄지발가락의 건막류(bunion), 족부의 첨내반족(equinovarus), 발가락의 갈퀴발 등으로 통증과 보행장애를 야기한다.

d. 관절 외 증상

질환이 진행됨에 따라 거의 모든 신체조직에 영향을 준다. 주요 세 가지 증상은 류마티스결절(rheumatoid nodule), 쇼그렌증후군(Sjogren's syndrome), 펠티증후군(Felty syndrome)이다. 사지말단부에는 발한과 청색증과 한기가 있으며 전체 환자의 약 25% 정도에서 주관절 피하에 류마티스 피하결절이 나타난다. 이 결절은 지속되거나 자연퇴화될 수 있으며 일반적으로 재발 가능성이 높기 때문에 제거하지 않는다. 그러나 쉽게 상처가 나거나 감염될 수 있으므로 주의해야 한다. 결절은 공막이나 폐에도 생길 수 있으며 예후가 좋지 않음을 암시한다. 쇼그렌증후군은 환자의 약 10~15%에서 볼 수 있으며, 단독으로 발생하거나 류마티스관절염 혹은 전신홍반루푸스 같은 다른 관절질환과 함께 나타나기도 한다. 증상으로는 눈물샘과 타액 분비의 감소로 안구 통증, 이물감, 가려움 등을 호소하며 광과민성(photosensitivity)을 경험한다. 펠티증후군은 류마티스 결절이 심한 환자의 대부분에서 발생하는 증상인데 이는 염증성 안질환, 비장비대, 림프샘증, 폐질환 그리고 빈혈, 혈소판감소증, 과립구감소증 같은 혈액이상 등으로 특징지어진다.

ㄱ. 주호소

항상 피곤하고 전신의 허약증과 나른함을 호소하며, 다음과 같이 호소한다.

- 수족을 움직이기 힘들고 통증이 있으며 움직이면 더 아프다.
- 주먹을 꽉 쥐지 못한다.
- 관절부의 피부 표면에 열감이 있다.
- 근육이 허약하고 위축된다.
- 사지의 피부가 얇아지며 윤기가 있고 손가락은 차고 습하다.
- 관절의 피하조직에 결절이 있다.
- 사지의 모양이 변형된다.

e. 합병증

치료를 하지 않을 경우 빠르면 질환의 첫 1년 내에 관절파괴가 시작된다. 굴곡경축과 손의 변형으로 인해 쥐는 힘이 감소되고 자가간호 수행이 어려워진다. 공막의 결절은 백내장과 시력감소를 가져올 수 있다. 류마티스결절로 인해 합병증 등이 생길 수 있는데 피부나 결절에 궤양이 생길 수 있고

표 7-12 결체조직질환의 임상검사

검사	정상치	비정상 수치의 의미
류마티스인자 • Rose-Waaler • Latex agglutination	 음성 <1:16	 증가 시 결체조직질환의 가능성이 있음 민감한 검사이나 어느 구체적 질환을 나타내지는 못함
항핵항체(ANA)	음성	SLE, PSS, RA, 기타 염증성 결체조직질환에서 상승
혈청보체(serum complememt) (C′ 또는 CH50)	검사실에 따라 다양	수치의 저하는 SLE와 같은 자가면역질환을 의미
LE preparation	음성	• 선별검사로 이용 • 음성이 나와도 SLE가 아니라고 단정하지 못함
SPEP • Albumin • Globulin α1-globulin α2-globulin β-globulin γ-globulin	 3.5~5.0g/dL 0.1~0.3g/dL 0.6~1.0g/dL 0.7~1.1g/dL 0.8~1.6g/dL	 • 결체조직질환 의미 • α-globulin의 증가는 급성 염증 • γ-globulin의 증가는 만성 염증
HLA 검사(HLA-B27)	없음	HLA-B27이 존재하면 Reiter증후군이나 강직성 척추염 의미

SLE: 전신홍반성낭창(systemic lupus erythematosus)
PSS: 진행성 전신성 경화증(progressive sytemic sclerosis)
RA: 류마티스관절염(rheumatoid arthritis)
SPEP: 혈청단백영동검사(serum protein electrophoresis)
HLA: 사람백혈구항원(human leukocyte antigen)

성대결절은 쉰 목소리를 가져오고 척추에 생긴 결절은 골구조를 파괴하기도 한다. 질환의 말기에는 흉막염, 흉막삼출증, 심낭염, 심낭삼출증, 심근증과 같은 심폐질환이 나타난다. 신경근육침범으로 인해 수근관증후군(carpal tunnel syndrome)이 나타날 수 있다.

표 7-13 류마티스관절염의 진단 기준

다음 일곱 가지 중 네 가지 이상이면 류마티스관절염으로 진단한다.

- 적어도 1시간 이상 지속되는 아침강직(morning stiffness)
- 3군데 이상의 관절에서 나타나는 부종
- 손목, 근위지절관절 및 중수수지관절의 부종
- 관절의 대칭적인 부종
- 류마티스 결절(rheumatoid nodules)
- RF 검사에서 양성
- 손의 X선검사상 전형적인 RA의 변화

RF: Rheumatic factor

④ 진단검사

정확한 진단은 불필요한 불구를 예방하고 적절한 치료의 시작에 필수적인 요소이다. 주로 병력과 신체검진을 기초로 진단하게 되는데, 질환을 확진하고 경과를 모니터링하기 위해 몇 가지 임상검사가 유용할 수도 있다(표 7-12).

류마티스관절염의 조기진단에 도움을 주기 위하여 미국 류마티스학회에서는 다음과 같이 새로운 진단 기준을 제시하고 있다(표 7-13).

류마티스관절염 진단 기준(2010년)은 만성기의 질환을 정의하는 것보다 조기 진단과 발병을 억제하는 효과적인 치료법의 확립에 초점을 맞추고 있다. 새로운 진단 기준에서 '류마티스관절염 확정례(definite RA)'로 진단되는 것은 활액막염을 설명할 수 있는 더 나은 진단이 없다는 가정하에 최소 1개의 관절에서 활액막염이 확실히 존재할 때이다.

a. 류마티스인자

류마티스관절염 환자의 거의 80%에서 혈청검사를 하면 류마티스인자(rheumatoid factor; RF)가 흔히 양성으로 나타난다. 질환의 활성기에 역가(titer)가 높아지고 결체조직의 감마글로불린이 변형되어 생겨난 것으로 생각된다. 류마티스인자는 류마티스관절염이 있을 때만 특정하게 나타나는 것은 아니지만, 류마티스인자 역가가 높으면 전형적인 임상징후와 더불어 류마티스관절염 진단을 확정하는 데 도움이 된다. 관절의 염증을 감소시키는 치료를 하면 류마티스인자 역가도 일반적으로 낮아지게 된다.

b. 혈액검사

급성 염증의 일반적 지표인 적혈구 침강 속도(ESR)와 C-reactive protein(CRP) 검사치가 보통 급성과 만성 시기 모두에서 상승된다. 항핵항체(antinuclear antibody; ANA) 역가 또한 높아지고 일반적으로 백혈구 수는 약간 상승하거나 정상이지만 백혈구 감소 증상이 나타날 수도 있다.

c. 활액 변화

질환의 초기에 활액(synovial fluid)은 일반적으로 볏짚색깔로 탁하고 점도가 저하되어 있으며 활액 내의 백혈구가 약 50,000/mm^{3}로 증가되는데, 대부분 중성구가 증가한다.

d. 방사선 소견

방사선 소견은 초기에는 연조직 부종만 있으나 점차적으로 관절 주위의 골다공증이나 관절면 말단부의 연골침식, 관절강 협착(연골침식 때문), 아탈구, 변형 등이 나타나고 수년 후에는 퇴행성 변화가 나타난다. 질환이 진행되면서 관절 변형이나 골강직이 나타난다. 골스캔(bone scan)은 초기 관절 변화를 발견하고 진단을 확진하는 데 유용한 검사이다.

⑤ 치료 및 간호

류마티스관절염 환자의 치료는 약물요법과 환자 교육이다. 교육은 약물의 정확한 투여법, 부작용에 대한 보고와 의학적 검사 또는 임상검사를 위한 추후방문 등에 대한 내용이 포함되고 이러한 교육에는 환자뿐 아니라 가족이 포함된다. 류마티스관절염의 주요 치료법으로는 신체 증상을 개선시키기 위한 비스테로이드성 소염제(NSAIDs), 관절운동과 근력을 지속시키기 위한 물리치료, 상지 기능을 발달시키기 위한 작업치료 등으로 구성된다.

a. 약물요법

관절염 치료약의 종류는 비스테로이드성 소염제(NSAIDs), 진통제, 스테로이드제제, 항류마티스제제(DMARDs)와 면역억제제, 근육이완제 등이 있다(표 7-14).

ㄱ. 비스테로이드성 소염제(NSAIDs)

NSAIDs(nonsteroidal anti-inflammatory drugs)는 항염, 진통, 해열 작용이 있으며, 류마티스관절염의 염증을 억제하지만, 장기간에 걸친 관절 손상을 예방하지는 못한다. 좌약, 정제, 주사약 등이 있으며 아스피린과 살살레이트(salsalate), 콕스투(COX-2) 억제제가 대표적인 약이다. 이 약은 단일요법으로 사용하지 않고 DMARDs와 스테로이드와 병용하여 사용한다.

ㄴ. 아스피린(ASA)

아스피린(acetylsalicylic acid; ASA)은 통증 완화와 염증조절에 효과적이다. 가장 흔한 부작용은 소화불량, 상복부 통증, 메스꺼움과 위궤양이나 위출혈이므로 반드시 식후에 복용한다. 아스피린 복용 시 또 다른 부작용으로 이명, 어지러움증, 청력 저하가 있다. 신장에 영향을 주어 혈압이 상승되거나 신장 기능이 악화될 수 있으며 60세 이상 고령이거나 이전에 소화성 궤양이나 신장질환 또는 심장질환 경험이 있는 경우 더 잘 일어난다. NSAIDs는 간기능에 영향을 줄 수 있으므로 약 복용 시 간기능검사를 해야 한다. 또한 고혈압 약제를 복용할 때는 약 효과에 지장을 주기도 하고, 와파린(warfarin) 같은 항응고제를 복용하는 경우에 출혈 경향이 증가된다. 비스테로이드성 소염제를 복용하

표 7-14 류마티스관절염과 결합조직장애 치료 약물 *(계속)*

약물 범주	작용	적응증	간호
NSAIDs			
• Ibuprofen (Motrin, Advil) • Declofenac (Voltaren) • Naproxen (Naprosyn)	• 프로스타글란딘 합성 억제로 항염증, 진통 작용, 시상하부에 작용하여 해열 작용	• 류마티스관절염, 골관절염, 경증에서 중정도 통증 • 건선관절염, 전신홍반성 낭창	• 부작용 관찰: 오심, 구토, 설사, 변비, 흐린 시야, 이명 • 천식이나 신장, 간 또는 조혈 기능장애가 악화되는지 관찰 • 약물 상호작용 인식: Aminoglycosides, anticoagulants, beta-blockers 등 • 음주와 흡연이 위장관계 출혈 빈도를 증가시킨다는 것을 교육 • 특히 심혈관질환이 있는 경우 심근경색증, 뇌졸중, 심혈관 혈전 위험이 증가됨을 교육
Cyclooxygenase-2(COX-2) 억제제			
• Celecoxib (Celebrex)	• 프로스타글란딘 합성을 억제하여 항염증, 진통해열 작용	• 류마티스관절염 • 골관절염 • 강직성 척추염 • 수술 후 통증	• 부작용 관찰: 소화불량, 복통, 오심, 두통 • 간독성 증상(오심, 구토, 가려움증, 복통)과 위장관계 출혈(흑색변, 상복부 불편감) 증상 관찰 • 약물 상호작용 인식: 이뇨제, aminoglycosides, warfarin, 안지오텐신전환효소(ACE) 억제제 등 • 약물의 변화된 효능이나 독성 관찰 • Hb, Hct, 전해질과 간 및 신장 기능 관찰 • 특히 심혈관질환이 있는 경우 심근경색증, 뇌졸중, 심혈관 혈전 위험이 증가됨을 교육 • 투약 2시간 전이나 후에 제산제 투여
Disease-modifying antirheumatic drugs(DMARDs)			
• Methotrexate (MTX, Rheumatrex)	• T림프구를 억제하고 DNA, RNA 및 단백질결합에 필요한 엽산을 고갈시켜 면역 억제 작용	• 심한 기능장애를 가진 류마티스관절염 • 건선관절염, 전신홍반성 낭창	• 부작용 관찰: 두통, 발적, 오심, 구토, 설사, 구내염, 탈모증 • 심각한 부작용 관찰: 골수억제(간, 폐, 신장, 위장관계 독성), CBC, 신장과 간 기능, 대사 기능 및 X선검사를 규칙적으로 관찰 • 약물상호작용 인식: ASA, NSAIDs, digoxin, phenytoin 등 • 약물 효능과 독성 관찰 • 음주와 카페인은 독성을 증가시키는 것과 처방 없이 구입 가능한 약물을 사용하기 전에 의료인과 상담하도록 교육 • 광선민감성이 있으므로 자외선차단제를 사용하도록 교육
면역억제제			
• Cyclosporine (Sandimmune, Neoral) • Mycophenolate (CellCept) • Azathioprine (Imuran)	• 림프구 복제를 억제하거나 조력자 T림프구를 파괴함으로써 면역반응 억제	• 보존적 치료 방법에 반응하지 않는 류마티스관절염치료 • 전신홍반성 낭창	• 부작용 관찰: 다모증, 고혈압, 오심, 구토, 감염 • 독성 증상 관찰: 진전, 발작, 정신상태 변화, 시각장애, 신독성, 신경독성 • CBC, Mg, K, 혈당, 간과 신장 기능검사 관찰 • 약물 상호작용 인식: Digoxin, NSAIDs, erythromycin, verapamil, cimetidine, allopurinol 등 • 약물 농도 변경, 신독성, 백혈구감소증 관찰
• Cyclophosphomide (Cytoxan)	• DNA, RNA, 단백질 합성 차단	• 심한 류마티스관절염	• 부작용 관찰: 어지러움증, 오심, 구토, 탈모증, 고칼륨혈증, 저나트륨혈증 • 심각한 부작용 관찰: 백혈구감소증, 폐색전증, 간질성 폐섬유증, 신독성, 출혈성 방광염 • 백혈구와 혈소판, Hct, 전해질과 소변 검사를 포함한 신기능 관찰

(계속)

표 7-14 *(계속)* 류마티스관절염과 결합조직장애 치료 약물

약물 범주	작용	적응증	간호
Sulfonamide antibiotic			
• Sulfasalazine (Azulfidine)	• 아라키돈산대사를 저하시켜 염증 감소	• 류마티스관절염의 일자적 치료	• 부작용 관찰: 발적, 두통, 오심, 구토, 혈액이 섞인 설사 • 심각한 부작용 관찰: 골수억제, 간염 • CBC, 신장 및 간기능검사 모니터
종양괴사요소(tumor necrosis factor; TNF)억제제			
• Etanercept(Enbrel) • Infiximab (Remicade) • Adalimab(Humira)	• TNF 중개 세포반응을 예방하여 염증 감소	• 류마티스관절염 • 건선관절염 • 강직성 척추염	• 부작용 관찰: 감염, 두통, 오심, 주사 부위 반응 • 심각한 부작용 관찰: 특히 잘 조절되지 않는 당뇨 환자에게 혈액악액질, 수초탈락질환, 패혈증 • CBC, 흉부방사선검사, 소변검사, C반응당백질 관찰 • 약물상호작용 인식: Methotrexate, azathioprine, leflunomide 등 • 혈액악액질 위험 증가 관찰
항말라리아제(Antimalarials)			
• Hydroxychloroquine (Plaquenil) • Chloroquine (Aralen) • Quinacrine	• 프로스타글란딘합성을 억제하여 항염증	• 류마티스관절염	• 부작용 관찰: 저혈압, 오심, 설사, 가려움증, 불안정, 두통, 허약감, 탈모 및 탈색 • ECG, CBC, 간과 신기능 관찰 • 혈액, 간, 위장관계 또는 신경계 장애가 있을 때 질병 악화 관찰 • 비가역적 망막 손상 관찰, 정기적 안검사의 중요성 교육 • 약물 상호작용 인식: 제산제, cimetidine, methotrexate 등 • 위장관계 부작용을 감소시키기 위해 음식과 함께 투약
Glucocorticoids			
• Prednisone (Meticortin) • Prednisolone (Delta-Cortef)	• 항염증 • 프로스타글란딘합성, 히스타민 방출 및 식균세포와 림프구 기능을 억제함으로써 면역억제 작용	• 급성으로 악화되는 류마티스관절염 • 충격요법	• 부작용 관찰: 감정동요, 불안, 불면, 오심, 구토, 체중 증가, 여드름, 상처 치료 지연 • 류마티스관절염 환자에게 위장관계 출혈 위험과 폐렴 관찰 • 혈구검사, 혈당 및 전해질 관찰 • 약물 상호작용 인식: Theophylline, warfarin 등 • 독작용과 효능 감소 모니터 • 질병이나 스트레스가 증가하면 약물 용량 조절이 필요하는 것과 갑자기 약물을 중단하지 않도록 교육
킬레이트제(Chelating agent)			
• D-penicillamine	• 콜라겐 형성 억제와 IgM, 류마티스인자와 면역복합체가 감소하여 항류마티스 효과	• 류마티스관절염 • 경피증	• 부작용 관찰: 발적, 가려움증, 발열, 관절통, 오심, 구토, 복통, 설사 • 심각한 부작용 관찰: 안검하수, 복시(중증성 근무력증증후군), 노력성 호흡곤란, 기침, 천명음

고 있는 동안 과음하는 것도 부작용의 위험을 증가시킨다.

살살레이트는 아스피린과 유사한 항염증 작용과 진통 효과가 있으며 위장과 신장, 혈소판에 대한 부작용이 적다.

ㄷ. 콕스투(COX-2) 억제제

최근에 위장관 부작용을 현저하게 줄인 비스테로이드성 소염제인 COX-2 억제제는 선택적인 억제제로서 셀레콕시브(celecoxib)와 로페콕시브(rofecoxib)가 있다. 이 약제는 위장관장애는 많이 줄였지만, 신장이나 간에 대한 부작용은 기존 소염제와 비슷하다. 특히 혈소판 억제 작용이 없기 때문에 심장질환자나 혈액응고의 소인이 있는 사람에게는 조심해서 사용해야 한다.

그 외 비스테로이드성 약으로 사용되고 있는 약제의 상품명은 설린닥 성분의 크리노릴, 크리돌 그리고 피록시캄 성분의 펠덴, 로시덴 그리고 인도메타신 성분의 인도신, 이부프로펜 성분의 모트린, 부루펜, 아드빌이 있다. 또한 나프록센 성분의 낙센 F, 나프록신 및 케토프로펜 성분의 케토프로펜, 케토톱 그리고 디클로페낙 성분의 카타플람, 볼타렌 그리고 로나졸락칼슘 성분의 이리트렌이 있다.

ㄹ. 진통제

아세트아미노펜

가장 널리 알려진 진통제로 성분명은 acetyl para-amino-phenol(APAP)로 비스테로이드성 소염제와는 달리 COX-2를 간접적으로 억제하여 통증을 감소시킨다. 출혈경향이 없고 다른 약에 대해 알레르기반응이나 소화성 궤양이 있는 경우에도 도움이 된다. 단점은 아스피린보다 소염 효과가 약하다는 것이며 흔한 부작용으로 장기 복용 시 심각한 간기능 악화, 피부 발진과 수포를 발생시킬 수 있다. 가장 흔히 알려진 아세트아미노펜은 단일제제의 타이레놀이다. 그 외 복합제제로 게보린, 펜잘, 울트라셋 등이 있다.

이부프로펜

류마티스관절염이나 골관절염 등의 통증을 조절하기 위해 사용되는 비스테로이드성 소염제로 프로스타글란딘을 억제하여 통증조절 작용을 한다. 아세트아미노펜과 효능이 유사하나 액상 제제가 많아 더욱 빠른 진통 효과에 효과적으로 이용할 수 있다. 그러나 위장장애를 일으키고 신독성의 부작용이 있으며 다른 약과 병용할 경우 심기능 문제를 일으킬 수 있다. 약으로는 브루펜, 애드빌, 이지엔6, 위장장애 부작용을 줄인 복합제제 캐롤 F 등이 있다.

마약성 진통제

단기간 사용하는 강한 통증조절제로 주로 수술 후나 골절 시 사용한다. 마약성 진통제는 습관성이 있으므로 만성질환인 류마티스관절염에는 사용하지 않는다. 약으로는 코데인, 모르핀, 프록시펜, 데메롤 등이 있다.

ㅁ. 스테로이드제제

코르티코스테로이드나 당류코르티코이드(cortisone 또는 prednisolone) 같은 스테로이드제제는 증상조절을 목적으로 사용되며 류마티스관절염이나 루푸스 같은 전신성 염증 질환의 염증 억제로 조직파괴를 방지하여 염증을 조절하고 면역계 이상을 조정한다. 피부 소독 후 국소마취한 상태에서 관절강 내에 관절침을 삽입하여 관절액을 검출하여 분석하고, 치료 목적으로 특히 많이 부어 있는 관절에 코르티코스테로이드제제를 주사하여 통증이나 염증을 빨리 가라앉힐 수 있다. 관절강 내 스테로이드 주사를 너무 자주 투여하는 것은 바람직하지 않다. 그러나 의사가 판단하여 적절하다고 한 경우에는 아주 효과적인 치료가 될 수 있다.

코르티코스테로이드 부작용

코르티코스테로이드는 염증을 조절하며 적은 용량으로 부작용을 최소화해야 한다.

나타날 수 있는 부작용은 다음과 같다.

고용량 스테로이드 사용 시 처음에는 체내 수분이 저장되나 후에는 점차 체내 지방이 증가되고 식욕 증가로 체중이 증가된다. 때때로 기분이 불안정해지거나 우울하고, 불안하고 슬픈 감정을 느낄 수 있다. 용량이 많을수록 정서적 부작용이 크며 신경질적인 반응을 보이고, 잠을 못 자는 사람도 있다. 특히 약 용량이 많거나 약을 오후나 저녁에 복용할 때 자주 이런 부작용이 일어날 수 있다. 고용량의 코르티코스테로이드를 몇 주 이상 계속 사용하면 사지근육의 약화, 시력장애, 머리카락이 가늘어짐, 다모증, 쉽게 멍이 듦, 상처가 잘 낫지 않음, 여드름, 월상안(달 모양으로 얼굴이 둥글어짐) 증상이 나타나고 어린 아이의 성장장애와 골다공증의 원인이 되기도 한다. 그 외 고혈압, 혈당 상승, 피부에 붉거나 보라색의 굵은 흔적이 생길 수 있고, 위장장애나 위궤양을 일으킬 수 있다. 코르티코스테로이드는 기존의 고혈압 환자의 혈압을 더 상승시키고 당뇨와 위궤양을 더 심하게 한다.

기타 부작용으로는 백내장, 녹내장, 무혈성 골괴사가 일어날 수 있고 면역계가 억제되므로 감염이 자주 일어날 수 있다. 이런 부작용의 빈도나 정도는 용량과 관련되어 있다.

ㅂ. 항류마티스제(Disease modifying anti-rheumatic drugs; DMARDs)

항류마티스제는 염증을 조절하고 질환의 진행을 막는 약으로 적극적인 염증억제나 통증조절 작용이 없기 때문에 비스테로이드성 소염제나 소량의 코르티코스테로이드와 같이 사용하는 경우가 많다. 대개 이 약제는 서서히 작동하며 비스테로이드성 소염제보다 더 유리하게 질환을 조정한다. 항류마티스제는 질환 초기에 가능한 한 빨리 사용하는 것이 큰 도움이 되지만 사용 시기가 늦었다 해도 언제든지 치료에 도움이 된다. 항류마티스제 치료를 시작하기 전에 질환 정도와 관절장애 정도를 파악하고 다른 치료에 대한 반응과 다른 내과 질환이 있는지, 특히 신장이나 간에 이상이 있는지 확인한 후 처방하게 된다.

DMARDs 중에서 비교적 안전하고 효과가 좋은 약제는 메토트렉세이트, 하이드록시클로로카인, 설파살라진 등으로 가장 흔히 처방되는 1차 약제이고, 1차 약제에 효과가 없는 경우 르푸르노마이드(LEF), 시클로스포린(cyclosporine) 등이 2차적으로 고려된다.

메토트렉세이트(Methotrexate; MTX: Rheumatrex)

메토트렉세이트도 일종의 항류마티스제로 효과적이다. 원래 암치료제이지만 최근에는 암치료 용량보다 훨씬 적은 용량으로 류마티스관절염을 치료하는 데 이용되고 있다.

– 작용

빠른 항염 효과가 있으며 염증이 있는 관절의 수를 줄이고 질환의 진행을 억제한다. 종종 비스테로이드성 소염제와 소량의 스테로이드가 함께 사용되며 빠른 경우 3~6주에 효과가 나타나지만 때로는 2~3개월 후에 나타날 수 있다. 이 약제는 상당히 심한 관절염 환자에게도 효과가 있으며, 대부분 복용하는 데 어려움이 없다. 관절이 파괴되기 전 염증 조절을 위해 가능하면 류마티스관절염 초기 단계에 이 약제를 처방하지만 진행 도중에도 사용할 수 있다.

– 복용 방법

메토트렉세이트는 일반적으로 1주일에 1번씩 먹는 알약이나 주사제로도 복용한다. 때로는 이틀에 걸쳐 12시간마다 3번에 나눠서 복용할 수도 있다. 더 자주 사용하면 심한 부작용을 유발할 수 있다. 임신 중이거나 임신을 계획하고 있는 사람(적어도 2~3개월 전부터 복용을 중단해야 함)과 심한 신장질환이나 간질환을 가지고 있는 사람, 술을 많이 마시는 사람이나 AIDS 환자는 사용할 수 없다.

– 부작용

골수억제를 유발시킬 수 있고 흔히 오심, 구토, 식욕부진, 설사, 구강궤양의 부작용이 생긴다. 부작용은 엽산을 복용하면 감소되거나 없앨 수 있다. 아주 드물게 간장애를 줄 수 있으므로 복용 중에 자주 간기능검사를 하고, 특히 과음 시에 간기능장애를 더욱 조심해야 한다. 매우 드물지만 폐에도 영향을 주므로 숨이 차거나 열이 나고 기침이 심하면 의사와 상의하도록 한다. 복용 전에 반드시 혈액검사나 소변검사를 하고, 복용 후에는 적어도 1~2달 간격으로 간기능검사와 적혈구, 백혈구 그리고 혈소판 검사를 한다.

하이드록시클로로카인(Hydroxychloroquine: Plaquenil)

하이드록시클로로카인 혹은 항말라리아 제제는 류마티스 관절염이나 루푸스 같은 류마티스질환의 치료에 효과적인 항류마티스제로 염증이나 부기, 뻣뻣함, 관절의 통증을 조절한다. 이 약제는 원래 말라리아 치료제이나 염증성 관절염을 조절하는 데 상당히 효과적이기 때문에 현재 널리 사용되고 있으며 비스테로이성 소염제나 소량의 스테로이드와 같이 사용한다. 다른 항류마티스제와는 달리 감염의 위험성이 적고 백혈구 감소나 위궤양이 발생하지 않는다.

이 약은 처방에 따라 하루에 1~2회 복용한다. 부작용은 입에서 쓴 느낌이나 드물게는 설사, 식욕부진, 오심, 구토, 두통, 어지럼증, 피부발진, 가려움 등이 있으나 대부분 아주 약하고 잠시 있다가 없어진다. 그러나 장기간 사용하면 드물게 망막장애를 일으키므로 빨리 발견해야 한다. 따라서 하이드록시클로로카인을 사용하기 전에 안과검사를 하고, 복용 중에도 1년에 1번 안과검사를 해야 한다.

설파살라진(Sulfasalazine: Azulfidine)

설파살라진도 관절파괴 예방과 염증 감소를 위한 항류마티스제이다. 다른 항류마티스제와 마찬가지로 비스테로이드성 소염제, 소량의 스테로이드와 같이 사용하며 관절염을 잘 조절하기 위해서 다른 항류마티스제와 같이 사용하기도 한다. 가장 흔한 부작용은 오심과 설사이며, 드물게 피부반점이 생길 수 있다. 대개 설파살라진은 먹는 알약이며, 하루에 2~4번, 식후에 꾸준히 복용한다.

ㅅ. 근육이완제

통증조절에 도움은 되지 않으나 사이클로벤자프린(cyclobenzaprine) 같은 근육이완제는 근육긴장을 이완시킴으로써 섬유조직염 통증조절에 도움이 될 수 있다.

ㅇ. 항우울제

우울증이 없어도 만성 통증을 억제하기 위해 항우울제가 사용되는데, 일반 우울증 환자에게 사용하는 용량보다 훨씬 적게 사용된다. 이 약제는 뇌의 통증전달물질을 억제하여 통증을 조절하고 수면을 증진시킨다. 특히 섬유조직염 환자에게 널리 사용된다. 대표적인 항우울증 약제는 아미트립트린(amitriptyline), 노트립트린(nortriptyline)이다. 사용 후 입안이 마르고 너무 졸리기 때문에 최근에는 좀 더 개선된 항우울제를 이용한다.

ㅈ. 피부 도포약

파스, 크림, 스프레이는 아픈 관절이나 근육에 직접 바름으로써 일시적으로 통증을 조절한다. 이런 약제 중에 캡사이신(capsaicin)이 포함된 크림도 있다. 캡사이신은 피부에서 통증을 느끼는 신경말단의 작동을 감소시킨다. 그 외에 살리실레이트가 포함되어 있는 크림도 있다.

b. 수술

수술을 해야 하는 경우는 비수술적 방법으로 통증이 호전되지 않을 때, 관절에 피부 견인이나 석고붕대 및 도수조작 또는 하지 부목을 사용해도 효과가 없이 관절이 변형될 때, 관절의 안정성이 필요할 때이다. 또한 질병이 진행되면서 관절변형이 나타나 인접 관절까지 기능장애가 초래될 때이다. 수술 시기는 급성기를 지나 염증 상태가 감소되었을 때이다. 스테로이드제를 사용하는 경우는 수술 전에 부신피질호르몬을 보강하고 빈혈 상태를 확인하여 이를 보충하여야 한다. 일반적으로 시행되는 수술의 종류는 다음과 같다.

ㄱ. 관절낭 절개술(Arthrotomy)

슬관절 굴곡구축이 심할 때 관절낭을 절개하거나 협착된 관절낭을 분리하여 손상된 조직을 제거하는 것이 관절낭 절개술이다. 슬관절 굴곡구축이 있으면 보행이 힘들고 일상생활에 지장이 크므로 관절낭 절개술을 하게 된다.

ㄴ. 건절개술(Tenotomy)

건절개술은 건이 겹쳐서 중첩될 때 건을 절개하거나 연장하는 것이다. 예를 들면 족관절의 첨족변형(equinus deformity)을 조정하기 위해 아킬레스건 연장술(Achilles tendon lengthening)을 실시한다.

ㄷ. 활액막 절개술(Synovectomy)

활액막 절개술은 관절면이 두터워졌을 때 활액막을 절개하는 것이다. 활액막 절개술로 관절이 파괴되는 것을 방지하며 관절 기능을 유지하고 질환이 진행되는 것을 방지한다. 흔히 손이나 무릎 관절에 실시한다.

ㄹ. 골절개술(Osteotomy)

골절개술은 뼈의 강직으로 보행이 불가능할 때 뼈의 일부를 절개하여 바르게 연결하는 것이다. 무릎에 심한 굴곡이나 내번 변형이 있으면 흔히 경골 근위부 골절개술(proximal tibial osteotomy)을 시행한다.

ㅁ. 관절 고정술(Arthrodesis)

통증을 조절하고 관절의 안정감을 최대한으로 유지하기 위하여 관절을 외과적으로 고정하는 것이 관절 고정술이다.

ㅂ. 관절 성형술(Arthroplasty)

고관절, 주관절, 슬관절, 손가락관절 등에 손상이 매우 심할 때 관절 전체나 또는 부분을 인공관절로 대치하는 것이 관절 성형술이다. 관절 재건술(reconstruction of joint)로서 통증을 완화시키고 기형을 교정하기 위해서 실시하며, 무혈성 골괴사에 적용한다.

ㅅ. 혈장분리교환술(Plasmapheresis)

심한 류마티스관절염 환자의 치료로 사용되는 혈장분리교환술은 환자의 혈액에서 류마티스인자를 제거하기 위해서 시행된다. 12주 동안 매주 1번씩 행해지며 대부분의 환자들에서 증상이 호전됨을 보여 준다.

c. 간호중재

관절염 환자의 주요 간호 문제는 통증, 근육위축, 관절의 기능장애이다. 치료와 간호의 일차적 목적은 통증을 조절하고 염증반응을 최소화하며, 관절의 가동력을 유지하고, 관절운동을 위한 근력을 유지하며, 관절강직과 관절변형을 예방하는 데 있다. 이러한 간호에는 약물치료, 안정, 관절보호, 열 또는 냉요법, 운동과 환자 및 가족의 교육이 포함된다.

ㄱ. 안위간호

침상안정

관절염 환자는 육체적·정신적으로 휴식을 취하는 것이 매우 중요하다. 그러나 탈칼슘화, 근력상실, 심폐기능의 저하를 방지하기 위해 휴식 기간을 전신적으로나 부분적으로 관절이 피곤하지 않을 정도의 최소 기간으로 한다. 휴식은 전신휴식/침상안정(예: 약 4주간), 부분휴식(약 2주간), 단기휴식(약 1~2시간)으로 기간별로 말할 수 있으며 증상이 매우 극심하면 절대안정이 필요하다.

특히 급성기에는 육체적·정신적으로 절대안정을 취해야 한다. 이때 매트리스는 단단해야 하며 발목과 무릎, 고관절, 허리의 굴곡기형을 예방하기 위해 다리를 펴고 무릎 밑에 오랫동안 베개를 고이지 말고 체위를 자주 변경한다. 누워 있는 동안에 얇고 작은 베개를 목이나 발목에 대 주고 타월을 접어서 팔꿈치에 대 주어 관절이 구부러지지 않도록 예방해야 한다.

통증이 아주 심하면 통증을 완화하기 위하여 환부 관절 밑에 부목을 대어 주거나 석고붕대로 고정시키고 휴식을 취한다.

열요법과 냉요법

통증이 있는 부위에 적절한 물리적 치료방법이 적용된다. 온습포는 벤토나이트라고 하는 화학물질을 습포 주머니에 넣어 온열과 온습을 오래 유지하도록 만든 것이다(지속적으로 80℃ 유지). 습열이기 때문에 열전도가 좋다. 파라핀욕은 손과 같이 마디가 많고 불규칙적인 부위에 좋다. 이는 파라핀의 온도는 52℃이나 체감온도는 40℃ 정도이다. 냉요법이나 얼음팩은 외상 후에 통증을 감소시키고, 강직을 완화시킬 뿐만 아니라 부종을 감소시키거나 예방하는 데 도움을 준다. 열요법과 냉요법은 15~20분 동안 유지해야 최대 효과를 얻을 수 있다. 온습포와 냉습포를 적용할 때는 피부 화상과 조직의 손상을 예방하기 위해 타월로 싸서 사용하고, 적용한 후 5분 후에 조직손상이나 화상 여부를 관찰해야 한다. 냉요법과 온요법은 손상의 위험성이 있으므로 감각이 저하된 환자에게 적용할 때는 주의해야 한다.

수치료(부분욕, 전신욕, 풀)

관절염 치료에 가장 바람직하다. 몸의 어느 부위든지 고르게 열을 전달해 주면서 화상의 위험이 없고 수중 마사지도 가능하기 때문이다. 물에는 부력이 있어서 근력이 약해도 쉽게 운동을 할 수 있다. 최근에는 수중운동이 개발되어 효과적인 운동으로 인정되고 있다.

전신욕을 할 때 신체에 급격한 온도나 습도 변화를 피해야 한다. 특히 옷을 벗거나 입을 때 실내온도가 적당해야 하며, 욕조의 온도나 치료시간도 각 환자에 따라 충분히 배려하는 것이 좋다.

마사지

마사지는 관절염 통증 완화를 위해 많이 사용되고 있다. 그러나 염증 상태가 심하거나 급성기에는 부적합하다. 그 이유는 정맥염이나 혈전성 정맥염을 자극하고 피부발진으로 고통이 더 커질 가능성이 있기 때문이다. 그러나 통증과 염증이 심하지 않으면 두드리기, 주무르기, 원을 그리며 마찰하기 등의 기본적인 마사지 방법을 적용하는 것이 효과적이다.

전환요법

통증을 관리하기 위하여 통증 자체에 대하여 집중된 의식을 다른 것에 전환시킴으로써 고통을 잊게 하는 방법을 전환요법이라 한다. 구체적인 방법으로는 근육이완술, 유도된 심상요법, 호흡운동, 전환요법, 꾸준한 운동하기, 혼자 고통받지 않기 위한 다른 사람과의 대화나 자신과의 대화 등 다양한 방법이 있다. 이러한 방법으로 스트레스와 우울을 관리할 수 있다. 제이콥슨(Jacopson)은 신체의 한 곳을 강하게 수축한 다음 풀어 주면 전신이 이완되고 통증이 완화되어 통증관리에 도움을 준다고 하였다.

ㄴ. 영양관리

특별히 음식을 제한할 필요는 없다. 특히 질병상태가 활동성이며 진행성일 때는 질병 때문에 열량 소모가 많으므로 영양소가 균형 잡힌 음식을 취하도록 하고 고열량 음식과 비타민을 충분히 섭취해야 한다. 다만 비만인 경우에는 체중조절을 위한 식이요법을 실시한다. 약물을 복용하는 관절염 환자일 경우 위장장애가 있을 수 있으므로 더욱 음식에 조심하고 입맛이 떨어지지 않게 한다.

영양관리의 목적은 식이에 대한 영양학적 지식의 증진, 체중조절, 약물복용 때문에 결핍된 비타민이나 무기질(칼슘) 보충, 변비 예방, 비타민이나 무기질 이외에 다른 어떤 보조영양제를 먹어야 할 것인지를 결정하고 건강에 해를 줄 수 있는 확인되지 않은 식이요법이나 소위 신기한 민간요법에 대해 현명한 판단을 하도록 하여 가능한 한 건강하고 활기찬 생활을 유지하도록 도움을 주는 데 있다.

영양을 다양하게 섭취하기 위해서 영양소가 풍부한 음식을 골고루 섭취하도록 한다. 자신에게 필요한 기본 유형에 적응하도록 노력하고 칼슘이 필요하기 때문에 우유를 섭취하도록 한다. 과잉 단백질은 비만의 원인이 되고 과도하게 알칼리성 장액을 분비하게 하여 연동운동이 저하되어 변비의 원인이 되므로 1일 85g의 육류(가금류, 생선 또는 기타 육류)를 섭취하는 것만으로도 충분하다. 지방 섭취를 줄이기 위해 더 많이 노력하고 곡류나 콩류를 섞어 먹어 부족한 아미노산을 보완하여 단백질의 질을 높일 수 있다.

체중조절

과체중인 경우에는 관절에 과중한 부담을 주어 통증이나 염증이 더 악화될 수 있기 때문에 체중을 줄여야 한다. 체중이 감소되면 긴장이 완화되고 통증이 줄어들며 민첩성이 증진된다. 체중조절을 위해 다음과 같이 교육한다.

- 현실적인 태도를 갖는다. 자신의 체중을 얼마나 줄여야 하는지를 정상체중 계산법을 통해 확인한다. 몇 달 안에 체중을 얼마나 줄일 수 있는지 현실적인 목표를 세우고 체중을 서서히 뺀다. 1달에 1~2kg을 빼는 것이 가장 현실적이다.
- 식습관을 변화시킨다. 우울할 때, 지루할 때 또는 신경질이 날 때 음식을 먹지 않는다. 텔레비전 시청, 독서, 전화를 할 때 무심하게 먹지 않도록 한다. 너무 빨리 먹지 않는다. 그리고 하루 1~2끼 정도만 먹는다.
- 식품의 선택을 변화시킨다. 가금류와 생선을 많이 섭취하고 육류는 줄인다. 육류는 되도록 살코기를 먹도록 한다. 저지방우유나 탈지우유를 마신다. 치즈에는 지방이 많이 함유되어 있으므로 많이 먹지 않도록 한다. 시럽으로 담은 과일 통조림은 달고 열량이 높기 때문에 생과일을 먹거나 생즙을 먹는다.
- 조리법을 바꾸며, 활동적인 사람이 되도록 노력하고, 조절된 체중을 일정하게 유지한다.

ㄷ. 자가간호 보조기 및 보조장구

일상생활에서 자기관리는 매우 중요하다. 옷 입기, 신발 신기, 목욕하기, 위생관리하기, 요리, 식사, 가사 관리, 여가 활동 등을 위하여 적절한 보조기구가 필요하다. 이러한 자가간호를 위하여 손잡이, 그릇, 빗, 변기 등의 특수한 보조기구를 사용한다. 관절의 변형이나 구축을 예방하기 위하여 각종 보조장구를 사용한다. 또 어깨관절의 가동력이 감소되어 손이 머리에 닿지 못하는 경우에 자루가 긴 빗을 사용한다. 손가락을 잘 쓰지 못하는 경우에는 수저나 포크의 자루를 두껍게 하여 손으로 잡기 쉽도록 만들어서 일상생활동작의 편리를 도모한다. 그리고 무릎 통증이 심하면 지팡이나 목발을 사용한다.

ㄹ. 심리사회적 간호

환자는 신체적 문제뿐만 아니라 심리적·사회적 문제와 대인관계 문제 등을 안고 있다. 장기간 고통과 괴로움으로 기분이 울적해지기 쉽고 치료에 대한 의욕이 저하되기 쉬우므로 의사, 간호사, 물리치료사, 작업치료사 등은 환자의 의욕을 북돋아 주도록 노력해야 한다.

질병 초기에는 불신과 부정감이 있다. 관절염은 불치의 병이라는 생각이 앞서면서 '내가 왜?'라고 당혹감을 나타낸다. 그리고 두려움과 공포감이 있다. 즉, 자신이 질병 때문에 다른 사람의 도움을 받아야 한다는 두려움과 앞으로 어떻게 살아갈까에 대한 공포감이다.

질병 경과 중에서는 불확실감과 좌절감, 분노, 우울증이 오는데 이러한 정서적 문제 때문에 통증이 더욱 증가된다.

간호사는 이러한 정서적 문제들에 대하여 환자들이 충분히 표현할 수 있도록 한다. 관절염 환자들이 스스로의 질병 과정을 수용하여 자기를 관리함으로서 긍정적으로 살아가는 태도를 갖도록 도와주어야 한다.

ㅁ. 관절염 환자를 위한 자조관리

관절염은 만성질환이며 통증을 동반하므로 의사의 치료는 물론 계속적인 자기관리가 필요한 병이다. 그러나 자기관리란 쉬운 일이 아니다. 따라서 전문인의 상담이나 교육과 협조가 요구된다. 이런 관점에서 대한류마티스건강전문학회에서 자조관리 프로그램을 개발하여 좋은 효과를 얻고 있다. 자조관리란 사회적 지지 이론, 자기효능 이론과 약속 이행을 기본으로 집단적으로 운영하는 것이다.

자조관리는 지지 집단(support group)의 한 형태로서 집단 구성원 간의 느낌과 경험의 공유, 대처 전략을 강조하는 것이다. 또한 자기관리를 위해 건강관리에 자신을 갖도록 자기효능감을 교육하고, 건강행위를 지속적으로 하기 위해 건강행위를 위한 실천약속을 이행하면 습관적으로 건강행위가 생활의 일부가 될 수 있다. 특히 자조 집단은 참여자가 서로 격려하고 지지하면서 공통의 문제를 같이 고민하고 긍정적인 해결 방안을 모색하면서 성공적으로 관절염의 불편, 통증 등에 대처하게 된다.

자조관리 과정에서 진행되는 내용은 주로 질병의 이해,

통증관리, 운동과 체력 단련, 마음 다스리기, 자기간호를 위한 운동행동 계약 등이다.

ㅂ. 운동과 간호

류마티스관절염에 대한 운동치료의 목적은 통증의 경감, 관절부종의 감소, 관절가동성 유지, 혈액순환의 촉진, 근력의 유지 및 증진, 근위축의 방지, 변형의 방지 등이다.

류마티스관절염은 진행성 질환으로 증상이 점차 악화되는 경향이 있으므로 운동치료는 환자의 상태에 따라 목적을 설정해야 하며 상황에 따라 계획을 변경하는 일이 자주 있다.

운동의 일반적 원칙

급성기에는 염증상태가 심하면 운동으로 쉽게 손상되기 때문에 침상에서 절대 안정한다. 그러나 침상안정 기간에도 근육위축을 방지하기 위하여 등척성 근육운동이나 관절범위운동을 한다.

통증이 심하면 운동을 부드럽게 천천히 하며 운동 횟수도 줄인다. 운동 후 2시간까지 통증이 지속되면 운동을 일단 중지한다. 통증이 심하거나 관절에 심한 염증이 있을 때는 원칙적으로 보행을 피한다. 운동을 하려면 온열요법으로 통증을 완화시킨 후 이완된 상태에서 적절하게 실시한다.

관절이 불안정하면 체중 부하에 대비하여 저항성 운동(resistive exercise)을 시도한다.

골다공증이 있는 경우에 에어로빅댄스와 같이 과격한 운동을 하면 병리적 골절의 원인이 될 수 있으므로 주의한다. 관절강직이 있으면 갑자기 힘을 주지 말고 천천히 운동한다. 또한 마비 증세나 감각 저하가 있을 때 운동을 심하게 하면 관절에 영향을 주어서 출혈이나 통증이 생기게 되므로 강제적 운동은 금기이다.

등척성(isometric) 운동으로 허약한 근육을 강화할 수 있으며 휴식기간에는 모든 관절을 기능적 위치로 유지하면 관절강직을 방지할 수 있다. 침상안정 기간에는 근육의 약화와 위축을 방지하기 위하여 관절의 유연성 운동을 한다. 운동의 종류를 선택할 때는 환자의 관절염 진행 정도, 이환된 관절 부위, 통증 정도, 다른 신체적 상태 등을 고려해서 결정하여야 한다.

운동의 실시

운동을 하기 전에 각 관절의 가동력, 염증 증상(종창, 통증, 열감, 발적)의 유·무, 변형의 유·무와 심폐기능을 사정하여 기록한다. 관절 상태의 증상과 더불어 근력 상태를 사정한다. 근력을 수량적으로 표시하고 악력계를 이용하여 악력(주먹 쥐는 힘)을 측정한다. 또한 환자의 지구력, 태도, 동기 등 심리적 상태를 파악한다.

운동계획

급성기에는 증상 완화, 전신상태 향상과 관절 보호의 목적으로 운동한다. 통증이 너무 심하면 심한 운동을 금하고 통증이 중 정도 이하이면 신전운동과 등척성 운동을 한다.

아급성기이면 전신상태 향상, 악화 예방, 기형교정 목적의 운동을 시작한다. 통증이 중증도이면 따뜻한 물속에서 가벼운 운동과 등척성 운동을 할 수 있다. 통증이 경하면 신전운동, 등척성 운동, 등장성 운동을 할 수 있다.

다음과 같이 단계적으로 운동할 수 있다.

1단계: 침상에서 보조적인 능동적 관절운동과 등척성 운동을 실시한다.

2단계: 침대에서 의자로 옮겨 앉기와 1단계 운동의 기간을 점차 늘린다.

3단계: 기립운동을 한다.

4단계: 보행기나 도움을 받으면서 걷는다.

5단계: 목발에 의지하여 보행을 진전시킨다.

6단계: 지팡이로 걷는다. 체중을 완전히 이길 수 있도록 무릎과 발목을 탄력붕대로 감는다.

만성기에는 관절기형과 관절통, 근육경직이 문제이다. 부드러운 신전운동과 역동적이며 반복적으로 저항력이 적은 등장성 운동을 하고 이동할 때는 보조가 필요하다.

운동의 종류에는 유연성 운동, 근력 강화 운동(등척성, 등장성), 유산소 운동(수중운동 포함), 오락성 운동 등이 있으며 하루 종일 누워 있는 환자들은 호흡운동과 고관절, 슬관절의 굴곡 구축 방지를 위해서 하루 몇 차례 엎드린 자세를 취하는 것도 좋다. 오락성 운동은 사회적 인간관계를 유지하면서 자존감 증진에 효과적이고 우울증 해소에도 도움이 된다. 권장할 만한 운동으로 따뜻한 물에서 하는 수중운동은 체중 부하로 인한 관절의 부담을 줄일 수 있는데 일주일에 3회, 1시간 이상 6개월간 지속해야 효과를 볼 수 있다. 그 외에 댄스, 걷기, 자전거 타기, 낮은 강도의 에어로빅, 정원 가꾸기 등도 권장되고 있다. 한편 부적절한 운동은 달리기, 속보나 경보, 고난도의 에어로빅, 테니스, 접촉성 운동 등이다.

d. 노인을 위한 고려

노인은 관절염 유병률이 높으므로 류마티스관절염에 있어서 다음과 같은 사항을 고려한다.

a. 노인들은 상대적으로 골관절염(OA) 빈도가 높으므로 건강관리자들은 다른 종류의 관절염(예: 류마티스관절염)의 존재를 고려해야 한다.

b. 노화에 따라 혈청학적인 변화를 야기하므로 류마티스인자와 적혈구 침강 속도(ESR) 같은 임상검사치의 결과 해석에 오류가 생기지 않도록 한다.

c. 노인에서 약물들의 병용 요법은 의원성 관절염(iatrogenic arthritis)을 초래할 수 있다.

d. 주로 젊은 사람에게서 발생하는 전신성홍반루푸스 같은 질환이 노인에게는 좀 더 약한 형태로 진행될 수 있다.

노화는 많은 신체적, 대사적인 변화로 인해 약물에 대한 치료적인 효과와 독성 효과에 민감성이 증가한다. 특히 NSAIDs를 사용하는 노인들은 위장계 출혈과 신장 독성에 대한 부작용 위험이 커진다.

또한 코르티코스테로이드는 노인에게 스테로이드성 골감소증(corticosteroid-induced osteopenia)과 골밀도 감소를 초래하고 병리적 골절 위험을 증가시킨다. 따라서 간호사는 영양계획과 운동, 일반적인 건강 유지, 적절한 약물치료 등 노인을 위한 적절한 지지 체계를 점검할 필요가 있다.

다. 통풍성 관절염(Gouty arthritis)

① 정의

통풍(gout) 혹은 통풍성 관절염은 단백질의 일종인 purine의 대사장애로 요산결정체가 관절에 축적되어 염증을 일으키는 전신대사장애이다.

② 병태생리

원발성 통풍은 purine 대사의 유전적 결함에 의한 것으로, 요산이 배설되는 것보다 더 많이 생산되어 발생한다. 통풍 환자의 25% 정도가 가족력이 있으며, 80%가 원발성 통풍이다. 95% 정도가 남성이며, 중년과 노인에게 많고 첫 발병은 30~40대에 가장 흔하다.

속발성 통풍은 후천적으로 다른 질병이나 약물에 의해 고요산혈증(hyperuricemia)이 초래되어 발생한다.

- 조혈기관장애가 있을 경우 세포 증식이 빨라지고 요산 생성이 증가한다.
- 항암화학요법으로 대량의 세포가 파괴되는 경우, 방사선 요법을 하는 경우, 요산 배설이 감소하는 신장질환이 있는 경우에도 발생한다.
- Aspirin, thiazide계 이뇨제 및 일부 항결핵제도 혈중 요산을 증가시킨다.
- 알코올 중독이나 기아상태가 되면 각각 산증과 케톤증을 유발하고, 신장의 배설 능력이 감소되어 혈청 요산 수치가 증가된다.
- Levodopa, nicotinic acid 등을 장기간 사용할 경우 요산 배설이 감소되어 통풍을 악화시킨다.

요산은 혈액에 축적될 뿐 아니라 활액, 심근, 신장, 귀 등에도 축적된다. 요산이 일정 수치에 도달하면 tophi라 불리는 결정체가 되어 관절 주위 결체조직에 침착되어 염증을 유발한다. 따라서 통풍은 관절염의 한 형태로, 진행과정에 따라 4단계로 분류된다.

- 무증상성 고요산혈증(asymptomatic hyperuricemia): 혈중 요산은 증가하지만 증상이 없는 시기이다.
- 급성기(acute phase): 작은 관절에 격심한 통증과 염증

증상이 나타난다. 특히 통풍 환자의 75%가 초기 증상으로 엄지발가락관절(podagra)의 염증 증상을 보인다. 염증반응으로 인해 백혈구와 적혈구 침강 속도가 증가한다.

- 간헐기(intercritical phase): 급성 통풍 발작 후 대부분 수개월 또는 수년간 증상이 없는 기간이다. 이 기간에는 관절의 이상도 보이지 않는다.
- 만성기(chronic phase): 통풍이 치료되지 않으면 피부 아래와 여러 장기, 특히 신장에 결정체가 침착된다.

③ 증상 및 증후

나이, 성별, 통풍의 가족력 등에 대한 정보를 조사한다. 통풍은 여성보다 남성에게 많고 가족력이 있으며, 병력조사를 통해 통풍이 다른 문제로 인한 것인지 알 수 있다.

a. 급성 통풍(Acute gout)

대상자는 거의 대부분 급성 통풍이다. 관절의 염증이 가장 흔한 증상이며, 염증 부위의 통증과 부종이 심하기 때문에 만지거나 움직이지 말고 시진만 한다.

b. 만성 통풍(Chronic gout)

피부에 통풍결절이나 요산결정체의 침착이 있는지 조사한다. 통풍결절은 모든 부위에 생길 수 있지만 외이에 가장 많으며, 팔과 손가락의 관절 주위에도 생긴다(그림 7-41). 통풍결절은 단단하고 모양이 불규칙하다. 또 다른 증상은 신장결석이나 신기능부전이다. 신장결석은 통풍 환자의 20%에서 생기며, 때로 관절염이 나타나기 전에 요산결석이 생기기도 한다.

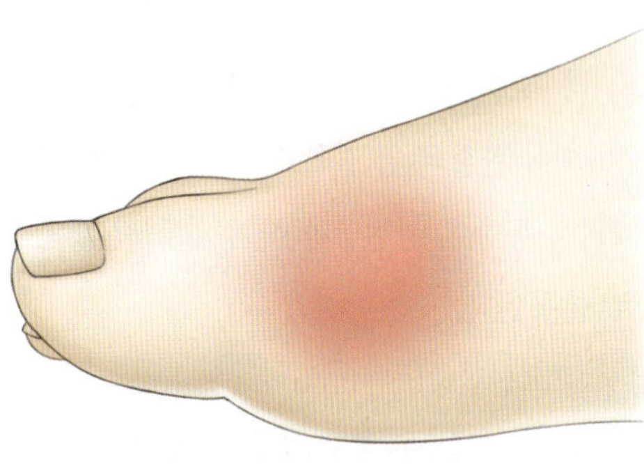

그림 7-41. 발가락 통풍결절(tophi).

④ 진단검사

고요산혈증을 진단하기 위해 혈청 요산치를 사정한다. 요산 농도는 음식 섭취에 따라 변화한다. 8mg/100mL 이상으로 계속 유지되면 비정상이다. 요중 요산 농도를 측정하는데, 5일간 purine 섭취를 제한한 후 측정하여 1일 600mg 이상이면 비정상이다. 이외에 BUN, 혈청 크레아티닌으로 신장 기능을 진단하고, 관절천자(arthrocentesis)를 하여 바늘 모양의 결정체가 있는지 확인한다.

⑤ 치료 및 간호

통풍은 초기에 진단하면 치료가 쉽다. 처방 받은 약물을 복용하면 증상이 호전되면서 신체상의 변화가 없다.

a. 약물요법

통풍의 첫 번째 관리방법은 약물요법으로, 급성 발작의 관리와 장기적으로 고요산혈증관리에 중점을 둔다. 급성 통풍 발작 시 염증은 3~5일 안에 가라앉는다. 대부분의 환자는 그 기간에 통증을 참기가 힘들다. 치료의 원칙은 휴식을 취하며, naproxen(Naprosyn), indomethacin(Indocine), ibupropen(Motrin, Amersol), 비스테로이드성 항염제와 colchicine(Colsalide, Novocolchicine)을 투여하여 염증과 통증을 감소시키는 것이다.

정맥주사용 colchicine(Colsalide)은 12시간 내에 작용한다. 경구용 약물은 염증이 없어질 때까지 보통 4~7일간 사용한다.

요산 생성을 지속적으로 줄이는 약물인 allopurinol (Zyloprim)은 xanthine oxidase 억제제로 xanthine이 요산으로 전환되는 것을 예방한다. Probenecid(Benemid, Benuryl)는 과다한 혈중 요산을 배출하므로, probenecid와 colchicine을 함께 처방한다. 처방의 효율성을 파악하기 위해 요산 수치를 검사하며, 아스피린은 약의 효과를 방해하므로 피해야 한다. 처방을 잘 따르면 결절성 통풍 단계로 악화되지 않는다.

b. 비약물요법

ㄱ. 식이요법

통풍 환자의 식이제한에 대한 논란이 있다. 요산은 알칼리성 소변에서 잘 녹으므로 알칼리성 식이를 권장한다. 과거에는 저퓨린 식이를 권유했지만, 이 식이는 단백질을 많이 제한하므로 쇠고기와 내장류를 제외하고는 특별히 식이를 바꾸지 않아도 된다.

급성기에는 식품 100g당 150mg 이상의 퓨린을 함유한 고등어, 육즙, 정어리, 새우, 말린 콩, 동물의 신장, 간과 뇌 등의 고퓨린 식이는 금한다. 단백질은 체중 1kg당 1g 이상이 초과되지 않도록 섭취하고, 육류는 가능한 한 줄인다.

엄격한 식이제한은 과다한 단백질 결핍을 초래하므로 치즈, 달걀, 우유 등을 통해 단백질을 보충하며, 한 토막 정도의 흰살생선을 섭취하는 것은 무방하다.

ㄴ. 신장 기능 감시

탈수 및 체액의 산성화를 방지하기 위해 1일 3L 이상의 수분섭취를 권장한다. 신장의 요산결석을 예방하기 위해 알칼리성 소변을 유지해야 하므로 알칼리 식이 및 충분한 수분 섭취 외에도 필요시 중조를 복용하고 소변검사를 자주 한다. 신기능부전 시는 혈액투석이 필요하므로 신기능의 지속적인 감시가 필요하다.

ㄷ. 교육

통증은 작은 외상, 음주와 수술 등으로 유발되므로 원인이 되는 상황은 피한다. 관절의 부담을 줄이기 위해 체중조절이 필요하다.

라. 골수염(Osteomyelitis)

① 정의

골수염은 혈행성 감염질환으로 급성과 만성으로 발병한다. 성인보다는 소아나 청소년기 남자에게 많이 발생한다. 빈도는 12세 미만의 남자(2~4배)에게 가장 많으나 어느 연령에서도 발병할 수 있다. 골수염이 가장 흔히 발생되는 부위는 대퇴 하부, 경골 상부, 상완부 요골 등 성장이 빠른 장골이다.

골수염은 항생제 사용에도 불구하고 치유되기 어렵고 재발이 잘되며 심하면 병적 골절, 탈구 등 합병증이 생긴다. 그러므로 골수염 환자를 조기에 치료하는 것이 매우 중요하다. 일단 만성 골수염이 되면 치료가 어렵고 기능장애가 초래되기 때문이다.

② 원인 및 병태생리

원인은 주로 농포성(pustule) 감염이 있을 때 혈행으로 전파되거나 개방성 골절 시 감염이 원인이 될 수 있다. 원인균은 황색포도상구균(Staphylococcus)이 약 80%를 차지하고 그 외 연쇄상구균(Streptococcus), *E.coli* 등도 있다. 환자의 1/3에서 1차적 병소가 발견된다. 1차적 감염원은 주로 농포성 감염인데, 피하 농양(subcutaneous abscess), 내장 감염(visceral 또는 serosal pus collection), 폐렴, 감염된 열상, 비인두염일 수도 있다.

발병은 잠정적으로 또는 급성적으로 일어난다. 괴저 과정(septic process)이 감염 초기에 골수조직에서 시작되고 충혈과 부종이 있으며 백혈구가 증가된다. 그 후에 제1단계에서 단백질분해효소에 의하여 조직이 괴저되면 화농(3일 내 발생)이 생겨서 골막하 농양이 생긴다. 농은 저항이 약하고 혈행이 느린 골간단(뼈몸통끝, metaphysis)부 근처로 가서 쉽게 서식하며 골막하농양을 형성하게 된다. 농양은 골막을 밀고 외측의 피질 표면으로 퍼진다.

혈관과 림프조직을 통해 골간단부의 해면골로 감염이 전파되고 장골의 중간 골간(middiaphysis)을 따라 퍼져 뼈에 농양이 쌓인다(그림 7-42).

골막하농양으로 골막이 박리되면 골막하에 자극으로 인해 신생골이 생기고 이것이 골막의 내면에 부착되어 골구(involucrum)를 형성한다. 농들은 골구 사이 틈새(cloaca)

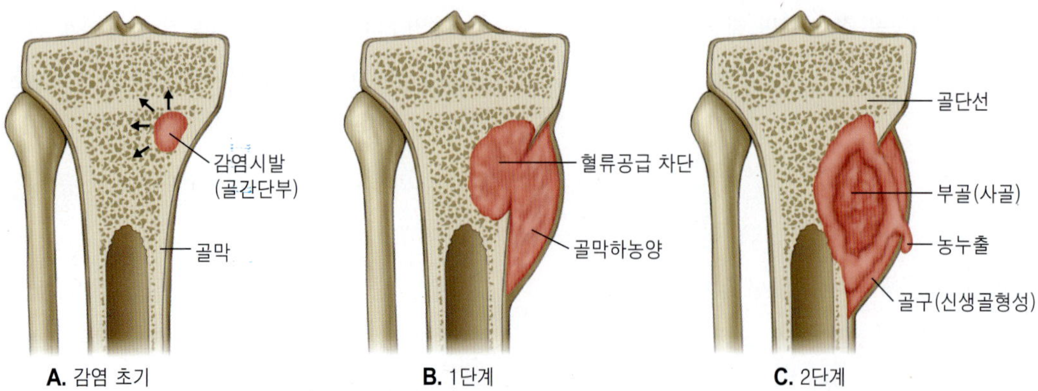

그림 7-42. 골수염의 진행 단계.

를 통해 흐른다. 골조직은 혈전증으로 괴저되며 분리되어 패혈 상태가 되어서 부골(sequestra)이 생긴다.

③ 증상 및 증후

급성기에는 전신적으로 몸이 아프고 허약해지며 곧 발열과 환부의 통증이 심해진다. 초기에 국소적인 증상은 심하지 않으나 환부의 근육경직으로 걷지 않으려 한다. 백혈구(15,000~40,000/mm^3)와 적혈구 침강 속도(ESR)가 증가한다. 감염이 진전되면 국소적으로 압통, 부종, 발적, 열감이 있다. 초기에 항생제 치료로 효과가 없으면 배농루가 생겨 농이 흐르며 만성 골수염이 되고 근육위축이나 운동장애 등의 부작용이 초래된다. 증상이 매우 심하면 고열(40~41℃)과 관절통이 있다.

④ 진단검사

감염 상태를 임상적으로 진단하기 위하여 혈액검사, 방사선 CT 촬영, 골 스캔(bone scan), MRI를 시행한다.

⑤ 치료 및 간호

급성기에는 항생제 투여와 침상안정 그리고 필요에 따라 수액과 전해질을 투여한다. 항생제는 골수염이 치료될 때까지 상당 시간 투여한다. 침상안정 시에는 기능적 체위를 유지한다.

증상이 완화되지 않으면 외과적으로 환부를 절개하는 절개 배농술(incision and drainage)을 시행한다. 만성기에는 전신증상은 별로 없으나 가끔 국소적 통증, 열감과 부종이 있다. 피부로 배농이 계속되면 항생제를 사용해도 별 효과가 없으므로 외과적으로 괴저된 뼈조직을 제거하는 부골절제술(sequestrectomy)을 시행한다. 수술 시기는 환자의 영양상태가 양호하고 부골의 위치가 분명할 때이다. 그러나 부골 골편들이 광범위하게 퍼져 있을 때는 배상형성술(saucerization)로 상흔조직, 감염된 조직, 경화된 뼈 등을 광범위하게 제거한다.

배상형성술이란 환부의 뼈를 광범위하게 깊숙이 제거하는 수술이다. 수술 후 폐쇄적 세척 방법(예: hemovac 배액)으로 삼출액을 계속 제거한다.

수술 후에는 석고붕대나 부목, 압박붕대를 적용하여 환부를 계속 고정시켜 환부가 안정되게 한다. 수술 부위는 철저히 무균적으로 간호해야 한다. 감염된 뼈는 매우 약하므로 조심스럽게 간호한다. 수술 상처의 회복을 위하여 고칼로리 식사를 권장한다.

수술 후 증상이 완화되면 압박붕대나 석고붕대를 제거한다. 그리고 장기간 안정으로 환부측 하지의 관절운동이 저하되어 있으므로 기능회복을 위하여 더운물 찜질을 해 준 후 치료적 운동을 시행한다. 골수염의 합병증으로는 관절경축, 병리적 골절 등이 있다.

예후

조기에 치료하면 염증성 삼출액이 신속히 흡수되고 치유가 빠르다. 그러나 농성 삼출액이 형성되면 잘 낫지 않는다. 통증으로 운동장애가 계속되면 기동성 장애와 관절협착증이 있고 전신적으로 감염이 퍼지면 치명적인 패혈증 상태가 된다.

(4) 종양성 대상자 간호

가. 양성 골종양(Benign bone tumors)

① 정의

양성 골종양은 뼈세포의 비정상적인 성장이 있는 것으로, 악성이 될 수 있다. 양성종양은 주로 뼈, 연골, 섬유조직에 발생하나 다른 조직이나 장기로 전파되지는 않는다. 일반적으로 40세 이상 성인과 10대 어린이에게 발병률이 높다. 양성종양으로 비골화성 섬유종, 골연골종, 골종, 골아세포종, 진성 연골종, 골낭종, 연골아세포종, 거대세포종양 등이 있으며, 연골아세포종이 모든 양성종양의 35~50%를 차지한다(표 7-15).

② 병태생리

양성 골종양은 약간의 증상은 있지만 생명을 위협하거나 사망에 이르게 하지는 않는다. 골종양은 골분해(골파괴)반응 혹은 골아세포반응(골형성)이 이루어지는 정상 골조직에서 야기된다. 골조직세포는 매우 활동적이어서 새로운 뼈는 지속적으로 만들어지고 오래된 뼈는 용해된다. 세포의 비정상적인 성장으로 생기는 골종양은 골세포, 연골, 섬유조직 및 골수에서 발생한다. 양성종양은 서서히 대칭적으로 성장하는 패턴이 있고, 미란이 서서히 진행되며, 뼈는 점차로 약해져서 골파괴와 골절을 야기한다. 뼈의 표면은 거칠고 종양 부위는 비대해진다. 왜냐하면 주변 근육이나 인대가 뼈를 지지하는 구조를 제공해야 하기 때문이다. 골종양의 병리적 특성은 골파괴, 마모, 피질확대 등이다.

③ 증상 및 증후

양성 골종양의 두 가지 주요 증상은 주변 조직의 압박으

표 7-15 골종양의 분류

발생 조직	양성종양	악성종양
골	• 유골골종(osteoid osteoma) • 골아세포종(osteoblastoma)	• 골육종(osteosarcoma) • 연골육종(chondrosarcoma)
연골	• 골연골종(osteochondroma) • 연골종(chondroma) • 연골아세포종(chondroblastoma)	
섬유조직	• 섬유종(fibroma)	• 섬유육종(fibrosarcoma)
지방조직	• 지방종(lipoma)	• 유잉육종(Ewing's sarcoma) • 세망세포육종(reticulum cell sarcoma)
조혈조직		• 형질세포성 골수종 또는 다발성 골수종 (plasma cell myeloma or multiple myeloma)
혈관조직	• 혈관종(hemangioma)	
신경조직	• 신경초종(neurilenoma)	
불확실함	• 양성 거대세포종(benign giant cell tumor)	• 악성 거대세포종(malignant giant cell tumor)

로 오는 통증과 종양의 크기의 증가로 인한 관절가동운동장애이다. 통증은 일반적인 증상으로 종종 밤이나 운동 후에 악화된다. 종양이 연조직을 침범하여 말초신경을 압박하거나 병리적 골절이 있을 때 통증이 생긴다. 통증이 없는 종양의 경우 뼈가 약해져 골절이 된 후 발견되기도 한다.

④ 진단검사

종양을 진단하기 위해 방사선검사, CT, 골조사, MRI 및 골생검을 한다.

⑤ 치료

종양치료는 양성 또는 악성의 경우 모두 외과적 절제를 한다. 부속관절의 기능을 회복하고 유지하기 위해 주변 근육과 조직도 제거하고 골 이식을 할 수 있다. 종양의 확대 정도에 따라 절단이 필요할 수 있다. 양성 골종양은 외과적 절제로 충분히 치료가 되며, 가장 흔한 수술은 소파술(curettage)이다.

통증 완화를 위해 prostaglandin을 억제하는 NSAIDs를 투여할 수 있으며, 상태에 따라 냉온요법을 이용한다.

⑥ 간호

간호의 일차적인 초점은 통증 완화, 병리적 골절 예방, 지지적인 환경을 제공하는 것이다. 통증관리에 대한 환자의 반응과 약물과 치료의 부작용 등을 모니터링한다. 수술을 할 경우에는 수술 전·후 간호가 필요하고, 수술 후 합병증을 모니터링하고 예방한다. 암이 진행된 경우라면 병리적 골절이 올 수 있으므로 활동 제한이 필요하다.

나. 악성 골종양(Malignant bone tumors)

① 정의

악성 골종양은 원발성과 속발성(전이성)이 있다. 원발성 종양의 정확한 원인은 모르지만 10~30대에 발생하며, 비교적 드물다. 원발성 종양은 조기에 혈류를 통하여 전이가 잘되는데, 흔히 전이되는 장기는 폐이다. 속발성 종양은 원발성에 비해 훨씬 빈도가 높으며, 예후도 불량하다. 대부분의 골종양은 다른 장기에서 전이된 것으로 노인에게 많다.

a. 분류

2008년 뼈 및 관절연골 암 발생 수는 434명으로 0.2%를 차지하였다(국가암등록사업보고서, 2010).

악성 골종양 중 골육종이 35% 정도로 가장 흔하며, 그 다음으로 연골육종(26%), 유잉육종(Ewing's sarcoma, 16%) 순으로 발생한다.

ㄱ. 골육종(Osteosarcoma)

골육종은 여성보다 남성에게 흔하고 팔, 다리, 골반에서 호발하며, 10~30세 연령층에서 가장 흔하다. 약 10%는 60세 이후에 발생한다. 만성 골수염 후 혹은 뼈의 방사선요법 후에 속발성으로 발생할 수 있다.

ㄴ. 연골육종(Chondrosarcoma)

연골육종은 연골세포에 발생하는 종양으로 20세 이전은 드물지만 20세 이후부터 75세까지 발병 위험률이 증가하며, 남·녀 발생률은 비슷하다. 연골육종은 연골이 있는 부위라면 어느 곳에서도 발생할 수 있지만 특히 골반, 다리, 팔 부위에 가장 흔하다. 가끔 기관, 인두, 흉벽에 발생하기도 한다.

ㄷ. 유잉육종(Ewing's sarcoma)

주로 골반과 사지의 골수강 내에서 시작하며 드물게 발생한다. 4~25세 사이에서 가장 발생률이 높고 주변 연조직으로 침범하거나 확대된다. 초기에 주로 폐나 다른 뼈로 전이된다.

ㄹ. 섬유성 육종(Fibrosarcoma)

섬유조직에서 시작하는 비교적 드문 원발성 악성 골종양이다. 주로 20~60세에 호발하고 30대에 가장 흔하다. 대퇴골 원위부에서 가장 흔하고, 경골 근위부, 골반골, 상완골 근위부 등에 호발한다. 거대세포종, Paget병, 양성 섬유종, 방사선요법 후, 만성 골수염에서 이차적으로 발생한다.

ㅁ. 악성 섬유성 조직구종 (Malignant fibrous histiocytoma; MFH)

비교적 드물게 발생하며 구체적으로 알려지지 않은 악성 골종양이다. 80%가 원발성으로 발생하며, 20%는 골경색증, 방사선요법 후, Paget병 등에 속발성으로 발생한다.

ㅂ. 전이성 골종양(Metastatic bone cancer)

악성 골종양의 가장 흔한 형태이며, 유방, 소화기계, 폐, 신장, 난소와 갑상선, 전립선 등에서 흔히 골격계로 전이되는데, 척추, 골반, 대퇴골, 상완골, 늑골 등을 주로 침범한다.

② 병태생리

전이성 골종양과 원발성 골종양은 질병과정과 치료가 서로 다르다.

전이성 골종양은 원발성 종양에서 떨어져 나온 세포가 림프관이나 혈행을 통해 특정 장소로 이동하여 발생한다. 골전이의 75%는 전립선, 유방, 신장, 폐에서, 그 외 갑상선, 대장, 흑색종에서 뼈로 전이되는데 주로 이환되는 뼈는 골반, 척추, 늑골, 대퇴, 상완골이다.

원발성 악성 골종양은 드물며, 주로 결체조직이나 지지조직에서 시작된다. 소아의 85% 이상이 원발성 악성 골종양이나 30세 이후에는 드물게 나타난다. 정확한 원인은 모르지만, 최근 연구에서 악성 골종양은 인간의 DNA 손상이나 돌연변이로 올 수 있다고 하였다. 종양 유전자(oncogene)는 세포분열을 촉진하고, 종양억제인자는 세포를 사멸시키거나 세포분열을 지연시킨다. 돌연변이 DNA는 종양 유전자를 활성화하거나 종양억제인자를 비활성화시킬 수 있다. 이 결과 악성세포가 종양을 형성해서 주위조직을 침범하고 파괴한다. 종양의 성장 속도와 치료에 대한 반응은 암의 유형에 따라 달라진다. 대부분의 골종양은 유전되지 않지만 돌연변이가 일어난다. 예를 들면 방사선요법으로 DNA가 손상되어 암이 유발될 수 있다.

③ 증상 및 증후

악성종양의 임상증상은 침범된 부위에 따라 다양하다. 종양으로 인한 파괴, 미란, 팽창으로 통증, 국소부종, 압통 등이 주요 증상이다. 골절이 생기면 급성 통증이 나타나고, 부종으로 인해 관절가동운동이 제한되며, 관절 삼출물이 생길 수 있다. 침범 부위를 촉진하면 따뜻하고 압통이 있다. 전이된 암이 악화되면 뚜렷한 장애가 나타나기도 한다.

Ewing 육종은 통증, 부종, 미열이 생겨 종종 골수염과 혼동될 때도 있다. 빈혈 때문에 피로감과 창백함이 나타난다. 암으로 조절력을 상실한 환자는 결과에 대해 불안과 두려움을 가지고 있다.

④ 진단검사

- 임상검사: 종양이 있으면 alkaline phosphatase(ALP)가 상승하는데, 이는 골파괴가 증가함에 따라 새로운 골 형성이 활발하다는 것을 의미한다. Ewing 육종은 빈혈, 백혈구 증가와 ESR 상승이 나타나고, 이환된 뼈에서 빠져나와 혈중 칼슘이 증가한다.
- 방사선검사: X선검사와 CT, MRI로 골밀도의 증가 혹은 감소를 확인할 수 있다.
- 골생검: 생검으로 종양의 종류를 확인한다. 바늘 생검은 전이성 종양이 의심될 때 시행되며, 개방 생검은 외과 절제가 필요할 때 시행된다. 생검 후 TNM 분류법으로 종양의 병기(stage)를 결정한다.
- 골조사(bone scan): 전이성 종양이 의심되면 골조사(bone scan)가 유용하다.

⑤ 치료

골종양은 다학제 팀의 치료가 효과적이다. 치료의 목적은 종양을 파괴하거나 제거함으로써 종양의 성장을 지연하는 것이다. 골종양의 특성에 따라 항암화학요법이나 방사선요법 또는 수술요법을 시행하거나 이들 병합하여 치료한다.

a. 항암화학요법

항암화학요법을 단독으로 하거나 방사선요법이나 수술요법과 함께 병행한다. Ewing 육종은 세포독성 약물에 민감하고, 골육종은 세포독성 약물에 저항성이 있다. 항암화학요법은 수술 전·후에 시행하며, 종양의 크기가 작고 전이가 덜된 부분에 효과적이다. 악성종양의 전이를 예방하기 위해 수술 전부터 항암화학요법을 시작하여 수술 후까지 계속한다. 여러 가지 약물을 병용하면 약에 대한 저항을 감소시키면서 낮은 독성으로 보다 큰 효과를 얻을 수 있다. 간호사는 약물의 효과와 부작용을 주의하여 관찰하고, 임상검사의 결과를 모니터한다.

b. 방사선요법

방사선요법은 악성종양의 크기를 줄여 신경압박으로 인한 통증 완화에 효과적이다. 특히 Ewing 육종과 골육종에 효과가 있다. 부작용으로 골수억압이 나타날 수 있다.

c. 수술

악성 골종양의 가장 효과적인 치료 방법은 종양조직을 제거하는 것으로, 국소절제부터 절단과 관절 제거(disarticulation) 등의 수술 방법이 있다. 광범위한 조직 절제와 복구성 이식술(restorative grafting technique)로 회복을 증진시킨다.

ㄱ. 사지보존술(limb salvage surgery; LSS)

사지보존술과 절단술은 5년 생존율이 40~70%, 재발률이 5~10% 정도이며, 합병증은 사지보존술에서 더 흔하다.

과거에는 골종양의 치료를 위해 흔히 사지절단술을 하였으나 오늘날은 종양과 인접조직을 제거한 후 상태와 부위에 따라 보철물(prosthesis) 삽입, 전체 관절성형술(total joint arthroplasty), 대퇴 원위부에 병변이 있는 경우 대퇴 하부를 절단하지 않고 병변 부위만 절제한 뒤 경골(tibia)과 비골(fibula)로 절제한 부위를 메우는 방법을 시도하고 있다. 사지는 골수강 내에 긴 막대형 보철물을 삽입하여 지지한다. 광범위한 절제 때문에 연조직과 혈관 이식이 필요하다.

ㄴ. 절단술(Amputation)

손상된 부위나 종양 침범 부위가 광범위한 경우 사지를 절단한다. 절단의 적응증은 하지와 상지에서 약간의 차이가 있다(그림 7-43). 대부분의 하지 절단 원인은 당뇨병, 동맥경화증으로 인한 말초혈관장애가 가장 많고 다음은 외상, 감염, 종양, 선천성 기형의 순이다. 상지 절단은 외상, 선천성 기형, 말초혈관질환, 종양의 순서이다.

절단 부위를 선택할 때는 남아 있는 조직이 환부의 치유에 필요한 혈액을 공급할 수 있어야 하고, 보철기가 기능할 수 있으며 잘 끼워질 수 있도록 여유 있게 결정해야 한다.

절단의 형태

개방(guillotine)형과 폐쇄(flap)형이 있다. 개방형 절단이란 피부·근육·뼈를 포함하여 환부를 단면으로 절단하여 절단부(stump)를 당분간 열어 놓는 방법이다. 감염이 있을 때 절단 부위를 피부로 덮지 않고 열어 놓은 상태이므로 농성 삼출액이 잘 배농될 수 있다. 환부의 감염을 예방

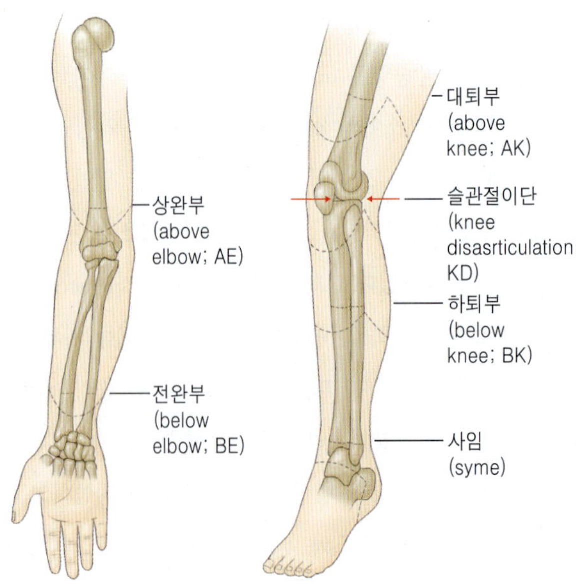

A. 상지의 절단수준 **B.** 하지의 절단수준

그림 7-43. 절단 부위.

하기 위하여 무균적 드레싱과 환부 세척을 하며 전신항생제를 투여한다.

폐쇄형 절단은 피부와 근육을 뼈보다 더 길게 절단하여 그 조직으로 뼈의 끝을 감싸는 방법으로, 감염의 우려가 없을 때 시행한다. 절개 부위를 통해 배액관을 삽입하여 조직 속에 혈액이나 체액이 축적되는 것을 예방한다. 피부 봉합선은 체중이 가해지지 않는 부위를 선택한다.

절단술 후 합병증

혈종, 감염, 괴사, 관절구축, 신경종(neuroma), 환상지감(phantom limb sense) 등이 있다. 혈종은 지혈이 잘되지 않아 생기며, 감염으로 진행될 수 있다. 감염이나 괴사는 당뇨병이나 말초혈관질환에서 잘 생기는데, 적절한 항생제를 사용하는 것이 필요하다. 관절구축은 수술 후 조기관절운동이나 복위(prone position)를 취해 줌으로써 예방할 수 있다.

절단 후 보철기 착용 시기

수술 직후나 상처가 치유된 직후(수술 후 약 7~10일) 보철기 착용, 상처가 치유된 후 조기(수술 후 약 2~3주)에 임시보철기를 착용했다가 영구보철기 착용, 절단부가 완전 성숙된 후(수술 후 약 2~3개월)에 한 번에 완전한 보철기를 착용하는 방법이 있다. 보철기 착용 시기는 환자의 근력이나 나이, 건강상태에 따라 결정한다. 수술 직후 보철기 조기착용법은 절단부를 흡수성 드레싱으로 덮은 후 석고 드레싱으로 단단히 감싸는 방법이다. 지연성 보철기는 절단부(stump)를 형성하고 부종을 감소시키기 위해 절단부를 압박붕대로 감싼 다음 흡수성 드레싱으로 덮어 둔다. 임시보철기의 목적은 절단부를 손상으로부터 보호하고 조직의 부종을 예방하는 것이다. 임시보철기는 수술 직후나 몇 주 후 석고 드레싱에 접착시키도록 조정대와 의족을 임시로 붙여 주는 것이다.

절단부를 성숙시키는 방법

절단부 고정을 위한 방법으로는 붕대고정법(soft dressing)과 석고붕대고정법(rigid dressing)이 있으며, 붕대고정법을 흔히 사용한다(그림 7-44).

⑥ 간호진단 및 간호중재

a. 간호진단

골종양 환자의 간호진단은 다음과 같다.

- 수술 및 예후와 관련된 불안

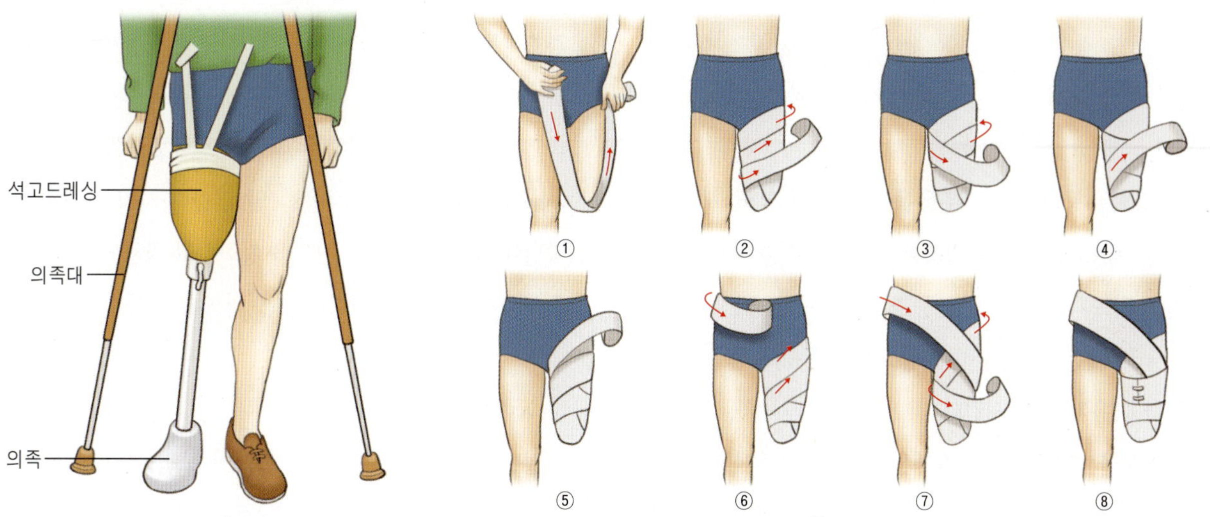

그림 7-44. 임시의족(A), 절단부 탄력붕대 감기(B).

- 연조직 침범과 관련된 급·만성 통증
- 질병과정과 통증 및 허약감과 관련된 운동장애
- 질병의 나쁜 예후와 관련된 예견된 슬픔
- 항암화학요법, 방사선요법 및 수술 등과 관련된 신체상의 변화

b. 간호중재

ㄱ. 수술 및 예후와 관련된 불안

종양의 범위, 특성, 진행 정도, 전반적인 건강상태 등을 사정하고 평가한다. 수술 전 준비로 심리적 지지가 필요하므로 환자의 이해 정도를 사정하고 치료과정에 대한 질문이나 관심을 이야기하도록 격려한다. 영적 지지가 필요한 환자는 성직자를 연결해 준다.

수술 후의 변화와 정보를 설명해 준다. 수술에 대한 불안, 공포, 좌절 등을 표현할 수 있도록 격려한다.

ㄴ. 연조직 침범과 관련된 급·만성 통증

신경과 혈관 및 주변 조직은 수술 중에 많이 손상된다. 간호사는 손상된 사지의 신경혈관상태를 사정하고, 필요시 처방된 진통제를 투여한다. 보조기구와 지지기구는 이식한 부위가 완전하게 적응할 때까지 착용해야 한다. 재형성술의 합병증은 감염, 이식한 부위의 탈구나 느슨해짐 등이다.

ㄷ. 질병과정, 통증 및 허약감과 관련된 운동장애

절단 수술을 한 환자는 신체 움직임과 자가간호능력이 저하된다.

근력강화운동과 ROM 운동을 수술 직후부터 시작하고, 수술 후 최소한 1년간은 지속한다. 상지 수술 후에는 어깨의 힘을 기르기 위해 능동운동과 수동운동을 계획하고, 하지 수술 후에는 체중 부하에 중요한 사두근운동을 강화하여 근력을 유지, 향상시킨다.

골 이식을 받은 환자는 수개월 동안 석고붕대를 하고 있으므로 뼈가 연조직과 완전하게 결합할 때까지 체중 부하운동을 금한다. 특히 회복기에는 일상생활활동 시 도움이 거의 필요하지 않을 때까지 환자를 지지한다.

ㄹ. 항암화학요법, 방사선요법 및 수술과 관련된 신체상의 변화

대부분의 수술 환자는 수술 후에 신체상의 변화를 경험한다. 신체상은 질병에 적응하는 능력과 밀접하게 관련되므로 간호사는 환자의 지지체계를 사정하고 신체상 변화에 대한 환자의 관점을 인지하고 수용한다. 환자와 간호사의 신뢰관계는 환자가 부정적인 감정을 자유로이 표현하도록 해 주고 환자의 장점과 대처능력을 강화한다.

ㅁ. 질병의 나쁜 예후와 관련된 예견된 슬픔

질병의 진행 정도와 상관없이 종양의 진단 자체가 환자와 가족에게는 주요 스트레스원이다. 간호사는 환자가 상실감에 잘 대처하고 슬픔을 해결하도록 돕고, 숙련된 의사소통 기술과 능동적인 경청으로 환자와 가족이 감정을 표현하도록 돕는다. 상담가와 성직자도 진단, 치료, 임박한 죽음 등을 수용하도록 도울 수 있다.

ㅂ. 신체 손상 위험성

골종양은 뼈를 약화시켜 정상적인 일상생활활동이나 체위 변경 시에 골절을 초래할 수 있다. 골절을 예방하기 위해 방사선요법과 수술을 통해 손상된 뼈를 대치하고 강화한다. 간호하는 동안 환측의 뼈를 지지하고 부드럽게 다루어야 한다. 부가적인 보호를 위해 외적 지지(부목)를 적용할 수 있다. 체중 부하를 제한하는 지침과 보행보조기구(ambulatory aids)의 안전한 사용법 및 건강한 사지를 강화시키는 방법에 대해 교육한다. 근력을 강화하고 골절의 위험성을 감소시키기 위해 근력강화운동을 하도록 한다.

⑦ 재활과 보철물 사용

절단 수술 환자는 보행을 위하여 보철물(의지)을 사용하게 됨에 따라 신체적·심리적으로 새로운 환경에 적응해야 하는 재활과정이 필요하다.

일반적인 재활간호의 목적은 환자가 보철물(의지)을 신체의 새로운 일부분으로 수용하고 충분히 독립적인 생활을 영위하도록 돕는 것이다. 독립적인 생활은 환자의 건강상태, 연령, 집안환경, 업무량에 따라 다르므로 환자마다 개별적인 계획이 필요하다. 재활의 목표는 적어도 90% 이상을 달성할 수 있도록 설정한다.

환자가 달성해야 할 재활의 목적은 신체적으로는 규칙적인 운동을 통해 근육 강도와 지구력을 증가시키고, 절단부 상처가 완전히 치유되기 전까지는 체중 부하를 통제하며, 의족 사용을 연습하여 능숙하고 자연스러운 보행을 하도록 하는 것이다. 한쪽 하지를 절단한 후에는 중력의 중심선에 따라 몸의 균형을 유지하기가 어려워 잘 넘어질 수 있으므로 균형을 잘 유지할 수 있도록 훈련한다. 보철물(의지)을 착용하지 않을 때에는 되돌아 눕는 체위 변경이나 몸의 균형을 바르게 하는 운동을 시행한다.

절단 후 재활과정에서 환자가 주의해야 할 점은 그림 7-45와 같다.

심리적으로는 새로운 의지가 자아상으로 수용되었을 때 진정으로 독립적인 생활을 할 수 있게 된다. 심리적인 문제는 신체적인 문제보다 적응하기가 더욱 어려우며 많은 시간을 필요로 한다. 그러므로 성공적으로 보철물(의지)을 사용하는 다른 환자를 소개해 주거나 관련 모임을 알려 줌으로서 심리적인 적응을 지지할 수 있다. 환자는 관련 모임의 참여를 통해 소외감을 해소할 수 있고, 공통의 신체적인 문제에 대하여 다른 사람들과 문제 해결 방법을 모색할 수 있으며, 지지 체계를 형성하여 상호협조 할 수 있는 장점이 있다.

a. 보철물에 대한 적응

절단부는 계획된 운동 스케줄에 따라 운동을 시행하고 힘과 내구력을 길러 보철물(의지) 사용에 대비한다. 상처가 완전히 치유될 때까지는 체중이 절단부에 심하게 가해지지 않도록 주의한다. 한편 정신적으로 적응하기 위해서는 변형된 자신의 신체상과 의수족 착용 상태를 신체의 일부로 수용하고 적응해 나갈 수 있도록 지지한다.

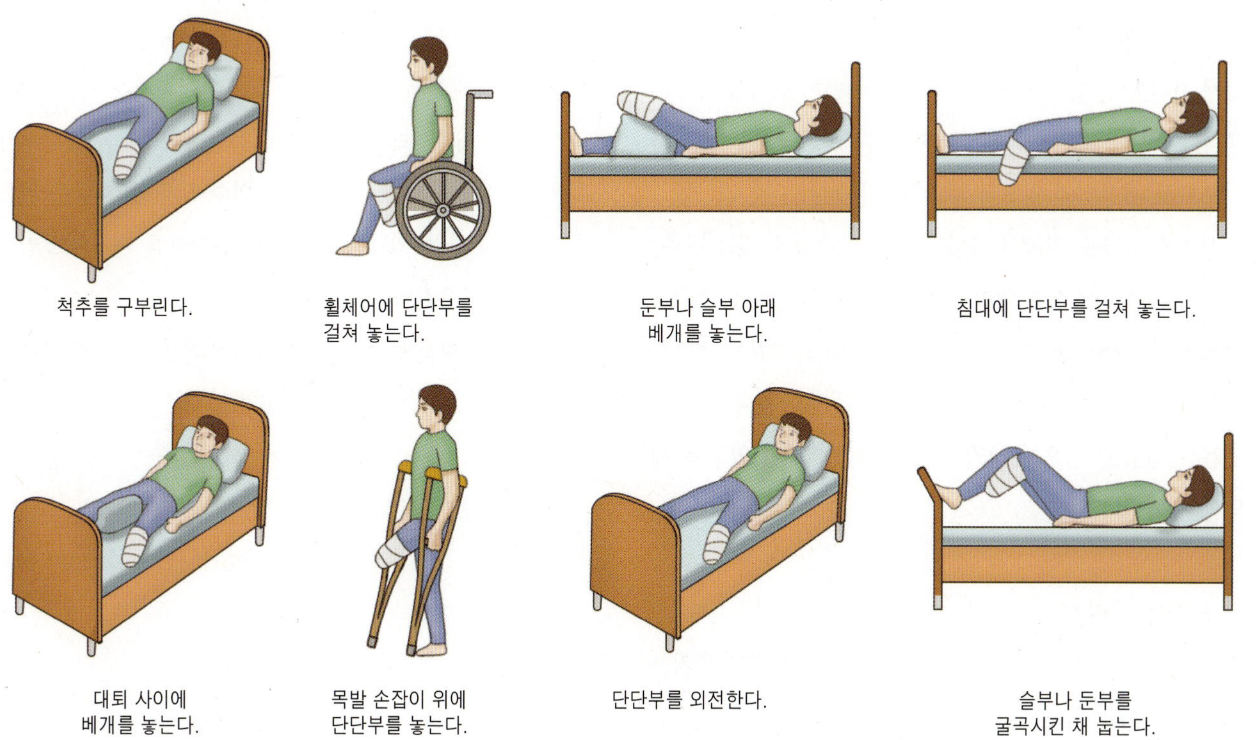

그림 7-45. 재활과정의 금기 사항.

b. 보철물 착용 후 합병증

ㄱ. 절단부의 피부 손상

절단부의 피부 손상은 보철물(의지) 사용 훈련을 방해하고 입원 기간을 장기화시킨다. 증상으로 치유된 상처 부위가 헐거나 수포 혹은 괴사가 발생한다. 특히 당뇨병 환자는 말초혈관 및 신경질환 등과 같이 피부 손상이 심하게 나타난다. 피부 손상을 예방하기 위하여 수술 후 보철물을 착용하고 처음 보행을 시작하는 단계에서 자주 절단부 면을 관찰하며, 피부 자극이나 찰과상이 있으면 보철물 착용을 잠시 중단한다. 절단부 면의 피부를 간호하고 만약 상처가 치유되지 않으면 절단부를 재절개한 후 재봉합한다.

ㄴ. 절단부 허약 또는 전신허약증

절단부 허약 또는 전신허약증은 특히 노인 환자에게 흔히 발생하므로 운동과 기동력 훈련에 대한 개별적인 계획을 통해 근육의 힘과 내구력을 향상시킨다.

절단부 간호

절단부는 매일 관찰하여 발적, 수포 및 찰과상의 발생 유·무를 살핀다. 거울을 준비하여 환자 스스로 관찰할 수 있게 지지한다. 찰과상이 있으면 일회용 밴드를 사용하기 쉬우나, 일회용 밴드는 연한 피부면을 더욱 자극하는 효과가 있으므로 사용하지 않도록 주의시킨다.

절단부 청결을 위하여 매일 부드러운 비누로 씻고 잘 닦은 후 말린다. 잘 닦은 절단부에는 아무것도 바르지 않는다. 알코올은 피부를 너무 건조시키고 기름이나 크림은 절단부를 너무 부드럽게 하여 보철물 사용에 불편을 준다. 절단부에는 목양말을 신으며, 양말은 줄거나 구겨지지 않도록 세탁에 유의한다.

c. 보철물 관리

보철물(의지) 소켓(socket)을 매일 점검하여 땀과 먼지를 제거한다. 매일 아침 착용 전 보철물(의지) 속을 마른 수건으로 깨끗이 닦는다. 보철물(의지) 속이 젖어 있지 않도록 유의하여 절단부의 감염과 피부면의 손상을 예방한다. 만약 보철물(의지)이 크거나 작으면 환자 스스로 크기를 조절하지 말고 반드시 전문가에게 의뢰하도록 한다.

d. 상지 절단 재활간호

상지 절단은 전체의 약 10%로 하지 절단에 비해 빈도가 훨씬 낮다. 상지 절단의 원인은 심한 손상이 대부분이므로 수술 전 광범위한 처치가 행해진다.

상지에 대한 근육운동과 어깨관절운동을 미리 실시하여 관절경축을 예방한다. 정상 팔 부분의 기능도 강화시켜서 식사나 화장 등에 불편이 없도록 한다.

정신심리적인 간호도 매우 중요하다. 특히 손은 기능이 다양하고 섬세하므로 상지 절단은 일상생활에 많은 불편을 초래하며 정신적인 타격도 심하다.

수술 후 치료와 간호는 의수 착용 시기에 따라 다르다. 즉시 의수를 착용하는 경우 몇몇 환자는 갈고리 모양의 의수를 보고 놀라며 거부하기도 한다. 즉시 의수를 착용하여 석고붕대를 감는 경우 상지의 혈액 순환이나 비정상 상태를 관찰할 수 없다는 단점이 있다. 수술 후 일정 기간이 경과한 후에 의수를 착용하는 경우에는 부드럽게 드레싱을 한 후 탄력붕대로 절단부를 감는다.

수술 후 첫날부터 침상에서 운동을 시도한다. 절단부가 치유됨에 따라 상지 운동을 하여 의수 착용 등 재활을 위한 운동을 실시한다. 약 10~14일 후면 봉합사를 제거하고 임시적 의수를 착용한다.

상지 절단 환자에 있어서 수술이나 의수 착용 후 재활과정과 심리적 간호는 하지 절단 시와 같다.

(5) 척추질환 대상자 간호

가. 요통, 추간판탈출증(Back pain, Herniation of the nucleus pulposus; HNP)

① 정의

경추와 요추 부위가 가장 흔히 침범받는다.

추간판(intervertebral disc)은 각 척추의 추체(vertebral body) 사이에 있는 구조로서 척추에 작용하는 충격을 흡수하는 쿠션 역할을 하며, 굴곡과 신전운동, 회전운동을 가능하게 한다. 각 추간판은 연골판(cartilaginous plate), 중앙의 반고체성 수핵(nucleus pulposus)과 이를 둘러싸고 있는 섬유륜(annulus fibrous)으로 구성되어 있다. 추간판은 나이가 들어갈수록 용적과 탄력성이 감소되어 압박에 대한 저항력이 약해진다.

수핵탈출증은 수핵이 섬유륜을 뚫고 탈출하여 신경근을 압박하여 통증을 유발한다. 이를 추간판탈출증이라고도 한다(그림 7-46).

② 병태생리

a. 경추 통증(Cervical neck pain)

경추 통증은 수핵탈출로 나타난다. 수핵탈출 부위는 섬유륜이 약하고 후종인대(posterior longitudinal ligament)가 얇은 측부에서 주로 발생하며 탈출된 수핵이 척수신경근(spinal nerve root)을 압박하여 목과 환측 팔 아래 운동과 감각기능에 영향을 미친다. 가장 흔히 침범받는 부위는 경추 5번과 6번이다. 퇴행성 관절질환은 증식된 뼈(osteophyte, bony outgrowth)가 신경근을 압박하여 지속적이고 간헐적인 만성 통증을 유발한다. 추간판이 가운데로 탈출하면 척수를 압박할 수 있다. 그 외에도 급성 또는 만성 경부 통증은 근좌상(strain)이나 염좌(sprain)로 인해 생길 수 있다.

b. 요·천추 통증(Lumbosacral back pain)

요·천추 통증은 하부 요통(low back pain; LBP)이라고 하며 경추 통증보다 더 흔하다. 급성 통증은 근육좌상이나 경련, 염좌, 추간판퇴행이나 수핵탈출로 발생한다. 요추간판의 탈출은 L4~L5 또는 L5~S1 사이에서 가장 흔하다. 요·천추 부위의 수핵탈출은 인접한 좌골신경(sciatic nerve)을 압박하여 다리와 발쪽으로 방사되는 심한 작열통이나 찌르는 듯한 통증을 호소하게 하며, 하지직거상검사(straight leg raise test)에서 양성으로 나타난다. 하지직거상검사는 앙와위로 누워 무릎을 편 상태에서 다리를 곧바로 올리는 방법으로, 좌골신경이 압박되면 하지에 심한 통증과 허약감을 호소하게 된다.

③ 증상 및 증후

급성 요통은 대개 외상, 특히 자동차 사고나 무거운 물건을 들 때 허리가 뒤틀리거나 과다 굴곡되어 나타난다. 비만은 허리근육의 긴장을 증가시켜 요통을 유발할 수 있다. 흡연은 추간판퇴행과 관련이 있고, 선천적 척수장애나 척추측만증(scoliosis)은 요추 부위의 불편을 초래한다. 노인의 요

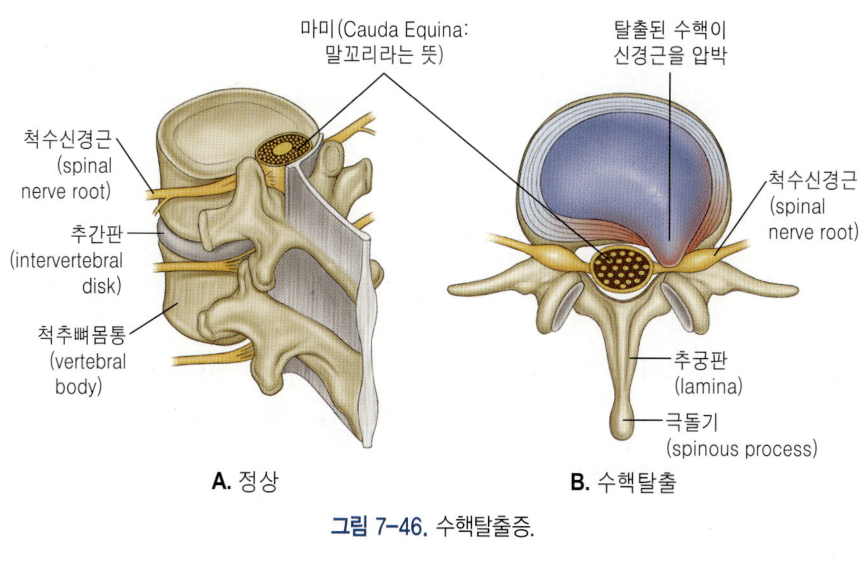

그림 7-46. 수핵탈출증.

통은 대개 노화와 관련된 퇴행성관절질환과 관련이 있다. 경추 통증은 경추 추간판아탈구(disk subluxation)를 경험하는 진행된 류마티스관절염 환자에게 흔하다.

여성의 만성 요통은 나쁜 자세나 굽이 높은 구두 때문에 발생한다. 굽이 높으면 신체는 균형을 유지하기 위해 요추를 더 앞으로 내밀어 허리근육을 긴장시킨다. 좋은 자세 유지, 물건 들기 기술, 운동 등으로 하부 요통의 발생 빈도를 감소시킬 수 있다.

하부 요통이 있는 환자는 허리를 구부리지 못하거나 구부정한 상태에서 걷거나 절뚝거릴 수 있다. 발뒤꿈치나 발가락으로 걸으면 환측 다리나 허리에 심한 통증을 일으킨다.

신경이 압박을 받으면 지속적으로 날카롭고 찌르는 듯한 통증을 호소하게 된다. 경추 손상 시에는 통증이 한쪽 팔로 방사되고 악력이 약화되어 무거운 것을 드는 데 어려움이 있다. 요·천추장애가 발생하면 둔부 가운데에서 다리 뒤쪽 대퇴와 종아리, 무릎이나 발가락 쪽으로 방사된다. 등과 환측 사지에 압통, 감각장애(paresthesia)나 무감각(numbness), 근육경련으로 인한 부종 등이 나타날 수 있다.

수핵탈출증이 심하면 하부 척수를 압박하여 장과 방광의 조절 기능이 상실될 수 있다. 하부 요통 시 요수신경 기능을 사정하기 위해 하지직거상검사를 수행한다. 통증은 일반적으로 재채기, 기침, 긴장 시에 더 악화된다. 중증 만성 상태에서는 사지나 등의 근육이 위축되므로 근육긴장도와 강도를 평가한다.

④ 진단검사

진단검사로 단순 X선 촬영, 컴퓨터단층촬영(CT), 자기공명영상(MRI), 척수조영술(myelography)이 있다. 척수조영술은 추간판의 탈출 위치와 압력 부위의 진단에 이용되고, CT나 MRI는 미세한 추간판탈출의 진단에 유용하다. 신경계 검사는 근압력으로 인한 감각, 운동의 소실 유·무를 평가할 수 있다. 근전도(electromyography; EMG)나 신경전도검사는 침범된 척수신경근 부위 진단에 이용된다.

⑤ 치료

치료는 요통의 정도와 만성화 정도에 따라 매우 다양하게 이루어진다. 급성 요통의 대부분은 단기간의 치료로 회복될 수 있다. 보존적인 중재를 먼저 적용해 보고, 효과가 없으면 외과적 수술을 적용한다.

a. 비수술요법

ㄱ. 약물요법

근육이완제로 cyclobenzaprine hydrochloride(Flexeril), tizanidine(Zanaflex)이나 비스테로이드성 소염제로 naproxen(Naprosyn, Naxen)과 ibuprofen(Motrin, Novoprofen)을 투여한다. 마약성 진통제는 비스테로이드성 소염제보다 효과가 적기 때문에 가능하면 이용하지 않고 필요한 경우 단기간 투여한다. 경막외나 국소적으로 steroid를 주사할 수 있다. 경구용 steroid는 일부 환자에게 단기간 적용한다. 일부 신경병리적 만성 요통을 호소하는 환자에게 gabapentin(Neurontin)과 oxcarbazepine(Trileptal)과 같은 항경련제를 투여한다. 이 약물들은 저나트륨혈증을 유발할 수 있으므로 특히 노인에게 적용할 때는 부작용을 모니터한다.

ㄴ. 물리요법

자세

Williams 체위를 취해 준다(그림 7-47). 이 체위는 반좌

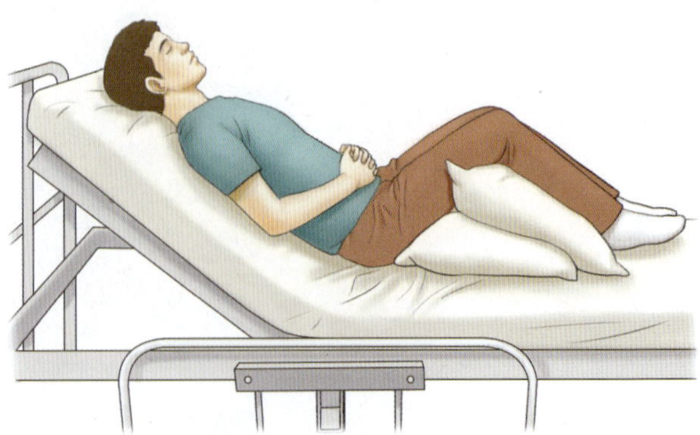

그림 7-47. Williams 체위.

위 상태에서 무릎을 굴곡하여 하부 등근육을 이완시키고 척수신경근에 대한 압력을 제거하는 자세다. 침요는 단단한 것을 사용한다.

운동

운동은 등근육을 강화하여 신경에 대한 압박을 완화해 준다. 일반적으로 등척성 운동이 효과적이다. 운동은 급성 통증이 완화된 후에 시작하며, 통증의 형태와 외상의 위치, 종류에 따라 개별화된 운동 프로그램을 실시한다.

열·냉요법

열은 혈류를 증진시켜 손상된 신경의 치유를 촉진한다. 따뜻한 물수건이나 열습포를 이용하는 습열요법은 최소한 1일 4회, 20~30분간 적용한다. 더운물 목욕이나 샤워도 효과적이다. 물리치료는 초음파나 단파 같은 심부 열요법을 적용한다. 열요법 시 환자의 피부상태와 통증 완화 정도를 확인한다.

냉요법은 급성 통증과 염증을 완화해 준다. 얼음 마사지나 냉습포를 1~2시간마다 10~15분간 환부에 적용한다. 경우에 따라 열요법과 냉요법을 교대로 적용하기도 한다.

ㄷ. 경피적 레이저 추간판감압술 (Percutaneous laser disk decompression; PLDD)

추간판의 탈출 부분을 신경근에서 제거하여 통증을 완화하는 새로운 비수술적 방법이다. 국소마취 상태에서 레이저 기술을 이용하여, 형광투시경으로 보면서 가는 바늘을 삽입한다. 바늘 안에 설치된 광학섬유가 레이저 에너지를 전달하여 탈출된 수핵을 제거한다. 시술은 약 30분 소요되며, 통증이 없고, 처치 후 24시간 안정을 취한 후 퇴원한다. 대부분의 경우 일주일 이내에 일상업무를 재개할 수 있다.

ㄹ. 식이요법

요통이 과체중으로 발생했다면 체중을 조절하여 척추에 가해지는 부담을 감소시킨다. 환자의 체중이 표준체중보다 10% 이상 초과하면 칼로리 제한이 필수적이다. 식이요법과 함께 긍정적 강화와 자아존중감을 증가시킨다.

ㅁ. 기타 요통조절법

장기간 서 있는 경우에는 신발 안창을 사용한다. 직장에서는 인체공학적 원리를 적용하여 만든 사무용 의자 또는 허리 벨트나 코르셋을 사용하고 요통 예방과 관리법에 대한 교육 프로그램을 제공받아 손상과 요통으로 인한 업무 손실을 줄일 수 있다.

b. 수술요법

보존적인 방법으로 1달 안에 통증이 조절되지 않거나, 방광이나 괄약근마비 등의 신경계 증상이 진행되는 경우 수술을 실시한다.

ㄱ. 전통적 수술

추간판 절제술(Diskectomy)

척수신경을 들어 올리고 침범받은 추간판을 제거한다. 경추간판탈출증은 경추 앞부분을 횡절개하여 척주관으로 돌출된 추간판을 제거한다.

척추궁 절제술(Laminectomy)

전신마취 상태에서 추골돌기를 포함한 척추궁과 탈출된 수핵을 제거한다(그림 7-48). 이 수술은 고령자, 경증의 척추관협착증의 동반, 추간판손상이나 돌출된 경우에 수행한다. 수술 후 보통 2~3일간 입원한다.

척추융합술(Spinal fusion)

척추궁절제술을 반복하거나 척추가 불안정할 때 손상 부위를 안정시키기 위해 시행한다(그림 7-49). 이 수술은 두꺼워진 추궁판, 전방골극, 황색인대, 관절돌기 등의 병변 부위를 제거하고, 척추를 안정시키기 위해 후외방으로 나사못과 같은 고정장치를 삽입하여 뼈를 융합한다. 골 이식을 수행할 경우 환자의 장골능에서 떼어낸 골조각 또는 골은행

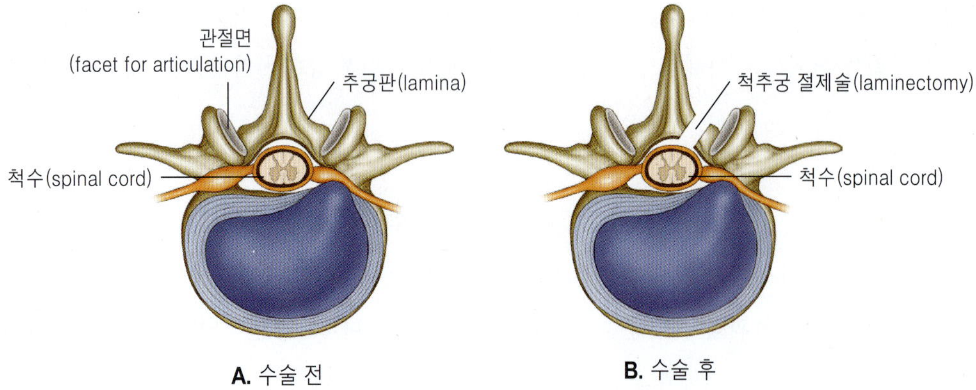

그림 7-48. 척추궁절제술.

(bone bank)에서 축출한 뼈를 이식하여 등을 지지하고 강화해 준다.

ㄴ. 대안적 수술

대안적 수술은 입원 기간이 짧고(1~3일) 외래에서 수술이 가능하며, 비교적 합병증이 적다.

경피적 요추간판 절제술 (Percutaneous lumbar diskectomy)

국소마취 상태에서 장골 상부를 2.5cm가량 절개한 뒤 형광투시경(fluoroscopy)을 보면서 금속 캐뉼러 또는 내시경관을 삽입하고, 캐뉼러 안의 특수한 절제기구를 이용해 신경근을 압박하는 추간판 조각을 제거한다. 혈액손실과 수술 후 통증이 적으며, 수술시간은 15분 정도다. 단점은 수술 통로에 있는 장기가 손상될 가능성이 있다.

미세추간판 절제술(Microdiskectomy)

2.5cm가량 피부를 절개하고 현미경을 이용해 침범한 추간판을 제거한다. 이 방법은 해부학적 구조를 쉽게 확인할 수 있기 때문에 작은 추간판 조각을 제거할 때 정확성을 높일 수 있고, 주변의 정상 척추나 신경 경막을 건드리지 않기 때문에 조직손상이나 수술 후 합병증과 통증을 줄일 수 있다.

레이저 복강경 요추간판 절제술(Laser-assisted laparoscopic lumbar diskectomy)

배꼽 아래 피부를 약 0.6cm 절개한 후 복강경을 이용해 레이저 추간판 절제기구로 탈출된 추간판 수핵을 제거한다.

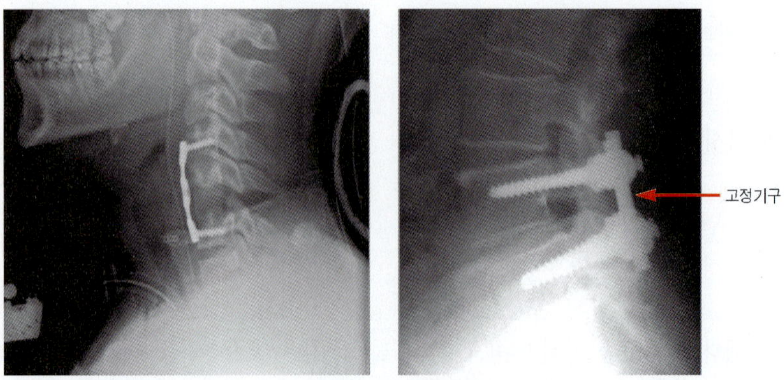

그림 7-49. 척추융합술.

침습 부위를 최소화하는 수술법으로 출혈과 흉터가 거의 생기지 않는 반면, 감염과 신경근손상의 위험이 있다.

추간판 보철(Disk prosthesis)

척추의 모든 움직임이 가능하도록 만든 단단한 플라스틱 보철물로 추간판을 대치한다.

⑦ 간호

a. 수술 전 간호

환자에게 수술의 모든 과정을 설명한다. 자료 수집 시 통증, 지각이상, 근육경련을 기록하여 수술 후 상태와 비교한다. 수술 전에 통나무 굴리기식 자세 변경법, 심호흡과 기침, 근육 강도 유지에 도움을 주는 근육운동에 대해 교육한다. 척추융합술을 시행하는 환자는 수술 후에 착용하게 될 허리 보조기를 수술 전에 미리 맞추고 치유되는 동안 지속적인 착용의 중요성을 교육한다.

b. 수술 후 간호

수술 후 초기 간호는 첫 24~48시간 안에 발생할 수 있는 합병증 사정과 예방에 중점을 둔다. 수술 후 중요한 간호진단은 다음과 같다.

- 수술과 관련된 통증
- 수술경과, 수술 후 처치와 관련된 운동장애
- 지식 부족과 관련된 불이행
- 개방성 수술 상처와 관련된 수술 부위 감염위험성
- 수술 후 치료와 관련된 활동의 지속성 장애

ㄱ. 통증 완화

수술 후 12~24시간 동안 침상에 똑바로 누워 있어야 한다. 장골능에서 떼어낸 뼈로 골융합을 받은 환자는 심한 통증을 호소할 수 있다. 뼈를 떼어낸 부위에 혈종이 형성되는지 관찰하고, 환자의 요구에 따라 처방된 진통제를 투여하고 편안한 체위를 유지시킨다. 이식 부위가 이탈되면 갑자기 방사통이 발생하며 이 경우 재수술을 한다.

통증을 완화하기 위해 첫 24시간 동안은 morphine을 적용할 수 있다. NSAIDs(비스테로이드성 항염제), 근육이완제, 마약성 진통제를 투여한다. 급성기의 첫 48시간 내에는 얼음주머니를 대 주고, 그 이후에는 온습포를 적용하여 혈류를 증가시키고 강직된 근육을 이완시켜 통증을 완화한다.

수술 직후 마취 중의 기도삽관으로 인한 인두 부종으로 인후통, 쉰 목소리, 연하곤란을 호소할 수 있다. 이것은 함당정제 제공, 성대 사용 금지(말하지 않기), 부드러운 연식 제공, 실내 습도 조절로 완화될 수 있다.

하지의 통증이 심하면 추간판에 가해지는 압력을 감소시키기 위해 2~4일간 침상안정을 시킨다. 침요는 단단한 것이 좋다.

ㄴ. 체위

대부분의 환자는 수술한 당일 저녁부터 화장실 출입이 가능하고, 일부 환자는 수술 후 2일째 퇴원하기도 한다.

수술 후 무기폐와 폐렴을 예방하기 위해 적어도 2시간마다 심호흡을 권장한다. 환자가 독립적으로 움직일 수 있을 때까지 심부정맥혈전증과 폐색전증을 예방하기 위해 압박스타킹, 압박보조기, 공기압박부츠 등을 착용한다.

척추궁절제술과 척추융합술을 받은 환자는 운동과 체위 유지에 더 많은 간호를 받아야 하는데, 24시간 동안 침상안정을 하고 2시간마다 앙와위에서 측위로 통나무 굴리기식으로 체위를 변경한다.

경추간판수술 후 과도한 경부의 굴곡, 신전, 회전을 피한다. 수면 중 복위를 피하고, 머리는 반드시 중립위치에 놓고, 높은 베개로 인한 과도한 경부 굴곡을 피한다. 환자가 침상에서 일어날 때는 도움이 필요하다. 환자에게 바닥에 안전하게 발을 딛도록 교육한다. 앉을 때는 의자의 등에 똑바르게 앉게 하고 경부와 어깨 뒤를 지지해 준다. 기동 시에는 편한 신을 신게 하여 안전을 유지한다.

요추간판수술 후 체위 변경을 할 때 먼저 침대를 편평하게 하고 양다리 사이에 베개를 놓는다. 몸을 돌릴 때는 몸 전체를 통나무 굴리듯 돌려 준다. 2시간마다 체위를 변경하고 규정된 운동법을 교육한다. 배변 시를 제외하고는 앉는 것을 금한다. 반좌위를 해 주거나 무릎 밑에 베개를 괴어 무릎을 약간 올려 주면 등근육을 이완시킬 수 있다. 측와위에서는 환측을 위쪽으로 하고 환측의 다리를 굽혀 좌골신경의 긴장을 완화하고, 무릎 사이에 베개를 괴어 준다. 이때 무릎이 과도하게 굴곡되지 않도록 주의한다.

ㄷ. 출혈과 감염 예방

절개 부위의 심한 통증이나 경부의 과도한 긴장은 출혈을 의심할 수 있다. 뇌척수액 누출이나 출혈을 확인하기 위해 드레싱을 관찰한다. 투명한 액체가 배액되는 것은 뇌척수액 누출을 의미하며, 절개 부위가 부풀어 오르는 것은 뇌척수액의 누출이나 혈종이 의심되므로 의사에게 즉시 보고한다. Hemovac이나 Jackson-Pratt 배액관을 통해 나오는 배액물의 양과 특성을 확인한다. 배액량이 많지 않으면 배액관은 보통 24~36시간 안에 제거한다.

ㄹ. 운동

신경근손상으로 신경결손이 생길 수 있기 때문에 환자의 사지의 운동과 감각기능, 피부색과 온도를 규칙적으로 파악한다. 침상안정을 4일 이상 지속하면 환자는 허약해지고 회복이 지연되므로 1주일에 2~3회, 1회 20~30분씩 걷기, 자전거 바퀴 굴리기, 가벼운 조깅 등을 하게 한다. 경추 부위에 통증이 있으면 머리와 목의 ROM은 권하지 않고 낮은 베개를 사용한다.

경추간판탈출증에는 경추칼라(cervical collar)를 적용하고, 턱 지지대로 머리를 지탱해 준다(그림 7-50). 때때로 견인(약 3kg)을 적용할 수 있다. 요추간판탈출증은 골반 견인을 적용해 통증을 완화할 수 있다. 경부에는 상당한 긴장을 야기하므로 30분 이상 앉거나 서지 말도록 교육한다. 환자가 옆을 볼 때 목 대신 몸 전체를 돌리도록 교육한다. 몸의 움직임이 제한되는 활동(예: 독서)을 제한하고, 적절한 활동을 권한다. 장시간의 자동차 탑승은 척추에 진동을 줄 수 있으므로 피한다. 수술 전의 증상들이 수술 후에 사라지는지

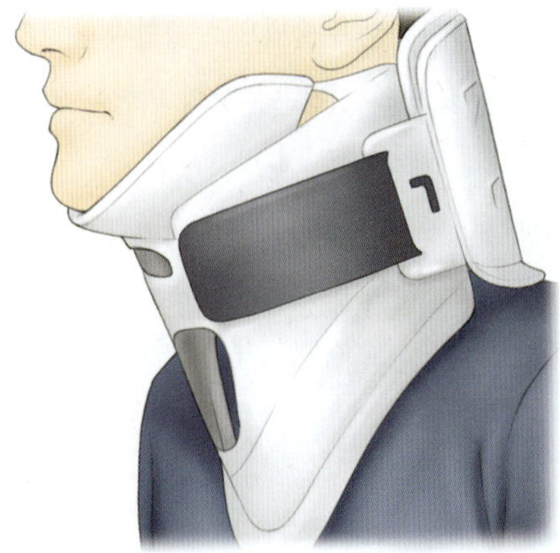

그림 7-50. 턱 지지대와 경추칼라.

규칙적으로 평가한다.

요추간판수술 후 침대에서 일어날 때는 옆으로 누운 상태에서 일어나 앉게 한다. 앉거나 서는 자세를 취할 때에는 연속적이고 부드러운 동작으로 수행한다. 척추융합술을 받은 환자는 융합 부위가 완전히 치유되는 동안 3~6개월간 보조기나 흉요부 지지대를 착용한다. 척추융합술을 받은 환자는 6~12개월 동안은 완전한 기능 회복이 안 될 수도 있다.

통증과 똑바로 누운 자세로 인해 배뇨곤란이 발생할 수 있다. 특히 요정체는 남자에게 더 흔하다. 방광 배뇨근을 조절하는 척수 천골신경이 손상된 경우에는 배뇨가 불가능하다.

요추간판탈출증에서 코르셋이나 허리 지지대를 착용하지만, 증상이 호전되면 착용하지 않는다. 급성기 증상이 완화되면 점진적으로 허리와 복부의 근육강화운동을 하여 재발을 방지한다. 흉·요부를 지지해 주는 부목이나 보조기는 침상 밖으로 나올 때 착용한다.

ㅁ. 수술 후 합병증

추간판 수술 후 수술 부위 외의 다른 부위에서 퇴행성 병변이 진행될 수 있다. 수술 후나 척수조영술 후에 지주막염(arachnoiditis)이 발생할 수 있다. 지주막염이 발생하면 등하부에서 둔부로 방사되는 작열통이 나타난다. 수술로 척수신경과 경막 주위의 유착과 반흔, 염증반응을 일으켜 만성

신경염과 신경섬유종을 초래할 수 있다. 추간판 수술은 척수신경의 압박을 완화할 수 있지만, 수술 후 통증, 신경손상, 상흔조직을 회복시킬 수는 없다. 추간판절제술 후의 좌골신경통은 불구의 원인이 될 수도 있다.

ㅂ. 환자 교육

요추간판 수술 후 교육은 표 7-16을 참조한다.

나. 척추측만증(Scoliosis)

① 정의

척추측만증은 척추가 측방으로 만곡되거나 편위되어 있는 상태이다. 외관상의 문제뿐만 아니라 변형이 심하면 주위의 장기를 전위시키거나 압박하여 기능장애가 초래되고 수명을 단축시킬 수 있는 건강문제이다.

척추측만증은 일반적으로 성장이 왕성한 시기인 14세 이전에 흔히 발견되고 남자보다 여자에서 3~5배 정도 많이 발생한다. 따라서 성장기의 아동을 정기적으로 관찰하고 사정하여 척추측만증을 조기에 발견하는 것이 매우 중요하다.

② 분류

척추측만증은 만곡의 원인에 따라 비구조적 측만증과 구조적 측만증으로 분류한다.

a. 비구조적 측만증(Nonstructural scoliosis)

비구조적 측만증은 측만각이 가역적이며 추체의 회전이나 비대칭적인 변화가 없다. 대개 요부의 통증이나 일시적인 자세 불량 또는 양하지 길이의 차이에 따른 골반경사(pelvis tilting) 등으로 발생하는 것이다.

표 7-16 요추간판 수술 환자 교육

교육 내용

- 침대 한쪽 끝으로 굴러가서 일어난다.
- 허리는 똑바로 한 채 다리는 침대 밖으로 내리고 손을 짚고 똑바로 일어난다. 이때 몸을 비틀지 않는다.
- 의자에 비스듬히 앉는 자세를 피한다.
- 단단하지만 딱딱하지 않은 침요에서 잔다.
- 장거리를 운전하거나 차를 타지 않는다.
- 허리를 꼿꼿이 펴고 앉는다.
- 낮은 소파를 피한다. 안락의자가 편안하다.
- 장시간 서 있어야 할 경우 허리의 긴장을 감소시키기 위해 한쪽 무릎을 굽혀 발판에 올려 주고, 체중을 양다리에 교대로 이동시킨다.
- 허리근육 강화를 위해 운동, 걷기, 수영 등을 한다.
- 이상적인 체중을 유지한다.
- 굽이 낮은 구두를 신는다. 여성은 장시간 굽이 높은 구두를 신고 걷거나 서 있지 않는다.
- 변비로 인해 배변 시 힘을 주지 않도록 수분과 섬유질을 충분히 섭취한다.
- 물건을 들 때는 신체역학을 이용한다. 즉, 허리를 굽히지 않고 등을 곧게 편다. 무거운 물건을 무리하게 혼자 들지 않는다.
- 물건 가까이에 몸을 대고 허리는 곧게 펴고 무릎은 굽힌 상태에서 대퇴근육을 이용하여 물건을 들어올린다.
- 물건을 들 때 등이나 몸을 비틀지 않는다.
- 물건이 무거우면 끌어당기기보다는 밀어서 이동시킨다.

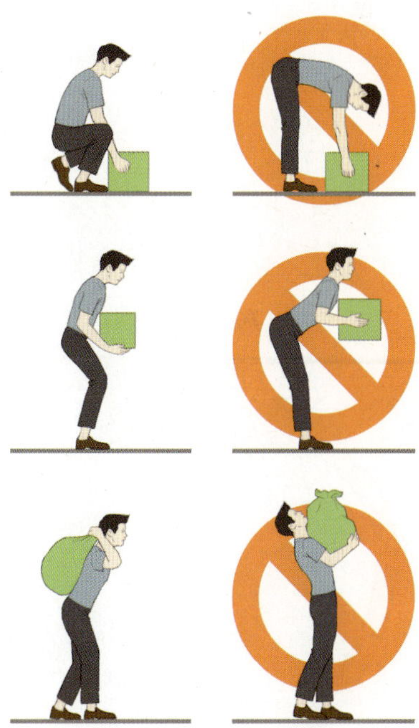

요통 감소를 위한 자세

구조적 측만증과 다른 점은 척추를 앞으로 구부리면 등쪽의 늑골 돌출부가 없어지고, 복위를 취하거나 똑바로 앉으면 측만증이 없어지며, 자세를 바르게 하면 척추축을 똑바로 펼 수 있고, 방사선 소견상 척추의 회전이 없으며, 하나의 긴 흉요부 만곡이 C자형으로 나타난다.

b. 구조적 측만증(Structural scoliosis)

구조적 측만증은 척추 구조에 이상이 있는 것으로, 여러 가지 원인이 있으나 대부분은 원인을 알 수 없는 특발성 측만증이다(그림 7-51).

구조적 측만증은 만곡이 크고 경직된 주만곡(major curve)과 이를 보상하기 위하여 생기는 소만곡(minor curve)이 있다. 주만곡은 비가역적이며 추체가 회전되고, 양쪽 등이 비대칭적이다. 소만곡은 일반적으로 주만곡보다 작고 유연성이 있어 교정이 잘되며, 만곡 진행이 주만곡보다 훨씬 느리다.

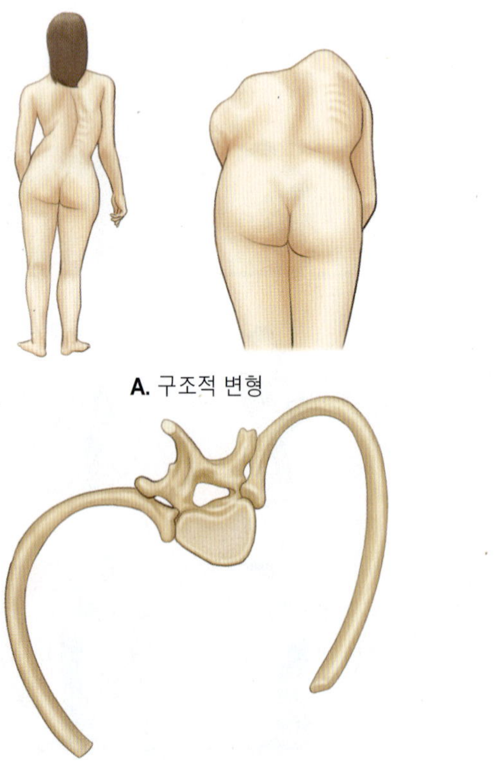

그림 7-51. 구조적 척추측만증.

추체는 회전되어 볼록한 쪽으로 향해 있고 극상돌기는 오목한 쪽을 향하게 되며 척추관이 왜곡되어 있다. 흉부 만곡이 가장 흔하며 대부분 우측으로 만곡된다. 흉부 만곡인 경우에 등쪽에 늑골 돌출부가 있고 흉곽의 기형에 따라 심폐기능 부전이 올 수 있다. 주만곡의 각도가 55° 이상이면 점차적으로 폐기능, 특히 폐활량이 감소되고 100° 이상이면 호흡장애가 나타난다.

측만증을 사정하기 위하여 앙와위와 기립자세에서 척추 전체를 전·후방으로 방사선촬영한다. 방사선촬영 후 Cobb 방법으로 만곡의 정도를 측정한다. 이 방법은 만곡의 오목한 쪽으로 가장 많이 기울어진 척추의 끝을 상단과 하단에서 각각 결정한 후 상·하부 양쪽의 척추 끝을 따라 선을 그은 후 직각으로 교차된 각을 구하는 것이다(그림 7-52).

만곡의 방향은 주만곡의 볼록한 방향으로 표시한다. 만곡의 유형은 예후와 밀접한 관계가 있다. 일반적으로 흉부와 경부 만곡은 견고하고 변형이 잘되어 예후가 좋지 않으며, 반면에 요부 만곡은 양성이며 변형도 천천히 진행된다.

구조적 측만증 중 흔한 유형에는 특발성 및 선천적 측만증이 있다.

ㄱ. 특발성 측만증(Idiopathic scoliosis)

특발성 측만증은 가장 흔한 구조적 측만증으로 전체 측만

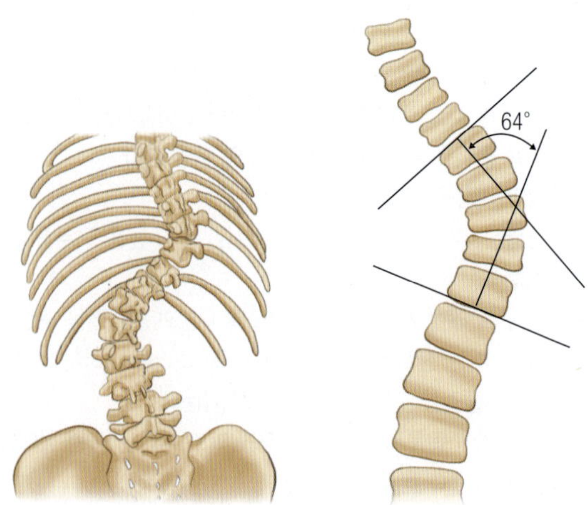

그림 7-52. 척추측만각 측정(Cobb 방법).

증의 8.5%에 해당된다. 연령에 따라 유아기형, 연소기형, 청소년기형으로 분류하나 대부분은 청소년기형이다.

유전, 신경근육이상, 척추의 발육이상, 호르몬이상, 생화학적 이상 등이 관련된 것으로 보나 아직 정확한 원인은 밝혀지지 않았다.

가장 흔한 청소년기형은 10세부터 성장이 완료되는 시기까지 나타나며 주로 여자에서 호발하고(85%) 우측 만곡의 형태가 가장 많다.

특발성 측만증의 예후는 발생 연령, 발견 당시 만곡의 각도, 만곡의 유형, 추체 변화의 정도 등과 관계가 있다. 특발성 측만증은 척추의 성장이 끝나는 시기인 남자 17세, 여자 15세가 되면 만곡의 진행이 정지된다. 비교적 크지 않은 만곡은 더 이상 진행되지 않으나 성장기 아이의 경우는 만곡각도가 더욱 커질 가능성이 있다. 예후와 관계있는 요인으로 나이 외에도 골연령, 초경, 병력 등이 있다.

간호사정

측만증은 서서히 진행되므로 대개 잘 모르고 지내다가 변형이 상당히 진행된 후에 등이 옆으로 구부러지고 어깨나 골반의 높이가 달라지거나 한쪽 견갑골이나 둔부가 돌출된 것을 우연히 발견하게 된다. 간혹 등의 통증이나 피로를 호소하기도 하지만 소아에서는 통증이 없는 것이 보통이다. 만곡도가 심하면 변형된 늑골들이 장골능을 압박하여 통증이 유발될 수 있다. 특히 요부 만곡의 경우 성인이 되면 척추 후방 관절의 퇴행성관절염으로 요통이 나타날 수 있다. 또한 만곡도가 심하면 심폐기능장애와 소화기장애의 증상이 나타날 수 있다. 서 있을 때 견갑골의 높이와 유방의 위치가 다르며 등 뒤에서 보면 척추의 만곡과 견갑골 및 등부 돌출 등을 볼 수 있다.

치료 및 간호

측만증의 치료 목적은 기형을 조기에 발견하고 만곡이 더 이상 진전되지 않도록 하고 기형을 교정하여 유지하는 것이다. 측만증을 조기에 발견하면 적절한 운동이나 보조기 착용으로 치료할 수 있다. 20° 이하로 만곡이 유연하면 운동을 시키면서 3~6개월마다 방사선촬영을 하여 교정 정도를 확인한다. 운동으로 만곡의 각도를 줄이지 못하지만 척추의 유연성을 유지시킬 수 있다.

운동을 적절히 해도 만곡이 증가되는 환자는 보조기를 착용한다. 보조기는 종류와 방법이 다양하나 흔히 Milwaukee 보조기를 사용한다(그림 7-53A). Milwaukee 보조기는 후두부와 골반부 사이로 분산(distraction)하는 힘과 주만곡의 돌출부를 등 뒤쪽에서 패드로 누르는 교정력을 동시에 제공한다. 이 보조기는 목욕과 운동 시간 외에는 거의 매일 하루 종일 착용하여야 하며 보조기를 착용한 채로 정상적인 일상활동을 할 수 있다. 교정되는 정도에 따라 보조기의 앞·뒤 받침을 높이고 등 뒤쪽의 패드를 더욱 조여야 한다.

한편 흉요천추 보조기(thoracolumbosacral orthosis: TLSO)(그림 7-53B) 는 목 부분의 받침이 없어 간편하고 미관상 보기도 좋으나 요부 또는 흉요부 만곡에만 효과적이다. 보조기 치료는 만곡이 유연하여 그 각도가 20~40° 정도이고 골격성장이 2년 이상 남아 있는 환자에게 가장 효과적이다. 만곡의 각도가 50° 이상이거나 성장이 거의 완료된 만곡에서는 거의 효과가 없으므로 수술적 치료를 한다. 보조기는 측만곡이 더 이상 증가되는 징후가 없을 때까지 착용하며 대개는 성장이 끝날 때까지 착용한다. 보조기 착용을 중지할 때에는 서서히 점진적으로 착용 시간을 줄여서 나중에는 밤에만 착용하도록 한다. 보조기를 착용하고 있는 동안에는 외모에 대한 감정적 혼란과 피부통합성 장애, 압박이나 자극에 의한 불편감이 있다.

수술적 치료. 수술은 첫째, 만곡이 매우 심하여 외관상 기형이 심각하고 보존적 치료로 교정이 안 되거나 교정을 했어도 유지가 어려운 경우에 시행한다. 측만증의 만곡 정도는 위치에 따라 외관상 나타나는 변형의 정도가 다르다. 흉부 만곡의 경우 35° 이상만 되어도 외관상 기형 상태가 심하다. 둘째는 성장기의 아동에게 보존적 치료를 했지만 만곡이 계속 진행되는 경우이다. 수술로 척추를 융합하면 척추가 더

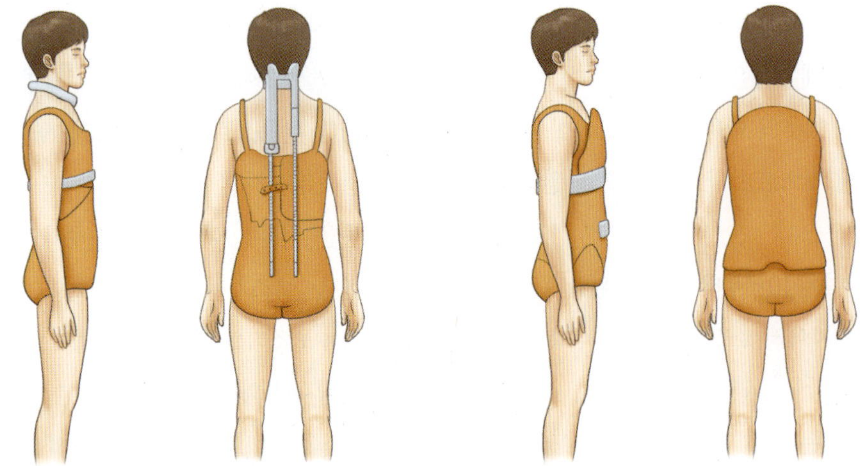

그림 7-53. 보조기 형태.

이상 성장하지 못하므로 만곡이 매우 심한 경우 외에는 수술은 가능한 한 10세 이후로 연기한다. 셋째는 성인에 있어서, 특히 요부만곡으로 체간의 불균형이 심하거나 이차적으로 통증을 호소하는 경우이다.

수술의 원칙은 다양한 금속 내고정물로 만곡을 최대한 교정한 후 척추융합술로써 교정을 유지하는 것이다. 측만증 수술에는 전방 도달법과 후방 도달법이 있다.

등쪽에서 접근하는 수술 방법으로 Luque 분절 간 강선 결박술(Luque segmental wiring)이 개발되어 사용되고 있고 1986년 이후 C-D 기계 사용술(Cotrel-Dobousset instrumentation)이 많이 사용되고 있다. 이들 새로운 기계들은 교정력이 뛰어나고 견고하여 수술 후 석고붕대로 고정하지 않고 보조기만 착용해도 빨리 기동할 수 있다는 장점이 있다. 앞면으로 접근하여 수술하는 방법에는 Zielke 기계 사용술(Zielke instrumentation)이 개발되어 흉요추 만곡, 요추만곡의 치료에 효과적으로 사용되고 있다. 수술 후에 수년 동안 환자를 관찰하여 교정각이 소실되거나 변형이 증가되면 재수술하여 이를 교정한다.

ㄴ. 선천성 측만증(Congenital scoliosis)

선천성 측만증은 척추의 선천적인 발육이상으로 편골화와 골화 과정이 정상적으로 이루어지지 않은 결과이며 다른 부위의 선천성 이상이 흔히 동반된다.

선천성 측만증의 형태는 척추분절이 부분적으로 형성되지 않거나, 완전히 형성되지 않은 경우와 척추 분절이 형성되지 않은 분절부전 등의 여러 형태가 있다.

간호사정

선천성 측만증의 특징인 만곡은 유연성이 별로 없어서 만곡이 계속 진행된다. 특히 분절되지 않은 척추봉(unsegmented bar)이나 반척추(hemivertebra)가 여러 개 같은 방향에 있으면 만곡이 급속히 증가하게 되지만, 반척추가 1개이거나 여러 개의 반척추가 서로 반대 방향에 있으면 척추 성장의 균형으로 만곡 변형이 심하지 않고 별로 진행되지도 않는다.

치료 및 간호

특발성 측만증과는 달리 훨씬 일찍 치료를 시작하고 더 오래 계속해야 한다. 일단 만곡이 발생되면 교정이 잘되지 않으므로 조기에 치료를 시작하여 변형이 진행되는 것을 방지하는 것이 중요하다.

보존적 치료로 Milwaukee 보조기를 사용하나 척추변형이 빨리 진행되면 나이에 관계없이 수술을 해야 한다.

선천성 측만증에서는 보존적 치료가 거의 효과가 없기 때문에 대부분 수술을 한다. 수술은 가능하면 만곡이 크지 않고 유연성이 있을 때 시행한다. 수술 시 금속 내고정물을 이용하여 갑자기 교정하면 척수에 손상을 줄 수 있으므로 피하고 또 10세 이전에는 금속 내고정물을 견딜 만큼 골이 단단하지 못하므로 사용하지 않는다.

수술 후에는 만곡도의 증가를 잘 관찰하고 골성장이 끝날 때까지 Milwaukee 보조기를 착용한다.

5) 근골격계 건강문제를 가진 대상자의 사례와 간호과정

환자 사례:
60세 김 씨는 퇴행성 골관절염을 가진 여성이다. 40여 년 동안 농사를 짓고 있으며, 10여 년 전부터 허리 및 고관절 통증을 심하게 앓고 있으며, 보행장애로 인해 일상생활에 제한이 있는 편이다. 최근에는 고관절 부위 부종 및 통증으로 인해 더 이상 일상생활을 할 수 없어 통증이 심한 오른쪽 고관절치환술을 받기 위해 외래를 통해 입원하였다. 현재 오른쪽 고관절치환술(right hip joint arthroplasty replacement)을 받고 정형외과 병동에 올라온 상태이다.

간호진단	#1. 고관절치환술과 관련된 통증
간호목표 (기대되는 결과)	환자의 통증이 감소될 것이다. • 통증강도 점수가 감소될 것이다. • 편안함과 이완된 상태가 될 것이다. • 통증조절효과에 대한 신뢰감을 표현한다.

간호중재	이론적 근거
1. 통증강도 사정척도를 사용하여 환자를 사정한다.	1. 통증은 수술적 외상과 조직반응에 의해 수술 후에 발생한다. 부동은 압력이 가해지는 부위에 불편감을 준다.
2. 환자에게 불편감에 대해 질문한다.	2. 통증의 특징은 불편함의 원인을 알아내는 데 도움을 준다. 통증은 합병증(혈종, 감염, 이탈)으로 인해 발생하며, 통증은 환자마다 다르게 느껴진다.
3. 환자에게 진통제와 근육이완제 사용에 대한 정보를 제공한다.	3. 간호사는 환자의 불안에 대해 이야기하도록 격려하고 통증을 감소시키는 정보를 제공하여 환자가 받는 스트레스를 감소시킬 수 있다.
4. 통증완화요법을 적용한다. • 처방된 진통제를 적용한다. • 처방된 제한 범위 내에서 체위 변경한다. • 지속되는 통증은 의사에게 보고한다. • 통증 완화 환경을 제공한다.	4. 통증완화요법은 다음의 결과를 기대한다. • 처음 24~48시간 동안 진통제를 비경구 투여하고, 점차적으로 경구투여로 변경한다. • 통증이 최소화되게 뼈 돌출 부위에 베개를 받쳐 압력을 줄이고 적절하게 지지해 준다. • 혈종과 과도한 부종으로 인한 통증이 있는지 관찰한다. • 산만한 주위환경, 지나친 감각자극은 통증에 영향을 준다.

간호진단	#2. 고관절치환술 후 체위 잡기, 체중 지지 및 제한된 활동과 관련된 신체활동 제한
간호목표 (기대되는 결과)	환자는 적절한 신체활동을 수행할 것이다. • 처방받은 체위를 유지한다. • 뼈돌출 부위 압력을 제거한다. • 운동처방에 적극적으로 참여한다. • 올바르고 안전한 보행 보조도구를 사용한다.

(계속)

간호중재	이론적 근거
1. 적절한 고관절 체위를 유지한다(외전, 중립회전, 굴곡제한).	1. 고관절 보철기의 이탈을 방지한다.
2. 발뒤꿈치의 압력을 제거한다.	2. 발뒤꿈치 압력 욕창을 방지한다.
3. 체위 변경과 이동을 보조하고 교육한다.	3. 보철기 이탈을 방지하는 동안 능동적인 운동을 격려한다.
4. 등척성 대퇴운동과 둔부운동을 교육하고 모니터한다.	4. 보행을 위한 근력을 강화시킨다.
5. 물리치료사와 상담하여 체중 지지 한도 내에서 점차적으로 증진된 보행 기술을 교육하고 모니터한다.	5. 환자 상태에 따라 체중 지지량은 변하며, 보행 보조기구는 체중을 전혀 지지하지 않거나 일부분만 지지하며 보행할 때 적용한다.
6. 운동을 계속하도록 격려한다.	6. 회복운동은 피로를 유발하지만, 환자가 운동을 다 끝마칠 수 있도록 격려한다.
7. 보행 보조기구를 안전하게 사용하도록 격려하고 모니터링한다.	7. 안전하지 않은 기구 사용으로 인한 손상과 낙상을 예방한다.

간호진단	#3. 출혈, 신경혈관계 손상, 보철기 이탈, 심부정맥혈전증, 수술과 관련된 감염
간호목표 (기대되는 결과)	환자에게서 감염성 병변이 관찰되지 않을 것이다. • 출혈 증상이 발생하지 않는다. • 신경혈관계 손상이 발생하지 않는다. —정상 색깔, 사지 온도, 정상적인 모세혈관반응, 적당한 부종과 종창, 통증조절 가능, 정상 감각, 마비가 없음, 정상적 운동능력, 불완전 마비나 마비 소멸, 강하고 규칙적인 맥박 • 보철기가 이탈하지 않는다. • 심부정맥혈전증이 발생하지 않는다. • 감염징후가 없다.

간호중재	이론적 근거
출혈	
1. 활력징후를 관찰하고 쇼크 증상을 관찰한다.	1. 맥박, 혈압, 호흡 상태의 변화는 쇼크 상태를 나타낼 수 있다. 혈액 손실과 수술 스트레스는 쇼크를 유발시키는 데 기여한다.
2. 농의 양과 특징을 기록한다.	2. 48시간 이내에 배액장치를 부착시켜 혈액을 제거한다. 과도하고 붉은색의 배액량(수술 후 8시간 이내 250mL 초과)은 출혈이 심각한 것을 의미한다.
3. 환자가 쇼크 상태에 빠지거나 과다 출혈을 하면 의사에게 알리고 혈액성분요법과 약물을 준비한다.	3. 적절한 치료계획 수립이 필요하다.
신경혈관계 이상	
1. 손상받은 사지의 색깔과 온도를 사정한다.	1. 피부는 창백해지고 조직관류가 떨어짐과 동시에 서늘함을 느낀다. 정맥울혈은 청색증을 유발한다.
2. 모세혈관반응을 보기 위해 발가락을 사정한다.	2. 손톱을 꽉 누른 후, 원래 색깔로 재빨리 돌아오면 모세혈관관류가 정상이다.
3. 부종과 종창을 위한 사지를 사정한다.	3. 수술 후 외상은 부종을 야기할 수 있으므로 과도한 종창과 혈종형성은 순환과 기능을 방해한다.
4. 환측 사지를 올린다.	4. 체위 부종을 최소화한다.
5. 가라앉지 않는 통증을 사정한다.	5. 수술 통증은 조절되지만 신경혈관 방해로 인한 통증은 치료에 의해 감소되지 않는다.

(계속)

6. 발의 수동 굴곡 시 생기는 통증을 사정한다.	6. 신경혀혈과 함께 수동으로 신장시킬 때 통증이 있을 수 있다.
7. 감각과 무감각 변화를 사정한다.	7. 감소된 통증과 감각기능은 신경손상을 나타낸다.
8. 발과 발가락을 움직일 수 있는 능력을 사정한다.	8. 발목의 배측굴곡과 발가락의 신장은 비골신경기능을 나타낸다. 발목의 저측굴곡과 발가락의 굴곡은 경골신경의 기능을 나타낸다.
9. 양쪽 발에서 맥박을 사정한다.	9. 사지 순환의 지표를 나타낸다.
10. 신경혈관계 상태 변화를 의사에게 보고한다.	10. 사지의 기능을 관찰한다.
보철기 이탈	
1. 처방받은 자세를 유지한다.	1. 고관절 구조물 위치(대퇴 구조물은 고관절낭에 위치)를 유지한다.
2. 사지의 자세 유지와 안정성을 제공하기 위해 외전부목이나 베개를 적용한다.	2. 탈구를 예방하기 위해 고관절을 외전, 중립회전 상태에 위치한다.
3. 환자가 돌아눕거나 옆으로 누울 때 다리를 지지하고 다리 사이에 베개를 넣는다. 손상받지 않은 쪽으로 돌린다. 고관절의 급한 굴곡을 피한다. 다리를 꼬지 않는다.	3. 탈구를 방지한다.
4. 보철기 이탈을 사정한다(사지가 짧아짐, 내/외회전, 심각한 고관절 통증, 사지를 움직일 수 없음).	4. 보철기 이탈을 관찰한다.
5. 이탈 가능성을 의사에게 보고한다.	5. 관절 이탈은 신경혈관 상태를 방해하고 미래에 사지 기능을 방해할 수 있다.
심부정맥혈전증	
1. 탄력압박스타킹이나 압박기구를 적용한다.	1. 정맥순환을 보조하고 정체를 예방한다.
2. 매일 20분 동안 스타킹을 벗고 피부를 간호한다.	2. 피부간호는 피부손상을 방지하기 위해 필요하며, 스타킹의 남는 부분을 과도하게 잘라내면 스타킹 적용 효력이 감소된다.
3. 발등, 경골 후면 맥박을 사정한다.	3. 맥박은 사지의 동맥관류를 나타낸다.
4. 다리 피부 온도를 사정한다.	4. 국소 염증은 국소 피부 온도를 상승시킨다.
5. 8시간마다 종아리 통증이나 압통을 사정한다.	5. 통증이나 압통은 심부정맥혈전증을 의심할 수 있다.
6. 기계나 베개(외전부목 끈, 연속압박스타킹)에 의한 혈관압박을 피한다.	6. 혈관의 압박은 혈류량을 감소시킨다.
7. 처방에 따라 체위를 변경하고 활동량을 증가시킨다.	7. 활동은 순환을 증진시키고 정맥정체를 감소시킨다.
8. 매시간 발목운동을 감독한다.	8. 근육운동은 순환을 향상시킨다.
9. 체온을 측정한다.	9. 체온은 염증이 생기면 상승한다.
10. 유동식 섭취를 권장한다.	10. 탈수는 혈액 점성을 증가시킨다.
감염	
1. 활력징후를 관찰한다.	1. 감염 시 체온, 맥박, 호흡이 증가한다.
2. 드레싱 교환과 배액기를 비울 때 무균기법을 이용한다.	2. 장기까지 감염되는 것을 예방한다.
3. 상처 모양과 농 특성을 사정한다.	3. 붉고 부은 배출 부위는 감염 징후이다.
4. 통증 증상을 사정한다.	4. 상처에 의해 생긴 혈종은 수술적 처치가 필요하다.
5. 처방이 있다면 항생제 투여와 부작용을 관찰한다.	5. 감염된 보철기는 적용하지 않는다.

(계속)

간호진단	#4. 고관절치환술과 관련된 비효과적인 건강 유지 위험성
간호목표 (기대되는 결과)	환자는 집에서 수술 후 적절한 자가관리를 하게 될 것이다. • 처방 내에서 필요한 보조역할을 수행할 수 있는 능력을 발휘한다. • 추후 건강간호지시를 잘 따른다.

간호중재	이론적 근거
1. 퇴원계획에 따라 가정환경을 사정한다.	1. 물리적 한계(계단, 화장실)는 환자의 보행능력을 제한하고 가정에서 스스로 간호하는 것을 제한한다.
2. 환자가 집에서 관리 시 문제점에 대해 말하도록 하며, 문제에 대한 해결 가능한 방법을 함께 의논한다.	2. 환자는 명확히 해결해야 하는 특수한 문제들을 가지고 있다.
3. 건강관리활동 시 신체적인 도움의 필요량을 사정한다.	3. 움직임의 제한과 고관절가동범위의 제한으로 환자는 기본적인 건강간호를 할 때 도움이 필요하다.
4. 보호자에게 가정간호 방법에 대해 교육한다.	4. 적응을 위해 재활치료가 필요함을 이해한다.
5. 환자에게 보철기관리에 대해 교육한다. —활동제한, 운동교육, 보행보조도구 적용, 상처간호, 치료효과 사정, 약물, 잠재적 문제, 지속적인 건강관리 등	5. 가정간호 시 지식과 준비 부족은 환자를 불안하게 만들며, 치료에 집중하지 못하게 한다.

6) 근골격계 건강문제 관련 연구

고관절 골절로 인한 치매 환자의 수술 후 통증관리

연구목적

고관절 골절로 수술 받은 치매 환자에서의 수술 후 첫 2일 동안 진통제 사용 효과에 대한 연구를 진행하고자 한다.

연구배경

간호사는 치매 환자의 수술 후 통증을 관리하고 진통제 투여 효과를 모니터하는 데 중요한 역할을 담당한다.

연구설계

연구는 횡단적 서술연구로 진행되었으며, 핀란드에 있는 7개 대학병원과 10개 일반병원에서 진행되었다.

연구방법

연구는 핀란드에서 2011년 3월부터 5월까지 수행되었다. 연구 초점 집단은 정형외과 병동에서 근무하는 간호사(n=269)이다. 진통제는 the Anatomical Therapeutic Chemical Classification System에 의해 분류되며, 진통제 사용과 병원 간의 유의한 차이를 살펴보기 위해 비모수 방법(nonparametric tests)이 시행되었다.

연구결과

진통제 유형 중 치매 환자에서 수술 직후 paracetamol과 강한 마약류 진통제(strong opioids)가 경구 혹은 비경구로 투여되었다. NSAIDs와 약한 진통제 또한 흔하게 사용되는 것으로 보고되었다. 전형적인 일일 투여 용량 측면에서 병원 간 통계적으로 유의한 차이가 없었다. 대부분의 간호사는 고관절 골절을 가진 치매 환자에서 수술 후 통증관리의 일차적인 목표는 '정상기능을 방해하지 않을 정도의 약간의 통증'(72%)이라고 답변했다.

결론

고관절 골절을 가진 치매 환자에서 수술 후 통증관리를 위해 약리학적으로 이용되는 급성간호는 강한 마약류와 paracetamol이 가장 흔하게 사용하는 것으로 나타났다. 경피적으로 이용되는 진통제(transdermal opioids)와 코데인 혼합(codeine combination)에 대한 진통효과는 연구가 더 진행되어야 할 것으로 나타났다. 수술 후 통증을 적절하고 효과적으로 관리하기 위한 연구가 앞으로도 더 수행되어야 할 것이다. 경피적으로 이용되는 진통제(transdermal opioids)와 코데인 혼합(codeine combination)은 노인 환자에서 급성 통증관리를 위해 효과적이지 않을 수 있다. 그러나 조기이상과 기능적 회복을 허용하도록 충분한 통증 감소와 진통제 부작용 사이에 균형점을 찾는 것이 중요하다.

Rantala M, Hartikainen S, Kvist T, Kankkunen P (2014). Analgesics in postoperative care in hip fracture patients with dementia-reported by nurses. Journal of Clinical Nursing. 23(21/22): p.3095-106.

CHAPTER

8 신경계 대상자 관리

1. 신경계 대상자 간호

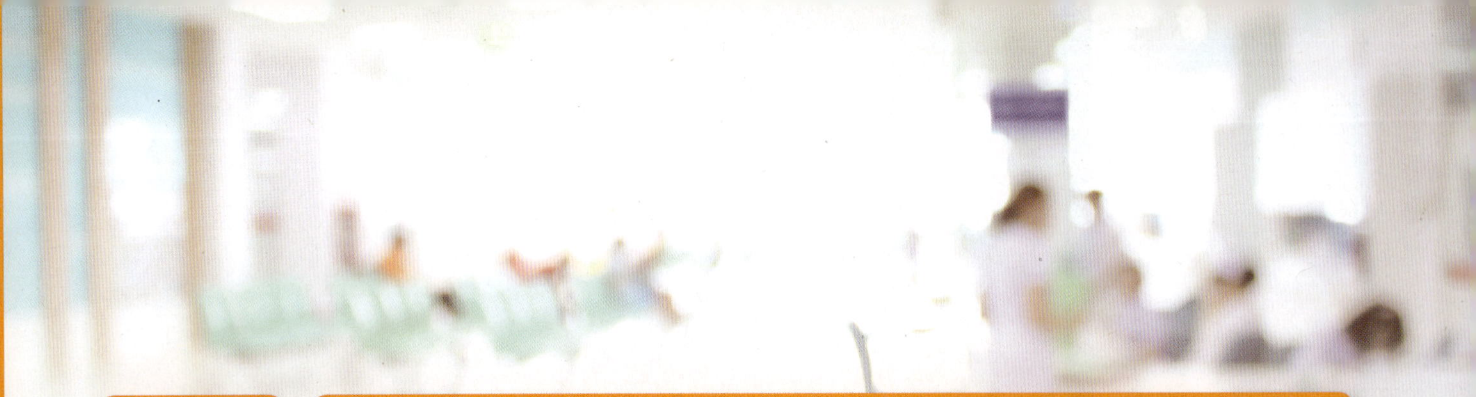

1 신경계 대상자 간호

학습목표

1. 신경계의 구조기능을 설명한다.
2. 신경계 신체사정을 수행한다.
3. 두개내압 상승의 생리적 기전과 상승 대상자 간호를 수행한다.
4. 신경계 염증 성질을 확인하고 발작·간질의 병태생리, 중·상징후 간호문제를 확인하며 간호과정을 적용한다.
5. 뇌혈관질환, 퇴행성 질환의 병태생리, 증상·징후와 간호문제를 확인하고 간호과정을 적용한다.
6. 말초신경계 질환의 병태생리, 증상, 징후와 간호문제를 확인하고 간호과정을 적용한다.
7. 척수손상과 신경계 신생물질환의 간호문제를 확인하고 간호과정을 적용한다.
8. 무의식 환자와 신경계 장애 환자의 재활간호를 수행한다.

용어

- 간뇌(diencephalon)
- 글래스고우 혼수척도(Glasgow coma scale; GCS)
- 길리앙바레증후군(Guillain-Barre syndrome; GBS)
- 뇌간(brain stem)
- 뇌관류압(cerebral perfusion pressure)
- 뇌부종(brain edema)
- 뇌신경(cranial nerve)
- 뇌졸중(stroke)
- 뇌종양(brain tumor)
- 뇌척수액(cerebrospinal fluid; CSF)
- 뇌파검사(electroencephalogram; EEG)
- 뇌혈관장애(cerebrovascular accident)
- 다발성 경화증(multiple sclerosis)
- 대뇌(cerebrum)
- 두개내압(intracranial pressure; ICP)
- 두부손상(head injuries)
- 두통(headache)
- 란초로스 아미고스 척도(Rancho Los Amigos scale)
- 말초신경(peripheral nerve)
- 무의식 환자(unconsciousness patient)
- 바빈스키반사(Babinski reflex)
- 발작장애(seizure disorders)
- 벨마비(Bell's palsy)
- 삼차신경통(trigeminal neuralgia)
- 소뇌(cerebellum)
- 수두증(hydrocephalus)
- 수막종(meningioma)
- 수초(myelin)

- 시냅스(synapse)
- 신경교(neuroglia)
- 신경원(neurons)
- 심부건반사(deep tendon reflex)
- 알츠하이머병(Alzheimer's disease; AD)
- 양전자방출단층촬영술(positron emission tomography; PET)
- 요붕증(diabetes insipidus)
- 요추천자(lumbar puncture; LP)
- 의식수준(level of consciousness)
- 자기공명촬영(magnetic resonance imaging; MRI)
- 자율신경계(autonomic nervous system; ANS)
- 중증 근무력증(myasthenia gravis)
- 척수(spinal cord)
- 척수종양(spinal cord tumor)
- 척수증후군(spinal cord syndrome)
- 파킨슨병(Parkinson's disease; PD)
- 표재성 감각(superficial sensation)
- 표재성 반사(superficial reflex)

1) 신경계 해부생리

신경계는 신체에서 가장 조직화되고 복잡한 구조와 기능을 지닌 계통이며, 정신과 신체 양쪽 모두의 기능에 큰 영향을 미친다. 뇌와 척수를 총칭하여 중추신경계(central nervous system; CNS)라 한다. 말초신경계(peripheral nervous system; PNS)는 뇌와 척수에 있는 것 외의 모든 신경원을 말한다. 말초신경계에는 12쌍의 뇌신경과 31쌍의 척수신경이 있다. 이러한 구조들은 단단한 두개골과 3층으로 된 뇌막과 뇌척수액, 혈액-뇌관문에 의해 보호된다.

(1) 신경계 구조(Nervous system)

신경조직(nervous tissue)은 주로 신경원와 신경교세포로 구성되어 있다. 신경원은 상호작용을 주관하고, 신경교세포는 신경원의 활동을 돕는다.

가. 신경원(Neurons)

신경의 세포체(체세포)는 다른 세포와 같이, 대부분의 소기관이 존재한다. 신경원의 독특한 점은 다른 구조를 구성하는 실과 같은 구조들의 그물망인 신경원섬유(neurofibrils)가 있다는 것이다. 니슬소체(Nissl bodies)는 거친 내형질세망(endoplasmic reticulum)에서 어둡게 염색된 부분이며, 신경원에만 있다.

나무와 같은 수상돌기는 신경세포체로 메시지를 전달해준다. 축삭은 세포체에서 오는 메시지를 전달한다.

나. 신경교(Neuroglia)

총칭하여 신경교라 부르는 교세포(glial cells)는 구조를 만들고 신경원을 지원한다. 교세포와 신경원의 비율은 50:1로 교세포의 양이 굉장히 풍부하다. 이것은 세포외 공간에서 이온 농도를 조절하고, 신경원과 혈관계, 그리고 중추신경계 사이의 영양소, 가스, 노폐물 등을 운반하는 데 도움이 된다. 임상적으로 이 세포들은 두개내종양의 발달에 중추적 역할을 한다. 신경교세포에는 네 가지 유형이 있는데, 성상교세포(astrocytes)는 신경원에 영양소를 공급하고 희돌기교세포(oligodendrocytes)는 수초를 형성하며 소교세포(microglia)는 식작용을 하는 세포이며, 대식세포(macrophages)와 관련이 있다. 상의세포(ependymal cells)는 뇌실, 맥락총 그리고 척수를 통해 뻗어 있는 중심관을 둘러싼다. 이것은 간질내액과 뇌척수액 사이의 물질이 퍼지도록 조졸하는 단세포층막을 형성한다.

다. 시냅스(Synapse)

신경기능에서 매우 중요한 시냅스는 신경원과 근육 또는 선의 표적기관 사이의 작은 공간이다. 메시지를 신경원으로 전달할 때 그것은 다음 신경원으로 점프하기 위해서 통과해야 하는 시냅스에 도달한다. 시냅스의 유형에는 화학적 시냅스와 전기적 시냅스가 있는데 화학적 시냅스가 우세하다. 전기적 시냅스에서 두 세포의 전기적 신경흥분은 직접적으로 시냅스전 세포에서 시냅스후 세포로 매우 작은 공간(접합부 gap junctions 또는 결합 nexus이라 불리는)을 통해 전달된다. 이 유형의 시냅스는 평활근과 심근세포에서 발견된다.

신경전달물질(neurotransmitters)이라 부르는 화학적 물질은 두 신경원 사이(cleft)로 분비되고 다음 신경원으로 메시지를 전달한다. 전달물질은 세포체에서 제조되고 종말부위 terminal 쪽으로 운반되어 저장되고, 첫 번째 신경원(시냅스전 신경원)에 있는 소포에서 시냅스 틈으로 분비된다. 신경전달물질은 두 번째 신경원막에 있는 수용체와 상호작용함으로써 두 번째 신경원으로 신호를 흥분시키거나, 억제하거나, 변화시킨다.

라. 신경흥분(Nerve impulse)

신경원은 사슬과 같은 경로로 배열되어 있기 때문에, 흥분은 한 세포에서 다른 세포로 빠르게 운반되어야 한다. 흥분은 신경세포의 축삭에서 시작한다. 활동전위가 수상돌기의 시냅스전 꼭지에 도달할 때, 칼슘에 대한 막의 투과성이 증가하여 칼슘의 유입이 증가한다. 칼슘은 막에 있는 수포에서 내부로의 신경전달물질의 방출을 증진시킨다. 일부 신경전달물질은 다시 수포로 운반된다(재흡수). 효소 과정에 의해 분해되는 경우도 있다. 예를 들어, 아세틸콜린에스테라아제(acetylcholinesterase)는 시냅스후 막에서 아세틸콜린을 분해한다.

마. 수초(Myelin)

수초는 가장 큰 신경섬유를 둘러싸고 있고, 랑비에르결절(nodes of Ranvier)에 의해 분리된다. 활동전위는 오직 결절에서만 생성되므로 전체 막을 분극화시키기보다는 결절 사이를 건너뛰게 한다. 이 특징적인 점프를 '도약전도(saltatory conduction)'라 한다. 이 과정을 사용하는 전도는 매우 빠르다. 축삭이 수초로 덮여 있는 신경원은 유수신경섬유(myelinated nerve fibers)라 하고, 수초가 거의 없거나 전혀 없는 신경원은 무수신경섬유(unmyelinated nerve fibers)라고 한다. 중추신경계의 유수섬유는 뇌와 척수에서 백질을 구성한다. 회백질은 수초가 없는 세포체로 구성되어 있다. 신경흥분 전도의 속도 또한 섬유의 직경과 관련이 있다. 직경이 크면 클수록 흥분 전도도 빠르다.

(2) 중추신경계(Central nervous system; CNS)

중추신경계는 뇌(brain)와 척수(spinal cord)로 구성되어 있다. 뇌는 신경계 중에서 가장 크고 복잡한 장기로, 1천억 개 이상의 신경원과 연합섬유로 구성되어 있다. 뇌조직은 젤라틴 같은 점성도를 가지고 있다. 이 반고체성 기관의 무게는 성인의 경우 약 1,400g 정도이다.

가. 뇌(그림 8-1)

① 대뇌(Cerebrum)

대뇌는 깊은 홈(종열, longitudinal fissure)에 의해서 대뇌반구(cerebral hemisphere)라고 불리는 두 부분으로 나뉜다. 대뇌와 소뇌(cerebellum)는 횡열(transverse fissure)로 분리되어 있다. 대뇌의 외층인 대뇌피질(cerebral cortex)의 두께는 2~5mm 정도이다. 대뇌피질의 바로 아래에 뇌량(corpus callosum)이라고 알려진 교련관(commissural tracts) 위에 있는 연합로(association tracts)의 두께는 다양하다

대뇌피질은 회(gyri)를 형성하는 회백질(주로 신경세포체와 수상돌기)로 구성되어 있다. 뇌에 존재하는 신경세포체의 약 75%는 피질에서 발견된다. 대뇌피질은 즉 전두엽, 두정엽, 후두엽, 측두엽으로 나뉜다.

전두엽(frontal lobe)에서 중심전회(precentral gyrus, 운동성 피질)는 자발적인 운동성 활동을 통제한다. 이 섬유들의 대부분은 연수에서 뇌의 반대편으로 교차하고 측부 피질척수로와 같은 척수를 통해 하행한다. 중심전회의 앞쪽 영역(전운동 영역)은 자발적인 운동활동과 관련이 있

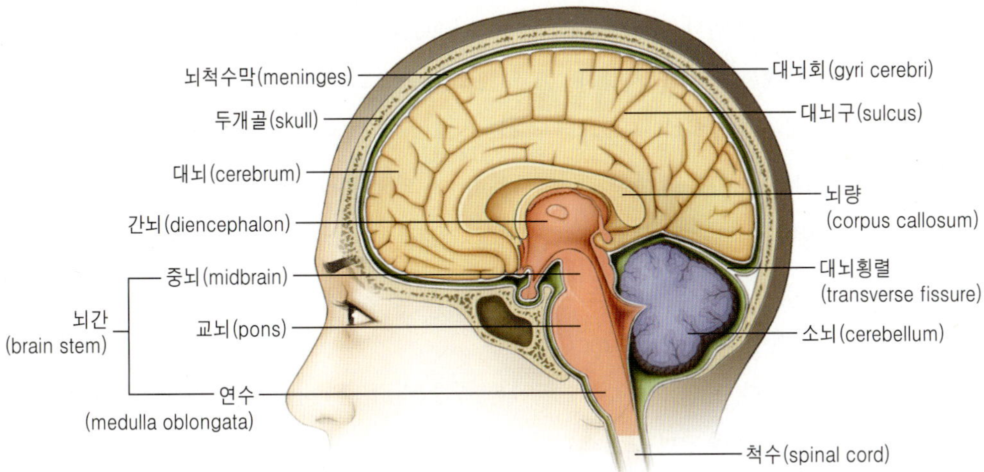

그림 8-1. 두개골내 뇌의 주요 부분.

다. 1차 운동피질의 앞부분과 외측구 위에 있는 브로카 영역(Broca's area)은 말을 표현(운동)하게 하는 입, 혀, 후두의 복잡한 근육활동을 조정한다. 이 영역이 손상되면 대상자는 말을 분명하게 할 수 없게 되는데 이를 브로카 실어증이라고 한다.

전두의 전측 영역은 (1) 주의집중, (2) 동기, (3) 목표를 형성하고 선택할 수 있는 능력, (4) 계획할 수 있는 능력, (5) 행동을 시작하고 유지하며 끝낼 수 있는 능력, (6) 자가감독할 수 있는 능력, (7) 피드백을 사용할 수 있는 능력(실행적 기능)을 통제한다. 이러한 영역들은 대뇌의 변연부를 억제시킴으로써 이성적 사고, 문제해결 활동, 정서적 안정에 기여하는 것으로 생각된다.

중심구(central sulcus) 후부에 위치한 두정엽에는 1차 체성(촉각) 수용능력과 체성(촉각) 연합영역이 있다. 두정엽(parietal lobes)의 나머지는 연합영역을 형성하는데, 개념형성과 추상성이 두정엽의 연합영역에서 수행된다. 우측 두정엽은 공간적 방향감각과 크기와 형태의 자각(실체감각), 신체의 위치(고유수용성)를 지배한다. 좌측두정엽은 좌·우 방향감각과 수학 활동을 돕는다.

후두엽(occipital lobe)에는 1차 시각수용(해석)능력과 시각연합영역이 포함되어 있다. 후두피질의 다른 영역은 시각연합영역이다. 시각적으로 인식하고 환경을 이해할 수 있는 능력에 기여하는 시각적 기억은 이 영역에 저장된다.

측두엽(temporal lobe)은 외측구 아래(미측부)에 위치한다. 측두엽에는 1차 청각수용영역과 2차 청각연합영역이 있다. 구어(spoken language)에 대한 기억은 좌측 측두 청각연합영역에 저장된다. 언어가 아닌 모든 다른 소리(예: 음악, 다양한 동물 소리, 다른 소음들)의 기억은 우측 측두엽 청각영역에 저장된다. 이들 영역이 손상되면 구어나 문어를 이해할 수 없게 되거나 음악 또는 다른 환경적인 소리들을 인식할 수 없다. 언어의 이해를 촉진하는 세포들은 베르니케 영역(Wernicke's area)에 있다.

기저신경절(basal ganglia)은 대뇌반구에 깊이 묻혀 있는 몇 개의 피질하 회백질 구조로 구성되어 있다. 이 구조들에는 미상핵(caudate nucleus), 피각(putamen), 담창구(globus pallidus), 흑질(substantia nigra), 시상하핵(subthalamic nucleus)이 포함된다. 대뇌피질과 척수를 연결해 주는 거의 모든 운동섬유와 감각섬유들은 미상핵과 피각 신경절 근처의 백질로(내낭, internal capsule)를 통해 이동한다. 기저신경절은 복잡한 운동활동을 조절하는데 중요하다.

② 간뇌(Diencephalon)

간뇌는 시상과 시상하부로 구성되어 있다. 시상(thalamus)은 대뇌반구 사이와 뇌간의 위에 위치한다. 회백질은 제3뇌실(third ventricle)의 측면을 둘러싸고 있다. 시상하부(hypothalamus)는 제3뇌실의 기저를 형성한다. 시상은 냄새를 제외한 모든 상행성 정보(감각적 정보)를 적합한 피질세포로 운반한다. 시상하부는 심장박동, 혈압, 수분과 전해질의 균형, 위와 장의 움직임, 선(gland)의 활동, 체온, 배고픔, 체중, 수면 및 각성과 같은 자율신경계(autonomic nervous system; ANS) 기능을 조절한다. 또한 뇌하수체 분비를 자극하고 억제하는 인자들을 방출함으로써 뇌하수체의 주체자로서 역할을 한다.

③ 변연계(Limbic system)

변연계는 전두엽과 측두엽(해마)의 내측부, 시상, 시상하부, 기저신경절을 포함한 많은 핵으로 구성되어 있으며, 느낌과 감정표현(공포, 분노, 즐거움, 애통)의 조절중추이다. 변연계(측두엽 구성물질)는 또한 후각구(olfactory bulbs)에서 신경섬유를 받고, 따라서 냄새를 해석하는 데 중요한 역할을 한다.

④ 뇌간(Brain stem)

뇌간은 중뇌, 교, 연수로 구성되어 있다. 이 구조들은 간뇌핵(diencephalon nuclei)의 연속적인 부분이다. 이들은 상행로(ascending), 망상체(reticular formation), 뇌신경과 그 핵, 하행성 자율신경 운동신경로로 구성되어 있다. 망상체(reticular formation)는 회백질(핵), 상행성 망상로, 하행성 망상로의 복잡한 연결망으로 구성되어 있다. 핵은 척수의 상부로부터 간뇌까지 뻗어져 있고, 기저신경절, 대뇌, 소뇌와 교통한다.

망상체는 골격운동성 움직임과 척수반사를 돕는다. 또한 대뇌피질로 들어오는 감각정보를 여과한다. 대략 99%의 감각정보가 불필요한 것으로 버려진다. 망상체의 한 구성물질인 망상체 활동계(reticular activating system)는 수면 및 각성주기와 의식을 통제한다.

⑤ 소뇌(Cerebellum)

소뇌는 뇌교의 후방에 위치하며 회백질과 백질로 구성된다. 소뇌의 좌·우반구는 경막의 확장인 소뇌겸(falx cerebelli)에 의해 분리된다. 소뇌는 신체 일부분과 관련된 감각성 정보를 통합하고, 균형과 자세에 필요한 근육긴장을 조정한다.

나. 척수(Spinal cord)

척수는 척주(vertebral column)에 의해 둘러싸여 있고 보호되며, 아래로 연수와 이어져 척주관(척주 내의 강)의 상부 2/3 내에 있다. 하부척수는 미측으로 첫 번째 요추(L1)와 두 번째 요추(L2) 수준에 있는 척수원추(conus medullaris)라고 알려진 추체 모양의 구조에서 끝난다. 척수 내에서 나비 모양의 회백질(대부분 수초가 없는)은 대개 수초가 있는 백질로 둘러싸여 있다. 백질은 뇌와 중추신경계 바깥쪽 세포 사이에 신경흥분충동을 전도하는 상행로와 하행로로 구성되어 있다.

다. 수막(Meninges)

뇌와 척수를 둘러싼 3층의 막인 수막은 주로 보호기능을 한다. 각각의 층인 연막(pia mater), 지주막(arachnoid), 경막(dura mater)은 서로 분리되어 있다.

연막은 결합조직의 혈관층이고, 뇌와 척수에 매우 근접하게 연결되어 있어 모든 구와 열을 따라간다. 이 층은 뇌와 척수조직을 통과하는 혈관의 지지 구조 역할을 한다. 연막은 성상교세포(astrocytes)와 함께 혈액-뇌관문의 일부를 형성한다.

지주막은 결합조직의 얇은 층으로 각 회의 머리끝부터 근접한 구의 정점까지 뻗어 있다. 그러나 구와 열로 뻗어 있지는 않다. 이 층과 연막 사이의 공간을 지주막하강이라 하고, 뇌척수액(cerebrospinal fluid; CSF)은 이 공간을 통하여 흐른다.

라. 뇌척수액과 뇌실계 (Cerebrospinal fluid & Ventricles)

뇌척수액(CSF)은 맑은 무색의 액체이다. 대략 100~160mL의 뇌척수액이 뇌실을 통해 지주막하강 내에서 순환한다. 사람이 수평자세로 누워 있을 때 뇌척수액의 평균압력은 100~180mmH_2O이다.

뇌척수액의 약 2/3가 4개의 뇌실에 있는 맥락총(choroid plexus)에서 만들어지는데, 주로 측뇌실(lateral ventricles)에서 만들어진다. 그 외의 소량은 상의세포(ependymal), 지주막세포(arachnoid) 그리고 또 다른 뇌세포들에 의해 생성된다. 맥락총은 뇌실의 막과 직접 접하는 연막 내의 혈관그물망이다. 맥락총은 하루에 대략 500mL 정도의 뇌척수액을 생성한다. 만약 뇌척수액이 축적된다면, 뇌에 손상을 주기에 충분한 압력을 야기할 것이다. 그러나 정상적으로, 그것은 형성되는 것과 같은 비율로 혈액에 흡수된다.

뇌실계는 뇌 안에 있는 일련의 공간이다. 뇌척수액은 각각의 측뇌실로부터 몬로 실간공(foramen of Monro)을 통해 제3뇌실로 흐른다. 제3뇌실로부터 실비우스 수도(aqueduct of Sylvius)를 통해 제4뇌실로 배액된다. 제4뇌실은 소뇌의 바로 앞에 있는 뇌간에 위치한다. 제4뇌실로부터 뇌척수액은 3개(2개의 외측공과 1개의 정중공, two foramina of Luschka and one foramina of Magendie) 중의 한 구멍을 통해 지주막하강으로 연속되며, 지주막 융모(arachnoid villi)를 가로질러 흡수되는 상시상동(superior sagittal sinus)의 영역으로 순환한다.

마. 혈액-뇌관문(Hemato-encephalic barrier)

3개의 뇌관문(혈액-뇌, 혈액-뇌척수액, 뇌-뇌척수액)은 1차적으로 신경원을 위한 선택적이고 안정적인 화학적 환경을 조절하고 유지한다. 뇌관문은 구획들 사이의 이온(ion) 움직임을 조절함으로써 하나의 중추신경계 구획에서 또 다른 구획으로 어떤 물질의 이동을 느리게 하는 물리적 관문 또는 생리학적 과정(운반 체계)이다. 물리적 관문으로는 모세혈관을 둘러싼 상피세포의 단단한 연합과 맥락총의 모세혈관 구멍, 맥락총 다음의 기저막(상의세포), 연막-신경교막 등이 있다.

정상적인 혈액-뇌관문(blood-brain barrier)은 일부 약물이 뇌로 들어가는 것을 방지하기도 하므로 신경계 장애 시 약물을 처방할 때 고려해야 한다. 희석된 저나트륨혈증, 급성 고혈압, 높은 용량의 일부 마취제, 혈관확장, 탄산과잉증 등의 일부 요인들은 혈액-뇌관문의 투과성을 증가시킬 수 있다.

바. 혈액공급(Blood supply)

뇌의 심박출량의 1/2이 필요하고, 신체 내 산소의 20%를 사용한다. 포도당은 분해되거나 에너지를 위해 연소된다. 회백질은 백질보다 대사요구가 더 높다. 분당 750~900mL의 혈액이 뇌로 유입되고, 혈류는 이산화탄소의 수준에 의해 조절된다. 이산화탄소 수준이 증가할 때에는 음성 피드백 기전이 혈관확장을 유발한다.

뇌의 추골동맥(vertebral arteries)과 내경동맥(internal carotid arteries)으로 동맥혈을 제공받는다. 두부에서 나오는 대부분의 정맥혈은 내경정맥, 외경정맥, 추골정맥을 통해 심장으로 귀환한다. 척수의 정맥 분포는 경막과 척주의 골막 사이에 위치한 정맥동으로 흐르며, 동맥 분포와 유사하다.

(3) 말초신경계(Peripheral nervous system; PNS)

말초신경계는 뇌와 척수에 있는 것 외의 모든 신경원을 말한다. 말초신경계는 중추신경계와 신체에 있는 모든 외부 구조 사이의 신경섬유로 구성되어 있다. 말초신경계에는 12쌍의 뇌신경과 31쌍의 척수신경이 있다. 뇌와 척수로 흥분을 전도하는 신경들은 감각(구심성, afferent)신경원이라 하고, 뇌와 척수에서 흥분을 전도하는 신경은 운동(원심성, efferent)신경원이라 한다. 대부분의 신경들은 감각성과 운동성이 모두 있는 혼합성 신경이다.

가. 척수신경(Spinal nerves)

척수신경은 척수근(spinal roots)과 같이 외측으로 모인 일련의 신경근(nerve rootlets)들에서 발전한다. 각각의 척수신경은 후(감각)근과 전(운동)근으로 구성된다. 척수신경은 31쌍(경신경 8쌍, 흉신경 12쌍, 요신경 5쌍, 천신경 5쌍, 대개 1쌍인 미추신경)이 있다. 각 후근에 대한 감각수용의 특수영역은 감각성 피부분절이라 한다.

맥락총으로 형성되는 말초신경은 아래와 같이 세 가지의 주요 맥락총이 있다.

① 경신경총은 목의 근육과 피부에 분포하며, 그 가지는 횡경막신경을 형성한다.

② 완신경총은 어깨, 액와, 팔, 전완, 손의 근육과 피부에 분포한다.

③ 요천골신경총은 회음, 둔부, 허벅지, 다리, 발의 근육과 피부에 감각과 운동성 흥분을 공급한다. 요천골신경총의 많은 분지들은 음부, 둔부, 대퇴, 좌골, 경골, 총비골 신경 등이다.

나. 뇌신경(Cranial nerve; CN)

뇌신경은 12쌍으로 뇌에서부터 나온다. 대부분의 뇌신경은 감각성 흥분만을 운반하는 약간의 뇌신경을 제외하고 운동과 감각성 신경원 모두로 구성되어 있다. 후신경과 시신경을 제외하고는 모든 다른 뇌신경의 핵은 뇌간에 위치한다.

뇌신경은 특별한 이름이나 로마숫자로 부른다. 뇌신경검사가 중요한 이유는 두 가지이다. 먼저, 3뇌신경부터 12뇌신경까지는 뇌간에서 시작한다. 그들의 기능을 사정하면 뇌간과 관련된 경로에 대한 정보를 얻을 수 있다. 둘째, 뇌신경과 관련된 세 가지 반사는 보호반사(각막반사, 구개반사, 기침반사)라고 하는데, 보호반사의 존재 또는 부재는 눈 표면과 기도를 보호하는 능력을 나타낸다. 이것은 특히 무의식 환자에서 중요하다.

정상 뇌신경반사는 적절한 반응(산출)을 일으킬 수 있는 적절히 수용된 자극(투입)이 필요하다. 뇌신경을 사정하는 동안 정상반응이 없다면 (1) 자극수용의 부전(투입부전), (2) 적절한 반응의 부전(산출부전) 또는 (3) 투입과 산출 부전의 조합을 나타내는 것이다. 뇌신경은 좌우 1쌍이지만 기능부전은 양쪽 모두 또는 한쪽에만 나타날 수 있다. 뇌신경은 말초신경계에 속하며, 이상이 나타난 경우 이는 전신적 신경질환의 증상일 수 있다(예: 길리앙바레증후군).

다. 운동계(Motor system)

운동계의 면밀한 사정에는 수많은 절차들이 포함된다. 다음의 논의들은 선별검사와 일반적인 비정상에 초점을 둔 것이다.

① 근육 크기

주요 근육의 대칭성, 근비대, 근위축을 대칭적으로 시진한다.

② 근육강도

주요 근육의 저항에 대한 힘을 사정한다. 다음과 같이 한쪽과 다른 쪽을 비교하면서, 모든 사지에 5점 척도로 근육강도를 사정하고 평가한다.

다음으로, 상·하지가 얼마나 약한지 검사한다. 상지에서는 대상자에게 손바닥을 위쪽으로 하여 팔을 앞쪽으로('쟁반을 잡고 있는 것처럼') 쭉 뻗게 한다. 대상자에게 눈을 감게 하고 그 자세를 유지시킨다. 한쪽 팔이 회내 하고 다른 쪽 팔보다 아래로 떨어진다면 회내이동(pronator drift)이 있다고 할 수 있다. 하지의 경우에는 대상자에게 발뒤꿈치로 걷게 한 다음 발끝으로 걷게 해 본다. 이것은 배측굴곡(dorsiflexion), 장측굴곡(plantiflexion), 균형(balance)을 검사하는 것이다.

③ 근육긴장도

근육긴장도는 각 사지가 수동범위를 통해 움직이는 동안 사정한다. 긴장이 감소(저긴장, hypotonicity)할 때 근육은 부드럽고 흐늘거리거나 이완된다. 긴장이 증가(과다 긴장, hypertonocity)할 때 근육은 움직임에 저항하고, 경직

되며, 경련이 생긴다. 비정상 굴곡이나 신전(extension) 자세에 대하여 기록한다.

④ 근육조정력

근육조정력 사정은 빠른 교대운동(rapid alternating movement), 지적운동(point-to-point), 몸통의 균형 유지와 두부 위치로 구성된다. 대상자에게 각 손가락을 엄지에 연속적으로 빠르게 접촉하도록(가깝게 하도록) 함으로써 빠른 교대운동을 검사한다. 손바닥으로 대퇴부를 두드리고 손을 뒤집어 손등으로 대퇴부를 두드리게 하고, 이를 빠르게 교대로 반복하게 한다.

지적운동검사에서는 대상자의 집게손가락을 대상자로부터 대략 50cm 떨어지게 둔다. 대상자에게 먼저 손가락을 코에 대게 한 후, 집게손가락을 만지게 하고, 다시 자신의 코에 닿게 한다. 집게손가락을 다른 위치로 움직이게 하면서 이것을 몇 번 반복시킨다. 대상자의 오른손과 왼손을 모두 검사해 본다. 대상자에게 발뒤꿈치를 반대쪽 무릎 아래에 놓게 하고 엄지발가락까지 발뒤꿈치를 반대쪽 무릎 아래에 놓게 하고 엄지발가락까지 발뒤꿈치로 밀어 내려가도록 함으로써 하지의 조정력을 검사한다. 다른 쪽 다리도 검사한다.

대상자를 앉힌 상태에서 몸통의 균형(truncal balance)을 사정한다. 대상자는 지지 없이 똑바로 유지할 수 있는가? 부드럽게 대상자를 기울이는 자세로 밀어 본다. 대상자가 다시 똑바른 자세로 돌아올 수 있는가? 검진자의 움직임에 따라 머리를 움직일 수 있는 능력을 관찰하여 두부 위치를 기록한다.

⑤ 걷기와 서 있기

대상자에게 그대로 서 있게 하고, 걷게 하고, 발뒤꿈치에 발가락을 붙여서 걷게 함(즉, 한발을 일직선으로 다른 발 앞쪽에 놓는 것)으로써 보행을 사정한다. 걷는 것은 운동력, 감각, 조정력의 기능과 관련이 있다. 두 발로 조용히 서 있을 수 있는 능력을 통해 조정력과 자기수용성(신체의 위치에 대한 감각)을 평가할 수 있다.

⑥ 움직임

근육의 세밀하고 전반적인 비정상 움직임을 조사한다. 세밀한 움직임의 예는 근연속(fasciculations; 대상자가 이완될 때 발생하는 불수의적 파동이나 경련)이며, 이것은 하부운동신경원장애를 나타내기도 한다. 모든 관절을 수동운동 전 범위까지 움직인다. 비정상 결과에는 통증, 수축, 근육저항 등이 있다.

쇠약함이나 마비가 없는 데도 지시대로 학습된 움직임을 수행할 수 없는 실행증(apraxia)을 검사한다. 대상자에게 신발끈을 묶거나 머리를 빗는 것과 같이 일반적인 활동을 시켜 본다. 대상자가 다른 지시를 따를 수 있고(완전한 이해를 나타내는), 관련된 사지를 움직일 수 있는 운동능력은 있으나, 지시를 수행할 수 없다면 실행증이 있는 것으로 평가한다.

무의식 환자의 운동성 검사

무반응 환자는 고통스러운 자극(예: 사지의 위축반사, 움츠림, 얼굴을 찡그림)으로만 검사될 수 있다. 통증자극이 사용될지라도, 반응은 대개 운동계 반응으로 기록된다. 이 반응들은 종종 Glasgow coma scale 운동척도와 통합된다.

라. 감각기능(Sensory function)

감각사정은 촉각, 통증, 진동, 위치(자기수용성), 식별에 대한 검사와 관련 있다. 청각, 시각, 냄새, 맛에 대한 사정 또한 감각사정이다. 감각사정은 정상, 부재, 감소된, 과장된 또는 지연된 감각을 가지는 피부분절을 확인하기도 한다. 완전한 감각검사는 대상자의 협조가 요구되기 때문에 의식이 있는 환자에서만 가능하다. 항상 대상자의 눈을 감게 한 채 감각을 검사한다. 대상자가 이완하도록 돕고 따뜻하게 유지시킨다.

감각사정은 체계적으로 한다. 즉, 신체의 특정한 영역을 검사하고 나서 반대편에 상응하는 영역을 검사한다. 척수의 경부, 흉부, 요부, 천골 부위를 나타내는 피부분절의 선택을 하면서 시작한다. 만약 감각소실이 있다면 피부분절 극변에 대해 좀 더 세밀한 검사를 수행할 수 있다. 감각사정의 내용을 피부분절의 신체도표 위에 기록할 수도 있다.

① 표재성 감각(Superficial sensation)

피부분절에 따라 신체의 각 면에서 체계적 영역으로 피부를 자극함으로써 표재성 감각을 검사한다.

표재성 통증(superficial pain)은 부러뜨린 면봉의 날카로운 부분과 무딘 끝부분을 교대로 사용하여 검사한다. 부러뜨린 나무의 끝은 날카로운 감각을 검사하기에 충분히 뾰족하지만, 피부에 자극을 주기에는 무딘 부분으로는 충분하지 않다. 면봉의 끝은 무딘 자극을 줄 수 있다. 대상자에게 눈을 감게 하고 대상자가 날카롭거나 무딘 자극을 느낄 것임을 설명한다. 대상자가 어떤 것이 사용되었는지 예측할 수 없도록 교대로 하고 날카로운 것과 무딘 것을 구분하도록 한다.

솜을 이용하여 가벼운 접촉을 사정한다. 표재성 통증검사 경우와 같이 피부분절의 양측 영역에 시행한다.

② 기계적 감각(Mechanical sensation)

기계적 감각은 진동과 자극감수성으로 사정된다. 진동(vibration)을 검사하기 위해 음차를 사용한다. 손가락이나 큰 발가락 관절과 같은 근위 뼈 돌출 부위에 진동하는 음차의 끝을 놓고 대상자에게 진동이 느껴질 때와 더 이상 느껴지지 않을 때를 가리키도록 한다. 일단 대상자가 더 이상 느껴지지 않을 때를 가리키도록 한다. 일단 대상자가 감각이 멈추었다고 하면, 검사자가 진동을 느낄 수 있는지, 없는지를 보기 위해 검사자 자신의 관절을 검사한다. 관찰자가 기준 역할을 해야 한다. 대상자는 진동이 멈추었다고 하나 관찰자가 여전히 진동을 느낄 수 있다면, 대상자의 진동감각이 감소된 것이다.

식별

피질의 식별은 두정엽에 있는 감각자극을 통합하고 해석하는 능력에 달려 있다. 여기에는 입체감각, 서화감각, 소멸현상, 동시성 두 점 식별에 대한 검사도 포함된다.

마. 반사활동(Reflex action)

반사검사로 특별한 감각과 운동근의 통합을 평가한다. 반사활동사정은 신경계 사정의 일부이며, 성격, 위치, 신경학적 장애의 진전에 대한 정보를 얻을 수 있다.

① 표재성(피부) 반사(Superficial reflex)

표재성 반사는 피부나 점막의 자극에 의해 나타난다. 자극을 주기 위해 손상을 일으키지 않을 정도로 감각지대를 자극한다. 표재성 반사[즉, 복부, 족저, 각막, 인구(구토), 고환거근, 항문반사]는 추체로 장애에서 나타나지 않는다.

② 심부건반사(Deep tendon reflex)

심부건반사는 정상적인 경우 반사근육의 수축이 근육의 빠른 신장으로 인해 일어나기 때문에 근육-신장반사 또는 근각반사라고 부른다. 심부건반사를 확인하기 위해서 검진용 해머를 이용하여 근육건의 들어간 부위를 순간적으로 날카롭게 친다. 심부건반사에는 일반적으로 아킬레스건, 슬개근건, 이두근건, 삼두근건이 있다.

③ 기타 정상반사

몇 가지 정상반응은 골격근 외의 구조를 포함한다. 예를 들어, 반사기전은 호흡을 유지하고 정상 범위 내에서 혈압을 유지하도록 돕는다. 음식의 맛 또는 냄새를 맡은 후에는 타액이 반사적으로 분비된다. 눈에 빛을 비추면 양쪽 눈의 동공이 수축된다[대광반사(light reflex) 또는 동공반사].

④ 바빈스키반사(Babinski reflex)

심부건반사가 과도하게 나타날 때 표재성 반사는 대개 감소하거나 소실되고, 바빈스키반사가 관찰된다. 발바닥을 무딘 물체로 부드럽게 긁음으로써 바빈스키반사를 검사한다. 반사를 검사하기 위해, 자극을 발꿈치의 중간점에서 시작하고, 발의 둥근 쪽으로 발바닥 외측을 따라 위로 움직인다. 발의 둥근 쪽을 가로질러(발바닥을 건드리지 않고) 내측으로 자극을 계속한다. 방향을 바꾸어 중앙외측 발바닥에서 자극을 시작하고 발뒤꿈치쪽으로 계속한다. 정상반응은 발가락의 족저굴곡이다. 비정상반응(바빈스키반사의 양성)은 엄지발가락은 배측굴곡, 다른 발가락들은 부챗살 모양으로 펴지는 것이다.

(4) 자율신경계(Autonomic nervous system; ANS)

자율신경계는 내장의 기능, 평활근과 심근의 변화, 선의 반응과 같은 불수의적인 활동을 조정하는 말초신경계의 일부이다. 비록 독립적으로 기능할 수는 있지만 일차적 조절은 뇌와 척수에서 받는다. 자율신경계는 교감신경계와 부교감신경계의 두 가지로 구분한다(그림 8-2).

첫 번째 신경원의 종말은 중추신경계에 위치하며, 세포체가 자율신경절 내에 있는 신경섬유와 시냅스를 이룬다. 두 번째 신경원의 축삭(신경절후섬유)은 표적기관으로 흥분을

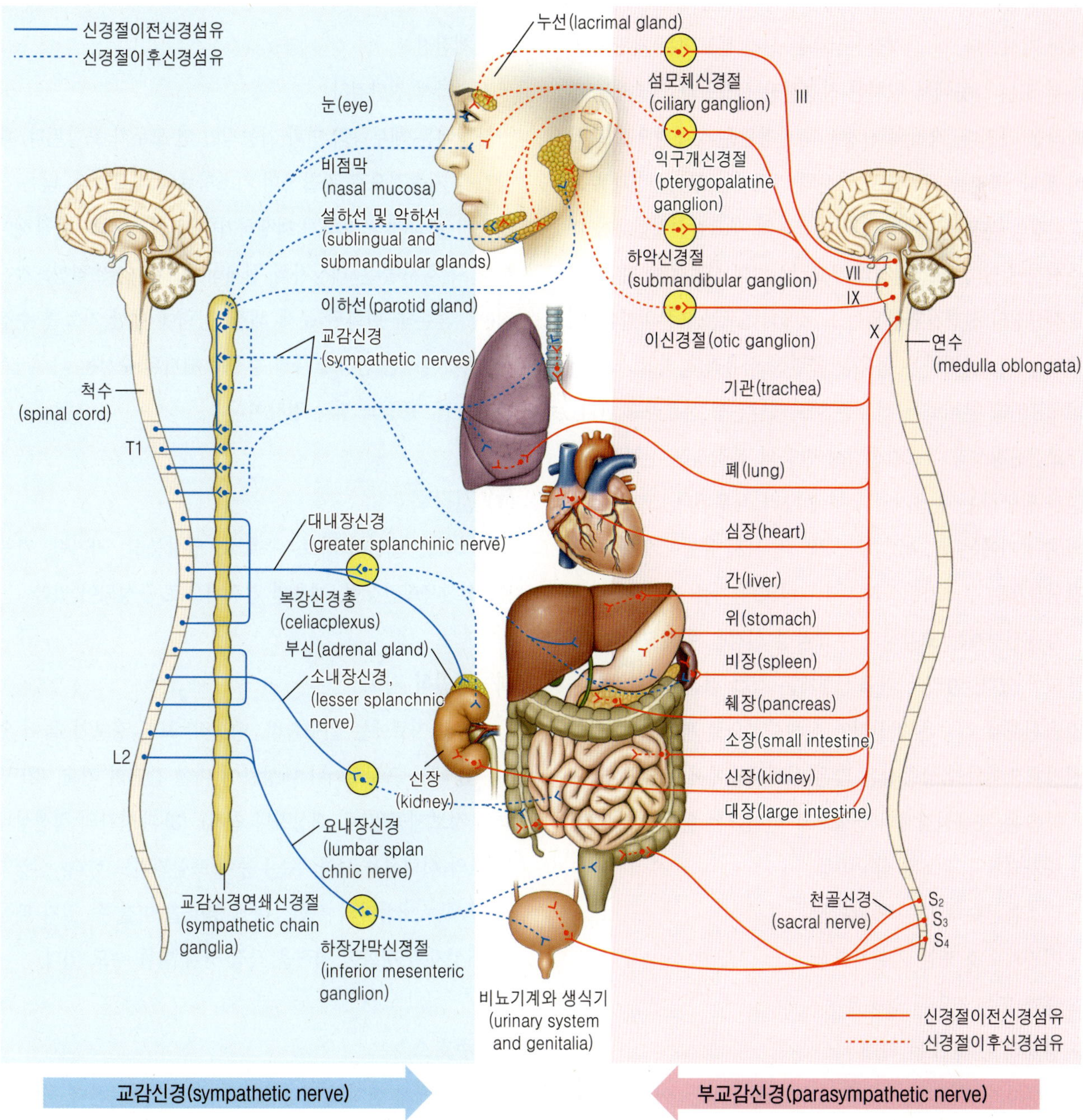

그림 8-2. 자율신경계.

운반한다.

교감신경계(sympathetic nervous system)는 스트레스에 적응하기 위한 활동을 조절하고, 전체적으로 활동조정 기간이 짧다. 교감신경계의 신경절전 신경원은 척수에서 시작하여 흉수와 2개의 요수(T_1-L_2)의 운동근(전근)을 통한다. 신경절전 축삭은 짧지만 신경절후 축삭은 길다.

부교감신경계(parasympathetic nervous system)는 에너지 저장의 보존·복구와 관련이 있다. 신경절전섬유는 뇌신경을 통한 뇌간과 S_{2-4}에 있는 천수신경을 통한 척수신경에서 기시한다. 이 신경절전섬유는 신경 분포되는 기관에 가까운 또는 그곳에서 위치한 신경절전 신경원과 연결하는 긴 축삭을 가진다. 각각의 신경절후 신경원은 상대적으로 축삭이 짧다. 몇몇을 제외한 대부분의 기관계는 교감신경과 부교감신경의 분포를 가진다. 대략 75%의 부교감신경섬유가 미주신경에 있다. 교감신경과 부교감신경의 신경절전섬유와 부교감신경의 신경절후섬유는 노르에피네프린을 분비한다. 아세틸콜린을 분비하는 섬유는 콜린성 섬유라고 하고, 노르에피네프린을 분비하는 섬유는 아드레날린성 섬유라고 한다.

교감신경성과 부교감신경성 반응의 복잡성은 신경전달물질과 결합하는 수용기의 유형에 따라 좌우된다. 교감신경계의 수용기에는 $\alpha1$, $\alpha2$, $\beta1$, $\beta2$의 네 가지 유형이 있다. 부교감신경계는 무스카린성과 니코틴성 수용기를 가진다.

자율신경계는 교감성과 부교감성 신경을 통해 기관에 분포되어 있다. 따라서 자율신경계는 직접 검진할 수 없으며, 자율신경계 기능은 전신적인 신체사정으로 평가한다. 자율신경계장애의 임상증상은 많은 신체계통에서 발생한다.

다음은 자율신경계의 영향으로 일어나는 활동의 예이다.

- 증가되거나 감소된 심장박동
- 말초혈관수축 또는 혈관확장
- 기관지수축 또는 기관지확장
- 증가 또는 감소된 연동운동
- 동공의 수축 또는 확대

대상자가 복용하는 약물을 확인해야 하는 이유는 많은 약들이 부교감 또는 교감신경계에 관련된 부작용을 가지고 있기 때문이다.

2) 신경계 건강사정

신경학적 사정은 계속적인 사정, 실제적이고 잠재적인 건강문제에 대한 진단, 중재, 결과를 평가하기 위한 기초자료를 제공한다. 신경계의 복잡성 때문에 신경학적 사정은 다양하게 진행되며 시간이 오래 걸린다. 신경학적 사정은 기본적으로 다음과 같다.

- 건강력
- 신체검진
- 신경학적 진단검사

사정에는 해부학적 면과 기능적인 면 모두가 포함된다. 대상자를 지속적으로 관찰하며 기초자료와 비교한다. 많은 신경학적 변화가 모호하게 발생하기 때문에 자세히 관찰해야 한다. 간호사들은 대상자의 신체적(예: 자가간호결핍)·정신적(예: 혼돈과 변화된 문제 해결) 능력에 대한 자료를 수집한다. 기본적인 신경계 사정 절차로 제시된 순서는 뇌신경과 반사능력, 운동과 감각 검사이다.

(1) 건강력

건강력은 개인적 자료, 주호소, 임상증상, 과거력, 가족력, 정신사회건강력, 계통별 건강력으로 구성되어 있다.

가. 개인적 자료

개인적 자료에는 인구학적, 행정적, 보험 정보가 들어 있다. (1) 개인 프로필이나 대상자에 대한 간단한 기술, (2) 병력의 정보제공원(예: 대상자나 친지), (3) 대상자의 정신상태(자료의 신뢰성을 보여 주는) 등이 포함되기도 한다. 신경학적 문제는 대상자의 정신상태에 영향을 미칠 수 있기 때문에 대상자의 정확한 병력을 직접 얻기 힘들 수도 있다.

나. 주호소

대상자에게 현재의 건강상태에 대하여 질문한다. 상황에 대해 세밀하게 기술한다. 대상자에게 제안하는 표현을 피하고, 개방적 질문을 사용한다.

다. 임상증상

증상의 발현과 순서, 진행을 확인한다. 진단을 내리기 위해 신경학적 질환과정을 정확하게 설명해 줄 것을 대상자에게 요청한다. 대상자가 스스로 말을 하여 증상을 표현하도록 한다. 특징적인 증상의 진행과정과 특성을 이끌어내기 위해 체계적 분석을 사용한다.

건강력은 신체검진의 기본 방향을 제시해 준다. 예를 들어, 대상자가 현기증을 호소하면 운동이나 감각기능 대신에 눈, 귀(전정신경), 소뇌기능에 대한 검사에 초점을 두어야 한다. 자세한 신경학적 검사는 대상자가 행동 변화, 의식수준(LOC) 변화, 성장과 발달 문제, 통증, 운동과 감각 기능의 변화, 염증 또는 외상이 있을 때 이루어진다. 알코올과 기분전환용 약물(recreational drug) 사용, 대사불균형, 전이성 병변과 같은 다른 문제와 관련된 신경학적 문제를 사정한다.

① 통증

통증은 문제를 가진 대상자들이 흔히 호소하는 문제이다. 통증의 위치(site), 발생 시기(onse), 횟수(frequency), 지속시간(duration), 특성(character) 등을 조사한다. 통증이 방사되는가? 촉진 요인과 완화 요인은 무엇인가? 이전의 신경계 손상을 포함하는 손상이나 부상 등이 있었는지 질문한다. 관련 증상(두통: 오심, 요통: 근육 경련) 등도 조사한다.

② 어지럼증

많은 대상자들이 어지럼증(dizziness)을 호소한다. 어지럼증이 자세 변화와 관련이 있는지도 물어본다(체위성 현훈, postural vertigo 등). 머리가 어떤 자세일 때 발생하는가? 침대에서 갑자기 돌아눕거나 구를 때는 어떠한가? 시각에 문제는 있는가? 귀가 안 들리거나, 소리가 나거나, 이명(tinnitus) 등이 있는가? 눈을 감으면 어지럼증이 완화되는지, 아니면 악화되는가? 눈을 고정시키고 있으면 도움이 되는가? 그 밖에 어지럼증의 원인이 될 수 있는 질환들을 조사한다.

③ 감각 관련 호소

신경계 대상자의 흔한 감각문제는 시력, 미각, 청각, 후각, 감각(통증, 저림, 무감각) 등의 변화이다. 대상자에게 감각을 묘사하고, 그 정도가 어느 정도인지를 조사한다. 또한 감각이상의 위치와 함께 증상의 발생 시기, 횟수, 기간 등도 조사한다. 무엇이 증상을 완화하는지(휴식, 자세 변경, 투약 등)를 조사한다.

④ 운동 관련 호소

운동문제에는 조정문제(균형, 어설픔, 보행장애 등)와 수의운동(진전, 틱 등)과 관련된 문제들과 쇠약 등이 포함된다. 위치, 발생 시기, 기간 등을 조사하고, 완화 요인과 악화 요인도 조사한다.

⑤ 의식상실·정신상태 변화

의식수준의 장애는 신경계 문제에서 일반적인 것이다. 발생 시기(급성 또는 점진적), 기간(일시적 또는 지속적)에 대해 질문한다. 면담 시에 대상자의 의식상태가 완전하지 않은 경우에는 가족이나 친지, 응급요원 등에게 질문해야 할 필요가 있다.

두부 손상이 발생했는지(병원에 오기 직전인지 혹은 최근 6주 이내에 있었는지) 확인한다. 손상이 있었다면 어떤 종류인지(낙상, 둔기로 인한 손상, 자동차 사고, 스포츠 손상 등)를 조사한다. 의식소실과 함께 사지의 비틀림이나 실금이 동반되었는가? 손상, 감염, 발열, 전조(aura) 등과 같은 유발 요인이 있었는가? 당뇨, 알코올중독, 약물중독, 정신병 또는 간질 등의 병력이 있는지를 조사한다.

라. 과거력

당뇨병, 악성빈혈, 암, 감염, 고혈압, HIV, 결핵 등과 같은 많은 질환들이 신경학적 변화와 관련이 있다. 심장판막

질환, 심방세동 등과 같은 심혈관장애는 일과성 뇌허혈 발작(transient ischemic attacks; TIA) 및 뇌졸중과 관련이 있다. 고혈압은 뇌내출혈의 위험을 높이고, 간질환과 신질환이 진전되면 정신기능에 영향을 주는 대사성 장애, 수분과 전해질 불균형, 산-염기 변화를 초래한다. 두부 외상, 발작, 뇌졸중 같은 신경계 문제로 입원이나 상해, 또는 수술을 받았는지에 대해 조사한다. 그리고 수술 병력 외에도 약물이나 음식 알레르기, 식이습관에 대한 자료를 수집한다.

마. 가족력

유전적인 위험 요인의 존재를 파악하기 위하여 신경학적 장애의 가족 병력에 대해 질문한다. 간질, 헌팅턴질환, 근위축성 측삭경화증, 근위축, 고혈압, 뇌졸중, 정신지체, 정신질환 등에 대해 질문한다. 뇌와 척수의 종양 및 기타 종양에 대한 가족력을 조사한다. 뇌의 전이성 종양은 흔히 폐, 유방, 피부, 신장, 및 위장관계 종양으로부터 전이된다.

바. 정신사회건강력

개인의 정신사회적 요인으로 수면 양상, 일상 운동, 취미, 여가, 직업, 인식된 스트레스원 성적 관심과 수행의 변화에 대해 질문한다. 음주와 흡연에 대해서도 조사한다. 대상자의 취미, 여가활동, 직업도 조사한다. 살충제, 페인트나 접착제(아교)와 같은 신경독성물질 또는 화학물질에 노출될 위험이 있는가? 대상자는 환기가 잘되지 않는 지역이나 작업장에서 시간을 보내는가? 현재 또는 과거에 불법 약물을 사용했는지, 했다면 약물의 유형, 사용 기간 등을 조사한다.

(2) 신체검진

신체검진은 비정상적인 신경학적 기능을 발견하기 위해 시행한다. 대상자 병력, 연령, 신체적 조건, 의식수준의 변화 등을 바탕으로 검진이 얼마나 세밀해야 하는지를 결정한다. 대상자의 신경학적 기능에 대한 포괄적인 검진 방법을 적용한다. 본문에서 제시된 순서는 다음과 같다.

- 활력징후
- 정신상태
- 두부, 목 등
- 뇌신경
- 운동계
- 감각기능
- 반사
- 자율신경계

(3) 활력징후

신경학적 장애는 생명을 위협하는 변화를 야기할 수 있으므로 활력징후를 첫 번째로 사정한다. 경추손상 환자의 경우 교감신경계 기능손실과 관련된 세 가지 증상인 저혈압, 서맥, 저체온을 나타난다.

활력징후의 변화는 증가된 두개내압(ICP)의 후기 단계에서 나타날 수 있다. 신체는 두개내압의 상승을 보상하기 위해 뇌로 가는 혈류를 증가시킴으로써 뇌에 산소와 포도당을 적절히 공급하려 한다. Cushing 반응은 증가된 수축기압, 폭이 넓어진 맥압, 서맥이 나타난다. 뇌간의 두개내압이 증가하면 호흡수와 리듬이 바뀔 수 있다.

(4) 정신상태

대상자의 정신상태에 대한 일반적 자료를 사정하고 기록한다. 대상자의 정신상태검사에는 의식수준, 지남력, 기억, 기분과 정서, 지적 수행, 판단, 통찰력, 언어와 의사소통 등이 포함된다.

가. 의식수준

의식수준은 신경학적 상태의 변화를 가장 민감하게 알려 준다. 또한 각성 상태와 환경에 대한 반응 능력을 나타낸다. 의식수준을 사정할 때에는 자극을 사용하기 전 먼저 자발적인 행동을 관찰하는 것으로 시작한다. 뇌기능을 사정하기 위해서는 척수반사보다는 가능한 한 중심자극을 이용한다. 대상자의 반응에 따라 적용한 자극의 유형과 위치를 기록한다.

얼마나 빨리 반응이 일어났는지를 사정하기 위해 사정과 사정 사이의 시간을 기록해야 한다. Glasgow coma scale은 눈뜨기 반응, 언어반응, 운동반응 등으로 자극에 대한 대상자의 반응을 사정하기 위해 고안되었다. 대상자에 따라 이 도구를 다양하게 수정하여 사용할 수 있다.

나. 지남력

시간, 장소, 사람, 사건(또는 상황)에 대한 지남력을 확인한다. 시간에 대한 지남력이 가장 먼저 소실되고, 사람에 대한 지남력은 진전된 치매 외에는 대체로 유지된다.

다. 기억

간단한 테스트로 장기간과 단기간 기억에 대한 총체적 결핍을 파악한다. 대상자가 과거력을 언급할 때 장기간 기억을 시험한다(물론, 또 다른 출처가 자료를 타당화할 수 있어야만 한다). 단기기억검사는 최근의 정보를 회상하게 함으로써 실시할 수 있다.

라. 기분과 정서

얼굴표정은 불안, 불신, 우울 등과 같은 감정을 나타내 준다. 대상자의 감정이 그 상황에 적절한지를 사정한다.

마. 지적 수행

지적 수행은 지식과 계산 능력으로 구성된다. 일반적으로 알려진 사람, 장소, 현재 사건 등을 대상자에게 질문하여 확인한다.

바. 판단과 통찰력

판단과 통찰력은 추론, 추상적 사고, 문제해결, 대상자의 상황에 대한 인식 등이 포함된다. 사고 내용과 함께 주요 문제를 가리키는 지표로서 추론, 추상적 사고, 문제해결을 사정한다. 대상자가 집중하고 초점을 맞출 수 있는지, 혹은 대상자가 쉽게 산만해지는지를 사정하고 대상자가 어떻게 질문에 대답하는지 귀를 기울인다.

사. 언어와 의사소통

언어와 의사소통 사정은 환경을 표현하고 이해하는 능력을 평가한다. 첫 면담을 하는 동안 표현과 이해를 총체적으로 평가한다. 대상자는 말을 주도하는가? 말이 유창하고 적절한가?

발음문제(대개 운동장애)나 이해 혹은 표현문제(실어증 문제)가 있는지 사정한다.

말하기와 쓰기 능력 모두를 통합하여 사정한다. 만약 대상자가 실어증이라면 '예' 또는 '아니요'로 대답할 수 있도록, 질문하거나 따를 수 있도록 간단하게 지시하도록 한다.

대상자가 끄덕이거나 '예' 또는 '아니요'라는 대답 이상의 것을 요구하는 질문에 반응할 수 있을 때에는 표현을 평가한다. 단어의 선택, 구절 또는 문장의 완성, 말의 흐름을 평가한다.

대상자에게 종이를 이용하여 간단한 질문에 대한 대답을 쓰게 함으로써 쓰는 표현능력을 사정한다.

언어와 관련된 통합적 감각기능도 신경학적 검사의 일부로 포함되기도 한다. 대상자에게 쓰지 않고 간단하게 덧셈과 뺄셈을 해 보게 하거나, 흔한 물체의 이름을 말해 보도록 요청한다. 이런 것들은 대뇌피질기능의 통합과 언어로 표현되는 시각적 인지의 기능을 검사하기 위함이다.

(5) 두부, 목, 등

시진, 촉진, 타진, 청진을 사용하여 두부, 경부와 척추를 조사한다. 종양, 혈관장애, 외상, 척추 문제들이 검사를 통해 발견되기도 한다.

가. 시진

크기, 형태, 윤곽, 대칭에 대해 두부를 시진한다. 눈 주위나 귀 뒤의 어떠한 반상출혈이 동반되는 '너구리눈(raccoon's eye)'과 때때로 비공으로부터의 뇌척수액 누출을 살핀다. 기저두개골의 골절은 귀 뒤쪽 유양돌기의 반상출혈과 양쪽 귀에서의 출혈, 뇌척수액의 누출을 일으킬 수 있다. 척추와 등이 좌우대칭인지를 사정한다. 피부연성섬유종

(쥐젖), 지방종, 유모반점 또는 척추를 따라 피부동관이 있는지를 사정한다.

나. 촉진

가볍게 두개골을 촉진하여 결절이나 덩어리가 있는지 확인하고, 시진 결과를 확인한다. 두개골이 정상적인 경우 부드럽고 단단하게 느껴진다. 축축하거나 패인 부분이 있다면 비정상이다. 덩어리나 약한 부위를 확인하기 위해 경부근육을 촉진하기도 한다. 대상자에게 턱이 가슴에 닿도록 목을 구부리도록 한 후 수막의 자극을 나타내는 목의 강직(rigidity)을 확인한다.

척수 정렬 상태를 시진하고 촉진한다. 정상만곡에서 이탈한 것을 기록한다. 척추 주변 근육을 촉진하여 덩어리, 통증, 경련이 있는지 촉진한다.

다. 타진

극상돌기의 부드러운 타진은 비정상 결과인 통증이나 경직을 초래하기도 한다.

라. 청진

주요 경부혈관과 다른 혈관의 청진 시 잡음이나 비정상임을 뜻하는 비정상적인 소리를 발견할 수도 있다. 경동맥을 청진하기 위해서는 청진기의 벨(bell)을 사용한다. 잡음은 대개 동맥경화질환의 신호인 거친 흐름 때문이다.

3) 신경계 진단검사

(1) 비침습적 구조검사

가. 두개와 척추 X선검사(X-ray studies)

두개 X선검사(skull X-ray studies)로 두개골의 크기와 형태, 영아에서의 봉합분리, 골절이나 뼈결손, 미란, 석회화, 터어키안 미란, 송과체선 변위(12세 미만)를 확인할 수 있다. 척추 X선검사로는 골절, 탈구, 압박, 만곡, 미란, 좁아진 척수, 퇴행과정을 볼 수 있다.

나. 컴퓨터단층촬영검사(Computed tomography; CT)

컴퓨터단층촬영 스캐닝의 1차 목적은 뇌내출혈, 공간을 점령한 병변, 뇌부종, 뇌구조 이동을 발견하는 것이다. 경색(infarction), 수두증(hydrocephalus), 뇌위축(cerebral atrophy)도 파악할 수 있다. 특히 CT는 손상의 정도를 확인할 수 있을 뿐만 아니라 다른 종류의 scan보다 비용이 적게 들기 때문에 더 유용하다. 두개골절과 지주막하출혈의 진단에서는 MRI보다 CT가 확실하다.

기술이 발전함에 따라 CT 사용도 확대되었다. CT 형광투시검사(fluoroscopy)는 수술과 척수 주입 시에 실시간으로 영상을 볼 수 있다. 나선형 CT는 조영제를 투입한 후 빠르게 영상을 스캔하여 뇌혈관을 통한 조영제의 움직임을 조사한다. 제논(Xenon) CT는 국소적 뇌혈류를 묘사하는 명확한 그림을 위해 혈류로 흡수되는 흡입된 제논 가스를 사용한다. CT 혈관조영술(angiography)은 기존의 혈관조영술에 대한 뇌내혈관을 2차원 또는 3차원으로 볼 수 있는 비침습적 대안 방법이다. 이 영상은 360° 회전할 수 있다.

CT 스캔은 정위적(stereotactic) 절차를 위해 사용할 수 있다. 스캔에 앞서, 두개골로 삽입되는 핀을 가진 틀을 대상자의 두부에 씌운다. 스캔은 그 틀을 유지한 채로 찍힌다. 컴퓨터는 처치 위치를 안내하기 위해 스캔 위에 참고 부호를 표시한다.

다. 자기공명영상검사 (Magnetic resonance imaging; MRI)

자기공명영상은 자기파(radiofrequency wave)및 자기장(magnetic field)과 결합함으로써 CT보다 좀 더 해부학적으로 자세한 영상을 제공한다. MRI는 CT보다 장점이 몇 가지 더 있다. MRI는 다발성 경화증에서처럼 수초의 소실에 의해 야기되는 백질로의 장애를 CT보다 더 잘 발견할 수 있으며, MRI는 발발 후 몇 시간 내에 뇌경색을 평가할 수 있지만 CT는 며칠 동안 뇌졸중으로 인한 변화를 보여 주지 못할 수 있다. MRI는 선천성 뇌기형과 척수병변에 좋은 검사 방법이다. 조영제를 사용한 MRI는 CT보다 더 세밀하게 뇌혈관을 통한 혈류를 보여 준다. MRI는 인공심박동(pacemaker)과 같은 금속 이식을 한 경우에는 이용할 수 없다.

(2) 비침습적 기능검사

가. 뇌파검사(Electroencephalogram; EEG)

뇌파검사는 대뇌피질의 표층(superficial layer)에 대한 전기적 활동의 측정이다. 뇌신경원 활동으로부터 뇌파 양상의 형태로 전기변위를 기록한다. 뇌파의 유형에 대해서는 website상의 뇌파 유형(type of electric brain waves)을 참조한다.

EEG는 경련발작 사정에 사용된다. EEG는 다양한 대사장애, 중독, 혼수, 치매, 감염(뇌막염과 뇌염), 기면발작증(narcolepsy), 불면증 등에서 비정상으로 나타난다. EEG는 머리와 목의 혈관 수술 중 뇌의 활동을 모니터링하기 위해 수술실에서 사용되기도 한다. 뇌파가 없다면(편평파, flat line) 뇌사를 의미할 수 있다.

나. 유발전위검사(Evoked potential studies; EP)

유발전위검사는 다양한 자극이 주어질 때 유발전위 또는 뇌의 전기적 반응을 측정하는 것이다. 사용 목적은 실명(blindness), 귀먹음(deafness), 뇌간 손상(brain stem injury)을 사정하기 위함이다. 검사는 대뇌반구와 뇌간의 구심성 통로(afferent pathway) 통과 시간(transit time)을 사정한다. 전형적인 자극을 번쩍거리는 빛, 벨소리 크기, 말초신경자극 등이다. 검사 방법은 뇌파검사와 같은 방식으로 수행된다. 유발저위검사는 유아와 아동, 그리고 신경근육억제제로 진정되거나 마비된 대상자에게서도 비정상을 확인할 수 있다.

다. 신경심리학적 검사(Neuropsychological testing)

신경심리학적 검사은 손상된 영역과 정도를 국소화하고, 진행이나 회복 비율을 결정함으로써 피질기능을 평가하는 일련의 검사들이다. 이 검사들로 운동, 지각, 언어, 공간시각(visuospatial) 인지능력과 같은 다양한 유형의 능력들을 측정한다. 정서적, 성격적 적응에 대한 검사(예: 미네소타 다면적 성격 측정 도구, Minnesota multiphasic personality inventory)뿐만 아니라 지능에 일반적 측정도구(Wechsler adult intelligence scale)들이 사용된다.

검사 결과는 인지손상의 정도에 대한 정보와 그것이 기능적 능력에 미치는 영향에 대한 정보를 제공해 줄 수 있으면 법과 보험에 관련하여, 의사결정 능력을 확인하는 데에도 도움을 줄 수 있다. 또한 교육과 직업재활을 포함하여 치료에 대한 제언을 하는 데에도 활용할 수 있다.

라. 자기공명분광술 (Magnetic resonance spectroscopy; MRS)

자기공명분광술은 체내의 화학물질과 분자들의 분포를 검사하는 비침습적 MRI 방법이다. MRS는 정상적으로 존재하지 않는 비정상적인 것들을 찾아낼 수 있다. 특정 분자나 표지자(marker)의 존재는 다발성 경화증(multiple sclerosis), 헌팅턴병, 치매, 미토콘드리아의 장애 등과 같은 특정 신경퇴행성 질환들과 관련되어 있다. MRS는 주로 연구에 사용되고 있다.

마. 기능적 자기공명촬영법(Functional magnetic resonance imaging; fMRI)

기능적 자기공명촬영법은 강한 자기와 자기파(radiofrequency wave)를 이용하여 영상을 얻는다는 점에서 MRI와 유사하다. 대상자는 조용히 가만히 누워 있는 대신에 검사하는 동안 인지, 운동, 감각 관련 과제를 수행한다. 대상자는 기억할 수 있는 한 특정 문자로 시작하는 모든 단어들을 외워 보거나 소음이 나면 버튼을 누르도록 요청받는다. 이와 같은 과제들을 수행하는 동안에 뇌의 특정 부위가 활성화된다. fMRI는 활성화된 부위의 정맥혈 산소화와 혈류의 변화를 탐색한다. fMRI는 현재 진단적 목적보다는 실험적으로 사용되고 있다. 특히 뇌졸중, 저혈당증, 신경퇴행성 질환 등이 뇌의 특정 부위에 미치는 영향을 이해하는 데 도움이 된다. 이 방법은 임상적으로 아직 살아 있는 부위의 손상을 최소화하기 위해 수술 전 뇌지도화(brain mapping)에 유용하다.

바. 양전자 단층촬영검사 (Positron emission tomography; PET)

양전자 단층촬영법은 신체영역의 생리학적 기능을 보여 줄 수 있다. 질환이 있는 조직의 기능은 정상조직의 기능과 다른 경우가 많다.

PET는 뇌혈류, 뇌의 포도당대사기전, 산소 추출(oxygen extraction)을 측정하기 위해 사용할 수 있다. 또한 뇌졸중, 뇌종양, 간질의 진단과 알츠하이머병, 파킨슨병, 두부 손상, 정신분열증, 조울증의 진행을 도표화하기 위해 사용된다.

이를 수정하여 개발된 것이 SPECT(single-photon emission computed tomography)이다. SPECT는 PET로 뇌대사활동을 측정했던 것보다는 좀 덜 정밀하지만 좀 더 안정적이고, 상업적으로 사용이 가능한 동위원소를 사용하여 뇌혈류를 측정하는 데 사용된다. SPECT는 허혈성 뇌졸중, 지주막하출혈, 편두통, 알츠하이머병, 간질, 파킨슨병과 같은 신경퇴행성 질환 환자의 혈류분석에 이용된다.

(3) 혈관의 비정상에 대한 비침습적 검사

여기서 기술되는 비침습적 검사는 뇌혈관장애의 사정에 유용하다.

가. 도플러 초음파(Doppler ultrasonography)

도플러 초음파는 안와위 부분의 혈류(방향과 속도)를 측정하기 위해 사용된다. 내경동맥의 폐쇄 또는 협착이 있는 대상자는 혈류의 방향이 안와위동맥에서 변경되는데(역으로 되고) 초음파검사로 그 변화를 감지할 수 있다. 뇌를 횡단하는 도플러검사는 윌리스환과 그 주요 분지들의 동맥 흐름을 평가한다.

나. 도플러 스캐닝(Doppler scanning)

도플러 스캐닝은 도플러 초음파를 심장초음파검사(pulsed-wave echocardiography)와 병행하나. 움직이는 혈액에 대한 시각적인 자료를 얻을 수 있다. 일반적으로 경동맥을 통한 흐름을 사정하기 위해 사용한다.

(4) 침습적 구조검사

가. 요추천자(Lumbar puncture; LP)

척추천자(spinal tap)라고도 하는 요추천자는 바늘을 척수수준 아래에 있는 요추 부분의 지주막하강으로 삽입하여 뇌척수액을 빼내기도 하고 이 공간으로 물질을 주입하기도 한다.

요추천자는 다음과 같은 사정과 치료적 목적을 위해 시행한다. 뇌척수액 압력을 사정하고 평가하기 위해 뇌척수액을 채취할 수 있다. 또 성인인 경우 뇌척수액압 외에 뇌척수액 내의 백혈구, 적혈구, 염소, 당, 단백질, LDH(lactate dehydrogenase) 등을 검사한다. 이 밖에도 매독(syphilis), 글루타민, C활성 단백질, 다양한 세포검사도 시행된다.

치료적으로는 마취제, 진정제, 진통제, 항암제 등을 투여하기 위해 사용한다. 이런 약물들은 지속 주입 펌프(continuous infusion pump)를 이용하여 투여될 수 있다.

나. 척수조영술(Myelography)

척수조영술은 척추의 지주막하강으로 조영제를 주입한 후 척수와 추골관을 조사하는 X선검사이다. 요추천자가 실시되고, 소량의 뇌척수액이 제거된다. 척수조영술은 MRI를 실시할 수 없는 대상자의 경막내신경근(intradural nerve root)을 시각적으로 확인하기 위해 사용한다.

다. 뇌혈관조영술(Cerebral angiography)

뇌혈관조영술은 동맥류(aneurysm)와 동정맥기형(arteriovenous malformation; AVM)을 찾아내는 가장 좋은 방법이다. 뇌혈관조영술 시에는 뇌내 혈류를 시각적으로 볼 수 있도록 조영제를 동맥에 주입한다. 혈관조영술은 동맥류, 동정맥기형, 주요 혈관의 변위(displacement), 혈관폐색(vascular occlusion), 혈전(thrombi)을 시각화하기 위해 가장 많이 사용되는 방법이다.

라. 중재적 혈관조영술(Interventional angiography)

중재적 혈관조영술은 폴리머 아교나 작은 풍선으로 종양이나 동정맥기형에 영양을 공급하는 혈관을 막기 위해 사용된다. 영양혈관을 막는 것은 종양이나 동정맥기형의 크기와 혈관형성을 감소시켜 외과적 제거의 필요와 합병증을 줄일 수 있다. 중재적 혈관조영술은 또한 동맥경화성으로 좁아진 뇌혈관을 확장시키기 위한 풍선혈관성형술을 시행할 수 있다.

마. 디지털 정맥혈관조영술 (Digital venous angiography)

디지털 정맥혈관조영술은 컴퓨터화된 디지털 비디오 공제 시스템이 혈관 구조의 시각화를 가능케 한다. 뇌혈관조영술에 필요한 것과 비교해 볼 때 조영제가 훨씬 적게 필요하다. 조영제 투여를 위해서는 중심정맥관(central venous line)이 필요하다.

(5) 침습적 기능검사

가. 온도눈떨림검사

안구정정반사(oculovestibular reflex) 또는 온도눈떨림검사(caloric testing)는 8뇌신경의 전정 부분과 중뇌와 교의 통로 기능에 대한 정보를 제공한다. 이것은 뇌간병변의 감별진단에 도움이 된다.

검사는 뇌간기능의 존재를 확인하기 위해 무의식 환자에게만 시행한다. 이관이 개존성을 유지하는지, 고막이 손상되지 않았는지 검사한다. 얼음물(ice-cold water)을 이관으로 넣는다. 만약 뇌간기능이 정상이라면, 눈은 관류되고 있는 쪽으로부터 멀어지고, 중앙선으로 되돌아온다. 따뜻한 물로 관류하면 눈은 관류되는 쪽으로 이동한다. 뇌간이 손상되면 이러한 안구진탕증 양상은 발생하지 않는다. 안구전정검사는 고막이 천공되었거나 급성미로질환 환자에게는 실시할 수 없다.

나. 말초신경검사

① 근전도(Electromyelography; EMG)

근전도는 근육활동전위(muscle action potential)라고 하는 골격근에 의해 생성되는 전류를 측정하고 기록하기 위한 것이다. 작은 바늘전극을 근육에 삽입한다. 각 근육의 전위차가 증폭되고, 오실로스코프(oscilloscope)로 전송되어, 스크린에 나타난다. 기록은 소리로 들을 수도 있고, 종이에 기록될 수도 있다.

근전도는 다양한 신경근육장애를 위한 객관적 진단정보를 제공한다. 근전도는 일차적 근육질환과 신경지배 제거에 따른 질환을 구별할 수 있다. 또 특수한 1차적 근육질환을 확인하는 데 도움이 된다. 이 검사로 중증 근무력증(myasthenia gravis)과 같은 신경근육접합부에서의 전달결손을 확인할 수 있다. 또한 일차적으로 말초신경질환과 전각세포질환을 구별하기 위해 사용할 수 있다. 말초신경 퇴행과 재발은 임상증상이 나타나기 전에 근전도에 나타날 수 있다.

② 신경전도 속도검사 (Nerve conduction velocity study; NCV)

종종 근전도와 함께 수행되는 신경전도 속도검사는 운동과 감각신경의 흥분성과 전도 속도를 평가하기 위해 사용된다. 특수신경을 검사하기 위해 자극하는 전극과 기록하는 전극을 (대개 사지에) 놓는다. 자극점에서 기록점까지 신경충동이 통과하는 데 걸리는 시간이 정확하게 측정되어 전도 속도가 계산된다. 운동섬유만이 전각세포나 운동신경근의 만성질환에서 영향을 받는 데 반해 운동과 감각 양식은 모두 말초신경계 장애(예: 수근터널증후군)의 영향을 받는다.

다. 근육 또는 신경생검

다른 검사로 진단이 어려울 때 근육과 신경생검(muscular and nerve biopsy)은 근질환과정과 신경질환과정을 구별하는 데 유용하다. 근전도(EMG)는 가장 비정상적인 근육 위치를 정하는 데 도움이 된다. 생검을 하기 위해 조직을 떼어낼 때 바늘전극에 의해 외상을 입은 영역을 피하는 것이 중요하다. 검채를 얻기 위해 다양한 방법이 사용되는데, 예를 들면 개방적 절개(open incision) 또는 침생검(needle biopsy) 등이 있다.

라. 세포검사

염색체 분석과 유전검사는 최근 그 중요성이 점차 증가하고 있다. 현미경검사를 위한 염색체는 말초혈액, 골수 또는 피부에서 얻은 세포의 조직배양으로 준비된다. 염색체 분석은 비정상적 신경학적 문제의 진단을 보조하고, 선천성 신경계 기형과 선천성 신경학적 질환이 있는 가족의 유전상담을 위한 기초를 제공해 준다. 정신지체와 발작성 경련은 선천성 대사기전의 오류와 관련된 신경학적 기능 부전에서 초래된다.

4) 신경계 건강문제의 일반적 간호중재

(1) 무의식 환자

가. 원인

의식이란 자신과 환경을 인식할 수 있는 상태로서 뇌기능의 조정이 요구되는 복합적인 상태이다. 의식은 각성, 자신, 환경, 시간에 대한 자각을 의미하며, 무의식이란 뇌기능이 저하되어 있는 상태로 혼미에서 혼수에 이르기까지 다양하다(표 8-1). 의식은 각성(arousal)과 내용(content)으로 구성되며 각성은 깨어 있는 것을 통제하는 뇌간신경로, 특히 망상활성계의 기능을 말한다. 내용은 서로 연결된 대뇌반구의 기능의 총합을 일컫는 것으로 생각, 행동, 언어 그리고 표현을 포함한다. 각성과 내용은 개인의 의식수준을 변화시킬 수 있다. 의식의 변화를 초래할 수 있는 원인은 일반적으로 뇌의 구조적 병변과 대사성의 두 종류로 분류된다(표 8-2). 구조적 원인은 대뇌피질 또는 뇌간의 종양과 같이 뇌의 구조적 병변에 의한 망상활성계의 영향으로 인하여 발생되며, 저혈당이나 저산소증으로 뇌의 대사기전을 변경시키는 어떤 문제로 뉴론의 기능에 영향을 미치는 대사성 기전에 의해 혼수를 초래한다.

의식수준의 변화로 세 가지 독특한 상황인 지속적 식물상태, 감금증후군(locked-in syndrome), 뇌사를 통해 의식에 대한 생리학적 복합성을 알 수 있다.

지속적 식물상태(persistant vegetative state)는 각성을 의미하는 반응을 보여 주지만, 인지적 기능을 보여 주지는 못한다. 다른 말로, 이들 환자들은 호흡성 욕구, 뇌간반사, 눈뜨기와 수면 각성 주기 등 뇌간의 기능인 식물성 기능은 갖고 있지만, 그들 주변의 환경에 대해 자발적으로 상호작용하는 인지적 기능은 갖고 있지 않다.

감금증후군은 뇌간의 운동신경전달로가 파괴되었지만 망

표 8-1 의식수준의 단계

단계	상태
명료	자신, 타인, 시간, 장소에 대한 지남력이 있고 깨어 있는 상태
혼돈	사고능력이 저하되고 지남력이 상실되며 판단과 결정에 손상
기면	졸린 상태로서 자극이나 언어에 쉽게 깨어남
혼미	통증이나 강한 자극에 대해서 극미한 반응
혼수	어떠한 환경적 자극에도 반응을 관찰할 수 없는 상태

표 8-2 의식 저하의 가능한 원인

구조적 원인	• 외상(뇌진탕, 뇌좌상, 외상성 뇌내출혈, 경막하혈종, 경막상혈종, 뇌부종) • 혈관질환(경색, 뇌내출혈, 거미막하출혈) • 감염(뇌막염, 뇌염, 농양, 후천성면역결핍증) • 종양(원발성 뇌종양, 전이성 종양)
대사성 원인	• 신체대사교란(저혈당, 당뇨병성 케톤산증, 과혈당증, 요독증, 저소듐혈증 등) • 저산소성 뇌증(심한 심울혈, 만성 폐쇄폐질환, 악성빈혈, 만성 고혈압) • 중독[중금속, 일산화탄소중독, 약물(특히 진정제, 바르비튜레이트, 알코올)] • 체온 변화(일사병, 저체온증) • 결핍 상태(베르니케뇌증) • 경련

상활성계 외 상위 인지기능은 정상적으로 남아 있는 상태이다. 이 상태에 있는 환자들은 운동신경로의 파괴 때문에 움직이거나 말을 할 수는 없으나 환경과는 상호작용할 수 있다. 그러나 눈을 깜빡이거나 외안근을 움직이는 것과 같은 운동기능은 보존되는데, 이는 대부분 이들 신경전달로가 연수의 상부 영역에 있기 때문이다. 그러므로 감금증후군의 환자들은 눈을 움직여서 의사소통을 할 수 있고, 완전한 각성과 상황에 대한 이해도 할 수 있다.

뇌사(brain death)는 대뇌반구뿐만 아니라 뇌간을 포함한 뇌 전체의 기능이 상실되어 어떤 의학적인 치료 수단을 동원해도 회복시킬 수 없는 불가역적 정지 상태이다. 뇌사 상태에서 심장정지까지의 기간은 3~4일 이내이며 길어도 14일을 넘기지 못한다. 인공호흡기로 호흡을 유지하며, 심장도 자동능력에 의하여 일시적으로 심장박동과 맥박, 혈압이 유지되며, 완전한 의식소실로 깊은 혼수상태이다.

나. 병태생리

의식은 망상활성계(reticular activating system; RAS)와 그의 통합된 구성 요인들에 의해 조절되는 복잡한 기능이다. 망상활성계는 망상체의 한 부분으로서 의식의 구조 요소이며 뇌간에 위치하며 신경계의 많은 부분을 연결해 주고 있다. 망상활성계 섬유들은 각성을 유도하고 유지하기 위해 대뇌반구를 자극하며, 대뇌반구는 의식적으로 환경에 반응하는 능력을 갖고 있다. 망상활성계가 정상 상태인 경우 깨어 있는 상태를 유지하지만 망상활성계로부터 자극이 방해를 받거나 대뇌반구에 기능장애가 있으면 무의식이 초래된다.

종양이나 뇌졸중과 같은 구조적 병소는 신경전달로를 차단하며, 병소의 위치를 반영하는 국소화된 신경학적 결손을 나타난다. 저혈당이나 약물 과용과 같은 대사성 원인은 세포의 생화학적 환경에 영향을 주어 세포의 기능을 변화시킨다. 대사성 변화로 인한 의식수준 변화는 대부분 더 전체적이고 비국소화된 신경학적 결손을 나타낸다.

선택적인 감각과 지각 변화를 보이는 환자는 의식수준의 변화도 경험할 수 있다. 환각, 동요 그리고 망상을 경험하는 환자들은 흔히 뇌의 대사성 환경을 방해하는 저산소증, 감염 또는 약물 상호작용 문제와 같은 기본적인 대사성 문제를 갖고 있음이 밝혀졌다.

다. 증상과 징후

의식수준 변화와 관련된 감각-지각 변화를 포함하는 전형적인 임상적 증상은 각성 감소, 환경에 대한 주의집중 감소, 혼동, 지남력 상실, 동요, 기억력 저하, 일상활동의 수행 능력 감소, 기동성 저하, 실금, 환각, 망상, 착각 등이 나타난다.

라. 진단

의식수준 변화의 진단적 평가에는 변화를 발생시킨 구조적 원인 혹은 대사성 원인을 찾는 것이 포함한다.

① 건강력과 신경학적 검사

자세한 건강력과 신경학적 검사를 수행한다. 신경학적 검사는 의식수준의 변화를 평가하기 위한 가장 중요한 자료를 제공한다. 가능하다면 환자로부터 건강력을 수집하고, 가족 구성원, 의미 있는 사람, 가정간호 제공자로부터도 건강력을 수집한다. 상세한 내용은 다음과 같다.

a. 의식수준 변화의 시작 시기와 형태(갑작스러운지 또는 서서히 진행되는지), 의식수준 변화를 처음 알게 된 때
b. 증상에 대한 환자와 가족의 인식과 이해
c. 최근의 낙상, 감염 또는 다른 외상의 병력
d. 사용한 약물: 처방약, 일반의약품, 알코올, 영양제, 한약처방
e. 다른 동반된 건강문제 및 치료 방법
f. 관련 증상: 통증, 두통, 열, 오심
g. 의식, 지남력, 주의집중력, 언어 사용의 수준
h. 사고능력, 추상적 능력, 계산능력, 일상생활의 결정능력
i. 운동기능 상태, 감각인지적 문제
j. 뇌신경기능검사

k. 호흡 양상과 산소포화도 등

마. 정신상태 검사

의식수준 변화를 가진 환자의 초기 사정을 위해 자세한 신경학적 검사의 시행은 기본적으로 필요하지만, 다양한 표준화된 척도도 계속적인 환자의 기능검사를 위해 사용된다.

① 글래스고우 혼수척도(Glasgow coma scale; GCS)

글라스고우 혼수척도는 의식손상의 정도를 사정하는 데 있어 빠르고 실무적이며 표준화된 체계이다. GCS의 3영역은 개안반응, 운동반응, 언어반응으로 되어 있다(표 8-3). 이 3영역에서 나타난 각각의 점수를 그래프에 표시하여 환자의 반응을 평가한다. 숫자는 각 영역별로 환자의 가장 좋은 반응 정도를 나타내며, '눈이 부어서 감긴 상태'이거나 '기도 내 삽관 상태'와 같이 언어반응을 검사할 수 없는 상태인 경우에는 도구로 평가할 수 없다고 U로 표기한다. GCS 총점은 평가된 각각의 3영역에 부여된 점수의 합이다. 15점은 정상 의식상태이며, 3점은 가장 낮은 점수로 완전한 혼수를 나타낸다. GCS 점수 8점 이하는 일반적으로 혼수상태를 나타낸다.

② 란초로스 아미고스 척도 (Rancho Los Amigos scale)

란초로스 아미고스 척도는 뇌손상 환자의 인지기능 사정

표 8-3 글래스고우 혼수척도

반응 범주	사정 방법	반응	점수
개안반응	• 환자 곁에 가까이 감 • 구두명령 • 통증자극	자발적으로 눈을 뜸	4
		이름을 부르거나 명령에 눈을 뜸	3
		통증자극에 의해서 눈을 뜸	2
		어떠한 자극에도 눈뜨지 않음	1
		검사할 수 없음	U
언어반응	• 큰소리로 물어봄	지남력과 대화력이 적절하고 자신, 장소, 연도, 달에 대해 바르게 앎	5
		혼돈되어 있고 하나 이상 영역의 지남력 상실	4
		적절하지 않고 비조리적인 단어 사용, 대화 유지 부족	3
		이해 불명의 말, 소리	2
		통증자극에도 반응 없음	1
		검사할 수 없음	U
운동반응	• 언어 지시(예: 팔을 들어 보세요, 두 손가락을 잡아 보세요) • 통증자극	명령에 따름	6
		명령에 잘 따르지 못하나 통증 부위를 지적하고 유해자극을 제거하려고 시도함	5
		통증에 대하여 비정상적인 굴곡자세 없이 회피성 굴곡	4
		비정상적인 굴곡반응	3
		비정상적인 신전반응	2
		반응 없음	1
		검사할 수 없음	U

과 치료를 돕기 위해 개발된 행동 측정 도구이다. 이 도구는 행동 변화를 통해 나타난 인지능력의 점진적인 회복을 사정하는 것으로 아급성과 재활 세팅에서 주로 많이 사용된다(표 8-4).

③ 간이정신상태검사 (Mini-mental state examination Korea; MMSE-K)

간이정신상태검사는 지남력, 기억등록, 주의집중 및 계산, 언어기능, 기억회상, 이해 및 판단을 사정한다(표 8-5).

의식수준 변화와 관련하여 섬망과 치매를 구분하는 것이 중요하다. 섬망은 짧은 기간에 발생하며, 지속시간도 대개 짧다. 섬망은 대개 특정 기관의 기본적인 질환과정으로 나타나기 때문에 흔히 질병이 성공적으로 치료되었을 때 의식수준 변화도 함께 해결된다. 치매는 각성의 감소와 관련되지만, 지적 기능, 기억, 지남력 그리고 자가간호의 손상도 보인다. 치매는 서서히 발생하며, 대개 진행적이고 만성적이며 비가역적인 상태이다.

바. 진단검사

응급상황에서의 진단검사는 의식수준의 변화를 일으킨 구조적 병소의 가능성을 탐색하기 위한 검사와 대사성 원인의 가능성을 탐색하기 위한 검사와 대사성 원인의 가능성을 평가하는 검사로 나뉠 수 있다.

임상병리검사는 전혈구·혈당·전해질·간기능 검사, 혈액요소질소·심장효소·혈청삼투압·동맥혈가스·마약류·알코올·진정제·항우울제에 대한 독물학적 검사, 소변검사, 요추천자와 뇌척수액 분석 등이 도움이 된다.

X선검사와 스캔은 두개골 X선촬영, 두부 컴퓨터단층촬영, 두부 MRI, 뇌파검사, 뇌혈관조영술, 유발전위검사 등을 이용한다.

사. 치료와 간호

① 약물요법

의식수준의 변화를 보이는 환자를 위한 특별한 치료는 없으나 근본적인 질환을 교정하고 특별한 증상을 조절하기 위해 의식수준 변화의 치료에 약물을 사용한다. Naloxon은

표 8-4 란초로스 아미고스 척도

1	반응 없음	환자는 어떠한 자극에도 완전하게 무반응이다.
2	일반적 반응 (generalized response)	일반적인 자극에 대해 일관성이 없고 목적 없이 반응한다.
3	국소적 반응 (localized response)	특별하게 반응하나 자극에 일관적이지 않다.
4	혼돈-동요 (confused-aglitated)	정보처리능력이 심하게 감소된 상태로 활동 양상이 상승된 상태이다.
5	혼동-부적절한 (confused-inappropriate)	기민해 보이고 단순한 지시에만 타당성이 있으면서 일관성 있게 반응한다.
6	혼동-적절한 (cofused-appropriate)	목적 지향적인 행동을 보이지만 지향성은 외부 입력에 좌우된다.
7	자동적-적절한 (automatic-appropriate)	병원과 가정 내에서는 적절하고 지남력이 있어 보이며, 매일 일상적인 일은 혼동 없이 최소한 자동적으로 수행하나 행동에 대한 기억력은 떨어진다.
8	목적적-적절한 (purposeful-appropriate)	명료하고 지남력이 있으며, 최근의 사건에 대해 회상하고 통합할 수 있으며 문화에 대해 인식하고 반응적이다.

표 8-5 한국판 간이 정신검사(MMSE-K)

성명: ______ 성별: 남 ____ 여 ____ 연령 ____ 세 학력 ______ 졸	
지남력	
1. 오늘은 년 월 일 요일 계절	5점
2. 귀하의 주소는 구 동	2점
현재 귀하가 계신 장소는 어떤 곳입니까? (예: 학교, 시장, 병원, 가정집)	2점
3. 여기는 무엇을 하는 곳입니까? (예: 마당, 안방, 화장실, 진찰실, 병원)	1점
기억등록	
4. 물건 이름 세 가지 기억하기 (예: 나무, 자동차, 모자를 불러 주고 반복)	3점
주의집중 및 계산	
5. 100−7= −7= −7= −7= −7=	5점
또는 "삼천리강산"을 거꾸로 말하기	
언어기능	
6. 물건 이름 맞추기 (예: 연필, 시계) 각 1점	2점
7. 말 따라서 행동하기: 오른손으로 종이를 접어서 반으로 접어 무릎 위에 놓기	3점
8. 오각형 2개를 겹쳐 그리기	1점
9. "간장공장 공장장"을 따라 하기	1점
기억회상	
10. 4번에서 기억한 물건 이름 회상하기 (3분 내지 5분 후)	3점
이해 및 판단	
11. 옷은 왜 빨아 입습니까?	1점
12. 길에서 남의 주민등록증을 주웠을 때 어떻게 하면 쉽게 주인에게 돌려줄 수 있겠습니까?	1점
전체 점수:	**30점**
교정 점수: 무학 대상자는 시간 지남력 1점, 주의집중 및 계산 2점, 언어 1점 가산 단 각 부문에서 만점 범위를 넘지 않게 한다.	**점**

마약 과다 복용의 효과를 전환시키기 위해 투여할 수 있다. Flumazenil은 diazepam(Valium)이나 lorazepam(Ativan)과 같은 약물을 과다 복용하여 발생하는 부작용을 전환시키기 위해 사용되는 benzodiazepine 길항제이다. 발작의 치료와 예방을 위해 항경련제를 투여한다. 다양한 약물들이 의식수준의 주요 원인인 두개내압 상승을 치료하기 위해 투여될 수 있다.

② 외과적 중재

의식수준을 변화시키는 원인이 공간 점유 병소라면, 병소의 외과적 제거가 환자의 상태를 호전시킬 수 있다. 예로, 경막하혈종 환자의 혈종을 제거하고 난 후에는 환자가 더 명료해져서 지시를 잘 따를 수 있다. 주위조직이 손상될 만큼 병소가 클 경우 결손이 남아 있을 수 있다.

③ 식이

식이에 대한 결정을 하기 전에 환자의 연하능력을 신중하게 사정해야 한다. 구역반사와 기침반사의 감소, 구강운동이 허약하거나 의식수준이 감소된 환자들은 좀 더 안전한 영양 섭취와 투약을 위해 위장관 삽입을 고려한다.

④ 건강 증진과 예방

구조적 원인으로 인한 의식수준의 변화를 예방하기 위한 특수한 방법은 없다. 그러나 흔히 전해질 불균형이나 비정상적인 혈당과 같은 대사성 원인은 예방 가능한 요인이다. 건강 간호 제공자는 의식수준의 감소를 일으키는 문제들을 피할 수 있도록, 그리고 그런 문제들이 발생했을 때 즉시 확인하고 치료하기 위해서 관련 내용을 많이 아는 것이 중요하다.

⑤ 환자와 가족 교육

의식수준 변화는 운동, 감각 혹은 인지의 결손이 초래되므로 환자가 정상적이고 독립적으로 생활하는 능력을 심각하게 방해한다. 환자와 가족에 대한 교육은 환자가 병원생활을 하는 동안 계속되어야 하며, 가정이나 간호요양소로 퇴원하는 경우 더 심화된 접근이 필요하다.

간호사는 환자와 가족에게 병원 환경이 낯설지 않도록 병원의 일상과 환경을 설명한다. 환자의 방에 가족 구성원이 있을 때는, 환자와 접촉하고 대화하도록 격려하고, 간호를 수행할 때 가족들이 참여하도록 권장할 수도 있다.

환자와 가족에게 진단 과정과 결과, 치료계획 및 치료의 과정과 간호계획의 변화에 대해 설명한다. 의식수준이 변화된 환자들은 상황의 심각성에 대해 인지하지 못할 수 있으나, 가족들은 정확하게 인지하고 있기 때문에 불안해하고 스트레스를 많이 받는다. 간호사는 가족 구성원의 문제가 무엇인지 확인하고 대처 능력을 사정하며, 다른 가족 구성원과 공유해야 하는 정보가 무엇인지 명확하게 알려 주어야 한다.

환자의 지지를 위해 가족들이 이용하고 있는 자원(확대가족, 이웃, 협력자 그리고 친구 포함)이 무엇인지를 알아내는 것이 중요하다. 또한 가족이 목사, 사회사업가 그리고 지역사회 집단과 같이 환자의 질병에 이용 가능한 적절한 자원을 인식하고 있는지 확인해야 한다. 퇴원교육 시 지역사회 자원을 확인하고 간호의 연속성을 위해 적절한 의뢰처를 연결해야 한다. 가족이 가정간호를 계획할 경우 퇴원 전에 가족들의 지식과 기술 정도를 확인하고 필요한 교육계획을 세워야 한다. 가족이 필요한 지지 자원에 접근할 수 있도록 접촉할 자원의 이름과 전화번호를 제공한다.

⑥ 간호과정

a. 기도 개방 유지 불능

간호중재: 무의식 환자에게 가장 중요한 것은 적절한 기도 유지 및 호흡능력을 확보하는 것으로 흔한 위험 요인은 기도폐색이다. 의식이 저하되면 후두개와 혀가 이완되고 구토반사나 기침반사가 상실되거나 억제되기 때문에 토물이나 비강인두 분비물이 기도로 흡인될 위험성이 높으며, 이로 인한 기도폐색은 무척 위험하다. 따라서 구강에 인공기도를 삽입하는 것이 좋고 필요하다면 기관내삽관이나 인공호흡기를 연결시키고, 무의식이 장기화된다면 기관절개술을 실시하여 적절한 환기가 유지될 수 있도록 한다. 급성기에는 폐음을 1~2시간 간격으로 사정을 해야 한다. 동맥혈 가스분압이나 산소맥박측정기(pulse oximetry)를 통해 산소포화도를 확인하고, 필요시마다 흡인하여 1회 흡인은 10초 이내로 하여 두개내압 상승의 위험성을 감소시켜야 한다. 무의식 환자의 코는 막히기 쉬우므로 호흡장애가 없도록 청결하고 부드럽게 유지한다.

척수손상을 입지 않았다면 측위나 반복위를 취해 주며 얼굴을 옆으로 돌려 주고 침상머리를 30° 정도 높여 기도로 흡인이 되거나 혀가 뒤로 넘어가는 일이 없도록 한다. 한쪽 폐에 분비물이 고이지 않도록 측위로 자세를 자주 변경해 주어야 하며 뇌졸중으로 인한 편마비 환자는 30분 이상 마비된 쪽으로 눕지 않게 한다.

인두반사가 소실되면 삼킬 수 없으며 그 결과 흡인성 폐렴이 올 수 있는데, 이는 무의식 환자를 죽음에 이르게 하는 흔한 원인이 된다.

b. 자가간호 결핍

간호중재: 무의식 환자는 자가간호 요구를 해결할 수 없고 자신의 모든 일상활동을 간호 제공자에게 의존하는 상태다. 피부 상태를 유지하며 머리는 잘 빗겨 주고 긴 머리는 양쪽으로 땋아서 편안하게 해 준다. 증상이 심한 경우 외에는 매 7~10일마다 샴푸를 해 준다. 위생상태는 합병증 예방을 위하여 매우 중요하다. 의식이 돌아오는 대로 차츰 스스로 일상활동을 할 수 있도록 하며, 이때 간호사는 환자를 지지하고 격려하며 감독해 주어야 한다.

환자가 자가간호에 참여하는 것은 재활의 중요한 부분이며, 개인위생활동에는 목욕, 머리 감기, 구강간호, 눈간호, 손톱간호가 포함된다.

무의식 환자들은 구강을 통해 호흡을 하기 때문에 구강이 쉽게 건조되고 점액이 고착되기가 쉬우므로 구강을 자주 관찰하고 청결하게 유지해야 한다. 구강청결이 유지되지 않으면 타액선염이 발생할 수 있으므로 하루에 적어도 3회 구강간호를 시행한다. 특히 구강점막에는 흡수성 연고로 조직을 부드럽게 유지하며 입술은 윤활제를 발라 마르거나 갈라지지 않도록 한다.

무의식상태가 오랫동안 지속되는 환자는 입천장에 분비물이 말라서 붙어 있거나 분비물이 떨어져 흡인의 위험이 될 수 있기 때문에 입안을 잘 관찰해야 하며, 가습기를 적용하면 이를 방지하는 데 도움이 된다.

의치를 하고 있는 경우에는 제거하여 적절한 곳에 보관하고, 기관내삽관을 하고 있는 경우 입과 입술 주위에 궤양이 발생하지 않도록 자주 관찰한다.

c. 피부 손상 위험성

간호중재: 의식수준 변화를 가진 환자는 피부 손상이 발생하기 쉽다. 초조하고 불안한 환자는 우발적으로 피부가 벗겨지고 타박상이 생길 수도 있다. 뼈 돌출 부위, 회음부와 둔부의 피부를 집중적으로 사정한다. 장기간의 압박은 순환을 감소시키고 피부를 허혈과 괴사에 이르게 하므로 피부의 압력을 줄이기 위해 2시간마다 체위를 변경한다. 환자가 체위 변경이나 침대 밖으로 나올 때 마찰과 전단력으로 인한 피부 손상을 방지하도록 해야 한다. 특히 피부와 점막은 혈액공급이 원활하지 않고 나이든 환자에서는 피부조직의 변화가 크기 때문에 주의 깊게 관찰해야 한다. 피부는 장이나 방광, 기도의 오염물로부터 청결해야 하며 감염성 물질을 제거한다. 피부 표면에 있는 세균의 수를 줄이기 위해 따뜻한 비눗물로 철저히 목욕을 시킨다. 만약 피부가 건조한 경우에는 보습용 비누를 사용하고 과도한 수분은 제거하되 피부 건조를 예방하기 위해 윤활제를 발라 준다. 등과 압박받는 부위는 마사지를 하여 혈액순환을 자극하고 욕창을 예방한다. 침요는 건조하게 유지하고 주름지지 않도록 팽팽히 하며 더운물주머니를 사용할 때는 화상을 입지 않도록 주의한다.

오랫동안 침대안정을 취하는 환자나 피부 손상이 있는 환자들은 특수하게 제작된 압력감소 침대에 눕도록 한다. 적절한 영양과 수분공급은 피부통합성을 유지하는 데 크게 기여한다. 간호사는 겨드랑이와 말초 부위, 유방 밑과 같이 접히는 곳에 수분이 남아 있을 수 있는 피부에 특별한 관심을 기울인다. 이런 부위는 특히 이스트균과 다른 유기물에 의한 피부 손상과 감염에 취약하다.

d. 조직 손상 위험성

간호중재: 무의식 환자에게 눈의 간호는 중요하다. 특히 기질적 원인에 의한 무의식인 경우 각막반사가 소실되므로 먼지나 이물질로 인해 각막이 손상을 받아 각막염이나 각막궤양이 되지 않도록 주의한다. 또한 완전히 눈을 감지 못하기 때문에 눈의 분비물이 저하되고 각막이 매우 건조된 상태이므로 눈을 적절한 방법으로 보호해야 한다. 눈의 자극이나 염증 증상을 자주 관찰하고 생리식염수로 씻어 주며 인공눈물을 매 2시간마다 점적시킨다. 뇌수술 후 자주 안와 주변의 부종이 관찰될 수 있는데, 찬물 찜질이 도움이 되지만 이때 각막에 닿지 않도록 주의해야 한다. 눈이 감기지 않으면 안대로 덮어 주어 각막염이나 실명을 예방한다.

e. 영양부족

간호중재: 무의식 환자는 연하장애가 있으며 영양요구의 균형을 계속적으로 맞추는 것이 어렵다. 적당한 영양섭취는 감염을 예방하고 조직통합성을 보호하는 데 필수적이다. 병원에 입원해서 첫 24~48시간 동안은 정맥주입을 통해서 영양균형을 유지하지만, 무의식상태가 지속되거나 혈관이 좋지 않아 정맥주입이 어려운 경우 비위관을 삽입한다. 비위관은 단기간의 식이섭취를 위해 사용될 수 있다. 장기간의 영양적인 지지가 필요하다면 위루술(gastrostomy)을 설치할 수 있다.

위관영양의 양과 칼로리는 환자에 따라 의사가 결정하나, 성인의 경우 하루 2,500~3,000cal의 유동식을 공급하므로 2~3시간마다 100~300mL를 주입하고 비타민과 단백질을 충분히 포함시킨다. 비위관은 한쪽 비강에 5일 이상 두지 않으며 매 식사 시마다 30mL의 물을 주입하여 관의 막힘을 예방한다.

무의식 환자가 의식이 돌아오고 구역반사가 나타나면 주스나 얼음 조각 같은 액체 음료를 삼킬 수 있나 검사한다. 이때 환자는 반좌위를 취하거나 흡인기구를 옆에 준비해 두는 것이 좋다. 만약 삼키는 데 장애가 나타난다면 언어치료사에게 의뢰한다. 잘 삼키면 점차 양을 증가시키면서 충분히 삼킬 수 있을 때 위관을 제거한다. 영양결핍을 방지하기 위해 낮에는 구강으로, 밤에는 위관영양을 하기도 한다.

간호사는 정확한 사정이 이루어질 수 있도록 환자의 음식과 수분의 섭취량을 기록하고, 환자의 영양상태를 모니터링하기 위해 체중을 측정한다.

얼굴의 감각상실은 음식을 씹고 삼키는 능력에 영향을 미쳐 환자가 음식이나 약물을 입안에 물고 있을 수 있고, 이는 질식이나 흡인의 원인이 된다. 간호사는 식사와 약 투여 후 주의 깊게 환자의 입안을 확인하고 입안에 고여 있는 물질을 제거한다.

f. 배뇨장애

간호중재: 무의식 환자는 일반적으로 실금이 있으며 실금은 욕창을 악화시키므로 유치도뇨관을 삽입한다. 도뇨관은 요로감염의 주원인이므로 장기간 관리를 위해서는 유치도뇨는 피해야 하나 유치도뇨관을 삽입한 경우 요도구의 변화, 체온 상승과 혼탁뇨가 있는지 관찰한다. 심혈관계가 안정되고 이뇨, 패혈증 또는 배뇨장애가 없다면 도뇨관을 제거할 수 있으며 제거 후 배뇨 상태를 관찰한다. 혼수상태인 경우 배뇨를 잘할 수도 있으므로 주기적으로 방광팽만을 관찰한다. 수의적으로 배뇨를 조절할 수 없는 경우 남자는 콘돔 배뇨관, 여자는 흡수성 패드를 대 줄 수 있다. 의식이 돌아오는 대로 방광 훈련 프로그램을 시작한다.

g. 배변장애

간호중재: 의식수준이 저하된 환자가 침상안정을 하면 변비나 분변매복의 위험이 커지므로 복부둘레를 재거나 장음으로 복부팽만을 사정한다. 감염, 항생제, 고삼투성 용액의 사용으로 설사의 위험이 있으며, 자주 무른 변을 보는 것은 분변매복 증상일 수 있다. 부동화와 섬유성 식이의 부족으로 변비가 초래될 수 있으므로 장운동의 양상과 횟수를 관찰하고 분변매복을 사정하기 위해 직장검사를 시행한다. 관장은 두개내압을 상승시킬 수 있으므로 일반적으로 권하지 않으며, 필요하다면 글리세린 좌약을 사용한다. 변비를 예방하기 위하여 변완화제, 장관영양이나 식이에 섬유소를 추가한 식이와 추가적인 수분섭취 증가와 같은 예방적인 방법을 사용한다. 부드러운 설사제나 좌약도 변비치료를 위해 사용될 수 있는데, 관장은 정상적인 배설 양상을 방해할 수 있기 때문에 마지막 방법으로 사용한다.

간호사는 아침식사 후 환자의 평상시 시간과 비슷하게 배변을 위해 환자에게 변기를 제공하고 변비가 의심되면 분변매복을 확인하며, 필요하다면 부드럽게 대변을 제거한다. 환자의 장기능에 관한 간호사 간의 의사소통도 매우 필요하고 중요하다. 간호사는 환자의 배설을 돕기 위한 시기적절한 배변 중재의 필요성을 판단할 수 있도록 배변의 시간, 양 그리고 일관성을 세심하게 기록한다.

h. 운동장애

간호중재: 무의식 환자의 자세와 운동은 항상 세심한 주의를 기울여야 한다. 부동은 신체의 기형(수족), 근관절의 경축, 근육긴장, 욕창 등의 합병증을 발생시키기 때문이다. 규칙적인 체위 변경은 한자에게 위치감각과 평형감각의 자극을 준다. 체위 변경은 1~2시간마다 시행하는데 이때 1/2시트(커다란 시트를 길이로 반을 접고 이를 다시 가로로 접음)를 어깨에서부터 둔부까지 깔아 주고 이를 이용하면 간호사의 힘도 덜어 주며 환자의 긴장도도 감소한다. 환자의 체위는 치료 시 외에는 되도록 앙와위의 짧게 하고 측위로 눕게 하는 것이 호흡을 용이하게 하며, 구강 분비물의 흡인을 막고 혀가 기도를 폐쇄하는 일을 예방할 수 있다.

i. 신체 손상 위험성

간호중재: 기동성 제한을 가진 환자들은 스스로 움직일 수 없기 때문에 의족적인 부위에 순환문제가 발생한다. 혈류를 지지하고, 압력으로 막혔거나 의존적인 부위의 순환을 회복시키고 경축과 근골격계 합병증을 예방하기 위해 수동적 또는 능동적 관절범위운동을 시행한다.

순환과 정맥귀환의 증가를 위해 2시간마다 환자의 체위를 변경시키고, 체위 변경은 움직일 수 없는 환자에게 폐 분비물이 배출되도록 도움을 주므로 매우 중요하다. 환자의 옷, 시트 그리고 특정 체위가 순환을 제한하지 않도록 확인하고 다리의 정맥저류와 혈전 형성을 예방하기 위해 탄력스타킹을 착용시킨다.

조기이상은 장골에 몸무게 하중을 지지하여 골흡수를 느리게 하므로 워커, 지팡이, 휠체어와 같은 보조기구를 사용하여 기동성을 최상으로 유지하고 환자의 독립성을 증가시키도록 한다.

두부 손상 환자의 귀에서 출혈이 있으면 멸균 솜으로 외이도를 느슨히 막아 주고 필요시마다 갈아 주어 감염을 예방하며 더 이상의 외상을 입지 않도록 주의한다. 무의식 환자를 위한 환경은 환자의 안녕과 평안을 위해 적합하여야 한다. 실내온도는 21~24℃가 이상적이고 방안 공기는 자주 환기시키어 냄새를 제거해야 한다. 또한 환자의 안전을 위하여 패드를 댄 난간을 올려 주어 낙상을 방지한다. 매우 불안정한 상태의 환자에게 억제대를 사용할 경우 신체에 손상을 입힐 수 있고 두개내압 상승을 유발시킬 수 있어 주의해야 한다.

발판이나 특별히 고안된 보조기구를 착용해 수족을 방지하며 대전자롤을 고관절 부위에 대어 주고 팔은 외전 상태, 손가락은 굴곡 상태를 유지한다. 발작의 위험이나 병력을 가진 환자에게는 적절한 발작 예방법을 이용한다.

j. 비정상적 체온 변화

간호중재: 의식수준 감소 환자들은 지나치게 춥거나 덥다는 느낌을 표현할 수 없다. 그러므로 간호사는 환자가 안정적인 체온을 유지하는지 확인해야 한다. 신경계 손상을 가진 환자들은 시상하부의 손상으로 열이나 저체온을 경험할 수 있다. 무의식 환자에게는 고막체온이나 직장체온을 측정하는 것이 안전하다. 환자가 저체온이 되면 간호사는 환자의 체온이 정상 범위로 회복되도록 주의 깊게 열 램프나 따뜻한 담요를 사용하고 방안 온도를 올린다. 무의식 환자의 고열은 호흡기도나 요로계의 감염을 의미할 수 있으며, 그 외 약물의 부작용, 시상하부의 체온조절중추 손상의 징후일 수도 있다. 체온이 약간 상승된다면 탈수에 의한 증상일 수도 있다. 체온이 상승된 경우 병실 온도를 서늘하게 하고, 작은 홑이불을 제외하고는 전부 벗기며, 찬물 찜질이나 알코올 마사지, 선풍기를 이용해서 체온을 낮춰 주고 처방대로 해열제를 투여한다. 필요하면 저온담요나 기타 기구를 사용하는데, 이 경우 체온을 자주 측정하여 갑작스런 체온 저하나 오한을 방지해야 한다.

k. 감각인지 변화

간호중재: 무의식 환자에게 적절한 감각 자극을 주는 것은 매우 중요하다. 감각인지 변화를 가진 환자는 혼동을 초래하는 환경적 자극을 잘못 해설할 수 있다. 간호사는 혼동과 사고 과정 변화를 최소화하기 위해 환자의 환경을 정리하고 일상생활의 규칙적인 양상과 리듬을 환자와 가족, 친구

들에게도 제공한다. 크게 인쇄된 달력과 시계는 시간에 대한 지남력을 유지하도록 도울 수 있으며, 시간과 장소에 대한 정보를 8시간마다 제공한다. 환자 앞에서 어떤 부정적인 상태나 예후에 대한 언급을 하지 않아야 하며, 가족이나 직장에 대한 정보는 녹화 영상을 이용하여 제공할 수 있고 집에서 가져온 익숙한 그림이나 물건은 가족과 친구 간의 연결을 제공한다. 가족에게 환자가 좋아하던 책을 읽어 주도록 하며 TV, 라디오 등을 활용하기도 한다.

중환자실 환경은 의식수준 변화를 가진 환자에게 심각한 영향을 줄 수 있으며, 환자를 놀라게 하고 혼동을 일으킬 수 있다. 간호사는 환자에게 주입 펌프나 모니터링 장비 등 친숙하지 못한 환경 요소를 주의 깊게 설명한다. 오랜 기간 중환자실에 입원한 환자에게 소음과 일정한 환경자극은 중환자실 정신병(ICU psychosis)이라고 부르는 의식수준의 변화를 일으킬 수 있으며, 생리학적 원인 없이 혼동되고 초조해진다. 낮은 와트의 조명은 환자에게 안정감을 증진시키므로 밤에는 편안하게 수면할 수 있도록 조명을 최소한으로 유지하고, 조용하고 편안한 환경을 위해 간호사는 불필요한 소음을 배제시킨다.

혼돈된 환자와 의사소통할 때는 조용하게 천천히 말하고, 간호활동을 설명할 때는 단순한 문장을 사용하며, 한 번에 한 가지 활동만 요구한다. 환자 간호 시 익숙한 얼굴을 인식하도록 동일한 간호제공자가 간호한다.

시야결손이 있는 환자에게는 물체를 정상 시야 범위 내에 두고, 시야의 기능적 범위를 최대로 하기 위해 환자의 머리를 옆으로 돌리도록 교육한다. 복시가 있는 환자는 안대를 교대로 사용하여 시야를 보존하여 환자가 글을 읽고 안전하게 걷도록 한다.

청각장애가 있는 환자들은 보조기구에 대한 정보나 자가간호의 참여를 위해 정보 제공이 필요하다. 간호사는 보청기가 잘 맞는지 확인하고, 질문이나 교육에 대한 반응의 부족이 지남력 상실이나 인지 손상으로 해석되지 않도록 환자 병록지에 난청을 표시한다. 간호사는 환자가 듣고 있는 의사소통 시 방해가 될 수 있는 불필요한 소음을 제거한다.

환자의 의식수준 변화는 가족들을 놀라게 하므로 가족들은 환자가 왜 혼돈된 양상으로 행동하는지를 이해할 필요가 있으며, 가족이 환자의 간호계획과 수행에 참여하도록 지지한다.

l. 체액 부족 위험성

간호중재: 구강점막이나 피부의 탄력도를 사정하여 필요한 양을 정맥주사한다. 정맥주사나 수혈 시 반드시 서서히 주입하도록 하는데, 빠르면 두개내압을 상승시키기 때문이다. 수분의 섭취량과 배설량을 사정하여 잘 기록한다.

m. 비효율적 가정관리

간호중재: 무의식 환자의 가족은 갑작스런 위기 상황 속에 있게 되며 불안, 부정, 분노, 후회, 슬픔, 체념 등의 과정들을 겪어 가게 된다. 가족들 자신이 갖고 있는 적응능력을 발휘할 수 있도록 도와주고 환자의 상태에 대한 정보를 주며, 간호중재에 가족을 포함시킨다. 또한 퇴원 후의 관리 등 의사결정 사항에 대한 지지를 표명하며 가족이 느끼는 감정에 대해 경청한다.

⑦ 무의식 환자의 간호

a. 기도 유지 및 청결

구개반사의 소실로 인하여 기도폐색 및 흡인의 위험성이 증가한다.

- 기관내 삽관: 기도개존성 유지 및 환기 증진
- 기관절개술: 장기간 기계적 환기 제공 위한 것
- 동맥혈가스 분석과 맥박산소계의 모니터
- 필요시 기관지 흡인
  - 부드럽게 10초 이내에 시행(두개내압 증가 최소화)
  - 흡인 전·중간·후의 고농도 산소 제공(부정맥 위험 감소)
  - 2시간마다 체위 변경
- 연하능력 저하된 대상자: 액체 금기, 탁한 점성의 액체 제공
- 연하능력 손상 시: 튜브 영양 제공, 장기 제공 시 위루

설치술

b. 구강간호

구강호흡으로 인한 구강점막 변화가 발생한다.

- 8시간마다 구강 관찰
- 입술에 수용성 윤활제 적용
- 구강점막(입천장), 혀, 잇몸, 치아 세척
- 가습기 적용

c. 장기간 부동으로 인한 합병증 예방

- 목욕, 모발, 피부, 손톱, 회음부 간호 등의 자가간호 제공
- 욕창 예방: 2시간마다 체위 변경, 특수 매트리스나 침상 사용, 영양상태 유지
- 관절 경축 예방: 기능적 자세로 사지 유지, 보조장구를 이용한 지지, 수동적 관절운동, 피부간호

d. 영양간호

구강영양은 흡인 위험이 있으므로 위관영양을 제공한다.

- 흡인 예방 위해 30° 침상머리 상승
- 4시간마다 잔류량 측정하여 100mL 이상이면 1시간 정도 중단 후 다시 잔류량 측정
- 비위관이 이탈하지 않도록 테이프로 부착
- 위 내용물의 흡인으로 비위관 위치 확인
- 영양물 주입의 고삼투압 농도, 너무 빠른 주입으로 인해 변비나 설사 발생 가능

(2) 두개내압 상승

가. 원인

두개내압(intracranial pressure; ICP)과 관련된 기전의 이해는 신경학적 문제를 가진 환자 간호에 중요하다. 두개내 용적은 뇌조직(85%), 혈액(5%), 뇌척수액(10%)으로 구성되어 있으며, 이들 요소의 하나 또는 여러 요인에 의해 두개내압이 증가한다. 두개내압의 증가는 많은 신경학적 상태와 관련되며(표 8-6), 두개내압의 증가나 감소의 정도는 변화에 대한 뇌의 적응능력에 의한다.

표 8-6 두개내압 상승의 원인

- 수술, 경색, 병변이나 손상으로 인한 부종
- 경막하혈종, 경막외혈종
- 뇌내혈종, 거미막하혈종
- 뇌종양
- 뇌농양 또는 감염
- 뇌수종
- 두부 외상
- 지속적인 간질발작

정상적 조건에서의 두개내압 상승에 영향을 미치는 요인은 (1) 동맥압, (2) 정맥압, (3) 복부압과 흉부압, (4) 자세, (5) 체온, (6) 혈액가스, 특히 CO_2 수준의 변화이다.

나. 병태생리

① 두개내압(intracranial pressure; ICP) 조절과 유지

두개내압은 두개내 세 가지 구성 성분인 뇌조직, 혈액, 뇌척수액 등의 총용적에 의해 생기는 압력이다. 두개내 구성 성분은 정상적인 조건하에서는 역동적으로 균형을 이루고 있다. Monro-Kellie 원리에 의하면 신체는 정상 ICP를 유지하기 위해 두개내 구성 성분량의 변화를 반영하며, 1개 혹은 그 이상의 두개내 내용물이 증가하면 남아 있는 내용물이 감소되거나 ICP를 증가시킨다고 설명한다. 두개내 용적이 증가함에 따라 보상기전이 일어나며, 초기 보상기전은 뇌척수액을 척수의 거미막하강으로 이동시키는 것이다. 초기의 보상기전은 뇌척수액을 척수의 거미막하강으로 이동시키는 것이다. 초기의 보상기전은 ICP의 심한 상승 없이 증가하는 두개내 용적을 수용할 수 있지만, 두개내 용적이 보상기전을 초과하게 되면 ICP는 상승하기 시작한다. 초기에는 작은 압력의 상승만이 있지만, 보상기전이 손상됨에 다라 용적의 지속적 증가는 ICP의 심한 증가를 가져온다. 뇌조직 용적 수준의 보상은 경막이나 뇌실질조직의 압박을 의미하며, 두개내압 상승으로 뇌조직 용적의 변화가 계속되면 보상작용으로 뇌조직의 압박과 허혈이 초래된다.

두개내압은 뇌실, 거미막하강, 경막하강, 경막외강, 뇌실질조직 내에서 수압측정기 또는 압력변화기를 이용하여 측정된다. 정상 두개내압은 0~15mmHg이며, 20mmHg 이상의 압력을 ICP 상승으로 여긴다.

② 뇌혈류(Cerebral blood flow; CBF)

뇌혈류는 1분 내 100g의 뇌조직을 통과하는 혈액의 양으로 정상치는 약 50mL이다. 뇌는 항상 일정한 양의 산소와 포도당의 공급을 필요로 하기 때문에 뇌로 가는 혈류의 유지는 중요하다. 뇌는 인체의 산소 20%, 포도당 25%를 사용한다.

a. 뇌혈류의 자동조절

뇌는 전신 동맥압에 변이와 무관하게 스스로의 대사요구에 반응하여 자신의 혈류를 조절하는 능력을 가지고 있다. 이러한 자동조절을 통해 전신 동맥압이 변화하는 동안 뇌는 일정한 혈류를 유지하기 위해 뇌혈관 지름을 자동적으로 변화시킨다. 자동조절의 목적은 뇌조직의 대사요구를 준비하고, 정상적인 제한 내에서 뇌관류압을 유지하고자 일정한 뇌혈류를 보장하는 것이다. 뇌관류압(cerebral perfusion pressure; CPP)은 뇌로 가는 혈류를 보장하기 위해 요구되는 압력으로 MAP에서 ICP를 뺀 값이다(표 8-7).

정상 CPP는 70~100mmHg이며 CPP가 감소하면 뇌혈류의 자동조절이 안 되고 CBF가 감소된다. CPP는 뇌의 경색을 방지하기 위해 70mmHg 이상을 유지해야 하며, 자가조절은 MAP가 50~150mmHg 사이에 있고 뇌의 대사성 환경이 정상인 경우 정상적으로 가동된다. 심각한 무산소증과 저혈압 상태는 자동조절 상실의 원인이 된다. 둘러싸인 뇌조직의 압력에 대항하여 혈관이 효과적으로 이완될 수 없기 때문에 ICP가 높은 범위에서는 자동조절이 상실된다.

두개내 압력이 상승되면, 대뇌동맥과 정맥이 점점 더 압력을 받아 뇌관류를 감소시킨다. 부적절한 관류는 악순환의 시초로, 이산화탄소 분압(PCO_2)은 상승되고 산소분압(PO_2)과 pH는 감소된다. 대뇌의 세동맥들은 일정한 혈류공급을 유지하기 위해 필요한 만큼 확장하거나 수축하는 자동조절 능력을 가지고 있다. 뇌관류 감소로 인한 이산화탄소 분압(PCO_2) 상승이나 pH 감소는 대뇌혈관을 확장시켜 두개내 혈액 용적을 증가시키고 ICP를 상승시킨다.

표 8-7 뇌관류압의 계산

CPP = MAP − ICP

MAP + DBP + ⅓(SBP − DBP) 또는 $\frac{SBP + 2DBP}{3}$

예: 수축기압 = 122/84mmHg, ICP = 12mmHg이면

MAP = 97mmHg, ICP = 12mmHg, CPP = 85mmHg

b. 뇌혈류에 영향을 미치는 요인

과도한 신체적, 정신적 활동, 스트레스원 등은 조직에 이산화탄소, 젖산, 수소 이온과 같은 대사산물을 축적시켜 CBF를 변화시킨다. CBF의 화학적 조절에서 가장 중요한 요소는 이산화탄소와 산소이며 이중 이산화탄소가 CBF를 보다 극적으로 변화시킨다. 일반적으로 이산화탄소 분압이 1mmHg씩 증가 또는 감소할 때마다 CBF는 2~4%씩 증가 또는 감소하는 것으로 알려져 있다. 수소 이온(H^+) 역시 대뇌혈관들을 확장시키기는 하지만 그 영향력은 이산화탄소에 비해 제한적이다.

CBF는 심장마비나 호흡마비, 전신 출혈, 다른 병태생리적 상태(당뇨성 혼수, 뇌병증, 감염 등)에 의해 영향을 받는다. 국소적으로는 타박상, 종양, 뇌출혈 혹은 뇌졸중에 의해 영향을 받을 수 있다. 국소적 혹은 전신적 자동조절이 상실되면, CBF는 더 이상 일정 수준으로 유지되지 않고 전신 혈압의 변화, 저산소증, 카테콜라민의 변화에 의해 직접적으로 영향을 받는다.

③ 뇌부종(Cerebral edema)

뇌부종은 뇌조직의 혈관외강에 액체 축적이 증가하는 현상으로 ICP 상승에 기여하는 중요한 요인이며, 뇌부종의 원인은 다양하다. 뇌부종은 혈관성, 세포독성, 간질성 부종의

세 가지 형태가 있으며, 뇌부종의 원인과 관계없이 보상이 적절하지 않으면 ICP 상승 증상이 초래된다.

a. 혈관성 뇌부종

혈관성 뇌부종은 가장 흔한 형태로 백질에 주로 생기며, 뇌 모세혈관의 내피벽의 변화로 초래된다. 이러한 변화는 모세혈관에서 주변의 세포외 공간으로 수분이 이동하도록 돕는 삼투압차에 의해 생긴다. 뇌종양, 농양, 독성 등과 같은 다양한 원인이 뇌혈관장벽(BBB)의 투과성을 증가시키고, 세포외액 부피의 증가를 초래한다. 부종액이 퍼지는 정도와 속도는 전신 혈압, 뇌손상의 부위, BBB 손상 정도에 의해 영향을 받는다.

이러한 부종은 국소적 신경학적 손상에서 혼수를 포함한 다양한 의식장애를 초래한다.

b. 세포독성 뇌부종

세포독성 뇌부종은 세포막의 기능적 혹은 형태학적 통합성의 국소적 파괴로 유발되며, 대개 회백질에 생긴다. 세포독성 뇌부종은 뇌조직을 파괴시키고 뇌 저산소증이나 무산소증, 소듐 고갈, 항이뇨호르몬부적절분비증후군(SIADH)을 초래한다. 뇌부종은 수분과 단백질이 세포외 공간에서 세포 내로 이동하여 초래되며, 종창과 세포기능 상실이 동반된다.

c. 간질성 뇌부종

간질성 뇌부종은 조절되지 않은 뇌수종 환자에서 CSF의 뇌실 주위 확산의 결과이다. 간질성 뇌부종은 전신 수분 과다(저소듐혈증)의 결과로 세포외 공간의 팽창에 의해 초래된다. 수분은 저삼투성 간질액과 균형을 유지하기 위해 세포내로 이동한다.

다. 증상과 징후

ICP 상승의 임상증상은 원인, 부위, 압력 상승 속도 등에 따라 여러 형태를 보인다. 조기에 발견하여 치료할수록 예후는 더 좋아진다(표 8-8).

표 8-8 두개내압 임상증상

조기 증상	• 의식수준의 저하: 가장 민감한 증상 • 두통: 기침과 긴장으로 강도 증가 • 동공의 변화: 느린 반응과 확장 • 시력장애: 복시 • 안검하수 • 운동이나 감각의 편측상실
후기 증상	• 진전된 의식수준의 저하 • 활력증상의 변화 • 수축기압 상승, 이완기압 저하, 맥압 넓어짐 • 느린 맥박 • 불규칙한 호흡 양상, 느리고 얕은 호흡 • 딸꾹질 • 명백한 감염의 근거가 없는 발열 • 구토(어린이에게 흔함) • 제뇌자세 또는 제피질자세

① 의식수준의 변화

의식수준(lever of consciousness; LOC)은 신경계 손상 환자의 민감하고 중요한 지표이다. LOC의 변화는 뇌피질세포와 망상활성계(RAS)에 영향을 미치는 신경계가 손상된 결과이다. RAS는 신경체계의 여러 부분과 신경 연결을 하고 있는 뇌간에 위치하여, 완전한 RAS에서는 대뇌피질기능의 부재에서도 각성상태를 유지할 수 있다. RAS로부터의 자극 중단이나 대뇌반구 기능의 변화는 자신과 환경에 대한 부분적이나 완전 인식불능 상태인 무의식을 초래한다.

의식상태는 뇌파에 기록된 뇌활동 양상으로 정의된다. 혼수와 같은 깊은 무의식상태에서는 통증자극에 반응하지 못한다.

② 활력징후의 변화

ICP의 증가는 활력징후를 변화시키며 시상, 시상하부, 뇌교, 연수의 압력 증가로 발생한다. 뇌간이 압박받으면 혈관운동중추의 허혈을, 혈관수축섬유를 흥분시켜 수축기 혈압을 증가시키며, 혈관운동중추는 미주신경을 통해 부교감신경흥분으로 심박동수를 낮춘다. Cushing triad(수축기 혈압 상승, 서맥, 불규칙한 호흡 양상)와 같은 증상이 있으며

ICP가 일정 기간 동안 증가되거나 또는 갑자기 증가하기도 한다. 체온 변화 또한 관찰된다.

뇌간에 압력이 심해지면 혈관운동중추는 더 이상 기능을 할 수 없고, 환자의 상태가 악화되면 혈압은 하강하고 심박수는 증가한다.

또한 탈출은 뇌간압박의 수준과 일치하는 호흡성 리듬 장애를 만든다. 의식수준이 감소된 환자는 기도를 청결하게 유지하기가 어렵고 얕은 호흡은 저산소증이나 과탄산증을 악화시켜 이차적으로 혈관이완과 ICP 상승의 순환을 악화시킨다.

온도조절센터의 결손은 ICP 상승의 후기 증상으로 감염의 원인을 명확하게 밝힐 수 없는 고열이다. 고열은 악화된 뇌조직의 대사성 요구를 증가시키고 더욱 ICP를 상승시킨다.

③ 안구 증상

동안신경은 측두엽의 구상회 지점이 탈출되면 급하고 심하게 압박된다. 동안신경이 압박되면 동공근육이 마비되어 동측의 동공은 확장되고 대광반사가 없거나 느려지며, 눈을 상측으로 움직이지 못하고 안검하수가 나타난다. 동공고정, 편측 동공확대는 뇌탈출을 암시하는 신경학적 응급상태이지만 시신경, 활차신경, 외전신경 등 다른 뇌신경의 손상일 수도 있다. 이러한 뇌신경의 기능부전 증상은 흐릿한 시력, 복시, 외안근 움직임의 변화 등을 포함한다. 중심성 탈출은 초기에는 느리지만 양 눈에서 동일하게 동공반응을 보일 수 있다. 구탈출(uncal herniation)의 경우 편측의 동공이 확대되나, ICP가 계속 오르고 양쪽 반구에서 탈출이 발생하면 양쪽 눈의 동공이 확장되고 고정된다.

망막검사에서 관찰되는 유두부종(paailledema)은 오래 지속된 ICP 상승과 관련된 비특이적 증상이다. 시신경은 눈의 시신경유두에 부착되어 있으며 뇌수막이 둘러싸고 있다. ICP가 증가하면 거미막하공간에 있는 CSF를 통해 압력이 눈과 시신경유두로 전달되어 울혈유두(choked disc)가 발생한다.

④ 운동과 감각기능 감소

지속적인 두개내압 상승은 전두엽과 두정엽에 있는 일차성 운동영역과 감각영역 사이의 신경전달로를 압박하여 반대쪽의 운동과 감각의 기능상실을 초래한다. 심하게 운동신경로가 차단되면 환자의 자세 변화가 나타날 수 있다. 제뇌피질 자세는 자발적 운동경로의 중단으로 팔꿈치, 손목, 손가락은 굴곡되고 팔이 내전되어 내측으로 회전된다. 다리의 신전이 관찰되기도 한다. 제뇌경직 자세는 더 심각한 손상을 의미하는 것으로, 중뇌와 간뇌의 운동섬유의 파열로 초래된다.

전두엽의 운동 억제성 섬유가 차단되면 심부건반사의 과잉 반응이 초래되고 피질척수로의 손상은 바빈스키반사의 양성 반응을 초래한다.

⑤ 두통

두통은 흔히 초기 ICP 상승의 비특이적 징후로, 두개내혈관에 긴장을 초래하기 때문으로 생각된다. 두통은 종종 지속적이지만 오전에 더 심하고, 긴장과 움직임은 통증을 악화시킨다.

⑥ 구토

대개 오심이 없이 나타내는 분출성 구토는 ICP 상승의 비특이적 증상으로 ICP 상승과 관련되며, 소아에게서 가장 흔하다.

라. 진단

① 진단적 검사

진단적 검사는 ICP 상승의 존재와 원인을 규명하는 것에 목적이 있으며 MRI, CT, 뇌혈관조영검사, EEG, 경두개 도플러 검사, 근적외선 분광법, 유발전위검사(EP), 양전자방출단층촬영 등이 사용된다.

② ICP 측정

a. ICP 측정의 적응증

ICP 모니터링은 환자가 ICP 상승 위험이 있거나 상승되어 있을 때 측정한다. 출혈, 뇌졸중, 종양, 감염, 외상성 뇌손상 등 다양한 신경계 손상 환자에게 사용된다. 환자 입원 시 GCS 8점 이하와 CT scan에서 혈종, 타박상, 부종, 뇌실 압박 등 비정상을 보이면 ICP를 모니터링해야 한다.

b. ICP 측정 방법

ICP 상승은 압력 측정장치로 정확하게 진단이 내려질 수 있으며, ICP를 직접 측정하기 위해 몇 가지 방법이 개발되었다.

뇌실루형성술(ventriculostomy)로 알려진 뇌실내 카테터는 두개골에 작은 구멍을 통해 뇌실에 카테터를 삽입하여 3방향의 멈춤꼭지(three-way stopcock)를 통해 외부 변환장치에 연결한다. 이 방법은 CSF를 수집하거나 제거하기 쉬우며, 뇌실내 약물투여를 가능하게 하고 뇌실내 압력을 측정하거나 모니터링한다.

거미막하 볼트(subarachnoid bolt)는 두개골의 천두공(burr hole)을 통해 경막의 좁은 구멍과 거미막하공간으로 삽입하여 측뇌실의 근접 부위까지 연결된다.

ICP 측정 시 부작용으로 감염에 주의해야 하는데 발생률이 1~30%에 이른다. 감염기회 감소를 위해 예방적 전신 항균제가 투여되기도 한다. 감염에 영향을 미치는 요인은 5일 이상의 ICP 측정, 뇌실문합술의 사용, CSF 누출, 전신 감염 등이다. ICP는 호기 말 평균압으로 측정된다. CSF 배액장치가 있는 경우 정확히 읽기 위해 배액관을 최소한 6분간 잠가야 한다. 정상 두개내압 파동은 동맥압과 유사하다.

마. 합병증

뇌의 구조는 ICP 상승에 의해 영향을 받을 수 있으며, 조절 안 된 ICP 상승의 주요 합병증은 부적절한 뇌관류와 뇌탈출이다. 부종이나 공간 점유성 병소들은 뇌조직을 이동시키거나 탈출시킨다. 대뇌겸하(subfalcial) 또는 대상(cingulate) 탈출은 뇌조직인 대상회가 대뇌겸밑으로 전위된 것을 말하며, 구탈출(uncal herniation)은 측두엽의 구상회 지점이 소뇌천막(tentorium cerebelli)의 모서리를 넘어서 이동될 때 발생한다. 대공탈출(transforaminal herniation)은 뇌간이 대공(foramen magnum)을 통해 눌릴 때 발생한다. 뇌조직의 전위나 탈출은 잠재적으로 가역적인 병태생리 과정을 비가역적으로 만들며, 허혈과 부종은 더욱 심해진다. 뇌간과 뇌신경의 탈출은 치명적이며, 뇌간 압박이 제거되지 않으면 호흡마비가 일어난다.

바. 치료와 간호

① 적절한 환기 유지

뇌기능을 유지하기 위하여 적절한 산소를 확보하는 것은 ICP 조절의 첫 번째 단계이다.

기관내 삽관과 기관절개술은 적절한 환기를 유지하게 할 수 있게 하고 동맥혈가스 분석은 산소치료의 방향을 결정해 준다. 산소치료의 목적은 PO_2를 100mmHg나 그 이상으로 유지하는 것이다. 적절한 산소공급을 위하여 기계적 환기를 적용할 수 있다.

과환기(hyperventilation, PCO_2 <25mmHg)가 지속적인 ICP 상승의 치료에 사용된다. PCO_2가 낮아지면 뇌혈관이 수축하고, CBF가 감소하며, ICP가 감소한다.

삽관술을 시행한 환자의 과도 환기는 PCO_2을 감소시키고 뇌혈관의 수축을 일으킨다. 이 중재는 ICP 조절을 돕기 위해 일시적으로 사용된다. 그러나 계속적인 PCO_2의 감소가 필요하다면, 혈관수축으로 뇌조직의 허혈을 초래할 수 있다. 균형은 탄산과잉증을 예방하기 위해 정상보다 낮은 30~35mmHg의 수준으로 PCO_2을 유지하고 혈관수축으로 인한 뇌허혈을 초래하는 수준의 PCO_2의 감소는 없도록 연속적으로 적절한 균형이 요구된다.

② 약물치료

- **삼투성 이뇨제:** Mannitol, glycerol, urea는 두개내압을 낮춘다. 이 중에 mannitol(25%)이 가장 광범위하게 사용되며 정맥으로 주입된다. Mannitol은 혈관팽창과 삼투압 효과의 두 가지 방법으로 ICP를 감소시킨다. Mannitol에 의한 삼투압의 변화로 체액이 조직에서 혈

관으로 이동하고 전체 두개내 체액량 감소로 인하여 ICP가 감소한다. 삼투성 이뇨제 사용 시 체액과 전해질 상태를 반드시 감시해야 한다. Mannitol은 신장질환이 있거나 혈장 삼투압 증가 시 금기이다.

- **Loop 이뇨제:** Furosemide(Lasix), bumetanide(Bumex), ethacrynic acid(Edecrin) 같은 loop 이뇨제는 ICP 증가의 관리에 사용된다. 이 이뇨제는 헨레고리의 상행관에서 소듐과 염소의 재흡수를 방해하여 전체 혈액량과 조직의 양도 감소시킨다. 또한 CSF의 생산율을 감소시켜 ICP의 감소에 기여한다.
- **코르티코스테로이드:** Corticosteroid는 종양과 농양 주위의 혈관부종을 조절하며 뇌혈류를 증진시켜서 신경기능을 향상시킨다. Corticosteroid의 부작용은 고혈당, 감염 빈도의 증가, 위장관계 출혈, 저소듐혈증 등으로 수분섭취량, 소듐, 혈당수준을 정규적으로 감시해야 한다. Corticosteroid가 투여되는 환자는 동시에 제산제, 히스타민(H_2)수용체차단제 또는 프로톤펌프억제제가 위궤양이나 출혈 예방을 위해 투여된다.
- **바르비튜레이트:** Barbiturate와 thiopental은 뇌대사량과 뇌부종을 감소시키고, 뇌혈류 공급을 위해 일정한 혈액의 생산을 자극한다. 진정제 혼수(barbiturate coma)는 조절되지 않는 ICP 상승 환자에게 다량의 barbiturate, 특히 pentobarbital을 사용하여 뇌의 대사를 낮추어서 뇌손상을 최소화하지만 저혈압과 같은 부작용을 초래하므로 혈관작동성 약물(예: 도파민)의 주입이 요구된다. 혼수가 지속하는 기간 동안 높은 용량의 진정제 투여는 신경학적 검사의 정확성을 흐리게 한다.

③ 외과적 중재

종양, 농양, 혈종과 같이 ICP 상승의 원인이 명확한 경우는 외과적 중재를 하며, 과량의 CSF를 제거하기 위해 뇌실루형성술(ventriculostomy)을 시행한다. 뇌수종으로 인한 만성적인 문제는 장기간의 CSF 배액을 위해 뇌실-복막 단락술(V-P shunt)이 시행되며, 감압을 위해 두개골의 일부를 제거하는 두개골 절제술(craniectomy)을 실시하여 뇌부종이 확장될 수 있도록 공간을 제공하고 부종이 감소된 후 두개골을 복원하여 준다.

④ 영양요법

ICP 상승 환자들은 손상된 뇌의 대사작용을 위한 혈당과 영양소 증가가 필요한 상태에 있게 되며 영양부족은 지속적인 뇌부종을 야기한다. 영양공급은 가능한 한 빠르게 손상 후 3일 이내에 시작하고, 7일 이내에는 완전비경구영양(total parenteral nutrition; TPN)에 공급되어야 한다. 영양공급은 환자의 대사요구도와 체액량과 전해질 상태를 고려하여 주입한다.

두개내압 상승 환자가 중 정도의 탈수를 유지해야 하는지에 대해서는 아직 논란 중에 있다.

중 정도의 탈수 상태가 뇌부종을 감소시키는 데 효과적이라고 생각하기도 하여 정상 필요량의 65~75%로 수분을 제한하기도 한다. 그러나 체액 부족은 심박출량과 뇌관류량에 영향을 줄 수 있으므로 정상 체액량을 유지시키는 것이 안전하다.

수분섭취 제한은 조직 용적을 감소시켜 소변 배출량, 불감성 체액 상실, 혈청과 소변의 삼투압, 환자의 상태와 같은 임상적 요소의 불균형을 증가시킨다.

정맥 내로 수액을 공급해야 할 경우 포도당은 ICP 상승을 악화시킬 수 있으므로 생리식염수를 주입하는 것이 좋다.

⑤ 두개내압 모니터

두개내압 감시장치는 활력징후를 비롯한 다른 변수들과 같이 모니터링할 수 있으며 치료와 간호에 대한 환자의 반응을 평가하는 지표가 된다. ICP를 모니터링하고 활동을 제한해야 하며 ICP에 영향을 미치는 요인을 파악하여 ICP 상승을 예방하고 상승 시에는 조기에 치료가 이루어질 수 있도록 해야 할 것이다. 흉부내압 상승은 정맥귀환을 방해하여 두개내압을 상승시킨다. 기침, 재채기 그리고 발살바 수기를 피한다(표 8-9).

표 8-9 두개내압(ICP) 변동에 영향을 주는 요인

ICP 상승을 가져오는 활동	• 기침 • 기도폐쇄, 흡인 • 발살바 수기, 대변 • 구토 • 근긴장활동: ROM, 등장성 운동 • 스트레스, 정서적 흥분 • 통증, 유해한 자극 • 고탄산증(PCO_2 45mmHg 이상) • 저산소증(PO_2 50mmHg 이하)
ICP 감소를 가져오는 활동	• 흡기(inspiration) • 중추신경계 억제 약물

사. 체위

두개내압 상승 환자는 머리를 높이는 체위를 취해 준다. 목의 심한 굴곡은 정맥폐쇄를 일으켜 두개내압 상승을 악화시킨다. 목에 손상이 없다면 머리를 30° 정도 올리는 체위가 좋다. 그러나 머리를 30° 정도 올리는 체위는 두개내압 하강, 경정맥을 통해 정맥귀환에는 효과적이나 뇌산소화를 감소시켜 뇌관류압을 낮춘다는 반론이 있다. 따라서 두개내압과 관류압을 잘 사정하여 최선의 체위를 유지하는 것이 좋다.

환자의 체위를 빠르게 변경시키면 두개내압이 증가하므로 천천히 그리고 조심스럽게 변경시킨다. 흥분과 통증도 두개내압을 상승시키므로 불편감을 최소화시켜야 한다. 둔부의 심한 굴곡도 횡경막을 압박하여 호흡장애를 일으키고 복압을 올리므로 피해야 한다. 간호사는 적어도 2시간마다 환자의 체위를 변경한다.

두개내압 상승 환자에서 반사반응으로 제피질경직 자세나 제뇌경직 자세가 나타나기도 한다. 체위 변경, 피부간호, 수동적 근관절운동도 반사반응을 일으키므로 주의하도록 한다.

아. 환자와 가족 교육

ICP 상승의 위험이나 ICP의 상승은 환자와 가족 모두에게 두렵고 혼동되는 상황을 발생시킨다. 환자들에게 ICP 상승의 이유를 설명할 때 환자들이 좀 더 신경학적 검사와 활동 제한에 더 잘 협조하는 것으로 보인다. 교육 내용으로 기본적인 질병과정과 ICP 상승과의 관계, 치료와 약물을 소개하고 목적을 설명한다. 간호 제공 시 가족을 포함시키고 가족들이 환자와 접촉하고 조용히 대화하도록 지지한다.

자. 간호과정

두개내압 상승 환자의 간호 목표는 (1) 두개내압을 정상 범위로 유지한다, (2) 환자의 기도를 유지한다, (3) 수액과 전해질 균형이 정상 범위에 있다, (4) 부동과 의식 감소로 인한 2차적 합병증이 없다.

① 기도 개방 유지 불능

간호중재: 기도 개방성을 위해 측위를 취해 주고 머리를 약간 상승시켜 흡입과 혀가 뒤로 넘어가는 것을 방지한다. 자주 체위를 변경해 주어야 한다. 폐에서 코를 고는 듯한 소리가 들린다면 기도폐색을 의미하므로 즉시 보고한다. 혼수 환자에게는 구강인공기도가 기도의 개방성을 유지해 주며 흡인을 용이하게 한다.

침대머리 부분을 30° 올리는 것이 가스 교환을 돕고 뇌부종을 줄인다. 흡인과 기침은 산소분압(PaO_2)을 일시적으로 낮추고 두개내압을 상승시킨다. 흡인은 최소한으로 하고 시간은 10초를 넘기지 않도록 한다. 흡인 전·후에 100% 산소를 공급하여 산소분압이 떨어지는 것을 예방한다. 두개내압 상승 환자는 흡인 도중에 뇌관류압이 하강할 위험이 있다. 두개내압 상승 환자 간호 시 주기적으로 동맥혈 가스분석을 실시하고 수준을 유지해야 한다. 산소분압과 탄산가스분압에 근거하여 환자에게 필요한 환기 보조를 제공한다. 복부팽만은 호흡기능을 방해하므로 예방해야 한다. 비위관 삽입으로 위 내용물을 뽑아내서 팽만, 구토, 잠재적 흡인을 방지한다.

의식수준 변화, 산소분압 감소나 산소포화도 감소, 탄산가스분압, 감소로 인한 호흡수 증가, 수소 이온 농도 증가 등은 강력한 혈관확장 요인으로 혈류를 증가시켜 두개내압을 상승시키므로 잘 관찰해야 한다.

② 체액 부족 위험성

간호중재: 수액과 전해질 불균형은 두개내압에 악영향을 준다. 수액은 용량 조절장치를 사용하여 정확하고 면밀하게 관찰한다. 불감응성 손실과 체중을 고려한 수분섭취와 배설량은 수분균형에 있어서 중요한 변수가 된다. 전해질은 매일 측정하고 불균형 시 의사와 상의한다. 혈당, 소듐, 포타슘과 삼투질 농도 사정도 중요하다. 소변량, 혈청, 소듐과 삼투질 농도는 요붕증과 항이뇨호르몬 분비 부적절증후군(syndrome of inappropriate antidiuretic hormone; SIADH)을 사정하기 위해 모니터링한다(소변량 증가는 항이뇨호르몬과 관련 있다). 요붕증은 치료하지 않으면 심한 탈수를 초래하며, 치료는 수분 보충, 저소듐혈증을 사정하고 pitressin이나 desmopressin acetate(DDAVP)를 투여한다. SIADH는 수분 과잉으로 인한 저소듐혈증을 초래하여 뇌부종, 의식 변화, 발작 그리고 혼수상태가 발생할 수 있다.

③ 신체 손상 위험성

간호중재: 두개내압 상승 증상을 사정한다. 두개내압이 상승하고 의식수준이 저하된 환자의 경우 자가손상으로부터 보호해야 한다. 혼란, 흥분 그리고 발작은 손상을 일으킬 가능성이 높으므로 흥분과 과활동을 감소시킨다. 억제대가 절대적으로 필요한 환자는 관을 제거하려고 하거나 낙상 위험이 있는 경우이나, 흥분한 환자에게는 억제대가 위험하다. 억제대를 적용하는 경우에는 안정을 최대한으로 보장하고 억제대 밑의 피부를 주기적으로 관찰한다. 억제대를 사용하면 흥분이 발생할 수도 있으므로 가벼운 진정제(Haldol이나 Ativan)를 투여하기도 한다. 환자를 진정시키기 위하여 가족이 옆에 있도록 한다. 발작이나 발작 위험이 있는 환자에게는 발작 예방책으로 항발작 약물을 제공한다. 침대난간에 패드를 대고 항발작 약물을 시간에 맞추어 정확하게 투여한다.

환자에게 조용하고 자극이 없는 환경을 유지해 주며 차분하고 격려하는 간호접근법을 사용하고 혼수 환자라 하더라도 환자에게 접촉하면서 말하도록 한다. 간호사는 두개내압 상승 환자에게 감각 박탈과 감각 과중에 대한 균형을 잘 유지하는 간호를 제공해야 한다.

④ 조직관류 변화

간호중재: 신경학적 상태와 의식수준을 사정한다. 두개내압과 뇌관류압을 감시하고 조절한다. 두개내압을 상승시키는 활동(기침, 기도폐쇄, 흡인, 발살바 수기, 배변, 구토, 체위 변경, 스트레스와 정서적 흥분, 통증 등)을 줄인다. 저혈압을 피하고(수축기압이 90mmHg 이하보다 낮아지지 않도록) ICP를 모니터링하고 CPP는 대뇌허혈을 예방하기 위해 70mmHg 이상으로 유지해야 한다.

⑤ 가족의 비효율적 대응

간호중재: 가족원의 질병으로 가족 전체에 미치는 영향을 사정한다. 두개내압 상승 환자와 가족에게는 신체적 간호만큼 심리적 간호가 중요하다. 진단과 신경학적 예후에 대한 불안은 환자와 가족을 힘들게 하므로 환자의 상황에 대하여 적절한 정보를 제공하되, 짧고 간단한 정보가 환자와 가족에게 도움이 된다. 환자에게 간호를 제공하기 위하여 가족을 지지하고 교육하며, 필요하면 가족을 간호에 참여시키고 가족 간의 의사소통을 증진한다. 능력 있고 사려 깊은 간호 제공이 매우 중요하다.

(3) 두통

가. 원인

두통의 호소는 신경계 질환자나 일반인에서 가장 흔히 볼 수 있으며 이는 어떤 질환의 증상이나 유해한 물질에 의한 신체의 반응으로 나타나게 된다. 대부분의 사람들에게 두통은 가끔 골칫거리이지만, 만성적인 두통을 가진 소수 집단의 사람들에게는 허약감을 초래하고 일상생활의 활동과 삶의 질을 심각하게 위협한다.

국제두통협의회(The International Headache Society; IHS)는 두통의 성격과 얼굴의 통증을 기반으로 일차성 두통과 이차성 두통으로 분류하였다. 일차성 두통의 원인은 명확하지 않지만 근육, 신경, 혈관 그리고 뇌의 통증 유발 물질의 상호작용 등에 의해 복합적으로 발생한다고 믿으며 긴장성 두통(tension headache), 편두통(migrane), 집락성 두통(culster headache)이 이에 속한다. 이차성 두통은 뇌막염, 종양 또는 거미막하출혈과 같이 두개내의 여러 병리적 요인에 의해 초래되는 두통을 말한다.

편두통은 두통의 가장 흔한 형태로 남자보다 여자에서 좀 더 흔하며, 특징적으로 청소년기나 청장년기에 발생한다. 편두통은 강한 유전적 양상을 보이는데, 특이한 유전적 관련성은 확인되지 않는다. 긴장성 두통은 어떤 연령에서도 발생하며, 특징적으로 근육긴장과 스트레스와 관련이 있다. 집락성 두통은 가장 심한 두통 중 하나로서 일차적으로 젊은 남성에서 발생하며 흔히 알코올과 관련이 있다. 집락성 두통은 발작과 발작 사이에 완화기를 갖는 7일~12달까지 지속되는 순환을 보인다.

나. 병태생리

인체의 피부, 근육, 두개골의 골막, 눈, 귀, 비강, 부비동, 뇌수막, 뇌혈관 그리고 감각성 뇌신경은 모두 통증을 감지하고 전달할 수 있다. 두통은 뇌 구조물의 견인, 신장(stretching)이나 움직임 혹은 혈관의 확장으로 발생한다. 편두통은 뇌혈관이 좁아지고 뇌의 일부 영역에서 뇌혈류가 감소되기 때문에 발생한다고 믿는다. 혈관수축은 의미 있는 혈관확장과 혈관의 신경성 염증을 유발하고 세로토닌(serotonin)을 분비하여 두통을 일으키는 계기가 된다.

강력한 혈관수축제인 세로토닌은 두통이 있는 신경로에서 발견되는 일차적인 신경전달물질이다. 편두통은 전구증상과 전조(aura)가 급성 발작 10~30분 전에 나타나는데, 빛이 번쩍거리는 시력장애, 광선공포증, 혼돈, 말하기나 운동성-감각성 증상이 보일 수 있다. 전조는 특징적으로 1시간 혹은 그 이상 지속된다. 이런 증상들은 편두통의 혈관확장에 선행되는 뇌혈류량의 감소와 관련된다. 집락성 두통은 편두통과 유사하다고 생각되지만, 발작이 짧고 대개 45분 이상 더 지속되지 않는다. 긴장성 두통은 목, 견갑골, 얼굴을 포함하여 근육긴장을 유도하는 스트레스 결과이다.

다. 증상 및 징후

임상 양상은 두통의 형태에 따라 상당히 다양하며, 두통의 성격에 대한 분류는 표 8-10과 같다.

① 긴장성 두통(Tension headache)

정서적이나 신체적 긴장은 목과 두피근육의 경련을 일으켜 긴장성 두통을 일으킨다. 두통의 특징은 지속적인 압박감이 있으며 대개 전두, 측두, 목덜미 부위에서 시작하여 머리의 한쪽 혹은 전체로 퍼지게 된다. 두통의 정도는 약하거나 강하며 지속 시간은 몇 분에서 몇 시간 또는 며칠이 걸리는 수도 있다. 오심과 구토는 없으나 불빛, 소음에 자극을 받는다. 국제두통협회는 긴장성 두통을 압박감 또는 조이는 느낌, 경도 또는 중등도의 강도, 걷기나 계단 오르기 같은 일상신체활동에 의해 악화되지 않거나 양측성 두통을 나타내는 증상이 적어도 2개 이상 나타나는 것으로 분류한다.

② 편두통(Migrane, Vascular headache)

편두통은 주기적으로 심하게 나타나는 두통으로 머리 전체에 나타나며, 원인은 혈관장애에 의한 것으로 정서적 긴장이 두개내의 혈관경련을 일으켜 뇌피질에 국소허혈을 일으킨다고 여겨진다. 또한 스트레스, 밝은 불빛, 생리, 알코올, 초콜릿이나 치즈와 같은 음식들 섭취에 의해서 발생하며, 심리적 요인으로 완벽을 추구하는 성향의 사람에게서 나타나는 경향이 있다. 흔히 여자(16~25%)에서 많이 볼 수 있으며 환자의 65%에서 가족력이 있다.

세계두통협회는 편두통의 진단적 기준을 전조증상을 동반했거나(classic migrane), 전조증상을 동반하지 않은(common migrane) 것으로 구분하였다.

전조증상을 동반한 편두통은 적어도 다음 3개의 기준을 포함해야 한다. (1) 뇌기능장애로 인한 가역적인 전조증상, (2) 전조증상이 점차적으로 4분 이상 경과되거나 두 가지 이상의 증상이 나타나는 것, (3) 60분 이상 전조증상이 지속되거나 60분 이내에 두통이 나타나는 것이 전조증상을 동반한 편두통은 단지 10%에서만 발생하고, 두통 발생 전

표 8-10 긴장성, 편두통 집락성 두통의 비교

특징	긴장성 두통	편두통	집락성 두통
부위	• 전두, 측두, 목덜미 부위에서 시작하여 머리의 한쪽 혹은 전체로 방사	• 일측성(60%), 바깥쪽, 주로 안쪽	• 일측성, 안와위 지점에서 시작하여 머리와 목으로 방사되는 통증
양상	• 스트레스에 의해 변화됨. 두통의 가장 흔한 형태. 무겁고, 지속적이며, 꽉 조이는 듯한 통증	• 박동성 통증, 서서히 진행되어 통증이 심해짐, 스트레스나 호르몬 변화로 발생되는 경향이 있음	• 박동성이며, 가장 심한 신경학적 통증 징후군(뇌가 쪼개질 듯한 심한 통증)
빈도 및 지속 시간	• 며칠간 주기적으로 나타나고 지속 기간 다양	• 1년 중 몇 달 지속, 하루에 지속적으로	• 몇 달이나 몇 년에 걸쳐: 4~8주 동안, 지속 기간은 30~90분
발병 시간	• 시간과 상관없음	• 전구증상이 있은 후에 발생: 아침에 일어나면 발생하고 잠자면 호전	• 밤에 발생
발생 연령	• 흔히 사춘기 동안 발생: 긴장이나 불안 관련 가족력 없음	• 35~45세에 유병률이 가장 높음, 가장 가족력(65%), 여성이 남성보다 더 흔함	• 초기 성년기; 알코올이나 질산염 사용에 의해 악화, 젊은이에서 가장 흔함
전구 및 관련 증상	• 전구: 대부분 없음 • 관련: 머리와 목근육의 긴장된 경축활동에 의해 악화되지 않음	• 전구: 시력장애, 혼돈, 감각이상 • 관련: 오심, 구토, 안절부절, 수명	• 전구: 대부분 없음 • 관련: 안면홍조, 안검하수, 코막힘, 발한, 측두혈관의 부종

에 10~30분 이내에 나타나며 감각장애(시각장애, 촉각장애, 지각이상), 운동장애(허약, 마비), 현훈, 혼돈, 의식 저하 등을 포함한다.

전조증상을 동반하지 않은 편두통은 (1) 일측성 부위, 파동의 질, 강도, 활동 저하 중 적어도 2개의 기준을 포함하고, (2) 오심·구토 또는 수명(photophobia)이나 음성 공포증 중 적어도 하나의 증상을 경험하게 된다. 전조를 동반하는 편두통은 수시간에서 수일까지 지속된다. 편두통의 일반적인 증상은 부종, 안절부절못함, 창백, 오심, 구토, 발한이다. 두통이 있는 동안 환자들은 소음, 빛, 냄새, 사람, 문제들로부터 회피하게 된다. 두통은 안정되고, 맥박처럼 규칙적인 박동성을 가지고 있지만 편두통의 표현은 강도에 따라 여러 가지이다.

③ 집락성 두통(Cluster headache)

집락성 두통은 남자가 여자보다 8배나 더 많이 발생하며, 대개 20~50대에 많이 발생한다. 원인은 명확하지 않으나 혈관의 이완으로 인해 신경전달물질인 세로토닌과 연관이 있는 것으로 알려져 있다. 과도한 음주와 스트레스, 얼굴에 닿는 찬바람이나 뜨거운 바람, 흥분, 수면, 질산염과 같은 혈관이완제 등도 원인이 될 수 있다.

집락성 두통의 증상은 코 위쪽과 전두부 통증, 각막충혈과 각막염, 콧물, 비강 충혈, 얼굴 부종, 축동, 안검하수, 안검부종, 환측 얼굴에 발한이 나타나기도 하며, Horner's sign(환측의 안검하수, 축동)이 나타난다. 두통은 갑작스럽게 나타나며, 전조증상은 없고, 5~10분간 가장 통증이 심하다가 30~90분 뒤에 사라진다. 두통은 주로 밤에 발생하고 그 양상이 일정하지 않으며 통증으로 인해 잠을 깬다. 수주 내지 1~2개월 집중적으로 반복되다가, 수개월 내지 수년간은 두통 없이 지낼 수도 있다. 두통의 양상은 깊고 안정적이다.

④ 측두동맥염과 관련된 두통

측두동맥염(temporal arteritis)은 일측 또는 양측의 측두와 전두에 몇 주일 또는 몇 개월 지속되는 두통을 일으킨

다. 때로 비후된 동맥이 눈에 띄거나 촉진되며, 중심 망막동맥의 혈전증으로 인해 시력이 상실되기도 한다. 치료는 시력 상실을 예방하기 위하여 코르티코스테로이드 제제를 초기에 투여하고 환자의 편안감을 위하여 진통제를 투여한다. 통증을 제거하기 위하여 측두동맥을 절제하기도 한다.

라. 진단

① 건강력

두통의 진단은 일차적으로 환자의 건강력으로부터 얻는다. 두통의 특성, 전조의 유·무, 두통의 전·중·후에 발생하는 관련 증상, 잠재적인 악화 요인, 일상생활 양상, 약물, 과거병력, 가족력 등을 확인한다.

② 사정

두통이 있는 환자의 주관적·객관적 자료들을 수집하는 내용이 표 8-11에 제시되어 있다. 간호사는 환자에게 두통에 대한 상세한 정보를 통해 두통의 양상을 구분하고 요인을 파악하는 데 도움을 받을 수 있다.

국제두통협회에서는 전조, 오심과 구토, 빈도, 지속 기간, 부위, 운동과 같은 악화 요인, 통증의 중증도 그리고 광선공포증을 포함하는 일차성 두통의 진단에 대한 특별한 기준을 개발하였다. 특징적인 편두통 증상은 전조가 선행되며, 시작이 느리고, 강도가 점점 강해진다. 편두통은 또한 흔히 오심과 구토 또는 수명(광선눈 통증)과 같은 다른 증상들을 동반한다.

③ 방사선 및 특수검사

증상이 신경학적인 주관적 증상이 존재하지 않는 한 CT나 MRI 같은 영상검사는 실시하지 않으나 필요에 따라 시행하기도 하며 부비동 CT, 뇌혈관촬영술, EMG, EEG도 시행한다.

표 8-11 두통 환자를 위한 간호사정

주관적 자료	건강정보	• 과거력: 간질, 암, 최근에 낙상이나 외상, 두개감염, 뇌졸중, 천식 또는 알레르기, 정신장애, 과다 업무, 스트레스, 생리, 운동, 음식, 성생활, 여행, 밝은 불빛, 소음
	건강기능 양상	• 건강인지-건강관리 측면: 긍정적인 가족력, 권태 • 영양-대사: 술, 커피, 초콜릿, 글루타민, 핫도그의 섭취 여부, 오심, 구토, 식욕부진 등의 증상 • 활동: 현기증, 어지러움, 허약, 부전마비 • 휴식: 불면증 • 편두통: 전조, 국한적, 중증, 주기적인 두통, 시각장애, 수명, 현기증 • 집락성: 국한적이면서 중증, 야간 두통 • 긴장형 두통: 양측성, 지속적이면서 둔한, 두개에 접한 부위의 통증, 목 긴장 • 자기인지-자가개념: 우울 • 스트레스 대응: 스트레스, 불안, 안절부절못함, 금단
객관적 자료	일반적 사항	• 불안, 걱정
	피부	• 집락성: 앞이마 발한, 창백, 한쪽 얼굴에만 홍조, 결만염 • 편두통: 일반적인 부종, 창백, 발한
	신경계	• Horner's 징후, 안절부절못함(집락성), 부전마비(편두통)
	근골격계	• 목과 머리 움직임 시 저항감, 목덜미의 저항감
	가능성 있는 요인	• 질병, 기형을 유발시킬 수 있는 사건, 두개내 감염에 대한 영상(CT, MRI, MRA), 두개혈관촬영술, 척추천자, EEG

마. 치료와 간호

① 두통일기

환자에게 음식 섭취, 수면 양상, 스트레스 사건, 생리주기와 같은 두통의 발생을 둘러싸고 있는 사건들을 기록하는 두통일기를 쓰도록 한다. 이는 일기를 통해 두통의 계기가 되는 단서를 알게 됨으로써 앞으로 발생하는 발작을 예방하기 위한 개별화된 간호계획을 세우는 데 도움이 될 수 있다.

두통 발생에 식이는 중요한 계기가 된다고 믿으므로 환자의 두통일기를 통해 식이에서 의심되는 특정 음식들을 제거하고 증상의 재발을 모니터링함으로써 두통의 유발(trigger)을 확인할 수 있다. 공복은 뇌에서 세로토닌의 순환을 증가시키고 세로토닌은 혈관을 확장시켜 두통을 초래할 수 있다. 니코틴도 두통의 발생을 증가시키는 데 관련되므로 환자에게 금연을 권고하고, 금연 프로그램에 의뢰를 하며, 니코틴 껌과 패치의 사용을 금하도록 환자에게 주의를 준다. 고염 섭취는 수분저류를 초래할 수 있는데, 생리시기에 편두통을 경험하는 몇몇 여성에서 문제가 될 수 있다. 편두통으로 고생하는 사람들은 피임약과 편두통의 발생 증가 간의 상관성 때문에 구강피임약을 사용하지 않도록 한다.

② 약물요법

두통의 치료약물은 증상 완화와 예방에 두 가지 범주로 나눈다.

심한 긴장성 두통에 투여하는 약물로는 진통제로 아스피린, 페나세틴, 코데인이 있으며 근육이완제와 정온제 등을 사용하기도 한다.

Promethazine(Phenergan)이나 metoclopramide(Reglan)와 같은 항구토제는 오심과 구토의 관련된 증상을 감소시키기 위해 투약된다.

편두통을 예방하기 위해 차단제(-blocker)와 삼환계 항우울제(tricyclic antidepressant)가 사용된다. 이뇨제는 편두통을 야기시킬 수 있는 수분저류를 예방하기 위해 낮은 농도로 투여될 수 있다.

③ 간호

환자의 사정을 통하여 두통을 유발하는 요인을 발견하고 사정하는 동안 환자의 자가치료 방법을 확인하는 것이 중요하다. 두통의 예방법을 알려주고 두통 환자들의 삶의 방식을 유지하며, 스트레스 상황을 받아들이면서 보다 나은 대처를 할 수 있도록 도와주는 것이 가장 적절한 방법이다. 만성적인 두통은 대체요법이나 보완요법을 사용하기도 하므로 이완술이나 명상, 요가, 마사지 기법 등이 두통을 완화시킬 수 있음을 알려준다. 두통을 완화시킬 수 있는 진통제의 사용은 긴장성 두통이나 편두통 시 두통을 효과적으로 이완시켜 주므로 이완술과 병행해서 사용할 것을 권한다. 이미 두통을 가지고 있는 환자는 조용하고 어두운 방에 누워 수면을 취하는 것이 통증 경감에 효과적이다. 장기간의 두통 완화를 위해 정서적인 갈등 원인을 이해하고 긴장감과 불안을 조성하는 환경을 만들지 않도록 한다. 증상이 급성으로 나타난 경우는 방을 어둡게 하고 머리를 약간 상승시켜 눕히고 진한 커피를 마시게 하는 것도 도움이 된다. 만약 두통 발작이 1주에 1회 이상 자주 나타난다면 예방적 조치로 propranolol, nifedipine, 진하지 않은 커피 등이 도움이 된다.

④ 환자와 가족 교육

두통 환자들은 주로 두통 증상이 다른 심각한 질환으로 인한 증상일 것이라 걱정한다. 간호사는 환자에게 모든 증상과 징후를 정확하게 보고하도록 격려하고, 환자와 가족에게 두통을 예방하고 치료를 돕기 위한 교육을 제공한다. 환자에게 처방된 약물의 작용과 부작용, 정확한 용량, 적절한 투약 방법에 대해 교육한다. 편두통 예방 약물은 규칙적으로 스케줄에 따라 복용해야 하며 두통치료를 위해 처방된 약물은 증상이 있거나 전구증상을 의식하자마자 먹도록 한다. 환자가 자신의 처방약을 노트에 기록하게 하여 과용량으로 인한 사고를 예방하고, 약 먹는 것을 잊지 않도록 한다.

환자들이 두통을 예방하기 위해 식이 변화와 관련된 지도가 필요하다면 환자를 영양사에게 의뢰할 수 있다. 식초, 초콜릿, 양파, 알코올(특히 적포도주), 과다한 카페인이 함유된 음식, 치즈, 발효시킨 음식, 마리네이드에 담근 음식, 글루탐산 소듐, 아스파탐(인공감미료) 등은 두통을 지속시킬 수 있으므로 노출을 피하며 집락성 두통은 저산소증일 때 유발되므로 조심스럽게 환자를 관찰한다. 스트레스로 인한 두통을 예방하기 위해 바이오피드백이나 이완 훈련을 하도록 의뢰할 수 있다.

수막염, 뇌염과 뇌농양은 뇌와 척수의 가장 흔한 감염성 질환이다. 감염은 세균, 바이러스, 진균, 조영제 등이 혈류를 통해 일어난다. 사망률은 약 15%이고 노인에 있어서는 더 높다. 중추신경계로의 감염은 혈류를 통해 원발소로부터 퍼지거나 뇌신경과 척수신경을 따라 전파된다. 회복된 사람의 15% 이상에서 장기적인 신경학적 결함을 보인다.

5) 신경계 건강문제와 대상자 간호

(1) 뇌와 척수의 종양성 장애

가. 뇌종양(Brain tumor, Encephaloma)

① 원인

두개내종양은 신경계에 발생하는 종양 중 가장 흔하고 뇌혈관질환 다음으로 많은 신경학적 문제를 일으킨다. 원발성 두개내종양의 정확한 원인은 아직 밝혀지지 않았으나 신경세포보다는 뇌조직의 지지교세포에서 기원한다. 종양이 자라면서 뇌조직에 침범하여 뇌조직을 대신하고 신경학적 증상을 일으킨다. 뇌종양은 일반적으로 비정상적인 세포의 돌연변이와 세포성장의 상실을 유도하는 세포성장의 유전적 조절 변화에 의한다. 두개내종양에서는 분화의 의미가 적음에도 불구하고 양성과 악성 종양 모두가 발생한다. 뇌종양은 모든 연령층의 사람에서 발견되지만 초기 아동기와 50~70대 성인기에 최고 빈도를 보인다. 아동은 후두와(posterior fossa)의 천막하종양(infratentorial tumor)인 수아세포종(medulloblastoma)이 흔하고, 성인은 다양한 형태의 신경교종(glioma)이 흔하다. 신경교종과 신경종(neuroma)은 남성에게 더 흔하며, 수막종(meningioma)과 뇌하수체종양(pituitary adenoma)은 여성에게 흔하다. 원발성 뇌종양은 뇌가 림프 배액 체계를 갖고 있지 않기 때문에 전신적으로 전이는 드물다.

속발성 종양은 원발 부위에서 전이된 것으로 뇌혈관장벽의 투과성에 변화가 일어나 종양세포가 뇌 속에 들어와 성장한 것이다. 폐와 유방의 일차 병소가 가장 흔하다. 뇌종양은 신경학적 원인에 의한 사망의 2번째 요인이다.

② 뇌종양의 유형

뇌종양은 원래 신경계에서 시작된 원발성 종양과 폐, 유방, 신장 또는 위장계와 같은 신체의 다른 장기에서 전이되어 온 속발성 종양으로 구분되어(표 8-12), 부위에 따른 임상증상은 표 8-13과 같다.

a. 신경교종(Glioma)

원발성으로 전체 원발성 뇌종양의 45%를 차지하며 뇌의 결체조직, 교세포(glial cell)에서 기원한다. 신경교종은 일차적으로 대뇌반구의 조직을 침범하며 피막이 없어 절제하기가 어렵다. 종양은 빠르게 성장하며, 대부분의 사람들은 진단 후 몇 년밖에 살지 못한다. 신경교종은 성상세포종, 상의세포종, 핍지교종, 섬유아세포종으로 나뉜다.

- 성상세포종(astrocytoma): 신경교종 중 빈도가 가장 높으며 흔히 전두엽에 발생한다. 성상세포종에서 grade Ⅰ과 Ⅱ는 양성으로 젊은 사람에서 흔히 발생하며 grade Ⅲ과 Ⅳ는 악성 다형성 교모신경세포종(glioblas-toma multiforme)으로 수술, 화학요법 및 방사선치료를 병행하여도 예후가 불량하다.
- 핍지교종(oligodendroglioma): 핍지교세포는 중추신경계에서 수초를 만드는 세포로 주로 뇌의 백질에 발생하나 전두엽과 두정엽 피질에서도 발생한다. 종양은 천천히 자라서 석회화되며, 호발 연령은 30~50세이다.
- 상의세포종(ependymoma): 상의세포종은 뇌실계에 있는 세포로부터 기원하며, 어느 연령에서나 발생한다.

b. 수막종(Meningioma)

수막종은 모든 원발성 뇌종양의 15%를 차지하며 뇌막에

표 8-12 뇌종양 유형 및 특성

유형			발생조직	특성
원발성	신경교종 (glioma)	성상세포종 (astrocytoma)	지지조직, 신경교세포, 성상세포	낮은 정도에서 중간 정도까지의 악성이다.
		다형성 교종신경세포종 (glioblastoma multoforme)	일차 줄기세포 (stem cell)	고도의 악성이며 침투적이다. 원발성 뇌종양 중 가장 파괴적이다.
		핍지교종 (oligodendroglioma)	핍지교세포 (oligodendrocyte)	양성 피낭(encapsulation), 경화(calcification)
		상의세포종 (ependymoma)	상의세포 (ependymal epithelium)	양성에서 고도의 악성까지 다양하다. 대부분 양성이고 피낭으로 되어 있다.
	수아세포종(medulloblastoma)		일차적 신경외배엽세포 (neuroectodermal cell)	고도로 악성이고 침투적이다. 척수로 전이가 잘되고 뇌에서 멀다.
	뇌막종(meningioma)		뇌막	양성이나 악성인데, 대부분 양성이다.
	청신경초종(Schwannoma)		신경초(myelin sheath)에 발생	뇌의 양측면에서 발생한다. 보통 양성이나 낮은 강도의 악성이다.
	뇌하수체종양(pituitary tumor)		뇌하수체	보통 양성이다.
	혈관종(hemangioblastoma)		뇌혈관	드물지만 양성이고 보통 수술로 치유된다.
	원발성 중추신경계 림프종		림프구	장기 이식과 후천적면역결핍증 환자에서 증가하고 있다.
속발성	전이암		폐, 유방, 신장, 갑상선에서 전이	대개 악성이다.

표 8-13 뇌종양 부위에 따른 임상증상

뇌종양 부위		임상증상
대뇌반구	전두엽(편측)	편측마비, 발작, 기억력장애, 인성과 판단장애, 시력장애, 우세반구 실어증, 전두엽 분리증후군
	전두엽(양측)	편측전두엽종양과 관련된 증상, 실조증
	두정엽	반신감각장애, 사분맹, 국소적 감각경련, 우세반구 실독증, 실서증, 공간장애, 편측 무시
	측두엽	기억장애, 명칭실어증, 감각실어증, 감각운동성 발작, 사분맹, 기시가감(deja vu), 운동실조증, 연하장애
	후두엽	시각장애, 발작
피하질		반신마비, 기타 증상은 종양침투에 따라 다르다.
뇌막		뇌압박과 종양 부위에 따라 증상이 나타난다.
전이암		두통, 두개내압 상승으로 인한 오심과 구토, 기타 증상은 종양 위치에 따라 다르다.
시상 주변		두통, 오심, 시력장애, 유두부종, 두개내압 상승으로 인한 안구진탕증, 요붕증이 일어날 수도 있다.
제4뇌실과 소뇌		두통, 오심, 두개내압 상승으로 인한 유두부종, 실조증, 조정장애
소뇌교각		이명, 현훈, 청력상실
뇌간		기상 시 두통, 기면, 구토, 실조성 걸음걸이, 얼굴근육 쇠약, 청력장애, 연하장애, 구음장애, 사시, 시력장애, 반신부전마비

서 발생한다. 악성은 드물며 어느 연령에나 발생하나 중년층에서 자주 나타나며 증상은 발생 부위에 따라 다양하게 나타난다. 결과도 발생 부위에 따라 다양하며 재발이 잘된다.

c. 뇌하수체종양(Pituitary adenoma)

뇌하수체종양은 뇌종양의 7%를 차지하며 천천히 자라는 양성종양으로 뇌하수체전엽에만 침범하거나 제3뇌실의 바닥까지도 침범할 수 있다. 뇌하수체종양은 증상이 다양하여 진단이 어렵다. 일반적인 조기증상은 시야장애로 양귀쪽 반맹(bitem-poral hemianopsia)이며, 뇌하수체 기능항진이나 기능저하를 동반하기도 한다.

뇌하수체종양은 성장호르몬 과잉 분비 종양, 프로락틴 과잉 분비 종양, 스테로이드호르몬 과잉 분비 종양으로 나누어진다. 성장호르몬 과잉 분비 종양은 성인에서는 말단비대증, 아동에서는 거인증을 초래하며, 프로락틴 과잉 분비 종양에서는 무월경이나 불규칙한 월경, 유즙 분비, 불임, 성욕 감퇴, 성불능 등이 나타난다. 스테로이드호르몬 과잉 분비 종양에서는 부신피질호르몬 분비 증가로 쿠싱증후군이 나타난다.

크기가 작은 뇌하수체종양은 접형동 접근(transsphenoidal approach; TSA) 방법으로 제거할 수 있다. 뇌하수체종양 제거 수술 후에는 항이뇨호르몬의 분비 감소로 인해 일시적인 요붕증이 나타난다.

d. 말초신경세포종

말초신경세포종에는 시신경종, 청신경초종, 삼차신경섬유종 등이 있다. 이 중에 청신경종(acoustic neuroma)은 원발성 뇌종양의 약 7%를 차지하며, 전정신경에 있는 슈반세포에 발생하는 종양으로 악성은 드물지만 종양이 커지게 되면 삼차신경과 안면신경과 같은 구조를 침범하여 신경학적 증상을 일으킨다.

e. 혈관기형종

혈관종과 혈관아세포종의 두 가지가 있다. 혈관종(angioma)은 성인에서 혈관구조가 기형인 것을 말하며, 혈관아세포종(angioblastoma 또는 hemangioblastoma)은 태생기의 혈관아세포에서 발생한 종양으로 발생 빈도는 높지 않으며, 일반적으로 소뇌에 발생하고 증상은 흔히 중년기 초기에 나타난다.

f. 전이성 뇌종양(Metastatic brain tumor)

전이성 뇌종양은 두개내종양의 10%를 차지하고 있다. 신체의 각 부위에 발생하는 모든 악성종양과 육종은 뇌로 전이가 가능하다. 종양의 원발성 부위는 주로 폐와 유방이며, 그 외 소화기계, 갑상선, 방광암, 전립선암, 자궁경부종도 뇌경막 또는 뇌조직으로 전이될 수 있다.

전이성 종양은 어느 연령층에서나 발생하나 흔히 나타나는 연령은 40~70세이다. 대부분의 전이성 종양은 급속히 진행되며 첫 증상이 나타난 후 수개월 이내에 사망하게 된다.

g. 육아종(Granuloma)

육아종은 신경계에 매독감염, 장내기생충감염, 진균감염, 유육종증 그리고 결핵을 앓고 난 후에 발생한다.

③ 병태생리

원발성 뇌종양은 비정상적인 DNA를 갖는 세포 또는 세포군에서 비롯된다. 뇌종양은 크기, 위치, 침습의 정도에 따라 다양한 신경학적 증상을 유발시키며, 종양이 커지면 뇌조직을 침범하고 압박하여 사망의 원인이 될 수 있다. 종양은 뇌공간을 점유하여 뇌부종도 유발한다. 종양이 성장함에 따라 CSF의 부분적 폐쇄를 초래하며, CSF의 축적은 뇌실을 확장시키고 ICP 상승하면 수두증이 발생한다. 종양은 두개내에 어디든지 발생할 수 있으며, 조직학적으로 양성이든, 악성이든 국소적인 뇌조직의 파괴와 두개내압 상승으로 인한 뇌압박과 뇌탈출이 일어나 생명을 잃을 수 있다. 전형적으로 두개내종양의 발생은 서서히 발생하나 예고징후 없이 갑작스럽게 발병하기도 한다.

④ 증상과 징후

뇌종양의 증상은 침범된 뇌의 위치에 따라 다양하게 나타난다. 종양 성장 속도와 증상 발현은 종양조직의 발생 부위, 크기 및 유사분열률에 따라서 달라진다.

뇌종양의 증상 중 두통은 가장 흔한 증상이며 밤에 더 나빠져서 잠을 깬다. 두통은 보통 둔하고 일정하게 나타나나 가끔 주율성 통증(throbbing)이 되기도 한다. 두통은 전두부와 후두부에서 가장 심하다. 발작이 신경교종과 전이성 암에서 흔하게 나타나며, 명백한 원인이 없는 발작은 두개내 종양의 첫 번째 증상일 수 있다.

뇌종양으로 두개내압이 상승하면 연수의 구토중추가 자극받아 오심과 구토가 발생한다. 오심과 구토는 종양 말기에 나타나며, 구토는 음식물과는 관련이 없으므로 오심에 주목해야 한다. 기억력장애, 감정이나 인격 변화를 포함한 인지기능장애가 발생할 수 있다. 특히 전이성 암에서 더 흔하게 발생한다. 근육쇠약, 감각상실, 실어증, 시공간장애, 어지럼증, 현훈도 나타난다.

뇌종양이 커지면 두개내압 상승, 뇌부종, 뇌척수액의 흐름에 장애가 일어나며, 유두부종이 발생한다. 유두부종은 종양이 시신경을 압박하여 눈의 정맥귀환이 폐쇄되어 중심망막동맥의 압력이 증가하기 때문인 것으로 본다.

종양이 있는 부위나 인접 부위의 손상으로 인해 국소증상이 발생한다. 흔한 증상은 감각 및 운동변화, 시각변화, 인지변화, 언어 및 발작 등이다. 증상과 징후의 진행은 종양 발생 부위를 확인할 때 매우 중요하다. 일부 종양은 증상을 나타내지 않는 것도 있지만 대부분의 종양들은 종양 발생 부위와 일치하는 증상을 나타낸다.

⑤ 진단검사

병력사정이 중요하므로 환자와 가족으로부터 병력을 자세히 듣고 철저한 신체검진을 시행한다. 주의 깊은 병력과 신체검진은 뇌종양 발생 부위에 대한 자료를 제공한다. 진단적 절차는 두개내압 상승 환자를 사정하는 것과 유사하다.

CT, MRI, PET, EEG, 핵의학검사, 뇌혈관촬영, SPECT 등으로 다른 질환과 감별한다. CT스캔은 뇌종양과 뇌조직을 둘러싸고 있는 종양의 효과를 진단하고 평가하기 위해 가장 흔히 사용되는 검사이다. MRI와 PET는 민감한 검사 아주 작은 종양까지 찾아낼 수 있고 보다 신뢰성 있는 진단적 정보를 제공한다. PET는 종양의 생화학적 및 생리적 성질을 파악하는 데 이용된다. 종양이 주요 혈관 근처에 있다면 뇌혈류조영술이 시행될 수 있으며, 종양에 영양을 공급하는 혈관에 관한 정보가 필요한 경우에도 검사가 수행될 수 있다. 내분비검사는 원발성 선종이 의심될 때 도움이 된다.

뇌종양의 가장 정확한 진단은 조직검사이며 대부분 수술 시에 시행한다. 도말표본이나 동결절편은 수술장에서 얻어서 1차적으로 조직 유형을 해석하는 데 사용하며, 조직 유형에 따라 수술 범위를 결정한다. 경우에 따라서는 면역화학적 염색이나 전자현미경검사가 진단을 정확하게 하는 데 활용된다. MIB지수, 유사분열률(mitotic ratio) 측정이 종양의 단계를 사정하는 데 도움이 된다.

⑥ 합병증

a. 수두증(Hydrocephalus)

CSF 흐름의 폐쇄는 수두증을 야기할 수 있다. 수두증은 폐쇄성 종양에 의해 발생할 수 있지만, 종양을 제거하는 수술도 수두증의 잠재적인 합병증이다. 뇌실 사이에 폐쇄가 발생하여 CSF가 뇌실계에서 흘러나오지 못하고 뇌와 척수를 흐를 수 없는 상태를 무교통 수두증(noncommunicating hydrocephalus)이라 한다. 한편 시상정맥동에 있는 거미막과립을 통해 CSF가 재흡수되는 것이 방해될 때 교통성 수두증(communicating hydrocephalus)이라 부른다. 이 거미막과립은 CSF의 감염으로 발생된 혈액이나 단백질에 의해 막힐 수 있다.

b. 요붕증과 항이뇨호르몬부적절분비증후군(Diabetes insipidus & Syndrome of inappropriate secretion of anti-diuretic hormone)

뇌하수체 부위의 수술 환자들은 요붕증의 위험이 높은

데, 이는 항이뇨호르몬이 뇌하수체에서 만들어지고 저장되기 때문이다. 수술, 외상 또는 신경학적 질병으로 발생하는 대부분의 뇌부종은 필수적인 수분조절 기전의 미세한 균형을 방해한다.

요붕증은 신장세뇨관에서 물의 재흡수 기능을 하는 ADH가 불충분할 때 발생한다. 희석된 소변이 많이 분비되어 심한 탈수의 위험성이 따른다.

항이뇨호르몬부적절분비증후군(SIADH)은 요붕증과 반대되는 상황으로 두개내 수술, 중추신경계 질환, 시상하부의 손상 또는 다른 다양한 요인에 의한 합병증으로 발생할 수 있다. 이 증후군은 너무 많은 ADH가 분비되어 세뇨관에서 과도한 양의 물을 재흡수하게 한다. 환자의 소변량이 적고 전신에 수분 축적이 발생하며, 수분 축적의 희석 효과로 인해 환자의 혈청 소듐과 삼투압 농도는 낮아진다(표 8-14). SIADH의 치료는 흔히 하루에 1,500mL 이하로 수분을 제한한다. 환자가 정맥수액을 받고 있다면, 소듐을 제공하기 위해 생리식염수가 추가적으로 주입된다.

c. 위궤양(Gastric ulcer)

신경외과 수술 환자는 쿠싱궤양(Cushing ulcer)으로 잘 알려진, 위궤양이 흔히 발생한다. 병태학적 상태는 정확하지 않으나 커다란 스트레스반응으로 생각된다. 또한 수술 후 스테로이드의 사용이 장의 분비를 증가시키고 위자극과 궤양에 영향을 주는 것으로 추측한다.

⑦ 치료와 간호

치료목표는 (1) 종양 유형과 위치를 규명하고, (2) 종양세포를 제거하거나 증상을 완화시키며, (3) 두개내압 상승을 예방하거나 관리하는 것이다.

a. 약물요법

약물요법은 종양치료와 증상관리의 보조적 치료로 뇌종양의 관리에 사용된다. 약물요법은 종양의 종류에 따라 선택적으로 사용하며 외과적으로 종양을 제거한 후, 방사선 치료를 마친 후, 종양이 재발하였을 때 환자에게 병용하여 사용한다.

약물요법은 환자의 나이, 신경학적 상태, 종양의 단계와 종류 및 기대되는 약물요법의 결과를 고려하여 선택해야 한다. 흔히 사용하는 항암제로는 alkylating 제제, 항대사성 물질, 천연물질 등이 있다. 항암제는 정맥내 또는 Ommaya 저장기를 삽입하여 중추신경계 내로 직접 투여하기도 한다.

종양 주변의 뇌부종을 감소시키기 위해 덱사메타손(Decadron)과 같은 부신피질호르몬을 투약한다. 스테로이드 제제를 사용할 때는 소화성 궤양의 위험을 감소시키기 위해 제산제를 같이 투여한다. 두통 해소를 위해 코데인이나 아세트아미노펜을 사용하며 경련을 예방하기 위해 항경

표 8-14 요붕증과 항이뇨호르몬부적절분비증후군의 임상검사 변수와 치료

변수	요붕증	항이뇨호르몬부적절분비증후군
소변 비중	• 1.000~1.005	• 1.030 또는 그 이상
혈청 삼투압 농도	• 높음	• 낮음
혈청 소듐	• 높음	• 낮음
소변 배설량	• 매우 높음	• 낮음
치료	• 수분 보충 • Desmopressin, 0.1~0.4mL 정맥, 매 12~24시간 • Aqeous vasopressin, 5~10 unit, 피하, 매 3~4시간	• 수분 제한 • Furosemide(Lasix) • Demeclocyline, 300mg, 4회/일

련제를 투여한다.

항암제의 부작용으로는 오심, 구토, 설사, 식욕부진 등이 있으며 탈모도 나타난다. 항암제가 구강점막을 자극하므로 구강위생을 철저히 하고 구강염에 의한 불편감을 줄이기 위해 사탕 종류를 빨게 한다. 심한 오심과 구토에는 진토제를 투여하며, 탈수를 예방하기 위해 정맥으로 수액을 공급한다. 골수기능의 저하가 나타나므로 자주 혈액검사로 백혈구 수를 측정하며 특히 감염이 되지 않도록 주의한다.

b. 방사선치료와 방사선수술

방사선치료는 대부분 종양을 외과적으로 절제한 후에 시행되는데, 종양의 외과적 접근이 불가능할 때는 일차적인 치료로서 사용될 수도 있다. 방사선요법의 목적은 종양세포막을 변조시켜 파괴하는 것이다. 전이병소와 수아세포종(medulloblastoma)은 방사선에 가장 반응을 잘 보인다.

근접치료(brachytherapy)는 방사선의 높은 용량을 전달하기 위해 종양 내부에 직접 방사성동위원소를 주입하는 기법이다. 방사선 용량은 보통 50~80Gy를 6~8주 이상 조사하는데 종양의 형태, 위치, 환자의 반응에 따라 방사선의 양을 조절할 수 있다. 방사선을 주입하면 뇌부종과 두개내압 상승이 합병증으로 급격하게 일어나므로 고용량의 코르티코스테로이드를 투여하여 관리한다.

감마나이프의 심부종양을 제거하는 방사선수술 기법으로 비침습적으로 치료하기 위해 사용된다. 방사선 코발트 60이 반구형 헬멧에 뚫린 201개의 시준기(collimator)를 통해 종양이 있는 부위를 집중적으로 방사하는 것이며, 정확도는 0.1mm 내외로 정상 뇌조직에는 방사선 손상을 최소화시킨다.

또 다른 뇌종양의 보조적인 치료는 색전화(embolization)로 신경 방사선적 시술이다. 대부분 수막종에서는 종양에 영양을 공급하는 혈관을 확인하기 위해 뇌혈관조영술을 수행하고 혈류를 차단하는 물질을 삽입함으로써 색전화를 유도한다.

c. 수술

뇌종양의 수술적 제거는 가장 확실한 치료 방법이며, 수술요법은 종양 크기를 줄여 두개내압을 하강시키고 증상을 줄여서 생존율을 높인다. 뇌수술 접근 방식에는 뇌정위적 수술, 개두술, 접형동 접근 수술 방식이 있다.

두개술(craniotomy)은 뇌조직에 접근이 가능하도록 드릴로 두개골에 구멍을 내고 골편을 절개하고 종양 제거 후 골편을 제자리에 덮어 주는 것이며, 부종이 심한 경우 감압을 위해 골편을 떼어내는 것을 두개 절제술(craniectomy)이라 한다.

뇌하수체종양은 경접형동 접근(transsphenoidal approach)으로 제거될 수 있다.

수술치료의 결과는 종양 크기, 형태 그리고 위치에 따라 달라진다. 뇌막종과 핍지교종은 보통 완전하게 제거되나 신경교종과 섬유아세포종은 부분적 제거가 가능하다.

d. 간호

전두엽의 원발성 종양이나 전이암은 행동 및 인격적 변화를 초래한다. 전두엽 병변의 증상은 정서적 통제감의 상실, 혼란, 지남력장애, 기억장애, 우울 등이다. 이러한 행동 변화는 환자와 가족 간의 거리감을 일으킬 수 있으므로 환자의 상태 변화를 가족이 이해하도록 돕는다.

환자가 공격성과 분노를 보이면 환자를 손상으로부터 보호하기 위해 침대난간 사용, 억제대의 판단력이 있는 적용, 침대 가장자리와 침대난간에 패드 적용, 조용하고 확신을 주는 간호사의 태도가 필수적이다.

전두엽과 두정엽 종양으로 일어나는 지각문제는 지남력장애와 혼란을 일으키는 요인이 되므로 환경자극을 최소화하고 일상적인 간호를 수행하며 남아 있는 지남력을 사용하도록 한다.

운동과 감각기능장애는 환자의 일상활동을 방해하므로 운동장애를 관리하고 가능한 한 자가간호를 할 수 있도록 격려한다. 언어장애로 운동언어나 감각언어 실어증이 나타날 수 있다. 의사소통장애는 환자를 좌절시키고 환자의 요구를 충족시켜야 하는 간호사의 능력을 방해하므로 효과적인 환자와 간호사의 의사소통체계를 수립해야 한다.

뇌종양으로 인해 먹는 능력이 떨어지고 식욕상실이나 먹고 싶은 욕구상실로 장애가 나타난다. 환자에게 구강섭취를 권장해야 하나 비위관 또는 총비경구 영양을 하기도 한다.

e. 환자와 가족 교육

뇌종양의 진단은 환자와 가족을 두렵게 하며 환자에게 시행되는 모든 진단과 치료는 대부분 낯선 것이므로 사용되는 기구와 치료 절차, 느린 회복 속도와 재활에 관해 가족 구성원에게 교육한다. 수술 부위 간호와 합병증의 증상과 징후, 약물의 투약법을 설명하고 환자와 가족의 요구를 확인한다. 또한 환자와 가족이 방사선치료와 화학요법을 포함하여 추후 간호를 위한 계획을 알고 이해하도록 하며, 모든 치료와 간호에 예상되는 부작용이나 합병증에 관한 정확한 지식을 갖도록 한다.

f. 노인을 위한 고려

두개내 수술 노인은 수술 전·후로 특별한 간호가 필요하다. 뇌종양으로 인한 결손과 다른 질병으로 인한 결손 간에 구별이 중요하다. 예로, 환자는 뇌줄중이나 정형외과적인 문제와 관련이 기본적으로 허약감을 가질 수 있다. 노인은 근본적인 심장이나 폐기능의 부전을 가질 수 있기 때문에 수술 전 특별한 준비가 요구되며, 수술 후에도 철저한 모니터링이 요구된다. 심각한 의학적 병력을 가진 환자는 집중적인 모니터링을 위해 중환자실에서 좀 더 오랜 시간을 보낼 수 있다.

노인 환자는 수술 후 회복이 더 느려질 수 있다. 심각한 뇌혈관질환을 가진 환자들은 두개내 혈관조작의 결과로 출혈이나 허혈성 뇌졸중의 위험이 더 커진다. 또한 뇌혈관질환은 두개내 수술 동안이나 후에 측부순환을 악화시키고 허혈성 손상의 원인이 될 수 있다. 노인들은 느려진 수술 후 회복 속도로 인해 단기간 동안 재활원에서 체류하는 입원계획이 필요할 수도 있다.

나. 척수종양(Spinal cord tumor)

① 원인

척수종양은 두개내종양보다 발생 빈도가 낮으나 종양의 본태와 기원은 두개내종양과 유사하다. 척수종양이 많이 발생하는 곳은 흉부(50%)이며 연령적으로 젊은 층이나 중년층에서 빈도가 높다.

원발성 종양은 척수나 수막 혹은 둘러싸고 있는 뼈나 혈관에서 발생한다. 성인에서 원발성 종양은 종종 양성이지만 척수를 누르기 때문에 기능상의 중요한 결함을 초래할 수 있다. 원발성 종양의 대부분은 척수외에 위치하며, 척수의 경막내 또는 경막외에 발생한다. 척수내 원발성 종양으로는 성상세포종과 혈관모세포종이 있는데 슈반세포종, 수막종, 신경섬유종이 흔하며 대부분 양성이고, 수술이 가능하며, 조기에 제거하면 영구적인 손상이 생기지 않는다.

전이성 척수종양은 원발성 척수종양보다 더 흔하며 특히 폐나 유방, 전립선에서 전이된다. 대부분의 전이성 종양은 흉수의 경막외 공간에 위치하며 혈관이 많이 분포된 척추체나 척추주변 조직에 영향을 준다. 척추의 미란이 발생할 수 있는데 이는 골절과 척추 불안정의 위험성을 높인다.

② 병태생리

척수종양은 척수압박이나 침습 또는 혈류폐쇄로 인한 허혈로 인해 병리적 변화를 초래한다. 척수 자체의 침윤과 침습은 흔하지 않으나 압력은 척수신경근을 자극하고, 척수를 전위시키고, 관류를 방해하여 허혈과 부종, 뇌척수액 흐름의 폐쇄를 초래한다. 압력과 부종이 동반되면 운동과 감각, 반사의 변화가 발생하고 진전되면 신경학적 결손이 나타난다. 증상은 종양이 영향을 미치는 척수의 수준과 관련된다. 종양의 성장 속도도 중요하며 천천히 성장하는 종양은 진행될 때까지 증상을 보이지 않으나 빠르게 성장하는 종양은 심각한 부종과 조기 증상을 가져온다.

③ 증상과 징후

척수외종양은 척수와신경근이 눌리거나 혈관이 폐쇄되어

증상이 나타난다. 척수압박의 조기증상은 통증, 감각상실, 근육쇠약과 근육소모이다. 점진적인 척수압박 증상으로 경련성 쇠약, 병소 부위 이하의 감각저하 및 반사항진이 나타난다. 심한 척수압박으로 척수가 파괴된 경우에는 하지마비나 사지마비까지도 초래된다. 수내종양은 증상이 좀 더 다양하게 나타나는데 만약에 경수상부가 침범되었으면 경련성 사지마비가 나타나며 감각 변화도 있게 된다.

대부분의 척수종양 환자에게 통증은 첫 증상으로 나타나며, 신경학적 결함은 동반되거나 혹은 나타나지 않는다. 통증은 국소적이거나 척수신경근을 따라 방사될 수 있다. 통증의 강도는 다양하게 나타난다. 감각소실은 압박받는 척수의 정확한 해부학적 위치를 방영하며, 동일한 신경의 분포 지역에 허약과 마비가 동반될 수 있다. 방광, 장, 성기능의 문제가 종종 나타나지만, 요추나 마미의 병변이 아닌 한 통증이나 운동-감각기능의 소실이 먼저 나타난다.

④ 진단검사

척수종양 진단은 병력과 신경학적 검사, 척추 X선촬영, 척수조영술, CT, MRI를 통해 확진을 내릴 수 있다. MRI는 척추체와 척수 내의 종양을 선명하게 보여 준다.

⑤ 치료와 간호

a. 수술과 방사선요법

치료의 목표는 종양의 제거 혹은 조절, 통증 완화, 신경학적 기능의 보존이다. 스테로이드 제제, 주로 덱사메타손(Decadron)이 부종을 줄여 척수의 압박을 완화하기 위해 사용된다. 추가적인 치료는 종양의 타입과 위치, 증상 발현 속도에 따라 다양하다.

외과적 중재는 대부분의 원발성 척수종양에서 선택되는 치료법이다. 전이성 종양의 수술은 척수의 감압과 종양의 부피를 감소시킴으로써 환자의 삶을 증진시키는 데 중점을 둔다. 척수나 신경근의 압박 증세는 조기에 수술할 경우에는 기능이 완전 회복된다. 특히 뇌막종, 지방종, 기타 피낭에 퍼진 조양은 예후가 좋다. 그러나 척수압박과 혈액공급차단으로 인한 척수괴사가 나타나면 수술의 예후가 좋지 않다.

방사선치료는 완전한 외과적 절제가 불가능한 전이성 종양과 침습적으로 성장하는 모든 종양에서 흔히 이용된다. 원발성 종양 부위가 유방이나 전립선인 경우 보조적인 호르몬치료가 효과적일 수 있으나 항암치료는 척수종양의 치료에서 효과가 거의 없는 것으로 알려져 왔다.

b. 간호

부동은 척추가 불안정한 경우 우선시되어야 한다. 부동을 위해 정확한 신체선열로 침상안정을 하거나 혹은 경추칼라나 흉추보조기를 사용한다. 척수종양 환자의 간호에서 우선순위를 차지하는 것은 척수손상 환자와 유사하여, 독립심을 회복하고 합병증을 예방하는 데 초점을 둔다.

c. 환자와 가족 교육

환자와 가족 교육은 환자의 기능결손, 종양의 종류(원발성, 전이성) 그리고 치료계획에 따라 다양하다. 많이 진행된 전이성 척수종양 환자에게는 통증을 성공적으로 다루고 기능의 결손이 삶에 미치는 영향을 최소화하는 데 중점을 둔다. 환자와 가족은 주요한 관심 문제에 대한 광범위한 교육과 지지를 필요로 하므로 환자와 가족의 요구를 사정하여 필요한 지지를 의뢰한다.

다. 말초신경종양(Peripheral nerve tumor)

말초신경종양은 단독 종양으로 발생하거나 다발성 신경섬유종의 형태로 발생한다. 대표적인 말초신경종양이 제8뇌신경암이다. 뇌종양 분류와 국소적 증상을 참조한다.

척수나 뇌신경에 발생하는 다발성 종양은 다른 여러 장기도 침범하는 유전적인 장애로 알려져 있다. 이 질환은 대개 생명에는 위협을 주지 않으므로 정상 활동에 장애를 줄 때만 병소를 외과적으로 절제한다.

(2) 신경계의 외상성 장애

가. 두부 손상(Traumatic head injuries)

① 정의

두개골이나 뇌에 외상으로 초래된 손상으로 정의한다.

원인은 교통사고가 가장 흔하며, 특히 음주운전과 안전벨트를 착용하지 않을 경우 손상이 심하다. 그 외에 낙상, 운동, 젊은 나이와 관련이 있다.

② 병태생리

두부 손상의 발생 기전은 관통상(penetrating injury), 충-반충 손상(Coup-contracoup injury) 또는 가속-감속 손상(acceleration-deceleration injury)으로 설명된다(그림 8-3). 원인에 따라 원발성(primary) 손상과 속발성(secondary) 손상이 있으며 원발성 손상은 충격으로 인한 두개골의 손상 형태에 따라 폐쇄형(closed)과 관통형(penetrating)으로 구분된다. 관통형은 두개 골절을 동반한다. 두개 골절(skull fractures)은 선상골절(linear fracture), 함몰골절(depressed fracture), 기저부 골절(basal skull fracture)로 구분되며, 아동에선 성장성 두개골 골절로 아동 선상골절이 발생하고 수년 후 골절선이 확장되어 개방된다. 개방상처 없이 '멍'이 든 것을 뇌좌상(cerebral contusion)이라 하며, 뇌출혈(cerebral hemorrhage)의 징후를 면밀하게 관찰하여야 한다. 뇌출혈은 부위에 따라 뇌내혈종(ICH), 경막외혈종(EDH), 경막하혈종(SDH)으로 구분되며, 각각 급성(acute), 아급성(subacute), 만성(chronic)의 경과를 나타낼 수 있다. 또한 충격 후 외상성 손상이 없으며, 검사상으로도 변화를 확인할 수 없는 경우를 미만성 손상(diffuse injury)이라 하는데 뇌진탕(cerebral concussion)과 미만성 축삭 손상(diffuse axonal injury; DAI)이 있다.

③ 증상 및 징후

뇌진탕의 경우에는 충격 직후 몸을 잘 가누지 못하거나, 쓰러지면서 의식이 소실되었다가 바로 회복될 수 있으나 '뇌진탕 후 증후군(post-concussion syndrome)'이 있을 땐 3개월에서 1년 이상 지속되는 인지적·신체적·정서적 증상, 즉 기억력장애, 집중력·주의력장애와 함께 두통, 현기증, 이명, 시력장애, 청력 저하, 불안, 우울, 과민 등을 호소하게 되어 지속적인 관리를 요한다. 특히 노인에서 낙상 등으로 뇌진탕 사고가 있은 지 수 주 내지 수개월 후에 만성 경막외

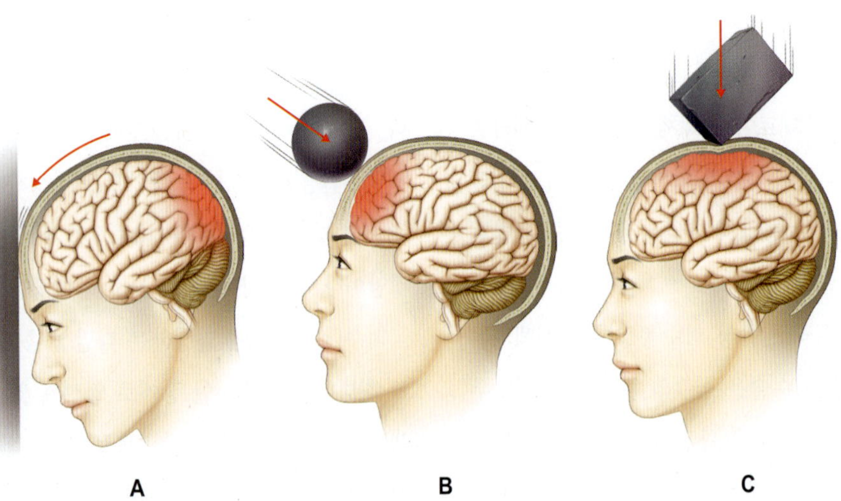

그림 8-3. 두부 손상 발생기전. A, 두개골 골절의 날카로운 손상. B, 대뇌두개경막, 경막하 출혈로 발전할 수 있는 뇌손상 또는 두개골 손상의 일종, 뇌좌상(cerebral contusion)을 의심할 수 있다. C, 뇌손상이 손상 부위와 반대편 충격 쪽에 부과적 손상 초래, 즉 coup와 반대 coup 충격 손상, 뇌실질의 직접적 손상과 부과적 손상이 발생한다.

혈종(EDH)이 나타나 심한 두통, 의식저하, 편마비 등의 증상이 동반될 수 있으므로 주의 깊은 관찰을 요한다. 경막외 혈종(EDH)은 주로 둔기에 의하며 대부분 두개 골절을 동반하므로 매우 위험하다. 미만성 축삭 손상(diffuse axonal injury; DAI)의 경우엔 오랫동안 의식이 회복되지 않기도 한다. 이 경우 뇌 CT로는 원인이 확인되지 않으며, MRI로 뇌 중심 부분의 부종과 출혈을 확인한다. 원발성에서 기저 골절(basal skull fracture)의 경우엔 혈성고실, 즉 중이출혈을 의미하는 고막 뒤 출혈, 유양돌기(mastoid process) 위의 멍('battle's sign'), 눈 주위 점상출혈(periorbital ecchymosis, 'racoon sign')이 나타난다. 뇌신경손상이 있을 때 뒤늦게 시각·청각·후각기능의 변화나 소실이 발생하고 동공의 확장이나 고정, 안면부전마비(facial paresis), 현훈(vertigo), 안구진탕(nystagmus)이 발생할 수 있다. 속발성인 경우 EDH에서 증상과 징후는 뚜렷한데 비교적 혈압이 높은 부위(MCA)에서 출혈이 시작, 급속히 진행하여 ICP의 빠른 상승, 의식 변화, 뇌신경세포로의 산소와 혈류 감소가 있게 되며 천막탈출(tentorial herniation)이 발생할 경우 매우 위험하다. 뇌척수액 유출(CSF leak) 땐 분비물에서 glucose 양성 반응을 보이며, 손상 부위로부터 뇌척수액과 혈액이 흘러나와 베개를 적실 때 'halo sign'이 관찰된다. 활력징후의 변화(Cushing's reflex)로 혈압 상승, 서맥, 호흡이 깊고 불규칙해지며, 동공확장과 심한 경우 발작(seizure), 갑작스런 구토가 발생하며 의식이 저하된다. Cushing's triad는 자동조절 실패를 의미하고 수축기 혈압 상승과 이완기 혈압 저하(맥압 증가), 서맥(bradycardia)이 발생하며, 이때 호흡도 불규칙해진다. 손상 당시 의식소실 후 곧 깨어나 다시 소실되기까지를 의식명료기(lucid interval)라 하며, 지속 시간은 약 15분~수시간으로 EDH에서 상당수(약 10~50%)가 발생하므로 주의 깊은 관찰을 요한다(그림 8-4, 8-5).

④ 진단검사

- CT: 미만성 손상의 경우 확인이 어렵다.
- MRI: 뇌 중심 부분의 부종과 출혈을 확인한다.

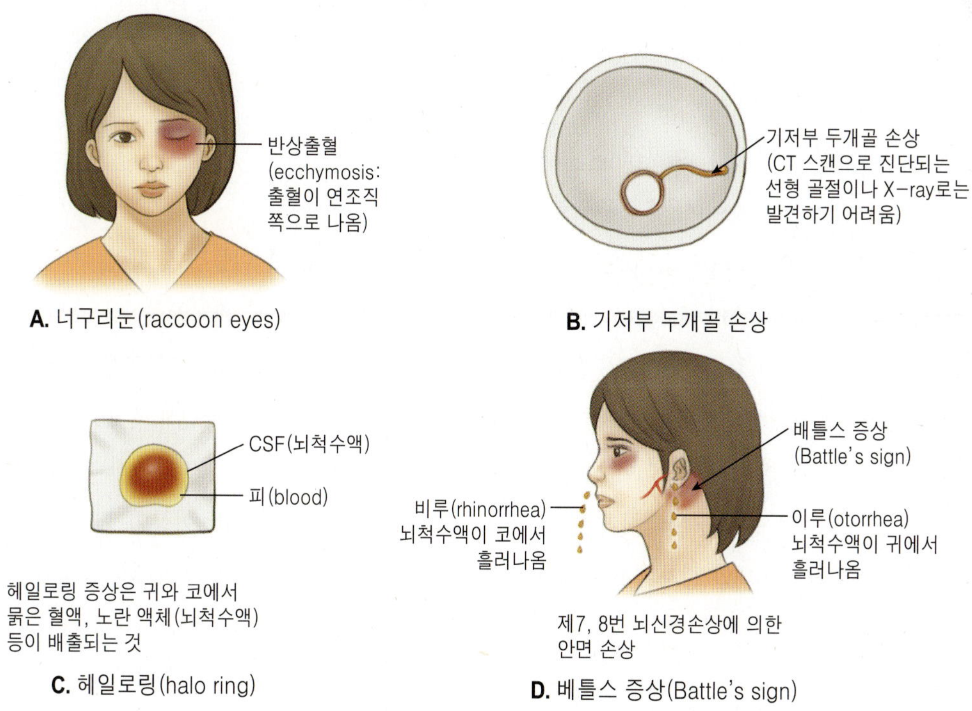

그림 8-4. 뇌손상의 확인. 기저부 두개골 골절(basal skull fracture) 증후 및 증상.

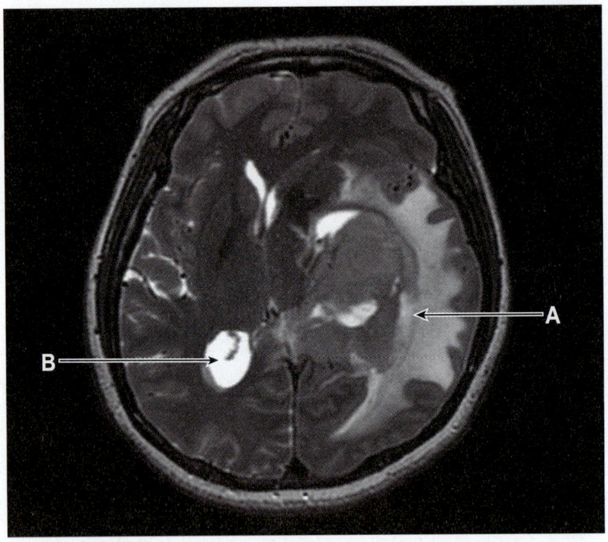

그림 8-5. 뇌의 MRI 영상. A, 뇌부종. B, 뇌혈종.

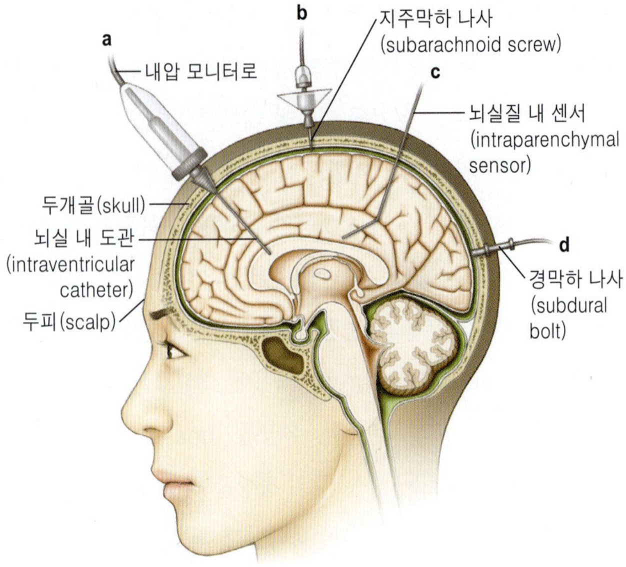

그림 8-6. 뇌내압 모니터. a: 뇌실. b: 지주막. c: 뇌실질. d: 경막하.

⑤ 치료

손상 직후는 기본적으로 ABC에 준하여 관리하며, 특히 뇌관류압(cerebral perfusion pressure)을 유지함과 동시에 두개내압 감소(15mmHg 이하로 유지)를 염두에 두면서 mannitol, lasix의 투여와 함께 Burr hole, EVD 등 감압술(decompression)이 적용된다. I/O를 관찰하면서 뇌대사율과 손상을 감소시키기 위한 관리로서 barbiturate 등 진정제(sadatives)를 투여하고, 저체온요법(hypothermia), 과환기(hyperventilation), 통증관리(morphine 등), steroids(dexamethasone 등)를 적용한다. Steroids를 투여할 경우 제산제(antacid) 병용이 필수이며, 후유증으로 대뇌손상에 따른 미주신경자극(Cushing's ulcer), 요붕증(DI), 손상 후 정신증(Postraumatic psychosis), 신경원성 폐수종(neurogenic pulmomary edema), ARDS 등이 발생할 수 있으므로 각각에 대한 세심한 관찰과 중재가 필요하다. 약 6개월 내지 2년 사이에 발작(seizure)이 발생하는 경우 diazepam(phenytoin)으로 증상을 관리하게 된다(그림 8-6). 그 외는 '의식 변화와 두개내압 증가'에서 구체적으로 기술하고 있다.

⑥ 간호진단

- 기도 개방 유지 불능
- 조직관류 변화
- 체액 불균형의 위험성
- 신체 손상의 위험성
- 사고과정장애
- 가족기능장애

⑦ 간호중재

입과 구강인두의 이물질을 확인, 제거하고 구강과 기관지 흡인을 실시한다. 기저골절이나 수막파열이 있을 경우 비강인두 흡인을 금한다. 조직관류 변화를 감시하기 위하여 GCS 점수를 자주 확인하고, 15mmHg 이하의 두개내압, 38.5℃ 이하의 체온을 유지한다. 소변 배설은 시간당 300mL 이하나 200mL 이상이 되어선 안 될 것이다. 기타 의식 변화와 두개내압 증가에서 기술한 내용에 준한다.

표 8-15 의식 단계별 반응

의식 단계	반응
명료(alert)	• 지남력(시간, 사람, 장소)이 있으며, 시각, 청각, 기타 감각 자극에 적절히 반응하는 경우
혼돈(confusion)	• 외부의 자극 없이 의식상태는 유지되나 인식(awareness)에 장애가 있는 경우
기면(drowsy)	• 외부자극이 없으면 의식상태를 유지하지 못하는 경우 • 통증자극이나 큰소리 등으로 깨울 수 있음
혼미(stupor)	• 비교적 강한 통증이나 심한 자극(예: 흔들어 깨움)으로 깨울 수 있는 경우
반혼수(semicoma)	• 계속 눈을 감고 있으며, 질문에 대답을 못하고 자발적으로 근육을 움직이지 못하는 경우 • 통증자극에 움찔거리는 등 어느 정도 반응
혼수(coma)	• 강한 자극으로도 깨울 수 없는 경우 • 연수기능과 빛에 대한 동공반사는 유지

나. 의식 변화(alteration of consciousness)와 두개내압 증가(increased intracranial pressure)

① 정의

의식(consciousness)이란 깨어 있는 상태에서 자기 자신이나 사물에 대하여 인식하는 작용으로 자신 및 환경을 알고 환경에 반응하는 것으로, 의식 변화는 신경학적 상태 변화를 알리는 가장 유효한 정보가 된다. 두개내압 증가는 혈관성, 세포독성 혹은 간질성 부종으로 인하여 두개 안에 세 가지 요소인 뇌조직, 혈액, 뇌척수액 중 한 가지 이상의 증가가 있을 때 압력이 증가함을 의미하는 것으로 이때 의식에 영향을 줄 수 있다.

의식장애는 대뇌손상의 명백한 증거이며, 빠른 변화는 심각한 신경학적인 문제를 의미한다. 이러한 의식의 변화는 의식수준(level of consciousness; LOC)으로 기술하며 단계적으로 명료 혹은 각성(alert), 혼돈(confusion), 기면 혹은 졸음(drowsiness 혹은 lethargic), 혼미(stupor), 반혼수(semicoma), 혼수(coma)로 구분된다(표 8-15). 의식상태를 객관적으로 평가하기 위하여 글래스고우 혼수척도(Glasgow coma scale; GCS)를 이용하여 눈뜨고, 말하고, 움직이는 정도를 확인한다(표 8-16).

기타 섬망(delirium)이나 지속적 식물인간 상태(persistent vegetative state) 등 의식장애 및 혼수와의 감별이 필요한 경우들이 있다. 섬망은 혼돈과 비슷한 정도의 의식장애 상태로서 환각, 과다활동(hyperactivity), 자율신경계 항진 징후 등 세 가지 특징을 동반한다. 지속적 식물인간 상태는 각성상태(alertness)는 유지되나 인식(awareness)이 전혀 없는 상태로서 주로 저산소성 뇌손상에서 기인한다. 또한 잠김증후군(locked-in syndrome)은 의식에는 손

표 8-16 의식 측정: 글래스고우 혼수척도 (Glasgow coma scale; GCS)

눈뜨기(eye)	• 자발적으로 눈뜸(4) • 부르면 눈뜸(3) • 통증에 눈뜸(2) • 무반응(1)
말하기(verbal)	• 지남력 있음(5) • 혼란됨(4) • 언어가 부적절(3) • 이해할 수 없는 말(2) • 무반응(1)
움직이기(motor)	• 명령에 잘 따름(6) • 통증을 국소화(5) • 통증에 대해 굴곡반응(4) • 통증에 대해 신전반응(3) • 비정상적 신전반응(2) • 무반응(1)

범위: 3<GSC score<15. 8점 이하일 때 심한 장애 의미

상이 없으나 전신마비로 인하여 외부자극에 반응을 하지 못하고 몸의 모든 근육에 마비가 초래된 경우로서 주로 기저동맥혈전증으로 인한 경색으로 뇌교 손상 때 발생하는데, 이때 중뇌는 손상을 받지 않아 외안근 안구운동, 대광반사 등은 정상이다. 또한 뇌 전두엽, 내측시상핵(medial thalamic nuclei) 부위 병변으로 의지상실(abulia), 무관심(apathy)을 나타내는 무동무언증(akinetic mutism)의 경우와 조현병이나 우울증 등 정신과적 장애로 인한 긴장증(catatonia)으로 납굴증(waxy flexibility)이 의식장애와 감별되어야 하는 예이다. 또한 모든 뇌의 기능이 비가역적으로 손상된 뇌사(brain death)의 경우도 의식장애와 혼동될 수 있다.

② 병태생리

두개내 압력은 측정치로 10mmHg(0~135mmH_2O) 이하로 일정하게 유지되며, 이는 기본적으로 'Monro-Kellie 가설'로 설명된다. 'Monro-Kellie 가설'이란 용적의 변화가 없는 두개 안에 채워진 세 가지 구성물인 뇌조직, 혈액, 뇌척수액 중 어떤 구성물의 용적이 증가하면 다른 구성물이 감소하여 두개강내 압력을 안정되게 유지한다는 것이다. 그러나 두부에 직접적인 외상이 있다든지 뇌종양, 뇌지주막하출혈, 고탄산혈증, 저산소혈증, 호흡기계관리, 투약(혈관확장제 마취제, 항고혈압제, 히스타민제 등), 체위, 등장성 근육수축, Valsalva maneuver, 정서적 불안과 해로운 자극 등의 광범위한 원인으로 두개내압이 올라가게 되며, 뇌혈류의 감소와 함께 뇌실질로 들어가는 포도당과 산소가 줄어들어 결국 뇌 전체의 손상(global damage)이 뒤따르게 되고 의식에 영향을 미친다. 무의식의 병태생리는 '망상활성계의 일부에 영향을 주는 장애로 인한 혼수 유발'로서 설명된다. 즉, 종양이나 뇌간에서의 출혈, 대뇌반구의 부종 등 의식을 담당하는 구조의 직접 압박이나 폐쇄가 있을 때, 저산소증과 허혈과 같이 뇌의 대사에 필요한 산소나 포도당의 유효성이 감소하는 경우, 그리고 간으로부터의 독성 노폐물, 신장질환, 수막염, 약물 과용 등의 경우와 같이 망상활성계 구조에 대한 물질의 독성 효과로 무의식이 발생할 수 있다(그림 8-7).

③ 증상 및 징후

뇌손상에 따른 변화는 급성과 만성으로 구분할 수 있다. 급성의 경우 의식장애, 동공의 산대와 대광반사 저하, 시각장애, 운동기능장애, 참기 힘든 두통이 발생하며, 만성의 경우 우선 활력징후의 변화가 발생, 혈압이 상승하고 맥박이 감소하며 손상 부위로 인한 호흡 변화, 뇌관류압 증대를 위한 Cushing 반응으로 수축기압 증가와 맥압 증가, 서맥이 발생하는데 이를 Cushing triad라 한다. 또한 보상 기간 후 고열이 있으며, 그 외에 외전(향)신경마비로 복시를 호소하기도 하고 유두부종, 구토가 발생한다.

④ 진단검사

정확한 원인을 찾을 때까지 환자의 생명을 살리는 것이 가장 중요하다. 응급관리에 준하여 ABC순으로 접근을 하되 수분 내에 활력징후, 안저검사, brain CT 경부강직 등을 확인하여야 한다.

a. 병력청취

원인을 찾기 위하여 의식장애가 진행된 속도, 이전의 발생

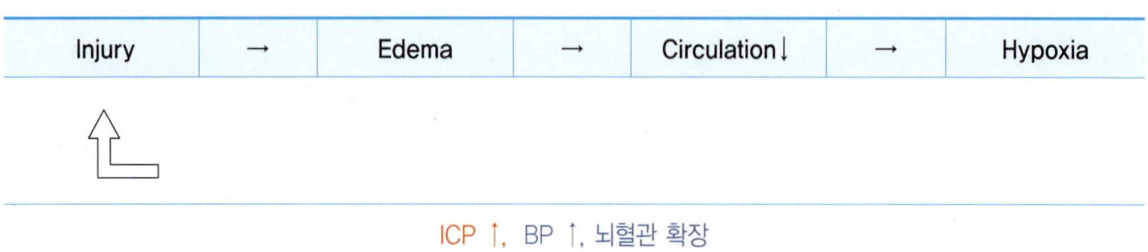

그림 8-7. 손상 후 과정.

여부, 의식장애 전 발생한 증상(예: 혼동, 마비, 두통, 열, 경련, 어지럼증, 복시, 구토 등), 현재 투약 중인 약, 다른 내과적 문제(예: 만성 간질환, 신질환, 폐질환, 심장질환 등) 여부 등을 확인한다.

b. 신체검진

활력징후가 매우 중요하다. 즉, 고열의 경우 감염성 질환(패혈증, 세균성 뇌막염, 뇌염, 열사병 등), 저체온증의 경우 약물중독(음주, 수면제) 혹은 갑상선기능저하증, 빈호흡의 경우 산독증 및 폐렴, 불규칙한 호흡의 경우 뇌줄기(brain stem)이상, 혈압 상승의 경우 ICP 증가나 고혈압성 뇌병증, 혈압 저하의 경우 약물중독이나 심근경색증, 패혈증, 갑상선기능저하증 등을 의심할 수 있다.

c. 신경학적 검사

우선 전반적인 모습을 관찰한다. 특히 팔·다리 마비, 근육경련, asterixis, 강직 등의 유·무를 확인하고 의식수준을 평가하며, 뇌줄기반사에 해당하는 동공 크기 및 빛반사와 안구운동을 확인한다. 그 외에 호흡 양상을 관찰하며 혈액검사, 뇌파검사, 신경영상검사, 뇌척수액검사를 실시한다.

⑤ 치료

두개내압이 상승한 환자에 대한 치료적 관리는 우선 일반적 지지법(general supportive measure)과 함께 삼투성 제제(osmotic agent) 및 이뇨제 (diuretics) 투여, 진정제(barbiturate, thiopental sodium), steroid, 과환기(hyperventilation), 가압요법(pressor therapy)을 적용하게 되며 이상의 방법에 반응이 낮을 경우 이차적 방법으로 고용량의 진정제, 집중적 과환기요법, 저체온요법, 수술 등을 고려하게 된다. 일반적 지지 방법엔 정상 범위의 혈압, PaO_2(100mmHg), 체온, 수분과 전해질 균형을 유지하고 머리 쪽을 상승시켜 정맥울혈과 뇌부종을 감소시키도록 한다. 또한 진정시킴으로써(sedation) 통증과 불안으로 인한 두개내압 상승을 방지하도록 한다.

삼투성 제제(osmotic agent)로서 mannitol은 뇌와 혈장 사이에 osmotic gradient로 작용, 투여 후 15~30분에 뇌조직의 수분이 혈장으로 이동할 수 있도록 신속히 혈관을 확장시켜 결국 뇌와 혈장 사이에 혈액 점도가 낮아지고 뇌로 가는 혈류와 산소가 증대된다. 그러나 갑자기 중단할 때 반동현상으로 osmotic gradient의 소실과 함께 mannitol이 BBB를 통과하는 역전현상이 일어나 혈장액이 다시 뇌조직 안으로 들어가고 두개강내압이 올라가 사망할 수 있다. 이뇨제(furosemide)를 함께 사용하게 되면 osmotic gradient를 형성하여 두개내압을 더 낮출 수 있다. Glycerol을 사용하는 경우는 mannitol보다 두개내압을 감소시키는 효과는 떨어지나 열량이 높고 구강이나 비위관을 통해서도 투여할 수 있다는 장점이 있다. 또한 mannitol에 반응하지 않고 요독증(uremia)을 보이는 경우 hypertonic saline을 투여하기도 한다.

진정제(barbiturate)는 두개내압 항진에서 심혈관순환이 안정적일 때 선택하게 되며, 세포막의 안정화, 뇌대사율 감소, 뇌혈류 감소, 마취 효과, 세포막 폐쇄 효과, 유리기 제거제(gree radical scavenger)의 역할을 기대하며 허혈성 뇌병변에 광범위하게 이용된다. 그러나 심한 저혈압, 심근수축력의 감소, 저체온, 대사성 산증, 반동성 두개내압 상승 등의 위험이 있다.

Steroid는 세포막을 안정시키고 BBB 기능을 회복시키면서 혈관인성 부종(vasogenic edema)을 낮춘다. 그러나 뇌종양이나 뇌농양으로 인한 혈관인성 부종에만 효과가 있으며 뇌졸중과 외상에서는 사용하지 않고 중증 뇌손상의 경우 두개내압 조절에는 효과가 적다. 투여 시 부작용으로 위장관출혈, 고혈당 등이 발생할 수 있어 주의관찰을 요한다.

저체온요법은 혼수상태인 환자를 32~34℃의 저체온 상태로 24~48시간 동안 유지하여 뇌손상을 감소시키는 방법으로, 체온을 낮추면 뇌손상을 일으키는 신경전달물질의 생성과 분비를 억제하고 혈액-뇌 장벽(BBB) 보호, ATP의 보전, 미세혈류 개선, 뇌압 감소 등의 효과로 이차적인 신경손상을 예방한다고 알려져 있다. 저체온요법의 방법은 외부냉각법과 내부냉각법으로 구분되어 각각 또는 함께 사용한다. 외부냉각법은 얼음주머니나 담요 등으로 환자의 전신을 덮어 체온을 떨어뜨리는 방법이며, 내부냉각법은 환자의 혈액 내에 직접 찬 액체를 주입하거나 냉각도자를 삽입하여 저체온을 유도하는 방법이다.

과환기(hyperventilation)는 $PaCO_2$를 낮추어 뇌혈관 수축과 뇌혈량 감소를 유도하여 수분 내에 두개내압을 낮추는 데 효과적이다. $PaCO_2$를 30~35mmHg로 유지하며, 기관내 삽관 상태에서 시행한다. 가압요법(pressor therapy)은 강심제를 이용하여 뇌확산압을 60mmHg 이상으로 유지하는 것이다.

이상의 보존적 방법으로 효과적인 관리가 안 될 경우에는 원인에 따른 외과적 관리를 고려한다. 방법은 감압술(decopmressiom)로서 두개골 절제술(Craniectomy), 뇌실외 배액술(EVD), 뇌실복강 단락술(shunt)이 적용된다.

⑥ 간호진단

- 기도 개방 유지 불능
- 조직관류 변화
- 피부 손상 위험성
- 자가간호 결핍
- 신체 손상 위험성
- 가족의 비효율적 대응

⑦ 간호중재

뇌척수액이 정맥으로 흡수가 잘되도록 침상머리 쪽을 30° 정도 올려 주고, 손상 초기에 1시간마다 신경학적 상태를 감시하며, 의미 있는 변화를 확인하고 보고한다. 편마비가 있을 경우 손상받지 않은 쪽으로 측위나 반측위를 취하도록 한다. 엎드리기나 목의 굴곡, 고관절의 굴곡을 금하며, 욕창을 예방하기 위하여 2시간마다 자세 변경과 피부간호를 실시하고, 두개내압 상승을 막기 위한 과도호흡을 유도할 경우 호흡수, 호흡 양상, 호흡음을 주의 깊게 관찰한다. 동시에 환자가 숨쉴 때 보조근육을 사용하거나 불안해하지는 않는지, 청색증은 없는지 등의 저산소 징후를 확인한다. 두개내압 상승을 방지하기 위하여 기도흡인을 할 때는 흡인 전·후에 100% 산소를 제공하고 과도호흡을 하도록 한다. 혈압은 뇌관류압이 60~70mmHg가 유지되도록 조절하며, 체온은 저체온을 유지하여 뇌의 당대사 및 산소대사가 줄어들 수 있도록 한다. 저체온요법 때는 중증도의 저체온 상태에서 발생하는 심각한 합병증을 유발하지는 않으나 오한, 부정맥, 폐렴 및 패혈증 등의 면역기능 저하, 응고장애, 각종 전해질 및 대사장애가 발생할 수 있으므로 지속적인 모니터링과 함께 주의 깊은 관찰이 필요하다.

발작이 일어날 경우 뇌혈류량과 두개내압이 상승되므로 이를 조절하기 위하여 처방된 항경련제를 확인하고 발작과 관련한 간호중재를 적용한다.

두개내압 상승 환자에게 일반적으로 적용하는 약물요법과 약효를 요약하면 다음과 같다.

- Mannitol: 삼투성 이뇨제, 뇌부종 완화
- Corticosteroids(dexamethasone): 뇌부종 완화, 제산제 병행 투여
- Furosemide: 신장에서 수분 재흡수 억제
- Barbiturate: 뇌조직 내 혈관수축과 뇌혈류량 감소
- Morphine 혹은 barbiturate: 근육 이완 및 진정, 기침·긴장·Valsala's maneuver 예방.

4시간마다 운동과 감각수준을 사정하고 하루 한 번씩 목욕하며 4시간마다 능동 및 수동 관절운동을 시행한다. 장 프로그램을 조기에 실시하며, 도뇨관 간호를 제공한다. 두개내압 측정도구를 적절히 유지하고 정확히 측정하며, 체온 상승에 대한 관리 및 흥분과 과활동을 예방하도록 한다. 가족 간 정확하고도 원활한 의사소통을 돕고, 가족을 지지하며 교육하고, 현실적인 계획을 세울 수 있도록 도우며 또한 지역사회의 자원에 대한 정보 제공과 연계를 돕는다.

다. 척수손상(Spinal injuries)

① 정의

척수손상이란 어떤 원인에 의해 척추 내지 척수 주위 구

조물의 손상이 있거나 척수신경 자체의 손상이 있어 운동기능장애 및 감각기능장애 등 문제가 생기는 것을 의미한다. 손상의 원인에 따라 외상성 손상과 비외상성 손상으로 구분되며, 외상성 손상이 70%가량으로 교통사고로 인한 편타증후군(whiplash injuries)이 약 50%, 산업재해 등으로 인한 추락이 15%가량 차지하며, 그 외에 다이빙이나 수상스키, 체조 등 다양한 운동성 손상(sports injury)과 총기 및 흉기 사고 등으로 인한다. 외상은 비교적 젊은 나이인 40세 이전에서 발생하며 척추의 과굴곡(hyperflexion), 과신전(hyperextension), 압박(compression), 회전(rotation), 관통(penetrating), 다발성 골절(multiple fracture)과 같은 구조적 변화가 발생한다(그림 8-8). 비외상성은 질병에 의한 것으로 주로 40세 이후에 발생하며 결핵성 척추(TB spine)나 기타 척수질환에서 진행된다. 부위는 경추가 절반가량이며, 그 다음 흉추, 요추 및 천추의 순으로 발생한다.

척수손상은 해부학적으로 척수 높이에 따라 구분하며, 손상 정도에 따라 완전손상(complete injury)과 불완전손상(incomplete injury)으로 구분한다(표 8-17). 완전손상은 손상 부위 이하의 운동 및 감각기능이 완전히 소실된 완전마비 상태로서 예후가 불량하며, 불완전손상은 손상 부위 이하에 운동이나 감각기능이 조금이라도 남아 있는 불완전마비 상태로 적절한 관리를 할 때 호전되는 경우가 많다.

② 병태생리

a. 일차 손상(Primary injury)과 이차 손상(secondary injury)

일차 손상은 척수의 직접손상 그 자체로서 축삭의 물질적 파괴를 의미하며 이후의 치료에도 불구하고 변화시킬 수 없다. 이차 손상은 초기 손상 후 발생하는 진행성 손상으로 척수의 압박손상 후에 발생하는 손상으로 부종, 허혈, 저산소

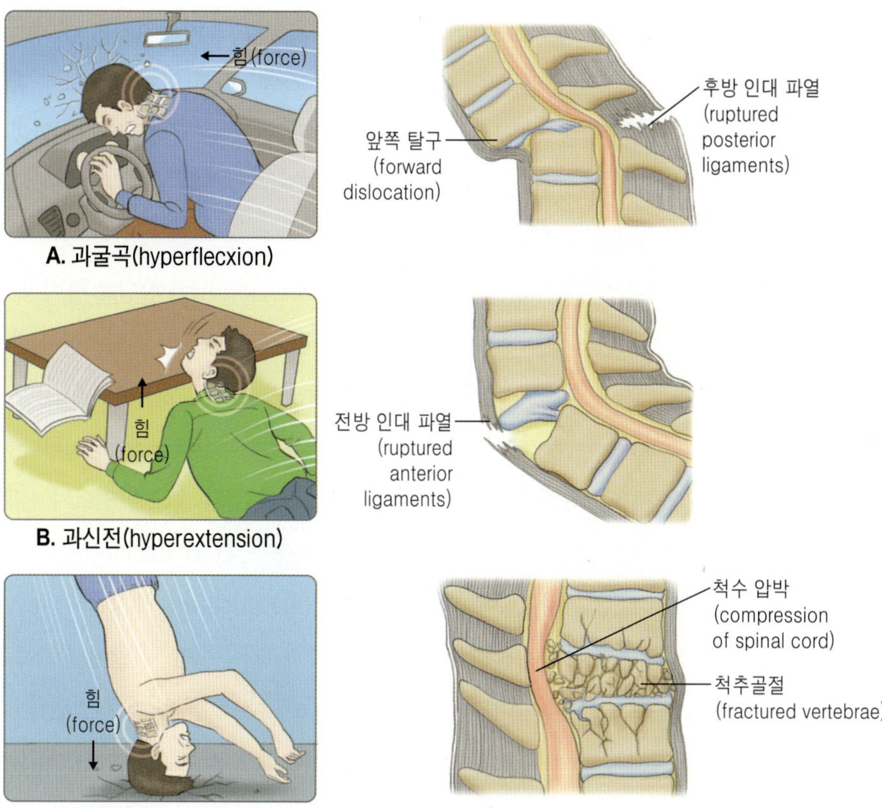

그림 8-8. 척수손상의 발생.

표 8-17 척수손상의 분류(Classification of SCI)

등급	손상 정도	(손상 부위 이하의) 기능
A	완전손상(complete)	손상 부위 이하의 모든 운동과 감각기능 상실
B	불완전손상(incomplete)	운동기능은 완전 마비, 감각만 있음
C	불완전손상(incomplete)	운동기능은 남아 있으나 기능적이지 못함
D	불완전손상(incomplete)	남아 있는 운동기능이 기능적
E	Normal	모든 운동과 감각기능이 정상적으로 회복된 상태

출처: ASIA(American Spinal Cord Injury Association)

증, 미세출혈 등이 발생한다. 이는 손상 정도와 관리에 따라 결과가 매우 달라지므로 임상적으로 중요한 의미를 갖는다. 따라서 척수손상 초기의 관리는 매우 중요하다.

이차 손상의 기전은 생화학적 변화에 따른 혈액역동학적 변화로 4~8시간에 국소괴사가 시작되어 손상 부위 위·아래로 괴사가 진행되는데 24시간에 최고에 달했다가 이후 약화된다. 이때 출혈 및 혈관의 자가조절장애로 인한 허혈과 혈관수축, 혈전형성과 조직괴사, 신경인성 쇼크(neurogenic shock)가 발생한다. 생화학적으로는 세포내 Ca^{++}, 세포외 K^{+}, Na^{+} osmolarity의 증가, 신경전달물질인 serotonin, cathecholamine 등의 축적, arachidonic acid 유리, free radical 생성, endogenous opioids 생산, 부종, 염증 등이 진행된다. 이후의 경과는 손상의 위치와 정도에 따라 다양하다.

③ 증상 및 징후

척수 부위와 손상 정도에 따라 다양하다. 완전손상 때엔 회복 가능성이 거의 없으나 불완전손상일 경우 적절한 관리에 따라 상당한 호전을 보일 수 있다. 경추나 상위흉추 골절 등으로 인한 척수손상 때 늑간신경의 마비로 흉곽이 팽창하지 못해 호흡곤란이 발생하며, 경수 윗부분 손상 땐 매우 심한 호흡곤란으로 응급실에 도착하기 전에 사망할 수 있다. 경수손상 후 초기사망의 원인은 대부분 호흡문제라고 볼 수 있다. 척수손상 초기를 척수 쇼크(spinal shock) 시기라 하여 경수손상의 경우 혈압, 맥박, 호흡, 체온이 모두 떨어진다. 상부 흉수손상의 경우에도 일시적으로 혈압이 떨어진다. 척수 쇼크 시기는 손상 후 약 1~6주간이 되나 때로는 약 3개월간 지속되기도 한다. 이러한 반응은 손상 부위 이하 척수 기능의 생리적 반사가 압박되는 데에 따른 이완성 마비(flaccid paralysis)로, 손상 위치에 따라 사지마비(quadriplegia)나 하반신마비(paraplegia)가 발생한다.

경추손상의 경우 사지마비, 흉추나 요추 손상 때는 하반신마비가 발생하며 마비의 정도에 따라 완전마비와 불완전마비로 구분된다. 척수 쇼크 시기 이후 계속운동과 감각손실, 혈관-운동반응(Vaso-motor response) 손실, 성기능 저하, 기능적 수준의 감소가 발생하고, 척수반사기능(spinal reflex activity) 상실로 마비성 장폐색(paralytic ileus) 혹은 장과 방광의 긴장소실이 발생하며 고유수용성 반사기능(proprioreceptive reflex)이 감소되어 통증, 온도, 접촉, 압력에 대한 감각이 상실된다. 심장의 부교감신경 자극 미주신경 전달 속도가 떨어져 서맥이 발생하며, 혈압 하강, 혈관운동 긴장(vasomotor tone) 감소, 하지의 정맥저류(venous pooling), 내장순환 감소 등과 관계가 있다. 덥고 건조한 피부, 오한 및 발한 감소로 변온증(poikilothermia) 등 체온조절능력이 감소된다. 이완성 마비가 지나면 근경련과 함께 심한 통증이 동반되는 반사성 혹은 경련성 마비(reflexic or spastic paralysis)가 발생한다. 이는 추위, 오래 앉기, 정서자극, 감염 등의 경우 악화된다.

T_6 이상 손상 때는 교감신경계의 손상으로 부교감신경계 자극에 대한 길항작용이 소실되어 자율신경반사이상(autonomic dysreflexia)이 생기게 된다. 이때는 방광팽창, 분변매복, 욕창 그리고 요로감염 등 불쾌한 자극 등으로 인하여 교감신경반사가 증가하면서 갑자기 혈압이 떨어지고 서맥과 두통이 발생한다. 손상 수준 위로는 얼굴과 상부흉곽의 홍조가, 동시에 아래로는 사지의 창백이 발생하며, 경추손상을 입은 남자에선 음경지속발기(priapism)가 나타난다. 또한 손상 수준 위로는 발한, 아래로는 피부가 건조하다. 불안감, 비충혈, 동공확대, 시야혼탁 등의 발생은 응급상황으로 방치할 경우 합병증으로 뇌졸중(stroke), 시력장애, 발작(seizure), 심방세동(AF)이 발생하여 사망에 이를 수도 있다. 자율신경반사항진을 자극하는 요인들은 고환염좌, 부고환염, 고환에의 압력 증가, 성행위, 자궁수축, 질검사, 직장검사, 관장 등에 의한 직장팽창, 복부 수술, 급성 복부질환, 추위나 더위에 오랜 시간 노출, 꽉 끼이는 옷이나 신발, 저혈압 등 다양하다.

척수손상 후 방광기능의 변화를 신경인성 방광(neurogenic bladder)이라 한다. 이완성 마비와 동반될 때는 무반사성(areflexic) 혹은 이완성 방광(flaccid bladder)이라 하며, 경련성 마비와 동반될 때는 경직성(spastic) 혹은 반사성 방광(reflexic bladder)이라 한다. 과도반사 이후 회복을 의미하는 완화지표(resolving indicators)로 바빈스키반사(Barbinski's reflex), 항문반사, 구해면체반사(bullbocavernous reflex) 그리고 남자의 경우 발기반사(erection reflex)가 서서히 회복된다. 손상 후 예후는 신경학적 예후와 기능적 예후로 구분되며, 신경학적 예후는 운동기능이나 감각기능이 호전되는 독립적 생활을 성취하는 것이며, 기능적 예후는 현재 장애 상태에서 최대한 기능을 유지함을 의미한다. 불완전손상 때 다양한 증후가 발생하는 척수증후군(spinal cord syndromes)은 중심척수증후군(central cord syndrome), 전방척수증후군(anterior cord syndrome), 후방척수증후군(posterior cord syndrome), 측방척수증후군(Brown Séquard syndrome=hemi-cord syndrome), 척수원추증후군(conus medullaris syndrome), 마미(총)증후군(cauda equina syndrome)으로 구분된다(그림 8-9~8-11, 표 8-18).

④ 진단검사

우선 병력조사가 매우 중요하다. 환자와 주변사람들로부터 손상 당시 상황과 병력에 대해 충분히 듣는 것이 중요하다. 진단을 위한 검사로는 X선촬영, myelogram, CT, MRI가 있다.

⑤ 치료

a. 손상 직후 척수 쇼크 기간

외상성 척수손상 직후 우선 손상이 발생한 장소에서 이동시킬 때 척추선열이 흐트러지지 않도록 주의한다. 손상 부위의 안정화(immobilization)를 위하여 앙아위를 유지하고 모래주머니나 베개를 양쪽에 대어 주어 선열을 유지할 수 있도록 한다. 경추손상의 경우 앙와위와 두부 견인이나 Philadelphia collar 등을 적용한다. 주머니 안에 단단한 물건이 있을 경우 손상 부위를 압박할 수 있으므로 제거한다. 생명유지와 함께 다른 부위의 골절 및 탈구, 두부 손상, 복부 손상 등으로 인한 합병증의 발생을 고려하면서 호흡과 맥박 등 활력징후(vital sign)를 정상으로 유지하기 위한 처치가 시행된다. 경수나 상부흉수 손상으로 인하여 혈압이 떨어져 척수 쇼크 상태로 되는 경우, 특히 맥박이 분당 40회 이하로 떨어지는 경우 심장마비가 올 수 있으므로 아트로핀(atropine) 투여 등의 응급조치를 취하며, 다리에 탄력스타킹을 신기고 다리를 들어 올리며 혈관수축제로 혈압을 안정시킨다. 외상성 척수손상에서는 상당수가 여러 장기의 손상이 동반되므로 출혈성 쇼크나 장기 손상 여부를 확인하여야 한다. 출혈로 인한 저혈량성 쇼크의 경우 IV를 통한 수화(hydration)와 굴곡되는 척추 부위가 없도록 편평한 침대(flat bed)에서 머리 쪽을 낮추고 정맥귀환을 촉진하기 위하여 사지와 복부에 바인더를 적용한다. 경추나 상위흉추 골절, 경수 윗부분 손상 등으로 심한 호흡곤란 소견이

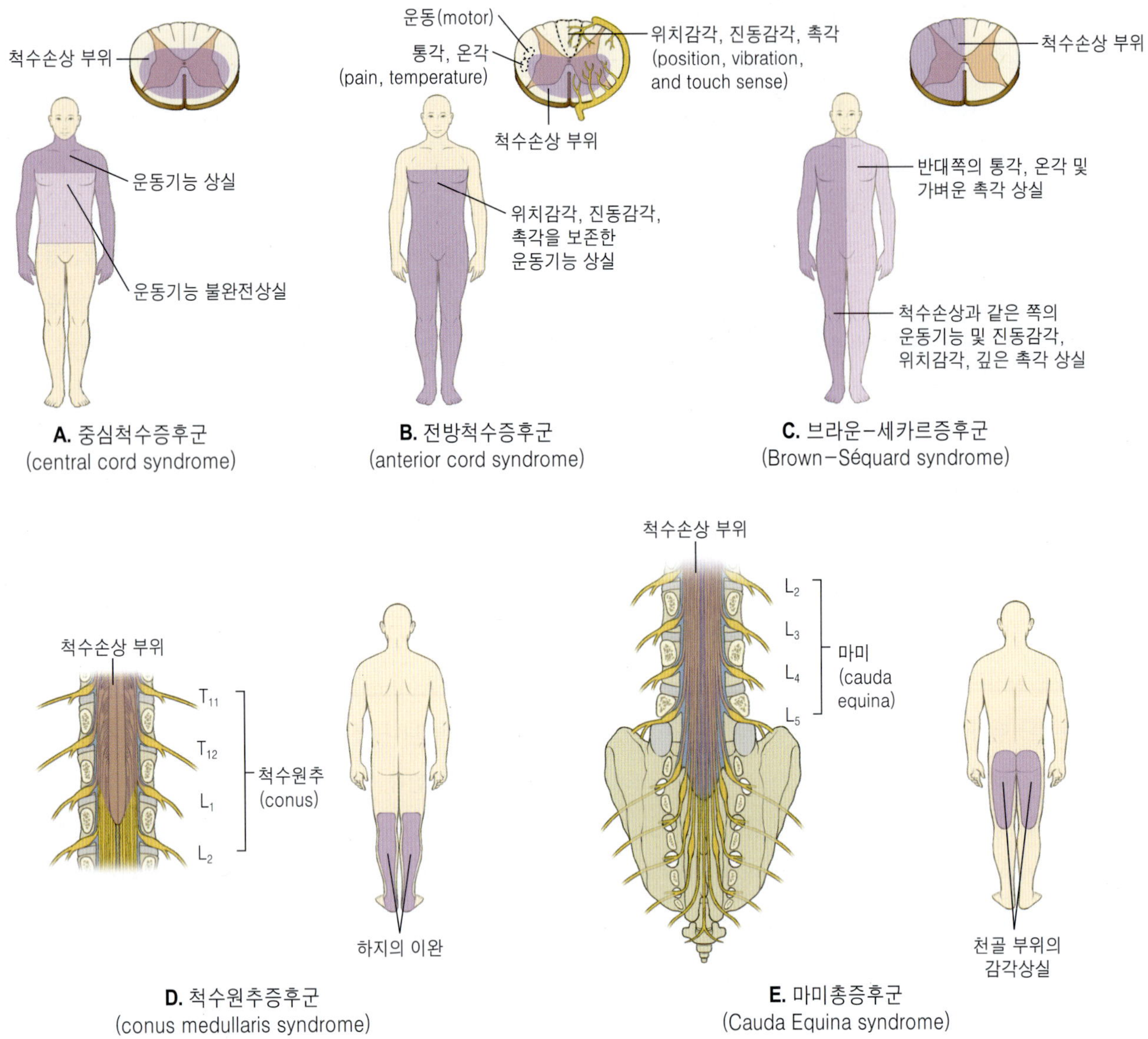

그림 8-9. 척수증후군(spinal cord syndromes).

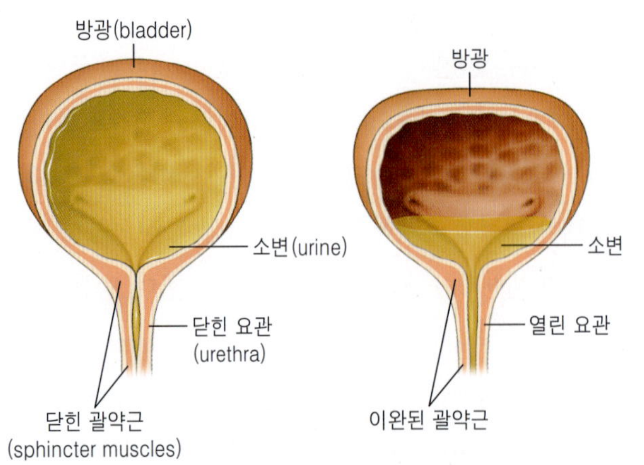

그림 8-10. 요실금(urinary incontinence).

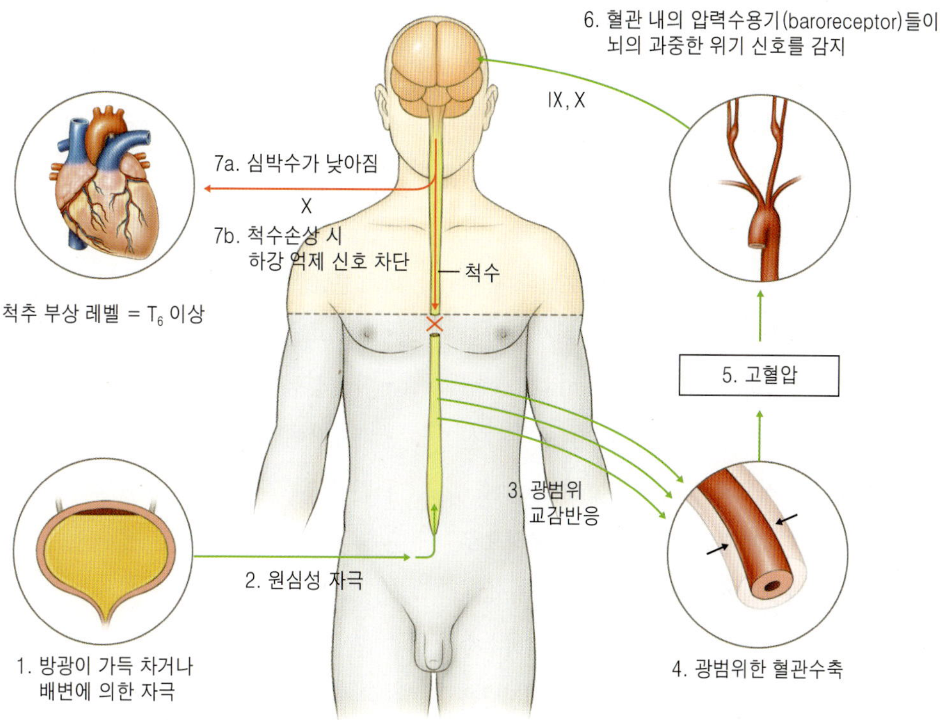

그림 8-11. 척수손상 후의 자율신경반사이상 발생.

표 8-18 척수증후군(spinal cord syndromes)

중심척수증후군 (central cord syndrome)	가장 흔한 형태. 경추의 전방 탈구, 과신전 손상으로 발생. 노년층에서 퇴행성 변화로 인하여 추체 후면에 골극이 있는 경추부에서, 과신전 손상 때 흔히 발생. 중심회백질 전방의 골극과 후방 황색인대에 의한 압박. 상지에서 이완성 하운동신경원 마비, 백질의 중심성 척수시상 및 추체로의 손상으로 하지에서 강직성 상운동신경원 마비 발생. 천추로는 척수의 가장 주변에 있어 손상이 없어 항문주위조직과 항문괄약근의 조절기능이 보존되고 사지마비 발생. 예후는 양호한 편. 약 1/2 사례에서 체간과 하지의 운동 및 감각 기능 회복 가능하나 중심성 회백질의 파괴로 상지기능 회복은 불가능. 강직성이지만 보행 가능하고 대변과 소변 조절 가능하나 영구적인 수부 마비 초래
전방척수증후군 (anterior cord syndrome)	척추의 압박 및 과굴곡 손상으로 골편이나 추간판이 뒤로 이동, 전방척수동맥과 전방척수 압박으로 발생. 척수전각세포의 기능상실로 완전한 운동신경, 통증, 온도감각신경마비 발생. 후색과 후각세포는 남아 심부감각, 가벼운 촉각, 고유수용 감각기능 가능. 증상 발현 후 24시간 이내에 회음부 통증과 온도감각신경이 돌아올 경우 회복 가능(약 10~15% 사례), 대부분 심부 압박감각만 남고 운동신경은 영구적으로 마비
후방척수증후군 (posterior cord syndrome)	신전 손상 때 척수후색 손상. 심부감각, 고유수용체감각, 진동감각 소실. 운동신경, 통각, 온도감각 보존. 드문 사례. 예후는 양호
측방척수증후군 (Brown Séquard syndrome=hemi-cord syndrome)	한쪽 척추궁과 척추경 골절, 관통상, 척추의 회전 손상 등으로 발생. 척수의 한 측면만 손상, 편측운동신경 마비와 한측 통각과 온도감각이 소실. 예후는 좋은 편. 90% 이상에서 방광 및 대장 조절 기능 회복 및 보행 가능
척수원추증후군 (Conus Medullaris syndrome)	비반사성 방광을 특징으로 함. T_{11}~L_2 사이 손상 때. 회음부 이완성 마비, 방광 및 항문 주위 근력 소실. 구해면체 반사 및 항문 주위 반사 소실. $L_{1\sim4}$의 신경근은 보존되기도 함
마미(총)증후군 (Cauda Equina syndrome)	척수증후군은 아니지만 완전 마미증후군의 경우 방광, 장, 하지의 비반사성 반응이 모두 소실. 마미총은 말초신경이므로 초기 완전마비 상태에서 신경근회복 가능. 대부분의 경우 불완전마비 초래

발생할 경우 기관삽입(intubation), 기관절개술(tracheostomy), 인공호흡기 적용 등으로 산소공급 등 호흡을 보조하며 완전마비 땐 도뇨관을 삽입한다.

b. 지속적 관리

증상관리를 위한 투약과 심리적 안정, 신체선열의 유지와 기본적으로 최적의 상태를 유지하기 위한 관리가 필요하다. 부종 및 뇌척수압을 조절하기 위하여 mannitol, corticosteroids, lasix, barbiturate가 사용되며, 초기에 신경기능 회복을 위하여 선택적으로 고용량의 methylprednisolone이 처방될 수 있다. 항경련 및 항불안의 목적으로 diazepam(Valium®)이 처방되며, 감정이 격한 경우 haloperidol이 처방될 수 있다. 손상 부위의 관리는 우선 비수술적인 관리로 cervical collar나 골격 견인을 적용, 재정렬을 통하여 척수분절의 안정화와 감압을 유지한다(그림 8-12). 수술적 관리는 척수억압이나 신경학적 장애가 진행될 때 추궁 절제술 및 융합((laminectomy & fusion), 척추돌기 고정(intraspinous wiring) 등을 적용한다. 상태에 따라 방광훈련을 실시, 도뇨관 없이 점차 스스로 소변을 볼 수 있도록 한다. 골절 부위의 압력을 낮추고 선열을 유지하기 위하여 cervical collar나 골격 견인(Crutchfield tongs 등)을 적용한다. 섭취는 척수 쇼크가 계속되는 동안에는 금하며, 정맥요법으로 대신한다.

⑥ 간호진단

- 가스교환장애
- 자율신경반사장애 위험성
- 배뇨장애
- 변비
- 피부 손상 위험성

⑦ 간호중재

우선 적절한 가스교환 상태를 유지하기 위한 간호중재를 적용한다. 호흡의 수와 리듬, 깊이, 노력 여부를 감시하며, 동맥혈가스(ABGA) 검사결과를 주기적으로 확인하며, 분비물을 제거하기 위하여 기관내 혹은 비관 흡인을 시행하고 기계적 환기가 필요할 때 기관내 삽관, 인공호흡기 적용, 기관절개술과 관련된 간호중재를 적용한다.

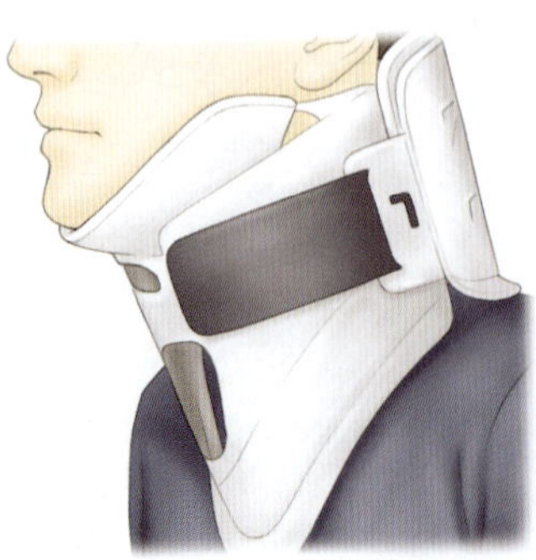

A. 경부 고정 칼라

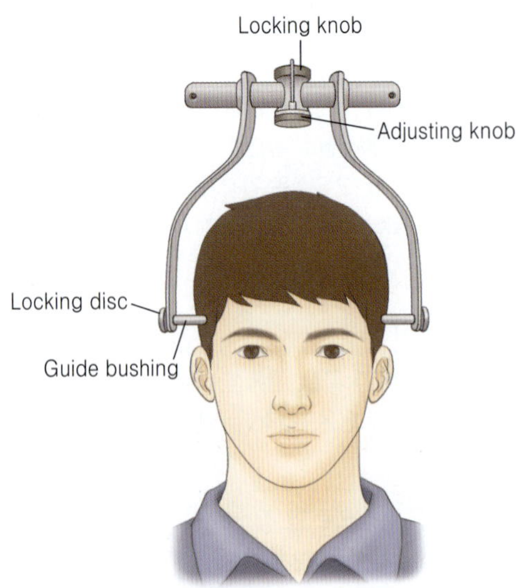

B. 반구형 집게

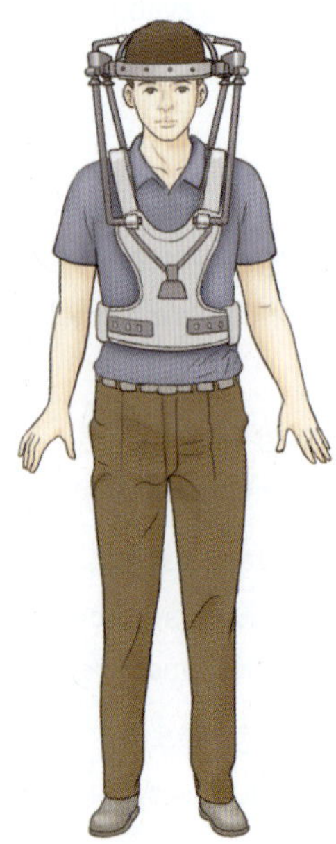

C. 조끼가 달린 halo 고정장치

그림 8-12. 경부 고정(cervical immobilization).

자율반사이상 증상과 징후를 감시하고 반사이상을 촉발할 수 있는 자극을 최소화하며, 이상징후가 발생할 경우 침상머리 쪽을 올리고 항고혈압제 처방을 확인 및 투여 후 3~5분마다 상태를 감시하되 방광팽만, 분변매복, 피부병변, 조이는 침구 등 발생 원인을 확인하고 중재하도록 한다. 정상적인 배뇨와 배변을 유지하기 위해 촉진과 타진으로 방광팽만 정도를 사정하고, 척수 쇼크 시 소변 정체가 발생하므로 도뇨관을 삽입하되 손상 직후 급성기에 간헐적 도뇨관을 수행함으로써 장기간의 유치도뇨관 사용을 예방한다. 배변 횟수, 성상, 모양, 양, 색깔을 포함한 장운동을 관찰하며, 고섬유식이의 필요성을 알리고 장 훈련 프로그램을 시작한다. 초기 이완성 방광마비가 발생했을 때에는 방광을 자극하고 잔뇨량을 측정하며 간헐적 도뇨를 실시한다. 효과적일 경우 Credé manuever를 적용할 수도 있으나 수신증(hydro-nephrosis) 등 합병증의 위험을 고려, 무리하게 실시하지 않도록 한다. 경련성 방광마비일 경우엔 기저귀 및 외부 소변기(external urinals)를 사용한다. 요로가 충분히 씻겨 나올 수 있도록 충분한 수분을 제공하고, 환자의 수치심을 고려하여 사생활을 보장할 수 있도록 한다.

부동으로 인한 합병증을 방지하기 위하여 발적과 손상 부위의 피부 확인, 2시간마다 침상 회전을 통한 지속적인 압력 예방 그리고 능동적·수동적 관절범위운동을 시행함으로써 경축을 예방한다. 또한 항색전스타킹, 공기압축장치를 적용하여 순환을 증진시키고 혈전을 예방한다. 자율신경반사이상(autonomic hyperreflexia)은 위기 상황을 의미한다. 위기관리 중재로서 바로 앉히기, 유해자극 제거(분변매복, 꼬인 도뇨관, 조이는 옷), 상체 올리거나 앉힌 후 혈압 측정하기, 방광이나 장을 확인하고 도뇨나 배변(finger enema)을 실시하도록 한다. 이러한 중재 자체가 증상 발생을 자극할 수 있으므로 세심한 주의를 요한다. 기립성 저혈압(orthostatic hypotension)을 예방하기 위해 서서히 기동하고 탄력스타킹을 신겨 둔다. 심부정맥혈전증(deep vein thrombosis)은 첫 3개월 이내 발생하는데, 다리부종 발생 후 갑자기 다리를 움직이거나 관절운동 하는 것을 금하여 혈관 내에서 이동을 방지하고 조기에 혈전방지제를 사용한다. 열이 나는 경우 주로 요로감염(UTI)이나 폐렴을 의심할 수 있으나 그 외에 골수염, 욕창 감염도 고려할 수 있다. 이소성 골화증(heterotropic osification)은 1~4개월에 많이 발생하는데 조직의 산소 전달 부족과 결체조직 및 연부조직의 미세한 손상이 있을 때 그 부위의 골화(calcification)와 함께 혈액 내 alkaline phosphatase이 상승하는 것으로 고관절에 빈발하여 욕창의 위험이 증가한다. 따라서 관절이 구축되지 않도록 자세를 적절히 유지하고 관절범위운동을 통하여 예방하도록 한다. 통증조절을 위하여 심리적 안정을 도모하고, 활동을 격려함으로써 무료감을 방지하도록 한다. 심한 경우에는 진통제로 조절하거나 2~10% phenol이나 100% ethylalcohol을 이용하여 신경이나 운동점 차단술을 적용하기도 한다. 또한 위장관출혈 예방 및 관리를 위한 중재를 적용한다. 재활기에는 정상범위운동(ROM), 신전운동(stretching exercise)을 적용하게 되며, 도구나 바퀴의자를 사용하는 데 따른 방안을 고려하여야 한다. 즉, 바퀴의자 위에서 올바른 자세를 유지하고 자가관리를 위하여 여러 가지 도구(device)가 필요하다. 활동손상으로 좌절감을 이해하고 감정을 표현할 수 있도록 격려하며 긍정적으로 반응하도록 한다. 환자 및 가족에게 질환의 경과, 특히 경련(spasm)에 대한 이해와 대처 방법에 대해 교육하고 필요시 성재활과 관련하여 정보와 자료를 제공한다.

라. 신경학적 장애(Neurological disorders)

① 발작장애(Seizure disorders)

a. 정의

발작장애란 '의식상실, 경련운동 및 다른 운동활동, 감각현상, 행동이상 중 하나 이상의 소견을 동반하는 반복적인 일화를 초래하는 발작적인 신경학적 장애' 혹은 '재발성 발작(seizure)을 특성으로 하는 일반적인 만성 신경학적 장애'로서 흔히 전간증(epilepsy)이라고 한다.

b. 병태생리

신경세포막의 안정성을 파괴하는 어떤 과정에 의하여 발생하는데, 기전은 불명확하나 이론적으로 신경구조 손상과 sodium-potassium pump(Na^+ 방출, K^+ 흡수)의 비정상화, 다양한 neurochemical의 변화에 의한 것으로 과민한 neuron들이 뇌와 척수에서 발견된다. 신경세포막의 통합성이 변화되면 세포는 진동수와 진폭이 증가된 흥분상태를 보이며, 이러한 신경전도 방출의 강도가 역치에 이르면 신경계의 흥분은 주변신경원으로 확산되고 이로 인해 경련이 초래된다. 원인에 따라 진성 뇌전증과 가성 뇌전증으로 구분한다. 진성 뇌전증(idiopathic epilepsy)이 가장 빈번하며, 주로 20세 이전에 시작한다. 30세 이후의 진성 뇌전증의 발생은 극히 드물다. 진성 뇌전증은 전 사례의 약 2/3가량이 대사성 장애(선천성 뇌결함, 뇌손상, 무산소증, 저혈당, 고칼슘혈증 등)와 관련되어 있으며, 잠재 요인이 있을 경우 수년간 나타나지 않다가 나중에 발현된다. 속발성 뇌전증은 20세 이상에서 원인을 아는 경우를 의미하며 뇌손상, 뇌종양, 뇌감염, 독성물질 등으로 인하여 이차적으로 발생한다. 60대 이상에선 뇌졸중 등의 질환 및 노화과정과 관련이 있다. 정신과적 장애가 있을 때 유사발작(pseudoseizures)이 나타나기도 한다. 뇌전증성 발작은 범위에 따라 부분발작, 전신발작으로 나뉘며 국제적 분류는 표 8-19와 같다.

c. 증상과 징후

전신성 긴장성-간대성 발작(grand mal, 대발작)을 중심으로 설명하면 증상과 징후는 다음과 같다.

- 전조(aura): 'Warning signs'으로서 발작 수분에서 며칠 전에 우울, 초조, 긴장감이 발생한다. 발작 직전에 현기증, 두통, 화끈거리거나 차가운 느낌, 손발 저림, 환각(시각, 맛, 냄새 등), 시력상실, 강박적 사고 등 뇌병소 부위에 따라 다양하며, 없을 수도 있다.
- 강직기(tonic phase): 10~20초간 진행한다. 전신 강직감과 함께 의식상실, 호흡곤란, 흉근과 후두근 수축으로 인한 특이한 소리(epileptic cry), 안면창백, 청색증, 동공산대, 실금 등을 동반한다.
- 간대성 경련기(clonic phase): 근육의 수축과 이완이 교대로 발생하는 시기이다. 반복적이고 격렬하게 사지를 움직이며, 호흡과 동시에 입에 거품을 문다. 이때 혀를 깨물 수 있다.
- 혼수와 발작 후 단계(coma): 심한 피로감을 호소하고 코

표 8-19 뇌전증성 발작의 국제적 분류(ILAE, 1981)

I	부분발작 (partial seizures)	• 단순부분발작(simple partial seizures; SPS) – 운동성(motor sign) – 체성감각성 또는 특수감각성(somatosensory or special sensory sign) – 자율신경성(autonomic symptoms) – 정신성(psychic symptoms) • 복합부분발작(complex partial seizures; CPS) • 이차적 전신발작(secondrary generalized seizures)
II	전신발작 (generalized seizures)	• 결신발작(absence seizures) • 근간대성 발작(myoclonic seizures) • 강직성 발작(tonic seizures) • 간대성 발작(clonic seizures) • 강직-간대성 발작(tonic-clonic seizures; GTCS) • 무긴장성 발작(atonic seizures)
III	미분류된 간질발작(unclassified epileptic seizures)	

를 골면서 깊은 수면에 빠진다. 잠에서 깨어난 후에는 옷 벗기, 씹는 동작, 목적 없는 배회 등 반자동적 행동을 보이기도 하며 두통을 호소하고, 언어곤란이 있기도 하다. 발작 당시에 대한 기억은 없다.

d. 진단검사

우선 병력조사가 매우 중요하다. 환자와 주변사람들로부터 병력에 대해 충분히 듣는 것이 중요하며 진단 추정에 크게 도움이 된다. 또한 뇌파검사(EEG)에서 파형을 분석해서 하는데 이 방법 또한 상당 부분 진단에 기여한다. 대발작의 약 50%, 소발작의 약 60%, 복합부분발작의 약 80%에서 이상뇌파를 볼 수 있다. 기질적인 원인을 확인하기 위하여 단순 머리 X선촬영, 뇌 CT, 뇌척수액검사, 뇌혈관조영술이 시행된다.

e. 치료

ㄱ. 약물요법

약물요법의 목적은 첫째, 이상한 신경흥분파의 발화를 억제하는 것, 둘째, 정상적인 신경의 흥분성을 억제하고 과잉발화에 반응하지 않도록 하는 것이다. 많은 약물(표 8-20)을 발작조절에 이용할 수 있더라도 간호사는 치료가 곧 회복이 아님을 강조해야 한다. 발작조절의 목적은 최소한의 부작용으로 조절하는 것을 성취하는 것이다. 투약은 환자의 발작유형, 투약의 효과와 안전성에 토대를 두고 선택된다. 적절히 처방되고 투여된 약물은 발작 환자의 70~80%에서 발작을 조절한다. 치료는 보통 한 가지 약물로 시작하며, 처음 용량과 빈도는 부작용 여부에 따라 증가된다. 환자에 따라 약물 흡수율이 다양하기 때문에 혈중약물 수준이 감시된다. 발작조절이 안 되거나 독성반응으로 필요한 용량을 증가시킬 수 없을 때에 약물을 변경한다. 갑자기 중단할 경우 금단증상으로 더 큰 빈도로 발작이 발생하거나 혹은 중첩발작(status epileticus)이 발전되도록 할 수 있다. 부작용은 (1) 이상반응 혹은 알러지반응으로 일차적으로 피부반응이 나타나는 것, (2) 급성 독성반응으로 처방된 약물에 즉시 반응하는 것, (3) 만성 독성반응으로 치료과정에서 뒤늦게 발생하는 것으로 구분된다. 약물독성 소견은 다양해서 어떤 장기든 손상을 받을 수 있다. 예를 들어, 장기간의 phenytoin(Dilantin)은 잇몸증식증(gingival hperrplasia)과 관련이 있을 수 있다.

ㄴ. 외과적 관리

정확한 발작 초점의 국소화(localization)를 위하여 뇌전증 병소를 절제하거나 발작이 뇌에서 퍼져 나가는 길을 차단한다.

f. 간호진단

뇌전증과 관련하여 가능한 간호진단은 다음과 같다.

- 뇌전증 발작의 관리
  - 신경근육장애와 관련된 비효율적 호흡
  - 발작과 관련된 뇌조직 관류의 변화
  - 발작과 관련된 신체 손상 위험성
- 뇌전증 환자의 잠재적 문제
  - 건강 유지 능력 변화
  - 조절에 대한 불확실성과 부적절한 인지와 관련된 무력감
  - 발작 가능성과 관련된 공포
  - 뇌전증에 따른 스트레스와 관련된 비효율적 개인 대응
  - 장기간의 치료요법 시행과 관련된 불이행

g. 간호중재: 뇌전증 발작의 관리

ㄱ. 발작 시 중재

수액공급을 위한 정맥관을 확보하고, 발작을 중단시키기 위해 처방된 약물을 정맥으로 투여한다. 발작에서 완전히 깨어날 때까지 기도를 확보하되 설압자 또는 기도삽관기를 억지로 삽입하면 치아가 부러지거나 부러진 치아가 흡입될 위험이 높으므로 금하도록 한다. 피부색이 변화될 경우 발작 동안 산소를 제공하고 단순부분발작 시에는 환자를 관찰하고 발작 지속 시간을 기록하며, 의식을 잃을 수 있으므

표 8-20 뇌전증의 약물요법

일반명	주된 치료대책	독성 효과		약제 상호작용
		신경	전신성	
Phenytoin	• 강직성-긴장(성인) • 단순 부분 • 복합 부분 • 실신발작에는 금기	• 운동실조 • 협동운동 • 실조착란	• 치육 증식 • 림프절 종창 • 다모증 • 골연화증 • 피부발진 • 엽산대사의 변화	• INH, dicumarol, sulfonamide로 작용 증강 • Carbamazepine, phenobarbital로 작용 저하 • 엽산에 의해 길항
Carbamazepine	• 강직성-긴장(성인) • 단순 부분 • 복합 부분	• 운동실조 • 현기증 • 복시 • 현훈	• 골수억제 • 위장자극 • 간독성	• Phenobarbital, phenytoin으로 작용 저하
Phenobarbital	• 강직성-긴장(소아)	• 진정 • 운동실조 • 착란 • 현기증	• 피부발진	• Valproic acid, phenytoin으로 작용 증강
Ethosuximide	• 실신발작	• 운동실조 • 기면	• 위장자극 • 피부발진 • 골수억제	
Clonazepam	• 실신발작 • 근간대성 발작	• 운동실조 • 진정 • 기면	• 식욕부진	• Valproic acid와 함께 이용하면 결여 상태 촉진
Valproic acid	• 실신발작 • 강직성-긴장(소아)	• 운동실조 • 진정	• 간독성 • 골수억제 • 위장자극 • 체중 증가 • 일과성 탈모증	• Clonazepam과 함께 이용하면 결여 상태 촉진

로 기도 흡입을 방지하기 위하여 몸을 옆으로 돌려 눕히거나 머리를 옆으로 돌려 주어 분비물이 흘러나오게 한다. 주변의 날카로운 물건 등 손상을 가할 수 있는 물건은 모두 치우며, 옷을 느슨하게 하고, 머리를 손상으로부터 보호하는 한편 환자가 자해를 하지 않도록 보호, 관찰한다. 노인 중한 자 또는 허약한 환자에게 nasal prong이나 O_2 mask로 산소를 공급하며, 억제대는 손상을 유발하고 상태를 악화시키며 발작을 증가시킨다는 점을 고려한다. 발작이 10분 이상 지속되거나 두 번 이상의 발작이 의식의 회복 없이 연이어 발생하는 경우에는 뇌전증중첩증(Status epilepticus)으로서 응급상황을 의미하므로 바로 주치의에게 연락, 약물투여를 중심으로 관리할 수 있도록 조치한다.

ㄴ. 발작 후 중재

발작이 종료되면 다음의 간호를 수행한다.

- 활력징후를 측정한다.
- 신경학적인 측정을 한다.
- 치료적으로 필요한 약물의 혈중농도를 유지한다.

- 자세를 측위로 유지한다.
- 휴식을 취할 수 있도록 조치한다.
- 간질발작에 대하여 기록한다.

(3) 감염성 신경장애 (Infectious neurologic disorders)

가. 뇌막염(Meningitis)

① 정의

뇌막염은 뇌와 척수를 둘러싸고 있는 뇌수막의 염증이다. 뇌막염은 주로 박테리아에 의해 발생하는 세균성 뇌막염과 무세균성인 바이러스성 뇌막염 두 가지로 나뉜다. 세균성 뇌막염은 바이러스성 호흡기질환의 결과로 발생하는 경우가 많으며, 내과성 응급 상태로서 치료하지 않고 방치할 경우 치사율이 100%이다. 주로 지주막하강이 감염되는 바이러스성 뇌막염은 대개 2주 내에 해결이 된다.

② 병태생리

세균성 뇌막염의 주된 원인균은 *Streptococcus pneumoniae*와 *Neisseria meningitis*이며 치사율은 34% 정도에 이른다. *Haemophilus influenzae*는 소아에게 흔한 원인균이었으나 백신의 개발로 급격히 감소하였다. 세균성 뇌막염의 취약 요인은 외상성 뇌손상, 전신감염, 수술 후 감염, 수막성 감염, 기타 전신질환, 경막투약 등을 포함한다. 바이러스성 뇌막염은 주로 볼거리 바이러스(mumps virus)나 피코 바이러스(piconavirus)에 의해 발생한다.

이러한 원인균이 중추신경계로 들어가는 경로는 확실하지 않으나 주로 지주막과 지주막하 공간에 침범하여 감염과 염증(삼출 현상)을 일으킨다. 이 결과 뇌척수액을 증가시켜 뇌압을 상승시킨다. 또한 지주막하공간에 있는 동맥혈류를 증가시켜 혈관의 파열이나 혈전증을 유발한다.

③ 증상 및 징후

두통과 발열이 질병 초기에 가장 흔히 발생하는 증상이다. 모든 유형의 뇌막염에서 발생하는 수막자극 증상으로는 경부강직(nuchal rigidity), 브류진스키 징후(Brudzinski's sign), 커니그 징후(Kernig's sign), 광선공포증(photophobia)이 있다(그림 8-13). 이외에도 빈맥, 오한, 오심, 구토, 혼돈과 같은 의식상태의 변화, 반신부전마비, 경련발작, 출혈반점 등이 발생한다.

④ 진단검사

뇌막염이 의심되는 경우 원인균을 파악하기 위해 혈액과 뇌척수액의 배양검사를 시행한다. 세균성 뇌막염에서는 요추천자 시 뇌척수액이 혼탁하며, 단백질 증가, 포도당 감소, 백혈구 증가의 양상을 보인다. 바이러스성 뇌막염에서는 뇌척수액이 거의 깨끗하나, 전형적인 소견은 백혈구 증

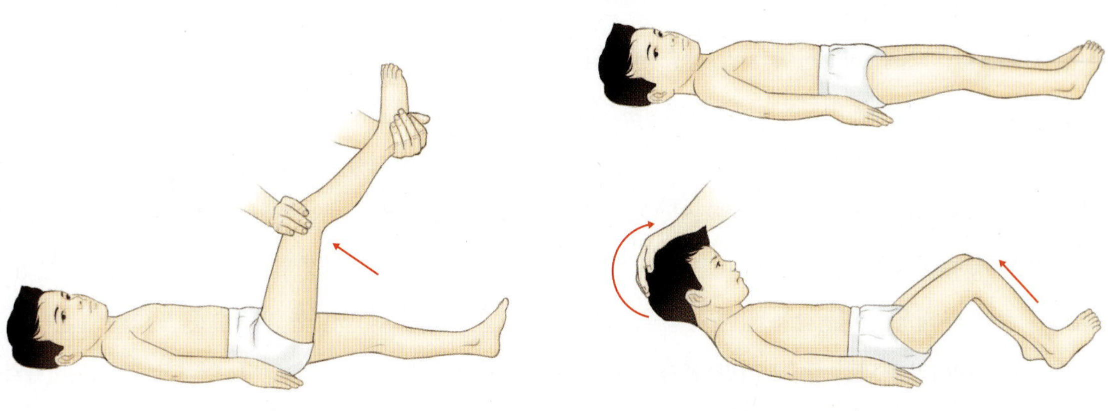

A. Kernig's sign **B.** Brudzinski's neck sign

그림 8-13. 수막자극 증상의 검사.

가이다. 바이러스 감염 여부를 진단하기 위해서는 중합효소 연쇄반응(polymerase chain reaction; PCR)이 가장 민감한 방법이다.

⑤ 치료

원인균에 따라 항생제를 투여한다. 세균성 뇌막염의 경우 vancomycin, cephalosporin 등을 사용하며, 뇌척수액에 도달하기 위해 고용량의 항생제를 10일 동안 정맥주사로 투여한다. 바이러스성의 경우는 항바이러스제인 acyclovir 등을 투여한다.

부신피질호르몬인 dexamethasone은 세균성 뇌막염 환자에게 항생제를 처음 투여할 때 같이 투여하며, 이는 dexamethasone이 사망률과 신경학적 장애를 감소시키는 것으로 여겨지고 있기 때문이다.

또한 뇌막염 환자에게는 적절한 수분 및 전해질의 균형을 유지하는 것이 중요하며, 경련 시에는 항경련제(anticonvulsants)를 투여한다.

⑥ 간호진단

- 비효율적인 뇌조직관류의 위험성
- 고체온
- 급성 통증

⑦ 간호중재

a. 신경학적 기능 상태 회복

환자의 신경계 상태를 자주 사정하여 뇌압 상승 징후와 경련발작 징후를 조기 발견할 수 있도록 한다. 활력징후, 신경학적 상태, 수분섭취량 및 배설량 측정, 폐와 피부 상태를 주기적으로 사정하여 기록한다. 환자가 움직일 때 나타나는 두통과 경부 통증을 주의 깊게 사정하여 중재를 해야 한다. 코데인은 주요 부작용인 진정작용 없이 통증을 완화시킬 수 있다. 자세는 머리를 약간 상승시키며, 조용하고 어두운 방에서 휴식을 취하도록 한다. 필요시 경련발작을 예방하기 위해 항경련제의 처방이 이루어진다. 뇌막염구균성 뇌막염을 제외하고는 뇌막염 환자의 격리는 필요하지 않으나 무균술은 필수적이며, 환자와 간호사를 보호하기 위한 표준지침이 필요하다.

b. 체온조절

발열은 뇌부종과 발작을 증가시키므로 조절이 필요하다. Acetaminiphen이나 aspirin을 투여하며, 냉각담요나 미온수 스펀지 목욕을 보조적으로 이용할 수 있다. 오한 발생 시 열이 더욱 상승하므로 주의를 기울이도록 한다. 또한 고열로 인한 체액손실이 증가하므로 적절한 수분과 전해질균형이 유지되어야 한다.

나. 뇌염(Encephalitis)

① 정의

뇌염은 바이러스 침투에 의해 생긴 뇌실질의 염증이다. 가장 흔한 바이러스 감염은 아보바이러스성 뇌염(arbovirus encephalitis)과 단순포진 바이러스성 뇌염(HSV encephalitis)이다.

② 병태생리

아보바이러스성 뇌염은 혈액을 빠는 매개물인 모기나 진드기에 있는 아보바이러스가 곤충에게 물림으로써 인간에게 전염된다. 이 질환은 계절성이 있고 지리적으로 발생하는 특징이 있다. 단순포진 바이러스성 뇌염은 중년기 이후에 주로 발생하며 AIDS 환자의 가장 흔한 합병증 중 하나이다.

③ 증상 및 징후

감염 후 초기증상은 발열, 두통, 오심, 구토 등으로 비특이적이며 감염 2~3일째에 나타난다. 이외에도 반신부전마비, 진전, 발작, 뇌신경마비, 성격 변화, 기억력 손상 등이 나타날 수 있으며, 경미한 의식수준 변화에서 혼수상태에 이르기까지 다양하게 나타난다. 이러한 증상은 비가역적인 중추신경 변화가 나타나지 않았다면 대개 2주 내에 경감된다.

④ 진단검사

뇌염에 대한 진단은 혈액이나 뇌척수액에서 바이러스에 대한 IgM 항체검사를 통해 이루어지며 CT, MRI, PET, 중합효소연쇄반응(polymerase chain reaction; PCR) 등을 이용한다.

⑤ 치료

뇌염은 주로 대증적이고 지지적인 치료를 하며, 단순포진 바이러스성 뇌염은 항바이러스제인 acyclovir와 vidarabine으로 치료한다. 효과적 치료를 위해 항바이러스제는 혼수상태에 빠지기 전에 투여하도록 하며, 발작 시에는 항경련제를 투여한다.

⑥ 간호진단

- 체온조절 불균형
- 상해 위험성
- 돌봄제공자의 역할 긴장

⑦ 간호중재

뇌염 초기 단계의 환자들은 집중적인 간호가 필요하며, 그 이후에는 지지적인 간호를 한다. 환자가 불안정하고 호전적이며 기괴한 행동을 보이기도 하므로 상해로부터의 안전을 위해 보호하는 것이 필요하다. 행동 변화와 정신적 황폐가 나타나면 가족들이 이 변화에 적응할 수 있도록 도와야 하며 지지 그룹을 이용할 수 있다.

(4) 퇴행성 신경장애(Degerative disease)

가. 파킨슨병(Parkinson's Disease; PD)

① 정의

진전과 강직으로 인한 무능력을 일으키는 신경학적 운동성 장애로 퇴행성 또는 특발성으로 발생한다.

② 병태생리

도파민(신경전달물질)의 상실로 인하여 만성·진행성·신경학적 장애가 발생하며, 이는 중뇌흑질(substantia nigra)의 도파민(신경전달물질) 생성세포의 퇴화 또는 감소와 관련이 있다. 흑질세포 퇴화의 원인은 잘 알려져 있지 않으나, 유전적 요인, 화학물질, 뇌손상, 약물 등과 관련이 있을 것으로 보고되고 있다. 일반적으로 흑질세포가 60% 이상 손실되거나 도파민이 80% 정도 감소될 때까지 임상적 징후는 나타나지 않는다.

③ 증상 및 징후

파킨슨병의 증상은 천천히 만성적으로 진행되며, 네 가지 주요 특징인 진전, 강직, 무동증/운동완서, 균형 잡기 어려움을 보인다.

진전은 주로 휴식 시에 발생하며, 수의적 움직임을 할 때는 감소되거나 사라지는 양상을 보인다. 진전은 전완을 율동적으로 위·아래로 뒤집는 듯한 움직임과 엄지손가락으로 알약을 굴리는 듯한 움직임을 포함한다. 강직, 뻣뻣함은 사지를 움직일 때 느껴지는 저항감으로 질환의 초기에 어깨통증으로 많이 느껴진다. 톱니바퀴성 강직은 근육이완 시 톱니바퀴 같은 모양의 규칙적인 수축이 발생하는 것을 말한다. 운동완서 및 움직임의 결손(무동증)은 수의적인 움직임을 시작하는 것을 어렵게 하며 심각한 경우 전체적인 움직임의 결손이 발생한다. 자세반사가 손실되면서 목, 체간, 사지의 굴곡된 자세가 발생하며, 걸음걸이와 균형 잡기가 어려워진다. 발을 질질 끄는데 짧고 끄는 걸음을 보이며 걸음걸이가 점점 빨라진다. 이 외에도 감정, 행동, 사고, 감각의 장애가 발생하며, 연하곤란, 수면장애, 성기능장애 등도 발생한다. 이러한 증상을 치료하지 않을 경우 더욱 빠르게 진행되어 발병 2~3년 안에 중증으로 진행되며, 일부(15~30%)에서는 치매로 진행된다(그림 8-14).

④ 진단검사

조기진단은 어려울 수 있으며, 주로 네 가지 특징적인 증상 중 2개 이상이 나타나는 경우 진단을 내린다.

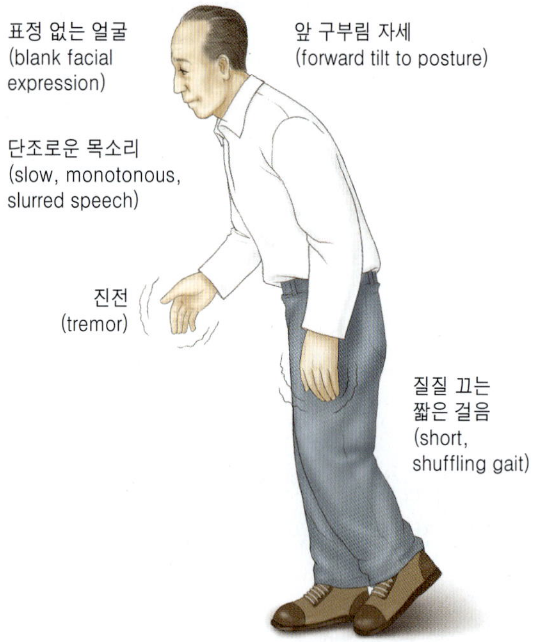

그림 8-14. 파킨슨병의 특징적인 모습.

⑤ 치료

a. 약물요법

파킨슨병의 증상을 완화하기 위해 도파민의 전구물질 levodopa, carbidopa)이 주로 사용된다. Levodopa는 기저신경절에 도파민을 제공하며, 항콜린성 약물은 아세틸콜린의 방출을 억제함으로써 아세틸콜린과 도파민의 균형을 유지하도록 한다. 이 밖에도 도파민 파괴 지연(deprenyl)과 도파민 유사효과약물(bromocryptine, pergolide), 카테콜-O-메틸트랜스퍼라아제(Catechol O-Methyltrans-ferase; COMT) 억제제 등도 사용된다. 파킨슨병 환자는 투약 후 정상-발작반응(on-off syndrome)이 발생할 수 있다. 투약 후 갑작스럽게 투약의 효과가 나타나 움직임이 향상되었다가(정상), 그 뒤를 이어 거의 무운동성(발작)이 나타나는데 이러한 반응은 1~2분 내에 빠르게 발생한다. 표 8-21은 파킨슨병의 치료에 사용되는 약물의 목록이다.

⑥ 파킨슨증후군 위기의 관리

파킨슨병을 가진 환자는 정서적 외상 및 갑작스런 치료(투약)의 중단으로 인하여 파킨슨증후군 위기를 경험한다. 이때 환자는 불안, 땀, 빈맥과 함께 심한 진전, 강직 등 증상 악화를 경험하므로 호흡과 심장 기능의 지지가 필요하다.

⑦ 간호진단

- 운동장애
- 의사소통장애
- 영양 부족
- 여가활동 부족

⑧ 간호중재

a. 운동요법

운동요법은 손상의 정도를 파악하여 점진적인 운동을 계획함으로써 환자의 근육의 강도와 균형감을 증가시키고 근육의 강직은 감소시켜 환자의 초기의 보행에 도움을 줄 수 있다. 이러한 보행계획에 대해 물리치료사와 상담을 통하여 필요시 보조도구를 제공한다. 균형기전의 자극을 위해 서는 것과 옆으로 흔들기를 도우며, 균형상실을 예방하기 위해 지지의 기반을 넓게 유지하도록 격려한다.

b. 의사소통 강화

파킨슨병 환자는 낮고 단조로운 목소리로 말을 하므로 이들이 말을 할 때 좌절감을 갖지 않도록 경청하는 것이 필요하다. 말하기 운동과 단어의 이해를 증진시키기 위해 단어를 반복하도록 격려하며, 의사소통을 돕기 위해 그림판, 기계음성조작기 및 컴퓨터 등을 활용할 수 있다. 필요한 경우 언어치료사와의 추후관리가 도움이 될 수 있다.

c. 영양요법

환자의 변비를 예방하기 위해 고섬유질 음식을 제공하고 하루 2L의 수분섭취를 유지하도록 한다. 흡인 위험을 감소하기 위해서는 좌위를 취하도록 하며, 삼키기 쉬운 덩어리 형태의 음식 제공한다. 흡인의 증상과 증후 및 식사 동안 혀의 움직임을 모니터링하며, 질식과 흡인을 유발할 수 있는 분비물을 제거하기 위해 흡인기를 준비한다.

표 8-21 파킨슨병의 약물학적 관리

약물	작용	효과	부작용	간호수행
Anticholinergics Trihexyphenildyl (Artane) Benztropine (Cogentin) Procyclidine (Kemadrin)	내인성 아세틸콜린과 콜린성계의 흥분성 효과를 막는 무스카린 길항제의 작용 억제	진전, 강직, 침 흘림	구강건조, 변비, 흐릿한 시야, 혼돈, 환각	• 급성 각녹내장과 빈맥이 있는 환자에서는 금기 • 보조약물의 시기 동안 맥박과 혈압 모니터링 • 식사와 함께 투약 • 갑작스런 약물 중단 금지
Antihistamines Diphenhydramine (Benadryl)	가벼운 항콜린성	진전, 강직, 불면증	구강건조, 기면, 혼돈	• 발작, 고혈압, 갑상선기능항진증, 심장과 신장의 질환, 당뇨병이 있는 환자에서는 조심스럽게 사용 • 식사나 제산제와 함께 투약
Dopaminergics Amantadine (Symmetrel)	중추신경계의 도파민 방출 유발	강직, 운동완서	현기증, 운동실조증, 불면증, 다리부종	• 기립성 저혈압 모니터링 • 취침 시간에 투약 금지
Carbidopa–levodopa (Sinemet)		진전, 강직, 운동완서	기립성 저혈압, 오심, 환각, 근긴장이상, 운동이상증	• 혈압 모니터링 • 정맥귀환 증가 위해 탄력성 스타킹 사용 • 요정체 모니터링
Dopamine agonists Bromocriptine (Parlodel)	중추신경계의 도파민 수용체 활성화	증상의 변동, 운동이상증, 근긴장이상	환각, 정신의 흐릿함, 기립성 저혈압, 혼돈	• 혈압과 정신상태 모니터링
Pergolide (Permax)	도파민의 강화 효과	보조치료	기립성 저혈압, 오심, 불면증	• 혈압 모니터링 • 취침 시 투약 금지
COMT inhibitors Tolcapone	도파민의 강화 효과	보조치료	설사, 간효소 상승	• 간효소 모니터링
Encapone	도파민의 강화 효과	보조치료	오심, 두통	• Levodopa의 부작용 모니터링
Mao inhibitors Selegiline (Deprenyl)	뇌에서 생성된 화학물질을 흑질세포의 죽음을 막는 신경독소로 전환시키는 효소인 monoamine oxidase B의 억제	보조치료	오심, 현기증, 혼돈, 환각, 구강건조	• Selegiline이 levodopa 효과를 증가시키므로 levodopa 부작용 모니터링

록 하며, 액체 음식은 금하도록 한다. 환자에게 필요한 영양을 제공하기 위해 고칼로리 스낵이나 대체식품을 제공한다.

e. 투약교육

- 식사, 운동, 일하기 전에 약물을 복용한다.
- 아침에 허약감이 있으면 침상 곁에 물과 약을 준비한다.
- 정확한 시간에 투약하여 혈중 약물 농도를 유지한다.
- 투약 계획서를 눈에 잘 띄는 벽에 붙여 둔다.
- 승용차나 사무실에도 여분의 약을 비치한다.
- 의사의 처방 없이 다른 약물의 복용을 금지한다.
- 콜린분해효소 억제제는 소량의 음식(우유, 크래커 등)과 함께 복용한다.

다. 다발성 경화증(Multiple sclerosis)

① 정의

중추신경계의 탈수초화(demyelination)로 인한 진행성 신경학적 손상 질환이다. 다발성 경화증은 20~40세에 주로 발생하고 남성보다 여성에게 더 많이 발생한다. 젊은 나이에 진단되는 가장 흔한 신경학적 질환으로 60세 이상에서는 거의 발생하지 않는다.

② 병태생리

수초는 축삭을 둘러싸고 있으며, 축삭을 따라서 신경흥분충동의 전도를 빠르게 하는 물질이다. 다발성 경화증에서는 면역반응으로 인하여 수초를 파괴하는 염증반응이 진행되고, 중추신경계에서 수초를 생성하는 희소돌기교세포(oligodendroglia cell)가 파괴된다. 이러한 탈수초화가 신경전달을 방해함으로써 침범된 신경 부위에 따라 다양한 증상이 발생한다. 탈수초화된 축삭을 따라 반(plaque)이 나타나며, 이는 신경전달을 더욱 방해한다. 결국 축삭은 퇴화되기 시작하며, 비가역성 손상을 받게 된다(그림 8-15).

다발성 경화증의 정확한 원인은 알려져 있지 않으며, 환경학적 요인과 유전이 결합된 것으로 고려된다. 추정되는 원인으로는 감염, 외상, 정신적 스트레스, 피로, 임신(임신 자체보다는 분만 스트레스나 산욕기의 피로와 관련 고려), 자가면역질환 등이다.

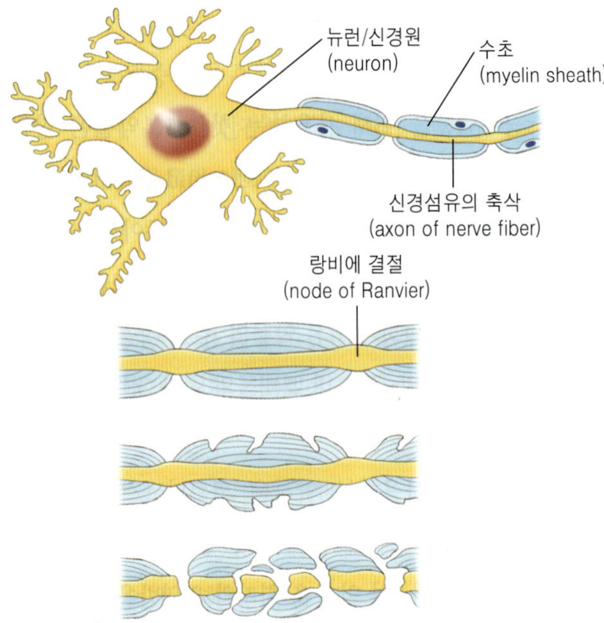

그림 8-15. 다발성 경화증에서 보이는 신경초의 변화. 수초는 희소돌기세포에 의해 만들어지고 신경의 흥분충동을 촉진시키는 말초신경을 둘러싼다. 다발성 경화증 환자에서는 수초가 신경의 운반을 이상하게 하는 반으로 인해 퇴행한다.

③ 증상 및 징후

다발성 경화증의 증상은 다양한 양상으로 나타나며, 갑자기 심하게 나타나기도 하고 수개월에서 수년간 서서히 진행하기도 한다. 85~90%의 환자는 재발-완화의 과정을 경험하며, 완전히 회복되지 않은 신경결손이 축적되어 점차적으로 기능 저하를 유발한다. 이러한 증상의 악화와 호전은 다발성 경화증의 특징이다.

증상과 징후는 침범된 부위에 따라 다양하다. 그 중 복시와 시신경염으로 인한 시야장애가 흔히 발생하며, 피로, 쇠약감 또한 흔한 증상이다. 저림과 같은 감각장애 및 소뇌의 침범 시 운동실조가, 척수 침범 시 방광 및 배변 기능장애 등이 발생한다. 이 외에도 어지러움/현훈, 불명료한 언어, 연하곤란, 사지강직, 우울 등을 경험하기도 한다.

④ 진단검사

다발성 경화증의 정확한 진단법은 없으나 임상검사에 따른 결과를 기반으로 복합적으로 이루어진다.

- MRI: 반(plaque)의 확인
- 뇌척수액 평가: 핍간대성 연결고리(oligoclonal band) 확인
- 유발전위검사: 신경전도가 느려진 정도의 확인 및 질병의 진행 정도 평가

⑤ 치료

다발성 경화증의 완전한 치료는 불가능하며, 치료는 (1) 급성 재발의 치료, (2) 질병 진행의 지연, (3) 만성 증상의 완화의 세 가지 목표로 이루어진다.

a. 악화 시

스테로이드 methylprednisolone은 재발-완화 과정의 급성 재발 시에 사용하는 중요한 약물이며, 정맥주사로 3~5일간 매일 투여한 후 구강용 prednisone으로 용량을 줄여 사용하기도 한다. 이는 주로 T-cell과 cytokine에 의한 염증반응을 중단하는 작용을 위해 사용한다. 부작용으로는 감정 변화, 체중 증가, 전해질 불균형 등이 있다.

b. 질병 진행 지연

인터페론 β1a(Rebif), 인터페론 β1b(betaseron)는 피하주사로, 인터페론 β1a(Avonex)는 근육주사로 일주일에 1회 투여하며, 재발의 횟수와 기간을 줄이고 반(plaque)의 수와 크기를 줄이기 위해 사용한다. 최선의 효과를 위해서는 질병 초기에 투여를 시작하는 것이 좋다. 부작용으로는 감기와 같은 증상이 있으며, 이 외에도 혈소판감소증, 빈혈, 간독성, 우울 등이 있다.

합성 폴리펩타이드인 Glatiramer acetate(Copaxone)는 재발률과 반의 수를 줄이기 위해 피하주사로 투여한다. 이것은 염증성의 배열을 방해함으로써 수초에 대한 손상을 예방하는 작용을 한다. 부작용은 흔하지 않으나 효과가 나타나는 데 6개월 정도가 걸린다.

⑥ 증상 조절

여러 가지 증상에 맞게 이를 조절하기 위한 약물이 투여된다. 경련(Baclofen, Benzodiazepine), 피로(Amantadine, Modafinil), 진전(Propranolol, Phenobarbital), 방광 및 배변 기능부전(anticholinergics, alpha-adrenergic blockers, antispasmodic agents)의 증상이 조절된다.

⑦ 간호진단

- 피로
- 기동성 장애
- 배뇨장애
- 배변장애

⑧ 간호중재

a. 에너지 보존

에너지 수준이 가장 높을 때인 대개 아침에 활동을 하도록 하며, 하루 중 휴식 시기를 계획한다. 시원한 환경을 유지하고 야간 소음 및 빛의 감소를 통한 수면을 촉진하여 피로를 경감시킬 수 있도록 한다.

b. 신체적 기동성 유지

근육경직 정도를 사정하여 환자에게 적절한 운동을 제공하도록 한다. 경련성 근육은 통증으로 인해 고통스러울지라도 매일 2회의 근육신장 및 관절가동범위운동을 시행하며, 처방 시 항경련제를 투여하여 경련을 감소시키는 것이 도움이 된다. 또한 경련의 감소를 위해 중립적인 신체정렬 자세를 유지하도록 하며, 부목이나 손과 발목의 지지를 제공한다. 지팡이나 보행기와 같은 보조기구가 필요할 수도 있다.

c. 정상적 배뇨 및 배변 유지

수분섭취는 하루에 2L를 유지하도록 하나, 저녁식사 후에

는 수분섭취를 피하도록 한다. 깨어 있는 동안에는 3시간마다 배뇨를 시도하며, 배뇨 후 잔료량을 확인하여 잔료량이 100mL 이상인 경우 카테터를 삽입하여 배뇨하도록 한다.

변비를 예방하기 위해서는 고섬유질 식이와 적절한 수분섭취를 제공하도록 하며, 아침식사 후 45분 동안 장 프로그램을 시행한다. 좌약 또는 수지자극을 제공할 수 있으나 완화제와 관장의 일상적인 사용은 피하도록 한다.

d. 자가간호 증진

환자의 신체적 기능은 매일 다를 수 있으므로, 자가간호를 증진시키기 위하여 필요한 보조기구(식사 보조도구, 높이를 올린 변기, 목욕 보조기구, 손잡이가 긴 빗 등)를 이용하도록 한다. 고온은 환자의 피로감을 증진시키고 근육을 약화시키므로 실내온도를 시원하게 유지하도록 하나, 극심한 추위는 경련을 증진시킬 수 있으므로 주의한다.

라. 근위축성 측삭경화증 (Amyotrophic lateral sclerosis; ALS)

① 정의

상위와 하위 운동신경의 손실로 인한 퇴행성 질환으로 가장 흔하고 치명적인 운동신경원병이다. 일명 루게릭병(Louis Gehrig disease)으로 알려져 있으며, 남성에서 더 많이 발생한다.

② 병태생리

근위축성 축삭경화증은 대뇌피질, 뇌신경, 척수신경의 모든 운동신경세포가 점차 사멸하여 근위축이 발생하게 되며, 상위와 하위 운동신경 모두에서 발생할 수 있다. 정확한 원인은 알려지지 않았으나, 유전, 흥분독성, 산화독성, 면역기전, 감염, 신경미세섬유의 기능이상 등에 의해 발생한다고 유추되고 있다.

③ 증상 및 징후

임상적 증상은 침범된 운동신경 위치에 따라 발생하며, 주된 증상은 피로와 사지 근육 약화이다. 상위운동신경원 증상은 경련성과 반사이상 항진을 보이며, 하부운동신경원 증상은 쇠약, 위축, 경련, 근섬유속연축을 포함한다. 어눌한 말과 연하곤란 등이 발생하며, 식사 시 잦은 사래 및 기침이 유발된다. 감각계와 인지력은 거의 영향을 받지 않아 의식은 명료하다. 질병의 과정은 진행성으로 서서히 사지 쇠약 및 위축이 상지에서부터 시작되어 진행되며, 호흡근마비가 발생하여 사망하게 된다.

④ 진단검사

근위축성 측삭경화증의 진단은 임상적 증상과 근전도에 의해 내려진다. 근전도는 사멸된 운동신경에 의한 세동, 근육 소모와 위축 정도를 보여 준다. MRI에서는 피질척수로에서의 높은 신호 강도가 나타날 수 있다.

⑤ 치료

근위축성 측삭경화증 치료의 목적은 지지적 간호로서 환자의 기능과 삶의 질을 유지하는 것이다. Riluzole(Rilutek)은 1995년 미국 FDA에 의해 승인된 유일한 약물로 수개월의 생명연장의 효과가 보고되었다. 이 약물의 약리학적 기전은 확실하지는 않으나 뇌에서의 글루탄산염(흥분성 신경전달물질)의 양을 감소시켜 근위축성 측삭경화증의 초기에 신경보호적 효과가 있는 것으로 보인다.

⑥ 간호진단

- 비효율적 호흡 양상
- 기동성 장애
- 의사소통장애
- 영양부족

⑦ 간호중재

a. 호흡 지지

정기적으로 폐기능검사를 통해 호흡기능을 평가하여 호흡곤란 시 인공호흡기의 사용 여부를 결정하며, 수면 중에는 간헐적 양압호흡기를 적용할 수 있다. 호흡기 감염에 노출되지 않도록 하며, 늑간근과 횡격막이 약해지는 경우 복근을 사용하여 호흡을 강화하도록 교육한다.

b. 기동성 증진

일상생활활동과 기동력의 증진을 위한 보조기구를 사용하여 환자의 독립성을 유지시킬 수 있다. 손보조기, 특수그릇, 단추걸이와 같은 보조기구는 영양공급과 옷 입기 등을 도울 수 있으며, 보행보조기, 지팡이, 보행기 등은 보행을 도울 수 있다. 욕창은 감각기능은 유지되어 압력을 느낄 수는 있으나 부동으로 인하여 발생할 수 있으므로 욕창 예방을 위한 간호를 제공한다. 통증을 유발하고 자가간호를 어렵게 하는 원인인 경련을 줄이기 위해 Baclofen(Lioresal), Diazepan(Valium) 등이 투여될 수 있다.

c. 의사소통 증진

환자의 언어능력과 연하장애 정도를 평가하여 보조적 의사전달 방법을 제공한다. 주변 소음을 제거하고 환자를 바라보고 의사소통을 하도록 하며, 쓰는 것이 불가능해지면 의사소통장비를 이용할 수 있다.

d. 영양개선

충분한 영양분과 섬유질을 제공하도록 하며, 소량씩 자주 영양을 공급한다. 환자는 연하장애와 흡인을 경험할 수 있으므로 잘 삼킬 수 있는 유동식 제공하며, 식사 동안 흡인장비를 가까이 둔다. 완전한 연하장애 시 위관영양을 제공하며, 폐활량이 정상의 50% 이하로 저하되는 경우 경피적 내시경 위루술 시행을 고려한다.

마. 알츠하이머병(Alzheimer's disease; AD)

① 정의

알츠하이머병은 65세 이상 노인에서 가장 흔한 형태의 치매로서 비가역적이고 진행성의 신경학적 질환이다. 이는 점차적인 인지적 기능의 상실과 행동과 감정의 황폐화로 특징지어진다. 알츠하이머병은 두 가지 형태로 나눌 수 있다. 첫째, 가족성 알츠하이머병은 5~10%를 차지하고 있으며, 주로 중년에서 많이 발생하고 유전적 변이와 관련이 있다. 둘째, 산발성 알츠하이머병은 65세 이상에서 발생하며 명확한 유전적 성향이 발견되지 않았다.

② 병태생리

알츠하이머병은 특징적인 신경병리적 생화학적 변화가 발견되었다. β-아밀로이드 단백질의 축적으로 인하여 반(plaque)이 형성되고, 타우 단백질의 구조가 변화하여 신경섬유가 엉킴으로 인해 미세소관과 주변의 지지세포가 퇴행된다. 이로 인하여 기억력 손상, 성격 변화, 일상생활활동에서의 문제 등이 유발된다. 또한, 구조적 변화로서 두꺼워진 연수막, 쪼그라든 회, 넓어진 구, 확장된 뇌실, 해마의 축소, 뇌전반의 위축이 발생된다. 신경전달물질의 변화로서는 기저핵의 콜린성 신경원이 저하되어 신피질과 해마에서 기억과정에 작용하는 콜린 아세틸트랜스퍼라아제(choline acetyltransferase)가 소실된다.

이에 대한 원인은 명확히 발견되지는 않았으나, 위험 요인으로 고연령과 유전적 요인이 고려되고 있다. 가족성 알츠하이머병에서는 세 가지 유전자(21번 염색체의 아밀로이드 전구단백질 유전자, 14번 염색체의 Presenilin-1 유전자, 1번 염색체의 Presenilin-2 유전자)가 확인되었다. Presenilin-1과 Presenilin-2 유전자가 돌연변이가 되면 뇌세포가 β-아밀로이드를 과잉 생산하도록 만든다. 산발성 알츠하이머병에서 발견된 유전자는 19번 염색체의 ApoE-4 유전자로 알츠하이머병으로의 진행 경향을 증가시킨다. 대립형질 유전자인 ApoE-2는 위험성이 낮아지는 것과 관련이 있다. 그러나 유전자가 존재한다는 것만으로 알츠하이머병을 설명하기는 어렵다(그림 8-16).

③ 증상 및 징후

알츠하이머협회가 제시한 알츠하이머병의 초기 경고 증상은 열 가지로 표 8-23과 같다. 알츠하이머병의 증상은 경

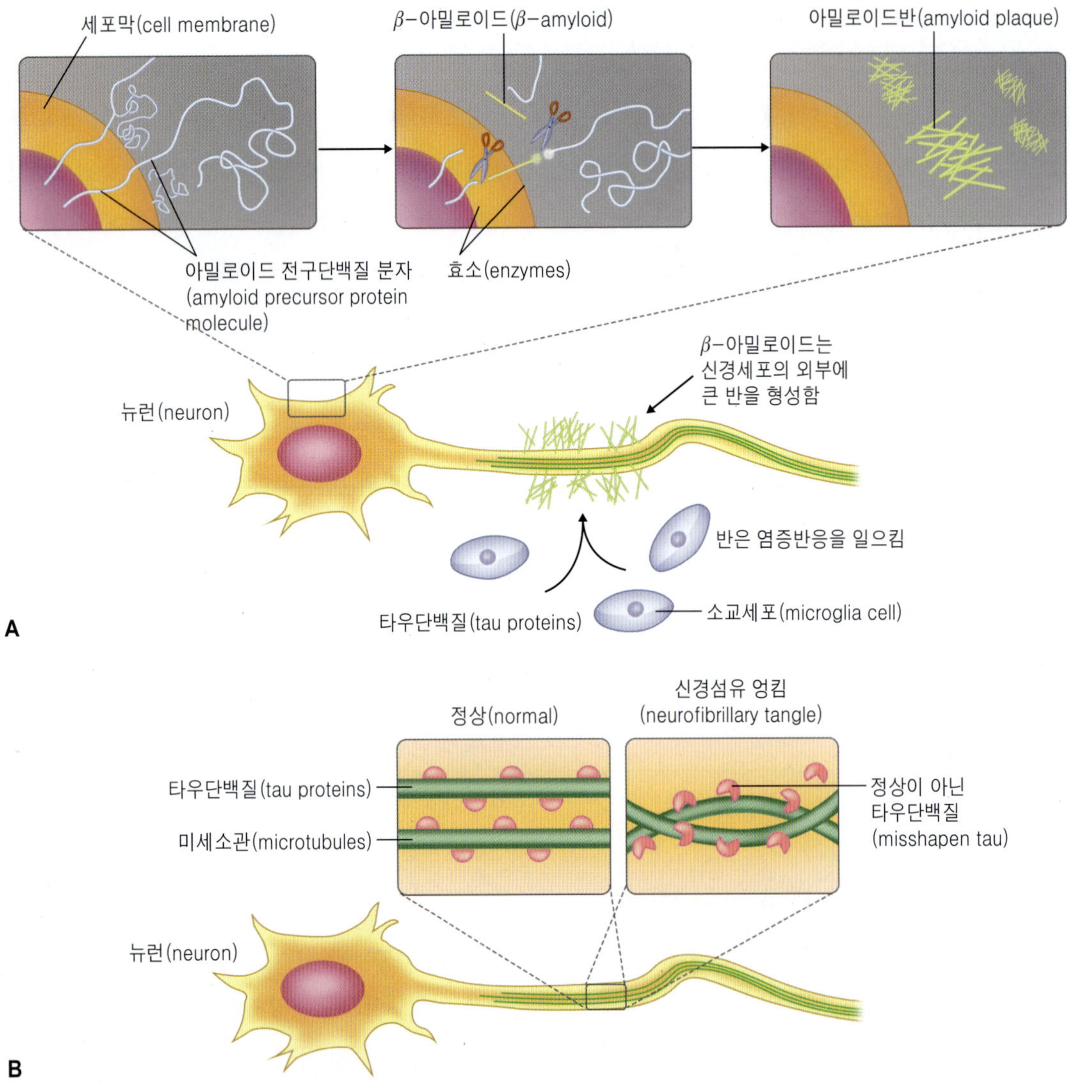

그림 8-16. 알츠하이머병 진행에 대한 병인론. **A,** 비정상적 수치의 β-아밀로이드가 아밀로이드 전구단백질(APP)에서 나와 뭉쳐서 반(plaque)을 형성한다. 소교세포(microglia cell)는 반과 작용하여 염증반응을 일으킨다. **B,** 타우단백질은 뉴런의 미세관에 구조적 지지를 제공한다. 뉴런의 화학적 변화는 타우단백질의 구조적 변화를 일으켜 엉킨 뭉치를 형성한다(신경섬유 엉킴).

표 8-23 알츠하이머병의 열 가지 경고 징후

1. 일상생활을 방해하는 기억력 상실
2. 계획 또는 문제 해결에서의 어려움
3. 가정, 직장 또는 여가 시간에 하던 익숙한 일에 어려움을 겪음
4. 시간 또는 장소 혼동
5. 시각적 이미지와 공간 관계를 이해하기 어려움
6. 말하기 또는 쓰기에서 단어 사용과 관련해서 새로운 문제의 등장
7. 물건을 제자리에 두지 않고 지난 단계들을 되돌아가는 능력 상실
8. 판단력 감소 또는 미흡
9. 직장 또는 사회활동에서 물러나기
10. 기분 및 성격의 변화

증, 중등도, 중증으로 분류할 수 있으며(표 8-24), 경증에서 중증으로 진행되는 비율은 개인에 따라 다양하고 기간도 3년에서 20년까지로 다양하다.

초기 증상은 인기 기능 변화와 관련된 증상들이며, 기억장애, 판단력과 문제 해결 기술 저하 등을 호소한다. 처음에는 최근 사건에 대한 기억이 상실되다가 시간이 경과하면 점차 장기기억까지 상실하게 된다.

질병이 진행되면 언어장애가 발생하여 처음에는 완곡한 표현을 사용하다가 동어반복증과 반향언어증을 보인다. 운동실조증과 같은 운동장애가 발생하며, 운동실조증이 건망증과 함께 나타나면서 안전문제가 발생한다. 이 외에도 초조, 무감동, 불쾌감, 기괴한 행동 등을 보이며, 우울, 불안, 망상, 정신병 등도 나타난다.

후기가 되면 가족과 친구를 못 알아보며, 의사소통이 불가한 상태가 된다. 사지가 구부린 자세로 강직이 일어나며, 요실금과 변실금이 발생하고 총체적인 간호가 필요해진다.

표 8-24 알츠하이머병의 단계에 따른 증상

단계	증상
경증	• 기억장애(특히 최근의 일이나 대화 내용 망각, 과거의 일은 비교적 잘 기억함) • 집중력 저하 및 계산 착오(간단한 수학 문제를 풀 수 없음) • 계획하고 조직화하는 능력이 점차 감소함 • 일상생활이나 사회활동으로부터의 회피반응
중등도	• 기억장애의 심화(오래된 기억까지 망각) • 지남력장애(시간관념이 흐려지고 길을 잃을 수 있음) • 계획하고 조직화하는 것과 지시에 따르는 것에 대해 더욱 어려워짐 • 표현력 저하, 이해력 저하 및 판단력 저하 • 행동적 문제 발생(초조, 불안, 공격성, 환각, 망상, 배회) • 수면장애 발생
중증	• 모든 인지기능의 심한 손상(대부분의 기억 망각) • 지남력장애 심화(가족이나 가까운 친지를 알아보지 못함) • 언어장애 심화로 대화가 안 될 수도 있음 • 자가간호 수행 불가로 일상요구에 대한 도움 필요 • 합병증 악화(부동, 근육강직, 대소변 실금, 폐렴, 요로 감염, 욕창 등)

④ 진단검사

알츠하이머병의 진단은 임상적 평가 기준과 생검을 통한 뇌세포의 검사를 통해 내려진다. 진단을 내릴 때에는 치매에 관련해 알려진 다른 질환(우울, 섬망, 알코올, 약물독성 등)을 배제한 후에 결정한다.

환자의 평가는 건강력, 신체검진, 신경계 및 기능적, 정신적 건강상태 사정, 혈액검사를 포함한다. 뇌영상검사인 CT나 MRI는 뇌의 위축이나 질병 후기에 생기는 뇌실의 비대를 관찰할 수 있으며, 양전자방출단층촬영술(PET)은 포도당 추적을 통해 뇌대사를 확인하여 아밀로이드를 확인하는데 보조적으로 사용된다. 최근에는 생화학지표로서 뇌척수액 신경화학물질인 아밀로이드와 타우 단백질(신경퇴화의 지표)의 수치를 확인할 수 있다.

⑤ 치료

알츠하이머병을 치료하거나 질환의 진행을 늦출 수 있는 방법은 없다. 그러므로 치료의 목적은 인지기능과 행동기능을 유지하는 것이다.

콜린에스터라제 억제제(cholinesterase inhibitor)는 경

증 및 중등도의 치료에 사용된다. 이 약물은 아세틸콜린의 파괴를 지연하여 부교감신경전달의 증진 및 기억력과 인지 감소의 지연을 유발한다. 여기에 해당하는 약물로는 Donepezil(Aricept), Galantamine(Razadyne), Rivastigmine(Exelon)이 있다.

N-methyl-d-aspartate(NMDA) 수용체 길항제인 Memantine(Namenda)은 알츠하이머병으로 손상된 세포가 분비하는 글루타민산염의 활동을 차단하여 뇌신경세포를 보호한다.

알츠하이므병의 우울을 치료하면 인지기능이 향상되기도 한다. 선택적 세로토닌 재흡수 차단제(selective serotonin reuptake inhibitor; SSRI)인 sertraline(zoloft), paroxetine(paxil)을 우울증 증상 시 투여하나, 삼환계 항우울제인 amitriptyline(elevil)은 항콜린성 효과로 인하여 투여하지 않는다.

정신성 약물은 기동력과 자가간호능력 감소 우려로 인하여 마지막 단계에 투여한다. 환각, 망상 동반한 정서적·행동적 문제 시 항정신제제(antipsychotic), 신경차단제(neuroleptic drug)를 투여한다.

⑥ 간호진단

- 사고과정장애
- 신체 손상 위험성
- 배뇨·배변장애
- 의사소통장애
- 돌봄제공자의 역할 긴장

⑦ 간호중재

a. 인지기능 증진

알츠하이머병은 퇴행성·진행성 질환이므로 인지적 기능이 시간이 지남에 따라 감소한다. 그러므로 다양한 사람과 접촉하게 하여 환경적 자극을 제공하고, 새로운 물건에 대한 인지를 제공하기 위해 반복적으로 사용하는 인지 자극 훈련을 제공한다. 또한, 기억력 훈련으로 과거의 경험에 대해 회상하도록 격려한다.

시간이 지남에 따라 인지기능이 감소하게 되어 가족의 지지와 감독이 점점 중요해진다. 지나친 자극을 예방하기 위하여 혼란스러운 환경과 소음을 제거하며, 필요시에는 독실을 배정한다. 구조화되고 체계적인 환경을 제공하며, 간호제공 시 일관성 있게 제공하도록 한다. 지남력 증진을 위해 오리엔테이션을 자주 제공하며, 얼굴 실인증 시에는 사진에 이름을 써서 붙여 놓는다.

b. 손상으로부터의 보호

안전한 가정환경은 환자의 독립성과 자율성을 증진시킬 수 있으며, 가족들의 안전에 대한 걱정도 덜어 준다. 잠재적 위험성이 있는 물건은 제거하거나 안전한 곳에 보관하며, 문과 창문의 단속을 철저히 한다. 복도, 계단, 욕실에서 적절한 조명을 제공하며, 특히 밤에 혼돈을 일으키는 석양증후군(sundowning) 환자에게 밤에 적절한 조명을 제공하는 것이 도움이 된다. 외출 시에는 전화번호, 주소가 적힌 이름표를 착용하도록 하고 항상 감시하에 있도록 한다.

c. 배뇨·배변 조절 능력 증진

알츠하이머병의 후기에 이르면 피질신경원이 퇴행하여 배뇨 억제와 분변반응이 일어나지 않으므로 배뇨와 배변을 조절할 수 있도록 하는 것이 필요하다. 2시간 간격으로 규칙적인 배뇨습관을 훈련하며, 수분섭취를 격려하되 밤 동안에는 배뇨조절이 어려우므로 저녁식사 후는 제한한다. 필요시 침상 옆 이동식 변기를 사용하도록 하나 이때 낙상 방지를 위해 주의를 기울여야 한다. 상태가 더욱 악화되면 패드를 착용할 수 있으나 유치도뇨관은 감염 위험성으로 인하여 가급적 피하도록 한다. 변비는 흔한 배설문제로 섬유소 섭취 증가, 섬유소 보조식품, 변 완화제 등을 제공한다.

d. 의사소통 증진

환자의 의사소통 수준을 평가하여 이에 맞는 의사소통 기법을 사용하도록 한다. 의사소통 증진을 위한 중재로는 다음을 포함할 수 있다.

- 주의가 산만하지 않도록 환경 조성
- 천천히 분명한 어조로 짧게 말하기
- 한 번에 한 가지 일을 지시, 충분한 시간 제공
- 환자가 기억할 수 있도록 시범 및 단서 제공
- 의사전달을 위해 다양한 감각(시각, 청각, 촉각)을 사용하되 동시에 모두를 사용하지는 않기

e. 돌봄제공자 지지

질병이 진행함에 따라 환자와 돌봄제공자의 관계는 변한다. 주된 돌봄제공자인 가족의 역할이 바뀌기도 하며, 가족은 환자가 위험하다고 느낄 때 운전이나 하고 있던 행동을 멈출 수 있을지, 언제 보호시설이나 장기요양시설에 가야할지 등 많은 어려운 결정을 해야 한다. 환자의 실금, 과다한 요구, 끊임없는 감시의 필요성 등이 가족의 정서적 안녕에 많은 영향을 주고 있다. 그러므로 간호사는 가족과 스트레스원에 대해 사정하고 대처기전을 확인하여 가족의 부담감을 줄여주어야 한다. 가족 돌봄제공자를 위한 지지 그룹을 활용할 수 있으며, 알츠하이머협회는 가족 돌봄제공자에게 유용한 교육과 시스템을 갖추고 있어 다양한 도움을 제공하고 있다.

(5) 말초신경장애(Peripheral nerve disorder)

가. 삼차신경통(Trigeminal neuralgia)

① 정의

삼차신경통은 제5뇌신경의 만성 자극으로 인해 발생하며, 삼차신경 분포 영역에서 심하고 짧으며 찌르는 듯한 반복되는 통증을 호소한다. 성인기에 주로 발생하며, 50~70세 사이에 빈발하고 여성에서 2배 더 흔하다.

② 병태생리

삼차신경통에 대한 병태생리는 명확하지는 않으나 혈관(superior cerebellar artery)의 압박으로 인해 신경근 유입 부위에서 삼차신경에 대한 만성적인 자극을 유발함으로써 구심성 또는 감각섬유의 흥분을 증가시키는 것으로 알려져 있다.

원인은 삼차신경의 3개의 분지(안신경, 상악신경, 하악신경) 중 하나 이상에서 신경 자체(intrinsic), 신경 외적(extrinsic) 원인으로 발생할 수 있다(그림 8-17).

- 신경 자체: 뉴런의 축삭돌기, 수초의 기형
- 신경 외적: 종양, 혈관성 기형, 치아농양, 턱의 기형

③ 증상 및 징후

전형적인 증상은 격렬하고 갑작스런 통증(타는 것 같고 칼에 베이는 듯한 통증)이 입술, 잇몸, 볼, 이마, 코 부위에 발생하는 것이다. 시발 부위를 만지고, 이 닦고, 말할 때와 같은 가벼운 촉각 자극에 의해 발작이 시작되며, 상악과 하악 분지에서 빈발한다. 증상은 보통 한쪽에만 발생하며, 격렬한 통증 시 근육경련, 찡그림, 눈의 깜빡임, 눈물도 나타난다. 이런 통증은 너무 극심하여 환자의 자살을 불러올 수도 있다.

④ 진단검사

삼차신경통을 확진할 수 있는 검사는 아직 없다. CT,

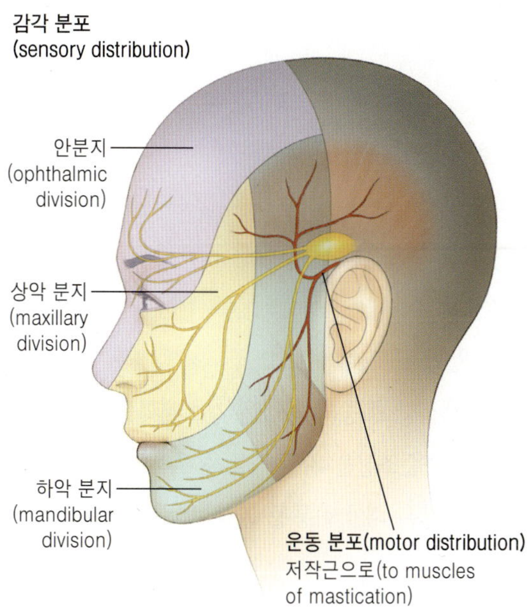

그림 8-17. 삼차신경의 분포. 삼차신경통은 이 신경의 경로를 따라 발생한다.

MRI, 혈관조영술은 원인 병소를 파악하기 위해 사용되며, 자극 유발과 통증에 대한 과거력을 통해 진단을 내린다.

⑤ 치료

항경련제가 신경막을 안정화하고 신경 발화를 차단함으로써 통증을 감소시키기 위해 사용된다. Carbameze-pine(Tegretol), phenytoin이 이에 해당한다. 이러한 항경련제와 함께 근이완제인 baclofen(Lioresal), gab-apentin(Neurontin)이 사용될 수 있다. 반면 진통제 또는 마약성 진통제는 대개 통증조절에 효과가 없다.

약물요법이 효과적이지 못한 경우 수술요법을 이용할 수 있다. 글리세롤 신경 절제술(glycerol rhizotomy)은 글리세롤을 경피적으로 주사하여 신경을 억제하는 방법이며, 경피적 무선주파수 신경근 절제술(percutaneous radiofre-quency rhizotomy)은 삼차신경근으로 바늘을 넣어 무선주파수를 흐르게 해서 파괴한다. 미세혈관 감압술(micro-vascular decompression)은 삼차신경근 후부로부터 신경을 압박하는 혈관을 제거하는 것이다.

⑥ 간호진단

- 급성 통증
- 영양부족
- 불안
- 구강점막 손상
- 사회적 고립

⑦ 간호중재

a. 통증 완화

환자의 세심한 통증의 사정은 간호계획을 세우는 데 도움이 된다. 통증조절을 위해 약물을 투약하며, 침이나 바이오피드백과 같은 대안적 통증 완화 방법을 적용할 수 있다.

b. 적절한 영양상태 유지

환자의 영양상태를 사정하여 고단백, 고칼로리의 씹기 쉬운 음식(유동식, 반고형식)을 제공하는데, 음식을 미지근하게 자주 제공한다. 영양상태가 불량한 경우 침범받지 않은 쪽으로 비위관을 삽입할 수 있다.

c. 불안 경감

유발자극을 감소시키기 위한 환경관리가 필수적이며, 정돈된 방, 적절한 온도 및 통풍 유지가 필요하다. 얼굴을 만지거나 침대의 진동을 유발하는 것 또한 금지하여야 한다. 타인이 부주의하게 자신을 손상시킬 수 있는 것에 대해 두려워하여 자가간호를 선호하는 경향이 있으므로 이를 고려한다.

d. 구강위생 유지

환자가 구강간호를 거부할 경우 구강간호에 대한 교육이 필요하다. 작고 부드러운 모를 가진 칫솔을 사용하며, 따뜻한 구강함수를 이용하도록 한다. 구강위생은 진통작용이 최상일 때 시행하는 것이 좋다.

e. 장기적 관리

환자에 대한 다음과 같은 추후관리를 계획한다.

- 침범받지 않은 쪽으로 씹기
- 점막에 화상을 입힐 수 있는 뜨거운 음식, 음료 금지
- 음식물 조각을 제거하기 위하여 식사 후 구강 체크
- 6개월마다 치과 방문하며 구강위생 실천
- 세수 시 미온수 사용
- 극심한 온도차로부터 얼굴 보호
- 전기면도기 사용

나. 벨마비(Bell's palsy)

① 정의

벨마비(안면신경마비)는 한쪽 7번 뇌신경의 염증으로 인해 발생하는 안면근육의 일측성 약화나 마비가 나타나는 질환이다. 말초안면장애 중 가장 흔한 형태로 모든 연령의 남·녀에서 가능하나 20~40세에 빈발한다.

② 병태생리

벨마비는 압박성 마비의 한 종류로서, 염증이 발생되어 부종이 발생한 신경이 압박되거나 혈액공급이 차단되면서 허혈성 괴사가 발생하여 나타나는 것으로 보여진다. 정확한 원인은 알려지지 않았으나 신경압박, 안면이 추위에 노출된 경우, 바이러스, 면역학적 염증, 정신적 충격이나 감정적 불안 등과 관련이 된 것으로 여겨지고 있다.

③ 증상 및 징후

벨마비의 전형적 징후는 (1) 눈 감으려 할 때 안구가 위로 향함(bell's phenomenon), (2) 침 흘림, (3) 코 옆의 주름(nasolabial fold)이 평평해짐, (4) 눈을 감을 때 느려짐을 포함한다. 입을 벌릴 때 건강한 쪽으로 입이 돌아가고 침범된 쪽 입은 처지며, 휘파람을 불거나 이마에 주름을 만들기 힘들다. 침범 위치에 따라 혀의 앞쪽 2/3 정도에서 맛감각을 상실하기도 하며 청각의 과민, 귀의 통증 혹은 난청이 발생한다(그림 8-18).

④ 진단

• 진단 검사

벨마비를 진단하는 확진검사는 없다. 환자의 증상과 EMG에 의한 피부신경 흥분성 검사에 의해 진단을 내린다.

⑤ 치료

Corticosteroid(prednisone)를 안면신경손상 부위의 염증 및 부종 완화를 위해 투여하며, 호전이 된 후에는 2주간에 걸쳐 서서히 용량을 감소한다. 혈관확장제는 안면신경으로의 혈액공급을 증대하기 위해 투여한다. 벨마비의 70% 정도가 HSV와 관련이 있으므로 HSV로 인한 통증 감소를 위해 진통제를 사용할 수 있으며, 항바이러스제인 acyclovir(zovirax)로 치료할 수 있다.

영구적인 안면마비가 발생한다면 안면신경감압술을 통해 안면근조직의 긴장도를 회복시키는 것이 필요하다.

⑥ 간호진단

- 급성 통증
- 영양부족
- 각막 손상 위험성
- 신체상 장애

⑦ 간호중재

a. 통증 감소

안면 통증은 진통제를 제공하여 조절한다. 온습포의 적용은 불편감을 감소시키고 순환을 도우며, 통증 완화에도 도움이 된다. 삼차감각과민증(hyperesthesia)을 예방하기 위

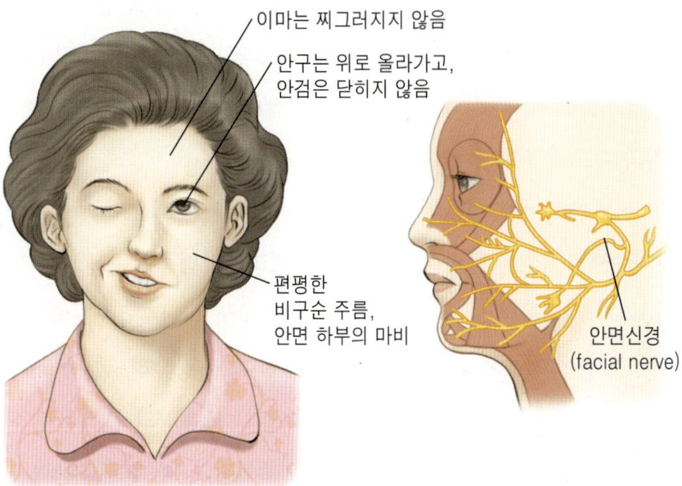

그림 8-18. 벨마비. 제7뇌신경(안면신경)에 의해 지배되는 안면근의 마비이다.

해 추위와 바람으로부터 얼굴을 보호한다.

b. 적절한 영양 상태 유지

좋은 영양을 유지하기 위해 손상받지 않은 쪽으로 씹도록 교육을 하며, 부드러운 음식을 소량씩 섭취하도록 한다. 안면걸이의 적용은 근육 지지, 입술정렬 개선, 음식 섭취에 도움이 된다. 마비된 얼굴근육을 부드럽게 위쪽으로 향하도록 하는 마사지를 물리치료를 위해 제공할 수 있다.

c. 눈의 손상 없음

마비가 지속되면 손상으로부터 눈 보호를 위해 짙은 색의 안경이나 선글라스를 사용한다. 또한 인공눈물을 하루에 여러 차례 주입함으로써 각막의 건조를 예방할 수 있다. 밤에는 연고와 불투과성 눈 보호구를 사용하며, 눈꺼풀을 테이프로 붙일 필요가 있다.

d. 정상적인 신체상 인지

벨마비 환자는 흔히 본인이 뇌졸중을 경험하고 있다고 생각하므로 환자에게 뇌졸중이 아님과 완치의 가능성에 대한 확신을 제공하도록 한다. 대개 증상 발현 6주 이내에 대부분의 대상자가 회복됨을 알리도록 한다. 질병의 진행에 따른 신체 변화에 적응하도록 도우며 사생활을 존중한다.

다. 길리앙바레증후군 (Guillain-Barre syndrome; GBS)

① 정의

길리앙바레증후군은 말초신경의 수초의 퇴행과 관련된 급성 염증성 다발성 신경병증이다. 모든 연령에서 성별에 무관하게 발생하며 10만 당 1명에서 발병하고 있다. 발병 수일에서 일주일 사이에 근육약화와 마비가 진행하여 모든 수의적 근육의 기능이 손상되며, 약 2~4주 후에 진행이 멈춘 뒤 서서히 회복(수개월~수년)된다. 약 10%의 환자에서 보행 불가 등의 심한 후유증이 발생한다.

② 병태생리

길리앙바레증후군은 말초신경을 공격하는 세포 매개성 면역반응에 의한 것으로 보인다. 그 결과 수초의 손실(탈수초화)과 손상받은 신경의 부종 및 염증을 초래하여 말초신경 전달의 장애를 유발한다.

정확한 원인은 알려지지 않았으며, 60%에서 1~3주 전에 경한 호흡기 혹은 위장관 감염(*Campylobacter jejuni*를 가장 흔히 발견), 바이러스 감염, 수술, 예방접종, 마이코플라스마 감염(mycoplasma infection) 등이 선행된다.

③ 증상 및 징후

길리앙바레증후군의 증상은 하지의 근육 약화와 반사의 감소로 시작된다. 하지의 쇠약감과 저림이 다리 → 팔 → 얼굴의 순으로 나타나며, 양측에 동시 발생하나 빠르게 진행 시에는 순서와 무관하다. 심한 경우 호흡곤란(응급상황)으로 수일 내 사망이 가능하다. 자율신경기능장애는 체위성 저혈압, 고혈압, 서맥, 심장무수축 등을 일으킬 수 있다. 다른 자율신경기능장애로 장기능장애와 방광기능장애(요로정체) 등도 나타낸다. 그러나 길리앙바레증후군은 인지기능이나 의식의 변화에는 거의 영향을 미치지 않는다.

④ 진단검사

진단은 과거력, 신체검진, 뇌척수액검사, 전기생리학적 검사(EPS)에 기초를 둔다. 발병 7~10일 후 뇌척수액의 단백질 증가가 나타나며, 신경전도속도는 손상받은 사지에서 점차적으로 감소한다.

⑤ 치료

길리앙바레증후군은 빠르게 진행되며 신경근육성 호흡부전이 발생하므로 급성기에는 기계적 환기 보조를 필요로 할 수 있다. 혈장분리교환술(plasmapheresis)이 첫 2주간 적용되며, 고용량의 면역글로불린(sandoglobulin)이 정맥으로 주입된다. 이 혈장교환과 면역글로불린은 질병 시작 3주 후에는 거의 효과가 없으므로 즉시 적용되어야 한다.

⑥ 간호진단

- 비효율적 호흡 양상
- 기도 흡인 위험성
- 의사소통장애
- 영양부족
- 자가간호 결핍
- 불안

⑦ 간호중재

a. 적절한 환기 유지

급성기에는 폐활량과 동맥혈 가스분석을 모니터링하는 것이 중요하다. 환기부전 시에는 기계적 환기를 제공할 수 있도록 기관내 삽관, 기관 절개술을 할 수 있다.

b. 기도 청결 유지

호흡부전과 함께 호흡기 감염은 심각한 위협이 될 수 있으므로 기관지 위생, 감염 예방이 필요하다. 기관내 삽관 또는 기관 절개술 시에는 분비물을 흡인하도록 하며, 흉부 물리요법을 적용하여 기도 청결을 유지한다.

c. 의사소통 방법 개발

마비로 인하여 의사소통에 문제가 발생할 수 있으므로 환자의 의사소통 능력 확인이 필요하다. 환자가 좌절감을 갖지 않도록 경청하며, 의사소통을 돕기 위해 그림판, 기계 음성조작기 및 컴퓨터 등을 활용할 수 있다.

d. 적절한 영양 유지

환자의 영양상태를 정기적으로 평가하여 적절한 영양을 공급할 수 있도록 한다. 흡인을 예방하기 위하여 경미한 연하곤란 시 바로 앉아 목을 앞으로 숙인 자세를 취하도록 하며, 심각한 연하곤란 시에는 위관영양 또는 정맥영양을 제공하도록 한다. 장 프로그램을 이용하여 변비를 예방한다.

e. 자가간호 유지

관절 기능의 유지 및 구축의 예방, 욕창의 예방을 위해 관절가동범위운동 및 체위 변경을 실시한다. 요로 정체 시에는 요로 감염을 예방하기 위해 유치도뇨관을 적용할 수 있다. 각막 건조를 예방하기 위해 눈 간호가 필요하며 인공눈물을 적용하거나 연고와 불투명 안대를 밤에 적용한다.

f. 불안 경감

가족과 환자는 생명을 위협하는 질병을 갑작스럽게 경험하게 되므로 질병의 전 과정에서 격려와 지지를 제공하는 것이 필요하다. 지지 그룹의 활용은 이들에게 정보와 지지를 제공할 수 있을 것이다. 길리앙바레증후군은 85~95%의 환자가 거의 완벽히 회복하지만 몇 달에서 몇 년이 걸리는 과정이다. 서서히 진행할지라도 완전한 회복에 대한 기대가 가능하므로 긍정적인 사고를 가질 수 있도록 돕는 것이 필요하다.

(6) 뇌혈관장애(Cerebrovascular accident)

가. 정의

뇌혈관장애로 인한 질환을 총칭하여 뇌졸중(stroke)이라고 한다. 즉, 뇌졸중은 곧 뇌혈관질환의 동의어로 사용된다. 뇌졸중의 정의는 '뇌의 어떤 부분에서 혈류공급 방해로 신경학적 변화가 일어난 것'으로 일시적으로 갑자기 뇌혈관에 순환장애가 일어나 의식이 없어지고 신체가 마비된다. 손상 유형에 따라 뇌혈관 폐색으로 인한 허혈성 뇌졸중과 뇌혈관의 파열로 인한 출혈성 뇌졸중으로 구분한다. 허혈성 뇌졸중은 다시 뇌혈전이나 뇌색전으로 인한 뇌경색(cerebral infarction)과 일과성 뇌허혈발작(transient ischemic attack; TIA)으로 구분되며, 출혈성 뇌졸중은 거미막하출혈(subarachnoid hemorrhage; SAH)과 뇌내출혈(intracerebral hemorrhage; ICH)로 구분된다. 뇌혈관파열에 앞서 뇌동맥류(cerebral aneurysm)나 뇌동정맥기형(cerebral arteriovenous malformation) 등 뇌혈관의 구조적인 변화가 있다. 뇌동맥류는 선천적으로 뇌혈관의 일부가 약화되어 그 부위가 꽈리 모양으로 부풀어 있는 것으로 혈관벽이 매우 얇아서 파열될 위험성이 높다. 뇌동정맥기형이란 뇌동맥이 모세혈관을 거치지 않고 바로 뇌정맥과 연결되어 있는 선천성 기형으로 일부에서 뇌출혈을 일으키는 것으로 알려졌다.

나. 병태생리

전신적 과정과 국소적 과정으로 구분한다. 뇌혈관의 국소빈혈이나 출혈이 발생하면 신속하게 세포괴사가 진행, 손상 부위와 전신의 관류감소로 혈류 변화로 인하여 저혈압이나 심장마비가 발생한다. 국소적(stroke area)으로는 손상 부위를 중심으로 하는 주변의 저관류영역으로 측부순환(collateral circulation)으로 인한 경계 영역인 허혈성 음영(ischemic penumbra)이 발생하며 이는 일차적 손상으로 신속한 중재로 회복이 가능한 부위이다. 이차적으로 생화학적 과정으로 유리기(free radicals) 등 신경독성 물질이 방출, 뇌부종으로 인한 일시적 손상이 발생한다. 이러한 허혈, 출혈에 의한 뇌순환장애의 원인은 죽상동맥경화증의 주원인인 혈전 그리고 색전, 출혈, 자극에 의한 뇌동맥경련, 과응고 상태 등으로 위험 요인은 당뇨병, 고혈압, 고지혈증, 흡연, 지나친 음주, 코카인 사용, 비만, 경동맥 협착과 일과성 허혈 발작의 과거력 등이 포함된다.

다. 증상 및 징후

허혈성일 때는 TIA를 의미하는 일시적 부전마비, 편측감각이상(hemisensory loss)이 발생하여 24시간 이내에 회복되나 이는 조기 위험 징후로서 재발될 경우 증상이 악화된다. 뇌동맥류 파열 때는 뇌막자극으로 인한 급성 증상이 발생하여 갑작스런 두통, 구토, 발작, 의식상태 변화, 발열, 심전도상의 변화(ST분절, T파 비정상), ICP 상승, 복시, 손·발 저림·마비, 안면마비 등이 있다. 특히 거미막하출혈의 경우 심한 두통과 구토가 특징이다. 뇌혈관 손상 후 결손 또는 침범 정도에 따라 편측부전마비, 편마비, 실어증, 구음장애, 연하장애, 실행증, 시력 변화, 실인증, 편측성 무시, 감각결손, 실금, 행동 변화 등이 있다. 뇌동맥류 파열은 치사율이 매우 높아서 전체 상당수가 수술 치료 등 적절한 치료를 받지 못하고 현장에서 혹은 병원으로 후송 중 사망한다. 완전허혈로 뇌경색이 발생한 부위는 그 기능을 되살릴 수 없어 영구적인 장애가 남게 된다. 한편 뇌졸중의 좌·우 손상에 따른 장애는 표 8-25와 같다.

표 8-25 좌·우 대뇌반구 손상에 따른 뇌졸중의 증후 및 증상

좌대뇌반구 뇌졸중 (left hemispheric stroke)	• 우측 신체 마비 및 부전마비 • 우측 시야 결함 • 실어증(expressive, receptive, global) • 지적 능력 손상 • 느림, 조심성 증가
우대뇌반구 뇌졸중 (right hemispheric stroke)	• 좌측 신체 마비 및 부전마비 • 좌측 시야 결함 • 공간-지각 인지 결손 • 주의산만 증가 • 충동행동과 판단력 부족 • 경제관념 부족

라. 진단검사

① 전산화단층촬영(Computed tomography; CT)

출혈을 감별하기 위한 목적으로 시행하며, 급성기에서 정상일 때 뇌경색으로 진단 가능하다. 뇌경색의 경우는 하루나 이틀 후에 CT에서 병변이 나타난다.

② 자기공명영상(Magnetic resonance imaging; MRI)

뇌졸중 병소의 정확한 위치를 확인할 수 있으며, CT보다 더 일찍 뇌경색 병소를 확인할 수 있다. 환자의 협조가 필요하므로 중환자나 의식 저하의 경우 시행이 어려워 발병 직후에 진단 목적으로 사용되는 경우는 드물다.

③ 뇌혈류검사

- MR angiography: MRI검사 때 angiography를 병행
- 뇌혈관조영술(transfemoral cerebral angiography;

TFCA): 뇌경색, 모야모야병, 지주막하출혈, 동정맥기형 등 혈관 상태를 상세히 파악하고자 할 때

- 초음파(Doppler): 경두개 초음파(transcranial)와 경동맥 초음파(Carotid Doppler, carotid duplex scan)가 있으며 혈관의 상태 파악과 색전 식별

④ 핵의학검사

a. 단일광자 방출 전산촬영(single photon emmision computed tomography; SPEC): 큰 혈관이 막힌 경우 그 혈관에 의해 공급받는 혈류 상태 확인

b. 양전자 방출 단층촬영(positron emission tomogram; PET): 뇌혈류 변화, 당대사, 신경전달물질 변화 등 생화학적 변화 파악

⑤ 기타 뇌척수액검사(CSF study)

지주막하출혈 진단, 뇌졸중의 원인을 확인하기 위한 검사들로 위험인자(고혈압, 당뇨, 고지혈증 등)검사, 심초음파(cardioechography)검사 등이 있다.

마. 치료

부분적인 허혈의 경우에는 조속히 뇌혈류를 복원시켜 주면 뇌세포의 사망을 막을 수 있고, 그 기능을 회복시킬 수 있다. 뇌졸중에 대한 치료는 바로 부분허혈 부위를 되살리는 데 초점을 둔다. 뇌졸중은 일단 발생하고 나서 방치하여 두는 경우 점차 악화하는 경향이 있어 이러한 악화를 막는 것도 치료의 중요 목표가 된다. 따라서 뇌졸중은 발생 즉시 신속한 조치가 매우 중요하며 예후를 결정짓는다.

① 뇌 산소 공급 유지

급성기에는 뇌부종(뇌압 상승)이 치명적이므로 고장액요법(20~25% mannitol, 10% glycerin)과 전신상태관리(혈압, 호흡 등)가 적용된다. 또한 뇌혈류를 회복시키기 위하여 혈전용해요법으로 조직플라스미노겐 활성제인 t-PA(tissue plasminogen activator), 우로키나아제(urokinase)가 정맥으로 주입된다. 항응고요법으로 혈전 형성을 억제하는 헤파린(heparin)이 정맥으로 주입되며, 급성기 이후엔 와파린(warfarin) 혹은 쿠마딘(coumadin) 및 아스피린(aspirin)이 경구 처방된다.

혈전용해법 치료 때 치료 첫 24시간 내에 출혈이 발생할 수 있으므로 혈압조절을 철저히 해야 하며, 두통이나 오심, 구토, 갑작스런 의식 변화 등 두개내압 증가를 의미하는 소견을 면밀히 관찰한다. 전신 출혈 경향을 관찰하기 위하여 혈액검사(CBC, 혈액응고, 혈액형)가 시행된다. 침범 부위에 부종이 진행될 경우 뇌간탈출 및 사망을 초래할 수 있으므로 뇌척수액을 제거한다.

② 수술

뇌내출혈이나 뇌동맥류 파열에 의한 뇌지주막하출혈의 경우 응급수술이나 시술이 시행되어야 한다. 병소에 따라 경동맥죽상편제거술(carotid endarterctomy), 뇌동맥류 결찰(clip)이나 스텐트 삽입술, 뇌감압술이 적용된다(그림 8-19, 8-20).

바. 간호진단

- 조직관류 변화
- 신체 손상 위험성
- 기도 흡입 위험성
- 운동장애

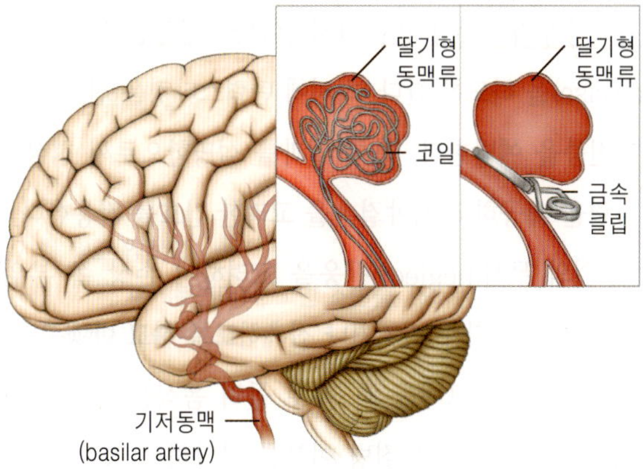

그림 8-19. 뇌동맥류의 외과적 제거.

(8) 신경계 장애(Neurological disorder)

- 재활의 요점: 기능적 회복의 최대화, 독립성 증진을 위해 다학제적 팀 이용
- 환자와 가족 모두 재활에 포함

가. 피부통합성 장애 간호

① 욕창 발생 위험 요인의 사정 및 관리

- 위험 요인: 비만, 실금, 인지기능 저하, 영양결핍, 감각 저하
- 발생 요인: 장시간 압박(2시간 이상), 증가된 응전력과 마찰력

② 욕창 예방을 위한 간호

- 욕창 주위의 압력 제거 및 욕창 발생 원인 제거
- 돌출부 피부를 하루에 1회 이상 관찰
- 피부의 습기 제거 및 실금의 예방과 관리
- 환자 이동이나 체위 변경 시 마찰력과 응전력을 유발하지 않도록 함
- 적절한 수분, 단백질, 칼로리 섭취
- 피부 자극 금지: 부드러운 타월, 비자극성 비누·린스·로션 사용
- 누워 있을 때는 압박을 완화하는 도구 사용

나. 연하기능과 영양장애 간호

① 음식물의 특성

- 액체 음식보다 유동식이 안전
- 적은 양을 성공적으로 연하한 후에 양을 늘림
- 음식 덩어리는 조금씩 늘려감

② 삼키기 훈련

음식물 흡인을 예방하고, 안전하게 넘어갈 수 있도록 두 번 삼키기, 힘주어 삼키기, 상성문 삼키기, 멘델손 조작법 등을 이용한다.

a. 상성문 삼키기

- 음식을 입에 넣은 다음, 숨을 크게 들이쉬고 숨을 참음
- 숨을 참은 상태에서 음식을 삼키고, 숨을 멈춘 채 기침 시행
- 10번 반복, 하루에 3~4회 실시

b. 멘델손 조작법

- 윤상인두근운동을 강화하는 방법
- 후두에 손 올려놓기
- 삼키면서 후두가 최대한 상승한 위치에서 동작을 멈추고 기다리다가 다시 삼킴
- 3~6번 반복, 하루에 3~4회 실시

다. 배뇨장애 간호

배뇨장애 간호 목적은 신장 기능 유지, 적당한 방광 용적 회복, 잔뇨와 요 정체 조절, 요실금 조절, 자가간호활동 유지이다.

① 습관 훈련

a. 배뇨 시간을 계획하여 스케줄대로 화장실을 출입하도록 시행

b. 목표: 규칙적인 간격으로 배뇨하도록 하여 환자의 실금 예방

c. 배뇨 시각은 환자의 평소 배뇨 시간에 맞추도록 함

② 즉각 배뇨

a. 인지장애가 있거나 의존적 양로원 거주자 중 기능적 요실금이 있는 환자에게 효과적

b. 즉각 배뇨의 주요소
- 관찰: 보호자의 주기적 간격 확인 및 의복이 젖었거나 건조한지를 살핌
- 즉각 배뇨: 환자에게 화장실을 즉각 사용할 것을 알려 줌

- 칭찬: 환자가 배뇨를 유지하고 화장실을 가려는 시도를 칭찬함

③ 골반저근육운동

a. 치골미골근의 능동적 운동을 통하여 요도주위근육과 골반근육을 수축시킴으로써 요도 폐쇄력을 증가시킴

b. 스트레스성 요실금과 긴박성 요실금에 효과적

c. 운동 방법

- 운동 전·후에 신체를 충분히 이완
- 골반저근육, 질주위근육과 항문근육을 조임
- 운동 중에 심호흡 시행
- 근육을 수축한 상태에서 멈춤(근육을 위, 안쪽으로 빨아들이듯이)
- 1초, 2초, … 숫자를 세면서 더 이상 참을 수 없을 때까지 계속 수축
- 5~10초간 휴식한 후 다시 운동 시작
- 깨어 있는 동안 매시간 10회 운동(1세트) 실시
- 5~6주 동안 운동 시행
- 일단 근육이 강해지고 조절이 일어나면 강도를 유지하기 위해 일주일에 2~3회, 10번의 운동을 실시하여 유지

④ 콘돔 카테터

- 실금이 있는 남성에게 사용
- 양면 접착 테이프로 음경 몸체를 감싸 고정하고 카테터 끝은 소변수집주머니에 연결
- 콘돔 카테터는 3~4일에 1번 교환하나, 움직임이 많은 환자는 매일 교환

라. 배변장애 간호

① 변비 예방

- 충분한 양의 수분 및 음식물 섭취
- 고섬유질 음식 섭취
- 개인 습관, 심리적 스트레스, 우울, 신체활동량, 배변 체위, 약물과 같은 변비와 관련된 요인 제거 및 완화
- 초기에는 적절한 하제 사용이 도움이 되나 습관성 사용은 금지

② 분변매복 제거

- 손가락을 이용하여 변을 부스러뜨려 꺼냄
- 통증이 매우 심하기 때문에 장갑을 착용한 손가락에 젤리를 충분히 묻혀 시행

마. 침상운동

신경학적 회복과정에 따라 수동운동, 능동보조운동과 능동운동, 저항운동을 시행한다.

① 관절가동범위운동 시 주의점

a. 운동범위는 환자가 통증을 호소하는 범위를 넘어가지 않도록 함

b. 운동 횟수는 한 관절에 한 동작을 최대 10회, 하루 4~6회 실시

c. 모든 동작은 천천히 부드럽고 자연스럽게 시행

d. 치료사는 발을 양 어깨너비만큼 벌려 신체를 안정시킨 후 환자 가까이에서 실시

e. 신체 한쪽을 다 마친 후 반대편을 실시

f. 편마비 환자의 건측 신체에 힘이 있으면 그쪽 팔·다리를 이용해 능동운동 시행

g. 관절운동 금기증: 불안전한 활력징후, 골절된 관절, 급성 염증 상태의 관절, 지속적 통증이 있는 관절, 신선한 출혈이 있는 관절 등

바. 일상생활훈련

① 윗옷 입기/벗기(그림 8-21, 8-22)

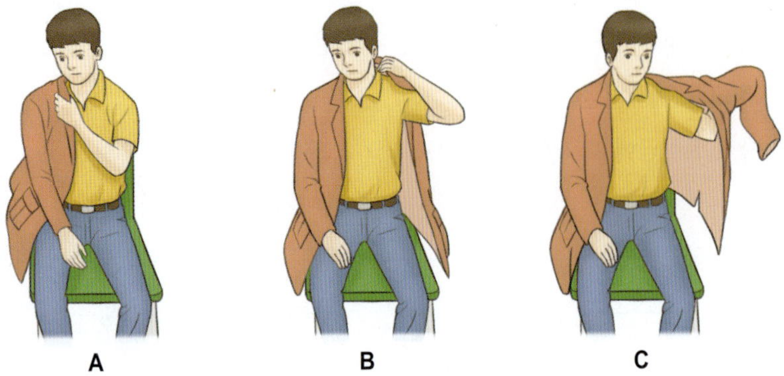

A, 먼저 불편한 팔을 소매에 끼우고 어깨까지 끌어올린다.
B, 어깨까지 끌어올린 옷은 등 뒤로 돌려서 건강한 쪽으로 오게 한다.
C, 건강한 팔을 소매에 끼워 넣고 옷자락을 가지런히 한 다음 단추를 끼운다.

그림 8-21. 윗옷 입기.

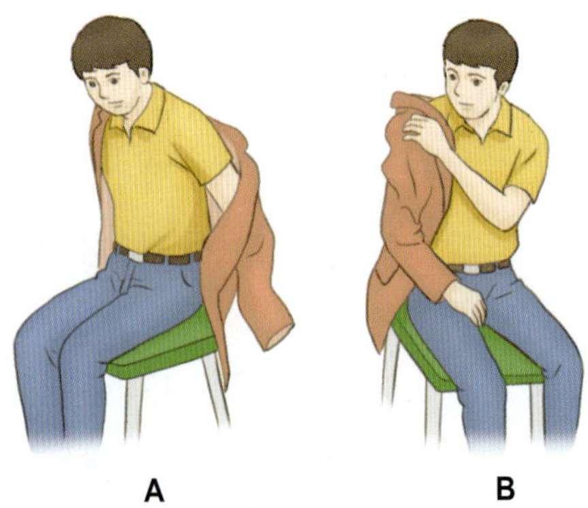

A, 건강한 손으로 단추를 모두 푼 후 건강한 쪽을 먼저 벗고 옷을 등 뒤로 돌려 불편한 쪽으로 오게 한다.
B, 건강한 손으로 불편한 쪽 소매를 빼내어 벗는다.

그림 8-22. 윗옷 벗기.

② 바지 입기/벗기(그림 8-23, 8-24)

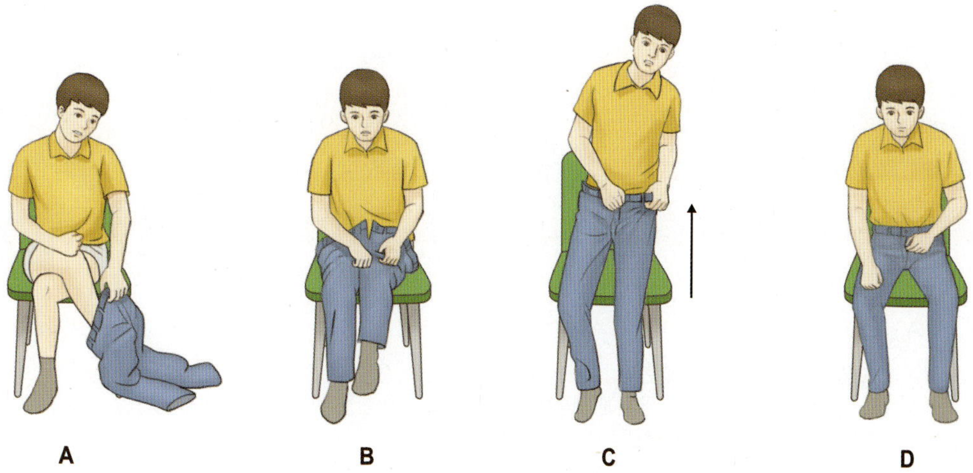

A, 불편한 다리를 건강한 다리 위에 놓고 먼저 불편한 쪽부터 다리를 끼운다.
B, 불편한 다리를 내려놓고 다음에 건강한 쪽 다리를 끼운다.
C, 일어서서 바지를 끝까지 올린다.
D, 걸터앉아 바지 지퍼를 올리고 마무리한다.

그림 8-23. 바지 입기.

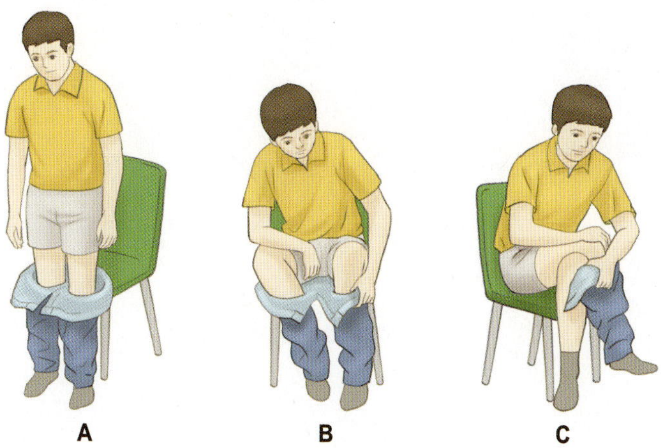

A, 앉아서 지퍼를 내리고 바지를 가능한 한 엉덩이 아래로 내린 후 일어서서 바지가 아래로 내려가게 한다.
B, 다시 앉아 건강한 다리를 바지에서 뺀다.
C, 앉은 자세에서 불편한 다리를 건강한 다리 위에 놓고 불편한 쪽 바지를 벗는다.

그림 8-24. 바지 벗기.

③ 누운 자세에서 앉은 자세로 이동/앉은 자세에서 누운 자세로 이동(그림 8-25)

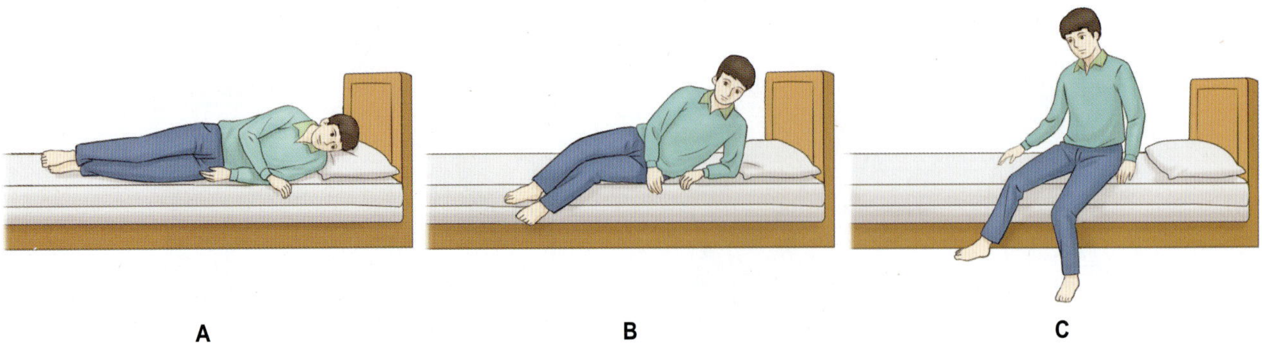

A, 옆으로 누운 자세를 취한다.
B, (편마비 경우)건강한 팔꿈치에 체중이 실리게 하고 상반신을 앞으로 굽힌다.
C, 팔힘으로 상반신을 일으킨다.

그림 8-25. 누운 자세에서 앉은 자세로 이동.

④ 침대에서 의자차로 이동(그림 8-26)

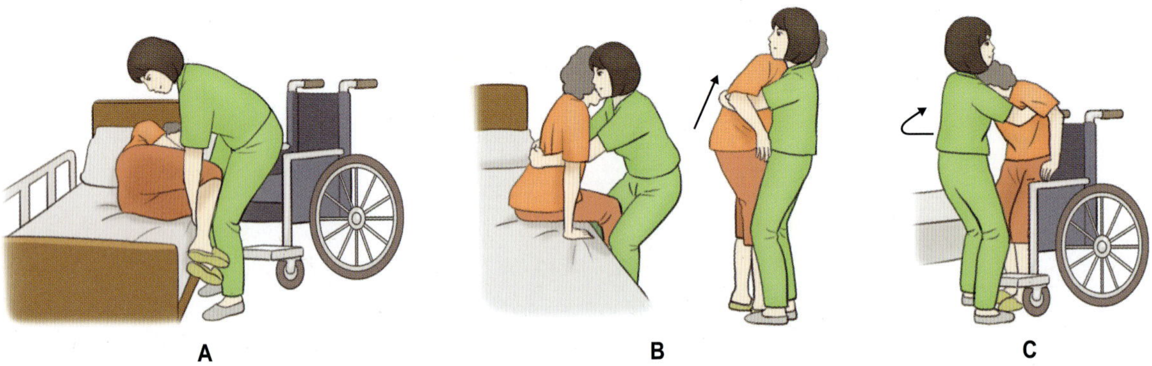

그림 8-26. 침대에서 의자차로 이동.

⑤ 의자차에서 변기로 이동(그림 8-27)

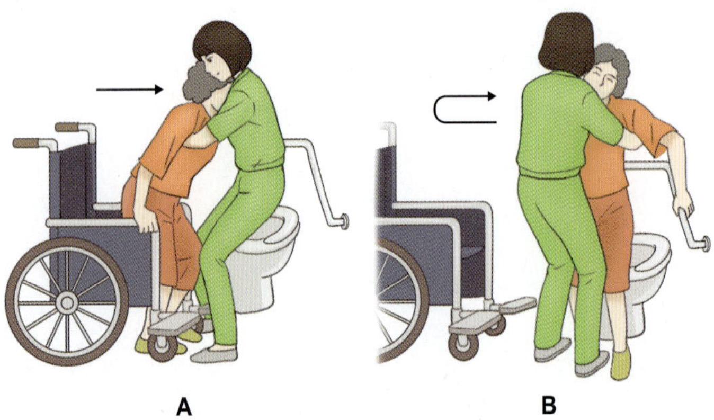

그림 8-27. 의자차에서 변기로 이동.

6) 신경계 건강문제 관련 연구

본 연구는 뇌졸중 환자의 흡인성 폐렴 예방을 위해 '연하 장애 간호 프로토콜'을 적용하고 이에 대한 효과를 비교하는 유사 실험연구이다. '연하 장애 간호 프로토콜'은 평가, 교육, 합병증 예방 및 확인 단계로 구성하였다. 연구단계와 결과는 다음과 같다.

연구목적

흡인성 폐렴은 급성 뇌졸중 환자에서 연하곤란의 주요 합병증이다. 연하곤란에 대한 간호관리는 환자의 건강 결과에 영향을 미친다. 이 연구의 목적은 급성 뇌졸중 환자를 위한 연하곤란 간호 프로토콜(Dysphagia Nursing Protocol, DNP)을 개발하고 효과를 평가하는 것이었다. 연구자들은 흡인성 폐렴의 발생율과 퇴원 시점에서의 의존율을 조사하고자 하였다.

연구방법

연구자들은 이 연구에서 비동등성 통제군 사후검사를 설계하였다. DNP는 모든 항목에서 내용타당도 지수가 0.75 미만으로 개발되었다. 이 프로토콜은 평가, 교육, 합병증 예방, 그리고 기간 점검으로 구성되었다. 간호사들을 교육한 후 연구자들은 실험군에 DNP 프로토콜을 적용하였다. 통제군은 2013년 6월부터 8월 사이에 90명이, 실험군은 2014년 6월부터 8월 사이에 64명이 등록되었다.

연구결과

흡인성 폐렴 발생률은 16.3%에서 4.7%로 유의하게 감소하였으며 odds는 0.26으로 나타났다. 퇴원 시 일상생활 의존율은 66.3%에서 43.8%로 유의하게 감소하였고 odds는 0.33이었다.

결론

'연하 장애 간호 프로토콜'은 흡인성 폐렴의 위험성을 감소시키고 기능 상태를 증진시키는데 도움이 되었다. 연구결과를 통하여 각 임상 현장에 맞는 뇌졸중 환자의 '연하 장애 간호 프로토콜'의 확대 적용을 제언한다.

한정희 외 (2015). 급성기 뇌졸중 환자에게 적용한 '연하 장애 간호 프로토콜'이 흡인성 폐렴 발생율과 일상생활 의존율에 미치는 효과, Korean Journal of Adult Nursing – Vol. 27, No. 3, p304–313.

연구의 필요성

특히 파킨슨병은 불안과 우울 동반이 높은 만성질환으로 파킨슨병 환자의 29%는 불안장애로 진단을 받고, 환자 40%가 공식적인 진단을 받지 않은 불안 증상을 경험하는 것으로 보고되었다. 이러한 심리적 증상은 비용효과, 효과적인 전달체계 및 접근성이 높은 근거중심치료의 요구도가 크다. 또한 대상자는 신경학적 장애를 가진 개인의 상태에 대한 편견, 차별 및 고정관념으로 특징지어지는 부정적 상태의 낙인에 의해서 다른 사람들로부터 고정관념화될 것을 예상하여 더 우울하고 불안해하며, 악화된 신체적 건강을 경험한다. 그러므로 다른 사람들에 대한 두려움, 도움 요청의 다른 부정적 결과, 돕는 자의 부정적 평가, 스스로 문제를 해결하고자 하는 바람 때문에 우울증 상태에서 도움을 찾고자 하는 주저함을 가지며, 증상 자체가 도움을 찾는 데 회피요인으로서 기여하므로 치료의 새로운 접근법이 요구된다.

연구목적

본 연구는 파킨슨병 환자 우울과 불안의 비운동성 증상 완화를 위하여 전화를 사용한 인지행동치료 중재방법의 기초자료를 구축하고자 함.

연구방법

파킨슨병 환자를 위한 인지행동치료를 개발하고 그 효과를 검증한 비동등성 대조군 전후 실험연구방법임. 연구대상은 특발성 파킨슨병(IPD) 진단을 받고 D대학병원 신경과 외래에 등록된 환자로 52~77살의 42명으로 8주 동안 전화를 사용하여 우울과 불안 교육, 이완요법, 수면중재 기술 등 인지행동 치료법을 실시하였음.

연구도구

(1) 파킨슨병 진행단계(Hoehn & Yahr stage): Hoehn & Yahr stage 척도로 측정한 0~3단계까지 측정한 6단계(0, 1, 1.5, 2, 2.5, 3)

(2) 우울: Beck이 개발한 Beck depression inventory(BDI)을 Lee[20]가 번역한 한국판 BDI 사용

연구결과

우울, 불안 및 파킨슨병의 기대되는 낙인에서 효과가 있는 것으로 나타나 선행연구결과를 뒷받침하였음.

결론 및 제언

기존 국내 연구가 심리적 중재 방안으로 약물적 요법이나 운동 요법에 국한된 것에 비하면 새로운 비약물 요법 연구의 방향을 제시하였다고 할 수 있음. 아쉬운 점은 심리적 중재 연구이기 때문에 중재 기간이 더 길었다면 훨씬 효과적인 결과를 보였을 것으로 예측.

배은숙, 염동문 (2015). 파킨슨병 환자의 우울, 불안 및 만성질환에 기대되는 낙인 중재를 위한 전화사용 인지행동치료 효과. Korea Society of Adult Nursing – Vol. 27, No. 2 , p223-232

CHAPTER 9

내분비계 대상자 관리

1. 내분비계 대상자 간호

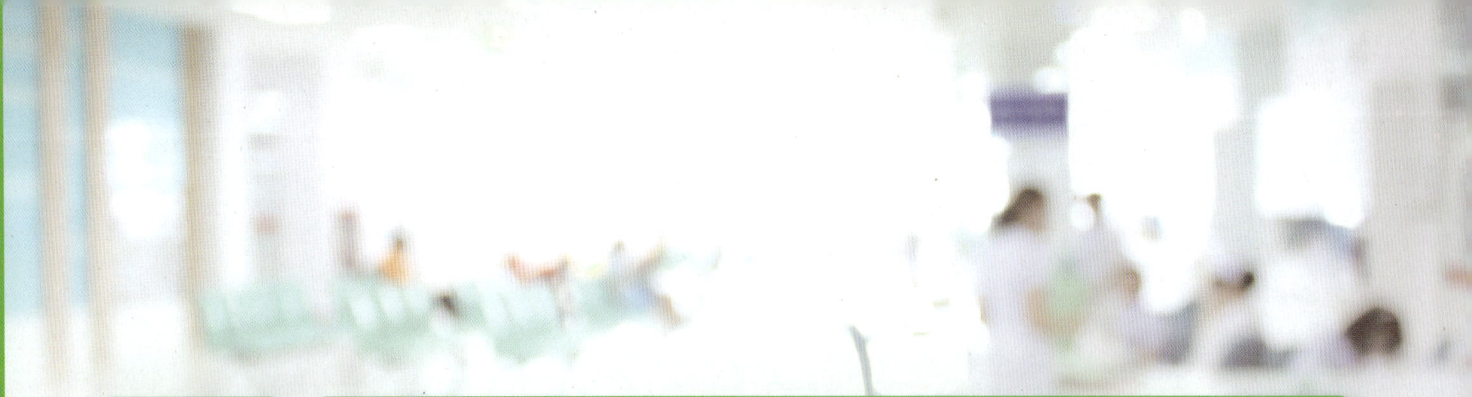

1 내분비계 대상자 간호

학습목표

1. 내분비조절장애 문제를 사정한다.
2. 내분비조절장애와 관련된 간호목표와 중재를 계획한다.
3. 내분비조절장애를 중재하고 평가한다.

핵심질환/중재: 뇌하수체질환(뇌하수체종양, 요붕증, 항이뇨호르몬부적절분비증후군), 부신질환(쿠싱증후군, 알도스테론증, 부신피질기능저하증, 애디슨병, 갈색세포종), 갑상선질환(기능 항진/저하), 부갑상선질환(기능 항진/저하), 당뇨병

용어

- 갈색세포종, 크롬친화세포종(pheochromocytoma)
- 갑상선염(thyroiditis)
- 갑상선자극호르몬(thyroid–stimulating hormone; TSH)
- 갑상선 절제술(thyroidectomy)
- 갑상선종(goiter)
- 갑상선중독증, 갑상선 급성 발작(thyrotoxicosis, thyroid storm)
- 고혈당(hyperglycemia)
- 고혈당성 고삼투압 비케톤 증후군(hyperglycemic hyperosmolar nonketotic syndrome; HHNS)
- 공복혈당장애(impaired fasting glucose; IFG)
- 그레이브스 병(Graves' disease)
- 기초대사율(basal metabolic rate)
- 난장이증, 왜소증(dwarfism)
- 내당능장애(impaired glucose tolerance; IGT)
- 내분비(endocrine)
- 뇌하수체 절제술(hypophysectomy)
- 당뇨(diabetes mellitus)
- 당뇨성 케톤산증(diabetic ketoacidosis; DKA)
- 당류코르티코이드(glucocotricoids)
- 당화혈색소(glycated hemoglobin, glycosylated hemoglobin, HgbA1C 또는 A1C)
- 말단비대증(acromegaly)
- 바소프레신(vasopressin)
- 방사면역측정법(radioimmunoassay)
- 부신성기증후군(androgenital syndrome)
- 부신 절제술(adrenalectomy)
- 부신피질자극호르몬(adrenocorticotropic hormone)
- 안구돌출증(exophthalmos)
- 안드로겐(androgen)
- 애디슨병(Addison's disease)
- 애디슨 위기(Addisonian crisis)
- 염류코르티코이드(mineralcorticoid)

- 옥시토신(oxytocin)
- 외분비(exocrine)
- 요붕증(diabets insipidus)
- 음성 되먹이 기전(negative feedback)
- 인슐린(insulin)
- 저혈당(hypoglycemia)
- 점액부종(myxedema)
- 정상 갑상선기능(euthyroid)
- 제1형 당뇨(type 1 diabetes)
- 제2형 당뇨(type 2 diabetes)
- 칼시토닌(calcitonin)
- 케톤(ketone)
- 코르티코스테로이드(corticosteroid)
- 쿠싱증후군(Cushing's syndrome)
- 크레틴병(cretinism)
- 크보스텍 징후(Chvosteck's sign)
- 트로조 징후(Trousseau's sign)
- 트리오도티록신(triiodothyroxine, T_3)
- 티록신(thyroxine, T_4)
- 하시모토 병(Hashimoto's disease)
- 항이뇨호르몬부적절분비증후군(syndrome of inappropriate antidiuretic hormone; SIADH)
- 호르몬(hormones)

1) 내분비계 해부생리

내분비계 질환은 흔하면서도 인체 모든 기관의 기능에 영향을 미칠 수 있는 잠재력을 갖고 있다. 간호사는 각 내분비선의 기능과 기능부전, 기능항진의 결과를 이해함으로써 대상자의 생리학적 변화를 예측하고 중재를 계획할 수 있다.

내분비계는 신경계와 면역계에 연결되어 있어서 신체에 매우 많은 영향을 미친다. 내분비선에서 분비된 호르몬은 시상하부 등의 중추신경계에 크게 영향을 받는다. 뇌하수체와 같은 뇌 속에 있는 기관들은 다른 수많은 내분비선의 기능에 영향을 미치는 내분비선이다. 내분비계에서 분비되는 호르몬들은 신경계에 영향을 미치고, 또 반대로 신경계는 내분비계에 영향을 미친다. 예를 들어, 내분비계인 부신수질은 노어에피네프린, 에피네프린 등과 같은 많은 물질을 분비하는데, 이것이 바로 신경전달물질로 작용한다. 한편, 면역계 또한 내분비계와 밀접하게 상호작용한다. 외부에서 이물질이 인간의 신체에 침입하면, 그에 대한 반응으로 인체는 인터루킨, 인터페론 등의 면역물질을 통해 반응하는 동시에 부신피질에서 분비되는 호르몬을 통해 이를 조절한다.

주요 내분비선들이 주로 호르몬을 분비하지만, 다른 조직들도 호르몬을 생성한다. 한 예로 내장점막은 소화과정에 매우 중요한 가스트린(gastrin), 엔테로가스트론(enterogastrone), 세크레틴(secretin), 콜레시스토키닌(cholecystokinin) 등과 같은 호르몬을 생성한다. 또한 신장은 골수의 적혈구 생산을 자극하는 에리트로포이에틴(erythropoietin)을 생성하며 백혈구는 염증반응과 면역반응에 능동적으로 참여하는 사이토카인(cytokines)을 생성한다.

호르몬은 체내환경을 조절하는 데 아주 중요하고 생명의 모든 면에 영향을 미친다. 어떤 호르몬은 특정 조직을 목표로 한다. 예를 들어, 부신피질자극호르몬(ACTH)은 뇌하수체전엽에서 분비되어 부신피질을 목표로 하여 당류코르티코이드(glucocorticoids), 염류코르티코이드(mineralocorticoids), 안드로겐(androgen) 등의 부신피질의 호르몬 분비를 증가시킨다. 또 다른 호르몬들은 신체의 광범위한 세포와 조직에 영향을 미친다. 갑상선호르몬이 그 한 예이다. 이는 신체 전반 세포의 대사활동에 영향을 미친다.

(1) 내분비선(Endocrine gland)

내분비선에는 시상하부, 갑상선, 부갑상선, 부신, 이자섬(pancreatic islets), 난소, 고환 등이 포함된다(그림 9-1). 한선(땀샘)과 같은 외분비선은 관(duct)을 통해 분비물을 내보내는 반면에 내분비선은 호르몬을 직접 혈액 속으로 분비한다. 시상하부는 중추신경계와 내분비계를 연결한다. 췌장은 인체에서 외분비와 내분비의 특성을 모두 가진 기관이다.

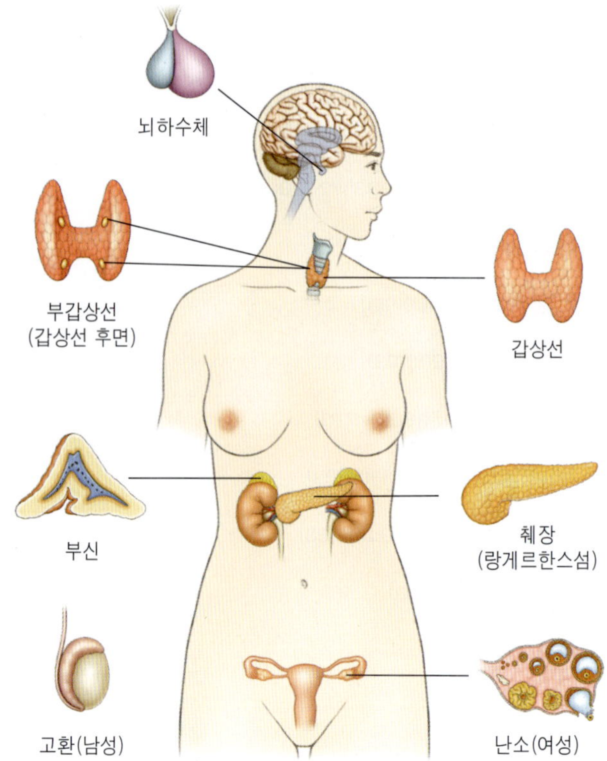

그림 9-1. 내분비선.

(2) 호르몬의 기능과 조절

내분비선에서 분비된 화학물질을 호르몬이라고 한다. 호르몬은 중추신경계와 협력하여 우리 신체기관의 기능을 조절한다. 신경계에 의한 빠른 작용과 호르몬의 느린 작용이 조화를 이루는 이러한 이중 조절 체계는 신체 내·외의 다양한 변화에 반응하여 기관의 기능을 세밀하고 정확하게 조절할 수 있게 한다(표 9-1).

내분비선은 분비세포들로 구성되어 있는데, 이 세포들은 소포(acini)라고 알려진 미세한 군집이 정렬되어 있는 형태이다. 내분비선들은 관(ducts)은 없으나 주변에 풍부한 혈액공급을 받고 있어서 선에서 생성된 호르몬들이 혈류로 신속하게 들어갈 수 있다. 건강한 신체 상태에서는, 혈장호르몬의 농도가 비교적 지속적으로 유지된다. 호르몬의 농도가 증가하고 나면 그 이후 호르몬 생산은 억제된다. 호르몬의 혈중농도를 조절하는 이러한 기전을 음성 되먹이 기전(negative feedback)이라 하며, 이것은 대부분의 생물학적 조절에서 매우 중요하다.

(3) 호르몬의 분류와 작용

호르몬의 종류에는 스테로이드호르몬[예: 하이드로코티존(hydrocortisone)], 펩티드호르몬[예: 인슐린(insulin)], 아민호르몬[예: 에피네프린(epinephrine)], 지방산유도체[예: 레티노이드(retinoids)]가 있다. 이러한 종류의 호르몬들은 각기 다른 기전에 의해 표적기관에 작용한다. 호르몬은 세포 표면이나 세포 내부에 위치하는 화학적 수용체와의 상호작용을 통해 표적기관의 기능을 변화시킨다.

펩티드와 단백질호르몬은 세포내 아데닐실라제(adenyl cylase) 효소의 자극의 결과로 세포 표면에 위치한 수용체와 상호작용한다. 이것은 cyclic AMP(cyclic3′,5′-adenosine monophosphate)의 생산 증가를 초래한다. 세포내 cyclic AMP는 효소활성을 바꾼다. 따라서 cyclic AMP는 세포 표면의 펩티드호르몬이 세포내 환경 변화와 연결되는 역할을 한다. 단백질호르몬이나 펩티드호르몬의 일부 또한 표면 투과성 변화에 의해 작용한다. 이러한 호르몬은 수 초 또는 수 분 내에 작용한다. 아민호르몬의 작용 기전은 펩티드호르몬과 비슷하다. 스테로이드호르몬은 크기가 작고 지용성이기 때문에 세포막을 통과하여 세포내 수용체와 작용할 수 있다. 스테로이드 수용 복합체는 세포의 대사와 DNA를 mRNA의 형태로 변경한다. 그리고 mRNA 세포내 단백질합성을 자극한다. 스테로이드호르몬은 단백질합성 조절에 의해 그 작용이 나타나므로 효과를 나타내는 데 몇 시간을 필요로 한다.

표 9-1 호르몬의 분비기관 및 주요 작용

분비기관	호르몬	주요 작용
시상하부	분비/억제 호르몬 – 코르티코트로핀분비호르몬(CRH) – 갑상선자극호르몬 분비호르몬(TRH) – 성장호르몬 분비호르몬(GHRH) – 성선자극호르몬 분비호르몬(GnRH)	뇌하수체호르몬의 분비조절
	성장억제호르몬(Somatostatin)	성장호르몬과 갑상선자극호르몬 억제
뇌하수체전엽	성장호르몬(GH)	뼈와 근육의 성장 촉진, 단백질합성 및 지방대사 향상, 탄수화물대사 감소
	부신피질자극호르몬(ACTH)	부신피질호르몬의 합성과 분비 촉진
	갑상선자극호르몬(TSH)	갑상선호르몬의 합성과 분비 촉진
	난포자극호르몬(FSH)	• 여성: 난소여포의 성장과 배란 촉진 • 남성: 정자 생성 촉진
	황체호르몬(LH)	• 여성: 황체의 발달, 난모세포 배출, 에스로젠 및 프로제스테론의 생성 촉진 • 남성: 테스토스테론 분비, 고환의 간질조직 발달의 촉진
	프로락틴(prolactin)	여성의 유방을 수유하도록 준비시킴
뇌하수체 후엽	항이뇨호르몬(ADH)	신장에서 수분 흡수를 증가시킴
	옥시토신(oxytocin)	자궁수축 촉진, 출산 후 모유 분비 촉진
부신피질	염류코르티코이드, 주로 aldosterone	신장에서 나트륨 흡수, 칼슘 배출 촉진
	당류코르티코이드, 주로 cortisol	• 모든 영양소의 대사에 영향을 미침 • 혈당조절, 성장에 영향, 항염증반응, 스트레스의 영향 감소시킴
	안드로겐(androgens), 주로 DHEA, androstenedione	대부분 말초에서 테스토스테론으로 전환됨
부신수질	• 에피네프린(epinephrine) • 노어에피네프린(norepinephrine)	교감신경계의 신경전달물질로 작용
갑상선(여포세포)	갑상선호르몬(T_3, T_4)	대사율 증가, 단백질과 뼈의 전환 증가, 카테콜라민에 대한 반응 증가, 태아 및 신생아 성장 발달에 필수적임
갑상선 C세포	칼시토닌(calcitonin)	혈중 칼슘 및 인 농도를 감소시킴
부갑상선	부갑상선호르몬(PTH)	혈중 칼슘 농도 조절
췌장의 섬세포	인슐린(insulin)	혈당 감소(포도당의 세포로의 흡수 촉진)
	글루카곤(glucagon)	혈당 증가(포도당 신생과 글리코겐 분해)
	성장억제호르몬(somatostatin)	장에서의 포도당 흡수를 지연시킴
신장	1,25–Dihydroxyvitamin D	장에서의 포도당 흡수를 촉진시킴
	레닌(renin)	레닌–안지오텐신–알도스테론 시스템을 활성화시킴
	적혈구조혈촉진인자(erythropoietin)	적혈구 생산 촉진
난소	에스트로젠(estrogen)	여성의 생식기관 및 이차성징 발달에 영향을 미침
	프로제스테론(progesteron)	생리주기에 영향을 미침, 자궁벽 성장을 촉진함, 임신을 유지시킴
고환	안드로겐(androgens), 주로 테스토스테론(testosterone)	남성의 생식기관과 이차성징 발달에 영향을 미침, 정자 생성을 도움

가. 뇌하수체(Hypophysis, Pituitary)

뇌하수체는 뇌의 아래 면에 위치하는 직경 약 1.27cm(1/2 inch)의 둥근 구조물이다. 뇌하수체가 다른 내분비선을 통해 호르몬의 분비를 조절하는 호르몬을 분비하기 때문에 보통 내분비선의 지배자라고 불린다. 뇌하수체는 그 자체가 뇌에 인접하여 뇌하수체줄기로 연결된 시상하부의 지배를 받는다. 뇌하수체는 전엽 및 후엽으로 나뉜다.

① 뇌하수체전엽

뇌하수체전엽에서 분비되는 주요 호르몬은 난포자극호르몬(FSH), 황체형성호르몬(LH), 프로락틴(Prolactin), 부신피질자극호르몬(ACTH), 갑상선자극호르몬(TSH) 및 성장호르몬(somatotropin)이다. 이러한 호르몬들은 모두 시상하부에서 분비되는 분비인자(releasing factors)에 의해 조절된다. 이런 분비인자들은 뇌하수체 문맥계라고 불리는 특별한 혈액순환에 의해 뇌하수체전엽에 도달한다. 그 밖에도 멜라닌세포자극호르몬과 그 기능이 거의 알려지지 않은 베타-지질합성호르몬(beta-lipoprotein)이 있다.

뇌하수체전엽에서 분비되는 호르몬은 전신혈류로 들어가고 표적기관으로 수송된다. TSH, ACTH, FSH, LH의 기능은 표적기관(다른 내분비선)에서 호르몬을 방출시키는 것이다. 프로락틴은 여성의 유방이 모유를 생산하도록 작용한다.

성장호르몬은 단백질호르몬으로서 신체조직에서 단백질 합성을 증가시키고, 지방조직에서는 지방산의 파괴를 증가시키며 혈액 내 포도당 농도를 높이는 역할을 한다. 이러한 성장호르몬의 작용은 갑상선호르몬이나 인슐린 등과 같은 호르몬만큼 정상 성장에 필수적이다. 스트레스, 운동, 저혈당은 성장호르몬의 분비를 증가시킨다. 혈액 내에서 성장호르몬의 반감기는 20~30분이며, 간에서 크게 불활성화(inactivation)된다.

② 뇌하수체후엽

후엽에서 분비되는 가장 중요한 호르몬은 항이뇨호르몬(ADH)으로 불리는 바소프레신(vasopressin)과 옥시토신(oxytocin)이다. 이 호르몬들은 시상하부에서 합성되어 뇌하수체로 이동된 뒤 그곳에 저장된다. 항이뇨호르몬(ADH)은 혈장 삼투압 증가 혹은 저혈압으로 인해 분비가 자극되어 신장에서의 물의 배설을 조절한다. 옥시토신은 수유하는 기간에 유즙 분비를 돕고 진통과 분만 중에 자궁의 수축력을 증가시킨다. 옥시토신의 분비는 임신과 출산에 의해 촉진된다.

나. 갑상선(Thyroid gland)

갑상선은 목 아래쪽, 기관(trachea) 앞쪽에 위치하는 나비 모양의 기관(organ)이며 2개의 엽으로 구성되어 있다(그림 9-2). 갑상선은 약 5cm 길이에 3cm 폭이며 무게는 30g 정도이다. 갑상선으로 오는 혈류량은 매우 많은 편이며(갑상선조직 1g당 약 5mL/min), 간으로 가는 혈류의 약 5배 정도 된다. 이는 갑상선의 높은 대사활동을 의미한다. 갑상선은 T_4(thyroxine), T_3(triiodothyronine), 칼시토닌(calcitonin)의 세 가지 호르몬을 분비한다. T_4와 T_3는 합쳐서 갑상선호르몬으로 불린다.

① 갑상선호르몬(Thyroid hormone)

갑상선에서 생산되는 독립적인 두 호르몬 T_4와 T_3는 아미노산과 요오드 분자가 결합된 것이다. T_4는 4개의 요오드 원자로, T_3는 3개의 요오드 원자로 구성되어 있다. 이러한 호르몬은 갑상선의 세포에서 생성되고 혈액으로 분비되기 전까지는 세포내 단백질과 결합된 형태로 저장되어 있다. 이들의 약 75%는 글로불린 결합 형태(thyroxine-binding globulin; TBG)로, 나머지는 알부민 결합 형태(thyroxine-binding albumin)로 존재한다.

a. 갑상선호르몬의 합성

요오드는 갑상선호르몬의 합성에 필수적이다. 사실 체내에서 요오드를 대부분 이용하는 곳은 갑상선이고, 요오드 부족의 주요 혼란은 갑상선기능에서 나타난다. 요오드는 음식 섭취를 통해 흡수된다. 갑상선은 특히 혈액으로부터 요

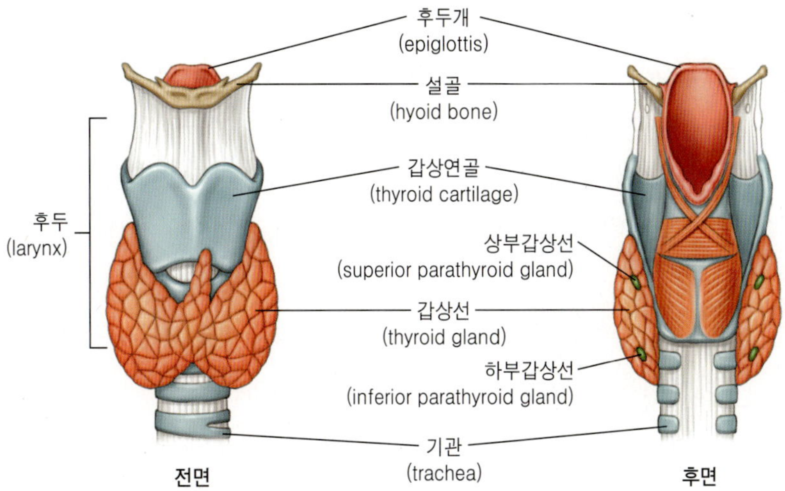

그림 9-2. 갑상선(thyroid gland).

오드를 흡수하는 데 효율적이며 그것을 세포내에 농축해서 저장하는데, 거기에서 요오드 이온이 요오드 분자로 전환된다. 이 요오드 분자는 tyrosine(아미노산의 일종)과 결합하여 갑상선호르몬을 만든다.

b. 갑상선호르몬의 조절

T_4와 T_3의 분비는 뇌하수체전엽에서 분비되는 갑상선자극호르몬(TSH)에 의해 조절된다. 갑상선자극호르몬(TSH)은 갑상선호르몬(TH)의 분비를 조절하고, 반대로 갑상선호르몬 농도는 갑상선자극호르몬의 분비를 조절한다. 만약 갑상선호르몬의 혈중농도가 감소하면, 갑상선자극호르몬 분비는 상승하게 된다. 이는 T_4와 T_3의 분비를 증가시킨다. 이는 음성 되먹이 기전의 한 예이다. Euthyroid라는 용어는 정상 범위 내에서 갑상선호르몬이 생성되는 것을 말한다.

시상하부에서 분비되는 갑상선자극호르몬 분비호르몬(TRH)은 뇌하수체에서 나오는 갑상선자극호르몬의 분비에 영향을 미친다. 환경적 요인들, 즉 기온 하강은 갑상선자극호르몬 분비호르몬(TRH)의 분비를 증가시키고 결과적으로 갑상선호르몬 분비를 증가시킨다.

c. 갑상선호르몬의 기능

갑상선호르몬의 일차적 기능은 세포의 대상 활동을 조절하는 것이다. T_4는 안정된 상태에서 신체대사를 유지하며, T_3는 T_4보다 5배 강력하고 빠른 대사작용을 갖고 있다. 이러한 호르몬들은 산소 소비에 기여하는 특정 효소들의 농도를 증가시켜 대사과정을 가속화시킨다. 갑상선호르몬은 세포분열에 영향을 미치며 뇌발달에 중요하다. 갑상선호르몬은 정상성장에도 필수적이다. 갑상선호르몬은 그것이 세포대사에 광범위하게 영향을 미침으로써 모든 주요 기관에 영향을 미친다.

d. 칼시토닌(Calcitonin 혹은 Thyrocalcitonin)

칼시토닌은 갑상선에서 분비되는 또 다른 중요한 호르몬이다. 이것은 혈중 칼슘 농도가 높아지면 분비되는 것이며 뼈에서의 칼슘 침착을 증가시킴으로써 칼슘의 혈중농도를 낮추는 역할을 한다.

다. 부갑상선(Parathyroid gland)

부갑상선(보통은 4개)은 목에 위치하며 갑상선 뒤쪽에 갑상선으로 둘러싸여 있다(그림 9-3). 부갑상선호르몬(parathormone)은 부갑상선에서 생성되는 단백질호르몬으로서 칼슘과 인의 대사를 조절한다. 부갑상선호르몬의 과잉 분비는 신장, 위장, 뼈에서의 칼슘 흡수를 증가시키며 이는 혈중 칼슘 농도를 상승시킨다. 이 호르몬의 작용 중 어떤

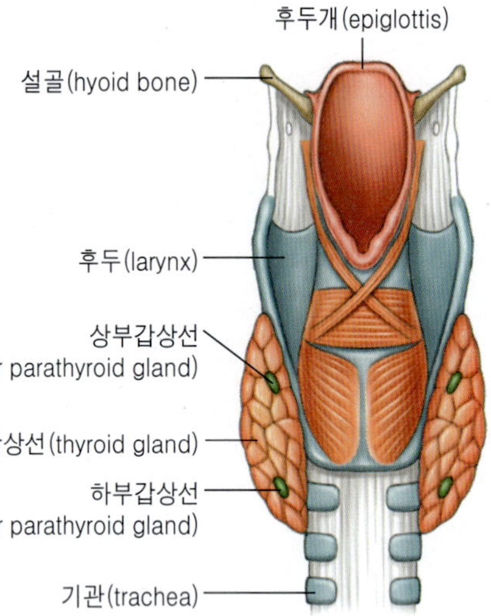

그림 9-3. 부갑상선(parathyroid gland).

것은 비타민D가 존재하면 더 증가하기도 한다. 또한 부갑상선호르몬은 혈중 인의 농도를 낮추는 작용을 한다. 혈중에 이온화된 칼슘 농도는 부갑상선호르몬의 분비를 조절한다. 즉, 혈중 칼슘 농도가 증가하면 부갑상선호르몬 분비가 감소한다. 이를 음성 되먹이 기전이라고 한다.

라. 부신(Adrenal gland)

사람은 2개의 부신을 가지고 있는데, 각각 신장의 위쪽에 붙어 있다. 부신은 바깥 부분의 피질과 안쪽의 수질로 구성되어 있으며 각기 다른 독립적인 기능을 갖고 있다. 부신수질은 카테콜라민을 분비하며, 피질은 스테로이드호르몬을 분비한다(그림 9-4). 부신피질로부터 분비되는 호르몬들은 시상하부-뇌하수체-부신 체계에 의해 조절받는다. 시상하부는 CRH를 분비하고 이것은 뇌하수체가 ACTH를 분비하도록 만들며, ACTH가 부신피질에서 당류스테로이드(cortisol)를 분비하도록 자극한다. 부신호르몬의 증가는 CRH와 ACTH의 분비를 억제하게 되는데, 이것은 음성 되먹이 기전의 한 예이다.

① 부신수질(Adrenal medulla)

부신수질은 교감신경계의 일부로 기능한다. 부신수질세포에 직접 닿아 있는 절후교감신경섬유가 자극을 받으면 카테콜라민호르몬들인 에피네프린과 노어에피네프린이 분비된다. 약 90%는 에피네프린이다. 카테콜라민은 대사경로를 조절하여 저장된 영양분의 이화를 촉진시켜 열량 요구를 충족시킨다. 에피네프린 분비의 주요 효과는 fight-or-flight response를 준비하는 것이다. 에피네프린은 응급상황에서 필요로 하지 않는 조직(예: 위장관)으로의 혈류 감소를 유발하고 응급상황에서 fight-or-flight response를 위해 필요로 하는 조직(예: 심근이나 골격근)으로의 혈류는 증가시킨다. 또한 카테콜라민은 지방산의 유리를 촉진하며 대사율을 증가시키고 혈중 포도당 농도를 상승시킨다.

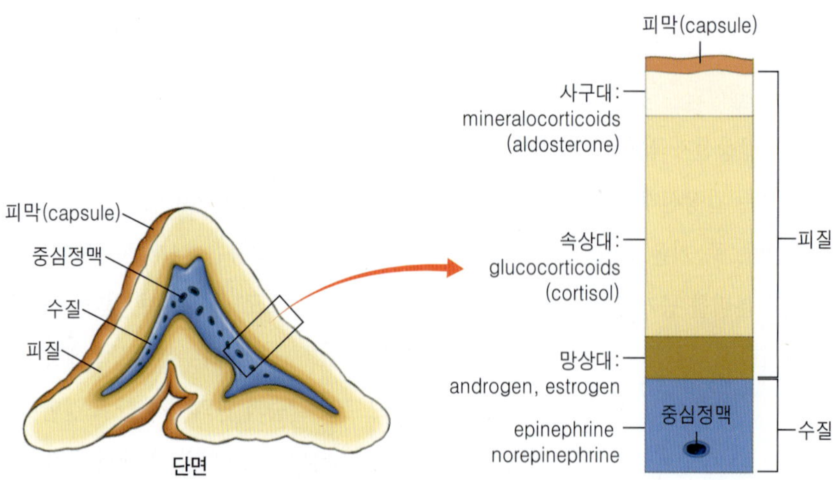

그림 9-4. 부신(adrenal gland).

② 부신피질(Adrenal cortex)

부신피질의 기능은 생명유지에 필수적이다. 부신피질의 분비는 신체가 온갖 종류의 스트레스에 적응할 수 있도록 만들어 준다. 부신피질에서 분비되는 스테로이드호르몬의 세 가지 종류는 당류코르티코이드(glucocorticoids, 주로 hydrocortisone), 염류코르티코이드(mineralocorticoids, 주로 aldeosteron), 성호르몬(sex hormone, 주로 androgens)이다. 부신피질이 없다면 심각한 스트레스가 말초혈액순환부전과 순환성 쇼크, 허탈(prostration)을 일으킬 것이다. 적절한 부신피질의 기능이 없는 상태에서의 생존은 영양, 수분과 전해질의 대체, 적절한 부신피질호르몬의 대체 등을 통해서라야만 가능하다.

③ 당류코르티코이드(Glucocorticoid)

'Glucocorticoid'라는 명칭은 포도당대사에 매우 중요한 영향을 미치기 때문에 명명된 이름이다. Hydrocortisone은 혈당을 상승시킨다. 그러나 이 호르몬은 신체의 거의 모든 기관의 대사에 중요한 영향을 미친다. 당류코르티코이드는 시상하부-뇌하수체-부신의 연속 단계로 조절된다. 시상하부는 CRH를 분비하고 시상하부-뇌하수체 문맥계에 의하여 뇌하수체 전엽으로 운반된다. 그곳에서 ACTH가 분비된다. ACTH는 혈액을 통하여 부신으로 이동하여 콜레스테롤의 pregnenolone 변환을 촉진하고 부신 당류코르티코이드와 안드로겐 분비의 속도를 조절한다. 일반적인 합성과정으로 인해 뇌하수체의 ACTH는 부신의 안드로겐 형성을 자극한다.

이것은 보통 스트레스 호르몬으로 불린다. 고통스런 자극은 시상하부에서 CRH 분비를 촉진시킨다. 변연계에서 유래된 감정적 스트레스도 시상하부의 CRH 분비를 촉진한다. 당류코르티코이드는 중요한 항염증 효과를 가지고 있어서 염증반응을 지연시킨다. 당류코르티코이드의 분비는 하루 중 일정한 주기를 나타내는데, 이른 아침에 가장 많이 분비되고 늦은 저녁에 가장 분비가 적게 일어난다.

④ 염류코르티코이드(Mineralocorticoid)

부신피질에서 분비되는 주요 염류코르티코이드는 알도스테론(aldosterone)이다. 알도스테론의 약 50%는 혈장 속에 유리되어 있으며 나머지는 결합된 형태이다. 알도스테론은 간에서 분해되어 대변과 소변으로 배출된다. 알도스테론 투여는 신장의 칼륨 분비를 증가시켜 혈장 칼륨 농도를 감소시킨다. 혈장 칼륨 농도는 음성 되먹이 기전으로 알도스테론 분비를 조절한다. 안지오텐신 Ⅱ(angiotensin Ⅱ)는 알도스테론 합성과 분비를 촉진시킨다. 또한 부신피질자극호르몬(ACTH)은 알도스테론 생성과 분비를 자극한다.

⑤ 성호르몬(Sex hormone, 주로 Androgens)

안드로겐은 남성의 다른 성호르몬들과 작용이 유사하다. 또한 부신은 여성호르몬인 에스트로겐도 소량 분비한다. ACTH가 이 호르몬의 분비를 조절한다. 부신에서 분비되는 안드로겐은 정상적인 양으로 분비될 때에는 거의 효과가 없고 과량으로 분비될 때에만 남성화(masculinization)가 나타날 수 있다. 이것을 부신성기증후군(adrenogenital syndrome)이라고 부른다.

2) 내분비계 건강사정

(1) 간호력(과거력 및 임상증상을 포함한 현재력)

내분비계가 신체에 미치는 광범위한 영향 때문에, 내분비계의 질환으로 발생하는 증상과 징후는 매우 다양하게 나타난다. 특정 내분비질환은 특정 임상증상을 동반하기도 하지만, 대부분의 내분비질환에서는 매우 일반적인 증상들이 나타난다. 에너지 수준의 변화와 피로는 많은 내분비계 질환에서 흔히 나타나는 증상이다. 과거력을 물어볼 때 간호사는 대상자에게 피로와 평상시의 에너지 수준 및 그것이 일상생활을 수행하는 대상자의 능력에 미치는 영향의 변화에 대해 질문해야 한다. 간호사는 또한 최근의 체중 변화뿐 아니라 대상자의 더위와 추위에 견디는 능력에 변화가 있는지 물어봐야 한다. 체중이 증가하거나 감소하는 것은 부신과 갑상선 질환에서 발생하기 쉽고, 혹은 지방 분포의 변화나 수분 손실 및 정체의 결과일 수도 있다.

성적 기능 변화와 이차성징이 얼마든지 내분비계 질환에서 나타날 수 있으므로 이에 대한 문진을 필요로 한다. 또한 기분, 기억력, 집중력과 수면 양상의 변화는 내분비계 질환에서 흔한 변화이기 때문에 대상자와 가족에게 이에 대해 묻는 것이 중요하다. 다양한 내분비계 질환에 따른 특징적인 증상들은 각각의 질환에서 다루어질 것이다.

(2) 신체검진

내분비계 장애를 의미하는 외모의 확실한 변화가 대상자에게 나타나는지 관찰해야 한다. 피부결의 변화는 갑상선의 기능 저하와 항진에서 흔하다. 안구돌출 등의 눈의 변화는 갑상선기능저하증과 그레이브스 병(Graves' disease)에서 흔히 나타난다. 신체적 외모 변화(예: 얼굴에 털이 나거나 moon face, buffalo hump, 피부가 얇아지는 것, 체부의 비만과 사지의 수척 등이 나타남)는 갑상선, 부신수질, 뇌하수체 질환을 의미하는 것일 수 있다.

활력징후를 측정하고 이전의 수치와 비교하도록 한다. 혈압 상승은 부신수질의 기능 항진이나 부신피질의 종양을 나타낼 수 있고 혈압 저하는 부신수질의 기능 저하를 의미할 수 있다.

(3) 진단적 검사

진단을 위해서 다양한 검사가 이용될 수 있는데 흔히 세 가지 주요 진단적 검사(혈액검사, 소변검사, 자극 및 억제검사)가 이루어진다.

혈액검사는 혈액 내 호르몬 농도를 측정하는 데 사용된다. 예를 들어, 갑상선질환을 가진 것으로 생각되는 대상자의 경우 혈액검사를 통해 나타나는 갑상선호르몬자극호르몬(TSH)과 갑상선호르몬의 혈장수치가 질환의 특성(기능저하 혹은 항진), 병소(갑상선, 뇌하수체 혹은 시상하부)에 대한 정보를 제공한다. 또한 항체를 검출하거나 다른 물질들에 미치는 호르몬의 영향(예: 인슐린이 혈당에 미치는 영향)을 사정하는 데도 혈액검사가 이용된다. 방사선동위원소로 표지된 항체검사인 방사면역측정법(radioimmunoassays)은 호르몬이나 다른 물질들을 측정하는 데 이용된다.

소변검사는 신장에 의해 배설된 호르몬의 양이나 호르몬의 최종산물의 양을 측정하는 데 이용된다. 보통 한 번의 소변 채집으로 하지만, 어떤 질환의 경우에는 24시간 소변 채집을 통해 호르몬이나 그 대사산물을 측정하기도 한다. 소변검사의 예를 들면, 부신수질의 종양인 갈색세포종(pheochromocytoma)이 의심되는 화자에게서 소변 내 유리 카테콜라민(free catecholamines, 즉 norepinephrine, epinephrine, dopamine) 농도를 측정해 볼 수 있다.

자극 및 억제 검사는 내분비계 질환을 진단하는 데 이용된다. 자극검사는 자극 호르몬의 주입 시 내분비선이 어떻게 반응하는지를 알 수 있게 해 준다. 정상적으로 자극 호르몬들은 뇌하수체나 시상하부에서 생산되거나 분비된다. 만약 내분비선이 이러한 자극에 반응을 한다면, 시상하부나 뇌하수체에 특정 질환이 있을 수 있다. 반대로 만약 내분비선이 이러한 자극에 반응하지 않는다면 내분비선 그 자체에 문제가 있음을 확인하는 데 도움이 된다. 한편, 억제검사는 뇌하수체나 시상하부에서 분비되는 호르몬을 정상적으로 조절하는 음성 되먹이 기전이 작용하는지를 파악하는 데 이용된다.

그 밖의 진단적 검사는 각각의 내분비질환에서 다루어질 것이다.

(4) 갑상선의 건강사정

여러 내분비기관 중에서도 갑상선의 경우 최근 유병률이 급증하고 있어서 건강사정을 수행할 때 좀 더 면밀한 관찰과 검사가 필요하다. 구체적인 내용은 다음과 같다.

가. 신체검진

갑상선은 시진, 촉진을 정기적으로 해야 한다. 시진은 해부학적 경계를 확인하는 것으로 시작한다. 흉쇄유돌근(sternocleidomastoid muscles) 사이에 위치한 목 아래쪽 부위가 부종이나 비대칭이 있는지 시진한다. 대상자에게 지시하여 목을 약간 뒤로 젖히도록 한 상태에서 삼켜 보라고 한다. 연하 상태에서 갑상선조직은 정상적으로 위로 올라온다. 그때 갑상선을 촉진하여 크기, 모양, 대칭성, 경도(consistency), 촉진 시 통증 유·무 등을 확인한다.

임상에서는 갑상선을 앞쪽에서 시작해서 뒤쪽 부위로 검진한다. 뒤쪽 부위에서 양손을 써서 대상자의 목을 감싼 뒤 엄지손가락을 목덜미 위에 올려놓고 검지와 중지를 이용해 갑상선 협부(isthmus)와 측엽(lateral lobes)의 앞쪽 표면을 촉진한다. 촉진 시 협부는 딱딱한 고무밴드와 같은 경도(consistency)로 감지된다.

좌엽(left lobe)은 대상자에게 목을 약간 앞쪽으로 구부리도록 한 상태에서 검사한다. 그러면 갑상선연골이 왼쪽으로 치우치게 되는데 그때 오른손으로 그것을 감지할 수 있다. 이러한 동작은 좌엽이 흉쇄유돌근 쪽으로 많이 치우쳐 위치하도록 하는데, 이것은 촉진을 쉽게 할 수 있도록 해 준다. 좌엽을 왼손 엄지손가락으로 흉쇄유돌근의 뒤쪽 부위로 깊게 밀면서 촉진한다. 이때 검지와 중지는 근육의 앞쪽에서 반대쪽으로 압력을 준다. 이 동작 중에 대상자에게 삼키는 동작을 시켜서 갑상선이 올라오는 것과 그 위치를 확인한다. 이 모든 절차를 우엽(right lobe)에서 반복한다. 협부는 갑상선에서 정상적으로 만져지는 유일한 부위이다. 만약 대상자가 매우 가는 목을 가졌으면, 2개의 가늘고 부드러운 엽(lobes)이 만져질 수도 있다.

만약 촉진을 통해 비대된 갑상선을 발견하게 되면, 양엽(lobes)을 청진기의 판막 쪽(diaphragm)으로 청진한다. 청진을 통해 그 부위에서 잡음(bruit)을 확인한다. 이러한 비정상적인 증상은 갑상선으로 통하는 과도한 혈류를 의미하며 의사를 만날 필요가 있음을 의미한다. 촉진 시 통증, 비대, 결절 등은 더 자세한 검사를 위해 의뢰해야 하는 경우들이다(표 9-2).

표 9-2 갑상선 신체검진 결과의 요약

검진 결과	진단명	특징
단순결절	자율적으로 기능하는 선종(adenoma)	반대편 엽(lobe)이 촉진되지 않음
	선종(adenoma) 혹은 선종성 결절	고무와 같은 딱딱함: 촉진 시 통증은 최근에 출혈이나 괴사가 있었음을 시사함
	악성종양(cancer)	보통 딱딱함. 림프절 비대나 성대 마비가 함께 나타날 수도 있음
	한 엽이 없음(unilobar agenesis)에 따른 과잉 증식	반대편 엽(lobe)이 촉진되지 않음
복합결절	복합결절 갑상선 비대 하시모토 갑상선염	단단한 엽들(lobes), 불규칙한 표면이 복합결절로 오진될 수 있음
미만성 비대 (diffuse goiter)	그레이브스 병(Graves' disease)	청진 시 잡음, 피라미드형 엽(lobe)
	하시모토 갑상선염	불규칙한 표면, 피라미드형 엽(lobe), 고무와 같은 경도, 종종 촉진 시 통증, 섬유성 변형(fibrous variant)이 딱딱할 수 있음
	갑상선 림프암(lymphoma)	급속하게 성장함, 특히 하시모토 갑상선염이 존재할 경우 더욱 그러함
	복합결절성 갑상선 비대	결절이 선 안에 숨어 있을 수 있고 갑상선호르몬 억제 시 명확하게 나타날 수 있음
촉진 시 통증 (tenderness)	아급성 갑상선염	일측성 혹은 양측성, 촉진 시 매우 심한 통증
	출혈성 혹은 괴사성 선종	촉진 시 통증, 결절이 분산되어 있음.
	하시모토 갑상선염	촉진 시 약한 통증
	악성종양	만성적인 촉진 시 통증, 불규칙적이고 딱딱한 갑상선 결절

나. 임상검사 및 진단적 검사

촉진, 청진과 같은 신체검진과 더불어 갑상선호르몬 측정, 갑상선 스캔, 조직검사, 초음파 검사와 같은 갑상선기능을 확인하는 검사들이 갑상선 사정에 이용된다. 가장 많이 이용되는 검사는 갑상선자극호르몬(TSH)과 갑상선호르몬(free T_4)의 혈청면역검사이다. 갑상선자극호르몬(TSH)검사는 검사의 특이도(specificity)와 민감도(sensitivity)가 각각 92%, 98%를 넘는다. 갑상선호르몬(free T_4) 농도는 대사 상태와 관련되어 있어서 갑상선기능항진증에서는 상승되어 있고 갑상선기능저하증에서는 저하되어 있다. 초음파, CT, MRI 등은 이러한 진단적 검사 결과들을 확진하는 데 이용한다.

① Serum thyroid-stimulating hormone

혈청 갑상선자극호르몬(TSH) 농도의 측정은 갑상선기능검사 중 외래 환자 대상의 단독으로 하는 것 중에서 가장 좋은 검사이다. 민감성(sensitivity)이 높은 검사이기 때문이다. 혈청 갑상선호르몬의 미세한 변화를 발견함으로써 정상 상태와 갑상선질환을 구별할 수 있다. 0.4~6.15μU/mL가 정상범위인데, 이보다 더 높으면 원발성 갑상선기능저하증이고, 낮으면 갑상선기능항진증을 의미한다. 만약 갑상선자극호르몬(TSH)이 정상이고 갑상선호르몬(free T_4)이 정상일 가능성은 98%이다. 갑상선자극호르몬(TSH)의 특정은 또한 갑상선호르몬 대체요법을 감시하는 데 이용되며, 갑상선 자체의 질환과 시상하부나 뇌하수체로 인한 이차적 질환을 구별하는 데 이용된다. 미국 질병예방청은 이 검사를 35세 이상 성인에서 시작하여 매 5년마다 할 것을 권장하고 있다.

② Serum free T_4

혈청 갑상선자극호르몬(TSH) 농도가 비정상으로 나타났을 때 이를 확인하기 위해 가장 흔히 이루어지는 검사이다. 이것은 결합되지 않은 갑상선호르몬을 직접적으로 측정하는 것으로서 정상 범위는 0.9~1.7ng/dL(11.5~21.8pmol/L)이다. 투석 방법(dialysis method)으로 측정하는 것이 단백질 결합의 변화에 의해 영향받지 않으며 갑상선기능항진증 치료 중에 갑상선호르몬 분비의 변화를 감독하기에 가장 좋은 방법이다. 면역혈청 방법으로 측정된 경우 이보다 신뢰도가 떨어진다. 왜나하면 이것은 투약, 질병, 단백질 결합 등에 의해 영향을 받기 때문이다.

③ Serum T_3 및 T_4

트리오도티록신(T_3)과 티록신(T_4)의 측정은 단백질과 결합된 호르몬 및 결합되지 않은 호르몬까지 모두 포함하여 갑상선호르몬을 측정하는 것이다. T_4는 TBG(thyroxin-binding globulin)에 80% 정도 결합되어 있다. 반면에 T_3는 결합이 덜 단단한 편이다. T_4의 0.03%, T3의 0.3%만이 결합되어 있지 않다. 결합단백질을 변형시키는 어떤 요인이 T_3와 T_4의 농도도 변화시킬 수 있다. 심각한 전신질환, 투약(예: 복용하는 피임약, 스테로이드, phenytoin, salicylate), 신장증(nephrosis)이나 안드로겐(androgen) 사용의 결과로 단백질이 빠져나가는 경우 등에서 정확한 검사결과를 방해한다. T_4의 정상범위는 4.5~11.5㎍/dL(58.5~150nmol/L)이다. 보통은 T_3와 T_4의 농도가 동시에 오르거나 낮아지지만 갑상선기능항진증의 좀 더 정확한 표지자는 T_3로 알려지고 있다. 왜냐하면 갑상선기능항진증에서 T_4보다 T_3가 더 많이 상승하기 때문이다. T_3의 정상범위는 70~220ng/dL(1.15~3.10nmol/L)이다.

④ T_3 resin uptake test

T_3 resin 흡수검사는 불포화된 TBG(thyroxin-binding globulin)를 측정하는 간접적 측정 방법이다. 이 검사의 목적은 TBG에 결합되어 있는 갑상선호르몬의 양과 가능한 결합 부위의 수를 측정하는 것이다. 이는 이미 혈액순환 중에 나타나 있는 갑상선호르몬의 양의 지표가 된다. 정상적으로 TBG는 갑상선호르몬으로 완전하게 포화되지 않으며 혈액 표본에 방사성요오드가 부착된 T_3를 넣으면 이것과 결합할 수 있는 추가적인 결합 부위가 남아 있다. 정상 T_3 흡수 정도는 25~35%이며 이는 TBG의 약 1/3이 갑상선호르몬과

결합되었음을 의미한다. 결합할 수 있는 부위의 수가 작으면 갑상선기능항진증을 의미하며 이때 T_3 흡수 정도는 35%를 넘게 나온다. 만약 결합할 수 있는 부위의 수가 높으면 갑상선기능저하증을 의미하고 검사결과는 25%보다 낮다.

T_3 흡수는 요오드를 진단적 혹은 치료적으로 투여받는 대상자에게서 갑상선호르몬의 상승을 확인하는 데 유용하다. 이 검사는 에스트로겐, 안드로겐, salicylates, phenytoin, 항응고제, 스테로이드 등에 영향을 받을 수 있다.

⑤ Thyroid antibodies

자가면역 갑상선질환은 갑상선기능 저하와 항진을 동시에 의미할 수 있다. 만성 자가면역성 갑상선질환의 90%, 하시모토갑상선염(Hashimoto's thyroiditis)의 100%, 그레이브스 병(Graves' disease)의 80%, 그리고 기타 자가면역질환들(전신성 홍반성 루프스, 류마티스 관절염)에서 갑상선 항체에 대한 면역검사결과가 양성이다. 일반적으로 5~10% 정도의 사람에게서 이 항체가 나타나며 연령이 높아질수록 증가한다.

⑥ Radioactive iodine uptake

이 검사는 갑상선이 요오드를 흡수하는 정도를 측정하는 것이다. 대상자에게 방사성요오드(^{123}I)를 주입한 뒤 신틸레이션 계수기(scintillation counter)로 갑상선에서 ^{123}I가 파괴되어 나오는 감마선을 감지하여 계수한다. 방사성요오드 주입 후 일정한 시간에 갑상선에 남아 있는 방사성요오드양의 비율을 측정한다. 이것은 간단한 검사이며 신뢰할 수 있는 결과를 제공한다. 이것은 대상자의 요오드 및 갑상선 호르몬 섭취에 영향을 받으므로 검사 전에 주의 깊은 문진(history taking)을 필요로 한다. 정상범위는 지역이나 섭취한 요오드양에 따라 다양하다. 갑상선기능항진증 환자는 ^{123}I에 대해 높은 흡수율을 나타내며 반면에 갑상선기능저하증 환자는 낮은 흡수율을 보인다.

⑦ Fine-needle aspiration biopsy

갑상선조직검사는 악성종양을 찾아내는 안전하고 정확한 방법이다. 이것은 종종 갑상선종양의 평가를 위한 초기검사로 활용된다. 결과는 (1) 음성(양성종양), (2) 양성(악성종양), (3) 의심됨, (4) 부족(진단 못함)으로 분류된다.

⑧ Thyroid scan, Radioscan 또는 Scintiscan

갑상선 스캔은 신틸레이션 계수기나 감마 카메라를 찍어야 할 부위의 앞·뒤로 움직여 일련의 평행선상의 이미지 시리즈를 만들어 내는 것이다. ^{123}I가 가장 흔하게 사용되는 방사성동위원소이긴 하지만, technetium 99m, pertechnetate, thallium, americium과 같은 다른 동위원소들도 사용된다.

스캔은 갑상선의 위치, 크기, 모양, 기능 등을 평가하는 데 도움이 되며, 특히 갑상선조직이 비대해졌을 때 도움이 된다. 증가된 기능('hot' area) 혹은 감소된 기능('cold' area)를 구별함으로써 진단을 도울 수 있다. 대부분의 감소된 기능 영역은 악성종양을 의미하지만, 어느 한 영역만 기능하지 않는 것으로 나타났다면 이것은 기능의 부족으로 인해 마치 악성종양과 같은 이미지를 나타낸 것일 수 있다. 전체 신체의 profile을 얻기 위해 하는 전신 스캔을 기능성 갑상선 전이(갑상선호르몬을 생성하는 부위)를 찾기 위해 하기도 한다.

⑨ Serum thyroglobulin

Thyroglobulin(Tg)은 방사면역측정법으로 측정할 수 있다. 임상적으로 이것은 갑상선 상피세포암(thyroid carcinoma)을 찾아내는 데 이용된다.

나. 검사 전·후 간호

갑상선 검사 일정이 잡히면, 대상자가 요오드가 포함된 투약을 하고 있는지 확인할 필요가 있다(표 9-3). 이는 검사결과에 혼돈을 가져올 수 있기 때문이다. 요오드가 포함된 약물에는 조영제와 갑상선질환 치료에 이용되는 약물들이 포

표 9-3 갑상선검사에 영향을 미칠 수 있는 약물들

• Estrogens	• Opioids
• Sulfonylureas	• Androgens
• Corticosteroids	• Salicylates
• Iodine	• Lithium
• Propranolol	• Amiodarone
• Cimetidine	• Clofibrate
• 5-fluorouracil	• Furosmide
• Phenytoin	• Diazepam
• Heparin	• Danazol
• Chloral hydrate	• Dopamine antagoinists
• X-ray contrast agents	• Prophylthiouracil

함된다. 또는 국소방부제(topical antiseptics), 복합비타민제나 건강식품들, 진해 시럽(cough syrups), amiodarone, 항부정맥제 등에도 포함되어 있을 수 있다. 이 검사결과에 영향을 미칠 수 있는 또 다른 약물로는 에스트로겐, salicylates, amphetamines, 항암제, 항생제, 스테로이드, 수은이뇨제(mercurial diuretics) 등이다. 간호사는 대상자에게 이러한 약물의 사용에 대해 물어보고 임상검사 요구서에 메모를 남기도록 한다.

3) 내분비계 건강문제와 간호

(1) 뇌하수체질환(Pituitary diseases)

뇌하수체의 기능이상은 내분비선에서 생성 혹은 분비되는 호르몬의 과잉 분비 또는 분비부전에 의해 발생한다. 뇌하수체 전엽 및 후엽의 기능이상은 각각 독립적으로 발생할 수 있다. 뇌하수체기능저하증(hypopituitarism)은 뇌하수체 자체의 질병이나 시상하부의 질병에 의해 올 수 있는데, 그 결과는 근본적으로 같다. 이는 또한 머리나 목 부분의 방사선치료의 합병증일 수도 있다. 종양이나 외상이나 혈관병변에 의한 뇌하수체의 전반적인 파괴는 정상적으로 갑상선, 성선, 부신에 의해 수용되는 모든 자극을 제거하게 되고 그 결과는 과도한 체중 감소, 쇠약(emaciation), 모든 내분비기관의 위축, 탈모, 발기부전, 무월경증, 대사율 저하, 저혈당 등으로 나타난다. 이 부족한 호르몬이 대체되지 못할 경우 혼수 및 사망도 발생할 수 있다.

뇌하수체전엽의 과잉 분비는 흔히 부신피질자극호르몬(ACTH)이나 성장호르몬(GH)에서 발생하여 그 결과로 각각 쿠싱증후군이나 말단비대증이 나타난다. 성인에서의 성장호르몬 과잉 분비로 인해 발생하는 말단비대증은 뼈와 연조직의 기형 및 길이의 증가는 없는 내장의 비대를 일으킨다. 어린이의 경우 성장호르몬 분비 과다는 7~8피트(약 2.13~2.43m)까지 키가 크는 거인증을 유발시킨다. 반대로, 어린 시절에 성장호르몬의 분비 부족은 전신적으로 제한된 성장과 왜소증(난장이증, dwarfism)이 나타난다. 한편, 분비부전은 대개 뇌하수체전엽호르몬과 관련되며, 이를 범뇌하수체기능저하증(panhypopituitarism)이라고 부른다. 이 상태에선 분비 및 자극(trophic-stimulating) 호르몬의 부족으로 갑상선, 부신피질과 성선이 위축된다. 뇌하수체기능부전은 뇌하수체전엽 파괴의 결과로 나타날 수 있다. 출산 후 뇌하수체의 괴사(Sheehan's syndrome)는 또 다른 흔치 않은 뇌하수체전엽기능부전의 원인이다. 이것은 출산 시 심한 혈액손실, 저혈량, 저혈압이 동반되었던 여성에게서 나타나는 것으로 생각되고 있다.

뇌하수체후엽의 기능부전과 관련된 가장 흔한 질환은 요붕증(diabetes insipidus)으로서 이는 항이뇨호르몬(ADH, vasopressin) 부족의 결과로 나타나며, 과도한 소변이 배출되는 것을 특징으로 한다.

가. 뇌하수체종양(Pituitary tumor)

① 정의

뇌하수체종양은 그 위치나 표적기관에 미치는 영향이 매우 생명 위협적인 것이긴 해도, 보통은 양성이다. 뇌하수체종양의 세 가지 주요 유형은 (1) 호산성 세포(eosinophilic cells), (2) 호염기성 세포(basophilic cells), (3) 색소혐성 세포(chromophobic cells)(예: 호산성이나 호염기성 염색에 어떤 친화력도 없는 세포)의 과도한 증식이라고 분류할 수 있다.

② 병태생리

프로락틴과 성장호르몬은 선종에 의해 과잉 생성되는 가장 흔한 호르몬들로 각각 고프로락틴혈증(hyperprolactinemia)과 말단비대증(acromegaly)을 초래한다. 성장호르몬의 증가는 인체의 모든 조직을 빠르게 성장시킨다. 증가된 성장은 골단 성장이 끝나기 전에 일어나면 거인증을 일으키고, 골단 성장이 끝난 후에 일어나면 말단비대증을 일으킨다(그림 9-5).

뇌하수체종양은 호산성 세포 종양, 호염기성 세포 종양, 색소혐성 세포 종양으로 나눌 수 있는데 이는 뇌하수체전엽을 구성하는 각 기본 세포 형태의 과잉 성장을 나타내는 것이다.

- 호산성 세포 종양: 성장호르몬과 유즙 분비 자극호르몬을 과량 생성하는 분비 종양이다. 20~50세의 남성에게 흔하며 대체로 양성선종이다. 어린이에서 발생하는 경우 거인증을 일으키며, 성인에서 발생할 경우 말단비대증(acromegaly)을 초래할 수 있다.
- 호염기성 세포 종양: 호염기세포는 부신피질자극호르몬, 갑상선자극호르몬, 여포자극호르몬, 황체화호르몬 등을 생성하는 세포이다. 주로 부신피질자극호르몬의 과잉 생성에서 초래된 쿠싱질환으로 나타난다. 이 종양도 악성은 드물다.
- 색소혐성 세포 종양: 뇌하수체종양 중 가장 흔하며 약 90%를 차지하고 대부분 양성선종이다. 색소혐성 세포 종양은 부신피질자극호르몬이나 성장호르몬을 분비하여 뇌하수체기능항진증을 초래하며, 반면에 비분비성 종양은 종양 자체가 너무 커 뇌하수체선을 파괴하여 뇌하수체기능저하증을 초래한다.

③ 증상 및 징후

뇌하수체종양은 전신적·국소적 작용이 모두 나타난다. 전신적 작용에는 성장호르몬의 과잉 생성, 비정상적인 유즙 분비(galactorrhea), 갑상선호르몬, 성호르몬 또는 부신피질호르몬의 과분비를 초래하나 이상의 표적선 과분비와 관련된 과도하거나 비정상적인 성장 패턴을 보인다.

뇌하수체종양은 두개골 때문에 확장되지 못하여 뇌내 압박으로 인한 많은 증상을 초래한다. 국소증상으로는 시신경교차 부위의 압박으로 인한 시야장애, 두통, 졸림 등이 있으며, 종양 종류에 따른 증상은 다음과 같다.

호산성 종양은 생애 초기에 나타나 거인증을 유발한다. 이

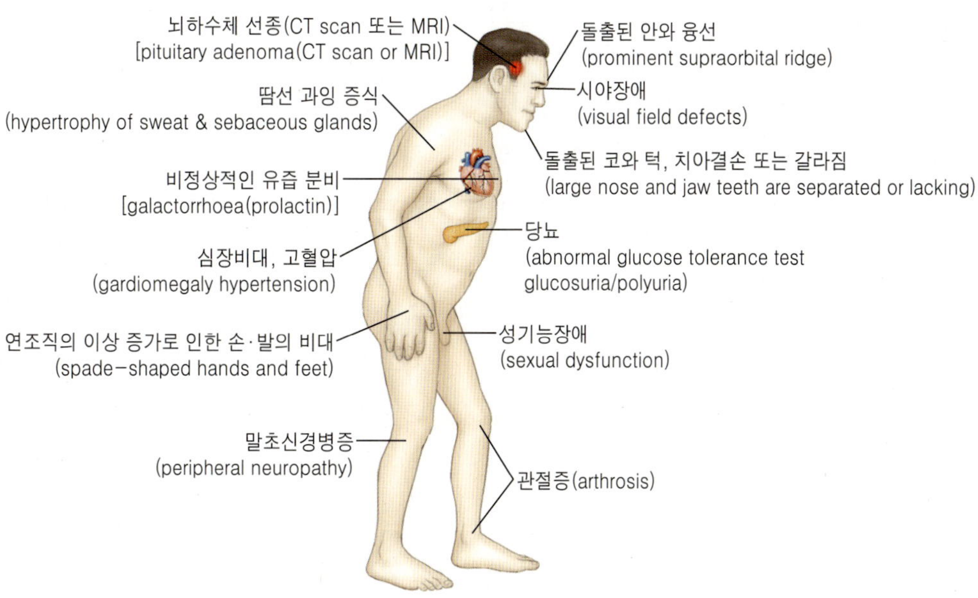

그림 9-5. 말단비대증(cromegaly): 성장호르몬 과다 분비.

러한 거인증 환자는 거의 설 수 없을 정도로 약하고 무기력하지만, 7피트(2.13m) 이상 키가 크고 모든 신체 비율이 크다. 만약 이 질환이 성인기에 시작된다면, 임상적으로 말단비대증이라고 불리는 증상이 나타나는데, 이는 발, 손, 눈썹능선, 어금니 부위 중 융기된 부분(molar eminence), 코, 턱 등에서만 과도한 골격성장이 발생하게 된다. 그러나 이러한 비대는 모든 신체조직과 기관에 영향을 미치게 된다. 이들 중 많은 환자는 종양이 시신경을 압박하게 되므로 심한 두통과 시력장애를 경험하게 된다. 중심시야 및 시야의 사정에서 색맹, 복시나 시야 일부의 손실이 나타날 수도 있다. 또한 갑상선기능저하증 환자에서 나타나는 것과 비슷한 골격계의 칼슘 상실, 근육 약화, 내분비장애 등이 이 유형의 종양에서 나타날 수 있다.

호염기성 종양은 부신기능항진에 크게 작용함으로써 쿠싱증후군을 발생시킨다. 결과로서 여성의 남성화 및 무월경, 체간부 비만, 고혈압, 골다공증, 적혈구 증가 등을 포함하는 증상이 나타난다.

색소혐성 종양(chromophobic tumor)은 뇌하수체종양의 90%를 차지한다. 이 종양은 보통 호르몬은 생산하지 않으나 뇌하수체를 파괴하기 때문에 뇌하수체기능부전을 발생시킨다. 이 질환에 걸린 환자는 흔히 비만하고, 졸음을 호소하며, 가늘고 약한 머리카락 및 건조하고 부드러운 피부, 창백한 안색, 작은 뼈 등의 특징을 보인다. 또한 두통, 성욕감퇴, 시력장애 및 실명이 나타날 수도 있다. 그 밖에 다른 증상 및 징후로는 다뇨, 다식, 기초대사율 감소 및 저체온이 나타날 수 있다.

④ 진단검사

진단적 검사에는 철저한 건강력 및 시력과 시야를 포함한 신체검진이 필요하다. CT와 MRI는 뇌하수체종양의 존재와 범위를 진단하는 데 사용된다. 다른 정보가 충분치 않은 경우 진단을 돕기 위해 뇌하수체호르몬의 혈장 농도를 측정하는데, 이는 갑상선, 부신 등의 표적기관의 호르몬 농도를 동시에 측정하여 평가한다.

⑤ 치료

뇌하수체종양의 치료로 경접형동(transsphenoidal) 뇌하수체 절제술에 의한 종양의 제거가 흔한 치료법이다. 정상조직에 영향을 최소화시키면서 뇌하수체종양에만 정확하게 방사선을 조사하기 위해서 신경외과적 정위 틀(neurosurgery-type stereotactic frame)의 사용이 요구되는 정위방사선치료(stereotactic radiation therapy)가 이용될 수 있다. 그 밖에 다른 치료방법으로는 전통적인 방사선요법이나 bromocriptine(도파민길항제), octreotide(sandostatin: 성장호르몬의 합성유사체) 등의 약물요법이 있다. 이러한 약물요법은 성장호르몬의 생성과 분비를 억제하여 증상의 현저한 감소를 가져오기도 한다.

뇌하수체 절제술은 일차적인 뇌하수체종양의 치료법이다. 이는 뇌하수체종양에 의한 부신피질자극호르몬(ACTH)의 과잉 생성과 그 결과로 인해 나타난 쿠싱증후군 환자들에게 매우 중요한 치료이다. 또한 뇌하수체 절제술은 유방암이나 전립선암에 의해 암세포가 전이된 경우에 나타나는 뼈의 통증을 경감시키기 위해 완화 치료의 일환으로 이루어지기도 한다.

뇌하수체를 제거 혹은 파괴하는 방법에는 여러 가지가 있다. 전두경유법(transfrontal), 두개하법(subcranial), 구비강 내시경형 경접형동 접근법(oronasal-transshpenoidal approaches) 등의 외과적 절제를 포함해서 방사선 조사, 냉동외과술(cryosurgery) 등이 있다. 수술이 성공해서 종양을 제거했더라도 말단비대증 증상의 대부분이 사라지지는 않는다.

뇌하수체가 제거되어 없게 되면 많은 신체 기능에 변화가 나타난다. 그 중 하나로 무월경 및 불임이 나타난다. 이런 환자의 경우 코르티코스테로이드와 갑상선호르몬의 대체요법이 필요하며, 따라서 환자 교육이 필수적이다.

⑥ 간호진단 및 중재

뇌하수체종양 환자는 종양을 절제해야 한다. 수술 후 간호진단은 수술 후 합병증과 관련된 상해의 위험성이 될 것이다.

뇌하수체종양을 절제하는 뇌하수체 수술 환자의 간호는 다음과 같다.

a. 수술 전 간호

환자와 가족에게 수술 전 기간부터 심리적 지지와 편안함을 제공해야 한다. 이때 간호사는 진단에 대한 환자의 반응, 수술에 대한 기대, 지침에 대한 필요, 퇴원 후 가족의 지지를 받을 수 있는 가능성 등에 대하여 사정한다. 그 밖에 신체사정으로 기본활력징후, 체중 및 신경계 사정을 실시한다. 이들 결과는 수술 후 자료와 비교하기 위해 필요하며 신경계 사정 시 양측 동공 크기의 동일성 및 빛에 대한 반응 정도, 양손의 쥐는 힘과 동일성, 의식의 정도, 시간, 장소, 상황 및 자기 자신에 대한 지남력, 자극에 대한 적절한 반응, 시력과 시야 등을 확인한다.

유치도뇨관이나 정맥선 및 그 밖에 수술 후에 필요한 모니터 등을 위해 환자를 준비한다. 그리고 수술 후에 예측될 수 있는 상태를 설명하고 기침과 재채기 및 코를 푸는 행위를 하지 않아야 한다고 주의를 준다. 수술 전날 처음으로 코티졸(cortisol) 주사를 투여하는데, 이는 수술 후에 부신피질 기능 상실을 보충하고 수술에 보다 잘 견딜 수 있도록 하기 위함이다.

b. 수술

뇌하수체 절제술은 보통 접형골을 통해(transsphenoidal hypophysectomy) 접근한다. 전신마취하에서 반좌위 자세를 취하고 수행하는 현미경적 수술이다. 윗입술의 안쪽을 절개하고 접형골동을 통해 터키안장으로 들어간다(그림 9-6). 선이 제거된 후에는 근육 이식을 해야 하는데 보통 대퇴의 앞부분에서 시행하며 이는 경뇌막을 싸서 뇌척수액이 새는 것을 방지하기 위함이다. 절개 부위가 봉합된 후 비강을 막고 코를 막은 것이 빠지지 않도록 코 아래 드레싱을 한다. 이 방법으로 종양 제거가 불가능하면 전두엽을 통한 개두술(transfrontal craniotomy)을 시행한다.

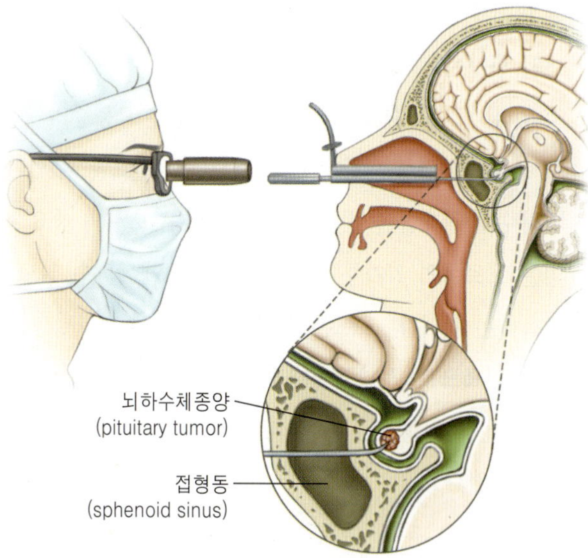

그림 9-6. 접형동 접근을 통한 뇌하수체 절제.

c. 수술 후 간호

- 수술 직후에는 뇌부종과 두개내압 상승(혈압 상승, 맥박 저하, 동공 변화)의 징후를 관찰하는 것이 중요하다.
- 자극호르몬이 더 이상 생성되지 않기 때문에 부신피질부전이나 갑상선기능저하증을 관찰한다.
- ADH 결핍으로 요붕증의 증상이 일시적으로 나타날 수 있으므로 정확한 섭취량과 배설량을 기록하고 요 배설량이 1시간에 200mL 이상이고 비중이 1.005 이하이면 의사에게 알린다.
- 뇌수술의 합병증인 뇌막염의 징후로서 체온이 올라가거나 심한 두통으로 안절부절못하고 목의 강직 증상 등이 있으면 즉시 보고하여야 한다.
- 접형골을 통한 뇌하수체 절제술을 받은 환자에게는 자주 구강간호를 해 주어야 하며 입술에 윤활유를 발라 준다.
- 코에 넣은 심지는 수술 후 2~3일에 제거한다. 제거 후 콧물이 흐르는지 관찰하고 코에 분비물이 많은 경우 보고해야 하며, 장액성 분비물은 모아서 검사실에 보낸다.
- 뇌하수체 절제술을 받은 환자는 남은 생애 동안 cortisone을 투여해야 하는데, 이 약물 섭취 시 위장자극이 올 수 있으므로 우유나 식사 혹은 제산제와 함께 섭취하도록 가르친다. 만일 위염 증상이 자주 있거나 검은 변 혹

은 변에 혈액이 섞인 경우 의사에게 보고하도록 교육한다.

- 어떤 환자는 갑상선호르몬과 성호르몬의 투여도 필요할 수 있다. 소수의 환자에게는 다뇨증과 같은 요붕증의 증상을 조절하기 위한 뇌하수체후엽호르몬이 필요할 수 있다.
- 뇌하수체 절제술을 받은 환자에 대한 간호사의 중요 책임은 호르몬의 자가투여 방법을 안전하게 할 수 있도록 교육하는 것이다. 호르몬 불균형의 증상이 나타날 가능성이 있으므로 적어도 6개월에 1번씩 병원을 방문하도록 하며, 불균형 증상이 나타날 때는 즉시 병원에 오도록 교육한다.

나. 요붕증(Diabetes insipidus)

① 정의

요붕증은 항이뇨호르몬(ADH)의 결핍으로 특징지어지는 뇌하수체후엽질환이다. 과도한 갈증(다갈)과 많은 양의 희석된 소변이 이 질환의 특징이다. 이는 두부외상이나 뇌종양에 의해서 혹은 뇌하수체의 외과적 제거 및 방사선 조사의 결과로서 이차적으로 나타날 수 있다. 또한 중추신경계 감염(수막염, 뇌염, 결핵 등)이나 종양(유방이나 폐의 림프암의 전이)에 의해 발생하기도 한다. 요붕증의 또 다른 원인은 항이뇨호르몬에 대해 신세뇨관이 반응하지 않을 때로서, 이러한 형태의 요붕증은 저칼륨혈증, 고칼슘혈증 및 다양한 다른 약물들과 관련될 수 있다.

② 병태생리

요붕증(diabetes insipidus)은 항이뇨호르몬(ADH)의 결핍으로 다량의 희석된 소변을 배설한다. ADH는 신장에서 수분의 재흡수를 돕고 세포외액의 삼투압을 조절한다. 따라서 ADH의 생성이 심하게 감소되면 신장 세뇨관에서 수분이 재흡수되지 않으므로 과량의 희석된 소변을 배설하게 된다. 요붕증은 ADH의 결핍 원인에 따라 다음과 같이 분류한다.

a. 신경성 혹은 중추성 요붕증(neurogenic or central diabetes insipidus)은 시상하부에 문제가 있어 뇌하수체후엽에서 ADH 합성이나 운반 및 유리를 방해한다. 이 부위의 문제로는 원발성 뇌종양, 뇌하수체 절제술, 동맥류, 혈전증, 감염 및 면역성 장애 등이 있다.

b. 신성 요붕증(nephrogenic diabetes insipidus)은 ADH에 대한 세뇨관의 반응이 없어 수분의 재흡수가 잘 이루어지지 않는 상태로 어떤 장애나 약물이 신세뇨관을 손상시켜 발생한다.

c. 정신성 요붕증(psychogenic diabetes insipidus)은 다량의 수분섭취에 의해 다뇨가 나타나는 상태로서 호르몬 결핍에 의해 다뇨가 오는 경우와는 다르므로 잘 감별해야 한다.

③ 증상 및 징후

불충분한 ADH의 분비는 희석된 소변을 다량 분비하여 혈장 삼투성의 증가를 초래한다. 환자는 심한 갈증을 느끼게 되어 다량의 수분을 섭취하게 되며 보통 찬물을 주로 찾게 된다. 소변을 농축할 수 없으며 배설량은 다양하다. 환자의 반 정도는 1일 8~12L의 소변을 보게 되며 심한 ADH 결핍 시에는 소변 배설량이 하루 12L 이상이 된다. 소변 비중은 보통 1.001~1.005의 낮은 수준이다. 수분 보충이 되지 않으면 탈수가 진행된다.

원위부 세뇨관에 항이뇨호르몬의 작용이 없으면 매우 희석된 상태(비중 1.001 ~ 1.005)의 소변이 배출된다. 하지만 소변에 당이나 알부민과 같은 비정상적인 물질을 함유하고 있지는 않다. 환자는 심한 갈증으로 하루에 2~20L의 차가운 물을 마시고 싶어한다. 유전성 요붕증에서는 초기 증상이 출생 시부터 시작될 수 있다. 요붕증이 성인이 되어서 나타날 경우에는 갑작스럽게 발생할 수도 있고 잠행성일 수도 있다. 또한 요붕증이 오래된 사람은 방광의 용량이 커지며 신수종 상태로 진전된다.

④ 진단검사

수분박탈검사(fluid deprivation test)는 체중의 3~5%가 상실될 때까지 8~12시간 동안 수분을 제한하는 검사이다. 검사하는 동안 수시로 환자의 체중을 측정한다. 이 검사를 시작할 때와 끝낼 때 혈장과 소변의 삼투압을 측정한다. 소변의 비중과 삼투압을 상승시키는 능력이 없는 것이 요붕증의 특징이다. 환자는 지속적으로 낮은 비중의 많은 양의 소변을 배출하고 체중이 상실되며 혈장삼투압과 혈중 나트륨 농도가 상승한다. 검사하는 동안 수시로 환자의 상태를 점검해야 하며 만약 빈맥, 과도한 체중 손실, 저혈압 등이 발생하면 검사는 종료한다.

다른 진단적 검사로는 항이뇨호르몬의 혈장 농도와 혈장 및 소변의 삼투압을 동시에 측정하는 것이 있다. 만약 진단이 확정되었으나 원인이 분명하지 않다면, 이러한 질환을 일으켰을 가능성이 있는 종양들에 대해 점검하고 사정한다.

요붕증을 다른 다뇨 상태와 구별하기 위해 수분섭취를 금지시키고 소변의 농축 능력을 측정한다(수분제한검사). 이때 당뇨의 경우는 소변 용량이 급히 저하되며 농축도가 높아지나 요붕증은 소변 용량도 감소되지 않고 소변삼투질 농도 100mOsm/kg 정도를 유지하여 농축 능력에도 거의 변화가 없이 희석된 소변을 보게 된다. 8시간 수분섭취를 금지시킨 후 그 결과를 보면 혈장 삼투질 농도(osmolality)가 소변 삼투질 농도보다 항상 높다. 이 검사 시 순환성 허탈이나 고장성 뇌질환의 위험 가능성에 주의한다.

⑤ 치료

신경성 요붕증의 치료는 ADH의 부족 정도와 연령, 내분비 및 심혈관계 상태 등에 따라 다르다. 1일 소변 배설량이 9L 이상이거나 탈수검사에서 소변 삼투성이 100mOsm/kg 이하이면 ADH 보충요법이 필요하다. 증상적 호르몬 보충요법은 합성 vasopressin 유사물인 DDAVP(Desmopressin)를 줄 수 있다. 이 약물은 이제까지 치료해 온 다른 약물에 비해 부작용이 적고 작용 시간이 길기 때문에 유익하다. 투여 방법은 플라스틱 튜브를 통해 코로 투여하며 하루에 2회 투여함으로써 증상이 조절된다. Vasopressin tannate는 ADH의 근육주사 형태로서 36~48시간 간격으로 투여할 수 있다. 소변량 감소 효과는 24~48시간에 나타나며 약물 투여 시는 약물병을 따뜻하게 하여 잘 흔들어서 사용하며, 늦은 오후에 투여하면 최대 효과가 수면 중에 오게 된다. 부작용으로 복부 경련이 올 수 있다. 혈중지방 감소제(clofibrate)는 시상하부에서 ADH 유리를 자극하며 시상하부의 잔여 vasopressin이 있는 요붕증 환자에게 항이뇨 효과가 있다.

경구용 혈당강하제(Chlorpropamide: Diabinase)는 경한 요붕증 환자에게 사용되는데 이 약물은 뇌하수체에서 vasopressin의 분비를 촉진하고 신장의 NaCl 재흡수를 촉진시켜 수분 재흡수를 돕는다. 그러나 Diabinase를 투여받는 환자는 저혈당이 올 수 있음을 주의해야 한다. 신성 요붕증에 효과가 있는 thiazide 이뇨제 투여 시는 염분 섭취를 제한한다.

그 밖에 중재 방법으로는 탈수의 징후를 조기에 발견하여 적절한 수분을 공급하는 것이다. 이를 위해서는 정확한 섭취량과 배설량을 측정하고 소변 비중과 체중을 매일 측정하여 수분중독증의 징후를 확인하도록 한다. 간호사는 환자에게 배설된 양만큼 수분을 섭취하도록 가르쳐 주고 수분이 혈관 내로 투여될 때는 시간당 투여되는 양이 어느 정도인지를 주의 깊게 확인한다. 요붕증이 영구적인 사람은 일생 동안 vasopressin 요법을 해야 하므로 환자가 알기 쉽고 따르기 쉽도록 지침을 주어야 한다.

⑥ 간호진단 및 간호중재

- 갈증 증가와 체중 손실로 나타나는 과도한 배뇨량과 관련된 체액량 결핍
- 수면 방해에 대해 환자가 말하는 것으로 나타나는 야뇨증과 관련된 수면양상장애, 불면증
- 피로 및 잦은 배뇨와 관련된 활동 내구성 장애
- 불안한 질문을 하는 것으로 나타나는 질병 과정 및 잦은 배뇨와 관련된 불안
- 부정적 감정을 환자가 말로 표현하는 것으로 나타나는 잦은 배뇨와 관련된 비효과적 대처
- 저혈압과 체중 손실로 나타나는 과도한 체액손실과 관련된 합병증 위험

- 환자가 말로 의심을 표현하는 것으로 나타나는 요붕증의 관리에 관한 지식 부족

이 질환은 수분섭취를 제한함으로써 조절될 수 없다. 왜냐하면 수분섭취가 없더라도 소변의 과량 손실이 지속적으로 일어나기 때문이다. 수분제한은 환자에게 심한 갈증을 유발시키며 고나트륨혈증이나 심각한 탈수로 발전할 수도 있다.

요붕증 가능성이 있는 환자는 가능한 두개내 병소를 검사하는 동안 지지를 받아야 한다. 간호사는 환자와 가족에게 추후관리와 응급 시 대처 방법에 대해 정보를 제공해 주어야 한다. 간호사는 또한 환자가 어떻게 투약을 할 것인지에 대한 교육을 구두로 혹은 서면으로 해야 하며 적절한 시범을 보여 주어야 한다. 그리고 환자가 자신의 상태와 투약에 대해 쓰인 팔찌를 착용하고 항상 약을 가지고 다니도록 격려해야 한다. 만약 환자가 관상동맥질환이 있으면, 바소프레신을 투여할 때 혈관수축이 일어날 수 있으므로 각별히 주의해야 한다.

다. 항이뇨호르몬부적절분비증후군(Syndrome of inappropriate antidiuretic hormone; SIADH)

① 정의

항이뇨호르몬부적절분비증후군(SIADH)은 뇌하수체로부터 과잉한 항이뇨호르몬의 분비가 특징이다. 혈장 삼투압이 정상 이하인 경우에도 이러한 증상이 발생한다. 이 질환을 가진 환자는 희석된 소변을 배출할 수가 없다. 이들은 수분이 몸에 축적되어 저나트륨혈증이라고 알려진 나트륨 부족을 나타낸다. 항이뇨호르몬부적절분비증후군(SIADH)은 종종 내분비의 문제가 아닌 경우가 있다. 예를 들어, 악성 폐암 환자(bronchogenic carcinoma)에게서 이런 증후군이 발생하는데 이는 암세포가 항이뇨호르몬을 생성하거나 분비하기 때문이다. 또한 항이뇨호르몬부적절분비증후군(SIADH)은 심한 폐렴, 기흉(pneumothorax) 및 기타 폐질환에서도 나타날 수 있다.

② 병태생리

항이뇨호르몬부적절분비증후군은 수분 정체로 인한 수분중독증이 오는 상태로 요붕증과 반대되는 현상이다. 정상 상태에서 혈청의 삼투성은 ADH에 의해 조절된다. 즉, 혈청내 삼투성이 저하되면 회환기전은 ADH 분비를 억제하여 신장에서의 수분 배설을 증가시킨다. 그러나 회환기전이 실패하면 ADH 분비가 억제되지 않아 수분 정체가 오고 결국에는 혈청내 나트륨이 떨어져서 저나트륨혈증과 수분중독증이 나타난다. 원인은 다양한 병리 상태와 관련된다. 두부외상, 뇌수술, 뇌종양, 뇌염과 같은 중추신경계질환도 항이뇨호르몬부적절분비증후군(SIADH)의 원인이 되는 것으로 알려져 있다 이는 뇌하수체의 직접적인 자극에 의한 것이다. 또한 니코틴(nicotine)을 포함한 여러 가지 약물(예: vincristine, phenothiazines, tricyclic antidepressants, thiazide diuretics)에 의해서도 발생할 수 있다. 이는 뇌하수체를 직접 자극할 뿐 아니라 신장세뇨관의 순환하는 항이뇨호르몬에 대한 감수성을 증가시키기 때문이다.

③ 증상 및 징후

임상증상 및 징후는 저나트륨혈증 정도와 관련하여 혼미, 기면, 과민성, 발작, 혼수상태가 올 수 있고, 위장계 증상으로 식욕부진, 오심, 구토와 함께 장운동 감소, 부종 없이 5~10% 정도의 갑작스런 체중 증가가 동반될 수 있다. 말기에는 발작, 혼수상태, 영구적 뇌손상, 기저질환의 합병증이 발생할 수도 있다.

④ 진단검사

진단을 위해서는 혈청 Na^+ 농도 감소, 소변 Na^+ 농도 증가, BUN 증가, 혈청 삼투압 감소, 소변 삼투압 증가, 저수분 배설에 양성을 보인다. 또한 혈청 Na^+ 감소가 유지되거나 혈청 삼투압 감소가 유지되고 소변 삼투압 증가 상태가 유지되는 것으로 진단 내릴 수 있다.

⑤ 치료

항이뇨호르몬부적절분비증후군(SIADH)의 전형적인 중재 방법은 가능하다면 원인을 제거하고 수분섭취를 제한하는 것이다. 왜냐하면 이러한 중재는 축적된 수분이 신장을 통해 천천히 배출되고 세포외 수분량을 감소시키며 혈중 나트륨 농도가 서서히 증가하도록 하기 때문이다. 심한 저나트륨혈증이 나타날 때는 수분제한과 더불어 furosemide(Lasix)와 같은 이뇨제를 사용한다.

수분섭취 및 배설과 체중에 관한 세심한 관찰, 소변 및 혈액 검사 결과, 신경학적 사정 결과를 통해 환자가 항이뇨호르몬부적절분비증후군(SIADH)의 위험이 있는지 판단할 수 있다. 지지적인 중재, 절차와 치료에 대한 설명 등이 환자가 이 질환에 잘 대처할 수 있도록 돕는다.

⑥ 간호진단 및 간호중재

a. 배뇨량 저하와 관련된 배뇨장애
b. 오심, 구토, 식욕 저하와 관련된 영양 부족
c. 조절되지 않는 ADH 분비 차단과 관련된 체액량 과다
d. 혈중 나트륨 농도 저하와 관련된 사고과정장애

간호중재는 다음과 같다.

a. 어느 환자가 위험한지를 파악한다.
b. 적절한 소변 및 혈청 검사를 확인한다.
c. 신경계 상태를 평가하면서 저나트륨혈증의 증상을 사정한다.
d. 매일 체중과 수분 배설량 및 섭취량을 확인한다.
e. 동반되는 질환에 변화가 있는지 관찰한다.
f. ADH 활동을 방해하기 위해 처방대로 demeclocycline을 투여한다. 가능한 신독성에 대해 관찰한다.
g. 수액 과다조절로 인해 고나트륨혈증이 있는지 관찰한다.
h. 환자와 가족을 교육한다.

(2) 갑상선질환(Thyroid disease)

갑상선호르몬이 부족하게 분비되는 경우 이러한 문제가 태아기와 신생아기에 나타나면, 전반적인 대사활동 저하로 인해 신체적, 정신적 발달장애(cretinism)가 나타난다. 성인에서 이런 문제는 갑상선기능저하증으로 나타나는데 그 증상은 기면(lethargy), 정신작용의 둔화, 신체기능의 전반적인 둔화 등이다.

갑상선호르몬이 과잉 분비되는 경우(갑상선기능항진증), 매우 증가된 대사율이 특징으로 나타난다. 갑상선기능항진증의 여러 가지 특징 중 많은 것이 순환하는 카테콜라민(catecholamines: 예를 들어 에피네프린 혹은 노어에피네프린)에 과잉 반응한 결과로서 나타난다. 갑상선호르몬의 과잉 분비는 흔히 갑상선비대(goiter)와 함께 발생한다. 갑상선비대는 또한 요오드 부족일 때도 흔히 나타난다. 요오드 부족으로 인한 경우 요오드 부족이 순환하는 갑상선호르몬의 농도를 낮추는 결과를 가져오고 이것이 갑상선자극호르몬(TSH)의 분비를 상승시키며, 다시 상승된 갑상선자극호르몬(TSH)은 갑상선호르몬(T_3, T_4)의 전구체인 thyroglobulin 과잉 생성과 갑상선비대를 유발한다.

가. 갑상선종(Goiter)

① 정의

갑상선종이란 갑상선이 전체적으로 커져 있는 경우를 말하며, 갑상선종에서 균등하게 결절(갑상선에 생긴 혹) 없이 커진 경우는 미만갑상선종(diffuse goiter), 다발성 결절을 포함하면서 커진 공유는 결절갑상선종(nodular goiter)라고 한다. 갑상선기능항진증이나 갑상선기능저하증과 함께 나타날 수 있다.

② 병태생리

갑상선호르몬 결핍에 대한 보상으로 갑상선종대가 나타나며, 호르몬 분비와 관련될 수도 있고 되지 않을 수도 있다. 주요 원인으로 요오드의 부족이나 갑상선염증, 양성 혹은 악성 종양이 있다.

a. 풍토성(요오드 결핍성) 갑상선종 [Endemic (iodine-deficient) goiter]

단순갑상선종은 요오드 섭취 부족으로 갑상선호르몬 생성이 억제되어 호르몬 결핍을 보상하기 위해 갑상선이 커진 것으로 이는 뇌하수체 자극에 의한 것이다. 뇌하수체는 갑상선호르몬을 조절하는 갑상선자극호르몬을 생산한다. 갑상선 활동이 정상 이하이면 갑상선자극호르몬 생성이 증가된다. 이 갑상선종은 목의 부종을 제외하고는 보통 증상이 없다. 그러나 목의 부종은 과잉하게 되면 기관을 압박할 수 있다. 풍토성(endemic goiter)과 산발성(sporadic goiter)의 두 가지 형태가 있다. 풍토성 갑상선종은 주민의 10% 이상에서 갑상선 증대가 나타나는 경우로, 지리적으로는 물이나 토양에 요오드가 결핍된 지역에서 주로 나타난다. 일반적으로 겨울과 가을에 발생하며, 남성보다 여성에서 2배 더 많이 나타난다. 성장기 청소년, 임신이나 수유 여성에서 갑상선호르몬이 많이 필요하기 때문에 요오드가 결핍된 지역에 사는 이들에게 주로 발생한다.

산발성 갑상선종(sporadic goiter)은 특정 지역에서만 발생하는 것이 아니며, 유전적 소인으로 요오드대사에 이상이 있거나 갑상선종 유발물질이나 약품 섭취로 발생할 수 있다. 티록신(T_4) 생성을 억제하는 경향이 있는 갑상선종 유발물질에는 글리코사이드(glycoside)를 함유하는 음식이 포함되며, 양배추, 콩, 땅콩, 복숭아, 완두콩, 딸기, 시금치, 무 등이 속한다. 또한 갑상선종 유발 약품에는 아드레날린 길항제, 당류코르티코이드, 도파민, 메티마졸, 리튬, 방사성요오드 조영제, 피니토인, 리팜핀, 카바마제핀, 프로필티오우라실이 포함된다.

b. 결절갑상선종(Nodular goiter)

어떤 경우에는 갑상선이 과잉 증식된 부분 때문에 결절로 이루어져 있다. 이러한 상황은 어떤 증상도 일으키지 않지만 흔히 이 결절들은 서서히 자라서 흉곽 쪽으로 내려오는데 이것이 국소적인 압박을 주어 증상을 일으킨다. 어떤 결절은 악성이 되거나 어떤 것은 갑상선 항진 상태와 연관되기도 한다. 따라서 많은 갑상선결절을 가진 환자는 결과적으로 수술을 필요로 한다.

c. 중독성 결절갑상선종(Toxic nodular goiter)

드물지만 비정상적으로 생긴 갑상선혹에서 갑상선호르몬을 과다하게 분비하여 갑상선기능항진증을 일으키는 경우가 있다. 우리나라에서는 드물게 보이는 질환이며, 그레이브스 병에서 갑상선이 전체적으로 커지는 것과는 달리 갑상선에 여러 개의 혹이 생긴다.

그레이브스 병과 비슷한 증상을 보이며, 비교적 가벼운 편이고 안구돌출은 나타나지 않는다. 항갑상선제를 사용하면 갑상선호르몬 수치가 정상이 되어 증상이 사라지지만 약 복용을 중단하면 중독 증상이 다시 나타나게 된다.

장기 항갑상선제 복용만으로 완치되지 않고 방사성요오드 투여나 수술이 필요할 수 있다. 대부분 방사성요오드 치료를 하며, 방사성요오드 치료할 때 그레이브스 병에 비해 많은 용량을 투여하지만 갑상선기능저하증이 발생할 가능성은 10~20% 정도로 낮다. 혹이 큰 경우 수술을 할 수 있으며, 간단하고 합병증도 거의 없다. 수술 후 재발은 없고 갑상선기능저하증 발생도 낮다.

d. 중독성 다발결절성 갑상선종 (Toxic multinodular goiter, Plummer's disease)

주로 여자와 노인에서 호발하는데, 상당수가 갑상선종을 오랫동안 갖고 있던 병력이 있다. 자율기능성 결절에서 분비되는 갑상선호르몬이 다른 갑상선조직을 억제할 수 있는 정도까지 성장하므로 갑상선중독증이 서서히 발현된다. 약 5~10%는 악성종양으로 진행할 수 있으므로 정밀검사가 요구된다.

갑상선호르몬은 약간 증가되어 있지만 고령에서 많이 발생하기 때문에 심방세동이나 심부전과 같은 심혈관계 이상이 흔하다. 치료는 방사선에 저항이 있는 편이라 고용량 방사성요오드요법(30~50mCi)을 사용한다. 일부는 수술을 하기도 하지만 항갑상선제 치료 후 약제를 중단하면 재발이 많아 추천하지 않는다.

e. 중독성 단일 갑상선결절(Toxic thyroid nodule)

결절은 일종의 여포성 종양으로 자율적으로 갑상선호르몬을 과다하게 생산하여 TSH 분비가 억제되어 결절을 제외한 갑상선의 다른 조직은 위축된다. 선종의 크기가 보통 직경 3~4cm 이상이며 일부에서는 경색이 발생하여 갑상선중독증이 자연적으로 회복되기도 한다. 발생률은 나이가 들수록 증가하며 40~60세의 여자에서 호발한다. 갑상선결절이 촉지되며 갑상선 스캔상 결절의 섭취가 증가되어 있고 T_3에 의해 억제되지 않는다. 스캔상 결절 이외 부위는 TSH에 의해 섭취률이 회복되며 TRH 자극검사를 실시하면 TSH반응이 결여되는 갑상선기능항진증 소견을 보인다. 보통 갑상선항진증 정도는 심하지 않고 여러 보고에 따르면 약 50%에서 정상 T_4와 증가된 T_3의 T_3 갑상선중독증 소견이 나타난다. 드물게 갑상선암이 동반될 수 있다. 치료로 갑상선부분절제술 등의 수술과 방사성요오드요법이 있다. 치료 후 갑상선기능저하증의 발생은 드물다.

③ 증상 및 징후

갑상선종은 갑상선이 목의 모양을 변화시킬 정도로 비대해졌을 때에서야 병원을 찾는 경우가 많다. 이때 연하곤란이나 호흡 시 불편감을 호소하고 목에 생긴 혹으로 외모 변화가 있을 수 있다(그림 9-7).

④ 진단검사

단순갑상선종은 갑상선종 지역에 거주하거나 과량의 갑상선종 유발 음식이나 약물의 섭취 등에 대한 환자의 건강력과 혈청내 정상 thyroxine은 수치나 상승된 131I uptake 등의 임상검사로 확진한다. 갑상선의 보상기전으로 갑상선기능이 대부분 정상(euthyroid) 상태이며 갑상선기능저하증의 증상이나 검사 소견의 이상은 거의 나타나지 않는다.

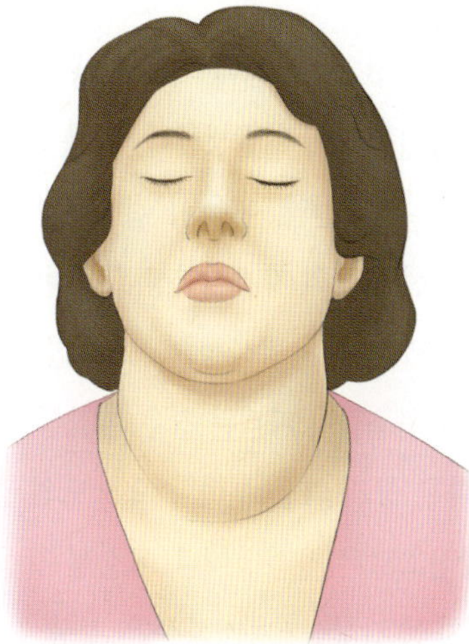

그림 9-7. 갑상선종으로 인한 갑상선 확대.

⑤ 치료

단순갑상선종의 치료는 갑상선의 증식을 막고 축소하는 것이다. 갑상선종대가 요오드의 부족에 대한 보상반응이라면 요오드제제나 갑상선호르몬으로 치료될 수 있다. 갑상선부분절제술은 목의 변형을 교정하고 호흡문제를 완화할 목적으로 시행될 수 있다.

⑥ 간호진단 및 간호중재

- 외모 변화와 관련된 신체상 장애/자존감의 저하
- 갑상선비대와 관련된 호흡곤란

풍토성 갑상선종은 요오드염 사용으로 예방할 수 있다. 성인에게 필요한 1일 요오드 요구량은 50mg이지만 갑상선종 예방에 필요한 섭취량은 200~300mg이다. 요오드가 추가된 염의 사용이 정상인에게도 해가 없고, 요오드 섭취가 부족한 사람에게 보충이 될 수 있으므로 요오드염 사용의 중요성 교육이 필요하다.

나. 갑상선기능저하증(Hypothyroidism)

① 정의

갑상선호르몬 부족으로 조직의 느린 대사, 열생산의 감소, 조직의 산소 소모율을 가져오는 임상증후군으로 주요 합병증으로 점액수종(myxedema)과 점액수종 혼수가 있다.

② 병태생리

일차적으로 갑상선기능이상에 의해 발생하며, 2차적으로 뇌하수체전엽의 기능장애로 발생한다. 일차성 갑상선기능저하증은 하시모토 갑상선염, 위축성 갑상선염, 산후 갑상선염, 무통성 갑상선염 등의 자가면역성 갑상선염에 의해 발생하며, 갑상선 절제술 후나 방사성요오드요법 후, 아급성 갑상선염으로 갑상선조직이 파괴된 경우 항갑상선제, 리튬, 항경련제, 아밍다론 등의 약물 투여나 요오드의 결핍 또는 과다 섭취, 갑상선호르몬 생성장애나 이소성 갑상선 등이 원인이 된다. 이차성 갑상선기능저하증은 정상 갑상선에 대한 자극이 불충분할 때 나타나며, 갑상선자극호르몬 농도는 감소되어 있다. 시한증후군(sheehan syndrome)과 수술이나 방사선치료, 종양치료와 관련된 뇌하수체 손상이 포함된다. 마지막으로 삼차성 갑상선기능저하증은 시상하부가 갑상선자극호르몬 방출 인자를 형성하지 못하여 뇌하수체가 TSH를 분비하도록 자극하지 못할 때 생긴다.

갑상선호르몬 합성 억제나 이화작용을 촉진시키는 약물을 사용하였거나 사용 중인 경우에도 갑상선기능저하증이 발생할 수 있으며, 요오드의 과다 사용은 갑상선호르몬의 합성 및 방출을 억제하여 갑상선저하증을 일으킨다. 특히, lithium carbonate는 갑상선자가항체가 있는 사람에서 갑상선호르몬의 합성을 차단하여 갑상선기능저하증을 초래할 수 있다. Phenytoin과 rifamphin은 갑상선호르몬 간에서 이화작용을 촉진하도록 하여 갑상선기능저하증을 야기시킨다.

일반적으로 30~60세 사이에 빈도가 높으며 여자가 남자보다 약 4배 많다. 점액수종은 60대의 갑상선기능저하증이나 폐경기의 여자에게서 많다.

③ 증상 및 징후

갑상선기능저하증의 증상은 점액수종(myxedema)과 합병되었는지 혹은 점액수종 혼수가 있는지에 따라 중증도가 다르다. 가벼운 갑상선기능저하증(가장 흔한 형태)은 거의 증상이 없거나 발견하기 어려울 정도의 막연한 증상으로 나타난다.

a. 전신증상

갑상선기능저하증의 초기 증상은 비특이적이지만, 극도의 피곤감 때문이 사람이 하루의 일을 다 완수하기가 어렵거나 혹은 일상의 활동을 유지하기가 어렵다. 쉽게 피로해지고, 전신 무력감을 호소하며, 종종 따뜻한 곳에 있어도 추위를 호소하는 등 추위에 견디지 못한다. 입맛이 없는데도 불구하고 비만증이 생길 수 있다. 혀는 부종이 생겨 약간 앞으로 튀어나오게 되고 성대에도 부종이 와서 쉰 목소리를 낼 수 있다. 심해지면, 말하는 것도 느려지고 손·발이 커진다.

마약이나 barbiturate, 마취제 등에 위험할 정도로 민감해지며, 정상 용량의 진정제나 수면제, 마취제 사용으로도 사망을 초래할 수 있다

b. 내분비계

무월경이나 월경 과다와 같은 월경의 변화가 나타나고, 성욕상실이 나타난다. 배란이 일어나지 않아 임신이 어렵다.

c. 심혈관계

심한 갑상선기능저하증에서는 저체온과 서맥이 나타난다. 수축기혈압은 감소하는 대신 확장기혈압이 증가한다. 심낭 삼출액이 있을 수 있다. 헤모글로빈합성의 장애와 철결핍, 엽산 및 비타민B_{12}의 결핍에 의한 빈혈(주로 macrocytic anemia)이 있고, 혈소판의 기능장애나 혈액응고인자 결핍에 의해 출혈성 경향이 나타난다. 부적절한 환기와 수면무호흡이 나타날 수 있다. 흉막삼출(pleural effusion), 심낭삼출(pericardial effusion), 호흡근약화 등이 일어날 수 있다.

갑상선기능저하증이 장기간 지속되었거나 심한 경우에는 대부분 혈중 콜레스테롤 증가나 죽상경화증, 관상동맥질환 등이 나타난다. 갑상선대사작용이 비정상이었던 기간이 길수록 심근을 포함한 신체조직이 산소를 적게 요구하기 때문에 특별한 관상동맥질환 증상 없이 혈류가 감소된 상태에 적응하게 된다.

d. 위장관계

위장 연동운동의 감소로 변비와 장폐색이 나타나거나 위산 분비 감소가 있을 수 있다. 신장기능이 감소하여 체내에 수분이 축적됨에 따라 체내 나트륨과 같은 이온 농도가 감소된다.

e. 피부

안검, 얼굴, 손·발 등이 창백해지고 붓는다. 피하조직에 축적된 mucopolysaccharides 때문에 피부가 두꺼워진다. 또한, 거칠고 탄력성이 없으며 머리카락도 윤기가 전혀 없이 거칠고 잘 빠진다. 땀도 거의 없게 된다. 안면홍조(malar flush)가 보인다.

f. 근신경계

근육통, 근쇠약감, 감각이상, 손발이 저리고 쥐가 잘 발생한다. 기억력이 감퇴하고 말이 늘어지거나 발음장애가 나타날 수 있다. 정신집중이 잘 안 되며, 우울증이나 정신병 등 정서장애가 나타날 수 있다. 시간이 지남에 따라 정서반응이 둔화되고 정신작용이 둔해지며 무감동해진다. 질병이 심해지면, 인격 및 인지 변화를 나타내며 마치 치매 같은 특성을 보이기도 한다.

점액수종(myxedema)은 갑상선기능저하증임을 몰랐거나 치료를 받은 적이 없는 대상자가 스트레스를 받는 경우 발생할 수 있다. 수술 등의 스트레스로 인해 수술 중 저혈압을 일으키거나 수술 후 심부전, 의식저하 등을 일으킬 가능성이 높다. 점액수종은 피부나 다른 조직에 점액소(mucin)의 비정상적인 침착으로 부종이 있으며, 이 부종은 경골 앞 부위와 얼굴 부위에 흔히 온다.

갑상선기능저하증의 심한 단계인 점액수종 혼수(myxedema coma)는 치사율이 100%에 이르지만 발생은 극히 드물다. 대사율의 급격한 감소로 오며 호흡률의 감소로 호흡성 산혈증과 저체온 및 저혈압이 나타난다. 점액수종 혼수는 감염이나 전신질환, 수면제나 마약성 진통제 사용에 의해 촉진될 수 있다. 호흡 의도가 감소되면서 폐포성 저환기 상태가 나타나고 지속적인 이산화탄소 축적으로 인해 이산화탄소성 혼수 및 혼수(narcosis, coma)가 나타난다. 이러한 증상들은 심혈관의 허탈과 쇼크가 동반되며 신속하고 집중적인 치료를 요한다.

④ 진단검사

전형적인 갑상선기능저하증의 증상을 호소하는 경우 대개 임상 소견만으로 진단이 가능하다. 그러나 증상과 징후가 없거나 미비한 경우에는 진단이 어려울 수 있다. 갑상선호르몬의 결핍 정도가 매우 적거나 환자가 자신의 증상을 무시하는 경우에도 진단이 어려워진다. 실제 갑상선기능저하증 가능성이 있는 증상을 호소하는 대상자 중에서 1~4%에서만 갑상선기능저하증의 진단이 내려진다는 보고가 있다.

갑상선기능저하증의 진단에 있어 혈중 유리 T_4 농도의 측정과 혈중 TSH 농도 측정이 중요하다. 일차성 갑상선기능저하증에서는 혈중 T_3와 T_4의 농도가 낮은 반면 혈중 TSH의 농도는 증가하며, 이차성 또는 삼차성 갑상선기능저하증에서는 혈중 T_3와 T_4의 농도가 낮고, 혈중 TSH의 농도는 정상이거나 낮다.

최근 잘 사용되지는 않지만 조직에서 산소 소모가 감소되기 때문에 기초대사율(BMR)은 30% 이하가 된다. 그리고 혈청내 갑상선호르몬양도 비정상적으로 낮아지고 혈청내 콜레스테롤은 현저하게 상승된다. 이는 나중에 심장문제를 초래하는 요인이 될 수 있다. 방사성요오드 흡수검사 결과(RAIU)는 감소되며 낮은 T_3, T_4를 보상하기 위해 혈청내 TSH는 상승한다. 신장으로 가는 혈류의 감소로 인해 수분 배설이 감소된다.

⑤ 치료

갑상선기능저하증의 치료는 부족한 갑상선호르몬을 보충하여 갑상선기능 및 전신 대사작용을 정상적으로 회복하고 유지하는 데 있다.

갑상선기능저하증치료를 위해 평생 갑상선호르몬제를 복용해야 한다. 갑상선호르몬제에는 levothyroxine sodium(Synthyroid, T_4), liothyronine sodium(Cytomel, T_3), T_4/T_3 혼합제제가 있으며, 주로 사용되는 약물은 T_4이며, T_3는 방사성요오드요법 전 수 주간 일시적으로 사용하거나 T_3 억제 스캔에 사용된다. T_4/T_3 복합제는 최근에 거의 사용되지 않고 있다.

초기 투여 용량은 환자의 나이, 갑상선기능저하증의 중증도 및 기간, 심장병 등의 동반 질환을 고려하여 정한다. 특별한 동반 질환이 없는 성인은 하루 1.6㎍/kg 용량을 전체 투여하며, 심질환이 없는 60세 이상의 노인이나 장기간 갑상선기능저하증이 있던 경우에는 하루 T_4 50㎍으로 시작하여 2개월 간격으로 서서히 증량한다. 허혈성 심질환이 있으며 하루 T_4 25㎍으로 시작하여 2개월 간격으로 서서히 증량하며, T_4 투여로 산소 소모량이 증가하면서 협심증의 악화, 심근경색증 및 돌연사 유발이 가능하므로 주의해서 관찰해야 한다. 경우에 따라서는 수술이나 허혈성 심질환치료를 먼저 시행한 후 T_4를 투여해야 한다.

갑상선호르몬제는 하루 한 번 적어도 아침식사 30분 이전에 다른 약과 3~4시간 이상 간격을 두고 복용하는 것이 원칙이다. 투약 후 적어도 2개월이 지난 후 TSH 수치가 적정 수준에 도달하면 증량을 결정한다. 갑상선기능저하증에서는 비타민K 의존성 응고인자들의 대사가 감소되어 있다. 치료에 반응하면서 응고인자들의 대사가 증가하므로 와파린 용량을 조정할 필요가 있다.

⑥ 간호진단 및 간호중재

- 피로와 인지기능 저하와 관련된 활동 내구성 장애
- 체온 변화의 위험성
- 장기능 저하와 관련된 변비
- 일생 갑상선호르몬 대체를 위한 치료적 처방에 관한 지식 부족
- 저하된 환기와 관련된 비효율적 호흡 양상
- 저하된 대사율과 심혈관 및 호흡의 변화와 관련된 사고과정장애
- 점액수종 및 점액수종 혼수

간호중재는 다음과 같다.

a. 증상관리

갑상선기능저하증 환자는 추위에 민감하고 종종 다른 사람들은 따뜻하다고 느낄 때에도 오한을 느낄 수 있으므로, 여분의 옷과 담요를 제공하고 외풍을 피하도록 한다. 그러나 말초혈관 확장 위험과 혈관 허탈 등이 발생할 수 있고, 환자 반응이 둔화되어 있고 감각이 떨어져 화상을 입을 수 있으므로 전기패드나 전기담요 사용은 피한다.

갑상선기능저하증으로 인해 이차적으로 나타난 심혈관 및 폐의 문제로 일상활동 참여와 운동능력에 제한이 있을 수 있으나 질환이 완화되고 심장 상태가 호전되면 활동을 격려한다. 에너지 부족과 기면(lethargy)에 의한 부동으로 합병증 위험이 증가할 수 있으므로 간호사는 개별 환자의 상태에 따라 일상활동 참여를 지지하여 부동 합병증을 예방하도록 한다. 식욕을 잘 관찰하고 체중이 안정될 때까지 저칼로리식이를 섭취한다. 또한, 변비 예방을 위해 매일 6~8컵 정도의 물을 마시고 섬유질이 풍부한 음식(신선한 야채, 과일, 현미밥 등) 섭취를 권장한다. 만약 변비 완화에 효과가 없으면 변비완화제나 하제를 투약한다.

b. 정서적 지지

갑상선기능저하가 심해지면 환자는 외모와 신체상 변화로 부정적이 될 수 있으며, 가족들로부터 일상활동에 협조적이지 않거나 참여할 의사가 없다고 오해받을 수도 있다.

성공적으로 치료가 되면, 증상이 개선되면서 환자는 과거 증상에 대해 우울과 죄책감을 경험할 수 있다. 이때 간호사는 환자와 가족에게 이것이 질환에 의한 증상이며, 개인의 변화가 아니라는 정보를 주어야 한다.

c. 갑상선호르몬제 투약 간호

부종 감소와 외모 변화가 있는지를 관찰한다. 투약 후 소변량이 증가할 수 있으며, 매일 섭취량과 배설량, 및 체중을 측정한다. 부종이 있는 피부조직은 욕창이 쉽게 생길 수 있

으므로 피부의 붉은 반점이나 손상 징후를 관찰한다. 거칠고 마른 피부 상태이므로 목욕할 때에는 비누 사용을 최소화하고 크림이나 로션을 바른다.

• 심부전의 예방

심장합병증 환자는 갑상선호르몬 초기 용량을 정상인보다 소량으로 시작하며, 만일 과량으로 투여했다면 신체대사를 증가시켜 심근의 산소요구량을 증가시켜 심부담을 가중시킴으로써 심근경색증이나 심부전을 초래할 수 있다. 따라서 심장질환자에게 갑상선호르몬을 투여할 때 협심증과 호흡곤란, 좌위호흡 등을 주의 깊게 관찰한다. 환자의 심장 관련 과거력을 파악하기 전까지 갑상선호르몬제를 투여해서는 안 된다.

갑상선호르몬제를 투여하면 산소요구가 증가한다. 그러나 죽상경화증이 호전되기 전까지 산소 전달이 증가하지 못한다. 죽상경화증 치유가 되면서 산소 전달이 증가할 수 있다. 투약 초기 시점에서 갑상선호르몬이 카테콜라민의 심혈관 영향을 강화하기 때문에 협심증과 부정맥이 발생할 수 있으며, 이는 심근의 산소요구가 혈액공급을 넘는다는 것을 알리는 신호이다. 협심증이나 부정맥이 심각해지면 약물 투여를 즉시 중단해야 한다. 이후 안전해지면 세밀한 관찰하에 조심스럽게 낮은 농도로 다시 투여한다.

특히, 간호사는 장기화된 갑상선기능저하증이나 점액수종 혼수 환자를 치료할 때 나타날 수 있는 심근허혈 또는 심근경색에 대해 관찰해야 한다. 치료 초기에 협심증 징후를 면밀히 관찰해야 하며, 징후를 발견했다면 심근경색을 예방하기 위해 즉시 보고하고 약물 투여 전에 치료해야 한다.

• 약물 상호작용 예방

갑상선호르몬제는 다른 약물과의 상호작용에 대한 주의가 필요하다. 혈당 상승을 야기하기 때문에 당뇨 환자는 인슐린이나 경구용 혈당강하제 용량을 조정해야 한다. 그리고 phenytoin(Dilantin)과 삼환계 항우울제(tricyclic anti-depressant agents)와 함께 투여했을 때 갑상선호르몬제의 효과를 상승시키며, 강심제(digitalis glycosides), 항응고제, indomethacin의 효과도 상승시킬 수 있어서 주의 깊은 관찰이 필요하다.

소량의 수면제와 진정제를 사용하였을 때에도 갑상선호르몬제 투약 환자에게 깊고 긴 수면을 유도할 수 있으며, 호흡저하를 유발하기도 한다. 심하면 저환기로 치명적인 상태에 빠질 수도 있다. 따라서 수면제와 진정제는 1/2 혹은 1/3로 감량하여 투약해야 하며, 환자의 의식상태와 호흡부전에 대해 면밀히 사정해야 한다.

• 합병증관리: 점액수종 혼수 간호

점액수종 혼수란 중증 갑상선기능저하증에서 어떤 유발인자에 의해 저체온증, 혼수 및 크레아틴포스포키나제의 상승이 현저하게 나타나는 임상상태를 의미한다. 일반적으로 의식상태, 저체온, 저혈압, 서맥, 저나트륨증, 저혈당, 저환기, 현저히 낮은 혈청 T_4로 진단하며, 드물지만 매우 치명적이다.

인공호흡기 치료, 저나트륨혈증 교정, 저체온증 교정, 저혈압 교정을 하고, 갑상선호르몬제 투여에 따라 신체가 상대적인 부신기능 저하에 빠질 수 있으므로 스테로이드를 수일간 매 6~8시간마다 50~100mg씩 주입한다. 갑상선호르몬제는 일반적으로 T_4를 선택하여 부하 용량과 유지 용량을 투여하다가 경구용으로 전환하는 방법을 이용한다. 정맥주사가 불가능할 경우 정맥주사와 같은 용량의 T_4를 L-tube를 통해 투여할 수 있으나 심한 갑상선기능저하증에 의한 위장관운동 저하로 흡수장애가 나타날 수 있다.

d. 자가간호교육

대부분의 갑상선기능저하증 치료는 가정에서 이루어지므로 환자와 가족은 환자 상태와 치료에 대한 반응을 관찰할 수 있도록 충분한 지식과 기술을 가지고 있어야 한다.

간호사는 환자의 신체적, 인지적 상태 및 회복과 최근 변화에 대한 대처 능력에 대해 사정하고 환자와 가족이 장기 투약치료의 중요성에 대한 얼마나 이해하고 있는지, 투약 일정에 대한 이행도와 추후검사 및 추적관리의 중요성에 대해 얼마나 이해하고 있는지 확인한다. 간호사는 환자에게 필요한 기술과 약물의 작용과 부작용을 교육하며, 증상이 개선된 후에도 약물의 지속적인 복용이 중요함을 강조해야 한다. 또한 갑상선기능저하증으로 인해 환자가 사고과정장애를 겪을 수 있으므로, 가족에게 치료의 목적, 투약 일정 및 주의사항을 교육해야 하며, 이때 서면화된 교육자료를 제공한다.

식이교육은 정상 체중을 유지하고 장이 정상으로 되돌아가는 것을 돕는 데 중요하다. 환자와 가족은 종종 자신들이 갑상선기능저하증의 결과로 경험했던 변화에 대해 걱정한다. 간호사는 이들 증상들이 효과적인 치료를 통해 사라질 것임을 알려 주고 지지해야 한다. 특히, 갑상선기능저하증과 점액수종 혼수를 가진 환자는 상당한 추후 관리 및 간호가 필요하다. 퇴원 전에 환자가 처방된 치료계획을 잘 순응할 수 있도록 환경조정이 필요하다. 간호사는 지속적인 갑상선호르몬제 복용과 정기적인 추후 검사의 중요성을 강조하고 환자와 가족에게 과다 용량이나 과소 용량을 복용했을 때 나타나는 징후에 대해 교육한다.

e. 노인 환자 간호 시 고려사항

노인 환자에게 갑상선기능저하가 있을 때 대표적인 증상이 기민성과 운동성이 감소하고 추위에 민감해지는 것이다. 간호사는 노인 환자의 활동과 행동을 주의 깊게 사정한다. 그리고 아침 공복 상태에서 약물을 복용할 수 있도록 돕고, 부작용을 기록·모니터링하며, 초기 갑상선호르몬제 투여 시 협심증이나 울혈성 심부전의 증상이 있는지 의료진에게 보고하도록 교육한다. 또한, 투약 중 변비가 발생할 수 있으므로 예방을 위한 방법을 교육하고 수행을 격려한다.

다. 갑상선기능항진증(Hyperthyroidism)

① 정의

갑상선호르몬이 증가함으로써 갑상선기능의 생리적 작용이 과도하게 나타나는 임상증후군이다. 갑상선기능항진증은 내분비질환 중에서 당뇨 다음으로 많은 내분비질환으로 말초조직이 갑상선호르몬에 과잉으로 노출되어 나타나는 갑상선중독증(thyrotoxicosis)과 갑상선 자체에서 갑상선호르몬을 과잉 생산하는 갑상선기능항진증(hyperthyroid-ism)을 포함한다.

② 병태생리

다양한 원인에 의해 생길 수 있는데, 가장 중요한 원인은 그레이브스 병이고 그 외에 중독성 다결절성 갑상선종, 중독성 갑상선종, 갑상선자극호르몬(TSH) 과다 분비와 관련된 뇌하수체 선종과 뇌하수체의 내성이 있다. 그 이외에도 갑상선의 기능항진을 동반하지 않고 갑상선중독증을 유발하는 원인으로는 갑상선염, 갑상선호르몬의 과다 섭취, 염산아미오다론(amiodarone hydrochloride), iodine 등 약물 복용, 이소성 갑상선조직의 갑상선호르몬 과다 생성에 의한 인공적 갑상선중독증 등이 있다.

a. 그레이브스 병(Graves' disease)

흔히 갑상선기능항진증 환자의 상당 경우가 그레이브스 병을 앓고 있기 때문에(갑상선기능항진증의 60~80% 정도를 차지) 종종 갑상선기능항진증과 그레이브스 병을 구분 없이 사용하기도 하지만 구별이 필요하다. 그레이브스 병은 상당 기간 동안 환자가 심리적인 스트레스를 많이 받을 때 오는 것으로 생각되어 왔으나, 최근에는 정신적인 스트레스가 원인이 된다는 학설은 빈약해졌다. 최근 그레이브스 병은 만성 갑상선염이나 1차적 점액수종과 마찬가지로 갑상선자극호르몬수용체에 대한 갑상선자극면역글로불린(TSI) 및 다른 갑상선자가면역기능장애가 원인으로 주목을 받고 있다.

그레이브스 병은 20~40대에 잘 생기며, 남성에 비해 여성이 4~8배 많이 발병하는 것으로 보고되고 있고, 인구 1,000명당 1년에 0.3~2명의 빈도로 발생한다. 요오드 섭취가 많은 지역에서 많이 발병하므로 우리나라에서도 많이 발생한다.

b. 갑상선자극호르몬 분비성 뇌하수체 선종

갑상선자극호르몬 분비성 뇌하수체 선종은 갑상선기능항

진증의 드문 원인이지만, 증가된 유리 T_4와 T_3(갑상선호르몬), 갑상선자극호르몬(TSH) 농도의 정상 또는 증가로 진단할 수 있다. 뇌의 자기공명영상으로 뇌하수체 선종을 발견할 수 있다.

③ 증상 및 징후

갑상선기능항진증 증상은 갑상선암으로 인한 방사선 조사나 갑상선조직의 파괴 후에 염증의 결과로서 갑상선호르몬의 과잉 분비가 원인이 되어 발생할 수 있다. 또한 갑상선기능저하증의 치료의 일환으로 갑상선호르몬을 투여할 때 너무 과잉한 투여로도 이러한 증상이 발생할 수 있다. 갑상선호르몬의 장기 사용은 갑상선기능항진증의 증상 원인이 될 수 있으며, 특히 여성에서 조기골다공증의 원인이 될 수 있다.

여기서는 가장 흔한 갑상선기능항진증의 유형인 그레이브스 병을 중심으로 3대 징후인 갑상선기능항진증과 미만갑상선종대, 안구질환 증상을 중심으로 나열하고자 한다.

a. 갑상선중독증(Thyrotoxicosis)

그레이브스 병의 첫 번째 특징은 갑상선기능항진증이며, 임상적 특성은 여러 면에서 갑상선기능저하증과 대조적이다. 갑상선기능항진증이 전형적으로 갖고 있는 일련의 증상 및 징후를 흔히 갑상선중독증(thyrotoxicosis)이라고 하며, 종종 신경성 쇠약증(nervousness)으로 나타난다. 일반적인 증상은 대부분이 대사의 항진 상태로 인해 나타나며, 계통별로 증상을 자세히 살펴보면 다음과 같다.

• 전신증상

순환하는 TH 농도 증가로 신체대사가 '가속화(speed up)'된다. 휴식 시에도 손에 경련이 있고, 극심한 흥분과 불안정한 상태를 나타낸다. 또한 갑상선호르몬이 대사에 미치는 영향, 즉 대사율 및 단백질분해 증가 등 신진대사 증진 때문에 왕성한 식욕에도 불구하고 체중의 감소가 오며 피로감과 허약감이 있다.

교감신경계 항진으로 신경과민, 심계항진(심장이 강하고 빠르게 박동하는 상태), 호흡곤란, 열에 대한 민감성, 과도한 발한, 미세한 손떨림 등의 증상을 볼 수 있다. 특히, 손가락을 펼쳤을 때 미세한 떨림이 잘 나타난다.

환자의 기분은 주기적으로 경한 황홀감에서 심한 망상 상태까지 변화가 많다. 대개 불안해하고 잠을 못 이루고 안절부절못하며, 과잉 활동으로 쉽게 피로감을 느낄 수 있다. 종종 정서적으로 쉽게 흥분하고, 불안정하며 염려가 많다.

• 내분비계

여성은 월경 과소나 무월경이 월경 과다보다 많으며 성욕은 감소된다. 많은 환자에서 당대사의 이상이 초래되어 혈당이 증가하는데, 갑상선기능항진증이 치료되면 대부분 소실된다. 남성은 성기능장애와 드물게 여성형 유방이 나타나기도 한다.

• 심혈관계

심장에 미치는 영향들은 동성 빈맥이나 부정맥, 맥압의 증가, 심계항진 등을 포함한다. 이들은 심계항진(palpitation)을 나타내며 안정시에도 맥박이 90~160회/분을 나타내며 수축기혈압이 상승한다. 그러나 특징적으로 이완기혈압은 상승하지 않는다.

심전도 소견상 동성 빈맥과 비특이적 ST-T파의 변화가 가장 흔히 관찰되며 약 10~15%의 환자에서 심방세동이 나타난다. 심방세동은 노인 환자에서 흔하며, 항부정맥제 사용에도 반응이 없으나 갑상선기능항진증치료로 자연소실하는 경우가 있다. 만약 갑상선기능항진증이 심하고 치료되지 않는다면 심근비대와 심부전이 발생할 수 있다.

• 위장관계

식욕은 증진되나 위장관의 운동이 증가되어 음식물이 위장관을 통과하는 시간이 짧아 잦은 배변과 설사가 나타나며, 쉽게 공복감을 느끼게 된다.

• 피부

피부는 따뜻하고 습하며 부드럽다. 피부착색이 증가되고 가려움증이 나타날 수도 있다. 모발과 손톱은 연하고 가늘어지며, 잘 빠지고 부스러진다. 손톱과 손톱등(nail bed) 사이가 벌어지는 손톱박리 증상(onycholoysis, plummer's nail)은 특징적인 소견이다.

• 근골격계

만성 갑상선중독성 근병증(chronic thyrotoxic myopathy)이 가장 현저하며, 때때로 주기성 마비가 나타나기도 한다. 우리나라 그레이브스 병 환자의 2.6%에서 발병하며 특히 남자 환자에서 호발하며, 아시아계 남자 환자에게 흔하게 나타난다. 갑상선기능항진증이 오래 지속되면 갑상선 호르몬의 뼈흡수에 대한 직접적 작용으로 골감소증 또는 골다공증이 오고 골절 발생이 증가되며, 고칼슘혈증이나 고칼슘뇨증이 나타나기도 한다.

b. 노인 환자 간호 시 고려사항

일반적으로 노인 환자의 경우 일반적인 갑상선기능항진증 증상이 드러나지 않고 주로 피로, 체중 감소로 나타나 우울증으로 오인되기도 하고, 협심증의 악화 또는 심부전 같은 심혈관계 증상과 근육병성 증상이 더 현저하게 나타날 수 있다. 젊은 사람은 신경증상이 더 현저하게 보일 수 있다.

몇 달 혹은 몇 년을 간격으로 증상이 좋아졌다 나빠지기를 반복하면서 질병과정이 경증일 수 있다. 반대로 질병이 끊임없이 나빠져서 치료받지 않은 상태로 두면 쇠약해지고, 급속도로 예민해지며, 망상증이 생기고, 심지어 의식을 잃으며, 결국에는 심정지가 올 수 있다.

c. 미만갑상선종대

그레이브스 병의 두 번째 특징인 미만갑상선종대는 갑상선세포의 수적 증가(증식)와 양적 팽창(비대)에 기인한다. 갑상선세포의 비후나 증식 때문에 갑상선이 정상 크기보다 3~4배까지 커질 수 있다. 갑상선종이 대칭성·미만성이며 표면은 평탄한 경우가 대부분이지만 일부 오래된 환자에서는 결절성으로 만져지기도 한다.

d. 안구돌출

안구돌출은 그레이브스 병의 세 번째 특징이다. 안구돌출증은 자가면역기전에 의한 독립된 질환이며, 그레이브스 병에서 흔히 함께 발생하나 다른 갑상선질환에서도 관찰된다. 기본적 병변은 안구후방근의 림프구 침윤, 부종, 섬유화 등의 염증 변화와 지방과 결체 조직의 증식이며 이 결과 안구후방 공간의 압력 증가로 안구돌출이 나타난다(그림 9-8).

그 외 눈에서 볼 수 있는 징후로는 안근마비와 결막부종, 결막염, 공막출혈 눈 주위 부종 같은 울혈성 안구질환이 생겨 각막궤양, 시신경염, 시신경위축, 유두부종, 사시, 복시의 합병증을 일으킬 수 있고, 치료를 하지 않으면 영구적인 시력상실을 가져올 수 있다.

④ 진단검사

갑상선중독증의 임상증상은 불안 발작, 조증, 부신수질종양, 체중 감소를 동반한 암 등과 같은 질환에서 나타나는 증상과 유사한 부분이 많다. 갑상선자극호르몬 농도 측정으로 다른 질환과 감별할 수 있으며, 정상 농도를 보이면 그레이브스 병을 배제할 수 있다.

갑상선기능항진증이 심한 경우에는 갑상선이 비대와 혈

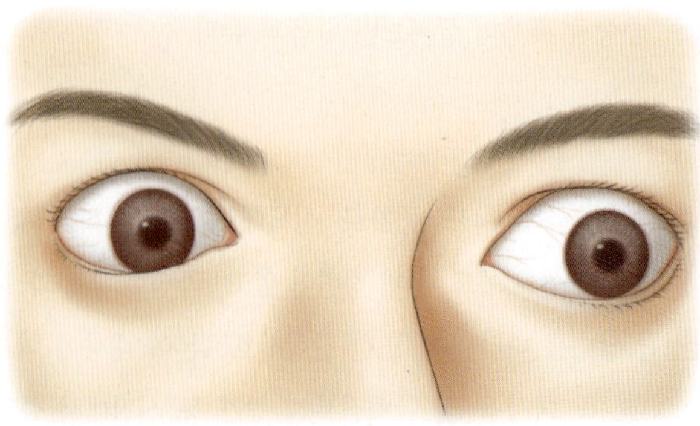

그림 9-8. 안구돌출. 안구후방근육과 지방층에 용액이 축적되어 눈이 튀어나오고 시선이 고정된다. 심각한 안구돌출은 눈감기가 불가능하고 각막 궤양과 감염을 일으킨다. 이로 인해 실명이 발생할 수도 있다.

류량의 증가로 갑상선에서 박동을 촉진할 수 있고 수축기 성 잡음이 들리기도 하며, 안구병증이 있어 갑상선기능항진증을 진단할 수 있다. 이때 낮은 혈청 갑상선자극호르몬(TSH), 현저히 증가된 T_3, T_4와 유리된 T_4, 갑상선 스캔상 갑상선 비대 및 방사성요오드 섭취률 증가와 T_3 레진 섭취률의 증가를 나타낸다.

2~5%에서는 T_4와 방사성요오드 섭취률은 거의 정상 범위 내에 있고, T_3만 증가되어(T_3 갑상선중독증) 갑상선기능항진증의 임상 소견을 나타내기도 한다. T_3, T_4의 증가가 현저하지 않은 갑상선기능항진증의 경우에는 고감도(ultra-sensitive) 갑상선자극호르몬 검사를 시행하거나, 갑상선자극호르몬 분비호르몬(thyrotropin-releasing hormone, TRH) 자극시험에 대한 TSH의 증가반응이 일어나지 않는 것으로써 조기진단을 할 수 있다.

갑상선 자가면역항체검사로 항미세소체 항체(antimicrosomal 또는 antithyroid peroxidase antibody)와 항갑상선 글로불린 항체(antithyroglobulin antibody)는 그레이브스 병 환자에서 각각 90%, 60% 이상이 양성이지만 그레이브스 병 이외의 자가면역성 갑상선질환에서도 양성이므로 진단적 특이성은 없다. 반면, TSH 수용체 항체는 그레이브스 병의 원인물질로서 그레이브스 병 환자 대부분에게서 검출되므로 진단에 유용하다.

그레이브스 병은 갑상선기능항진 임상증상, 미만성 갑상선종이 촉지되고, 안구병증, 자가면역질환의 가족력 또는 개인력이 있으면 진단한다. 특징적 임상증상이 부족하면 갑상선 동위원소 스캔을 사용하며, 그 외 뇌의 자기공명영상도 유용할 수 있다.

⑤ 치료

갑상선기능항진증의 적절한 치료는 원인에 따라 다르며, 항갑상선제제와 방사성요오드요법, 수술 등이 있다. 치료의 목적은 갑상선의 항진을 감소시키고 증상을 완화시키며 합병증을 예방하는 것으로, 연령, 혹의 크기, 다른 내과적 문제 여부에 따라 치료를 선택한다. 방사성요오드요법은 북미에서 그레이브스 병의 흔한 치료 방법이며, 일과성 갑상선염의 증상 완화를 위해 베타 아드레날린 차단제(β-adrenergic blocking agents)를 사용한다.

a. 약물치료(항갑상선제 치료)

약물치료의 목적은 갑상선호르몬 합성 및 분비의 단계를 한 가지 이상 억제하는 것이다. 항갑상선제제는 티로신(tyrosine)의 요오드화를 방해하여 요오드의 이용을 차단한다. 이것은 갑상선호르몬의 생성을 억제하게 된다. 흔히 사용되는 약물로는 propylthiouracil(PTU)이나 methimazole(Tapazole)이 있으며 환자가 정상 갑상선기능 상태가 될 때까지 투여한다.

• 적응증

약물치료는 30세 미만의 가임 여성이나 갑상선종이 없거나 그 크기가 작은 경우, 임상증상이 가볍고 갑상선기능검사상 그 정도가 경미한 경우, 수술 후 재발한 경우, 30세 이상의 여성 중 방사성요오드치료를 원하지 않는 환자, 심장, 신장, 간 등의 질환이 합병되어 수술을 시행할 수 없는 경우, 방사성요오드치료 혹은 수술 전에 갑상선기능을 호전시키고자 할 때 추천한다.

• 약리작용

프로필치오우라실(Propylthiouracil)은 위장관에서 거의 완전히 흡수되며, 임신이나 수유 중에 투여하여도 안전하다. 치료 초기에는 일반적으로 6~8시간 간격으로 투여한다. 메티마졸(Methimazol)의 혈장 반감기는 6~8시간이며, 혈장단백과 결합하지 않고, 프로필치오우라실에 비해 더욱 지용성이 강하고 세포막 통과가 용이하여 태반도 잘 통과한다. 작용 효과는 24시간 지속되어 1일 1회 투여한다. 메티마졸은 프로필치오우라실보다 10배 강한 약효를 가진다.

• 투여 용량

프로필치오우라실과 메티마졸의 효과는 비슷하므로, 약

제의 선택은 치료자의 선호도에 좌우된다. 치료적 용량은 맥박, 맥압, 체중의 변화, 갑상선비대의 크기, 갑상선기능검사 등의 임상검사 결과들과 같은 임상 기준을 근거로 결정한다. 항갑상선제제가 이전에 생성된 갑상선호르몬의 활동이나 분비를 방해하지 않으므로 증상 완화가 나타나려면 몇 주가 걸린다. 그 때, 유지 용량이 결정되며 점차적으로 용량을 감소시켜 나가게 된다.

프로필치오우라실의 초기 용량은 1일 300~400mg(100mg tid), 메티마졸은 1일 30~40mg(15mg bid)을 4~6주간 투여하며, 보통 4~8주가 지나면 대부분의 경우 갑상선기능이 거의 정상 상태에 이르게 되며, 때로 갑상선종이 크거나 치료 전 혈청 내 T_3 농도가 높은 환자는 반응이 늦게 나타나기도 하지만 이때부터 서서히 용량을 줄인다.

유지 용량은 점차 감량하여 프로필치오우라실은 1일 25~200mg, 메티마졸은 1일 2.5~20mg이다. 혈청 T_3, T_4 농도가 정상으로 유지되어도 억제되어 있는 TSH가 정상화되기에는 상당한 시간이 필요하므로 18~24개월가량 투여한다. 1년 동안 항갑상선약제를 투여하여 갑상선자극호르몬과 TSH 수용체 항체가 정상화되면 치료를 중단하고, 정상화되지 않으면 6개월~1년 정도 더 투여한 후에 방사성요오드치료나 수술요법을 고려한다.

• 치료 효과

갑상선호르몬 측정은 매달 시행하고 기능이 정상화되면 2~3개월 간격으로 시행한다. 유리된 T_4와 갑상선자극호르몬 농도도 측정한다. 억제되어 있던 뇌하수체의 갑상선자극호르몬이 정상으로 돌아오는 데에는 6~8주가 필요하므로 혈청 T_3, T_4가 정상 혹은 그 이하로 감소되었다 하더라도 혈청 갑상선자극호르몬이 감소되어 있는 경우가 발생 가능하다.

치료로 갑상선종의 크기가 감소하면 예후가 좋다. 치료 도중 갑상선종이 더 커지는 경우는 투여 용량이 많아 기능이 감소되었거나 치료를 충분히 하지 않은 경우에 속한다. 이때 T_4와 갑상선자극호르몬 농도를 측정하여 기능이 감소된 것이라면 감량하고, 기능 저하 증상이 심해지면 갑상선호르몬을 병용 투여한다. 단기간 치료 후 40~50%의 환자는 완치되어 비교적 좋은 예후를 보이지만, 50% 정도는 1~2년 이상 정상 기능을 유지하다가 재발이 될 수 있다. 치료 후 재발은 대부분 1년 이내에 나타나며, 드물지만 5년 이후에 재발하는 경우도 있다. 특히, 그레이브스 병에서 재발이 더욱 흔하다. 수술요법이나 방사성요오드요법으로 치료를 받은 경우에는 갑상선기능저하증이 발생하는 경우도 있으므로, 치료를 받고 난 후에 주기적으로 갑상선기능을 검사해야 한다.

• 부작용

부작용은 흔치 않으며, 대개 치료 초기에 두드러기, 피부발진, 가려움증이 발생할 수 있다. 이때 복용을 중단하거나 항히스타민제를 사용하면 호전된다. 일과성 백혈구감소증이 나타날 수 있으며, 과립구와 림프구의 비율은 정상이다.

무과립구증은 가장 심한 합병증인데 환자의 0.5%에서 발생한다. 치료 시작 3개월 이내에 발생하며 치료 시작 후 1년까지 발생할 수 있다. 용량이 많거나 40세 이상의 환자에게서 더 많이 발생하며 흔하다. 무과립증만 아니면 투약 중단이나 특별한 치료가 요구되지 않는다. 항갑상선제 복용 중 목이 심하게 아프고 열이 나며 침을 삼키기 힘들면 무과립증 가능성이 있으므로 즉시 복용을 중단하고 병원을 방문한다. 또한 갑작스런 고열, 인후통, 전신 독성 증상이 있는 경우에는 약물을 중단하고 적절한 치료를 하면 수일 내지 수개월에 걸쳐서 회복이 된다. 이외에도 간기능장애로 간수치(AST, ALT)가 상승되어 간염 증세가 나타날 수 있다.

b. 방사성요오드요법(^{131}I)

방사성요오드요법(^{131}I)은 방사선을 내는 요오드가 녹아 있는 물을 마심으로써 치료하는 방법이다. 이 방사성요오드를 마시면 위장관에서 흡수된 후 요오드의 방사선동위원소(^{131}I)가 갑상선에 축적되어서 갑상선세포를 파괴하여 호르몬을 만들지 못하게 한다. 방사성요오드의 흡수는 갑상선에서만 선택적으로 이루어지며 나머지는 대부분 대·소변으로 배설되므로 다른 장기에는 방사선 피해를 주지 않는다. 치료에 사용되는 방사성요오드 투여량은 대장이나 신장의 X선 촬영 시에 방사선을 받는 양 정도에 불과하여 성인에게는 거의 문제가 되지 않고 안전하게 투여할 수 있다. 비교적 간단하고 효과적이며 경제적인 방법으로, 수술을 하지 않고 갑상선조직을 파괴하여 수술 합병증 위험이 없다. 그러나 갑상선기능저하증이 발생할 수 있어 치료 동안 면밀한 갑상선기능 관찰이 필요하다.

• 적응증

보통 30세 이후의 환자 치료에 사용하며 가임기 여성에게는 투여하지 않는다. 30세 이후의 중년층이나 갑상선의 크기가 비교적 크며 증상이 심한 경우, 항갑상선제 치료 또는 수술 후 재발한 경우, 항갑상선제에 대한 부작용이 있는 경우, 약물복용을 원하지 않거나, 약물을 불규칙하게 복용하는 경우가 구체적인 적응증이다. 또한 방사성요오드요법은 갑상선종(toxic adenomas), 복합결절갑상선비대(multinodular goiter), 대부분의 갑상선중독증을 치료하는 데 이용된다.

• 실제 치료

방사성요오드는 무미 무색이며 일반적으로는 1회 투여한다. 환자의 약 95%가 1회 투여로 치료된다. 5% 정도의 환자는 2회 투여를 필요로 하며, 3회 투여는 거의 필요하지 않다. 치료 용량은 갑상선의 크기와 24시간 요오드 흡수검사에 기초하며, 개인마다 다르다. 갑상선기능항진증의 중동도에 따라 용량이 결정되며, 보통 사용 용량은 6,000~7,000rad이다. 처음에는 방사성요오드의 투여가 갑상선호르몬의 급격한 분비를 유발하여 증상을 악화시킬 수 있다. 갑상선중독발증(thyroid storm)의 징후를 관찰해야 한다. 3~4주 후면 갑상선기능항진증 증상들이 사라지기 시작한다. 약 20%의 환자가 치료 후 2년 내에 갑상선기능저하증이 되며 그 후 3~5%의 환자가 매년 더 발생한다. 이미 항갑상선제를 투여하고 있던 경우에는 2~3주 정도 중단해야 하기에 증상이 악화될 수 있다. 갑상선호르몬의 대체요법이 필수적이며 적은 용량으로 시작해서 점점 증가시켜 나간다. 갑상선호르몬(유리 T_4)과 갑상선자극호르몬(TSH) 농도가 정상 범위에 도달할 때까지 매달 용량을 서서히 증가시켜 나간다.

방사성요오드요법의 부작용은 갑상선기능저하증이 있다. 갑상선기능저하증의 발생은 예측할 수 없으며, 치료 후 약 20년이 지나면 치료 환자 중 50%에서 나타난다. 이때 갑상선기능이 회복되지 않으므로 적당량의 갑상선호르몬제를 일생 복용해야 한다. 갑상선호르몬제 치료로 환자가 받는 고통은 거의 없고, 치료비용도 적고 정상적으로 생활한다.

방사성요오드요법으로 불임이나 기형아 출산이 되지 않으며, 암 발생과도 관련이 없어 안심하고 치료받을 수 있다.

• 환자 교육

요오드 섭취가 많은 상태에서는 방사성요오드 치료 효과가 떨어지므로, 방사성요오드요법 전에 적어도 2주간은 요오드가 많이 들어 있는 음식이나 약제의 사용을 금한다. 미역, 김, 다시마 등의 해조류를 먹지 말고, 요오드를 함유하는 종합비타민제제도 중단하여야 하며, 요오드를 다량 함유하는 구강세정액이나 질세정액의 사용도 금한다.

임신기 여성은 방사성요오드가 태반을 통과하기 때문에 금기이며 또한 수유하는 경우에도 모유를 통해 배출되기 때문에 금기이다. 만약 임신을 계획 중이라면 적어도 치료 종료 후 6개월 이후로 연기해야 한다.

방사선동위원소가 소변을 통하여 며칠 동안 배설된다. 또한 소량이 타액으로도 배설되므로 치료 후 며칠 동안 음식, 음료나 식기류를 다른 사람과 같이 사용해서는 안 되며, 어린이와 밀접한 접촉을 최소화하고 키스를 피해야 한다.

c. 수술

가장 신속히 치료할 수 있는 치료법이지만, 입원을 필요로 하고 비용이 많이 들며, 합병증 발생 위험 때문에 일차적으로 선택되는 경우는 드물다.

• 적응증

환자가 약물치료를 받을 수 없거나 원치 않는 경우나 방사성요오드요법을 할 수 없는 경우, 어린이 시기 또는 사춘기에 발생한 그레이브스 병을 앓고 있는 경우, 임신 가능성이 있는 여성의 경우, 큰 종괴가 있어서 약물치료 효과가 기대되지 않는 경우, 갑상선비대증이 지속되어 압박 증세가 생기는 경우, 1~2년 이상 항갑상선제가 필요한 경우, 항갑상선제를 이용한 치료에 실패한 경우, 빠른 치료가 필요한 경우에 시행한다.

• 수술 전 준비

수술 전 준비는 갑상선기능을 정상 상태로 만드는 것을 주목적으로 한다. 수술 전 준비는 2~3개월이 소요되며, 항갑상선제제, 영양식이, 비타민 보충제를 투여받을 수 있다. 또한 수술을 하려면 심장문제가 없고, 맥박이 정상이고 ECG에 위험한 부정맥이 없어야 한다. 그리고 최적의 건강 상태와 적당한 체중을 유지해야 한다. 갑상선 절제술이 계획되었다면 수술 전 약물치료가 필요함을 알리고 약물복용에 대한 교육을 한다. 환자가 쉽게 흥분하고 주의집중 시간이 짧기 때문에 반복적으로 정보를 제공하며 서면화된 교육을 실시한다.

• 전갑상선 절제술(thyroidectomy)과 부분 절제술

전갑상선 절제술은 암일 경우에 시행하며 수술 후에는 일생 동안 갑상선호르몬을 투여한다. 갑상선 부분 절제술은 갑상선기능항진증과 단순갑상선종에서 시행하며, 보통 갑상선의 5/6를 절제하며 남은 1/6이 갑상선기능을 할 수 있기 때문에 호르몬대체요법은 필요하지 않다.

• 예후

수술 전 충분한 기간 동안 항갑상선제로 치료하여 갑상선기능을 정상적으로 만든 후 수술을 해야 합병증을 줄일 수 있다. 많은 환자가 수술이 갑상선기능항진증을 완치시킨다고 생각하지만 일부는 재발을 한다. 수술 환자의 약 5% 정도가 일정 기간이 지나 재발을 경험하며, 이때 방사성요오드치료가 추천된다. 다시 항갑상선제를 사용하여도 완치 가능성이 낮다. 수술 후 일부 환자에게는 갑상선기능저하증이 나타날 수 있다. 방사성요오드요법으로 치료받은 후보다는 갑상선기능저하증이 나타날 가능성은 적으나, 장기간 경과되면 수술 환자의 20~25% 정도는 영구적인 갑상선기능저하증이 나타날 수 있다. 이때 영구적인 갑상선호르몬 치료가 요구된다.

⑥ 간호진단 및 간호중재

- 과도한 대사율, 과도한 식욕, 과도한 장기능과 관련된 영양불균형
- 불안정, 쉽게 격앙됨, 지나친 염려, 정서적 불안정과 관련된 비효율적 대처
- 외모의 변화, 과도한 식욕, 체중 감소와 관련된 자존감의 저하, 체온 변화

간호중재는 다음과 같다.

a. 증상관리

갑상선기능항진증 환자는 외모, 식욕, 체중에서 변화를 경험하게 된다. 이러한 요인들은 가족과 질병에 대한 환자의 대처 능력 부족과 더불어 환자의 자존감 저하를 초래한다. 간호사는 이러한 문제에 대한 환자의 걱정을 이해하고 있음을 전달하고 환자가 효과적인 대처 전략을 개발하도록 도와주어야 한다. 환자와 가족은 이러한 변화가 갑상선부전의 결과이며 사실, 환자의 통제 밖에 있음을 알고 있어야 한다.

외모 변화가 심각한 상태라면 환자 주변에 거울을 두지 않도록 하고, 환자의 관심이 다른 곳으로 전환되도록 돕는다. 그리고 효과적인 치료를 통해 이러한 변화가 대부분 사라질 것임을 설명한다.

환자 대부분 신경질적이므로 육체적·정신적으로 안정될 수 있는 환경을 제공하여 이완을 돕는 것이 매우 중요하다. 심하게 불안정한 환자에게는 진정제(phenobarbital) 투여가 효과가 있다.

갑상선기능항진증은 위장관을 포함한 모든 신체기관에 영

향을 미친다. 위장관에서 음식이 빠른 이동과 신진대사 증가로 환자는 심하게 배가 고프다고 호소한다. 식욕을 만족시키기 위해 하루 6회 식사가 필요할 수 있다. 환자는 식사량이 많아 스스로 당황해할 수 있다. 환자가 원한다면 혼자 식사할 수 있도록 조정해 주고, 환자의 섭취량 과다에 대한 언급은 하지 않는 것이 좋다. 많은 섭취에도 체중은 줄고 음의 질소평형(negative nitrogen balance) 상태를 이룬다. 설사나 발한을 통해 손실된 수분손실을 대체하기 위해 음식과 수분을 충분히 공급해야 한다. 영양이 풍부한 음식으로 단백질, 당질, 비타민B 복합제, 무기질을 충분히 섭취하게 한다. 양념이 많은 음식이나 양이 많은 음식, 섬유질이 많은 음식, 커피, 차, 콜라, 알코올 등은 피한다. 매일 체중을 측정하고, 2kg 이상 감소되면 의사에게 알린다.

조용하고 서두르지 않는 접근이 중요하다. 스트레스적인 경험들이 최소화되도록 한다. 만약 입원한 상태라면 환자는 매우 중환이나 매우 수다스러운 환자와는 같은 병실에 두지 않는 것이 좋다. 환경은 조용하고 정돈되게 유지한다. 시끄러운 음악소리, 대화, 장비들의 경고음 소리 등과 같은 소음들을 최소화한다. 간호사는 환자에게 과잉 자극이 되지 않는 한도 내에서 이완을 위한 활동을 격려한다.

갑상선기능항진증 환자는 흔히 과도한 대사율과 열생산 때문에 정상온도에서도 덥다고 한다. 시원한 환경을 제공하고, 잠옷은 가벼운 면섬유로 된 것을 입게 하며, 발한이 심하면 자주 갈아입도록 한다. 만약 환자가 입원한 상태라면, 간호사는 환자의 병실 환경을 시원하고 안락하게 유지하며, 필요시 침구류를 바꿔 주도록 한다.

b. 갑상선중독 위기관리

갑상선중독 위기(thyrotoxic crisis) 또는 갑상선 위기(thyroid storm)는 갑상선기능항진증의 증상이 급격하게 심해지는 상태로 고열과 발한, 심한 빈맥, 흥분, 의식상실, 혼수 등을 동반하며 저혈압, 구토, 설사 등이 나타난다. 적절한 내과적 치료를 받지 못한 환자가 갑작스런 스트레스를 경험하거나, 수술이나 감염, 외상 등에 의해 유발될 수 있다. 진단할 수 있는 절대적인 갑상선호르몬 수치는 없으며, 임상적으로 판단한다. 심한 갑상선기능항진증이라도 환자가 적응할 수 있으면 중독증 위기가 발생하지 않으며, 심하지 않은 기능항진증이라도 환자가 중독증 위기에 빠질 수 있다.

갑상선호르몬 생산과 분비를 억제하기 위해 항갑상선제를 투여하며, 충분한 수액을 공급하고 전해질 불균형을 교정한다. 고열이 있는 경우 열을 낮추기 위해 얼음팩을 수술 부위에 대 주고 해열제로 NSAIDs의 경우 T_4의 단백결합을 억제하여 유리 T_4를 증가시키므로 acetaminophen을 사용한다. 갑상선호르몬의 말초조직 작용을 억제하기 위해 고용량의 propranolol 60~80mg을 경구로 투여한다. 필요시 혈압상승제를 투여하며, 감염이나 다른 내과적 질환이나 급성 스트레스, 정신병, 수술, 외상, 갑상선호르몬 과다 섭취 등의 유발인자를 파악하여 교정한다. 스트레스는 갑상선기능항진증의 유발요인이 되고, 질환에 의해 교감신경계 항진에 의해 신경이 과민한 상태이므로 신경안정제나 진정제를 투여할 수 있다.

c. 갑상선중독성 주기성 마비관리

가족력이 없고 10~20대의 젊은 남성이며 혈압이 정상인 경우 저칼륨혈증을 동반한 사지마비가 보이면 갑상선중독성 주기성 마비(thyrotoxic periodic paralysis; TPP)를 의심할 수 있다. 과격한 운동을 하거나 과식한 후 밤이나 새벽에 주로 발생한다. 갑상선중독증 증상이 경미한 경우가 많다.

베타 차단제 투여는 마비에서 회복되는 시간을 단축시키고 치료과정에서 칼륨 과다 증가가 없는 안전한 방법이다. 가장 흔히 사용하는 베타 차단제는 프로프라놀롤(propranolol)이고, 최근에는 작용시간이 더 긴 장시간 프로프라놀롤(long acting propranolol), 아테놀롤(atenolol), 메토프롤롤(metoprolol) 등을 사용한다. 투여의 목적은 갑상선기능항진으로 발생한 교감신경계의 기능 항진으로 인한 증상을 신속히 호전시키기 위함이다.

저칼륨혈증이 심한 상태로 빨리 교정을 해야 하고 심전도상 이상이 없으며, 베타 차단제 금기가 없다면 일차로 투여한다. 과거에 사용된 주된 치료가 칼륨 투여였지만, 상당수에서 세포 내로 이동한 칼륨이 다시 혈중으로 나와 칼륨이 과다 증가할 수 있고 실제 칼륨 증가로 심정지가 된 보고가 있어 사용을 제한하고 있다. 단, 심전도상 저칼륨혈증에 의한 부정맥이 의심되거나 베타 차단제의 금기가 있는 경우에 한하여 저용량 투여를 시도한다. 24시간이 지나도 마비 증상에 호전이 없으면 다른 질환을 의심한다.

d. 안구돌출증(exophthalmos)관리

안구돌출증은 갑상선기능항진증으로 나타나는 경우가 많으나 일단 증상이 나타나면 갑상선기능항진증의 임상 경과와는 무관하게 진행한다. 갑상선기능항진치료로 안구돌출증은 더 이상 악화되지는 않으며, 가벼운 단계는 시간이 지나면서 특별한 치료 없이 자연적으로 회복된다. 흔히 눈꺼풀이 붓는 정도의 가벼운 증상으로 나타나며, 베개를 높이 하여 수면하는 것으로도 호전된다.

눈꺼풀이 잘 감기지 않으면 각막 보호 차원에서 눈가리개를 사용한다. 물체가 둘로 보이거나, 결막이 붓고 충혈되거나, 안구돌출이 심하면 반드시 전문가와 상의하여 치료를 받는다. 원래대로 회복이 어렵지만 치료에 따라 상당한 호전을 기대할 수 있다.

눈 주위의 부종을 완화시키기 위해 이뇨제를 투여할 수 있으며, 약물 부작용을 지속적으로 감시하면서 스테로이드인 prednisone을 투여한다. 안와감압 수술(orbital decompression)이나 안검 수술 및 안근육 수술을 할 수 있다. 안경이나 안대 착용은 눈에 먼지가 들어가지 않도록 하고 각막궤양과 감염을 예방하는 데 도움을 준다. 외부 자극을 줄이기 위해 인공눈물을 활용하며, 침상을 높이고 부종 완화를 위해 염분 섭취를 제한한다. 또한, 눈기능을 증진시키기 위하여 매일 눈 주위 근육운동을 하도록 격려한다.

e. 수술 후 합병증관리

• 목의 긴장감과 통증 완화

환자의 수술 부위 긴장감 완화를 위해 머리와 목을 지지하여 목이 뒤로 넘어가거나 앞으로 구부러지지 않게 한다. 수술 다음날부터 목과 머리를 지지하면서 좌위를 취하고 목 뒤로 두 팔을 올려 목을 받치고 움직일 수 있도록 간호사는 시범을 보이면서 교육한다. 수술 부위의 실밥 제거(수술 후 2~4일째) 후부터 목의 강직 예방을 위한 목운동을 실시하며, 고개를 숙이고 젖히는 운동을 몇 번씩, 즉 앞·뒤로 구부리는 운동을 매일 몇 차례씩 수행한다. 수술 흉터가 남지 않도록 연고를 적용할 수 있다.

목의 통증으로 음식 섭취가 곤란하면 식사 30분 전에 진통제를 투여할 수 있다. 또 증기 흡입도 목의 점막을 부드럽게 하는 데 도움이 된다.

• 출혈(Bleeding, Hemorrhage)

간호사는 수술 부위 드레싱을 관찰하며, 목 뒤로 혈액이 흘러 내려갈 수 있으므로 목 뒤쪽도 상태를 확인한다. 수술 후 매 15분마다 맥박과 혈압을 측정하여 내출혈의 징후를 확인한다. 출혈이 있는 상처 부위에 얼음팩을 적용한다. 환자가 드레싱 부위에서 압박감을 호소하면 주위 조직의 출혈을 의미하는 것이며, 출혈 징후가 관찰되면 즉시 의사에게 보고한다.

• 호흡장애(Respiratory disturbance)

호흡기도 폐쇄는 성문(glottis)부종, 양쪽 회귀후두신경(recurrent laryngeal nerve)손상, 출혈로 인한 기관압박 등으로 올 수 있다. 회귀후두신경은 후두근육을 조절하며, 성문을 열어 목소리를 내게 한다. 이에 회귀후두신경손상을 사정하기 위해 환자가 마취에서 깨자마자 매 30~60분 간격으로 간단한 말을 시켜 목소리 변화를 확인한다. 성대를 중심으로 양쪽에 위치하는데 한쪽 신경이 손상되면 쉰 목소리나 약한 소리를 내지만 보통 일시적이며 몇 주 내에 좋아진다. 매우 드물지만 양쪽 모두 손상되면 후두의 근육마비를 가져와 결국 기도가 폐쇄되어 환자는 말을 할 수가 없게 되고 청색증이 나타나 즉시 기관내 삽관이나 기관 절개술이 요구된다.

• 강직(Tetany)

강직은 갑상선 절제술 중 실수로 부갑상선을 절제하면서 칼슘이 결핍되어 나타날 수 있다. 보통 수술 후 1~7일에 발생하며, 흔한 합병증은 아니다. 근육강직이나 경련이 오면 즉시 calcium gluconate를 정맥주사 한다. 일시적인 부갑상선기능저하증은 수 주에서 수개월 정도 칼슘과 비타민D를 투여하면 대부분 회복된다.

f. 합병증과 재발 관리

간호사는 갑상선중독 증상과 징후들이 나타나는지 세밀하게 관찰해야 한다. 활력징후, 심박출량, 심전도, 동맥혈가스분석, 맥박산소 측정 등을 이용해 환자의 심호흡기능을 사정한다. 치료가 심기능에 미치는 잠재적 효과 때문에 지속적으로 이를 사정하도록 한다. 저산소증 예방과 조직의 적절한 산소화, 과도한 대사요구를 충족시키기 위해 산소를 공급한다. 혈당 유지와 손실된 수분공급을 위해 정맥수액공급이 필요하다. 갑상선호르몬 농도를 감소시키기 위해 항갑상선제(PTU 혹은 methimazole)가 처방된다. 또한 propranolol과 강심제(digitalis)가 심장 관련 증상을 다루기 위해 처방될 수 있다.

갑상선기능항진증 치료과정에서 갑상선기능저하증이 언제라도 발생할 수 있다. 따라서 간호사는 주기적으로 환자를 사정해야 한다. 대부분의 환자는 치료 후 크게 향상된 안녕감을 보고하게 된다. 그래서 일부 환자들은 지속적인 처방약 복용을 중단한다. 그러므로 환자와 가족을 교육할 때 지속적인 치료 처방의 이행이 얼마나 중요하며 지속적으로 투약하지 않았을 경우의 결과에 대해 논의하는 내용이 꼭 포함되어야 한다.

갑상선기능항진증 환자는 항갑상선제나 방사성요오드요법, 수술 중에서 선택하여 치료를 받게 되며, 이들 모두 갑상선기능항진증의 재발 혹은 영구적인 갑상선기능저하증이라는 똑같은 후유증을 갖는다. 질병 정도가 심각했던 경우나 기능부전, 안구와 심장 관련 증상, 갑상선비대의 증상을 오랫동안 가지고 있었던 경우, 이전에 치료 후 재발 경험이 있었던 경우의 환자에서 재발률이 증가한다. 방사성요오드요법 후 재발은 이용된 용량에 따라 다르며, 저용량 치료에서 재발이 더 높아 이후 추가된 치료를 필요로 한다. 방사성요오드요법의 1회 용량으로 나타나는 관해률(remission rate)은 80%이다.

항갑상선제 치료의 재발은 1년 후 약 45%, 5년 후 75% 정도이다. 치료가 다 끝나기 전에 항갑상선제를 중단하면 6개월 내에 재발이 된다.

부분 갑상선 절제술과 관련된 재발율은 18개월째에 19%이다. 약 25%에서 수술 18개월이 지나서 갑상선기능저하증이 발생하는 것으로 보고하였다. 따라서 치료 후에도 장기적인 추후관리가 매우 중요함을 알 수 있다.

g. 자가간호교육

간호사는 환자에게 약물치료의 주요성과 복용 방법에 대해 교육한다. 갑상선기능항진증 환자는 쉽게 흥분하고 집중하는 시간이 짧기 때문에 간호사는 환자에게 가정에서 사용할 서면화된 계획표를 제공하는 것이 좋다. 정보의 종류와 양은 환자의 스트레스와 불안 정도에 따라 달라진다. 투약의 약효와 가능한 부작용에 대하여 환자와 가족에게 구두 혹은 서면으로 정보를 제공한다. 또한 꼭 보고해야 할 부작용에 대해서도 알 수 있도록 한다.

만약 전체 혹은 부분 갑상선 절제술을 할 예정이라면, 환자에게는 앞으로 어떤 일이 일어날 것인지에 대한 정보가 필요하다. 수술이 다가올수록 이러한 정보를 반복해서 제공한다. 간호사는 환자에게 갑상선중독증을 촉진시키는 스트레스를 받는 상황을 피하도록 권장한다.

만약 지시가 있다면, 가정간호로의 후송은 가정간호사가 가정과 가족의 환경, 환자와 가족의 치료처방 및 추후관리에 대한 이행과 중요성에 대한 이해를 사정할 수 있도록 한다. 간호사는 환자와 가족에게 수술이나 치료 이후에 갑상선기능저하증의 위험이 있기 때문에 장기간의 추후관리가 중요하다는 것을 계속 상기시켜 주어야 한다. 또한 간호사는 환자의 갑상선기능 상태의 변화(정상 갑상선기능으로의 변화, 혹은 갑상선기능 저하 및 갑상선기능 항진으로의 변화)를 의미하는 징후와 증상들을 사정하여야 한다. 또한 간호사는 환자와 가족에게 건강증진활동과 처방된 검진검사들의 중요성에 대해서도 상기시켜 주어야 한다.

전체 갑상선의 절제술을 받은 경우에는 갑상선호르몬의 자가투여법에 대하여 교육한다. 또한 퇴원 후 합병증의 발생 유·무를 확인하기 위하여 적어도 1년에 2회 병원 방문을 지키도록 교육한다.

라. 갑상선염(Thyroiditis)

① 정의

갑상선염이란 갑상선에 발생한 급성 세균성 감염으로부터 만성 자가면역성 갑상선염까지 다양한 형태의 염증질환을 의미한다.

② 병태생리

갑상선염을 일으키는 원인은 갑상선 항체에 의한 자가면역반응, 바이러스나 세균에 의한 감염 그리고 약물 등이다(그림 9-9). 자가면역반응이란 정상적으로는 항체가 자기 자신을 공격하지 않지만 면역계 이상으로 자기 자신을 공격하는 현상으로, 정확히 알려진 기전은 없으나 가족력이 있을 경우 위험성이 증가한다. 이러한 갑상선염은 갑상선중독이나 갑상선기능 부전의 원인이 될 수 있다.

a. 급성/감염성 갑상선염

급성(감염성) 갑상선염은 세균, 곰팡이 또는 기생충에 의한 감염으로 갑상선이 파괴되고 염증이 발생하는 질환이며, 매우 드물다. 선천적인 결함으로 세균에 감염되는 경우가 대부분이지만 침습적인 시술로 인해 갑상선이 감염되어 발생하기도 한다. 일반적인 원인균은 포도상구균류(*Staphylococcus aureus*, staphylococci)이다. 감염의 전신증상과 갑상선의 통증, 부종, 통증, 발열, 연하곤란, 발성장애나 인두염 또는 인두의 통증이 자주 나타난다. 신체검진에서 갑상선의 홍반, 촉진 시 통증, 따뜻한 감각 등이 느껴질 수 있

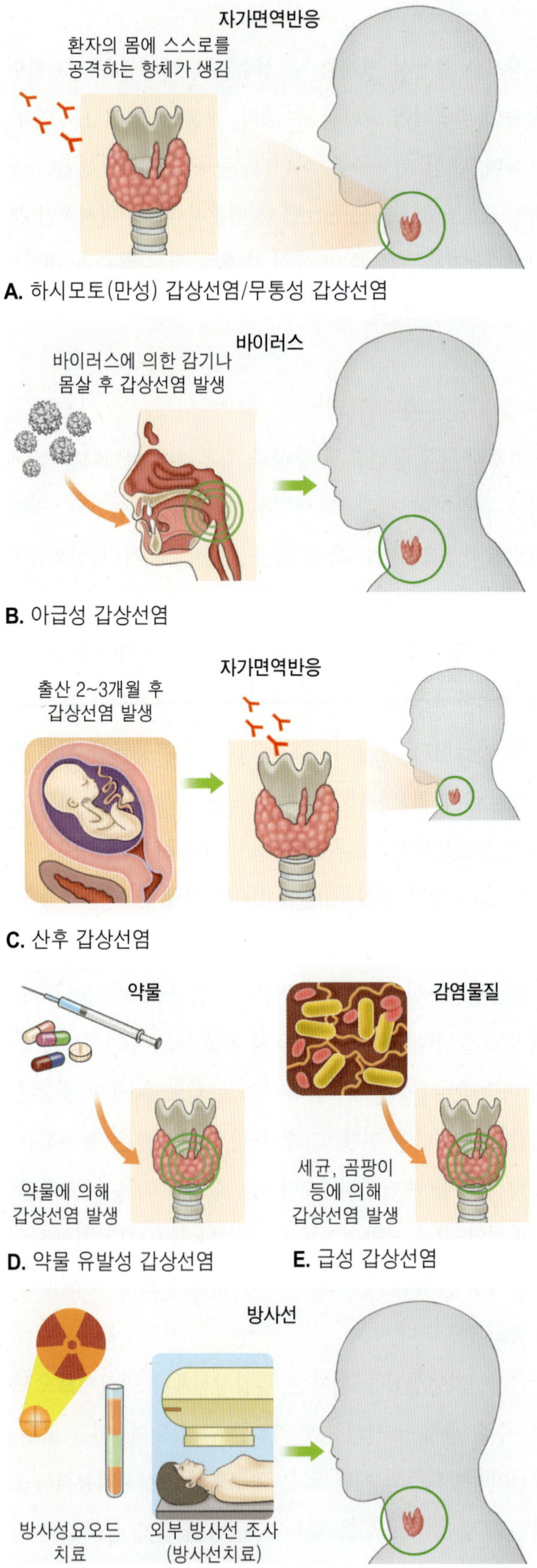

그림 9-9. 갑상선염의 종류와 원인.

다. 감염이 치료되고 나면 이들 증상도 저절로 좋아진다. 감염치료 후 원인 기저 질환이 있는지에 대한 정밀검사가 필요할 수 있다.

b. 아급성 갑상선염

아급성 갑상선염은 감기나 몸살 등 상기도 감염이 있은 후에 갑자기 갑상선이 커지면서 통증이 생기고, 독감과 같은 전신증상을 동반하는 질환이다. 원인은 잘 알려져 있지 않지만 바이러스 감염에 기인한 것으로 여겨지고 있다.

초기에는 갑상선호르몬의 영향으로 갑상선중독증의 검사 소견을 보이고, 약 1~2개월 지속되다가 대부분 자연적으로 회복된다. 일부는 회복기에 일시적인 갑상선기능저하증을 나타내기도 하지만 대부분은 정상으로 돌아온다. 특별한 치료 없이 회복이 되지만, 발병 초기 갑상선 통증과 전신증상 완화를 위해 대증요법이 도움이 된다.

c. 무통성 갑상선염

무통성 갑상선염은 아급성 갑상선염과 같이 갑상선중독증 시기를 거쳐 갑상선기능저하증이 오며, 특징적으로 갑상선통증이 없다. 아급성 갑상선염과 달리 발병 전에 감기, 몸살을 앓은 병력이 없고 갑상선에 통증도 없으며, 전신증상도 없다. 대부분 자연회복되므로 치료가 필요 없다. 때때로 회복기에 나타나는 갑상선기능저하증이 자연회복되지 못하고 평생 지속되어 갑상선기능저하증 치료가 필요할 수 있다. 또한, 자연적으로 회복된 환자 중에서 서서히 갑상선기능저하증으로 진행되는 경우가 있으므로 정기적인 추후 관리가 필요하다.

d. 산후 갑상선염

산후 갑상선염은 무통성 갑상선염의 한 형태이며, 출산 2~3개월경에 갑상선이 커지면서 일시적인 갑상선기능항진증 증상이 나타난다. 드물게 갑상선기능항진 증상 없이 출산 후 6개월경에 갑상선기능저하증 증세가 나타나는 경우도 있다. 대부분 자연적으로 회복되므로 특별한 치료는 필요 없으나, 일부에서 갑상선기능저하증이 지속되어 갑상선호르몬 투여가 요구될 수 있다.

산후 갑상선염은 출산 산모의 약 5~10%에서 나타나는 비교적 흔한 질병이므로, 출산 후 6개월 이내에 갑상선이 커지거나 심한 피로감, 체중 변화, 성격의 변화, 더위 또는 추위에 민감해지는 변화가 있으면 정밀검사가 필요하다.

e. 하시모토 병/만성 갑상선염(Hashimoto's disease)

하시모트(만성) 갑상선염은 가장 흔한 갑상선질환에 속하고, 주로 30~50세 여성에서 자주 발생하며, 여자가 남자보다 5~10배 많다. 갑상선염증의 조직학적 진단으로 이루어지며, 갑상선이 전체적으로 커지고, 표면은 고무 덩어리 만지는 것 같이 단단하며 불규칙적이다. 급성 갑상선염과 비교했을 때 통증이나 발열을 동반하지 않으며 갑상선기능이 정상이므로 특별한 증상이 없고, 치료 없이도 정상적인 생활이 가능하다. 일부에서 갑상선기능저하증이 나타나며, 갑상선기능저하증이 있으면 갑상선호르몬 복용이 요구된다. 이때 증상 호전과 갑상선 크기가 감소하지만, 갑상선기능이 정상인 경우에는 갑상선호르몬을 투여해도 갑상선 크기가 변하지 않는다. 소수에서 드물게 갑상선기능항진이 나타나는 경우도 있다. 일정 간격으로 혈액검사를 통해 갑상선호르몬 수치를 검사하면서 경과를 관찰하는 것이 필요하다.

f. 약물 유발성/방사선 유발성 갑상선염

인터페론이나 아미오다론, 리튬 등의 약물을 복용하거나 방사성요오드 치료나 외부 방사선 조사 치료를 받는 일부 환자에서 발생한다. 이 경우 갑상선세포의 파괴로 인한 갑상선호르몬이 방출되어 갑상선기능항진이 있을 수도 있지만 갑상선기능저하로 나타나는 경우도 있다. 갑상선기능이상은 원인이 되는 약물을 중단하면 대부분 호전된다. 그러나 그 약물이 필수적인 경우라면 갑상선기능저하증에 대한 치료를 하면서 약물복용을 지속할 수 있다. 외부 방사선 조사나 방사성요오드요법에 의해 갑상선이 파괴된 경우에는 대부분 갑상선호르몬 복용이 요구된다.

③ 증상 및 징후

대부분의 갑상선염에서는 갑상선호르몬이 정상 상태를 유지하므로 특별한 증상은 없지만, 일부에서는 염증이 서서히 진행하여 갑상선세포를 손상시켜 갑상선기능저하증에 이를 수 있다. 갑상선염증으로 갑상선세포가 파괴되면, 갑상선호르몬이 분비되어 일시적으로 높아지는 상태가 되면서 양에 따라 갑상선중독증의 증상(심계항진, 체중 감소 등 갑상선기능항진증에서 보이는 증상)이 나타날 수 있다. 대부분 자연적으로 회복되는데, 일부는 회복기에 갑상선저하증을 나타내기도 한다. 대부분 정상으로 회복되지만, 드물게 영구적인 갑상선기능저하증이 되기도 한다.

대부분 갑상선 자체는 만져도 아프지 않지만, 매우 커진 경우 주위 조직을 누르는 것 같은 느낌을 받을 수 있다. 통증은 아급성 갑상선염과 급성 갑상선염에서 나타날 수 있고, 특히, 아급성 갑상선염에서 갑상선이 부분 혹은 전체적으로 커지면서 통증이 생기며, 만질 때 더 심해지고 턱 밑이나 귀 쪽으로 뻗는 양상으로 나타난다. 전신증상으로 피로, 권태감, 발열, 근육통 등의 몸살이나 독감 같은 증상이 동반된다.

④ 진단검사

갑상선염 진단에는 임상 양상(병력, 증상, 징후 등)과 혈중 갑상선호르몬과 갑상선자극호르몬의 농도와 갑상선 자가항체 농도가 포함된다. 필요시 갑상선 스캔이나 방사성요오드 섭취율 등을 측정한다. 아급성 갑상선염과 급성 갑상선염에서는 갑상선 초음파나 전산화단층촬영(CT)의 영상의학검사와 미세침흡인세포검사를 시행할 수 있다.

a. 갑상선기능검사

혈액에서 갑상선기능을 확인하고 그 상태의 변화 추이를 관찰하여 진단에 도움을 받고 치료 여부를 결정한다.

- 혈청 갑상선자극호르몬(TSH): 갑상선기능이상을 진단하는 가장 중요하고 민감한 검사이다. 정상보다 높은 경우에는 갑상선기능저하증을, 반대로 낮은 경우에는 갑상선기능항진증을 의심한다. 뇌하수체에서 생성된 갑상선자극호르몬은 정상 범위를 유지하면서 일정한 농도로 생산되지만, 갑상선에서 만드는 호르몬이 불충분하면 뇌하수체에서는 갑상선자극호르몬을 더 많이 만들어 갑상선호르몬 생성을 증가시키며, 반대면 갑상선호르몬 생성이 감소한다. 그러므로 갑상선자극호르몬은 체내 갑상선호르몬의 변화를 가장 민감하게 대변해 주는 검사로서 유용하다.
- 혈청 갑상선호르몬: 유리 갑상선호르몬[thyroxine(T_4)과 triiodothyroxine(T_3)]의 농도가 상승되어 있으면 갑상선기능 항진 상태, 감소되어 있으면 갑상선기능 저하로 의심한다.

b. 갑상선 자가항체검사

- Thyroid peroxidase antibodies(TPOAb): 갑상선 페록시다아제 항체(thyroid peroxidase antibodies; TPO)는 갑상선 여포 세포막에 존재하며 갑상선호르몬 생성에 관여하는데, TPOAb가 있으면 하시모토갑상선염에 의한 향후 갑상선기능저하증으로의 진행을 예측할 수 있다.
- Thyroglobulin autoantibodies(TgAb): 갑상선글로블린(Tg)에 대한 항체로 TPOAb와 같이 자가면역성 갑상선질환에서 증가한다. TgAb가 양성인 경우 TgAb 수치 자체가 갑상선암의 예후를 예측하는 인자로 의미가 있다는 보고가 있다.
- TSH Receptor autoantibodies(TRAb): TSH수용체에 대한 항체이며, 측정 방법에 따라 다양하게 불린다. TSAb(thyroid stimulating antibodies), TBAb(TSH receptor blocking antiboides), TBII(thyroid binding inhibiting immunoglobulins)이 있으며, 이 중 임상에서 널리 사용되는 것이 TBII이다. 갑상선기능항진증(그레이브스 병)과 일시적 갑상선기능항진증을 감별진단하는 데 유용하다.

c. 갑상선 스캔(방사성요오드 섭취율검사)

갑상선 스캔은 갑상선의 모양과 호르몬 생성 능력을 알아보기 위한 검사이다. 테크네슘이라는 방사성동위원소를 투여한 후 갑상선을 촬영한다. 방사능 물질을 사용하기 때문에 임신 상태에서는 검사하지 않으며, 수유 중이라면 검사 후 24시간이 지난 후에 다시 수유할 수 있다. 음식에 들어있는 요오드나 약물이 검사결과에 영향을 줄 수 있다.

d. 일반 혈액검사

적혈구 침전 속도(erythrocyte sediment rate; ESR)는 아급성 갑상선염에서 상승되어 있으므로 감별진단에 유용하며, 급성 갑상선염에서는 감염으로 인한 백혈구(호중구) 증가가 보인다.

e. 갑상선 미세침흡인세포검사

아급성 갑상선염과 급성 갑상선염의 감별진단에 갑상선 미세침흡인세포검사가 사용될 수 있다.

f. 갑상선 초음파검사

갑상선 결절 여부 확인과 급성, 아급성 갑상선염의 경우 갑상선 초음파가 병변의 위치 확인에 도움이 된다.

g. 치료

급성 갑상선염의 경우 세균에 의한 감염이므로 즉각적으로 적절한 항생제 등을 투여하고 주로 수술 등의 외과적 치료로 접근하며, 그 외 갑상선염은 약물 등 내과적인 치료를 주로 이용한다. 아급성 갑상선염이나 무통성 갑상선염은 대부분의 경우 자연적으로 호전되어 증상 완화를 위한 치료가 주를 이룬다. 드물게 갑상선기능저하증으로 진행되는 환자가 있는데, 이때는 갑상선호르몬제를 투약하며, 적절한 치료가 늦을 경우 치명적일 수 있다.

하시모토 병/만성 갑상선염(Hashimoto's Disease)의 치료 목적은 갑상선의 크기를 줄이고 갑상선기능항진증을 예방하는 것이다. 이를 위해 갑상선호르몬제를 투여하며, 코티코스테로이드는 단기간 사용으로 갑상선 염증과 부종을 감소시키는 데 유용하다. 그러나 증상 완화를 위하여 부분적인 갑상선 절제술을 수행하는 경우는 매우 드물다. 수술은 압박에 의한 증상이 지속된다면 필요할 수 있다.

h. 간호진단 및 간호중재

- 정서적 불안정과 관련된 비효율적 대처
- 외모의 변화와 관련된 자존감의 저하
- 체온 변화의 위험성
- 약물투여와 관련된 지식 부족

갑상선기능저하증과 갑상선중독증에 대한 간호중재를 참조한다. 약물의 기능과 합병증에 대한 교육이 매우 중요하다.

마. 갑상선암(Thyroid cancer)

① 정의

갑상선에 혹이 생긴 것을 갑상선결절이라고 하며, 크게 양성 결절과 악성 결절로 나뉜다. 이때 악성 결절을 총칭하여 갑상선암이라고 한다.

② 병태생리

2013년 국가암등록통계에 의하면(출처 2015년 12월 중앙암등록본부 발표 자료) 갑상선암의 경우 우리나라에서 암종별 유병자수가 가장 많았으며 조유병률이 595.0명, 연령표준화 유병률이 468.6명으로 2013년 남·녀 전체에서 가장 많이 발생한 암이다. 갑상선암은 또한 암 사망의 약 0.2% 정도를 차지하며 주로 40~60세의 사람에게서 나타난다.

갑상선암의 명확한 요인은 아직 밝혀져 있지 않으나, 지금까지 알려진 위험 요인은 방사선 과량 노출이다. 신생아나 소아기에 두경부 및 흉부에 방사선 치료를 받은 이후나 소아기에 방사선 조사를 받은 경우 5~40년 후에 갑상선암 발병이 증가하는 것으로 나타났다. 뇌하수체호르몬(TSH)이 갑상선을 장기간 자극하여 양성이 악성으로 변화된 경우나 유전자 돌연변이에 의해 발생한다.

갑상선암은 기원이 된 세포의 종류와 세포의 성숙도에 따라 분류하며, 이는 질병의 과정과 예후를 결정하는 요인이 된다. 먼저 기원세포의 종류에 따라 여포세포(소포세포)에서 기원한 암과 비여포세포에서 기원한 암으로 나뉜다. 여포세포 기원암은 유두암, 여포암, 역형성암(미분화암)이 있고, 비여포세포 기원암에는 수질암, 림프종, 전이성 암 등이 포함된다. 세포 성숙도에 따라 정상 세포와 많이 닮아 있는 분화암과 정상 세포보다 미성숙한 형태를 보이는 미분화암으로 구분하며, 미분화암은 분화암에 비해 분열 속도와 퍼져나가는 속도가 빠르고 치료 성적이 좋지 않다. 갑상선암과 저분화갑상선암으로 분류할 수도 있다(표 9-4).

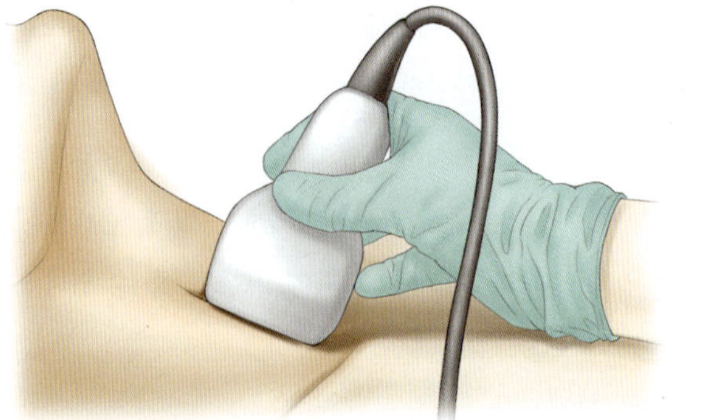

그림 9-10. 갑상선 초음파검사.

③ 증상 및 징후

대부분 뚜렷한 임상증상이 없으며, 통증이 없이 만져지는 혹(결절)이 만져진다. 그러나 최근에는 70% 이상이 1cm 이하의 크기로 전혀 만져지지 않고, 초음파검사 등을 통해서 발견되고 있어 증상이 없는 경우가 대부분이다. 그러나 혹이 커지면서 주변을 압박하여 쉰 목소리와 연하곤란, 호흡곤란의 증상이 나타날 수 있다.

④ 진단검사

결절이 있으면, 갑상선기능검사와 초음파를 시행하고 갑상선기능검사 결과에 따라서 갑상선 스캔 검사를 추가하기도 한다. 갑상선 초음파 결과와 임상검사를 바탕으로 세침흡인검사를 시행할 수 있다. 세침흡인검사는 암을 확진할 수 있는 검사가 아니며, 결과에 따라 치료 혹은 검사 방침을 결정한다. 갑상선조직 생검은 갑상선암을 진단하는 데 이용하며, 필요시 병리학적 진단 과정에서 조직을 이용한 면역조직화학염색검사가 시행될 수 있다. 다른 진단적 검사는 초음파(그림 9-10), 자기공명영상(MRI), 컴퓨터단층촬영(CT), 갑상선 스캔, 방사성요오드 흡수검사, 갑상선 억제검사 등이 있다.

⑤ 치료

자세한 설명은 앞의 '다. 갑상선기능항진증' 치료를 참조한다. 대부분 조기치료로 완쾌할 수 있다. 유두갑상선암의 경우 10년 생존율이 90% 이상이며, 여포암도 장기 생존율이 매우 높은 편이다. 지속적인 갑상선호르몬제 투여와 정기적인 추후관리와 진단검사가 중요하다.

a. 수술: 갑상선 절제술

최우선적인 치료방법이다. 갑상선유두암은 갑상선 전절제술 및 중심부 림프절 절제술이다. 수술의 장점은 방사성요오드요법의 효과를 극대화할 수 있고, 갑상선 글로불린 검사의 민감도를 향상시키며, 재수술을 시행할 가능성이 없어진다는 점이다. 여포성 종양은 우선 종양이 있는 한쪽 갑상선만 절제하며, 수술 후 최종 병리조직검사에서 확진이 되면 대부분 남은 갑상선엽을 제거하는 2차 수술을 시행한다. 수질암은 갑상선 전절제술 및 중심 림프절 절제술을 시행하며, 역형성암도 수술이 가능한 경우에는 갑상선 전절제술을 시행한다. 그리고 림프절이 침범되었다면 부분 경부 절제술(modified neck dissection) 혹은 광범위 경부 절제술(extensive radical neck dissection)을 시행한다(그림 9-11).

수술 후 2~4개월 후에 남아 있는 갑상선조직이나 전이를 파악하고자 전신 스캔을 촬영하게 되며, 이를 위해 검사 6주 전부터 갑상선호르몬을 중단하며 요오드가 포함된 음식이나 조영제를 피한다.

b. 갑상선호르몬 억제요법

갑상선호르몬 억제요법은 혈중 갑상선호르몬 농도를 정상보다 약간 많게 하여 '갑상선자극호르몬'을 억제시키는 것으

표 9-4 갑상선암의 분류

기원세포	세포 성숙도	암종	특성
여포세포 (follicle cell)	분화	유두암 (papillary thyroid cancer)	• 가장 흔하며, 우리나라에서 발생하는 갑상선암 전체의 97% 이상을 차지 • 유두 모양, 유두상 갑상선암 또는 유두상암이라고 함 • 예후가 좋음 • 갑상선의 양쪽 엽을 다 침범한 다발성이 20~45%이며, 갑상선 주변 림프절로 전이한 경우 약 40%임 • 조기에 적절한 치료로 완치됨
		여포암 (follicular thyroid cancer)	• 유두암 다음으로 많으며 40~50대에 흔히 발생 • 갑상선의 혈관들을 침범하는 경향으로 타 장기 전이가 많아 유두암에 비해 예후가 좋지 않음 • 갑상선세포의 한 종류인 휘르틀레세포에서 기원하는 암인 허들/휘르틀레세포암은 여포암처럼 혈류 전이와 여포암과 달리 주변 림프절 전이가 흔하여 세포검사를 통해 여포암과 감별진단 필요함 • 방사성요오드 치료에 반응이 좋아 생존율이 높음
	저분화	저분화갑상선암 (poorly differentiated thyroid cancer)	• 분화 갑상선암에 비해 암세포의 분화 상태가 나쁘며 예후가 상대적으로 좋지 않음. 드문 암 • 저분화암과 분화암이 같이 발견되는 경우도 있음
	미분화	미분화암(역형성암, undifferentiated thyroid cancer, anaplastic thyroid cancer)	• 전체 갑상선암의 1% 미만을 차지 • 갑상선 분화암(유두암, 여포암)이 오랜 시간이 지나면서 분화의 방향이 역전되어 생기는 것 • 60대에 발생 빈도가 가장 높음 • 성장 속도가 빠르고 진단이 되었을 때 이미 수술이 불가능한 경우도 많으며, 다른 치료에 효과가 거의 없음 • 예후가 매우 나쁘고, 진단 후 수개월 이내에 사망하는 경우가 많음
비여포세포	수질암 (medullary caner)		• 갑상선 수질에 생기며, 전체 갑상선암의 1% 미만 차지 • 우리나라에서 드물게 발생 • 혈중 칼시토닌양이 진단과 재발에 중요 • 일부에서 부모로부터 받은 돌연변이 RET 원종양유전자에 의해 발병하며, 부갑상선이나 뇌하수체, 부신 등 다른 내분비기관의 이상이 동반됨 • 가족력이 있으면, 유전자검사 시행, 양유전자의 돌연변이 유·무 검사 시행
	림프종 (lymphoma)		• 드물지만 발생 • 주로 B세포에서 기원하는 악성림프종 • 만성 림프구성 갑상선염(하시모토 갑상선염)을 오랫동안 앓아온 환자의 갑상선이 갑자기 커지면 의심함
	전이		• 드물게 발생 • 유방암의 전이가 가장 많이 차지하며 폐암, 신장암순으로 전이함

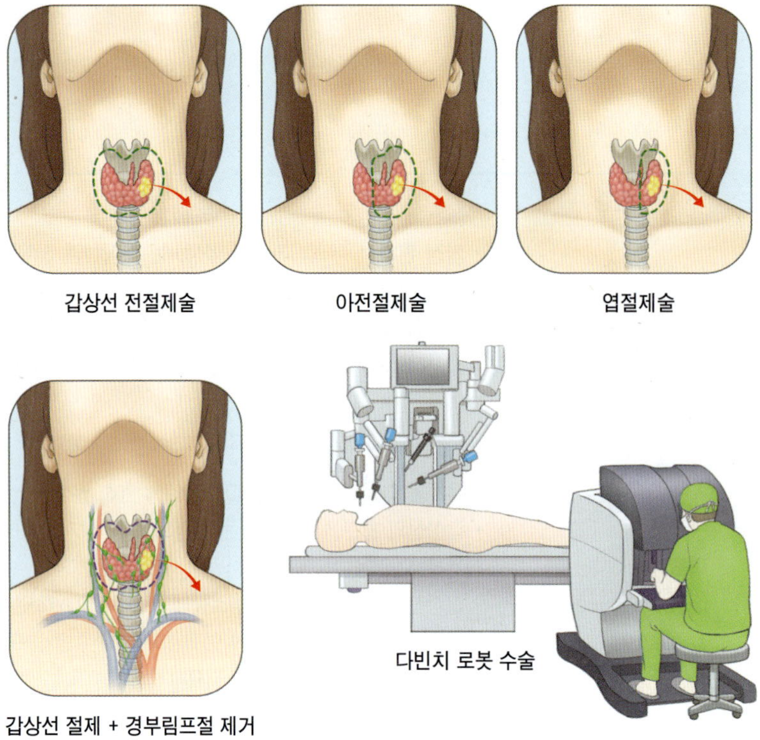

그림 9-11. 갑상선암 수술 방법.

로 수술 후 갑상선호르몬을 보충하고 암재발률을 낮추기 위해 사용한다. 한쪽 엽절제술만 시행한 경우에도 갑상선자극호르몬 농도를 권고 수준으로 유지하기 위해 갑상선호르몬제 투여가 필요하다. 투여 용량은 개인의 갑상선암 상태에 따라 권고수준과 체중, 연령, 동반 질환 등을 고려하여 갑상선기능 혈액검사를 확인하고 필요량을 결정한다. 매일 빠짐없이 복용해야 하며, 음식물에 의해 흡수율이 달라지므로 4시간 공복 유지 상태에서 복용 후 1시간 이상 공복을 유지하며, 비타민, 철분, 칼슘, 위장보호제 등의 다른 약물과 동시에 복용하지 않고 맹물로 복용한다. 갑상선기능검사(혈액검사)를 하는 경우에는 결과가 정확하지 않을 수도 있으므로, 혈액검사를 하는 당일에는 혈액검사 후에 갑상선호르몬제를 복용한다. 임의로 갑상선호르몬을 중단하면 안 된다.

c. 방사성요오드요법

방사성요오드요법은 6개월~1년의 간격을 두고 수술 후 남아 있을 수 있는 갑상선암이 제거될 때까지 반복하게 되며, 추가 여부는 방사성요오드요법 후 전신 스캔 및 혈액검사 결과에 따라 결정된다. 복용하는 방사성요오드의 양에 따라서 격리를 위하여 치료 병실에 입원하거나(고용량), 외래에서 통원치료(저용량)할 수 있다.

효과적인 방사성요오드요법을 위해 일정 기간 동안 갑상선호르몬제를 중단하고 요오드 제한 식이를 해야 한다. 또한, 방사성요오드 치료 시 주의사항을 숙지해야 한다.

갑상선이나 목 부위에 방사선을 투여하는 경로는 경구 복용, 외부 조사 등이 있으며, 외부 방사선 조사를 받는 환자는 점막염, 구강건조, 연하곤란, 발진, 식욕부진, 피로 등의 위험이 있다. 항암화학요법은 갑상선암에서는 거의 사용되지 않는다.

⑥ 간호진단 및 간호중재

- 수술과 관련된 불안
- 수술과 관련된 통증
- 감염 위험성

• 갑상선호르몬제 투약과 관련된 지식 부족
• 자기간호 결핍

간호중재는 다음과 같다.

a. 수술간호와 합병증관리

갑상선 수술을 위해 환자는 대사활동 증가와 글리코겐의 고갈을 보충하고자 고열량식이를 해야 하며, 비타민제, 특히 티아민(thiamine)과 아스코르빈산(V-C, ascorbic acid)이 추가된다. 그러나 커피, 콜라, 다른 기타 자극제들은 금해야 한다.

수술 전 교육으로 수술 후에 어떻게 손으로 목을 지지하고 절개 부위에 긴장을 주지 않을 수 있는지 시범을 보여 준다. 수술 후에는 주기적으로 수술 드레싱 상태와 출혈 여부를 사정하며, 배횡와위(recumbent position) 자세에서도 목 앞쪽뿐 아니라 목의 옆쪽과 뒤쪽을 관찰한다. 내출혈을 확인하고자 맥박과 혈압을 측정하는 것이 중요하다. 절개부위에 압박감이나 꽉 차는 느낌을 환자가 호소하는 경우는 피하출혈이나 혈종형성을 의심할 수 있으므로 민감하게 반응한다. 성문(glottis)의 부종, 혈종형성, 후두신경의 손상 등이 호흡곤란이 유발할 수 있으므로 침상 가까이 기관지 절개 세트를 구비해 둔다.

통증의 강도를 측정하고 처방된 진통제를 투여한다. 환자 이동 시 환자 머리를 지지하고 봉합 부위 긴장을 피하도록 한다. 환자에게 편한 자세는 머리를 상승시키고 베개로 지지한 semi-Fowler's이다.

성대부종을 감소시키기 위해 환자에게 가능하면 말하지 않도록 교육한다. 후두신경손상을 확인하기 위해 목소리의 변화에 민감할 필요가 있다. 환자가 머리를 돌리지 않아도 물건을 쉽게 닿을 수 있게 휴지, 물컵, 주전자와 같이 필요한 물품을 가까이에 배치해 준다.

수술 후 주요 합병증은 출혈, 혈종형성, 성문의 부종, 후두신경의 손상 등이다. 갑상선 수술에서 부갑상선이 손상을 받거나 제거되어 버리게 되면 칼슘대사에 장애가 나타날 수 있다. 혈중 칼슘 농도가 떨어짐에 따라 신경이 과민하게 반응하여 손·발의 경련, 근육경련 등이 나타난다. 이런 증상군을 칼슘경직(tetany)이라고 한다. 드물지만 이러한 증상이 발견되면, 후두경련이 발생하여 기도를 막을 수 있기 때문에 즉시 의사에게 보고해야 한다.

b. 저요오드식이요법

저요오드식이는 방사성요오드요법을 할 때 방사성요오드 흡수를 증가시키기 위해 하루 요오드 섭취량을 약 100㎍ 이하로 제한하는 식사를 말한다. 치료 전 2주간 그리고 방사성요오드 투여 후 3~5일(전신 스캔 촬영일)까지 시행한다.

바다에서 나는 어패류 및 김, 미역, 다시마 등의 해조류를 엄격하게 제한한다. 천일염 및 천일염으로 가공하거나 조리한 음식은 요오드가 상당히 많이 포함되어 있으므로 젓갈, 김치, 장류, 장아찌의 섭취를 제한한다. 그러나 맛소금 등 저제염이나 무요오드 소금은 사용이 가능하다. 육류는 하루 120g 이내로 섭취하며, 달걀은 흰자만 이용하며 달걀노른자가 들어간 마요네즈는 섭취하지 않는다. 천연응고제(간수)로 만들어진 두부와 우유나 달걀이 들어간 과자류와 빵류를 제한한다. 적색식용색소가 함유된 식품이나 요오드염이 첨가제로 사용될 수 있으므로 가공식품 섭취를 하지 않는다. 종합영양제에도 요오드가 포함될 수 있으므로 중단하며, 각종 채소즙/녹즙/엑기스 등은 복용하지 않는다(표 9-5).

c. 자가간호교육

환자 교육을 통해 수술 후 처방된 약물 복용과 추후관리의 중요성을 강조해야 한다. 또한 방사선치료를 받는 환자의 경우 치료의 부작용을 어떻게 사정하고 관리하는지에 대한 교육도 필요하다.

간호사는 환자와 가족에게 휴식, 이완, 영양의 필요성에 대해 설명해 주도록 한다. 환자는 수술 후 완전히 회복된 후에 이전의 활동을 다시 시작하도록 한다. 보통 1~2일 이내에 퇴원하므로 수술 후 집에서 통증과 합병증을 경험할 수 있다. 합병증의 증상과 징후, 보고해야 할 증상들에 대한 교육을 받을 필요가 있다.

표 9-5 저요오드식이의 허용 식품과 제한 식품

종류	허용 식품	제한 식품
곡류	• 쌀, 밀가루 • 감자 및 고구마	• 천일염을 포함하는 식품(멸치/다시마 국물 국수, 우동, 라면, 스프) • 우유나 달걀이 들어간 과자류/빵류
어육류 및 콩류	• 쇠고기, 돼지고기, 닭고기, 달걀흰자, 콩류, 두부 – 단, 육류 섭취는 하루 120g 이내로 제한함 – 두부는 천연응고제(간수)가 아닌 염화마그네슘과 같은 화학응고제를 이용하여 만든 경우는 이용 가능	• 대부분의 생선 • 게, 새우, 굴, 조개 등 해산물(게맛살, 적색어묵, 소시지, 햄 등) • 젓갈류 • 달걀노른자 • 천연응고제를 사용한 두부 • 두유
채소 및 과일류	• 대부분의 채소와 과일, 생과일 주스 – 단, 통조림/병조림류의 가공식품 및 채소즙/녹즙/엑기스처럼 농축된 형태로의 섭취는 제한함	• 김, 미역, 다시마, 파래, 한천 등 해조류 • 통조림/병조림류의 가공식품 • 각종 채소즙/녹즙/엑기스 • 적색식용색소가 함유된 과일 주스
유제품		• 우유, 분유, 치즈, 요구르트, 아이스크림, 밀크셰이크, 생크림
유지류	• 식물성 기름(참기름, 들기름, 식용유 등) • 소금을 첨가하지 않은 견과류	• 마요네즈
양념류	• 정제염(맛소금, 한주소금), 무요오드소금 • 설탕, 식초, 케첩, 파, 마늘, 생강, 통깨, 고춧가루, 겨자가루, 후춧가루	• 천일염 및 요오드소금(꽃소금, 죽염 등 포함) • 장류(간장, 고추장, 된장) • 천일염으로 담근 김치, 젓갈, 장아찌 • 다시다류
기타	• 원두커피, 차 종류	• 초콜릿 • 적색식용색소가 함유된 음료 • 요오드가 함유된 종합영양제

(3) 부갑상선질환(Parathyroid diseases)

부갑상선호르몬 기능이상은 현저한 혈중 칼슘 농도 상승이나 저하를 가져와 잠재적으로 생명을 위협하는 상황을 초래할 수 있다. 혈중 칼슘과 혈중 인의 생산이 상승할 때 인산화칼슘(calcium phosphate)이 다양한 신체기관들(예: 신장)에서 침전되며, 조직의 석회화를 유발한다.

가. 부갑상선기능항진증(Hyperparathyroidism)

① 정의

부갑상선기능항진증은 부갑상선호르몬의 분비가 증가하여 칼슘, 인산 및 골대사에 이상이 생기는 질환이다. PTH는 뼈의 재흡수를 증가시켜 혈중 칼슘과 인의 농도를 유지하는 기능을 한다. 부갑상선호르몬이 증가하면 혈중 칼슘이 증가하고 인산은 감소하여 여러 가지 증상 및 징후 등이 나타날 수 있으며, 요로결석증이 자주 발생하거나 소화성 궤양, 의식 변화, 드물지만 광범위한 골파괴도 발생할 수 있다. 또한 합병증으로 고칼슘혈증 위기가 나타날 수 있다. 이는 심한 탈수와 혼수와 같은 중증 합병증이다.

② 병태생리

부갑상선기능항진증의 연간 발생률은 60세 이상에서는 0.2% 정도이고, 여성의 경우 50~60대 사이에 가장 호발하며, 50세 이상에서 여성이 남성에 비해 3배 정도 더 많이 발생한다. 부갑상선 자체의 이상으로 인하여 부갑상선호르몬이 비정상적으로 증가하는 경우를 일차성 부갑상선항진증이라고 하며, 내분비질환 중 세 번째로 많은 질환에 해당한다. 진단받은 사람들의 50% 정도에서 증상이 없고, 고칼슘혈증을 일으키는 가장 많은 원인 중 하나이다.

이차성 부갑상선항진증은 다른 기관의 기능부전에 의해 부갑상선이 과다 증식될 때 발생한다. 주 질환은 신부전이며, 신장 구루병(renal rickets)이라고 부른다. 그 외 골형성 부전증, 파제트병(Paget's disease), 다발골수종, 골전이를 동반한 악성종양에 의해 발생할 수 있다. 삼차성 부갑상선기능항진증은 혈청 칼슘 농도가 정상이거나 저하된 환자에게 PTH 생산이 억제되지 않고 자동적으로 생성될 때 발생한다.

③ 증상 및 징후

발병이 서서히 시작되며 만성적 특성을 지닌 부갑상선기능항진증은 그 증상이 다양하거나 모호한 경우가 많아서 환자를 우울하게 하거나 좌절하게 만든다.

일차성 부갑상선기능항진증 환자의 70~80%에서는 무증상이며, 증상이 있는 경우에는 고칼슘혈증에 의해 중추신경계, 말초신경계, 근육, 소화기계, 심혈관계 및 관절 등의 기능이상에 의한 증상과 뼈 및 신장 합병증 등에 의한 증상들을 나타낸다.

a. 골손상

PTH가 과잉 분비되면 뼈에서 파골세포(osteoclast)의 성장과 활동 증가로 골흡수를 증진시켜 뼈가 칼슘 소실 상태(탈무기질화, demineralization)가 되면서 작은 외상에서도 쉽게 골절이 될 수 있다. 뼈의 통증과 촉진 시 불편감이 나타날 수 있고, 체중 부하 시 통증, 병리적 골절, 변형(기형) 등이 발생할 수 있다. 뼈손상의 증상은 등의 통증, 관절통, 척추와 늑골 및 긴뼈의 병적 골절 등 다양하다. 또한 장기간 지속되면 기형이나 낭성 섬유골염으로의 진전으로 인해 뼈의 구부러짐도 나타난다.

b. 고칼슘혈증

고칼슘혈증은 갈증, 오심, 식욕 부진, 변비, 마비성 장폐색, 복부 통증 등과 같은 위장계 증상을 나타내며, 위궤양과 췌장염 발생이 증가한다. Calcium phosphate 형태로 폐나 근육, 심장, 눈에 침전될 수 있다. 일부는 눈에 칼슘화가 형성되어 시력상실이 나타나기도 한다. 정신과적인 증상으로 우울증, 망상 등이 나타난다. 이는 칼슘이 뇌와 신경계에 직접적인 영향을 미침으로써 발생한다. 또한 신경과 근육조직의 유발 전위를 낮추어 심부정맥, 근육허약이 나타날 수 있다.

c. 신장 손상

신장에서 결석의 형성은 소변으로의 칼슘과 인의 배출 증가와 관련되는데, 일차성 부갑상선기능항진증의 55%에서 발생한다. 신장 손상의 증상으로 다뇨증과 심한 갈증이 나타나며 소변에서 돌이나 모래가 관찰되기도 한다. 또한 질소혈증(azotemia)과 고혈압이 나타난다. 치료를 하지 않으면, 치명적인 신성 고혈압과 요독증으로 진전될 수 있다.

④ 진단검사

증상이 없이 혈중 칼슘 농도가 증가되어 있는 경우라면 부갑상선기능항진증을 진단하기 위해 부갑상선호르몬 농도를 측정한다. 혈중 인산이 감소하고 신부전이 동반된 경우에는 부갑상선기능이 정상일 수 있다. 지속적으로 혈중 칼슘 농도와 부갑상선호르몬 농도의 상승이 보이면 부갑상선기능항진증으로 진단한다. 부갑상선호르몬의 방사면역측정법으로 일차성 부갑상선기능항진증과 고칼슘혈증의 다른 원인들을 판별해 낼 수 있다. 뼈의 변화는 X선 혹은 뼈스캔으로 확인한다. 이중 항체 부갑상선호르몬검사(double-antibody PTH test)를 이용하여 일차성 부갑상선기능항진증과 악성종양을 판별할 수 있다. 그 외 초음파, MRI, thallium scan, 조직검사 등으로 부갑상선기능을 평가하고, 부갑상선낭, 선종, 비대 등의 위치를 파악한다.

부갑상선기능항진증의 합병증 동반 여부는 신장 초음파나 전산화단층촬영 등으로 확인하며, 신장결석이 있는지 파악한다. 골질환 여부는 척추, 고관절, 손목 등에서 골밀도를 측정하여 확인한다. 24시간 소변검사로 고칼슘뇨증이 있는지 검사하며, 근질환은 근전도검사로 진단한다.

⑤ 치료

경증의 부갑상선기능항진증이라면 증상도 없고 합병증도 나타내지 않으며, 대부분 시간이 경과하더라도 심해지지 않기 때문에 특별한 치료를 필요로 하지 않는다. 증상은 없고 정상 신기능에 혈중 칼슘 농도만 조금 상승되어 있는 환자에서는 수술을 미루고 고칼슘혈증, 뼈의 장애, 신장 손상 등이 더 악화되는지 혹은 신결석이 형성되는지에 대해 세심하게 관찰하는 경우도 있다.

정기적인 추적검사를 통해 고칼슘혈증의 악화, 뼈나 신장 상태의 악화, 또는 부갑상선기능항진증에 의한 다른 합병증을 조기발견하는 것이 중요하다. 이에 매년 혈중 칼슘 및 크레아티닌을 측정하고 1~2년에 1회씩 골밀도검사를 시행한다.

a. 수술요법

일차성 부갑상선기능항진증의 치료는 수술로 비정상적인 부갑상선조직을 제거하는 것(parathyroidectomy)이다. 질병이 있는 부갑상선만 제거해도 되지만 반 개(1/2)로도 PTH의 정상 농도 유지가 가능하여 일부만 남기고 제거하며, 수술 후 호르몬제 투여도 필요 없다. 수술 환자는 고칼슘혈증(15~18mg/dL)이 있는 부갑상선기능항진증 환자이며, 장기간 관찰할 수 없는 상태이거나 동반된 질환이 있어서 치료에 어려움이 있으면 수술이 추천될 수 있다.

부갑상선 제거 후 3일 이내에 뼈 통증은 사라지고 뼈 부위가 완전히 치유될 수 있으나, 심한 신장 손상은 부갑상선 수술 이후에도 회복되지 않을 수 있다. 일부는 부갑상선 자가이식을 하기도 하며, 이는 부갑상선 부분절제술 후 남아 있는 건강한 부갑상선조직을 전박의 상완요골근(brachioradialis muscle)과 같은 안전한 부위로 이식하는 것이다. 이식 후 상당 기간 지나서 효과가 나타날 수 있으므로 그동안 칼슘과 비타민D를 보충해 준다.

수술 후 남아 있는 부갑상선이 부종으로 기능이 감소되어 저칼슘혈증이 나타날 수 있다. 그 이외도 출혈이나 회귀후두신경손상으로 호흡이 억제될 수 있다.

b. 약물요법

혈중칼슘 농도 감소, 이뇨제 사용에 의한 소변의 칼슘 배설의 증가, 뼈의 골흡수를 억제하기 위하여 장기간 약물요법을 시도한다. 수분공급은 칼슘 배설을 증가시켜 혈청 칼슘 농도를 감소시킬 수 있으며, 칼슘의 재흡수를 억제한다. 칼슘 배설을 촉진시키기 위해 furosemide(Lasix) 이뇨제가 사용되며, thiazide 이뇨제는 신장에 칼슘을 정체시키므로 사용하지 않는다. Bisphosphonates의 일종인 alendronate(Fosamax)는 골흡수를 억제하여 혈청 내 칼슘량을 정상수준으로 유지해 준다.

소화성 궤양이 있는 경우 제산제나 히스타민 수용체 길항제(histamine receptor antagonist)를 투여할 수 있다.

혈중 칼슘 농도가 과다 상승하여 고칼슘혈증 위기가 발생한 경우에는 생리식염수 주사, 정맥 내 Bisphosphonates 투여 등과 같은 적극적인 응급치료가 요구된다. 고칼슘혈증 환자는 디지털리스중독증(강심제중독증)이 쉽게 나타날 수 있음을 기억한다.

⑥ 간호진단 및 간호중재

- 배뇨장애
- 골절 위험성
- 위장장애
- 활동 내구성

칼슘 경직은 보통 수술 후 초기에 나타나는 합병증이다. 대부분은 수술 후 남아 있는 부갑상선조직의 기능을 빠르게 회복하며, 경도의 저칼슘혈증을 일시적으로만 경험하게 된다. 뼈의 질환이나 뼈의 변화가 있는 환자는 저칼슘혈증이 오래 지속될 수 있다. 간호사는 환자가 칼슘 경직(tetany)의 증상이 나타나는지 관찰하며, 환자와 가족에게 혈중 칼슘 농도가 정상으로 회복하기 위해 추후관리의 중요성을 강조한다.

a. 수화(Hydration therapy)

신결석을 예방하기 위해 하루에 적어도 3,000mL의 수분 섭취를 권장한다. 탈수 상태는 혈청내 칼슘 농도 증가로 신결석이 만들어질 수 있다. 신장에 결석이 있다면 소변을 모아 걸러 두며, 혈뇨나 통증을 확인한다. 칼슘이 제한된 식이를 추천하며, 십이지장궤양이 있으면 제산제 처방과 단백질 음식이 요구된다. 식욕부진이 흔하기 때문에 식욕을 증가시키기 위한 노력이 필요하다. 자두 주스(prune juice), 완하제, 신체활동, 수분섭취 증가 등은 변비 예방에 도움이 된다. 크렌베리 주스(cranberry juice)는 소변의 pH를 낮추는 역할을 하므로 권장한다. 환자에게 신결석의 증상들(복통, 혈뇨)에 대해 정보를 제공하고, 의료진에게 보고하도록 교육한다. Thiazide diuretics는 칼슘의 신장으로의 배설을 감소시켜 혈중 칼슘 농도를 상승시키기 때문에 사용하지 않는다.

b. 운동(Mobility)

뼈에 손상이 있는 경우 조그만 손상이나 충격에도 골절을 초래할 수 있으므로 사고가 일어나지 않도록 환자를 보호한다. 침대난간을 올려 주고 떨어지지 않도록 한다. 환자가 허약하거나 뼈에 손상이 있는 경우에는 움직일 때 도와주도록 한다. 가능한 범위 내에서 걷거나 운동을 격려하여 뼈에서 칼슘이 빠져나가지 않도록 한다. 침상안정은 칼슘의 배출을 증가시켜 신결석의 위험을 높일 수 있다. 정제형 인산제(phosphates)는 혈중 칼슘 농도를 낮출 수 있으나 비정상 부위에 인산화칼슘(calcium phosphate)이 축적될 위험이 있기 때문에 장기적인 사용은 금한다.

고칼슘혈증으로 인한 변비나 변의 막힘을 예방해 주어야 한다. 이를 위해서는 운동이 중요한데 이는 뼈손상의 중증도에 따라 달라질 수 있다. 간호사는 가능한 한 환자가 활동하도록 돕고 이런 방법에도 불구하고 변비가 계속되면 변비완화제를 투여한다.

c. 고칼슘혈증 위기(Hypercalcemic crisis)

15mg/dL 이상의 극도로 높은 혈중 칼슘 농도(정상 3.7mmol/L)를 보이며, 신경계, 심혈관계, 신장 등에 생명 위협적인 증상을 나타낸다.

수화(다량의 정맥 수액 공급), 이뇨제, 인산요법(phosphate therapy) 등의 응급치료가 즉시 이루어져야 한다. 인산요법은 뼈에 칼슘 침착을 증가시키고 위장관에서의 칼슘 흡수를 감소시키는 역할을 통해 혈중 칼슘 농도를 낮추는 작용을 한다. 또한, 항암제(예: mithramycin), 칼시토닌(calcitonin), 투석 등이 혈중 칼슘 농도를 급속하게 낮추는 데 사용될 수 있다. 그 외에도 bisphosphonates[예: etidronate(Dironel), pamidronate(Aredia)]가 혈중 칼슘 농도를 낮추는 데 사용된다. 고칼슘혈증을 조정하기 위하여 저칼슘식이를 준다.

d. 정서적 지지

가족은 환자의 질병을 정신신체증상(psychosomatic)으로 생각할 수도 있다. 간호사는 환자와 가족에게 질병과정을 이해하도록 함으로써 그들이 자신의 감정과 반응을 다룰 수 있도록 도와주도록 한다.

나. 부갑상선기능저하증(Hypoparathyroidism)

① 정의

부갑상선기능저하증은 부갑상선호르몬의 분비나 작용이 감소하여 혈중 칼슘이 낮아지게 되어 저칼슘혈증에 의한 여러 가지 증상이 나타나는 질환이다.

② 병태생리

부갑상선기능저하증의 원인은 크게 선천성과 후천성 부갑상선기능저하증으로 분류하며, 선천성 부갑상선기능저하증은 태어날 때 부갑상선이 없거나 기능부전 상태인 경우로 가족력이 있을 수 있다. 그 외에도 흉선과 심장, 안면 형성 발달장애와 관련된 동반 증상으로 부갑상선기능저하증이 나타날 수 있으며, 대부분 10세 이전에 증상이 나타난다.

후천성 부갑상선기능저하증은 수술 중에 부갑상선이 손상을 받거나 제거된 경우에 가장 흔하게 발생한다. 자가면역장애로 부갑상선기능이 저하되는 경우도 있으며, 드물지만 갑상선기능항진증 치료를 위해 방사성요오드요법으로 나타날 수 있다. 이로 인해 일시적 또는 영구적인 부갑상선기능저하가 올 수 있다. 그 외에 원인불명으로 오는 부갑상선기능저하증은 어린이가 성인보다 9배가 많으며 여자에서 남자보다 2배가 많다.

부갑상선의 분비가 감소되면 골흡수가 느려지면서 혈청 칼슘 농도가 감소되어 신경근의 흥분상태가 심하게 진전된다. 눈이나 기저신경절(basal ganglia) 등에 칼슘화가 형성되고, 신장에서 인의 배설이 감소되면서 혈청 인 농도가 증가한다. 뇌의 칼슘화가 형성되면 회복이 어렵다.

③ 증상 및 징후

부갑상선기능저하증의 증상은 저칼슘혈증으로 인한 경직(tetany)이다. 이는 신경근육의 흥분성을 증가시켜 강직(tetany)을 초래하는 것이 특징이다. 강직의 증상은 통증을 동반한 근육강직, 흥분, 얼굴이 비뚤어짐, 손가락의 욱신거림, 후두강직, 부정맥 등이 있으며 Chvostek's sign, Trousseau's sign이 나타난다. 만성적인 증상은 무기력감, 가는 머리카락, 마르고 허물이 벗겨지는 피부 및 인성 변화가 포함된다. 눈과 기저신경절(basal ganglia)에 칼슘화로 치료가 지연되면 백내장으로 악화될 수 있으며, 신경증과 경련을 동반한 영구적인 뇌손상이 올 수 있다. 또 저칼슘혈증이 심하게 계속되면 심부정맥을 초래하여 심부전이 나타날 수 있다.

④ 진단검사

a. 저칼슘혈증과 관련된 신체검진 소견

- 크보스텍 징후(Chvostek's sign): 환자의 입을 연 상태에서 귀 앞쪽을 톡톡 두드린다. 부갑상선기능저하증으로 저칼슘혈증이 있으면 안면신경의 비정상적인 과자극에 의하여 얼굴(특히 입술과 코)의 근육들이 반복적으로 수축한다(그림 9-12A).
- 트루소 징후(Trousseau's sign): 환자의 아래팔 부분에 혈압계 커프를 감고 압력을 가하면 잠시 후 손에서 마비 증상이 나타난다(그림 9-12B).

b. 임상검사

- 저칼슘혈증(칼슘경직은 5~6mg/dL 이하일 때 발생), 고인산혈증, 저마그네슘혈증
- PTH 저하, 소변 내 칼슘 감소

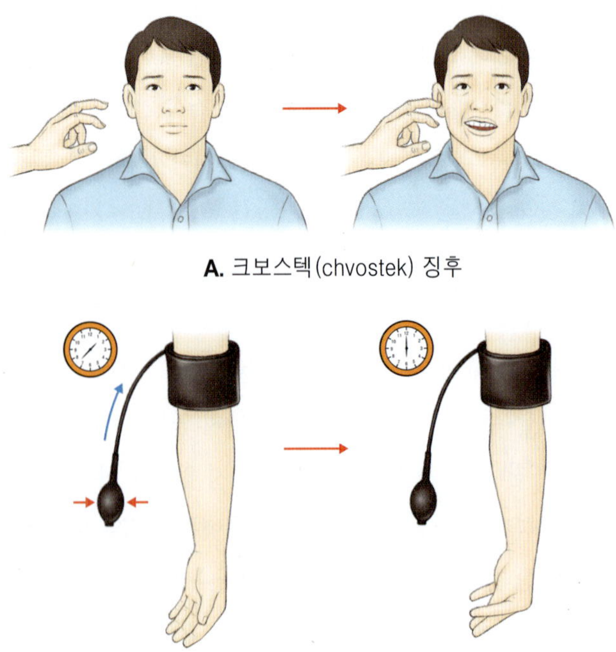

A. 크보스텍(chvostek) 징후

B. 트루소(trousseau) 징후

그림 9-12. 부갑상선기능저하증에서 나타나는 소견.

c. 영상의학검사

- 뼈의 X선에서 골밀도가 증가한 것이 보인다.
- 뇌의 피하(subcutaneous)조직이나 척추옆 기저핵(paraspinal basal ganglia)을 촬영한 X선에서 석회화(calcification)가 발견된다.

d. 기타 검사

- 안저검사: 백내장을 일으킬 수 있는 수정체의 석회화가 보인다.
- 심전도검사: 부정맥이 있다.
- 근전도검사: 심부건반사의 증가를 보인다.

⑤ 치료

선천성과 후천성 부갑상선기능저하증의 치료의 목적은 혈중 칼슘 농도를 정상으로 유지하는 것이며, 칼슘과 비타민D를 투여한다. 고칼슘 저인산 식이를 섭취하며, 우유, 유제품 및 달걀류는 칼슘은 높지만 인의 함량이 매우 높기 때문에 금한다. 시금치도 불용성 칼슘을 형성하는 oxalate를 포함하고 있어서 제한한다. 식이와 함께 칼슘 보충을 위해 calcium gluconate와 같은 경구용 칼슘염 제제를 투여한다. 그리고 인의 배출을 돕는 aluminum hydroxide gel이나 aluminum carbonate(Gelusil, Amphojel)를 식후에 투여한다. 이들 약물은 인과 결합하여 위장관을 통해 배출된다. 비타민D는 위장관에서의 칼슘 재흡수에 필요하다. 평생 동안 비타민D와 칼슘을 복용하며, 정기적으로 칼슘과 비타민D 농도를 측정하여 유지 상태를 확인해야 한다. 강직이 발생하면 증상 완화를 위해 정맥용 calcium gluconate를 주입하여야 한다. 만약 신경근육의 불안정과 발작을 즉각적으로 완화시키지 못한다면, pentobarbital과 같은 진정제를 투여한다.

경우에 따라서 강직은 후두강직으로 인한 호흡기폐쇄를 가져올 수 있으므로 신속히 치료하지 않으면 호흡기폐쇄로 사망할 수 있기 때문에 기관지확장제와 더불어 기관지 절개와 인공호흡기가 필요할 수 있다.

다량의 칼슘으로 위장장애, 복부팽만, 변비 등의 소화기계통 부작용을 일으킬 수 있다. 소변으로 배출되는 칼슘의 양이 많으면 신장결석을 일으킬 수 있으므로 예방적으로 이뇨제를 처방하기도 한다.

정맥용 부갑상선호르몬제를 투여할 수 있으나, 이 주사는 알레르기 반응이 높아 제한적으로 사용한다. 투여 후 알레르기 반응과 혈청 칼슘 농도의 변화를 주의 깊게 관찰하여야 한다.

⑥ 간호진단 및 간호중재

- 칼슘과 비타민D 평생 복용과 관련된 지식 부족
- 칼슘강직과 관련된 호흡장애, 상해 위험성
- 고칼슘 저인산 식이와 관련된 지식 부족

갑상선 절제술, 부갑상선 절제술 혹은 근치적 경부 절제술을 받은 환자는 수술 후 저칼슘혈증의 초기 증상 및 칼슘경직, 발작, 호흡부전 등을 주의 깊게 관찰한다. 저칼슘혈증과 칼슘경직을 가진 환자는 신경근육의 불안정성 때문에 소음, 외풍, 밝은 조명, 갑작스런 움직임 등을 피하는 것이 좋다.

강직(tetany) 상태에서는 후두강직과 호흡기폐쇄 가능성이 높으므로 항상 기관내관(endotracheal tube)과 기관절개 세트를 환자 가까이에 준비해 두어야 한다. 그리고 혈청 내 칼슘량을 빠른 시간 내 올리기 위하여 10% calcium gluconate 용액을 정맥내로 투여한다. 환자가 안정되면 혈청 칼슘 농도를 정상으로 유지하기 위해 칼슘과 비타민D를 구강으로 투여한다.

Calcium gluconate나 calcium lactate, calcium chloride 등의 칼슘보충제를 복용하며, 칼슘의 흡수는 비타민D의 존재에 따라 다르므로 비타민D를 함께 복용한다. 상품용 비타민D는 calciferol(Vitamin D_2), cholecalciferol(Vitamin D_3), dihydrotachysterol(Hytakerol) 등이 있다. 비타민D는 정제나 액상이 있다. 증상이 완화되기까지 1주일 이상이 소요될 수 있음을 설명한다. 심질환과 부정맥으로 강심제를 투여받는 환자는 calcium gluconate 투여 시 지속적인 관찰과 주의 깊은 사정이 필요하다. 칼슘과 강심제는 수축기혈압을 증가시키며 서로 상승 작용이 있어 심각한 부정맥을 발생시킬 수 있다.

환자에게 고칼슘저인 식이를 섭취할 수 있도록 교육한다. 환자는 고칼슘 저인산 식이를 하는 이유와 저칼슘혈증 및 고칼슘혈증의 증상을 숙지하고 있어야 하며, 증상이 나타났을 때 의료진에게 즉시 알려야 한다는 것도 알고 있어야 한다.

(4) 부신질환(Adrenal disorders)

가. 쿠싱증후군(Cushing's syndrome)

① 정의

쿠싱증후군은 과도한 부신피질 활동에 의해 발생한다. 쿠싱증후군은 흔히 스테로이드 투약과 드물게는 부신피질의 비대로 인한 스테로이드호르몬 과잉 생산이 그 원인이다. 그러나 스테로이드호르몬의 과잉 생산은 뇌하수체종양을 포함해 여러 가지 기전에 의해 일어난다. 뇌하수체종양은 부신피질호르몬양이 적절한 데도 불구하고 ACTH를 분비하여 부신피질을 자극하여 호르몬 분비를 증가시킨다. 뇌하수체종양이 없는 경우에 부신의 원발성 비대는 드물다. 쿠싱증후군의 원인 중 드물지만 악성종양에 의해 ACTH가 외부에서 생성되는 경우가 있다. 기관 상피세포암은 이런 악성종양의 가장 흔한 유형이다. 부신부전에서는 원인에 상관없이 정상적인 되먹이 기전이 효율적이지 못하고 코티졸의 하루 주기 변화가 소실된다. 쿠싱증후군의 증상 및 징후는 염류코르티코이드 분비에 영향을 받긴 하지만, 원칙적으로는 당류코르티코이드와 안드로겐의 과잉 분비에 의한 것이다.

② 병태생리

쿠싱증후군의 약 30% 정도가 코티졸을 분비하는 부신의 종양에 의한 것이며, 부신종양의 대부분(85%)은 양성이며 15%는 악성이다.

부신피질의 증식으로 쿠싱증후군이 발생할 수 있는데, 이는 뇌하수체전엽에서 분비되는 ACTH의 과잉 생성에 의해서 온다. ACTH의 과잉 자극으로 인한 양측 부신 증식(hyperplasia)은 뇌하수체종양 및 뇌하수체호르몬 과잉 분비로 올 수 있는데, 이로 인해 ACTH가 과다하게 분비되는 경우가 쿠싱증후군의 70% 정도를 차지한다. 이 종양은 보통 양성이며 호염기 세포선종이나 염색세포선종이다. 또한 ACTH의 이소성 분비(ectopic ACTH)로도 올 수 있으며 이는 뇌하수체 이외의 기관에 있는 종양이 ACTH를 과다 분비하게 하여 쿠싱증후군을 일으킨다. 이것은 드문 현상으로 기관지암이 ectopic ACTH 증후군과 관련이 있다.

이 밖에 코티존(cortisone)의 장기 투여로 인해 쿠싱증후군의 특징적인 증상을 나타내는 의원성 쿠싱증후군(iatrogenic Cushing's syndrome)도 있다.

③ 증상 및 징후

부신피질호르몬의 과잉 생산으로 인해 성장 정지, 비만, 혈당내구성 장애, 근골격계 변화가 나타난다. 성인 환자에서의 쿠싱증후군의 전형적인 모습은 체간부의 비만, 목과 쇄골 상부에 있는 지방성 물소혹(buffalo hump), 뚱뚱한 몸통에 비해 가는 팔·다리로 이루어진다. 피부는 가늘고 약해지며 쉽게 손상받는다. 반상출혈이나 멍이 생기고 선(striae)이 생긴다. 환자는 허약감과 피로를 호소하며 코티졸 분비의 하루 주기에 변화가 생겨 수면장애가 나타난다.

과잉의 단백질 이화가 발생하여 근육소실 및 골다공증이 나타난다. 척추후만증(kyphosis)과 요통, 척추의 압박골절이 발생할 수 있다. 염류코르티코이드의 과잉 활동으로 나트륨과 수분의 정체가 발생하고 그로 인해 고혈압과 심부전이 발생한다.

환자는 보름달 얼굴(moon-face) 외모를 갖게 되며 피부의 지성화와 여드름이 증가할 수 있다. 감염에 취약해진다. 고혈당이나 명확한 당뇨가 나타날 수 있으며 체중 증가가 있고, 작은 상처나 멍의 회복되는 속도가 느리다.

20~40세 사이의 여성은 남성에 비해 쿠싱증후군에 걸릴 위험이 5배나 높다. 모든 연령의 여성에서 안드로겐의 과잉 분비로 인해 남성화가 나타날 수 있다. 남성화는 여성적 기질은 감퇴하고 남성적 기질이 나타나는 것이다. 얼굴에 털이 과도하게 나고(hirsutism), 유방 위축, 월경 정지, 음핵

비대 및 목소리가 굵어진다. 성욕은 남성과 여성에서 모두 감소한다.

기분과 정신활동의 변화가 타나나며 정신병이 발생할 수 있다. 스트레스와 우울이 흔하게 나타나며 이는 신체적 변화가 심각해짐에 따라 더욱 심해진다. 만약 쿠싱증후군이 뇌하수체종양의 결과로 나타난 것이라면, 종양이 커져서 시신경을 압박하게 되므로 시력장애가 일어날 수 있다. 표 9-6과 그림 9-13은 쿠싱증후군과 관련된 변화를 요약한 것이다.

- 계속적인 고혈당은 당뇨병을 일으킬 수 있다. 이를 스테로이드당뇨병(steroid diabetes)이라 한다.
- 단백질의 이화작용으로 근육이 소모되어 허약감이 오고, 모세혈관도 쉽게 멍이 들고, 골세포질(bone matrix)의 소모로 골다공증이 온다. 골다공증이 심해지면 경한 외상에도 병리적 골절이 오며 척추의 압박골절로 척추후만증(kyphosis)이 올 수 있다.
- 포타슘의 저하로 저포타슘혈증이 오며 이는 부정맥과 근육허약감, 신장장애를 초래한다.
- 수분과 나트륨의 정체는 부종과 고혈압을 초래한다.
- 고혈압은 좌심실 비후와 울혈성 심부전, 뇌졸중 등을 초래할 수 있다.
- 비정상적인 지방 침착은 특히 얼굴 상부에 나타나 달덩이 얼굴을 나타내고, 견갑골 사이에 지방이 침착되면 들소목과 같은 모양이 되며, 사지는 가늘고 몸통은 비만인 상태를 나타낸다. 특수 부위의 피부에 지방조직이 과다하게 축적되어 퍼지면 붉은색의 선(striae)이 나타난다. 따라서 쿠싱증후군이 진전되면서 외모에 변화가 온다. 이러한 특이한 지방 침착의 원인은 아직은 알려지지 않고 있다.

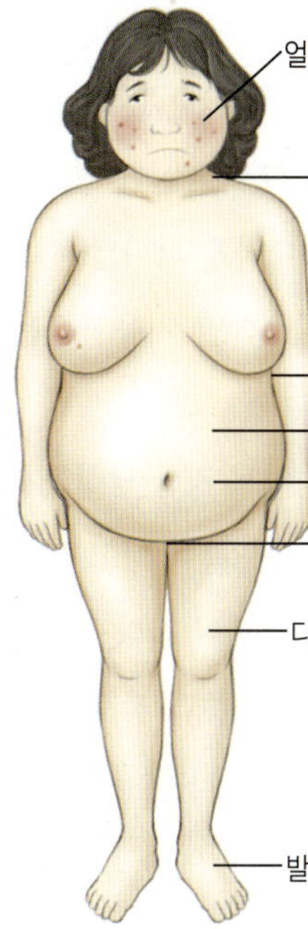

그림 9-13. 쿠싱증후군의 신체 증상.

표 9-6 쿠싱증후군의 임상증상

시각적 증상	백내장, 녹내장
심혈관계	고혈압, 심부전
내분비계/대사	체간부 비만(truncal obesity), 보름달 얼굴(moon face), 물소혹(buffalo hump), 나트륨 정체, 저칼륨혈증, 대사성 알칼리증, 고혈당, 월경불순, 발기부전, 음성 질소균형(negative nitrogen balance), 칼슘대사장애, 부신부전
면역기능	염증반응 감소, 상처회복장애, 감염 취약성 증가
골격계	골다공증, 병리적 골절, 대퇴골의 무균성 괴사, 척추의 압박골절
위장관계	십이지장궤양, 췌장염
근육계	근육병증(myopathy), 근육쇠약(muscle weakness)
피부계	피부가 얇아짐, 점상출혈(petechiae), 반상출혈(ecchymosis), 선(striae), 여드름(acne)
정신과적 증상	기분 변화, 정신병

- 감염에 대한 민감성이 증가되고 스트레스에 대한 저항력이 낮아지게 되어 모든 미생물에 쉽게 감염될 수 있다. 염증반응이 억압된 상태이므로 환자가 심한 감염에 직면했을 때까지도 증상은 아주 미미하게 나타날 수 있다. 또한 감염이나 손상이 일단 발생하면 치유과정은 상당히 지연된다.
- 안드로겐 생성의 증가는 여성에게 경한 남성화를 가져올 수 있다. 남성화의 증상으로 여드름이 나고 털이 많아지며 앞이마가 벗겨져서 대머리가 되어 간다.
- 정신적인 변화는 기억력 상실, 집중력 감소로 나타나며, 심한 감정의 변화가 와서 황홀감이나 우울증이 나타나고 일부 환자는 정신증까지 오게 된다. 이를 스테로이드성 정신병(steroid psychosis)이라고 한다.

④ 진단검사

쿠싱증후군의 뇌하수체성 원인과 부신성 원인을 진단하는 가장 민감한 검사이면서 가장 널리 이용되는 검사는 야간 덱사메타존 억제검사(overnight dexamethasone suppression test)이다. 이 검사는 외래에서 이루어질 수 있다. 덱사메타존(1mg)을 밤 11시에 구강으로 복용하도록 한 후, 다음 날 아침 8시에 혈장 코티졸 농도를 측정한다. 혈장 코티졸이 5mg/dL 이하이면 시상하부-뇌하수체-부신 체계가 적절히 기능하고 있음을 의미한다. 스트레스, 비만, 우울 및 항발작 제제, 에스트로겐, 리팜핀(rifampin)과 같은 투약은 코티졸 농도를 증가시킬 수 있어서 결과 해석에 유의해야 한다.

쿠싱증후군의 표지자로는 혈청 나트륨 상승, 혈당 상승, 혈청 칼륨 감소, 호산구(eosinophils) 감소, 림프조직 손실 등이 포함된다. 그리고 혈장 및 소변의 코티졸 농도 측정이 포함된다. 여러 가지 혈액검사를 통해 코티졸의 정상적인 하루주기 변화가 나타나는지 파악한다. 부신부전에서 이 하루주기 변화는 보통 나타나지 않는다. 혈액 표본을 채취할 때는 검사에 따라 특정한 시간에 혈액을 채취해야 하며 채취한 시간을 검사요구서에 기록하도록 한다. 다른 진단적 검사로는 24시간 소변 코티졸 농도 측정 및 저용량 덱사메타존 억제검사가 있다. 저용량 덱사메타존 억제검사는 야간 덱사메타존 억제검사와 유사하지만 용량과 시간이 다양하다.

쿠싱증후군의 원인을 파악하기 위해 뇌하수체종양과 ACTH를 생성하는 병소를 판별하기 위한 고용량 억제검사와 관련해서 방사선 면역측정법으로 혈장 ACTH를 측정한다. ACTH와 코티졸 모두 상승하는 것은 뇌하수체 혹은 시상하부 질환을 의미한다. ACTH는 낮고 코티졸 농도가 높으면 부신질환을 의미한다. 부신의 종양을 찾아내기 위해 CT, 초음파, MRI를 촬영한다.

진단검사로는 당뇨병과 고혈압을 겸한 비만증과 감별진단이 필요하다. 쿠싱증후군의 진단이 내려지면 그 원인이 부신의 증식인지, 종양인지를 파악해야 한다. 검사 방법은 다음과 같다.

- 24시간 소변에서 17-hydroxycorticosteroids(17-OHCS)가 상승한다.
- 24시간 소변에서 코티졸 측정 시 1일 100mg 이상 배설된다.
- 고혈당과 당뇨가 있다. 수분 전해질 불균형으로 저포타슘혈증과 저염소혈증이 온다.
- WBC는 10,000/mm^3 이상으로 상승되나 총 호산구수는 50/mm^3 이하이고 림프구는 20% 이하로 감소된다.
- 혈청 코티졸 변화: 정상에서 혈청 코티졸 분비는 아침에 높고(7~25㎍/dL), 오후에 점차 낮아진다(오후 4시에는 2~9㎍/dL). 쿠싱증후군 환자는 정상 1일 리듬을 유지하지 못하여 아침에 상승된 코티졸 수치가 오후가 되어도 하강되지 않는다.
- 혈청 ACTH검사: ACTH의 정상 수치는 20~100pg/mL이다. ACTH가 상승되고 혈장 코티졸이 상승되면 뇌하수체장애로 인한 쿠싱증후군이고, ACTH가 정상보다 낮으면 부신종양에 의한 쿠싱증후군이다.
- 저용량 dexamethasone 억압검사로 쿠싱증후군인지 아닌지를 구별하고, 고용량 dexamethasone 억압검사(5일 dexamethasone 억압검사)를 하여 쿠싱증후군이 부신

종양이 원인인지, 뇌하수체장애가 원인인지를 판별한다.

• 부신 CT 촬영: 부신종양의 위치와 크기 등을 확인하기 위하여 수행한다.

⑤ 치료

만약 쿠싱증후군이 부신피질의 종양이 아니라 뇌하수체종양으로 유발된 것이라면, 치료는 뇌하수체를 대상으로 이루어진다. 뇌하수체 절제술이 최우선의 치료이고, 약 80%의 성공률을 가진다. 뇌하수체의 방사선 조사도 증상이 조절되기까지 여러 달이 걸리지만 성공적인 치료 방법이다. 부신 절제술은 원발성 부신비대를 가진 환자의 최우선 치료이다.

수술 후 12~48시간이 지나면 순환하는 부신호르몬의 감소로 인해 부신부전의 증상들이 사라지기 시작한다. 부신이 신체의 요구에 정상적으로 반응할 때까지 몇 달 동안 hydrocortisone을 이용하는 일시적인 대체요법이 필요할 수 있다. 만약 양측 부신 절제술이 시행되었다면, 평생 부신피질호르몬 대체가 필요하다.

만약 증상이 부신 외부의 제거할 수 없는 종양으로부터 ACTH의 분비 때문에 발생하는 것이라면 부신항진증을 감소시키기 위해 부신호르몬 억제제(예: metyrapone, aminoglutethimide, mitotane, ketoconazole)가 이용될 수 있다. 이런 제제의 투약 시에는 부신부전의 증상들이 나타날 수 있고, 또한 부작용이 나타날 가능성 때문에 세밀한 관찰이 필요하다.

만약 쿠싱증후군이 스테로이드 투약의 결과로 나타난 것이면, 이 투약을 치료에 필요한 최소 용량으로 감소시키거나 중단시키려는 노력이 이루어진다. 흔히 격일로 치료하는 방법이 쿠싱증후군의 증상을 감소시키고 부신의 ACTH에 대한 반응을 회복하도록 돕는다.

쿠싱증후군의 치료는 원인에 따라 약물요법, 외과적 치료, 방사선요법 등이 시행될 수 있다.

a. 약물요법

약물요법은 ACTH 생성이나 부신호르몬 합성을 방해하기 위해 사용된다. 수술할 수 없는 종양인 경우 코티졸 생성을 억제할 목적으로 세포독성 항호르몬 제제인 mitotane(Lysodren)을 사용할 수 있다.

Aminoglutethimide(Cytadren)와 Metyrapone 및 Ketoconazole은 코티졸 합성을 차단한다.

b. 외과적 치료

쿠싱증후군을 일으키는 뇌하수체의 종양은 접형골을 통한 뇌하수체 절제술(transsphenoidal hypophysectomy)을 받게 된다. 종양이 크거나 해부학적으로 복합된 종양은 전두엽을 통해 절제술을 시도한다.

부신선종이나 악성종양에 의한 쿠싱증후군은 부분 혹은 전체 부신 절제술을 수행할 수 있다. 또한 이소성 ACTH 분비성 종양의 경우에도 ACTH를 분비하는 원천을 찾지 못하면 코티졸의 생성을 억제하기 위해 양측 부신 절제술을 수행할 수 있다. 최근에는 복강경을 이용한 부신 절제술을 많이 수행하고 있다.

c. 방사선요법

방사선요법은 주로 수술 또는 약물요법과 동시에 적용한다. 방사선요법은 신체 내부 혹은 외부에 적용하여 시행될 수 있는데, 원발성 뇌하수체종양과 이소성 ACTH 분비선종(ACTH-secreting adenoma)을 치료하는 데 사용된다. 흔히 방사선을 접형동 이식으로 심는데, 시신경과 인접해 있기 때문에 주의를 요한다.

또한 방사선은 정상조직도 파괴할 수 있으므로 환자의 의식, 동공반사, 두통, 혈압 및 맥박 상승과 같은 신경학적 기능 상태와 변화를 주의 깊게 관찰해야 한다.

⑥ 간호진단 및 간호중재

• 허약과 관련된 손상 위험성
• 단백질대사 및 염증반응의 변화와 관련된 감염 위험성
• 허약감, 피로, 근육소실, 수면장애와 관련된 자가간호 결핍

- 부종, 상처 회복장애, 가늘고 약한 피부와 관련된 피부통합성 장애
- 변화된 외모, 성기능장애, 감소된 활동수준과 관련된 신체상 손상
- 심각한 기분 변화, 불안정, 우울과 관련된 사고과정장애

쿠싱증후군 환자의 간호중재의 목적에는 손상 위험성 감소, 감염 위험성 감소, 자가간호 활동 능력 증진, 피부통합성 증진, 신체상 증진, 정신기능 증진, 합병증 예방 등이 있다.

a. 손상 위험성 감소

보호적 환경을 만듦으로써 낙상, 골절 및 기타 뼈와 연조직에 입을 수 있는 손상을 예방한다. 쇠약한 환자는 이동 시 낙상이나 가구 모서리에 부딪히는 일을 예방하기 위해 간호사로부터 도움이 필요할 수 있다. 근육소실과 골다공증을 최소화하기 위해 단백질, 칼슘, 비타민D가 풍부한 음식을 권장한다. 환자가 나트륨과 열량이 낮은 음식을 적절하게 선택할 수 있도록 영양사에게 의뢰할 수 있다.

b. 감염 위험성 감소

환자는 감염된 사람들과의 불필요한 접촉을 피해야 한다. 간호사는 환자에게서 미세한 감염의 징후를 사정하도록 한다. 왜냐하면 스테로이드의 항염증 효과가 염증과 감염의 흔한 징후들을 가릴 수 있기 때문이다.

c. 수술 준비

만약 환자가 부신 절제술을 할 예정이면, 수술 전·후 준비를 하도록 한다. 만약 쿠싱증후군이 뇌하수체종양의 결과라면, 경접형동 뇌하수체 절제술(transsphenoidal hypophysectomy)을 하게 된다. 쿠싱증후군 환자에게는 당뇨와 십이지장궤양이 흔하다. 그러므로 필요시 인슐린 치료와 십이지장궤양 치료를 하게 된다. 합병증 예방을 위해 수술 전·중·후에 혈당 사정과 변에 출혈이 나타나는지에 대한 사정이 이루어진다. 만약 환자가 쿠싱증후군의 다른 증상들을 가지고 있으면, 수술 전 준비에서 이러한 사항들이 고려되어야 한다. 예를 들면, 만약 환자에게 체중 증가가 있으면, 수술 후 호흡운동에 대한 특별한 교육이 주어져야 한다.

d. 휴식과 활동 권장

허약감, 피로, 근육소실 등은 쿠싱증후군 환자가 정상 활동을 수행하기 어렵게 만든다.

그러나 간호사는 부동의 합병증을 예방하고 자존감 증진을 위해 중 정도의 활동을 격려해야 한다. 불면증은 종종 환자의 피로를 가중시킨다. 환자가 하루 중 휴식할 시간과 공간을 계획하는 것이 중요하다. 휴식과 수면을 위해 이완되고 조용한 환경을 유지하는 노력이 필요하다.

e. 피부통합성 증진

환자의 연약한 피부를 보호하기 위해서 세심한 간호가 필요하다. 피부에 자극을 줄 수 있고 제거할 때 연약한 피부가 손상될 가능성이 있기 때문에 반창고의 사용을 피한다. 피부와 뼈가 돌출된 부위를 자주 사정하고 환자가 체위를 자주 변경하도록 격려하고 돕는다.

f. 신체상 증진

쿠싱증후군의 원인이 효과적으로 치료되면, 주요한 신체적 변화들이 사라진다. 그런 변화들이 자기 개념과 타인과의 관계에 미친 영향에 대해 환자와 논의함으로써 환자를 도울 수 있다. 저탄수화물·저염식으로 체중 증가와 부종을 조정하고 고단백 섭취를 통해 다른 괴로운 증상들의 일부를 제거할 수 있다.

g. 사고과정 증진

환자와 가족에게 정서적 불안정성의 원인에 대해 설명해주는 것은 그들이 기분 변화, 불안정성, 우울 등에 대처하는 것을 도와주므로 매우 중요하다. 정신증적 행동들이 몇몇 환자들에서 나타날 수 있는데, 이는 보고되어야 하는 사항이다. 간호사는 환자와 가족이 그들의 걱정과 느낌을 말로 표현하도록 격려하여야 한다.

또한 잠재적 합병증의 관리로 애디슨 위기에 대한 간호를 제공해야 하는데, 쿠싱증후군 환자는 스테로이드 중단이나 부신 절제술 혹은 뇌하수체 절제 등으로 그 증상들을 치료하게 되므로 부신기능 저하 및 애디슨 위기를 갖게 될 위험이 있다. 만약 순환하는 부신호르몬이 높아서 부신피질의 기능을 억제하게 되면 부신피질의 위축이 나타난다. 만약 순환하는 호르몬의 농도가 수술이나 갑작스런 스테로이드 중단으로 낮아지게 되면, 부신기능 저하 및 애디슨 위기의 증상이 나타날 수 있다. 그러므로 쿠싱증후군 환자는 저혈압, 빠르고 약한 맥박, 호흡률 상승, 창백, 극도의 허약감 등에 대해 세심한 관찰이 필요하다. 애디슨 위기를 촉진하는 요인들의 파악도 필요하다.

외상이나 응급수술 등 매우 높은 스트레스를 경험하게 되는 쿠싱증후군 환자는 부신피질의 장기간의 억제로 인해 애디슨 위기가 발병할 위험이 더욱 증가한다. 환자는 치료와 수술 전·중·후에 수분과 전해질, 스테로이드의 정맥주입을 필요로 한다. 만약 애디슨 위기가 발생하면, 환자는 순환성 쇼크 및 허탈에 대한 치료를 받아야 한다.

쿠싱증후군 환자에게 나타날 수 있는 합병증으로 부신피질의 부작용이 있을 수 있다. 간호사는 임상검사 결과와 매일 체중 측정을 통해 수분과 전해질 상태를 사정한다. 혈당 내구성 장애 및 저혈당의 위험 증가로 인해 혈당감시가 시작된다. 간호사는 혈당상승이 있으면 적절한 치료가 이루어질 수 있도록 이를 보고해야 한다.

쿠싱증후군 환자와 그 가족은 질병과 관련된 문제들을 예방하고 예방되지 않는 문제들은 효과적으로 다룰 수 있도록 교육과 지지가 필요하다. 간호사는 정보를 구두로 혹은 서면으로 제공할 수 있다. 만약 질병이 만성질환 치료를 위한 스테로이드 사용의 결과로 나타난 것이라면, 환자와 가족은 의학적 관찰 없이 스테로이드 중단을 갑자기 하는 것이 급성 부신부전 및 스테로이드를 처방받았던 그 만성질환의 기존 증상들의 재발을 가져온다는 것을 이해하여야 한다.

간호사는 식이조정의 필요성을 강조하여 고혈압, 고혈당, 체중 증가의 위험을 증가시키지 않으면서 충분한 칼슘 흡수가 이루어지도록 한다. 환자와 가족에게 혈압측정, 혈당측정, 체중측정 방법을 교육하도록 한다. 또한 응급 팔찌를 착용하며 다른 의료인에게 자신의 질병에 대해 알려주는 것이 중요하다.

추후관리의 필요성은 질병의 원인과 치료 기간에 따라 달라진다. 부신 절제술이나 뇌하수체 절제술을 받은 환자는 부신기능이 정상으로 되돌아가는지, 그리고 혈중 부신 호르몬이 충분한지에 대한 상세한 관찰을 요한다. 지속적인 스테로이드 치료를 요하는 환자는 투약에 대한 이해를 강화시키고, 부작용을 최소화하는 방법을 배워야 한다. 스트레스와 낙상, 기타 부작용의 위험을 최소화하는 안전한 환경을 보장하도록 가정간호에 의뢰할 수 있다. 가정간호사는 환자의 신체적·심리적 상태를 사정하고 의사에게 보고하도록 한다. 또한 환자의 투약에 대한 이해와 이행 정도를 사정하고, 이전에 받은 교육을 더욱 강화시키도록 한다. 정기적인 추후관리의 중요성 및 투약의 부작용, 자신이 애디슨병 혹은 쿠싱증후군이라는 것을 명시한 의학 팔찌(혹은 카드)를 소지할 필요성 등에 대해 강조하여야 한다. 또한 간호사는 환자와 가족에게 건강증진활동과 의사가 처방한 골밀도검사와 같은 검진들이 중요하다는 것을 상기시키도록 한다.

나. 알도스테론증(Aldosteronism)

① 정의

알도스테론증(primary aldosteronism)이란 부신의 염류코르티코이드(mineralocorticoid)인 알도스테론의 과잉분비로 생기는 증후군이다.

② 병태생리

알도스테론은 나트륨과 수분을 축적하고 포타슘을 배설한다. 이 호르몬의 영향으로 신장에서 나트륨 배출은 감소하고 칼륨과 수소 배출은 증가한다. 알도스테론의 과잉 분비는 특징적인 생화학적 변화 및 임상증상을 나타낸다.

- 원발성 알도스테론증은 한쪽 또는 양쪽 부신피질에서 알도스테론이 과잉 분비되는 질환으로 대부분 aldosteronoma라는 양성 종양에 의하여 발생한다. 90% 정도가 편측성 선종이며 나머지는 복합된 종양과 드물게는 부신 피질암에 의해 발생한다.

- 속발성 알도스테론증은 부신 이외에서 생긴 자극으로 인해 알도스테론 분비가 증가된 상태이다. 주로 부종성 장애(심부전, 복수가 찬 간경화증, 신장증)의 결과로 오나 신동맥질환 때문에도 발생할 수 있다. 이 질환은 대부분이 고혈압과 관련된다.
- 과도한 알도스테론의 분비는 세뇨관 상피세포에서 염분과 수분의 재흡수를 자극하고 수소 이온과 포타슘을 배설하도록 한다. 이로 인해 나트륨의 정체는 수분 정체를 동반하여 혈량을 증가시키고 혈압을 높인다. 그러므로 치료를 하지 않으면 고혈압으로 인한 시력장애, 심부전, 신장 손상, 뇌졸중 등이 나타난다.
- 저포타슘혈증은 정상 신경근흥분의 감소로 근육약화, 마비, 심부건반사 감소, 심전도의 변화, 심부정맥 등으로 나타날 수 있으며, 더욱 심해지면 신세뇨관의 소변 농축 능력이 상실되어 다뇨가 발생하여 수분소실이 증가하고, 다음에 다갈증이 생긴다. 또한 계속적인 저포타슘혈증은 원위세뇨관에서 K^+과 교환하기 위하여 수소 이온(H^+)을 세포 내로 이동시킨다. 세뇨관세포 내의 수소 이온 교환 때문에 대사성 알칼로시스를 초래한다. 대사성 알칼로시스는 이온화된 칼슘량을 감소시켜 강직(tetany)을 초래하고, 호흡 억제를 가져온다.
- 속발성 알도스테론증은 다양한 병리적 요인에 의해 레닌(renin) 분비가 자극을 받을 때 나타난다. 일반적인 증가는 신장의 관류압이 감소되었거나 혈장량 감소로부터 초래된다. 알도스테론증이 진전되면 저포타슘혈증과 알칼리증이 나타난다.

③ 증상 및 징후

알도스테론증 환자는 혈중 칼륨 농도와 수소 이온 농도 현저한 상승(저칼륨혈증, 알칼리증)을 나타낸다. 이는 검사 결과에서 pH 증가, 혈중 중탄산염(bicarbonate) 농도 증가로 나타난다. 혈중 나트륨 농도는 나트륨이 흡수한 수분의 양에 따라 정상이거나 상승된 상태로 나타난다. 고혈압이 가장 두드러지고 가장 보편적인 알도스테론증의 징후이며 고혈압 환자의 최대 10%에서 나타난다.

저칼륨혈증은 다양한 근육쇠약, 경련 피로 등의 증상을 가져오고, 소변을 농축시키거나 산화시키는 신장의 능력이 떨어지게 만든다. 따라서 소변량은 많아지고 다뇨로 이어진다. 반대로 혈액은 비정상적으로 농축되어 다갈증(polyuria)과 동맥성 고혈압이 나타난다. 이차적으로 혈액량이 증가하고 알도스테론이 영향을 미칠 수 있는 신경들[예: 경동맥동(carotid sinus)]에 미치는 직접적인 영향이 커진다.

저칼륨성 알칼리증은 이온화 칼슘의 농도를 감소시켜 칼슘경직과 감각이상(paresthesia)에 취약하게 만든다. 트로조 징후 및 크보스텍 징후 검사를 통해 명확한 감각이상과 칼슘경직이 발생하기 전에 나타나는 신경근육의 불안정성을 사정할 수 있다. 또한 저칼륨혈증은 췌장에서의 인슐린 분비를 방해하므로 포도당 내구성 장애가 발생할 수 있다.

④ 진단검사

진단적 검사에서 혈중 나트륨 농도가 보통이거나 상승되어 있고, 칼륨 농도는 감소되어 있는 것 외에도 혈중 알도스테론 농도의 상승, 혈중 레닌 농도 감소 등이 나타난다. 나트륨 섭취 후 알도스테론 분비율을 측정하는 검사는 원발성 알도스테론증의 유용한 진단검사이다. 레닌-알도스테론 자극검사와 양측성 부신정맥혈 채취는 원발성 알도스테론증의 원인을 판별하는 데 유용하다. 항고혈압약물들은 검사 전 최대 2주 동안 중단한다.

원발성 알도스테론증의 진단은 고혈압과 임상검사 소견에 기초를 두고 내려진다. 임상검사 소견은 혈청 내 포타슘양이 저하되고 알칼로시스(pH 증가와 CO_2 결합력의 증가) 및 혈장과 소변 내 알도스테론량이 증가되며 혈장 내 레닌양은 낮다. 또한 흉부 X선검사에서는 만성 고혈압으로 인한 심장의 비대가 나타난다. 수술하기 전 알도스테론증을 분비하는 선종을 확인하기 위해 CT, 초음파, iodocholesterol

을 사용한 핵 방사선 스캔(radionuclide scanning)을 실시할 수 있다.

⑤ 치료

내과적 치료의 목적은 고혈압을 완화시키고, 저포타슘혈증을 교정하여 신장 손상을 예방하는 데 있다. 외과적으로 절제할 수 없는 경우 spironolactone(Aldactone)을 투여하여 나트륨 배설을 증가시키고 고혈압과 저포타슘혈증을 치료한다. 고포타슘혈증으로의 진전을 예방하기 위해 환자의 포타슘양을 주의 깊게 확인해야 한다. 특히 포타슘 보충제나 고포타슘 식이를 섭취하는 환자는 더욱 주의를 요한다. 스테로이드는 부신부전에 광범위하게 이용되며 염증이나 자가면역반응을 억제하고 알레르기 반응을 조절하며 장기이식의 거부반응을 감소시키는 데도 널리 이용된다. 스테로이드의 항염증반응과 항알레르기 반응은 류마티스성 질환이나 결합조직질환들, 즉 류마티스관절염과 전신성 홍반성 낭창(sytemic lupus erythematosus)과 같은 질환들을 치료하는 데 효과적으로 이용된다. 또한 천식, 다발성 경화증, 기타 자가면역질환들에도 흔히 이용된다.

외과적 치료로는 한쪽이나 양쪽의 부신 절제술을 시행할 수 있다. 수술은 spironolactone으로 혈압과 저포타슘혈증을 교정한 후 시행한다. 한쪽만 절제하는 경우는 일시적으로 당류피질호르몬요법이 필요하고 양측을 절제한 경우는 일생 영구적인 호르몬 대체요법이 필요하다. 수술 전 부신 기능 저하를 예방하기 위해 당류코르티코이드를 투여한다. 부신 절제술 후 3개월 정도에서 환자의 2/3는 혈압이 정상으로 돌아온다.

⑥ 간호진단 및 간호중재

- 골다공증, 염분 및 수분 정체 또는 인슐린 길항제의 존재와 관련된 상해 위험성
- 골절, 고혈압, 당뇨
- 스트레스에 대한 저항성 감소 및 면역반응 억제와 관련된 감염의 위험성

수술 후 간호에는 부신부전 및 위기 혹은 출혈의 초기 증상 및 징후를 파악하기 위해 자주 활력징후를 측정하는 것이 포함된다. 모든 치료와 절차를 설명하고 안위를 제공하며 휴식을 제공함으로써 환자의 스트레스와 불안을 감소시킬 수 있다.

고용량 스테로이드는 환자가 고도의 스트레스를 견딜 수 있도록 해 준다. 그런 항스트레스 작용은 혈압상승물질의 순환을 도와 혈압 상승을 유지하도록 하는 스테로이드의 능력에서 비롯된다. 혈중 포도당 농도 유지와 같은 스테로이드의 다른 효과도 혈압을 높은 상태로 유지하도록 하는 데 기여한다. 장기간 스테로이드 사용과 관련된 가능한 부작용과 간호중재는 표 9-7과 같다.

간호사는 알도스테론증의 진단을 위해, 그리고 영구적인 손상이 오기 전에 조기에 치료를 하도록 도와주어야 한다.

- 매일 섭취량과 배설량을 측정하고, 활력징후를 자주 측정한다.
- 고혈압으로 인한 증상과 징후, 울혈성 심부전 증상(호흡곤란, 폐의 수포음, 기좌호흡, 경정맥 팽대), 부정맥 등에 대한 관찰이 필요하다.
- 저포타슘혈증으로 인한 증상을 사정하고 저포타슘혈증성 알칼로시스로 인한 마비와 강직(tetany) 증상을 사정한다.
- 식이는 고단백, 저나트륨, 고포타슘 식이를 하도록 한다.
- 부신 절제술 후 일시적 또는 영구적인 약물 복용을 위해 약물의 작용, 용량, 부작용 등을 설명하며, 정기적인 추후관리의 필요성을 교육하도록 한다. 또한 혈압과 맥박을 규칙적으로 측정하여 이상이 있을 때 병원을 방문하도록 교육한다.

다. 애디슨병(Addison's disease: Adrenocortical insufficiency)

① 정의

부신피질기능저하증(adrenal insufficiency)은 부신피질호르몬의 분비가 감소된 상태로서 부신 자체의 질환 때

표 9-7 스테로이드 치료의 부작용 및 관련 간호

부작용	관련된 중재
심혈관계 • 고혈압(hypertension) • 혈전성 정맥염(thrombophlebitis) • 혈전성 색전증(thromboembolism) • 심화된 죽상경화증(accelerated atherosclerosis)	• 혈압 상승 관찰 • 심부정맥 혈전증(DVT)의 징후 및 증상 관찰: 사지의 홍조, 발열, 부종 및 촉진 시 통증 • 혈류를 제한하는 체위나 상황을 피하도록 교육(예: 다리 꼬기, 같은 자세로 오랫동안 앉아 있기) • 누운 자세에서 다리와 발의 운동 격려 • 저염식 격려 • 지방 섭취 제한 격려
면역계 • 감염 위험성 증가 및 감염의 징후가 드러나지 않음	• 감염과 염증의 미세한 징후 관찰 • 상기도 감염에 걸린 사람과 접촉하지 않도록 격려 • 곰팡이균 감염에 대하여 관찰 • 손 씻기 격려
안과적 변화 • 녹내장(glaucoma) • 각막의 병소(corneal lesions)	• 안과검진을 자주 하도록 격려 • 만약 시력에 변화가 있으면 환자를 안과의사에게 의뢰
근골격계 • 근육소실 • 상처 회복 지연 • 골다공증, 척추의 압박골절, 병리적 골절 및 대퇴골의 무균성 괴사	• 고단백 식이 및 비타민C 보충제 복용 격려 • 고칼슘, 고비타민D 식이 혹은 칼슘 및 비타민D 보충제 복용 격려 • 낙상이나 다른 손상을 예방하는 방법들 이용 • 움직이거나 돌아누울 때 조심하도록 교육 • 스테로이드를 사용하는 폐경 여성에게 뼈의 무기질 밀도 검사와 치료를 권장 • 낙상과 체위성 저혈압 예방을 위해 침대나 의자에서 천천히 일어나도록 교육
대사에 미치는 효과 • 포도당 대상의 변화 • 스테로이드 금단 증상	• 주기적으로 혈당검사 • 혈당조절을 위해 처방된 투약, 식이, 운동에 대해 환자 교육 • 부신부전 징후가 나타나면 보고 • 처방된 스테로이드 투여 • 체액과 전해질 균형 사정 • 처방된 체액과 전해질 투여 • 스테로이드를 처방대로 복용하는 것의 중요성에 대해 환자 교육 • 응급 팔찌를 착용하도록 격려 • 모든 의료인에게 자신의 스테로이드 치료에 대해 정보를 주어야 함에 대해 환자 교육
외모 변화 • 보름달 얼굴(moon face) • 체중 증가 • 여드름	• 저열량, 저염식이 권장 • 외모의 변화가 일시적이며 스테로이드 치료가 더 이상 필요하지 않게 되었을 때 그런 변화가 사라질 것이라는 정보 제공

문에 호르몬의 생성이 안 된 원발성 부신피질기능저하증(primary adrenal insufficiency)과 뇌하수체-시상하부의 기능 저하로 인한 속발성 부신피질기능저하증(secondary adrenal insufficiency)으로 나누어진다.

80~90%는 자가면역성 혹은 특발성(idiopathic) 부신 위축이 그 원인이다. 다른 원인으로는 양쪽 부신 모두 절제, 혹은 부신의 감염 등이 있다. 부신을 파괴하는 가장 흔한 감염은 결핵이나 히스토플라즈마증(histoplasmosis)이다. 애디슨병의 주요 원인으로서 결핵보다는 자가면역성 파괴가 큰 비중을 차지하고 있으나 최근에 그 발생이 증가하고 있기

때문에 진단 시 결핵에 대한 확인이 꼭 필요하다. 뇌하수체에서 ACTH 분비가 부족한 경우도 부신피질 자극이 감소하기 때문에 부신부전을 유발한다.

a. 만성 원발성 부신피질기능저하증

원발성 부신피질기능저하증은 1885년 Thomas Addison에 의해 처음 설명되어, 애디슨병(Addison's disease)이라고도 한다. 우리나라에서는 대부분 만성 결핵에 의한 부신의 파괴가 그 원인이었으나, 외국에서는 약 70%의 환자에서 원인 불명 또는 자가면역으로 인한 부신 위축이 원인인 것으로 보고되었다. 이 질환은 모든 연령과 남·녀 모두에서 이환될 수 있으나 매우 드문 질환이다. 그러나 한번 발생하면 생명을 위협할 수 있다.

b. 속발성 부신피질기능저하증

속발성 부신피질기능저하증(secondary adrenal insufficiency)은 부신 이외의 원인에 의한 기능저하증으로 정의할 수 있다. 속발성은 뇌하수체 및 시상하부의 종양, 뇌하수체기능저하증, 스테로이드의 장기 투여로 발생한다. 원인으로는 다음 네 가지가 있다. (1) 양측 부신 절제술을 수행하였을 경우, (2) 부신의 출혈성 경색이나 괴사: 부신의 출혈은 뇌막염구균에 의한 패혈증의 합병증과 항응고요법의 합병증으로 진전될 수 있다. (3) 뇌하수체에서 ACTH의 분비가 감소되는 뇌하수체 기능부전 상태: 이는 부신에서 코티졸과 안드로겐의 분비를 감소시킨다. (4) 시상하부–뇌하수체의 ACTH 분비 억압: 이 상태는 스테로이드를 약물로 투여받았을 때 초래된다. 이러한 환자는 스테로이드 약물을 갑자기 중단하지 않는 한, 순환혈액 내에 스테로이드가 많은 양이 있기 때문에 부신피질기능저하 증상은 나타나지 않는다. 다행히 스테로이드 요법을 격일로 투여하거나 약물의 용량을 서서히 감소시키면 보통 부신선은 정상 기능으로 돌아온다.

② 병태생리

부신피질부전증의 가장 흔한 원인은 스테로이드의 치료적 이용이다. 부신피질부전증의 증상 또한 부신피질호르몬 치료의 갑작스런 중단으로도 발생한다. 부신피질호르몬치료는 신체의 정상적인 스트레스반응을 억제하고 정상적인 되먹이 기전을 방해한다. 2~4주 동안 매일 스테로이드를 투여하는 치료를 했을 경우 부신피질의 기능을 억제할 수 있다. 그러므로 스테로이드치료를 받는 환자에서는 부신부전에 대해 꼭 고려해야 한다.

③ 증상 및 징후

애디슨병은 근육위축, 식욕부진, 위장관증상, 피로, 쇠약(emaciation), 점막과 피부가 검게 착색되는 증상(특히 손가락관절마디, 무릎, 팔꿈치 등), 저혈압, 저혈당, 혈중 나트륨 농도 저하, 혈중 칼륨 농도 상승 등을 특징으로 한다. 또한 우울, 정서적 불안정, 무감동, 의식저하와 같은 정신 증상이 60~80%의 환자에게서 나타난다. 심한 경우 나트륨과 칼륨 대사의 균형이 무너져 나트륨과 수분 고갈이 심하게 나타나고 만성적인 탈수 증상을 보인다.

질병이 진행되고 급성 저혈압이 나타남에 따라 애디슨 위기(Addisonian crisis)가 발생한다. 이것은 청색증(cyanosis)과 순환성 쇼크의 전형적인 징후들, 즉 창백, 과도한 염려, 빠르고 약한 맥박, 빠른 호흡, 저혈압 등이 특징적인 증상이다. 또한 두통, 오심, 복통, 설사, 의식저하 등이 나타날 수 있다. 치료하지 않으면 약간의 과다한 움직임, 추위에의 노출, 급성 감염 혹은 나트륨 섭취의 감소 등으로도 순환허탈, 쇼크, 사망을 가져올 수 있다. 수술이나 진단적 검사를 위한 준비로 인해 발생하는 스트레스나 탈수가 이것을 촉진시킬 수 있다.

④ 진단검사

애디슨병의 시작은 보통 비특이적 증상으로 시작한다. 임상검사 결과를 통해 진단이 확정된다. 이른 아침, 혈청 코티졸과 혈장 ACTH의 측정을 통해 원발성(일차성) 부신부전과 속발성(이차성) 부신부전, 건강한 사람을 판별한다. 원발성 부신부전을 가진 환자는 혈장 ACTH가 크게 증가

(22.0pmol/L 이상)되어 있고 혈청 코티졸 농도는 정상보다 낮다(165nmol/L 이하). 다른 검사 결과로는 저혈당, 저나트륨혈증, 백혈구증가증 등이 있다.

부신피질호르몬 농도가 소변과 혈중에 낮게 나타나고 혈청 코티졸 농도가 낮게 나타나면 진단이 확정된다. 만약 부신피질이 파괴된 경우라면 부신피질호르몬 농도가 낮게 나타나고, ACTH 투여로도 혈장 코티졸 농도 및 소변의 17-hydrocorticosteroids 농도를 증가시킬 수 없다. 만약 부신이 정상이지만 뇌하수체에 의해 적절히 자극을 받지 못하는 경우라면, ACTH 투여에 대해 정상적인 반응이 나타난다. 그러나 ACTH를 자극하는 metyrapone의 투여에는 반응이 없다.

⑤ 치료

순환성 쇼크를 중재하는 즉각적인 치료가 이루어진다. 즉, 혈액순환 유지, 수분과 스테로이드 투여, 활력징후 측정, 다리를 상승시킨 배횡와위(recumbent position) 취해 주기 등의 중재가 이루어진다. Hydrocortisone(Solu-Cortef)를 정맥으로 투여하고 이어서 5% 포도당 용액을 주입한다. 만약 저혈압이 지속되면 혈압상승제가 필요할 수 있다.

만약 감염이 있어서 이것이 애디슨 위기를 악화시키면 항생제를 투여한다. 또한 급성으로 증상을 유발할 수 있는 여러 가지 요인, 스트레스원, 질환들을 파악하기 위해 세심한 사정이 필요하다.

경구 섭취는 환자가 견딜 수 있다면 가능하면 빨리 시작한다. 경구 섭취가 저혈압을 예방하기에 충분한 정도로 이루어지기 시작하면 정맥수액은 서서히 줄여 간다. 만약 부신이 기능을 회복하지 못하는 경우에 환자는 애디슨 위기를 예방하기 위해서 평생 동안 스테로이드를 대체하여야 한다. 또한 환자는 구토와 설사로 수분을 많이 상실한 경우 소금을 식이섭취를 통해 보완할 필요가 있다.

만성 원발성 부신피질기능저하증의 치료로 호르몬 대체요법을 실시한다. 매일 약물 섭취를 철저히 하게 되면 정상적인 생활을 할 수 있다. 그러나 장기간의 코티졸 호르몬요법으로 올 수 있는 부신피질기능항진증을 주의 깊게 사정하면서 투여하도록 교육하여야 한다. 스테로이드 제제의 투여 시간은 6~8시간 간격으로 시작하여 증상이 조절되면 하루에 1회 투여하도록 조절하며 오전에 투여하도록 한다. 이는 정상 호르몬 분비와 유사한 혈중 농도 양상을 유지하기 위함이다.

속발성으로 온 부신피질기능저하증은 임상적으로 코티졸과 남성호르몬 결핍의 증상이 나타나며, 알도스테론은 계속 충분한 양이 분비되고 있다. 또한 이러한 환자가 여러 가지 스트레스에 직면하면 급성 부신 위기(addisonian crisis) 상태가 될 수 있다. 이 환자의 치료도 애디슨병과 같은 방법으로 당류피질호르몬을 투여하며, 염류코르티코이드는 이 호르몬의 부족 증상과 징후를 나타내지 않는 한 투여하지 않는다. 또한 애디슨병 환자처럼 환자임을 알리는 신분증과 응급 세트를 가지고 다닐 것을 교육하여야 한다.

⑥ 간호진단 및 간호중재

- 식욕부진, 구토, 오심과 관련된 영양 부족
- 허약감과 관련된 손상 가능성
- 허약감, 피로, 근육통과 관련된 자가간호 결핍
- 피부 착색과 관련된 신체상 장애
- 허약감, 피로, 근육통과 관련된 활동 지속성 장애
- 우울과 관련된 자살 위험
- 우울 및 불안정과 관련된 사고과정장애

간호중재는 다음과 같다.

a. 환자사정

간호력과 신체검진을 통해 수분 불균형의 증상들과 환자의 스트레스 정도를 파악한다. 부족한 체액량 파악을 위해 간호사는 혈압과 맥박을 관찰한다. 또한 만성 부신부전과 저혈량으로 인한 변화를 파악하기 위해 피부색과 피부긴장도를 사정한다. 다른 중요한 사정에는 체중 변화 확인, 근육허약 및 피로의 확인, 급성 위기를 촉진할 만한 어떤 질병이나 스트레스가 있는지 확인하는 것들이 포함된다.

b. 애디슨 위기(Addisonian crisis)의 감시 및 관리

위험이 있는 환자는 애디슨 위기를 암시하는 증상 및 징후에 대해 주의 깊은 관찰이 필요하다. 저혈압, 빠르고 약한 맥박, 호흡률 상승, 창백, 극도의 허약감 등의 증상들은 종종 쇼크 증상으로 나타난다. 애디슨 위기를 가진 환자는 순환성 허탈 및 쇼크에 빠질 위험이 있다. 그러므로 신체적 정신적 스트레스원을 피해야 한다. 이러한 스트레스원에는 추위에의 노출, 과도한 활동, 감염, 정서적 스트레스 등이 포함된다.

애디슨 위기를 가진 환자는 즉각적인 치료를 요한다. 정맥으로 수액, 포도당, 전해질(특히 나트륨)을 주입하고 부족한 스테로이드호르몬과 혈압상승제를 투여한다. 급성 애디슨 위기일 때 환자는 활동을 피해야 한다. 따라서 간호사는 환자의 요구를 예측하고 이를 충족시킬 수 있는 방법들을 취하도록 한다.

증상들과 활력징후, 체중, 수분과 전해질 균형에 대한 세심한 관찰은 환자의 진전과 회복을 사정하는 데 필수적이다. 앞으로도 애디슨 위기가 발생할 위험을 감소시키기 위해서 애디슨 위기를 일으킬 수 있는 요인들을 파악하고 감소시키는 노력이 필요하다.

c. 체액 균형 유지

체액 균형 및 적절한 호르몬 대체에 대한 정보를 제공하기 위해 간호사는 환자의 피부긴장도와 점막, 체중 등을 사정하고 갈증이 심해지면 보고할 것을 환자에게 교육한다. 갈증이 심해진다는 것은 수분 불균형이 막 발생하고 있다는 의미이다. 누워서, 앉아서, 서서 각각 혈압을 측정하는 것은 체액 상태에 대한 정보를 제공한다. 수축기압의 감소(20mmHg 이상)는 체액의 고갈을 의미한다. 간호사는 환자에게 수분과 전해질 균형을 회복하고 유지하기 위해 음식과 수분을 섭취하도록 격려한다. 또한 위장관장애가 있거나 매우 더운 날씨일 때는 영양상담사와 함께 환자가 나트륨이 많이 함유된 음식을 선택하도록 도와준다.

환자와 가족에게 처방된 호르몬을 투여하는 방법과 질병이 있거나 어떤 스트레스 상황일 때에는 용량을 조절하는 방법에 대해 교육한다. 처방된 스테로이드 투여에 대해서 구두 및 서면화된 교육이 제공되도록 한다.

d. 활동내구성 증진

환자의 상황이 안정적이 될 때까지 간호사는 다른 저혈압성 상황을 촉진시킬 수 있는 불필요한 활동과 스트레스를 피하도록 주의를 기울여야 한다. 감염의 증상과 다른 스트레스원이 존재하는지를 파악하는 노력이 필요하다. 비록 작은 스트레스원이더라도 부신부전 환자에게는 과도한 것이 될 수 있다. 급성 위기일 때에는 간호사는 조용하고 스트레스 없는 환경을 유지시키며 환자를 대신해서 모든 활동(예: 목욕, 돌아눕기)을 해야 한다. 환자와 가족의 불안을 감소시키기 위해 모든 절차를 설명한다.

e. 가정과 지역사회 기반 간호 증진

• 자가간호교육

환자는 애디슨 위기를 예방하기 위해 평생 부신피질호르몬을 대체해야 하기 때문에 이 대체요법의 필요성과 적절한 용량에 대해서 확실하게 구두 및 서면화된 교육을 받아야 한다. 또한 투약 용량을 조정하는 방법 그리고 매우 덥거나 다른 스트레스 상황에 있을 때 소금 섭취를 증가시키는 방법에 대해서도 교육을 받아야 한다. 또 수분과 전해질 균형을 유지하기 위해 음식과 수분섭취를 어떻게 조정하는지도 교육받아야 한다.

환자에게 흔히 응급상황에서 사용할 수 있도록 미리 용량을 재서 일회용 주사기에 넣어 놓은 스테로이드가 처방되는데, 그 주사를 언제 어떻게 사용하는지에 대한 교육도 제공되어야 한다. 다른 의료인들에게 스테로이드 사용에 대해 정보 제공하기, 예를 들어, 치과를 방문했을 때 의사에게 스테로이드를 사용하고 있음을 말하도록 하는 것, 자신에 대한 의학적 정보를 포함한 응급 팔찌를 착용하는 것에 대해서도 교육이 필요하다. 만약 환자가 수술을 해야 되는 경우에는 수술 전·중·후에 애디슨 위기 예방을 위한 수분과 스테로이드 투여 시 많은 주의가 필요하다.

환자와 가족은 호르몬 대체가 과잉하거나 부족할 때 나타나는 징후에 대해 알고 있어야 한다. 부종이나 체중 증가는 너무 많은 용량을 의미하는 것이고, 체위성 저혈압과 체중 감소는 너무 적은 용량을 의미한다.

f. 지속적 간호

대부분의 환자가 퇴원 후 직장이나 가정으로 복귀할 수 있지만, 어떤 환자는 부신부전으로부터 완벽하게 회복되지 못해서 그러지 못하는 수가 있다. 이런 경우에, 가정간호로 후송이 이루어질 수 있다. 가정간호사는 환자의 회복을 사정하고 호르몬 대체요법을 감독하며 가정에서의 스트레스를 파악하는 역할을 한다. 또한 환자와 가족의 투약 및 식이 조정에 대한 지식을 사정한다. 가정방문을 통해 간호사는 환자의 추후관리계획을 사정할 수 있다. 간호사는 환자와 가족에게 건강 증진 활동과 검진에 참여하는 것의 중요성을 상기시키도록 한다.

• 약물요법과 함께 고려해야 할 일반 간호중재

- 활력징후를 정규적으로 측정하고, 환자의 혈압이 기초혈압 이하로 저하되면 의사에게 연락하도록 한다.
- 신체적인 활력감과 심리적 안정감을 사정한다. 환자는 피로하지 않도록 낮 동안 여러 차례 휴식을 취하도록 한다.
- 감염의 증상과 징후를 관찰하고, 징후가 나타나면 의사에게 알린다. 감염은 신체에 부가된 스트레스이므로 감염성 질환 시 스테로이드 용량을 증량하여야 한다.
- 환자의 체중을 규칙적으로 측정한다. 스테로이드 약물 때문에 수분과 나트륨의 정체가 올 수 있으므로 보통 체중이 증가된다.
- 나트륨과 포타슘의 불균형 징후를 주의 깊게 관찰한다. 스테로이드 보충요법이 불충분하면 나트륨 상실과 포타슘 정체는 계속될 것이며 용량이 너무 많으면 나트륨과 수분은 과다하게 정체되고 포타슘이 비정상적으로 과다하게 배설된다.
- 고단백, 고칼로리의 식이를 규칙적으로 섭취하도록 한다. 금식은 부신 위기를 진전시킬 수 있다.
- 환자와 가족에게 스테로이드 자가투여에 대한 주의사항을 설명한다.
- 환자와 가족에게 스테로이드 사용 시 발생하는 부작용을 설명한다.

g. 부신위기에 대한 간호

부신위기 또는 급성 부신기능저하증은 적절한 호르몬 대체요법을 받지 않은 환자가 스트레스를 받을 때 잘 발생한다. 스트레스 요인으로 임신, 수술, 감염, 탈수 또는 식욕부진, 발열, 정서적 스트레스 등이 있다. 증상으로는 갑작스런 극심한 허약감, 심한 복통 등 및 다리의 통증, 고열 상태에 이어 체온의 하강, 말초혈관 허탈, 혼수, 신부전, 사망 등이 있다.

부신위기는 급한 상태이므로 빨리 치료하여야 하는데 간호의 주목적은 (1) 쇼크를 완화시키고, (2) 순환을 회복시키며, (3) 필요한 양의 스테로이드를 보충해 주는 것이다. 이를 위한 방법은 다음과 같다.

- 수용성 당류코르티코이드인 hydrocortisone phosphate나 hydrocortisone sodium succinate를 생리식염수 1,000mL에 용해하여 정맥주입 하고, 점차 용량을 감소시켜 근육이나 정맥으로 6~8시간마다 투여한다.
- 계속해서 혈압을 모니터링하며, 저혈압을 교정하기 위해 혈관수축제(보통 에피네프린 사용)와 혈장이 처방될 수 있다.
- 매시간 소변 배설량을 측정하고 핍뇨 상태는 쇼크의 징후이므로 의사에게 연락한다.
- 환자가 더 이상 신체적, 심리적으로 스트레스를 받지 않도록 환경을 관리한다.
- 당류코르티코이드의 용량 과다로 인한 증상, 수분정체로 인한 전신부종과 고혈압 및 저포타슘혈증으로 인한 마비, 정신증(psychosis), 의식상실 등의 증상을 관찰한다.

부신위기는 빠르고 효과적인 치료로 보통 12시간 내에 사라지고 환자 상태는 안정되며 회복기가 시작된다.

라. 갈색세포종(Pheochromocytoma)

① 정의

갈색세포종은 흔히 양성이고 부신수질의 크로마핀세포(chromaffin cell)로부터 유래한다. 이 종양은 부신수질에서 85~95% 발생하며 나머지는 부신이 아닌 다른 곳, 즉 대동맥, 난소, 비장 등이나 그 주변에 있는 크로마핀조직(chormaffin tissue)에서 발생한다. 갈색세포종은 어떤 연령에서도 발생 가능하지만 40~50세에 가장 많이 발생한다. 이것은 남·녀 동일하게 영향을 미친다. 종양의 10%는 양측성이고 10%는 악성이다. 갈색세포종은 가족력이 있어서 만약 가족 중에 이 질환이 있으면 이 종양에 대한 검진에 신경을 써야 한다. 갈색세포종은 다발성 내분비종양 Ⅱ 유형의 한 부분으로 발생하기도 한다. 따라서 환자가 수질성 갑상선암이나 부갑상선 비대 혹은 종양을 가지고 있을 가능성을 열어 두어야 한다.

② 병태생리

갈색세포종은 에피네프린과 노르에피네프린을 과잉 분비하기 때문에 심각한 증상을 나타낼 뿐만 아니라 죽음에 이를 수도 있다. 갈색세포종으로 진단이 내려지면 카테콜라민이 다양한 빈도와 강도로 방출되어 발작(paroxysm)이라고 하는 위험 요인으로 작용한다. 발작을 자극하는 위험 요인에는 흡연과 배뇨(배뇨반사) 그리고 구부리는 자세, 운동, 긴장, 복부의 강렬한 촉진, 임신과 같은 복부기관을 압박하는 활동들, 또한 히스타민, 마취제, 아트로핀, 아편제, 펜타닐, 스테로이드, 글루카곤과 같은 약물들이 포함된다.

환자는 초기에 치료되지 않으면 뇌졸중과 심부전의 위험성이 있다. 만약 갈색세포종이 발생 초기에 발견되면, 보통 외과적으로 쉽게 제거될 수 있다.

③ 증상 및 징후

갈색세포종 환자는 당뇨병(혈당 상승과 당뇨), 본태성 고혈압(혈압 상승, 두통), 갑상선기능항진증(대사율 증가, 발한, 흥분, 빈맥, 정서적 분노) 및 신경정신증과 비슷한 증상을 나타낸다.

고혈압은 갈색세포종의 기본적인 증상으로 지속적, 간헐적 혹은 발작적(빠른 시작과 갑작스런 중단)일 수 있으며 전형적으로 두통과 함께 나타난다. 심한 고혈압은 뇌졸중과 갑작스런 실명을 초래할 수 있고, 조기에 치료되지 않을 경우 심맥관계가 손상되어 뇌출혈과 심부전으로 사망하기도 한다.

교감신경계의 과다 활동으로 인한 발한이나 불안, 심계항진, 오심, 구토 등을 경험하게 된다. 또한 카테콜라민의 지나친 분비는 간에서 글리코겐을 과도하게 포도당으로 전환시켜 고혈당과 당뇨가 나타난다. 대사항진으로 인한 갑상선기능항진증의 증상도 나타난다. 그러나 이러한 증상들은 심리적인 스트레스나 신체적 운동 또는 체위 변경에 의해 촉진될 수 있다.

만약 발작이 급히 발생하면 쇼크와 같은 상태로 들어가는데 과도한 발한, 동공확대, 피부가 차고 축축해지는 등의 증상을 나타낸다.

④ 진단검사

교감신경계의 과잉 활동과 현저한 혈압 상승이 함께 동반되면 갈색세포종을 의심한다. 이러한 징후는 '5H[hypertension, headache, hyperhidrosis(과잉 발한), hypermetabolism, hyperglycemia]'와 관련될 수 있다. 이러한 징후는 갈색세포종을 진단하는데, 93.8%의 특이성과 90.9%의 민감성을 나타낸다. 갈색세포종의 발작성 증상이 50대에 흔히 발생한다.

소변과 혈장의 카테콜라민과 카테콜라민의 대사산물인 metanephrin(MN) 농도의 측정은 부신수질의 과잉 활동을 알 수 있는 가장 직접적인 신뢰할 수 있는 검사들이다. 갈색세포종을 진단하는 새로운 검사가 최근에 개발되었는데, 이는 고압력 액체 크로마토그래피(high-pressure liquid chromatography)와 전기화학적 방법으로 혈장의

free MN을 측정하는 것이다. 검사 결과 음성인 경우 갈색세포종을 배제시킨다. 그러나 적어도 한 가지 카테콜라민이나 MN의 농도 상승이 원발성 고혈압 환자의 10%에서 나타날 수 있다.

카테콜라민 대사산물[MN과 vanillylmandelic acid(VMA)]이나 카테콜라민의 측정은 임상에서 광범위하게 이용된다. 갈색세포종은 대부분의 경우에 24시간 소변 수집에 근거하여 진단, 확정된다. 이 질환은 24시간 소변의 카테콜라민, MN, VMA의 농도는 정상보다 2배 높다. 이 검사 결과는 진단의 정확성을 높여 준다. 커피, 차, 바나나, 초콜릿, 바닐라, 아스피린과 같은 투약 및 음식들이 이 검사 결과를 혼동시킬 수 있으므로 검사를 위해 이런 항목들을 피하도록 교육한다.

혈장 카테콜라민 농도는 환자를 앙와위(supine)로 30분 동안 휴식하게 하고 측정한다. 정맥천자 스트레스로 인해 카테콜라민 농도가 상승하는 것을 예방하기 위하여 나비바늘, 정맥 카테터 등은 혈액 채취 30분 전에 삽입한다.

유의한 검사 결과를 얻기 위해 카테콜라민 농도를 상승시킬 수 있는 요인들은 통제한다. 이러한 요인에는 커피, 차, 담배, 정서적 신체적 스트레스, 약물들(예: amphetamines, nose drops나 sprays, decongestant agents, brondhodilators)이 포함된다.

정상 혈장 에피네프린 농도는 100pg/mL(590pmol/L)이다. 노어에피네프린의 정상 범위는 일반적으로 100~550pg/mL(590~3,240pmol/L) 이하이다. 에피네프린이 400pg/mL(2,180 pmol/L)보다 크거나 노어에피네프린이 2,000pg/mL(11,800pmol/L)보다 크면 갈색세포종으로 진단할 수 있다. 만약 수치가 정상에서 이러한 진단 기준 사이에 있으면 추가 검사가 필요하다.

만약 혈장과 소변을 이용한 카테콜라민 검사가 진단을 내릴 만큼 명확하지 않으면 클로니딘 억제검사(clonidine suppression test)를 수행할 수 있다. Clonidine(Catapres)은 카테콜라민의 분비를 억제하는 항아드레날린 제제이다. 억제검사는 카테콜라민 농도가 교감신경작용에 의해 정상적으로 증가한다는 원리에 기초한 것이다. 갈색세포종에서 카테콜라민 농도 증가는 과잉인 카테콜라민의 혈류로의 확산(정상 축적과 방출기전을 거치지 않고)에 의해 나타난다. 그러므로 갈색세포종 환자에서는 clonidine이 카테콜라민 분비를 억제하지 않는다.

CT, MRI, 초음파 등과 같은 영상학적 검사들도 갈색세포종의 위치를 파악하고 1개 이상의 종양이 존재하는지 확인하기 위해 수행될 수 있다. 갈색세포종의 위치 파악과 부신 외부로 전이된 병소를 확인하기 위해 MIBG(^{131}I-mtaiodobenzylguanidine) 섬광조영술(scintigraphy)을 필요로 할 수도 있다. MIBG는 카테콜라민을 생성하는 조직의 특정 동위원소로서 MIBG(^{131}I-mtaiodobenzylguanidine) 섬광조영술은 다른 검사에서 발견되지 못한 종양을 발견하는 데 도움이 된다. 이 검사는 비침습적이고 안전하다.

또 다른 진단검사들은 다른 내분비선의 기능을 평가하는 데 초점을 둔다. 이는 어떤 환자의 경우에는 갈색세포종이 다른 내분비종양과 연관되어 있기 때문이다.

⑤ 치료

갈색세포종의 확실한 치료 방법은 종양의 외과적 절제이다. 내시경으로 부신 절제술을 시행한다. 수술을 지연시킬 수 있는 합병증으로는 고혈압성 망막병증, 고혈압성 신증, 심근염, 뇌졸중, 심부전 등으로 갈색세포종의 합병증이 존재하면 환자의 수술 위험이 크다. 그러므로 수술 전 높은 혈압과 혈관합병증의 증상을 조절하기 위해 phentolamine 같은 α-교감신경 차단제를 정맥투여한다.

마취 중이나 수술 중 선의 조작으로 호르몬이 분비되어 혈압이 상승되고, 심부정맥을 초래할 수 있으며, 선의 절제 후에는 너무 심하게 혈압이 떨어져 쇼크 상태를 초래할 수 있는 위험이 있으므로 특별히 주의하여야 한다.

악성 갈색세포종이거나 심각한 내과적 문제로 수술이 불가능한 경우 혈압조절을 위해 phentolamine(Regitine), phenoxybenzamine hydrochloride(Diben-zyline), prazosin(Minipress), terazosin(Hytrin), doxazosin

(Cardura)과 같은 교감신경 차단제를 사용한다.

⑥ 간호진단 및 간호중재

- 신장, 한선(땀샘), 위장관으로의 염분 및 수분 손실과 관련된 체액 및 전해질 불균형
- 오심, 구토, 식욕 부진으로 인한 섭취 부족과 관련된 영양 부족
- 신진대사 저하 및 전해질과 포도당의 체액 불균형과 관련된 활동 내구성 장애
- 기능 저하 및 신체성 변화와 관련된 자기개념장애
- 근허약과 관련된 자가간호 결핍
- 세뇨관 재흡수장애와 관련된 배뇨장애

간호중재는 다음과 같다.

- 환자는 입원 시부터 신체적, 정신적으로 지친 상태이며 대사가 높기 때문에 안정을 취하는 것이 가장 중요하다. 안정을 도모하기 위해 진정제가 처방될 수 있는데 진정제에 대한 저항성 때문에 정상량보다 더 많은 용량이 필요하게 된다.
- 신체적·정신적으로 불안정하고 시력의 장애도 있을 수 있으므로 사고를 예방하기 위하여 주의를 기울여 안전관리를 잘하는 것이 필요하다.
- 환자는 대사가 증가하여 더위에 잘 못 견디며 땀과 피부 분비물이 많으므로 목욕을 자주 하도록 한다.
- 비타민, 무기질, 칼로리가 충분한 식이를 섭취하여 대사 요구에 맞도록 해야 하지만, 당뇨가 있는 경우에는 당질과 총 칼로리를 제한하고, 커피나 홍차, 콜라 음료는 자극 효과를 증가시키기 때문에 제외한다.

a. 수술 전 간호

과다한 카테콜라민의 생리적 효과를 중화시키기 위하여 phentolamine, phenoxybenzamine이나 propranolol 같은 약물을 투여할 수 있는데 이때 혈압을 주의 깊게 관찰하면서 조절해야 한다. 수술 전에 환자가 스트레스를 받지 않도록 적절한 휴식과 안정을 취하도록 하고, 필요하면 안정제를 복용한다. 또한 수술 부위가 횡격막에 가깝기 때문에 수술 후에 심호흡과 기침이 어려우므로 수술 전에 잘 교육시키고, 필요성을 강조하여 수술 후 반드시 실천할 수 있도록 한다.

b. 수술 후 간호

수술 직후의 가장 큰 위험은 쇼크와 출혈이다. 종양 제거 후 카테콜라민이 심하게 저하되므로 쇼크가 발생할 수 있다. 또한 부신에는 혈관 분포가 많으므로 출혈이 발생할 수 있다. 이런 위험은 수술 후 24~48시간 동안이 가장 크다. 수술 후 환자 간호는 다음과 같다.

- 혈량을 유지하고 쇼크를 완화시키기 위해 혈액이나 혈장, 덱스트란(dextran), 포도당 등을 정맥내로 투여한다.
- 혈압상승제는 보통 노르에피네프린을 정맥내로 투여하고 혈압을 2~15분 간격으로 측정하며, 이에 따라 주입 속도를 조절한다.
- 소변 배설량도 주의 깊게 측정하는데 1시간에 30mL 이하면 의사에게 알리도록 한다. 핍뇨는 심한 쇼크의 진전과 계속적인 신부전을 의미할 수 있으므로 잘 관찰한다.
- 출혈의 징후를 주의 깊게 관찰하기 위하여 30분마다 드레싱을 체크한다. 그리고 내출혈이 있는 경우는 복부 내 혈종이 진전되고 마비성 장폐색이 올 수 있다. 이때의 증상은 복부 통증, 팽만, 심한 오심, 구토이다.
- 수술 부위의 통증 완화를 위하여 수술 후 24~48시간 동안은 진통제를 자유롭게 줄 수 있으나 마약 특히 demerol은 저혈압을 초래할 수 있으므로 주의 깊게 투여해야 한다.
- 수술 시 부신피질까지 제거한 경우 급성 부신피질기능저하증을 잘 관찰하도록 한다. 부신을 양측 모두 절제한 경우에는 일생 동안 스테로이드요법이 필요함을 교육한다.

(5) 당뇨(Diabetes mellitus)

당뇨란 인슐린 활동이나 인슐린 분비의 부족으로 인해 유발되는 혈당 증가로 특징지어지는 대사성 질환군이다. 일반

적으로 혈액 속에서 순환하는 포도당의 양은 일정한 양으로 정해져 있다. 이 포도당의 근원은 위장의 음식물 소화를 통해 흡수된 것이거나 음식물로부터 간이 포도당을 생성한 것이다. 인슐린은 췌장에서 생성되는 호르몬으로, 포도당의 생성과 저장을 조절함으로써 궁극적으로 혈당량을 조절한다. 당뇨에 걸리면 세포가 인슐린에 반응을 하지 않거나 췌장이 인슐린 생산을 완전히 멈추게 되고, 고혈당이 지속되면 당뇨 케톤산증(diabetic ketoacidosis; DKA)과 고혈당성 고삼투압성 비케톤성 증후군(hyperglycemic hyperosmolar non-ketotic syndrome; HHNS)과 같은 대사장애가 나타난다(표 9-8). 고혈당이 조절되지 않은 상태로 오래가면 대혈관합병증(관상동맥질환, 뇌혈관질환, 말초혈관질환), 만성적 소혈관합병증(신장질환, 안과질환), 신경성 합병증(신경섬유성 질환) 등을 유발한다.

가. 정의

당뇨는 제1형 당뇨(type 1), 제2형 당뇨(type 2), 임신성 당뇨, 기타 당뇨로 분류된다(미국당뇨협회, 2004). '인슐린 의존형 당뇨'와 '인슐린 비의존형 당뇨'라는 용어는 이제 더 이상 사용되지 않는다. 그 이유는 병의 근본적 원인에 의한 분류가 아니라 환자의 기본 치료에 의한 분류였기 때문이다. 로마 숫자를 사용했던 표현은 혼란을 막기 위해 아라비아 숫자를 사용하였다. 제1형 당뇨에서는 인슐린을 만드는 췌장의 랑게르한스섬의 β-세포가 자동면역과정에 의해 파괴된다. 그 결과 환자는 인슐린 생산을 거의 못하게 되어 혈당조절을 위해 인슐린을 투여해야만 한다. 제1형 당뇨는 당뇨 환자의 약 5~10%를 차지한다. 30세 이전의 조기발병이 특징이다(표 9-9).

표 9-8 당뇨의 위험 요인

- 가족력(부모나 형제가 당뇨인 경우)
- 비만(이상적인 체중의 20% 이상이거나 BMI ≥27kg/m^2)
- 인종/민족(아프리카계 미국인, 남미계 미국인, 인디언, 아시아계 미국인, 태평양 섬 주민들)
- 나이 ≥45세
- 이전에 공복 시 혈당수치가 비정상적이었거나 당 내성 손상이 있을 경우
- 고혈압(≥140/90mmHg)
- HDL 콜레스테롤 수치 ≤35mg/dL(0.90mmol/L) 또는 중성지방 수치 ≥250mg/dL(2.8mmol/L)
- 임신성 당뇨 혹은 과체중(4kg 이상) 아기 출산의 과거력

[출처: 미국당뇨협회(American Diabetes Association; ADA), 2004.]

나. 병태생리

동화작용을 하는 호르몬인 인슐린은 췌장의 랑게르한스(Langerhans)섬 β-세포에서 분비된다. 식사를 할 때 인슐린 분비가 증가하면 포도당이 혈액으로부터 근육, 간, 지방세포로 이동한다. 인슐린은 다음과 같은 기능을 한다.

- 포도당을 이동시키고 대사한다.
- 근육과 간의 포도당 저장을 촉진한다(글리코겐 형태로).
- 간이 포도당 방출을 멈추도록 신호를 보낸다.
- 식이를 통해 얻은 지방이 조직으로 저장되는 것을 촉진한다.
- 아미노산이 세포로 이동되는 것을 촉진시킨다.
- 저장된 당, 단백질, 지방의 분해를 막는다.

공복 시 췌장은 적은 양의 인슐린(basal insulin)을 지속적으로 분비한다. 다른 췌장호르몬인 글루카곤(랑게르한스섬 α-세포에서 분비)은 혈당이 낮아졌을 때 분비되는데, 이것은 간을 자극해 저장되어 있던 포도당을 방출하도록 한다. 인슐린과 글루카곤은 함께 혈당을 일정한 수준으로 유지하는 데 기여한다. 일차적으로 간은 글리코겐을 분해시켜 포도당을 생성한다(glycogenesis). 그리고 음식을 먹지 않고 8~12시간이 지나면, 간은 비탄수화물성 물질로부터(아미노산을 포함해서) 포도당을 생성한다(gluconeogenesis).

① 제1형 당뇨(Diabetes mellitus type 1)

췌장의 β-세포 파괴가 특징이다. 유전적, 면역적, 환경적(예: 바이러스) 요소가 복합적으로 β-세포 파괴에 기여한다. 비록 β-세포 파괴의 주요 원인이 완전히 알려지지는 않았지만 보편적으로 유전적 감수성이 제1형 당뇨를 발전시키는 주

표 9-9 당뇨의 분류

현재의 분류법	과거의 분류법	임상적인 특징과 의의
제1형 당뇨(type 1) (전체 당뇨 환자의 5~10%)	• 소아형 당뇨 • 소아기 발생 당뇨 • 케톤산증 발생 가능 당뇨 • 불안정 당뇨 • 인슐린 의존형 당뇨(IDDM)	• 어느 연령에서도 발병 가능하지만 보통 30세 미만에 발병 • 진단 시 보통 날씬함: 최근 체중 감소 • 원인으로는 유전적, 면역학적, 환경적 요인들(예: virus)이 포함됨 • 종종 섬세포항체를 보임 • 종종 인슐린 치료 전에도 인슐린 항체를 보일 수 있음 • 인슐린 분비가 거의 없음 • 생명을 유지하기 위해 인슐린 투여가 필요함 • 인슐린 부족 시 케톤증 발생 가능함 • 고혈당의 급성 합병증: 당뇨성 케톤산증
제2형 당뇨(type 2) (전체 당뇨 환자의 90~95%: 이중 80%가 비만, 20%는 정상체중)	• 성인 발생 당뇨 • 성숙기 발생 당뇨 • 케톤증 저항성 당뇨 • 안정적 당뇨 • 인슐린 비의존성 당뇨 (NIDDM)	• 어느 연령에서도 발병 가능하지만 보통 30세 이상에서 발병 • 보통 진단 시에 비만함 • 원인으로 비만, 유전, 환경적 요인들이 포함됨 • 섬세포항체가 없음 • 인슐린 분비 감소, 인슐린 저항 증가 • 비만한 환자라면 대부분 체중 감소를 통해서 혈당을 조절할 수 있음 • 식이조절이나 운동이 성공적이지 못할 때 경구용 혈당강하제로 혈당조절 효과를 증가시킬 수 있음 • 고혈당 방지를 위해 단기간 혹은 장기간 인슐린이 필요할 수 있음 • 스트레스나 감염이 있을 때를 제외하고 케톤산증은 흔하지 않음 • 급성 합병증: 고혈당 고삼투성 비케톤성 증후군
또 다른 조건의 당뇨 (다른 조건 또는 증후군과 관련된 당뇨병)	• 이차성 당뇨	• 질병의 원인으로 알려져 있거나 의심되는 조건에 의해 나타남: 췌장질환, 비정상 호르몬, 스테로이드나 에스트로젠이 포함된 투약 등 • 췌장의 인슐린 생산 능력에 의존적임. 환자는 인슐린이나 경구용 혈당강하제 치료가 요구됨

요소로 받아들여진다. 제1형 당뇨 그 자체를 유전으로 물려받지는 않지만 유전 소인, 경향성 등을 물려받는다. 이런 유전적 경향은 특정한 인체조직적합 항원(human leukocyte antigen; HLA) 유형을 가진 사람들에게서 나타난다. 인체조직적합 항원(HLA)이란 이식항원 혹은 다른 면역과정에 반응하는 유전자들의 집합을 의미한다. 이 유전자들의 집합을 주조직적합 항원 염색체(haplotype)라고 부른다. 약 95%의 제1형 당뇨 환자들은 HLA-DR3이나 HLA-DR4를 갖고 있다. 이러한 인체조직적합 항원(HLA) 유형 중 하나를 가진 사람은 보통 사람에 비해 제1형 당뇨의 발병 위험이 3~5배 높다. DR3, DR4 HLA haplotype들을 모두 가진 사람은 보통 사람에 비해 제1형 당뇨 발병 위험이 10~20배 높아진다. 면역 매개성 당뇨는 흔히 아동기나 청소년기에 발병하지만 또한 모든 연령에서 발생할 수 있다.

제1형 당뇨에는 자가면역반응의 증거가 있다. 자가면역반응은 항체가 몸의 정상 조직에 대항하여 이물질에 대응하는 것처럼 이루어지는 비정상적인 반응이다. 섬세포와 내인성 인슐린에 대항하는 자가항체는 진단받을 당시의 환자들에게서 발견되며 제1형 당뇨가 임상적으로 증상을 나타내기 이미 몇 년 전에 나타난다. 유전적·면역학적 요인 외에도 바이러스나 독소와 같은 환경적 요인들이 β-세포의 파괴를 유발할 수 있음이 연구에 의해 밝혀지고 있다.

특정한 원인에 상관없이 β-세포의 파괴는 인슐린 생산의 감소로 이어지고 간의 당 생산이 체크되지 않아서 공복 시

고혈당을 유발하게 된다. 추가적으로, 음식으로부터 얻은 당은 간에 저장되지 못하는 대신 혈류에 남아 식후 고혈당을 일으킨다. 만약 혈류에 당포화가 높아져 신장의 당역치를 초과하면, 약 180~200mg/dL(9.9~11.1mmol/L), 신장은 걸러진 당을 모두 재흡수하지 못하게 되어 소변에 당이 나타나게 된다(glycouria). 당이 소변에 분비되면 심각한 체액과 전해질 손실이 동반되는데 이를 삼투성 이뇨(osmotic diuresis)라 부른다.

인슐린은 정상적으로 저장된 당의 분해(glycogenolysis)를 억제하고, 아미노산과 다른 물질로부터 새로운 포도당을 생성하는 것(gluconeogenesis)도 억제하기 때문에 이러한 과정은 인슐린 결핍이 있는 사람에게서 제한되지 않은 형태로 발생하여 고혈당을 심화시킨다. 추가적으로 지방분해가 발생하고 그 결과로서 지방분해의 산물인 케톤체가 증가하게 된다.

케톤체(keton body)

케톤체는 산성이다. 이것이 체내에 과잉하게 축적되면 체내의 산/염기 균형을 파괴하게 된다. 그 결과인 당뇨성 케톤산증(DKA)의 증상으로는 복부 통증, 어지럼증, 구토, 호흡장애, 과일향이 나는 입냄새, 그리고 치료 부재 시에는 의식의 변화, 혼수, 죽음에까지 이를 수 있다. 고혈당과 당뇨성 케톤산증(DKA), 빠르게 진행되는 대상이상을 치료하기 위해서는 수분전해질 불균형 교정과 더불어 인슐린 치료가 필수적이다.

② 제2형 당뇨(Diabetes mellitus type 2)

제2형 당뇨에서는 인슐린 민감성(인슐린 저항성)이 감소하거나 β-세포 기능의 손상으로 인해 결과적으로 인슐린 생산이 감소된다. 제2형 당뇨는 당뇨 환자의 약 90~95%를 차지한다. 이 유형의 당뇨는 30세 이상의 연장자나 비만한 사람에게 더 잘 발생한다. 그럼에도 불구하고 젊은이들에서 발병이 꾸준히 증가하고 있는데 이는 소아의 비만이 급격히 증가하고 있기 때문이다. 제2형 당뇨는 일차적으로 식이조절과 운동으로 치료할 수 있다. 만약 식이와 운동만으로는 혈당조절이 되지 않으면 구강 혈당강하제로 보완할 수 있다. 제2형 당뇨 환자 중 어떤 이들은 구강 혈당강하제로도 혈당조절에 실패하게 되어 인슐린 주사제 투여를 필요로 하게 된다. 또한 급작스러운 생리학적인 스트레스를 받는 기간에도 인슐린 주사제의 투여가 필요할 수도 있다.

인슐린 저항을 극복하고 혈액 내 포도당 축적을 예방하기 위해서 인슐린의 양이 더 증가되어 분비되어야만 정상 혹은 약간 상승된 수준의 혈당을 유지할 수 있다. 그러나 만약 β-세포가 인슐린 분비 증가를 감당해내지 못한다면, 포도당 수치는 증가되고 제2형 당뇨는 악화된다.

비록 제2형 당뇨의 특징이 인슐린 분비장애임에도 불구하고, 지방분해와 케톤체 생성을 예방할 수 있을 만큼의 인슐린은 충분히 분비된다. 그러므로 당뇨성 케톤산증(DKA)은 대개 제2형 당뇨에서는 드물다. 하지만 조절하지 않은 제2형 당뇨는 심각한 급성 문제로서, 고삼투성 고혈당성 비케톤성 증후군(HHNS)이 발생할 수 있다.

제2형 당뇨는 천천히 진행되기 때문에 당 불내성(glucose intolerance)의 발병은 수년 동안 발견되지 않는다. 그것들은 종종 아무 이상이 없거나, 만약 환자가 증상을 경험한다면 피로, (여성)질 감염, (만약 포도당 수치가 매우 높다면) 시력 감퇴를 수반할 수 있다.

대부분의 환자들에게서(약 75%) 제2형 당뇨는 우연히 발견된다(예: 일상적인 임상검사나 검안경검사가 이루어졌을 때). 당뇨가 발견되지 않은 상태로 장기화된 경우에는 당뇨의 만성 합병증(안구질환, 말초신경장애, 말초혈관질환) 때문에 나중에 당뇨임을 알게 될 때도 있다.

인슐린 저항은 비만과 관련되어 있기 때문에, 제2형 당뇨 치료의 일차적인 목적은 체중을 줄이는 것이다. 운동 또한 인슐린 효과 증가시키는 데 중요하다. 식이요법과 운동이 혈당조절에 효과적이지 못할 경우에는 경구용 혈당강하제를 치료에 포함시킬 수도 있다. 만약 단일 경구용 혈당강하제가 혈당조절에 실패하게 되면 두 가지 이상의 복합적인 경구용 혈당강하제를 사용하게 된다. 또한 경구용 혈당강하제에 주사제 인슐린을 추가로 투여받을 수도 있고, 어떤 환자의 경우에는 전적으로 인슐린 주사제로만 치료할 수도 있다. 어떤 환자들은 지속적으로 인슐린을 투여해야 하는 반면, 또 어떤 환자들은 질병이나 수술 같은 신체적인 스트레스를 받는 특정한 기간에만 일시적으로 인슐린을 필요로 하기도 한다. 환자의 치료는 진단 시 고혈당의 심각성에 따라 다르다.

③ 임신성 당뇨(Gestational diabetes mellitus; GDM)

임신성 당뇨는 임신의 시작과 함께 임신 기간 동안 어느 정도의 당불내성(glucose intolerance)을 갖는 것을 말한다. 임신 기간 중 태반호르몬의 분비는 인슐린 저항을 유발하기 때문에 고혈당이 유발된다. 임신성 당뇨는 임산부의 14%에서 발생하고, 임신 기간 중 고혈압의 위험을 증가시킨다.

임신성 당뇨 위험이 높은 사람들은 주로 과도 비만, 임신성 당뇨 과거력, 당뇨 가족력이 있는 사람들이다. 만약 고위험군임에도 불구하고 임신 초기에 임신성 당뇨(GDM)가 나타나지 않았다면, 반드시 임신 24~28주에 재검사를 해야 한다. 고위험군으로 분류되는 여성들은 경구포도당 부하검사(oral glucose tolereance test; OGTT)를 확인한다. 경구포도당 부하검사(OGTT)에서 140mg/dL(7.8mmol/L)을 초과하는 여성의 경우에는 포도당 내성 검사(glucose challenge test; GCT)를 해야 한다.

임신성 당뇨였던 여성은 출산 후 혈당 수치가 정상으로 돌아오거나 제2형 당뇨로 발전한다. 그러므로 임신성 당뇨를 가졌던 여성들은 제2형 당뇨 발병의 위험을 줄이기 위해 이상적인 체중 유지를 위한 상담이 필요하며 규칙적인 운동을 필요로 한다.

다. 증상 및 징후

환자의 고혈당 수준에 따라 임상적인 소견이 달라진다. 고전적인 임상적 소견은 다뇨, 다갈, 다식이다. 다뇨와 다갈증은 삼투적인 이뇨작용과 관련된 과도한 수액의 손실의 결과로 발생한다. 인슐린의 부족과 단백질과 지방의 분해로 인하여 대사 상태의 결과로 다식을 경험하게 된다. 피로와 시야의 갑작스런 변화, 손과 발의 무딘 감각과 무감각, 마른 피부, 피부병소와 상처의 치료가 느리게 되는 것, 그리고 감염의 재발과 같은 쇠약감과 같은 증상들을 포함한다. 제1형 당뇨의 발병은 갑작스런 몸무게의 감소 또는 메스꺼움, 구토, 복통과도 관련이 있다.

라. 진단검사

당뇨 진단을 위한 기초적인 자료는 비정상적인 고혈당 수준이다. 공복 시 혈장 당(fasting plasma glucose; FPG) 수준이 126mg/dL(7.0mmol/L) 이상이거나 혹은 무작위로 채집한 혈장 당 수치가 200mg/dL(11.1mmol/L)을 초과할 때 당뇨로 진단한다. 경구포도당 부하검사(OGTT)와 정맥포도당 부하검사(IV glucose tolerance test)는 더 이상 일상적인 방법으로 추천되지 않는다. 표 9-10에 미국당뇨협회(ADA)의 당뇨 진단 기준이 제시되어 있다.

보통 혈장 당 수치는 혈당 값보다 10~15% 정도 높다. 따라서 환자들은 자신이 갖고 있는 기계가 혈장 당 값을 알려 주는지 아니면 전혈의 혈당을 알려 주는지를 알고 있어야 한다.

당뇨 진단과 관련해 주기적으로 사정해야 할 것들이 표 9-11에 제시되었다.

① 노인들의 고려사항

연령이 높아질수록 혈당이 상승한다. 대략 노년층 인구의 10~30%는 노화와 관련된 고혈당이 나타난다. 노화와 관련하여 탄수화물대사 변화가 일어나는 이유는 알려져 있지 않다. 다만 부실한 식이, 신체활동 감소, 섭취된 탄수화물이 저장되는 탈지방 체중(lean body mass)의 감소, 인슐린 분비의 감소, 지방조직의 증가 등이 인슐린 저항을 증가시키는 잠재적 요인일 것으로 추측하고 있다.

마. 치료

당뇨관리의 일차적 목표는 혈관 및 신경성 합병증의 발생을 예방할 수 있도록 인슐린의 활동과 혈당 수준을 정상화시키는 것이다. 현재 미국당뇨협회(ADA)는 합병증 위험을

표 9-10 당뇨의 진단적 기준

1	당뇨의 증상 + 임의 혈장 당농도가 200mg/dL(11.1mmol/L) 이상일 때. 불특정한 시간에 측정되는 것을 '임의'라고 정의한다. 전통적인 당뇨 증상은 다뇨, 다갈증, 원인 모를 체중 감소가 포함된다.
	혹은
2	공복 시 혈장 당농도가 126mg/dL(7.0mmol/L) 이상일 때. 최소한 8시간 동안 음식을 섭취하지 않았을 때를 '공복 시'라고 정의한다.
	혹은
3	경구포도당 부하검사에서 당 섭취 2시간 후 혈당이 200mg/dL(11.1mmol/L) 이상으로 나타날 때. 경구포도당 부하검사는 WHO에서 제시한 대로 75g의 수용성 당이 물속에 녹아 있는 상태와 동일한 당 부하를 이용해서 시행되어야 한다.
이러한 기준들은 다른 날에 반복적인 검사를 통해 확인되어야 한다. 3번 방법은 일상적인 임상 방법으로는 추천되지 않는다.	

표 9-11 당뇨 환자의 사정

과거력	• 당뇨와 관련된 증상들 – 고혈당의 증상 – 저혈당의 증상 – 각각 증상이 나타난 빈도, 시기, 정도 및 증상이 사라질 때 어떠했는지 • 혈당 측정 결과 • 당뇨의 만성적인 합병증 정도, 증상, 관리 – 눈, 신장, 신경, 요생식기와 성기, 방광, 위장관, 심장, 말초혈관 – 당뇨와 연관된 발의 문제들 • 처방된 식이의 이행 혹은 이행 능력 • 처방된 운동지침의 이행 • 처방된 약리학적 치료 이행 혹은 이행 능력(인슐린 또는 경구용 혈당강하제) • 음주, 흡연, 처방약물, 임의로 구입하는 약물의 사용 • 당뇨치료에 영향을 미칠 수 있는 생활 양식, 문화, 심리/사회적, 경제적 요인 • 당뇨 혹은 그 합병증이 기능적 상태에 미치는 영향(예: 일상생활능력, 시력)	**신체적 검사**	• 혈압(기립성 저혈압) • BMI(신장, 체중) • 안저검사(Funduscopic exam)와 시력 • 발검사(병소, 감염의 증상, 맥박) • 피부검사(병소와 인슐린 주사 위치) • 신경학적 검사 – 진동과 감각 검사 – 심부건반사(DTR) • 구강검사
		임상검사	• 당화혈색소 $HgbA_{1c}$(A1C) • 공복 시 지질검사 • 미세 단백뇨검사 • 혈청 크레아티닌 검사 • 소변검사 • 심전도
		타과 의뢰	• 안과 • 족질환 치료 부서 • 영양사 • 당뇨 전문 교육자 • 필요시 외

감소시키기 위하여 철저한 혈당조절을 권장하고 있다.

당뇨관리의 치료적 목적은 높은 삶의 질을 유지하면서도 정상적인 혈당 수치(euglycemia)를 유지하는 것이다. 당뇨 관리에는 다음 다섯 가지 요소가 포함된다.

- 식이요법(nutritional therapy)
- 운동(exercise)
- 감시(monitoring)
- 약물요법(pharmacologic therapy)
- 교육(education)

당뇨의 치료 방법은 다양하다. 이는 치료 방법이 향상되었을 뿐 아니라 사람들의 생활습관의 변화, 신체적·정서적 상태 등이 모두 다르기 때문이다. 그래서 당뇨관리는 치료자와 환자에 의한 매일 매일의 지속적인 사정과 치료의 조정이 필요하다. 의료 팀이 치료를 지시하기는 하지만, 그 복잡한 치료 처방을 매일 유지해야 하는 것은 환자 개인이다. 이러한 이유로 환자와 가족 교육은 당뇨치료의 중요한 요소이며 다른 어떤 요소보다도 중요하다.

① 식이요법

영양, 식사계획 그리고 체중조절은 당뇨관리의 기초이다. 당뇨 환자의 식이 및 영양 관리에서 가장 중요한 목표는 총열량 섭취를 조절하여 이상적인 체중과 정상 혈당 수준을 유지하고 심장질환을 예방하기 위해 지질과 혈압을 정상적으로 유지하는 것이다. 식이요법만으로도 제2형 당뇨 환자의 경우 고혈당이 조절된다.

인슐린 치료가 요구되는 환자들에게 혈당 수준을 유지하기 위해서는 매 식사 시 섭취하는 칼로리와 탄수화물의 양이 가능하면 일정하게 유지되도록 하는 것이 필수적이다. 또한 필요시 간식을 추가하는 경우도 포함해서 식사 간격이 일정하게 유지되는 것이 저혈당을 예방하고 전반적으로 조절된 혈당 수준을 유지하는 데 도움이 된다. 환자가 인슐린과 탄수화물 비율 계산에 숙달되면, 생활양식이 더욱 융통성 있게 되고 당뇨조절이 더욱 예측 가능해진다.

비만 당뇨 환자에게(특히 제2형 당뇨에서) 체중 감량은 매우 중요한 치료이다. 체중 감량은 당뇨를 예방하는 주요 방법이기도 하다. 일반적으로 과체중은 BMI 25~29인 경우를 말한다. 비만은 이상적 체중의 20% 이상이거나 BMI가 30 이상으로 정의된다. 제2형 당뇨를 가진 비만 환자들과 인슐린 및 구강 혈당강하제를 필요로 하는 비만 환자들은 체중 감소를 통해 약물 요구량을 감소시키거나 없앨 수 있다. 10% 정도의 소량의 체중 감소를 통해서도 혈당 수치를 현저하게 향상시킬 수 있다. 그러나 식사를 걸러서는 안 된다. 하루 종일 지속적으로 음식 섭취를 유지하는 것이 췌장의 요구를 좀 더 관리 가능하게 만든다.

식단 계획표를 지속적으로 지켜 나가는 것은 당뇨관리의 가장 어려운 점 중의 하나이다. 환자들이 새로운 식습관을 생활화하도록 식이교육, 행동치료, 지지 그룹, 지속적인 식이상담 등을 격려한다.

식사계획을 수립하는 첫 단계는 환자의 과거의 식습관을 검토함으로써 식습관과 생활 양식을 파악하는 것이다. 또한 환자의 체중 감소, 증가, 유지에 대해 지속적인 사정이 이루어져야 한다. 일반적으로 제2형 당뇨를 가진 환자들은 즉각적인 체중 감량이 요구된다.

식단계획을 교육하는 데 있어 임상영양사는 다양한 교육적 도구와 자료 및 다양한 접근 방법을 사용하여야 한다. 외식할 때 식당에서의 식사, 음식 라벨 읽는 법, 운동량에 따른 식사량 조절, 질병과 같은 특별한 상황에서의 관리 등에 초점을 맞추어 깊이 있고 지속적인 교육이 이루어져야 한다. 간호사는 영양사와 지속적으로 의사소통함으로써 환자에 대한 이해를 증가시켜 주는 중요한 역할을 담당해야 한다.

어떤 환자들의 경우 음식 교환 체계와 같은 식사계획의 수립의 특정 부분이 학습하기 어려울 수가 있다. 이는 당뇨 진단에 대해 수용하기 어려워한다든지, 과도한 음식조절에 대한 부정적 정서나 박탈감 등의 환자의 정서적 문제나 지적 능력과 관련되어 있을 수 있다. 어떠한 경우에도 교환 체계를 사용하는 것이 새로운 식사법이라기보다는 음식에 대한 새로운 사고방식임을 강조함으로써 환자를 도와줄 수 있다. 또한 가능하면 정보를 최대한 단순화시켜서 환자가 활동을 수행하고 정보를 반복할 수 있도록 기회를 제공하는 것이 중요하다.

a. 칼로리 요구량(Caloric requirements)

칼로리를 제한하는 식이는 먼저 연령, 성별, 신장, 체중에 기초한 칼로리 요구량 및 에너지 요구량에 맞추어 계획된다. 그 다음은 활동 요소를 고려한다. 다음으로는 환자의 생활방식과 음식 선호도를 고려한다. 일주일에 1~2 파운드의 체중 감량을 위해서는 총 하루 칼로리 중에서 500~1000cal가 줄어들어야 한다.

b. 칼로리 분배(Caloric distribution)

당뇨로 인한 식단계획은 탄수화물, 단백질, 지방으로 구성된 칼로리 비율에 초점을 맞추어야 한다. 미국당뇨협회의 권장 사항은 총 칼로리 섭취의 50~60%는 탄수화물, 20~30%는 지방, 10~20%는 단백질로 구성되도록 하는 것이다. 보통, 탄수화물 음식이 다른 음식에 비해 빨리 소화되고 당으로 바뀌기 때문에 혈당 수치에 큰 영향을 준다. 수십 년 전의 당뇨 식이는 탄수화물이 식후 혈당 수치를 높이는 것을 막기 위해 단백질과 지방에 더 많은 칼로리를 분배하도록 되어 있었다. 하지만 그 식단은 당뇨와 관련된 심혈관계 질환을 줄이는 목적에는 합당하지 않은 결과를 보였다.

c. 교환식품군 목록(Exchange lists)

영양관리에 흔히 이용되는 도구는 교환식품군 목록이다. 여기에는 여섯 가지 주요 교환식품군 목록이 있는데, 빵/녹말, 야채, 우유, 고기, 과일, 지방이 그것이다. 한 목록에 같이 있는 음식은 칼로리, 지방, 단백질, 탄수화물이 거의 동일하다.

d. 음주(Alcohol consumption)

당뇨 환자들은 술을 전혀 마시지 말아야 하는 것은 아니다. 그러나 당뇨에 미치는 알코올의 잠재적 부작용에 대해 알고 있어야 한다. 알코올은 다른 영양소보다 먼저 흡수되며, 흡수하는 데 인슐린이 필요하지 않다. 많은 양의 알코올은 지방으로 전환되며 당뇨성 케톤산증(diabetic ketoacidosis; DKA)의 위험을 증가시킨다. 알코올 섭취에 대하여 주의해야 할 점은 정상인이나 당뇨 환자가 동일하다. 즉, 적당한 섭취가 권장된다. 당뇨 환자에게 있어 알코올 섭취 시 가장 위험한 점은 고혈당인데, 특히 인슐린을 투여받는 환자는 더욱 그렇다. 알코올은 몸에서 당을 생성하는 정상적 생리반응을 감소시킨다. 그러므로 당뇨 환자가 빈속에 알코올을 섭취했을 때는 고혈당과 같이 수치가 증가한다.

e. 감미료(Sweeteners)

감미료 사용은 가능하다. 감미료는 두 가지 유형이 있는데, 영양적인 것과 비영양적인 것이 있다. 영양 감미료는 칼로리가 있고 비영양 감미료는 거의 없거나 아예 없다. 영양 감미료에는 과당(fructose), 솔비톨(sorbitol), 자일리톨(xylitol) 등이 포함된다. 이런 것은 칼로리가 있어서 마치 설탕처럼 칼로리를 제공한다. 이것은 설탕보다는 혈당을 덜 상승시키므로 종종 '무당(sugar-free)' 식품을 가공할 때 사용된다. Sorbitol은 변비에 효과가 있다. 비영양 감미료는 칼로리가 적거나 아예 없다. 이는 혈당을 증가시키는 효과가 거의 없으며 당뇨 환자에게 무해하다.

'무가당(sugarless 또는 sugar-free)'이라고 라벨이 붙은 식품의 경우 만약 그 식품이 설탕은 첨가되지 않았지만 영양 감미료로 만들어졌다면, 설탕을 포함한 식품과 동일한 칼로리를 제공하는 것이다. 그러므로 이러한 제품들은 체중 감량에 그다지 유용하지 않다. 환자들이 더욱 주의할 것은 이러한 식품들을 양의 제한 없이 섭취해도 되는 'free' 식품으로 생각해서는 안 된다는 것이다. 왜냐하면 이것은 혈당을 증가시키기 때문이다.

② 운동(Exercise)

운동은 당뇨관리에 있어 심장병 위험을 줄이고 혈당 수치를 낮추는 영향을 나타내기 때문에 매우 중요하다. 운동은 신체의 근육의 당 수요 증가와 인슐린 이용을 통해 혈당 수치를 감소시킨다. 또한 운동은 순환을 증가시키고 근력을 증가시킨다. 역기 들기와 같은 저항운동(근력강화 운동)은 근육량(lean muscle mass)을 증가시켜서 안정시 대사율을 증가시킨다. 당뇨에서 이러한 효과는 체중 감량, 스트레스 완화, 안녕감의 유지와 관련해서 매우 유용하다. 또한 운동은 혈중 지질 농도를 변화시켜 고밀도 지질단백(high-density lipoproteins)은 증가시키고, 총 콜레스테롤과 글리세라이드의 농도는 낮추어 준다. 이것은 당뇨 환자에게 매우 중요한 장점인데, 당뇨 환자들은 정상인에 비해 심장질환에 이환될 위험이 높기 때문이다. 당뇨 환자의 운동 시 일반적인 주의사항은 다음과 같다.

a. 운동 시 주의사항

혈당 수치가 250mg/dL을 넘거나 소변에 케톤체가 나오는 사람은 운동을 시작해서는 안 된다. 혈당 수치가 높은 상태에서의 운동은 글루카곤(glucagon), 성장호르몬, 카테콜라민(catecholamine)의 분비를 증가시킨다. 그러면 간은 더 많은 포도당을 혈중으로 배출하고 그 결과로 혈당 수치가 증가한다.

당뇨 환자의 운동 시 주의사항

- 적절한 신발 착용과 필요시 다른 보호구 착용
- 너무 덥거나 추운 곳에서 운동하지 않기
- 운동 후 발 검사 매일 하기
- 대사조절이 안 좋을 때는 운동하지 않기

혈중에 순환하는 인슐린은 운동으로 인해 생리적, 정상적으로 감소할 수 있으나 인슐린 치료를 받고 있는 환자에게서는 이러한 정상적인 생리적 반응이 나타나지 않는다. 인슐린이 요구되는 환자는 예상치 못한 고혈당을 막기 위해서 운동 전 15g의 탄수화물이나 단백질이 있는 복합탄수화물 스낵을 먹는 것을 권장받는다. 만약 환자가 체중조절이나 감소를 목적으로 운동을 하고 있다면 인슐린을 줄이면서 운동을 해야 한다. 필요한 음식의 정확한 양은 다양하며 개인에 따라 또는 혈당 감시(monitoring)에 따라 정해져야 한다. 즉, 어떤 환자는 식후 1~2시간 운동을 위해서 운동 전에 간식을 먹지 않아도 되지만, 어떤 환자는 언제 운동을 하든지 상관없이 보충 음식이 요구되기도 한다. 만약 보충 음식이 요구된다면 식단계획에서 그것을 빼면 안 된다.

인슐린을 투여받는 환자의 또 다른 잠재적인 위험은 운동 후 몇 시간이 지나서야 나타나는 고혈당이다. 뒤늦게 발생하는 고혈당을 피하기 위해서는 특별히 힘들고 장시간의 운동을 한 경우에는 운동이 끝났을 때와 잠자기 전에 간식을 먹어야 할 수도 있고, 혈당감시를 더 자주 해야 할 필요가 있다. 또한 인슐린 투여량을 줄이는 것이 필요할 수 있다. 환자들 중에서 지식과 능력이 가능한 사람들은 당뇨교육 전문가와 긴밀하게 협력함으로써 자신의 인슐린 용량을 조정하는 방법을 배울 수도 있다. 그러나 그 밖의 다른 환자들의 경우에는 운동 시 어떻게 해야 할지에 대한 구체적이고 상세한 설명과 교육이 필요하다.

운동시간이 늘어난 환자는 그들의 운동 전·중·후 혈당을 검사하고 혈당 수준을 적절히 유지하기 위해 탄수화물류의 간식을 섭취해야만 한다. 같이 운동하는 사람들은 이 환자가 당뇨 환자임을 알아 두고 심각한 저혈당이 발생하였을 때 어떻게 도움을 주는지 알아 두는 것이 필요하다.

제2형 당뇨를 가진 비만 환자들에게 식이조절과 더불어 운동은 당대사활동을 증가시킬 뿐 아니라 체지방을 감소시킨다. 체중조절과 동시에 하는 운동은 인슐린 감수성을 증가시키고 인슐린 요구나 경구용 혈당강하제의 요구를 감소시킨다. 결과적으로 환자의 당내성은 정상으로 돌아올 것이다. 제2형 당뇨 환자 중 인슐린과 경구용 혈당강하제를 사용하지 않는 사람은 운동 전 보충 음식이 필요 없을 것이다.

b. 노인 환자 고려사항

노인 당뇨 환자의 경우 지속적인 실제적인 신체적 활동의 유지는 매우 유익하다. 신체운동은 노인 당뇨 환자에게 만성적 혈관질환을 감소시키고 생활의 질을 향상시킬 수 있다. 노인의 운동 이점에는 고혈당 감소, 일반적인 안녕감, 섭취열량의 효율적 사용, 결과적인 체중 감소 등이 포함된다. 노인에게서 심혈관문제 발생 빈도가 높기 때문에 운동 프로그램을 시작하기 전 신체검진과 운동 스트레스검사가 보통 이루어진다. 점진적이고 지속적인 유형의 운동이 계획되어야 하고 환자의 신체적 능력 범위를 벗어나서는 안 되며 다른 만성적 질병으로 인한 신체적 결함도 고려되어야 한다.

③ 혈당 및 케톤체 감시

a. 자가혈당감시 (Self-monitoring of blood glucose; SMBG)

혈당감시는 당뇨관리의 기초이며 특히 환자의 자가혈당감시(self-monitoring of blood glucose; SMBG)는 당뇨치료에 매우 획기적인 변화를 가져왔다. 빈번한 자가혈당감시(SMBG)의 이용과 그 결과에 반응하는 방법을 학습함으로써 당뇨 환자들은 최적의 혈당조절을 위한 자신의 치료처방을 조정할 수 있게 되었다. 이것은 고혈당 및 저혈당의 감지와 예방을 가능하게 했고, 혈당 수준을 정상으로 유지하는데 중요한 역할을 하였으며, 결과적으로 만성 당뇨의 합병증 위험을 감소시켜 주었다. 자가혈당감시(SMBG)에는 다양한 방법이 있다. 대부분 손끝에서 피를 내어 혈액 반응용 특수 종이(strip)에 지정된 시간만큼(5~30초) 놓아 두면 기계가 혈당 수치를 읽어 준다. 자가혈당감시(SMBG)에 활용되는 기계들은 각기 다양한 특징과 장점을 가지고 있다. 보통은 시약지(test strip)에 혈액을 떨어뜨리기 전에 측정기계에 먼저 시약지를 넣어 놓고 시약지에 혈액을 떨어뜨린 후 그대로 둔 상태로 얼마간 기다리면(보통 1분 내에) 기계가 자동으로 혈당 수치를 읽어 주는 형태로 되어 있다. 어떤 기계는 생체감응장치(biosensor)가 있어서 전박과 같은 다른 부위에서 얻은 혈액도 사용할 수 있다. 이런 기계는 특수한 접근장치를 갖고 있는데, 이는 손끝 통증이 심하거나 손가락에서 피를 뽑는 것을 매우 힘들어한 경험을 가진 환자에게 유용하다.

시각 손상이 있는 환자가 사용할 수 있게 고안된 기계도 있다. 이런 기계는 오디오 시스템이 갖추어져 있어서 검사 절차나 결과를 얻을 때 음성으로 읽어 준다. 또한 기계들 중에는 혈당과 혈중 케톤체의 농도를 동시에 체크할 수 있어서 특히 당뇨성 케톤산증(DKA)에 걸릴 위험이 있는 사람들에게 유용한 것들도 있다.

b. 지속적 당 감시 체계 (Continuous glucose monitoring system)

지속적으로 혈당을 감시할 수 있는 지속적 당 감시 체계(continuous glucose monitoring system; CGMS)가 최근에 가능해졌다. 주입장치에 붙어 있는 감지 센서는 인슐린 펌프 주입장치와 비슷한데, 이는 복부 피하로 삽입되어 허리 벨트 위에 차는 장치와 연결되어 있다. 72시간 후 이 장치로부터 자료가 다운로드되어 혈당 결과 분석이 이루어진다. 24시간 동안 치료가 적절했는지를 파악하는 데 이용될 수 있다. 이 장치를 향후 더욱 개발하면 환자가 매일 치료에 대한 의사결정을 내릴 수 있도록 활용될 수 있을 것이다.

c. 당화혈색소(Glycated hemoglobin)

당화혈색소는 약 2~3개월 동안의 평균 혈당 수치를 반영하는 혈액검사이다. 혈당 수치가 상승하면 포도당 분자가 적혈구 헤모글로빈에 붙는다. 혈당이 오랫동안 정상보다 높게 유지되면 될수록 더 많은 포도당이 헤모글로빈과 결합하며 당화혈색소 수치가 상승한다. 당화혈색소는 한 번 결합하면 각 적혈구의 생명만큼 유지되므로 그 기간은 약 120일 정도 된다. 만약 거의 정상 혈당 수치가 유지되면 한 번 정도는 예외적으로 상승할 수도 있으나, 전반적으로는 크게 상승하지 않는다.

d. 소변의 당 검사(Urine glucose testing)

자가혈당감시(SMBG)가 가능해지기 전에는 소변을 이용한 당검사가 당뇨를 매일 감시할 수 있는 유일한 방법이었다. 장점은 자가혈당감시(SMBG)보다 싸고 침습적이지 않다는 것이다. 소변을 이용한 당검사는 다음과 같은 이유로 더 이상 사용하지 않는다.

- 결과가 검사 당시의 정확한 혈당 수치를 반영하지 않는다.
- 신장의 포도당 역치(소변에 당이 나타나기 시작하는 혈당 수준)는 180~200mg/dL로 목표 혈당 수치보다 너무 높다.
- 혈당 수치 범위가 0~180mg/dL일 때 검사 결과가 음성(negative)으로 나오기 때문에 저혈당 감지가 어렵다.
- 검사 결과가 늘 음성으로 나오면 환자는 자신의 당뇨가 잘 조절된다고 착각하기 쉽다.

- 다양한 약물들(예: 아스피린, 비타민C, 항생제 일부)이 검사 결과에 영향을 준다.
- 노인 환자와 신장질환이 있는 환자의 경우 신장의 역치가 높아져서 혈당 수준이 매우 위험할 정도로 높아진 상태에서도 가성 음성(false-negative) 결과가 나타날 수 있다.

e. 케톤 검사(Testing for ketones)

케톤은 지방이 분해될 때 생기며 혈액과 소변에 축적된다. 소변에 케톤이 나타나는 것은 제1형 당뇨의 조절이 실패했으며 당뇨성 케톤산증의 위험이 높다는 신호이다. 체내에 인슐린이 부족하게 되면 인체는 에너지 생산을 위해 축적되어 있던 지방을 분해하기 시작한다. 소변검사는 환자가 케톤체 검사를 스스로 할 수 있는 가장 흔한 방법이다. 혈액검사로 할 수 있는 기계도 있다.

일반적으로 케톤뇨를 감지하기 위해 시약지(Ketostix 또는 Chemstrip uK)를 사용한다. 소변에 케톤이 있으면 시약지가 보라색으로 변한다(케톤체 중 하나는 아세톤이라 불리기도 하는데 이런 용어는 흔히 케톤과 호환적으로 사용된다). 어떤 시약지(Keto-Diastix 또는 Chemstrip uGK)는 당뇨와 케톤뇨를 동시에 검사할 수 있는 것도 있다. 이 시약지는 케톤의 양이 너무 많은 경우 당 검사 영역의 색깔 반응이 감소될 수 있다.

소변의 케톤검사는 제1형 당뇨 환자가 소변에 당이 배출되거나 지속적으로 혈당이 높을 때(연속해서 2회 검사 결과가 240mg/dL 이상 혹은 13.2mmol/L 이상)마다 해야 한다. 또한 당뇨를 앓고 있는 중이거나 임신 전에 당뇨가 있었다든지 임신 중에 당뇨가 생겼을 경우 언제라도 행해져야 한다.

④ 약물치료(Pharmacologic therapy)

a. 인슐린(Insulin therapy, Insulin preparation)

제1형 당뇨는 체내에서 인슐린을 생산하지 못하기 때문에 일상생활을 위해서 인슐린을 외부로부터 공급받아야 한다. 제2형 당뇨에서는 식이조절이나 경구용 혈당강하제가 효과가 없을 때 혈당조절을 위해 인슐린을 필요로 하게 된다. 또한 제2형 당뇨의 경우 어떤 환자들은 보통은 식이와 경구용 혈당강하제만으로도 혈당조절이 가능한 경우가 많은데, 이런 환자들도 질환을 앓거나 감염, 임신, 수술 및 기타 스트레스를 받는 상황에서는 일시적으로 인슐린을 필요로 한다. 많은 경우 인슐린 주사는 혈당 수치를 조절하기 위해 하루에 2번 이상 이용되는데 이는 인슐린 투여량이 환자 개인의 혈당 수치에 따라 결정되기 때문이다. 인슐린 투여와 관련해서는 정확한 혈당 감시가 필수적이며 따라서 자가혈당감시(SMBG)가 치료의 기초가 된다. 인슐린 준비는 세 가지 중요한 특성, 즉 작용시간, 원료, 제약회사에 따라 다양하다(표 9-12).

ㄱ. 작용시간(Time course of action)

인슐린은 약물작용 발현시간(onset), 약물 농도가 가장 높아지는 시기(peak) 및 작용시간(duration)에 따라 분류된다. 인간에게서 얻은 인슐린은 동물로부터 얻은 것보다 작용시간(duration)이 짧다. 동물단백은 면역반응을 유발시켜서 결과적으로 동물성 인슐린의 결합을 일으키고 그 이용이 느려지게 한다.

초속효성 인슐린(rapid-acting), 즉 insulin lispro (Humalog), insulina aspart(NovoLog) 등은 regular insulin(Humalog R, Novolin R), 즉 속효성 인슐린(short-acting)보다 지속시간이 더 짧다. 이런 인슐린은 5~15분 후에 효과가 발현되기 시작해서 60~90분 후 혈중 약물 농도가 가장 높아지며 2~4시간 동안 효과가 지속된다. 효과 발현이 초속효성이기 때문에 환자들은 주사 후 5~15분 이내에 음식을 섭취해야 한다. 이런 인슐린들은 작용시간이 짧기 때문에 제1형 당뇨를 가진 환자나 제2형 당뇨 혹은 임신성 당뇨를 가진 환자 중 일부는 또한 지속성 인슐린(long-acting insulin)을 필요로 한다. 음식 섭취와 상관없이 혈당 수준을 유지하기 위해서는 기초 인슐린(basal insulin)이 필수적이다. 항상 일정한 수준의 인슐린이 요구된다. 중간 효과성 인슐린(intermediate-acting insulin)은 기초 인슐린으로 기능하지만 24시간 내내 효과를 지속시

표 9-12 인슐린의 종류

시간적 특성	약물명	약물작용 발현 시간	최고 농도 시간(peak)	작용시간	적응증
초속효성 (rapid-acting)	Lispro(Humalog)	10~15분	1시간	2~4시간	혈당을 급속히 감소시키고자 할 때, 식후 고혈당치료, 야간 저혈당 예방
	Aspart(Novolog)	5~15분	40~50분	2~4시간	
속효성 (short-acting)	Regular(Humalog R, Novolin R, Iletin II Regular)	1/2~1시간	2~3시간	4~6시간	보통 식전 20~30분 전에 투여, 단독으로 혹은 지속성 인슐린과 복합 투여
중간 효과성 (intermediate -acting)	NPH(neutral protamine Hagedorn)	2~4시간	4~12시간	16~20시간	보통 식후에 투여
	(Humulin N, Iletin II Lente, Iletin II NPH, Novolin L(Lente), Novolin N(NPH)	3~4시간	4~12시간	16~20시간	
지속성 (long-acting)	Ultralente(UL)	6~8시간	12~16시간	20~30시간	원칙적으로 공복 시 혈당조절을 위해 사용
초지속성 (very long-acting)	Glargine(Lantus)	1시간	지속적 (no peak)	24시간	

키기 위해서는 두 번에 나누어 투여할 수도 있다(표 9-13).

Regular insulin(약병에 R이라고 표시되어 있음)이라고 불리는 속효성 인슐린(short-acting insulin)은 30분~1시간 후에 효과가 발현되기 시작해서 2~3시간 후에 가장 약물 농도가 높아지며 총 4~6시간의 지속 효과가 있다. 대부분 식사 20~30분 전 독자적으로 혹은 지속성 인슐린과 혼합하여 투여한다. Regular insulin에는 Humulin R, Novolin R이 있다.

중간 효과성 인슐린인 NPH 인슐린(neutral protamine hagedorn), Lente 인슐린은 3~4시간 후에 효과가 발현되기 시작해서 4~12시간에 가장 약물 농도가 최대로 되며 16~20시간 효과가 지속된다. 이 종류의 인슐린들은 흰색이며 탁한 용액이다. 만약 NPH나 Lente 인슐린이 단독이라면 식전 30분에 투여되는 것이 그렇게 중대한 문제는 아니다. 그러나 작용 발현시간과 혈중 약물 농도가 최대로 되는 시간 즈음에 환자가 음식을 좀 먹어 두는 것이 중요하다. NPH 인슐린의 예로는 Humulin N, Iletin NPH, Novolin N이 있고 Lente insulin의 예로는 Humulin L, Iletin L, Novolin L 등이 있다.

기초 인슐린 혹은 초지속성 인슐린(basal or very long-acting insulin)은 약물이 최대 농도에 도달하는 시기가 없으며 기초 인슐린으로 사용되는 것을 승인받았다. 이 인슐린은 24시간 이상 천천히 흡수되므로 하루 한 번 투여할 수 있다. 이러한 인슐린은 pH 4에서 부유 상태로 존재하기 때문에 다른 인슐린과 혼합해 사용할 수 없으며, 그럴 경우 침전이 생길 수 있다. 그래서 이것은 본래 잠자기 전 하루 한 번 투여 가능하였으나 요즘은 하루 한 번 시간에 상관없이 투여 가능하다. 그러나 보통은 중복을 막기 위해 매일 일정한 시간에 투여한다. 대부분의 환자들이 수면 중 혹은 수면 전 인슐린 투여를 경계하기도 하는데 그런 경우에는 아침에 투여하고 대신 잊지 않도록 하여야 한다. 흡입용 인슐린은 2005년 FDA로부터 제2형 당뇨 환자에게 사용하도록 허가를 받았다. 이것은 Exubera라 불리는 식전 투약용이며 기초 인슐린이 아니기 때문에 혈당을 조절해야 하는 환

표 9-13 인슐린 작용시간에 따른 주사요법

요법	인슐린 종류	빈도	작용	설명
1일 1회 주사	중간형(NPH)	오전 또는 취침 전	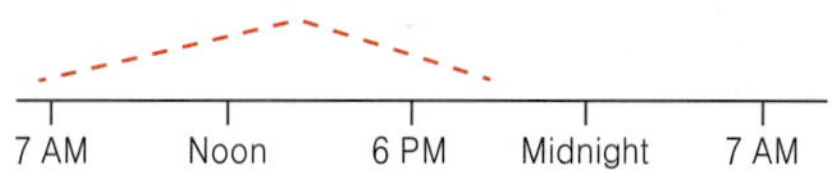	• 1일 1회 주사로 점심과 저녁 식사까지 효과가 지속된다. • 야간 저혈당의 문제가 없다. • 공복, 아침 및 야간 고혈당에는 효과가 없다.
	또는 장시간형 [glargine(Lantus), detemir(Levemir)]		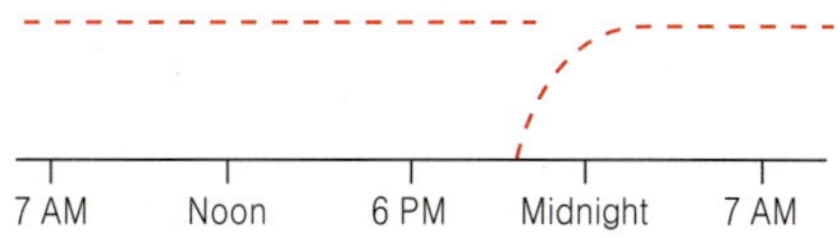	• 1일 1회 주사는 저혈당을 유발하는 최고점(peak)이 없이 효과가 지속된다. • 식후 혈당조절은 효과가 없다.
1일 2회 주사	NPH와 regular 또는 NPH와 초속효형	아침식사 전과 저녁식사 시		• 1일 2회 주사는 24시간 효과가 지속된다. • 환자는 규칙적인 식사계획을 지켜야 한다.
1일 3회 주사	NPH와 regular 또는 NPH와 초속효형 regular 또는 초속효형 NPH	아침식사 전 저녁식사 전 취침 시	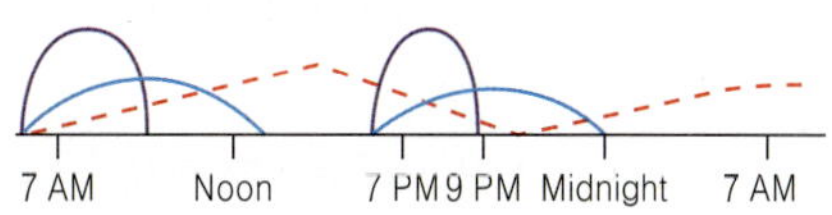	• 1일 3회 주사는 24시간 효과가 지속되며, 특히 이른 아침에 효과가 좋다. 새벽 2~3시의 저혈당이 감소된다.
1일 4회 주사	Regular 또는 초속효형 NPH	아침, 점심, 저녁 식사 전 취침 시	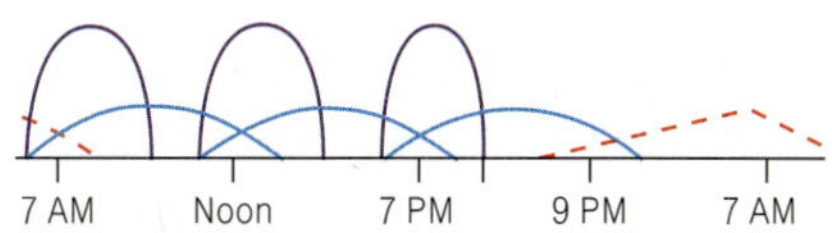	• 식사시간과 식사량에 유동성을 가질 수 있다. • 식후 혈당이 조절된다. • 식전 혈당검사와 개인별 계획이 필요하다. • 제1형 당뇨병 환자는 24시간 효과가 지속되는 인슐린이 필요하다.
Basal-bolus	Regular 또는 초속효형 장시간형 (glargine 또는 detemir)	아침, 점심, 저녁 식사 전 1일 1회, 대개 취침 시	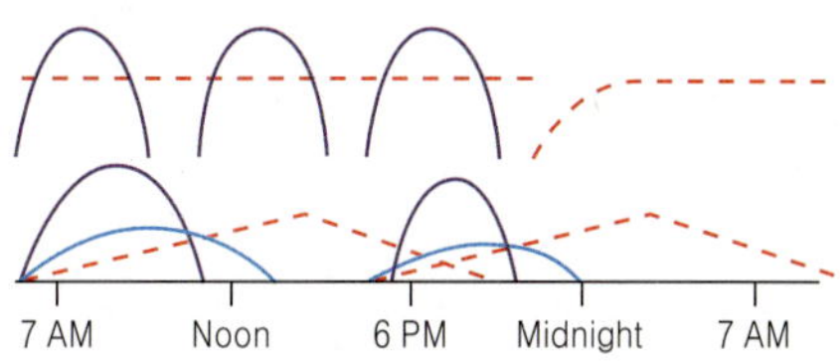	• 1일 4회 주사를 요구하며, 인슐린 공급이 생리학적 특성에 가장 가까우나 펌프를 사용해야 한다.

— 초속효형(lispro, aspart, glulisine) 인슐린
— 속효형(regular) 인슐린
··· 중간작용(NPH) 또는 장시간형(glargine, detemir) 인슐린

자의 경우에는 기초 인슐린을 같이 사용하여야 한다. 이 인슐린은 흡입장치를 통해 투여된다. 인슐린의 일부분은 호흡기에서 흡수되고 나머지는 혈관으로 흡수된다. 이것의 장점은 주사에서와 같은 통증이 없고, 투약의 일관성이 있으며, 혈관에 빠르게 흡수되어 혈당 수치를 빠르게 감소시킬 수 있다는 것이다. 반대로 단점은 장치가 크고 부피가 크다는 것이다. 초기의 연구결과에 따르면 초기 단독 치료로 사용된 흡입용 인슐린은 식이와 운동만으로는 조절이 안 되는 제2형 당뇨 환자들에게 안전하고 효과적인 방법일 수 있다. 단기간 사용 시 폐에 부작용이 없으나 장기간 사용 시 폐에 미치는 영향에 대해서는 추후 더 연구되어야 한다. FDA는 흡연자나 폐질환이 있는 환자에게는 흡입용 인슐린 사용을 권장하지 않는다(표 9-14).

간호사들은 어느 정도의 식사나 간식이 어느 정도의 인슐린 용량으로 상쇄되는지에 대해 파악하고 있어야 한다. 일반적으로 초속효성 혹은 속효성 인슐린은 식후의 혈당을 조

표 9-14 인슐린 처방

개요	설명	장점	단점
정상 췌장	혈당이 상승하면 인슐린 분비가 증가되고 식간에는 일정한 농도를 유지한다.		
1일 1회 주사	아침식사 전 • NPH* 또는 • NPH + Lispro	• 처방이 간단	• NPH의 효과가 지속되지 않으면, 공복 시 혈당을 조절하기 어려움 • 공복혈당 조절 시도를 위해 NPH 용량을 증가시킴으로 인해 오후에 저혈당 발생 가능
1일 2회 주사	아침과 저녁식사 전 • NPH* 또는 • NPH + Lispro 또는 • Premixed(Lispro) 인슐린	• 정상 췌장과 비슷하게 내린 처방 중에 가장 간단한 처방	• 식사와 운동의 고정된 스케줄 요함 • Premixed 인슐린을 사용하게 되면, 독립적으로 NPH 혹은 RI를 조정할 수 없음
1일 3~4회 주사	매 식사 전 Lispro + • 저녁식사 시 NPH 또는 • 취침 시 NPH 또는 • Glargine 1~2회/일	• 1일 2회 처방보다 정상 췌장에 더 비슷함 • 식전 RI 농도를 독립적으로 결정할 수 있음 • 식사와 운동 스케줄이 좀 더 유동성 있음	• 다른 처방보다 주사 횟수가 많음 • 하루에 여러 번 혈당검사를 요함 • 집중적인 교육과 추후관리 요함
인슐린 펌프	• 초속효성 인슐린(Lispro 또는 Aspart)만 사용, basal rate라고 불리는 저속(흔히 0.5~1.5 units/h)으로 지속 투여	• 가장 정상 췌장에 가까운 처방 • 간헐적인 인슐린 투여에서 나타날 수 있는 예측 불가능한 농도 상승을 감소시킴 • 식사와 운동이 자유로움	• 집중훈련 및 잦은 추후관리 요함 • 기계적 문제가 발생할 가능성 • 하루에 여러 번 혈당검사를 해야 함 • 의료비용 증가

절하고, 지속성 인슐린은 상대적으로 지속적인 인슐린 농도를 제공하므로 기초 인슐린으로 작용한다.

ㄴ. 인슐린 처방(Insulin regimens)

일반적으로 속효성 인슐린과 지속성 인슐린을 혼합한다. 정상 기능을 하는 췌장은 지속적으로 적은 양의 인슐린을 낮과 밤에 분비한다. 또한 언제라도 음식이 소화된 후 혈당이 증가하면 혈당의 평형을 유지하기 위해 지속적이고 활발한 인슐린 분비가 이루어진다. 인슐린 처방의 모든 목적이자 가장 단순한 목적이 바로 이런 인슐린 분비의 정상 패턴을 따라가는 것이다.

ㄷ. 인슐린 치료의 합병증

국소적 알레르기 반응(local allergic reactions): 국소적 알레르기 반응(발적, 부종, 건드리면 아프고, 경결 및 2~4cm의 피부발진)은 인슐린 투약 1~2시간 후 주사한 부위에서 나타날 수 있다. 이러한 반응은 보통 치료 초기에만 나타나고 지속적으로 인슐린 투여가 이루어지면 사라지는데 요즘에는 인간 인슐린(human insulin) 사용으로 거의 나타나지 않는다. 의사는 아마도 이런 국소적 반응이 나타날 경우 인슐린 주사 1시간 전 항히스타민제를 투여하는 처방을 낼 수도 있다.

전신적 알레르기 반응(systemic allergic reactions): 인슐린의 전신적 알레르기 반응은 드물다. 만약 발생하면 즉각적으로 국소피부반응이 나타나서 점차적으로 전신의 두드러기로 번진다. 치료는 탈감작화(desensitization)로서 소량의 인슐린에서 시작하여 점점 양을 증가시키면서 투여하는 것이다. 이런 전신 알레르기 반응은 드물지만 종종 전신 부종이나 아나필락시스(anaphylaxis)를 동반한다.

ㄹ. 인슐린 지방이영양증(Insulin lypodystrophy)

지방이영양증은 인슐린 주사 부위에 나타나는 국소적 반응으로서 지방위축이나 지방비대의 형태로 나타난다. 지방위축(lipoatrophy)은 피하지방의 손실을 말하며 약간의 함몰이나 좀 더 심하게 움푹 패는 형태로 나타난다. 인간 인슐린의 사용으로 이 합병증은 거의 사라졌다.

지방비대는 주사 부위에 섬유 지방 덩어리의 증식이 생기는 것인데 이는 동일한 주사 부위를 빈번하게 사용함으로써 발생한다. 만약 인슐린이 딱딱한 딱지 부위 쪽에 투여되었다면 흡수가 지연될 수 있다. 이는 인슐린 주사 시 주사 부위를 돌아가며 하는 중요한 이유 중 하나이다. 환자는 이러한 부위에 인슐린 투여를 지방비대가 없어질 때까지 피해야 한다.

ㅁ. 인슐린 저항(Resistance to injected insulin)

대부분의 환자들은 한 번 이상 어느 정도의 인슐린 저항을 나타낸다. 이유는 매우 다양한데, 가장 흔한 이유는 비만이기 때문에 이는 체중 감량을 통해 극복할 수 있다. 임상적 인슐린 저항의 정의는 매일 인슐린 요구량이 200 unit 이상일 때를 말한다. 인슐린을 투여받는 대부분의 당뇨 환자들에서 면역항체가 발달하여 인슐린과 결합하게 되는데, 이는 사용할 수 있는 인슐린양을 감소시킨다. 인간 인슐린이 동물 인슐린보다 좀 더 적게 생성시키긴 하지만, 모든 동물 인슐린과 인간 인슐린이 항체를 생성시킨다. 아주 적은 수의 환자들에게서 높은 수준의 항체가 만들어지기도 한다. 이런 환자 대부분은 몇 개월 이상의 인슐린 치료에 대한 방해를 받았던 과거력을 갖고 있다. 이런 경우 U500과 같은 좀 더 농축된 인슐린 치료가 이루어지는데, 이는 특별한 처방에 의해서 가능하다. 종종, 프레드니손(prednisone)이 항체 형성을 막기 위해 필요하다. 이는 점진적인 인슐린 요구의 감소를 불러올 수 있으므로 환자는 저혈당에 대비해 혈액검사를 지속적으로 하여야 한다.

ㅂ. 오전 고혈당(Morning hyperglycemia)

아침에 혈당 수치가 증가하는 것은 부족한 인슐린으로 인한 것으로 여러 요인에 의해 발생한다. 새벽현상, 소모기 효과(somogyi effect) 혹은 인슐린 약화 등의 요인이 있다. 새벽현상은 약 새벽 3시 정도까지 상대적으로 정상 혈당 수치를 보이다가 혈당이 증가하는 것이 특징이다. 이 현상은 제1형 환자에게 나타나며, 야간에 급등하는 성장호르몬의 분비로 인하여 이른 아침에 인슐린의 수요가 급격하게 생긴다. 이것은 인슐린 약화(수면 시간부터 아침까지 증가되는 혈당)나 소모기 효과(야간의 저혈당이 고혈당으로 되돌아오는)와 구별되어야 한다. 인슐린 약화는 만약 NPH 투약이 저녁식사 전에 이루어졌다면 흔히 볼 수 있는 증상이다. 이는 NPH 인슐린 투여시간을 수면시간으로 옮김으로써 예방할 수 있다.

ㅅ. 인슐린 펌프(Insulin pumps)

지속적인 피하 인슐린 주입은 작고 외부에 있는 장치의 정상 췌장의 기능을 따라 하는 장치로 대신할 수 있다. 인슐린 펌프는 3mL 주입기와 길고(24~42 inch) 가까운 내강 튜브 끝에 주사기나 Teflon 도관이 되어 있다. 환자는 주로 주사나 도관을 피하세포(복부)에 삽입하고 테이프나 보조 의상으로 가지고 다닌다. 주사바늘이나 도관은 적어도 3일마다 바꿔 준다. 그리고 나서 펌프는 벨트나 주머니에 넣는다. 어떤 여성들은 펌프를 브래지어 앞이나 옆 속에 넣거나 허벅지에 매고 다닌다.

인슐린 펌프를 쓸 때는 인슐린은 피하정맥에 기초 비율(0.5~2.0unit/hour)로 공급된다. 음식 섭취 후에는 환자가 인슐린양을 인슐린-탄수화물 비율을 이용해 음식의 전체 탄수화물량을 계산하여 신진대사를 위한 인슐린양을 계산한다. 예를 들어, 1unit 인슐린당 15g의 탄수화물 비율은 3unit당 45g의 탄수화물을 요구한다. 이것은 식사시간과 내용물에 있어 유연성을 준다. 인슐린 펌프의 단점은 만약 튜브나 주사바늘이 막히면 예상하지 못한 인슐린 흐름에 장애가 발생하는 것이다. 만약 인슐린 공급이 다하면 혹은 배터리가 다하면 DKA 위험이 증가한다. 해박한 환자를 늘리기 위한 효과적인 교육은 이러한 위험을 최소화해 준다. 또 다른 단점으로는 주사바늘감염의 잠재성이다. 저혈당이 인슐린 펌프 필요에서 발생할 수 있지만 이것은 보통 펌프 자체로 인한 것보다 본래 저혈당의 환자에게서 나타난다. 타이트한 당뇨 조절은 (인슐린 펌프 사용을 동반하는)저혈당에 대해 위험이 높아지는데 이것은 점진적으로 감소하는 혈청 수치 때문으로 많게는 70mg/dL(3.9mmol/L), 적게는 60mg/dL(3.3mmol/L)을 말한다. 어떤 환자들은 24시간 동안 펌프를 착용하는 것이 불편하다고 한다. 그러나 펌프는 쉽게 연결이 끊길 수 있는데, 환자의 선호도에 따라서 제한된 시간 동안 그렇다. 예를 들면, 샤워 시, 운동 시 혹은 성생활 시 인슐린 펌프를 사용하고자 하는 이들은 하루 여러 번 그들의 혈당 수치를 체크해 줘야 한다. 더하자면 환자들은 정신적으로 안정되어야 하며 당뇨에 대해 부끄러워하지 않아야 한다. 왜냐하면 펌프는 주로 다른 사람들에게 자신이 당뇨가 있다는 것을 보여 주어 지속적으로 환자 자신에게 당뇨가 있다는 것을 상기시키기 때문이다. 펌프를 사용하는 환자에게 가장 중요한 것은 그들이 반드시 펌프 사용 혈당, 인슐린양의 자가관리에 대해 강화된 교육을 받아야 하는 것이다. 그들은 반드시 인슐린 펌프 치료에 경험이 있는 건강관리 전문가 팀, 특히 당뇨 전문가, 내분비 전문가, 영양사, 당뇨 교육자 등과 가까이에서 일해야 한다. 인슐린 펌프의 가장 보편적인 위험은 케톤 산증인데 이것은 주입 세트나 튜브의 폐색이 있을 때 일어난다. 오직 지속-활동 인슐린이 펌프에 사용되기 때문에 흐름에 어떤 방해가 오면 지속적으로 환자는 인슐린이 없는 상태가 된다. 환자는 만약의 인슐린 방해를 예상하여 보통 인슐린 주입법을 배워야 한다.

ㅇ. 이식형 및 흡입형 인슐린 투여 (Implantable and inhalant insulin delivery)

인슐린의 기계적 운반에 관한 연구는 혈당검사 결과에 따라 외부에서 프로그램된 주입식 인슐린 펌프를 포함한다. 이 장치의 임상적 시도는 계속되고 있다. 더하자면, 혈당 수치를 재고 필요한 만큼 인슐린을 운반해 줄 수 있는 발전된 주입장치에 대한 연구도 이루어지고 있다. 구강을 통한 (캡슐이나 구강 스프레이)피부 패치, 흡입기 등과 같은 인슐린 조치 방법에 대해서 집중된 연구가 이루어지고 있다.

ㅈ. 췌장 이식(Transplantation of pancreatic cells)

췌장 전체나 일부를 이식하는 행동이 제한된 연구 안에서 이루어지고 있다. (대부분의 환자들은 신장 수술을 동시에 받는다.) 주요 이슈는 성공적인 췌장 이식에 대하여 약물 거부반응의 위험이다. 인슐린을 생산할 수 있는 췌장의 섬세포를 주입하는 것은 또 다른 접근법으로 연구 중에 있다. 후자의 접근법은 더 덜 복잡한 수술과정과 잠재적인 면역문제 발생이 낮다. 그러나 섬세포의 이식 후 2년 정도로 외부 인슐린에 대한 독립이 제한되어 있다. 덜 독한 거부반응 제어제를 사용하는 섬세포 이식을 받은 환자에 대한 최근 연구결과는 진전을 보여 준다.

b. 경구용 혈당강하제

운동이나 식이요법 단독으로 인한 치료가 효과적이지 못한 제2형 당뇨 환자들에게 효과적일 수 있다. 췌장 β-세포의 인슐린 분비를 늘려 주기 때문이다. 감염, 외상, 수술로 기인한 고혈당이 발생하면 혈당강하제 복용을 잠시 멈추고 인슐린 처방을 받아야 한다. 환자의 절반 정도가 경구용 혈당강하제(표 9-15)로 치료를 시작하여 결국 인슐린을 주사하게 된다.

표 9-15 경구용 혈당강하제

약물명	작용/적응증	부작용	주의사항
1세대 sulfonylureas	• 현재 미국에서 사용이 드물다. • 제2형 당뇨의 혈당 조절을 위해서 사용됨 • 인슐린을 분비시키기 위해서 췌장의 β-세포를 자극: 인슐린과 인슐린수용체의 결합을 증가시킬 수 있고, 인슐린수용체의 계수를 늘림	• 저혈당 • 경미한 소화기 증상 • 체중 증가 • 약물의 상호작용 • Sulfa계 약물의 알레르기 반응	• 저혈당을 지속적으로 감시 • 혈당과 요중 케톤 수준을 감시하여 치료의 효과를 사정 • 저혈당의 높은 위험을 가진 환자들: 노인, 신부전 β-advenergic 차단제를 복용했을 경우 저혈당의 증상과 징후가 가려질 수 있음 • 알코올 섭취를 자제토록 교육
2세대 sulfonylureas	• 인슐린을 분비시키기 위해서 췌장의 β-세포를 자극: 인슐린과 인슐린수용체의 결합을 증가시킬 수 있고, 인슐린수용체의 계수를 늘림 • 혈당을 조절하기 위해 제2형 당뇨에만 사용 • 1세대 sulfonylureas보다 더 강한 작용을 가짐 • Metformin 또는 인슐린과 섞어서 당조절을 개선하기 위해 사용	• 저혈당 • 경미한 소화기 증상 • 체중 증가 • 약물의 상호작용 • Sulfa계 약물의 알레르기 반응	• 저혈당을 지속적으로 감시 • 혈당과 요중 케톤 수준을 감시하여 치료의 효과를 사정 • 저혈당의 높은 위험을 가진 환자들: 노인, 신부전 β-advenergic 차단제를 복용했을 경우 저혈당의 증상과 징후가 가려질 수 있음 • 알코올 섭취를 자제토록 교육
Biguanides	• 간에 의해 당이 생성되는 것을 막음 • 인슐린의 조직 민감성이 증가 • 콜레스테롤의 간합성을 감소시킴 • 혈당 수준을 조절하기 위해 제2형 당뇨에 사용	• 적산 산증 • Metaformin이 인슐린과 다른 항당뇨약과 혼합해서 사용될 경우 발생하는 저혈당 • 약물 간 상호작용 • 소화계 이상 • 손상된 신장 또는 간기능의 손상이 있는 환자에게는 금기이며, 호흡부전, 심각한 감염 또는 알코올 남용	• 젖산에 의한 산증과 저혈당 감시 • 급성 신부전과 젖산 산증의 증가가 있는지 metformin을 복용하는 환자는 주의해야 함 • 요오드 조명 물질을 진단적 검사를 위해 사용한 경우 조영제를 사용하기 48시간 전에 metformin의 사용을 중단하고, 조영제 사용 후 신장기능을 평가하여 정상이 되면 다시 복용한다.
α-glucosidase Inhibitors	• 장에서 탄수화물복합체의 흡수를 지연시키고 당의 전신순환을 느리게 함 • 인슐린 분비를 증가시키지 않음 • 제2형 당뇨에서 혈당 수준을 조절하기 위해 사용 • 단독으로 사용될 수 있고, 당조절을 개선하기 위해 sulfonylureas, metformin 또는 인슐린과 혼용됨	• 저혈당(인슐린과 다른 항당뇨약제 등을 함께 사용했을 경우 위험이 증가) • 소화기계 문제(복부팽만감 또는 설사, 고창) • 약물 간의 상호작용	• 음식을 섭취할 때 첫 한 입과 함께 복용해야 효과적임 • 소화계 부작용을 감시(설사, 복부팽만) • 치료법의 효과를 사정하기 위해 혈당 감시 • 정기적으로 1년 동안 3달에 한 번 간기능검사를 해야 함 • 소화계 신장의 부전 또는 경화가 있는 환자는 금기

(계속)

표 9-15 *(계속)* 경구용 혈당강하제

약물명	작용/적응증	부작용	주의사항
Non-sulfonylurea Insulin 분비 촉진제	• 인슐린 분비를 위해 췌장을 자극 • 제2형 당뇨 환자의 혈당조절을 위해서 사용 • 홀로 사용할 수 있고 metaformin, thiazolidinediones과 결합되었을 때 혈당조절을 개선할 수 있음	• 저혈당/sulfonylureas보다는 적지만 체중 증가가 수반 • 약물 간의 상호작용	• 치료법의 효과를 사정하기 위해 혈당 수준을 감시해야 함 • 속효성과 짧은 중간 생존력을 가짐 • 간기능에 손상과 신장 외 손상이 있는 환자는 감시해야 함 • 매 식사 전에 혈장 지방에는 영향을 주지 않음
Thiazolidinedione	• 인슐린조직이 민감해짐 • 인슐린수용체를 자극하여 인슐린의 작용을 개선하고 혈당 수준을 낮춤 • 홀로 사용될 수 있고, 당조절을 개선하기 위해 sulfonylureas, matformin 또는 인슐린과 혼용됨	• 저혈당(인슐린 또는 항당뇨약을 사용하여 위험이 증가) • 빈혈 • 체중 증가, 부종 • 구강 피임약의 효과를 감소시킴 • 간기능부전이 생길 수 있음 • 약물 간의 상호작용 • 고지혈증(지방에 의해 여러 가지 영향을 가짐. 지질이상이 있는 환자에 있어 pioglitazone이 선호됨)	• 치료법의 효과를 사정하기 위해 혈당 수준을 감시해야 함 • 간기능검사의 실시 • 식단교육을 통한 몸무게조절의 장려

⑤ 환자 교육

당뇨는 만성적 질병으로 평생 특수한 자가관리행동이 요구된다. 매일 혈당을 일정하게 유지하는 관리를 배워야 하고 만성적 당뇨합병증을 예방하기 위한 생활습관을 가져야 한다.

a. 인슐린 자가투여 교육

인슐린은 특별한 주사기로 피하층에 자가주사한다. 다양한 주사기와 주사 보조기구들을 이용할 수 있다. 기초 정보로는 기구의 설명, 인슐린 주사기, 인슐린 섞는 법을 포함한다.

b. 인슐린 보관

인슐린이 속효성이든, 지속성이든, 안 쓴 약병이든, 남은 약병이든 상관없이 냉장 보관해야 한다. 극단적인 온도는 피해야 한다. 인슐린은 얼려서는 안 되며 뜨거운 자동차 안이나 직사광선하에 두어서는 안 된다. 사용된 인슐린 약병은 주사한 곳의 염증을 줄이기 위해 병 온도에 맞추어 보관해야 한다. 만약 1달 내로 쓸 인슐린 약병이면 실내온도로 보관할 수 있다. 환자는 언제나 그들이 쓰는 타입에 맞게 여분의 약병을 지참하도록 교육받는다. 혼탁한 인슐린은 뒤집어서 손 사이에서 굴려 철저히 섞는다. 혼합물을 주사나 펜으로 뽑기 전에 중기간-작용 인슐린 약병 또한 병 안쪽에 하얗게 코팅된 침전이 있는지 검사해야 한다. 이것은 인간 인슐린에 보편적으로 발생하는데, 극단적 온도에 노출되었을 때 생긴다. 만약 얼어서 점착성 코팅이 있다면 몇몇의 인슐린은 용기 내에 부착되므로 사용해서는 안 된다.

c. 주사 부위의 선택과 순환

주요 주사 부위로는 복부, 상완, 대퇴, 엉덩이가 있다. 인슐린은 어느 부위에서는 빨리 흡수된다. 흡수의 속도는 복부가 가장 높다. 상완, 대퇴, 엉덩이는 이에 비해 흡수 속도가 느리다. 지방세포 위축을 예방하기 위해 주사 부위는 순환되어야 한다.

바. 당뇨의 급성 합병증(acute complications of diabetes)관리

단기간의 혈당 수치 불균형과 관련하여 세 가지 주요 급성 합병증이 있다. 저혈당, 당뇨성 케톤산증(DKA), 고혈당 고삼투성 비케톤산증(HHNS)이다.

① 저혈당(Hypoglycemia, Insulin reactions)

저혈당(비정상적인 당 수치 낮음)은 혈당 수치가 50~60mg/dL(2.7~3.3mmol/L) 이하로 떨어질 때 발생한다. 이것은 극단적 신체활동이나 적은 음식, 과다 구강 저혈당제 혹은 과다 인슐린으로 일어난다. 저혈당은 밤·낮 언제라도 일어날 수 있다. 자주 식전에 일어나며 특히나 식사가 지연되거나 간식 먹는 걸 잊었을 때 발생한다. 예를 들어 아침 중반쯤 보통 인슐린이 최고조일 때 발생한다. 반면, 오후 늦게 발생하는 저혈당은 NPH가 아침에 최고가 될 때나 Lente 인슐린이 최고가 될 때 동시에 일어난다. 특히 취침 전 간식을 먹지 않는 사람들에게 한밤중의 저혈당이 발생할 수 있는데, 이는 오후 절정기 또는 저녁식사 전의 NHP와 Lente 인슐린 때문이다.

저혈당의 증상은 급작스럽고 예기치 않게 발생하고, 사람마다 다양하게 나타난다. 몇몇 단계 시 이것은 혈당의 저하 또는 혈당이 떨어진 비율과 관련되어 있다. 예를 들어, 보통 혈당 수치가 (200mg/dL보다 높은)고혈당 범위에 있던 환자의 혈당이 급격히 120mg/dL(6.6mmol/L)이나 더 낮게 떨어질 때 저혈당 증세를 느낄 수 있다. 거꾸로, 자주 낮은 범위의 혈당(80~100mg/dL)을 가졌던 환자가 혈당 수치가 천천히 50mg/dL(2.7mmol/L) 밑으로 떨어질 때는 증상이 없을 수도 있다. 저혈당에 대해 호르몬반응(adrenergic)이 떨어질 때 또한 저혈당의 증상이 결핍될 수 있다. 이것은 당뇨를 수년간 앓은 환자에게 일어난다. 이것은 자율신경계 장애, 만성적 당뇨합병증과 관계되어 있다.

혈당 수치가 떨어지면서 정상적인 아드레날린 분비가 일어나지 않게 되어, 보편적인 아드레날린화 증상, 발한, 전진 현상이 일어나지 않는다. 저혈당은 보통, 심각한 중추신경계 손상이 발생하기까지 감지되지 못한다. 의심되는 환자들은 자주 정기적으로 혈당검사를 수행해야 한다.

저혈당이 발생했을 경우 신속하게 농축 탄수화물(과일주스, 사탕, 설탕이나 꿀)을 구강으로 투여하는 것을 권장한다. 주스에 '무가당'으로 쓰여 있다고 해서 설탕을 탈 필요는 없다. 주스 속 과당에는 혈당 수치를 올릴 충분한 탄수화물이 있다. 이후 15분마다 혈당검사를 해서 70~75mg/dL 이하면 다시 앞과 같이 한다. 만약 초기 치료 후 증상이 10~15분 동안 지속되면, 치료는 혈당검사가 불가능하더라도 반복된다.

당뇨를 가진 환자들(특히, 인슐린을 투여받는 환자)이 항상 일정 형태의 설탕을 가지고 다니도록 교육하는 것은 중요하다. 시중에 판매되는 당 알약과 젤은 환자가 가지고 다니기 편리하게 많이 나와 있다. 만약 환자가 저혈당반응이 있고 아무 권장된 긴급 음식이 없을 때는 탄수화물 음식을 우선하여 아무 음식이나 먹어야 한다.

a. 응급조치(Emergency measures)

긴급 상황에서 의식이 없거나 삼킬 수 없을 때, 피하 또는 근육 내 1mg의 글루카곤을 주사한다. 글루카곤은 췌장의 α-세포에서 생산되는 호르몬으로 간을 자극해 포도당을 분비한다(글루코겐을 분해). 글루카곤은 파우더로 1mg 약병에 포장되어 있다. 환자가 의식을 찾게 되면 저혈당 방지를 위해 탄수화물 집중 음식을 준다(왜냐하면 1mg 글루카곤 작용 지속 기간은 발생 8~10분, 작용 지속 12~27분이다). 어떤 환자는 글루카곤 주사 후 구토증을 경험하는데, 구토 시 환자는 호흡 방해를 예방하기 위해 고개를 돌려야 한다.

② 당뇨성 케톤산증(Diabetic ketoacidosis; DKA)

인슐린의 결핍이나 부족에 의해 발생한다. 이 인슐린 부족은 탄수화물, 단백질, 지방의 신진대사활동에 장애를 준다.

DKA의 세 가지 의학적 특징은 다음과 같다.

- 고혈당
- 갈증, 전해물 상실
- 산성화

인슐린이 없으면 세포에 들어가는 당의 양은 줄어들고, 간에서의 당 생산과 분비는 증가한다. 두 가지 요인이 고혈당을 일으킨다. 과도한 당을 없애려는 시도로 인체의 신장은 당을 물과 전해물에 대하여 분배한다(나트륨, 포타슘). 과도한 배뇨(다뇨증)가 특징인 이 삼투배뇨현상은 갈증과 전해질 상실을 일으킨다.

인슐린 결핍이나 부족의 또 다른 영향은 지방이 자유지방산과 글리세롤로 분해되는 것이다. 자유지방산은 간에 의해 케톤(Ketone)체로 바뀐다. DKA가 발병하면 케톤체가 과도하게 생산되는데 이것은 이 발생을 막는 인슐린이 부족하기 때문이다. 케톤체는 산성이다. 이것의 순환이 축적되면 신진대사작용이 산성화된다.

DKA의 고혈당은 다뇨증이나 다갈증을 초래한다. 또 흐릿한 시력, 무력함, 두통을 경험하게 한다. 혈관 내에 혈액의 용적이 줄어들면 기립성 저혈압을 일으킬 수 있다(수축기혈압이 기립성으로 바뀔 때 20mmHg 이상 떨어진다). 혈액량의 부족은 또한 약하고 빠른 맥박과 함께 심한 저혈압을 이끈다. DKA의 케톤증이나 산성화는 식욕 부진, 구토, 울렁거림, 복부 통증과 같은 소화계 증상을 유발한다. 복부 통증이나 검사로 발견된 신체적 소견은 너무 심각해서 수술을 요하는 급성 복부장애와 유사하다. 환자에서 Ketone 수치 증가로 발생하는 아세톤 냄새(과일 냄새)가 난다. 이러한 Kassmaul 호흡은 몸이 산성화되는 것을 감소시키려는 시도이다.

혈당 수치는 300~800mg/dL(16.6~44.4mmol/L) 사이에서 다양하다. 보통 탈수 단계에는 1000mg/dL(55.5mmol/L) 이상이다. DKA의 심각성은 굳이 혈당 수치와 관계돼 있지 않다. 몇몇 환자는 심각한 산성화와 함께 적당량 증가한 혈당 수치를 갖는 반면 어떤 이는 DKA의 증거가 없음에도 혈당 수치가 400~500mg/dL이다(22.2~27.7mmol/L). 낮은 혈청 중탄산염(0~15mEq/L)과 pH(6.8~7.3)를 보인다. 크레아틴 수치가 증가하면서 혈요소질소(BUN)와 헤마토크릿은 또한 수분 고갈과 함께 보인다. 수분 보충 이후 환자에게는 기초적 신장기능부전과 함께 지속적인 혈청, 크레아틴과 BUN의 증가가 이루어진다.

DKA관리의 목표는 혈당을 정상화하고 산증, 전해질 상실, 탈수를 교정하는 것이다.

a. 수분 보충(Rehydration)

탈수 환자에게 수분 보충은 세포 관류를 유지하는 데 중요하다. 다뇨증, 과탄산증후군, 설사, 구토로 인한 수분 손실 보충을 위해 6~10L의 IV가 필요하다.

초기에는 0.9% sodium chloride(normal saline) solution, 보통 시간당 0.5~1L의 속도로 2~3L 투여된다. 'Half strength normal saline solution'(저장성 saline 수용액으로 알려짐)이 심장장애에 위험이 있는 고혈압이나 고나트륨혈증인 환자에게 쓰인다. 처음 몇 시간 이후 'half strength normal saline solution'이 수분 보충을 위해 할 수 있는 선택사항이다(혈압이 안정되고, 소듐 수치가 낮을 때). 보통에서 높은 속도의 주입(200~500mL/시간)은 몇 시간 더 지속된다. 혈당 수치가 300mg/dL(16.6mmd/L)나 밑에 다다르면 IV 수용액을 물에 5% 덱스트로즈로 전환하여 가파른 혈당 수치 감소를 막을 수 있다.

혈액 용량 상태를 감시하는 것은 잦은 vital sign 측정(혈압, 심박동률, 기립성 변화 감시 포함), 폐 평가, 섭취량과 배설량 측정이 포함된다. 초기의 소변 배설량은 탈수를 교정하기 위해 IV로 투입한 양보다 적고 느리게 나온다. IV 수용액 치료에 반응이 없을 때 심각한 저혈압을 고치기 위해 혈장 증량제(plasma expander)가 필요할 수 있다. 특히나 고령자나 신장 손상자, 심장장애 위험이 있는 사람들의 액체 과섭취로 인한 증상 감시는 중요하다.

b. 전해질 보충(Restoring electrolytes)

DKA 치료에서 주요 고려되는 전해질은 칼륨이다. 주의 깊고 적절한 시간의 포타슘 보충은 저칼륨혈증과 함께 발생하는 부정맥을 피하는 데 중요하다. 40mEq/h이 몇 시간 동안 필요할 수 있다. DKA 치료 동안 세포의 칼륨 수치가 감소하기 때문에, 수치가 정상이어도 주입해야 한다. 자주(매 2~4시간 초기에) ECG를 측정하고, 치료 시작 첫 8시간 동안 칼륨 검사가 필요하다.

c. 산증의 치료(Reversing acidosis)

케톤체는 지방분해로 인한 결과이다. DKA 발생으로 인한 산성화는 지방분해를 막는 인슐린으로 막을 수 있다. 인슐린은 보통 정맥주사도 천천히 연속적으로(5unit/h) 한다. Regular insulin은 IV 사용에 허가된 유일한 인슐린으로서 IV 수용액에 섞어서 사용할 수 있다. 매시간 혈당 수치를 측정한다.

DKA 환자를 간호할 때 체액, 전해질, 수분 상태, 혈당 수치 확인에 주의를 기울여야 한다. 환자가 회복되면 간호사는 DKA 유발 요인들을 재평가하고 환자와 가족들에게 재발을 방지할 수 있는 방법을 교육한다.

③ 고혈당성 고삼투압 비케톤 증후군(HHNS)

이는 심각한 상태로 고삼투성과 고혈당이 감각기관 변질과 함께 지배적인 심각한 상태를 말한다. 동시에 케톤증이 적거나 없다. 기본적 생화학적 결점은 인슐린 영향이 없다는 것이다(인슐린 저항성). 지속적 고혈당은 수분과 전해물을 잃게 하는 삼투성 다뇨증의 원인이 된다. 삼투 균형을 유지하기 위해서는 수분이 세포 내 액체 공간에서 여분 세포 액체 공간으로 이동해야 한다. 당뇨와 수분 부족과 함께 고혈당 그리고 삼투성 증가가 발생한다. 표 9-16은 DKA와 HHNS를 비교한 내용이다.

HHNS는 노인들 중 당뇨 과거력이 없거나 제2형 당뇨인 사람들이 자주 걸린다(50~70세). HHNS는 자주 급성병(폐렴, 뇌졸중)이나 고혈당을 약화시키는 약(thiazides) 혹은 투석과 같은 치료로 인해 발생한다. 그 과거력으로는 며칠에서 몇 주 동안 적당한 수분섭취에도 불구하고 다뇨증상이 나타난다. HHNS와 DKA를 구별해 주는 것은 케톤산증와 산증으로 부분적으로 인슐린 수치가 다르기 때문에 HHNS에서는 보통 발생하지 않는다. DKA에서는 인슐린이 존재하

표 9-16 DKA와 HHNS의 비교

특징	DKA	HHNS
영향을 많이 받는 환자	제1형 당뇨 환자, 제2형 당뇨 환자에게 발생할 수 있고, 보통은 제1형 당뇨 환자에게 더 많이 발생한다.	제1형 당뇨 환자, 제2형 당뇨 환자에게 발생할 수 있고, 보통은 제2형 당뇨 환자에게 더 많이 발생한다. 특히 제2형 당뇨 환자 중 노년층에서 잘 발생한다.
유발 인자	인슐린 투약의 누락: 신체적 스트레스(감염, 수술, 뇌졸중, 심근경색)	신체적 스트레스(감염, 수술, 뇌졸중, 심근경색)
발현	빠름(<24h)	느림(수일에 걸쳐서 나타남)
혈당 수준	보통(>250mg/dL)	보통(>600mg/dL)
동맥의 pH 수준	<7.3	정상
혈청과 요 속의 케톤	있음	없음
혈청 삼투압	300~350mOsm/L	>350mOsm/L
혈장 중탄산염 수준	<15mEq/L	정상
BUN과 크레아티닌 수준	상승됨	상승됨
사망률	<5%	10~40%

- 구조적인 기형에는 인공삽입물이 필요하다.
- 공기가 통하는 재질로 된 신발을 신는다.

발 관리

- 매일, 발을 중성 비누로 조심스럽게 씻고 말린다(특히 발가락 사이).
- 물에 담그기 전에 수온을 팔꿈치로 검사해 본다.
- 굳은살을 제거하기 위한 화학물질 사용을 피한다.
- 발가락의 선을 따라 발톱을 깎는다. 거친 모서리는 부드럽게 간다.
- 긴 양말이나 열 패드, 뜨거운 물병을 피하도록 한다.
- 건조한 피부에는 부드러운 보습제를 사용한다.
- 재질과 관계없이 좋은 양말을 신는다.
- 앉아 있을 때 다리를 꼬지 않는다.
- 혈액순환을 촉진하기 위해 다리운동을 한다.
- 맨발을 피한다.

• 평가

환자는 발과 관련된 피부 통합성에 변화가 생기면 내과적 중재를 찾을 것이고 발 감염의 증상을 보이지 않을 것이다.

사. 간호진단 및 간호중재

- 다뇨, 탈수와 관련된 체액 부족 위험성
- 인슐린, 음식, 신체활동 불균형과 관련된 영양 불균형
- 당뇨 자기관리 기술과 정보에 관한 지식 부족
- 신체적 손상과 관련한 잠재적인 자가간호결핍
- 당뇨관리의 비효율성
- 두려움
- 불안

간호중재는 다음과 같다.

① 자가간호교육(Teaching patients self-care)

환자들은 생존 기술을 교육받는다. 첫 번째로 치료 양식을 교육받는데, 예를 들어, 식단 짜기, 인슐린 투약, 혈당 관찰, 그리고 제1형 당뇨(type 1) 환자에게 있어서는 요중 케톤 유·무를 관찰하는 것을 말한다. 두 번째로 인지, 치료, 급성 합병증(고혈당, 저혈당)의 예방 방법이 교육된다. 세 번째로 실용적인 정보를 교육받는데, 예를 들어, 자원을 어디에서 얻을 수 있는지, 언제 내과의사에게 연락해야 하는지 등의 정보를 말한다. 네 번째로 간단한 병태생리에 대한 교육을 해서 환자의 당뇨에 대한 이해를 높일 수 있게 한다. 만약 당뇨를 진단할 때 당뇨의 장기 합병증이 보인다면, 예방할 수 있는 직접적인 행동 양식에 관하여 교육하는 것이 적절하다(예: 발 관리, 눈 관리).

② 지속적 관리(Continuing care)

추후관리교육은 가정간호사나 영양사 또는 외래 환자의 당뇨교육센터를 통해서 이루어진다. 이것은 대처할 수 있는 능력이 떨어지는 당뇨 환자와 관리계획을 꾸준히 지켜 나가기 힘든 환자들, 사회적 지지와 가족의 도움을 받을 수 없는 환자들에게 있어서 특히나 중요하다. 사회단체 서비스와 사회공동체 자원으로 환자관리를 인계해 주는 것은(시각장애센터 등) 환자의 경제적 상황과 환자의 신체적 한계에 기반하여서 이루어진다.

자가감시와 추후관리 감시의 중요성은 일차 건강관리 제공자에 의해서 강화된다. 그리고 환자는 추후관리계획 약속을 지키는 것이 중요함을 상기해야 할 것이다. 당뇨로 새롭게 진단받는 환자들은 또한 다른 건강증진활동과 건강검진 등에 참여하는 것이 중요함을 알아야 한다.

4) 내분비계 건강문제를 가진 대상자의 사례와 간호과정

환자 사례:

48세 여성 김○○ 씨는 최근 우울과 스트레스 증상이 심하여 어제 외래를 방문하였다가 쿠싱증후군이 의심되어 확진을 위한 진단적 검사를 위해 입원하였다. 입원 시 활력징후는 혈압 150/100mmHg, 맥박 104회/분, 호흡 20회/분, 고막체온 37.0℃였고, 신체검진 결과 얼굴과 복부, 하지 쪽에 부종이 있었다. 오늘 검사실로 내려가기 전 오전 10시에 확인된 활력징후는 혈압 150/90mmHg, 맥박 108회/분, 호흡 20회/분, 고막체온 36.8℃이고, 입원 시점부터 현재까지 I/O는 2500(mL)/1600(mL)로 확인되었다.

간호진단	#1. 체액 과다(excess fluid volume)
간호목표 (기대되는 결과)	섭취량과 배설량(I&O)의 균형을 유지한다. 체중이 정상 범위 내에 있다. 활력징후가 정상 범위를 유지한다. 부종이 없다.

간호중재	이론적 근거
1. 섭취량과 배설량을 측정하고 기록한다. 매일 체중을 측정하고 하루에 0.5kg 이상 증가할 경우 기록한다.	1. 섭취량과 배설량은 순환하는 체액량, 체액 이동, 치료에 대한 반응을 반영한다. 체중 증가는 종종 지속적인 체액 정체를 반영하기도 한다.
2. 필요시 혈압과 중심정맥압을 관찰한다. 경정맥과 복부정맥의 팽창이 있으면 보고하고 기록한다.	2. 혈압 상승은 보통 과다한 수액량과 연관이 있지만, 혈관 밖으로 체액이 이동할 경우 발생하지 않을 수도 있다. 경정맥과 복부정맥의 팽창은 혈관의 울혈과 연관되어 있다.
3. 호흡상태를 사정하고, 호흡수 증가나 호흡곤란이 있으면 기록한다.	3. 폐울혈이나 폐부종을 나타낸다.
4. 폐를 청진하고, 호흡음이 감소했는지, 혹은 악설음(crackles) 등이 나타나는지 기록한다.	4. 폐울혈의 증가는 폐조직의 경화, 손상된 가스 교환, 폐부종과 같은 합병증을 발생시킨다.
5. 심부정맥을 관찰한다. 심음을 청진하고, S3/S4의 gallop rhythm이 있는지 기록한다.	5. 심부전, 관상동맥 관류 감소 또는 전해질 불균형으로 인해 발생할 수 있다.
6. 말초부종 혹은 의존적 부종의 정도를 사정한다.	6. 수액은 나트륨과 물이 정체되거나, 알부민 감소, 항이뇨호르몬의 증가로 인하여 조직으로 이동한다.
7. 복부둘레를 측정한다.	7. 혈장단백질의 감소와 복막공간의 수액으로 인하여 수액이나 복수의 축적을 반영한다. Note: 과다한 수액 축적은 순환량을 감소시키고 그 결과 저혈압과 탈수가 발생할 수 있다.
8. 복수가 있을 때에는 침상안정을 하도록 한다.	8. 다리를 구부리고 드러누운 자세로 인해 이뇨가 촉진될 수 있다.
9. 금식일 경우 자주 구강간호를 제공하고 가끔씩 얼음 조각을 준다. 계속적으로 수분섭취를 계획한다.	9. 특히 수분섭취가 제한되어 있을 경우 갈증을 완화시킬 수 있다.
10. 혈청 알부민과 전해질, 특히 칼륨과 나트륨 수치를 관찰한다.	10. 혈청 알부민 감소는 혈장삼투압에 영향을 미치고 그 결과 부종이 발생한다. 항이뇨호르몬과 알도스테론 수치의 상승, 총 체내 수분을 감소시키기 위한 이뇨제 사용으로 인한 신장혈류 감소는 다양한 전해질 이동과 불균형을 발생시킬 수 있다.
11. 지속적인 흉부 X선을 관찰한다.	11. 이런 대상자는 혈관울혈, 폐부종, 흉막삼출이 자주 발생한다.
12. 지시가 있으면, 나트륨과 수분을 제한한다.	12. 혈관 밖 공간의 수액의 정체를 최소화하기 위하여 나트륨을 제한한다. 수분 제한은 희석된 저나트륨혈증을 교정하기 위해 필요하다.
13. 지시가 있으면, salt-free 알부민, 혈장증량제를 투여한다.	13. 알부민은 혈관 내 혈장삼투압을 증가시켜 순환량을 증가시킴으로써 복수 생성을 감소시킨다.

14. 처방이 있으면 투약한다. • Spironolactione(Aldactone), furosemide(Lasix) • 칼륨제재 • 수축력 증가 약물과 동맥혈관 확장제	14. 보존요법과 나트륨 제한이 문제를 완화시키지 못할 경우 부종과 복수를 조절하기 위함이다. 알도스테론의 효과를 차단하거나 수분배설을 증가시킬 경우 주의가 필요하다. 알부민과 이뇨제를 함께 사용하면 수액 제거를 더욱 향상시킬 수 있다. 간질환과 소변의 손실 때문에 혈청과 세포내 칼륨은 보통 감소된다. 심박출량 증가와 신장 혈류량과 기능을 향상시킨다. 이는 과다 수액을 감소시킨다.

5) 내분비계 건강문제 관련 연구

간호사 주도의 당뇨 관리의 효과

연구 목적

당뇨 환자의 건강관리목표는 합병증을 예방하기 위해 미국당뇨협회(ADA)에 의해 추천된 치료를 제공하는 것으로서 이 연구의 목적은 전통적인 당뇨 클리닉에서 관리를 받은 환자들과 간호사가 관리하는 클리닉에서 관리를 받은 환자들의 전반적인 건강수준을 비교하는 것이다. 알고리듬과 프로토콜을 따르도록 특별히 훈련받은 간호사가 관리를 제공하였다. 과정과 결과(예를 들어, 방문 횟수, 당뇨교육 횟수, 영양상담 횟수, 당화혈색소(HbA1c), 지질 검사(lipid profile), 안과 검진, 발 검진, 신장기능 평가, 안지오텐신 전화효소억제 치료 등)를 측정하였고, 이를 미국당뇨협회 권장 사항과 비교하였다.

연구 설계

세 곳의 LA County 클리닉에서 252명의 환자들에게 간호사 주도의 관리가 제공되었다. 환자의 92%는 남미계 미국인이고 8%는 아프리카계 미국인이었다. 환자들은 당뇨 유형, 당뇨 치료법, 당뇨 유병기간, 인종, 연령, 성별에 따라 전통적으로 의사 주도의 당뇨 관리를 받는 252명의 환자와 짝짓기를 하였다. 또한 그냥 교육만 받은 209명의 대조군을 두었다.

연구 결과

전통적으로 의사에 의해 관리를 받은 환자들보다 간호사 주도의 관리를 받은 경우에 거의 모든 과정 측정치(추천받은 검사, 검진, 환자 교육을 받은 증거들)들이 더 자주 수행되었고 이는 통계적으로 유의하였다. 당화혈색소 수치는 일반적인 당뇨 관리를 받은 환자 그룹에서는 10.1%에서 8.5%로 떨어졌지만 간호사 주도의 관리를 받은 그룹에서는 1년 후에 7.1%까지 더욱 떨어졌다. 당화혈색소 수치의 감소는 혈당 조절이 향상된 지표라고 할 수 있다.

간호학적 의의

당뇨는 자가관리가 필요한 질환으로서 합병증의 예방 및 조기치료를 위한 관리체계를 갖고 질병을 통제하기 위해서는 많은 전략들이 요구된다. 합병증 발생을 줄이기 위해 비용-효과적으로 관리가 제공어야 한다. 간호사들은 이러한 관리를 제공할 수 있는 이상적인 전문가이다. 환자 교육은 간호실무의 가장 중요한 구성요소이기 때문이다. 간호사 주도의 당뇨 관리는 환자로 하여금 건강을 유지하고 합병증이 발생하지 않는 상태를 유지하는데 기여한다고 하겠다.

Davidson MB (2003). Effects of nurse-directed diabetes care in a minority population. Diabetes Care, 26(8), p.2281-2287.

노인 당뇨병 환자를 위한 자기관리 프로그램

연구 목적

당뇨병은 조절이 가능하지만 완치되지 않으므로 당뇨병 관리의 목표는 적극적인 혈당조절로 당뇨병 합병증의 발생과 진행을 예방하는 것이므로 당뇨병 환자의 자기관리를 증진시키는 것이 중요한 과제이다. 동기강화상담은 당뇨병 환자에게 환자의 자가간호 행위에 대한 동기와 자기효능감을 향상시켜 궁극적으로 자가간호행위뿐 아니라 혈당조절을 증진시킬 수 있는 효과적인 접근 방법으로 판단된다. 이에 본 연구에서는 노인 당뇨병 환자의 자기관리증진을 위해 동기강화상담의 기본원리를 바탕으로 동기강화상담 당뇨병 자기관리 프로그램을 개발하여 그 효과를 규명하고자 하였다.

연구 설계

본 연구 설계는 노인 당뇨병 환자를 위한 동기강화상담 당뇨병 자기관리 프로그램을 개발하여 수행하고 그 효과를 검증하기 위한 유사실험연구로서, 비동등성 대조군 전·후 실험설계이다. 참여자는 42명의 노인 당뇨병 환자들로 실험군 21명, 대조군 21명으로 구성되었다. 개발하여 적용된 프로그램은 1991년 Miller와 Rollnick[16]이 개발한 동기강화상담 접근법을 기반으로 노인 당뇨병 환자에 대한 동기강화상담 당뇨병 자기관리 프로그램으로 8주간의 동기강화 당뇨병 집단상담 및 교육과 4주간의 개별 전화상담을 개발하여 수행하고 그 효과를 검증하였다.

연구 결과

연구 결과, 프로그램은 자기효능감($p<.001$), 자가간호행위($p<.001$), 삶의 질($p=.002$)을 증진시키고 혈당 감소에 효과적인 것으로 확인되었다. 본 연구에서 개발한 노인 당뇨병 환자의 동기강화상담 당뇨병 자기관리 프로그램은 자기효능감, 자가간호행위, 혈당조절, 삶의 질에 효과가 크게 나타난 것으로 확인되어 노인 당뇨병 환자에게 동기강화상담의 원리와 기술은 효과적인 접근으로 생각된다.

간호학적 의의

본 연구에서 개발한 노인 당뇨병 환자의 동기강화상담 당뇨병 자기관리 프로그램은 자기효능감, 자가간호행위, 혈당조절, 삶의 질에 효과가 크게 나타난 것으로 확인되어 노인 당뇨병 환자에게 동기강화상담의 원리와 기술은 효과적인 접근으로 생각되므로 노인 당뇨병 교육과 상담 시에 적극적으로 활용할 것을 권장한다. 특히, 당뇨병 교육 간호사에게 본 프로그램은 노인 당뇨병 환자에 대한 상담과 교육에 새로운 접근 전략을 제공할 수 있을 것이다. 이에 동기강화상담 자기관리 프로그램을 독자적 간호중재로서 노인 당뇨병 환자의 상담과 교육에 적극 활용할 것을 권장하고자 한다.

강혜연, 구미옥 (2015). 노인 당뇨병 환자를 위한 동기강화상담 당뇨병 자기관리 프로그램의 개발 및 효과. 대한간호학회지, 45(4), 533-543.

CHAPTER

10 비뇨기계 대상자 관리

1. 비뇨기계 대상자 간호

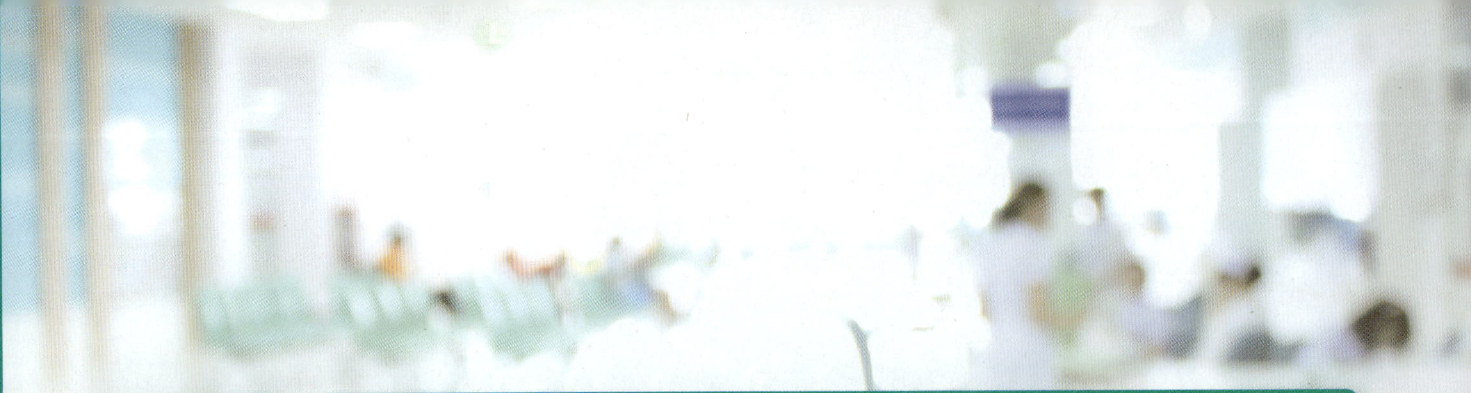

1 비뇨기계 대상자 간호

학습목표

1. 비뇨기계의 구조와 기능을 설명할 수 있다.
2. 비뇨기계의 신체 사정을 수행할 수 있다.
3. 비뇨기계 질환의 병태 생리를 설명할 수 있다.
4. 비뇨기계 질환의 증상과 징후를 설명할 수 있다.
5. 비뇨기계 질환 환자의 간호문제에 적절한 간호진단을 도출하고 우선순위를 결정할 수 있다.
6. 비뇨기계 질환의 간호문제에 대한 간호중재를 수행할 수 있다.
7. 비뇨기계 질환의 간호문제에 대한 장·단기 목표에 따른 간호수행의 결과를 평가할 수 있다.

용어

- 다낭신장병(polycystic disease)
- 방광(urinary bladder)
- 방광 손상(bladder injury)
- 방광암(bladder cancer)
- 방광염(cystitis)
- 신장(kidney)
- 요관(ureter)
- 요도(urethra)
- 요도염(urethritis)
- 요로 결석(urinary calculi)
- 요로전환술(urinary diversion)
- 요역류(urinary reflux)
- 체외충격파쇄석술(extracorporeal shock wave lithotripsy:ESWL)
- 하부요로결핵(lower urinary tract of tuberculosis)

1) 비뇨기계 해부생리

비뇨기계는 신장, 요관, 방광, 요도의 4개 구조로 구성되어 있다.

- 신장(kidney)
- 요관(ureter)
- 방광(urinary bladder)
- 요도(urethra)

(1) 신장(Kidney)

가. 해부학적 구조

신장은 복부 후면에 위치한 1쌍의 후복막 장기로 제12흉추에서 제3요추 사이에 있는 완두콩 모양의 장기이다. 간 아래에 있는 우신이 좌신보다 약간 낮게 위치한다. 성인의 평균신장길이는 11~12cm, 폭은 5~7.5cm, 두께는 2.5cm, 무게는 115~170gm 정도이다. 신장은 지방성 피막(adipose capsule)과 결합조직(subserosa fascia)에 의해 후복벽에 고정되고, 외부로부터의 충격을 흡수하여 신장을 보호하는 역할을 한다.

신장 내측의 움푹 들어간 곳을 신문(hilus)이라 하며 신동맥, 신정맥, 림프관, 신경, 신우 등이 통과한다. 신장은 신장피질(renal cortex), 신장수질(renal medulla), 신우(renal pelvis)로 나누어진다.

신장피질(renal cortex)은 신장 외측인 섬유성 피막 바로 아래 위치하고, 혈관이 많이 분포하여 암적갈색으로 보이며 내측의 적색인 신장수질과 구분된다. 한쪽 피질 속에는 100만 개 이상의 신장기능 단위인 신원(nephron)이 존재한다. 신원은 사구체(glomerulus)와 보우만주머니(Bowman's capsule), 근위세뇨관(proximal tubule), 헨레고리(loop of Henle), 원위세뇨관(distal tubule), 집합관(collecting tubule)으로 구성된다.

신장피질 내측에 위치한 신장수질(renal medulla)은 붉은색을 띠며 8~18개의 깔때기 모양의 신피라미드(renal pyramid, 집합관)가 존재한다. 이 피라미드의 정점은 유두(papilla) 부위로 소신배(minor calyx)에 돌출되어 있다. 유두부의 표면은 10~25개의 개구부가 있으며 이 개구부를 통해 소변이 신우 쪽으로 흐른다.

신우(renal pelvis)는 집합관, 신유두, 소신배, 대신배를 거쳐 온 소변이 잠시 머무는 곳으로 요관으로 연결된다. 성인에서 신우의 최대 용량은 약 3~5mL이며 신우와 신장을 합친 최대 소변 용량은 약 8~10mL이다. 이보다 더 많은 용량은 신장 실질 조직을 손상시킨다.

신장에는 혈액내의 대사 노폐물을 정화하기 위하여 심박출량의 20~25%, 평균 분당 1L 이상의 동맥혈이 유입된다. 복대동맥에서 직접 나온 신동맥은 신문을 통과한 후 여러 갈래로 나뉘어 수입세동맥(구심성 세동맥)을 이루고 이는 사구체를 형성한다. 사구체 모세혈관은 수출세동맥(원심성 세동맥)이 되어 보우만주머니를 통과 후 근위세뇨관 헨레고리, 원위세뇨관 및 집합관을 둘러싸고 소엽간정맥으로 유입되어 신정맥을 통해 하대정맥으로 들어간다. 1일 신장을 통과하는 혈액량은 1,500L이며 이 중 약 1.5L가 소변 형태로 배설된다.

나. 기능

신장의 가장 주요 기능은 혈액의 여과를 통한 내적 항상성을 유지하는 것이다. 이는 소변을 생성하는 과정에서 배설되는 전체 과정을 거치며, 체액과 전해질의 조절, 산-염기 균형, 혈압조절, 대사 및 내분비 기능 그리고 수분의 이동 등 복잡하고 다양한 기능을 감당하게 된다.

① 소변 형성과 배설

소변 형성 과정은 사구체 여과와 세뇨관의 재흡수 및 분비에 의해 하루에 약 1.5L의 소변을 형성한다.

a. 사구체 여과

사구체 여과는 분자량이 적은 수분과 전해질이 사구체 모세혈관막을 통과하여 보우만주머니 속으로 여과되는 과정으로 정수압과 삼투압 간의 차이에 의해 이루어진다. 1분에 사구체에서 여과되는 양을 사구체 여과율(glomerular filtration rate; GFR)이라 하며 성인 남성의 정상 사구체 여과율은 분당 125mL, 1일 180L이다. 사구체 여과율에 영향하는 요인은 사구체 모세혈관압(45mmHg)과 보우만주머니(10mmHg) 사이의 정수압 차이, 신혈류량, 사구체 교질삼투압(25mmHg), 사구체막 투과력 등이다.

신장 혈관의 손상이나 폐색이 있으면 사구체 여과율이 저하된다. 그러나 신체가 신혈류와 사구체 여과가 변하지 않고 일정한 수준을 유지하도록 조절되는 신혈류 자동조절 기능에 의해 수축기혈압이 80~180mmHg 이내에서는 사구체 여과율이 일정하게 유지된다.

b. 세뇨관의 재흡수 및 분비기전

세뇨관의 재흡수 및 분비기전은 신세뇨관 상피세포의 선택적인 화학물질 재흡수 및 기능에 의해 이루어진다. 신장을 통해 여과되는 혈액의 99%가 체내로 재흡수되며 1% 정도만 소변으로 분비된다. 즉, 여과액 내의 대부분의 수분, 포도당, 아미노산, 소듐, 포타슘, 칼슘, 염소 등 체내 유용한 대부분의 물질들은 재흡수가 되고 요소, 크레아티닌, 단백질대사산물, 과잉 염류 등은 세뇨관세포에 의해 배설된다. 수분의 재흡수는 삼투력에 영향을 받는다. 근위세뇨관에서의 재흡수는 항이뇨호르몬(ADH)의 관여 없이 이루어지나 원위세뇨관과 집합관에서는 항이뇨호르몬(ADH)이 있어야만 한다. 일반적으로 항이뇨호르몬은 막들의 투과력을 증가시켜 수분의 자유로운 이동을 증가시킨다. 근위세뇨관에서는 총 사구체 여과액의 약 65%를 재흡수하게 되는데 전해질, 포도당, 아미노산, HCO_3^- 등이 재흡수되며 H^+, creatinine, PAH(paraamino sodium hippuric acid) 등이 분비된다. 헨레고리의 하행각에서는 물을 재흡수하여 여과액을 농축시키게 되며 상행각에서는 Na^+와 Cl^-를 재흡수한다. 원위세뇨관에서는 물, Na^+, HCO_3^-를 재흡수하며 K^+, H^+, 암모니아를 분비한다. 집합관에서의 물의 재흡수는 원위세뇨관과 동일하게 항이뇨호르몬(ADH)에 의해 흡수된다.

② 체액과 전해질 조절

일반적으로 수분섭취와 신세뇨관에서의 물과 전해질의 재흡수 및 분비 기능에 의해 체액과 전해질 균형이 이루어진다. 시상하부의 삼투조절중추에서 분비하는 항이뇨호르몬(ADH)의 분비를 통해 소변량이 조절된다. 신체의 체액량이 증가하거나 감소하는 경우 이를 보상하기 위한 신호가 뇌하수체후엽(posterior pituitary gland)과 부신(adrenal gland)에 전달된다. 뇌하수체후엽에서는 항이뇨호르몬(ADH)에 의한 수분 배설에 관여하며 부신에서는 NaCl 배설에 관여한다. 즉, 체액량이 감소하여 신체의 체액량을 증가가 필요한 경우 뇌하수체후엽에서 항이뇨호르몬(ADH)의 분비가 증가되어 수분의 재흡수 증가가 일어나며, 부신에서는 알도스테론의 분비가 증가되어 원위세뇨관 및 집합관에서의 NaCl 재흡수를 촉진시켜 체액량을 보상하게 된다. 헨레고리 하행각에서는 수분 재흡수로 인한 고장성 소변이 배출되고, 헨레고리 상행각에서는 용질 재흡수로 인해 삼투질 농도가 낮아져 저장성 소변이 배출되며 원위세뇨관에서 항이뇨호르몬의 작용으로 소변이 농축된다. 전해질의 조절은 혈장 삼투압, 알도스테론, 부신피질호르몬 등이 영향을 주며 Na^+의 능동적 재흡수는 Cl^-, HCO_3^- 등의 수동적 재흡수에도 영향을 미치며 K^+의 재흡수는 Na^+의 재흡수를 감소시킨다.

③ 산-염기 균형

신장의 산-염기 조절은 신체의 산-염기 균형을 위한 폐의 이산화탄소 배설을 보완한다. 신장에서는 인산, 케톤산, 요산, 황산 등 대사성 산을 배설하며, 신장의 염기는 기본적으로 중탄산이온(HCO_3^-)으로 26~28mEq/L 수준을 유지한다. 신장에서 H^+을 배설할 때 HCO_3^-가 재흡수되어 소변의 산성화가 이루어진다.

근위세뇨관에서 암모늄 이온(NH_4^+)의 생성은 산 분비를 강화하며 특히 만성 산증에서 증가된다. 암모니아는 세뇨관으로 확산되어 H^+과 결합하여 암모늄을 생성하는데, 이온화된 암모늄은 더 많은 H^+을 분비한다.

④ 혈압조절

혈압의 조절은 혈장량과 혈관 긴장도 조절 능력에 의해 이루어진다. 혈장량은 소변을 농축 또는 희석하는 신장의 능력에 의해 조절된다. 고장성 혈장(hypertonic plasma)인 경우 항이뇨호르몬의 분비, 수분의 재흡수, 소변 배설량의 감소 및 혈압 상승 자극 등의 반응이 나타난다. 레닌-안지오텐신-알도스테론 체계는 혈압 상승에 관여한다. 사구체 근접 세포에서 분비되는 레닌은 간에서 생성되어 혈장 내에 존재하는 안지오텐시노겐이 안지오텐신 I으로 변화되는 데 관여하며 활성화 혈청 소듐치의 저하, 심박출량 감소, 신장 허혈 등의 상황에서 증가한다. 안지오텐신 I은 폐 모세혈관상에서 생성된 안지오텐신 전환효소에 의해 안지오텐신 Ⅱ로 활성화된다. 안지오텐신 Ⅱ는 강력한 말초혈관 수축제로 알도스테론의 방출을 자극하여 혈압을 상승시킨다. 알도스테론은 원위세뇨관에서의 H^+과 수분 재흡수의 증가로 혈액량을 증가되도록 한다.

⑤ 대사 및 내분비 기능

신장은 레닌 생성, 비타민D의 활성화, 적혈구 조혈 인자(erythropoietin) 생성, 인슐린(insulin) 분해, 프로스타글란딘(prostaglandin)의 합성 등 다양한 대사와 내분비 기능이 있다.

음식이나 자외선에서 얻은 cholecalciferol(비타민D_3)는 간에서 1차 활성화가 이루어진 후 신장에서 최종 활성화가 이루어진다. 활성 비타민D는 장에서의 칼슘 흡수를 증진시킨다. 신부전 등의 신장질환이 있는 대상자는 비타민D의 활성화 장애로 칼슘과 인의 불균형 사태가 초래된다.

적혈구 조혈 인자(erythropoietin)는 신장에서 만들어지는 당단백(glycoprotein)으로 저산소증, 신장 허혈과 같은 상황에서 분비가 자극되며, 골수와 비장에서 새로운 적혈구의 생성과 방출 자극에 관여한다. 신부전증 시 적혈구 조혈 인자의 결핍으로 빈혈이 동반된다.

췌장에서 분비된 인슐린의 약 20%는 신장순환 시 세뇨관세포에 의해 비활성화되어 배설된다. 제1형(type 1) 당뇨환자가 신부전증인 경우 인슐린의 분해 및 배설 장애로 혈중 인슐린 농도가 증가하게 되므로 이 경우 인슐린의 투여량을 줄여야 한다.

프로스타글란딘(prostaglandin)은 지방산에서 만들어진 물질로 대부분의 인체 세포에서 생산된다. 그 중 신장에서 합성되는 것은 PGE2(prostaglandin E2)와 PGI2(prostaglandin I2, prostacyclin)이다. 프로스타글란딘은 신장혈관을 확장시켜 사구체 여과율을 증가시키며 소듐 배설 증가 및 항이뇨호르몬에 대한 길항 작용으로 소변의 농축 작용에 관여한다. 신장기능이 정상인 경우 프로스타글란딘의 역할이 크게 중요하지는 않으나 신부전 등 신장기능 상실 시 혈관확장 작용을 하는 프로스타글란딘의 부족으로 고혈압이 초래된다.

⑥ 수분의 이동

각 네프론에서 생성된 소변은 집합관, 피라미드를 거쳐 피라미드 유두의 개구부를 통해 신우로 이동한다. 신우가 팽창하게 되면 근육벽이 수축하며 요관신우 연접부를 거쳐 소변을 요관으로 밀어낸다. 요관을 흘러 내려온 소변은 방광에 모이게 되고 소변량의 증가로 방광이 팽창하며 방광 내압이 증가하면 배뇨반사에 의해 방광은 수축하고 소변은 요도, 요도 개구부를 통해 체외로 배출된다.

(2) 요관(Ureter)

요관은 신우에서 방광까지 소변을 이동시키는 통로로 신우의 중앙에서 형성되어 요근(psoas)을 따라 골반강까지 내려가서 방광의 후면과 합쳐져 방광 내로 개구된다. 보통 성인의 경우 길이는 25~35cm, 지름은 2~8mm 정도이다. 요관과 방광벽 후측면의 연결 부위인 요관방광연접부(ureterovesical junction)는 소변이 신장으로 역류되는 것을 방지하는 기능이 있으나 내강이 가장 좁아 요결석이 자주 발생하는 부위이기도 하다. 이 부위 외에도 내강이 좁아 요로 폐색이 자주 발생하는 부위로는 요관신우 이행부와 골반 가장자리(요관이 장골동맥을 통과하는 부위)이다.

요관은 탄력성을 가진 3층 구조로 내측 점막층(inner mucosa layer), 근육층(muscular layer), 섬유성 외층(fibrous outer layer)으로 이루어진다. 요관의 근육층은 내측 종근(longitudinal muscle)과 외측 윤상근(circular muscle)으로 되어 있으나 대부분의 근섬유는 사선으로 되어 있고 다른 근섬유와 섞인 망상 조직 형태를 이룬다. 이는 연동운동을 통해 소변이 요관으로 잘 내려가도록 하며 연동운동은 신배 근처의 근원성 조절기(myogenic pacemaker)가 조절하며 분당 1~5회의 연동파가 발생한다.

요관의 혈액공급은 신동맥, 고환동맥 또는 난소동맥, 대동맥과 총장골동맥, 내장골동맥, 방광동맥, 제대동맥, 자궁동맥 등으로부터 이루어진다.

요관을 지배하는 신경은 11번 흉추로부터 1번 요추신경에서 나온다.

(3) 방광(Urinary bladder)

방광은 강력한 팽창 능력이 있는 근육주머니로 소변을 저장하는 속이 빈 장기(hollow organ)이며 요도와 연결된다. 치골결합 바로 뒤쪽 골반강 내 후복막에 위치하며 남성은 직장 바로 앞에, 여성은 자궁 바로 앞쪽 질 상부에 위치한다.

방광은 방광저(bladder fundus), 방광첨(bladder apex), 방광경(bladder neck), 방광삼각(trigone)의 4개 영역으로 나뉜다. 방광저는 방광의 가장 상부를, 방광첨은 골반저에 가까운 방광 바닥 부분을, 방광경은 방광의 가장 아래 부분으로 내괄약근을 포함하며 요도평활근과 이어져 있다. 방광삼각은 2개의 요관 개구부와 요도가 이어지는 방광 후벽 영역의 삼각 부위를 말한다.

방광벽은 몇 개의 조직으로 이루어지는데, 방광벽 내부는 점막배출선이 있는 이행성 상피세포로 구성되어 있고, 이행성 상피세포는 수축과 팽창하는 특성을 가지고 있으며 소변에 의한 부식에도 견딜 수 있어 비뇨기계에 적합한 세포의 특성을 가지고 있다. 방광근육층은 내측, 중간층(윤상근), 외층(종근)의 3층으로 구성되어 있다. 이 근육층 내의 근섬유는 방광배뇨근이라 불리는 망상 구조 형태로 서로 섞여 있어 방광 내 압력의 증가 시 쉽게 신전되는 특성을 가지고 있다.

방광의 혈액공급은 상부와 측부 그리고 하부가 서로 다르다. 방광 상부와 측부의 혈액공급은 제대동맥과 내장골동맥으로부터 나뉜 상방광동맥으로부터 이루어지며, 방광 하부는 독자적으로 또는 중직장동맥과 함께 혈액을 공급받는다.

방광은 하복부 교감신경(hypogastric sympathetic nerve), 골반부 부교감신경(pelvic parasympathetic nerve), 음부 체신경(pudendal somatic nerve)이 지배한다. 신경절(ganglia)은 방광 기저부와 요도구 주변에 주로 존재하며 교감신경계와 부교감신경계 모두에 의해 조절된다. 성인의 경우 방광 내 소변의 양이 150mL 정도면 대개 첫 요의를 느끼기 시작하여 400~500mL 정도면 방광의 충만감을 느끼게 된다. 방광 내 소변의 양이 500mL 이상이 되면 방광의 근육섬유가 팽창하며 방광 내 신전수용기(stretch receptor)를 자극하여 배뇨반사가 시작되어, 방광근육이 수축하는 동시에 요도괄약근은 이완되어 배뇨가 이루어진다.

(4) 요도(Urethra)

요도는 소변을 체외로 운반하는 통로이며 점액분비선을 가진 상피세포로 이루어진 근육성 관으로 남성과 여성의 요도는 여러 가지 차이가 있다.

여성의 요도: 길이 약 4cm, 지름 8mm로 중력에 의해 요도가 비워지며, 항문과 질이 요도 가까이에 위치하고 남성에 비해 길이도 짧아 역행성 요로 감염에 걸릴 확률이 남성에 비해 월등히 높다.

남성의 요도: 길이 약 21cm, 지름 8~9mm로 소변과 정자 배출의 통로이다. 남성의 요도는 3부분으로 구성된다. 전립선 요도부(prostatic urethra)는 약 3cm 길이로 방광경에서 전립선을 지나 골반저까지 이루어진 부분으로 생식기계 사정관은 이 부위의 후벽으로 개구된다. 전립선은 비뇨기계와 직접적인 부분은 아니나 남성 배뇨장애의 주요 원인이며 방광경 아래에 위치하며 요도를 둘러싸고 있다. 직접

적인 격막 요도부(membranous urethra)는 약 1~2cm로 골반저를 통과하며 근육층이 외괄약근을 형성하는 곳까지이다. 해면체 요도부(cavernous urethra)는 약 15cm 길이로 음경을 통과하는 부위로 상피세포에 의해 덮여 있으며 이 요도해면체근육의 수축 작용에 의해 요도가 비워진다.

(5) 노화와 배뇨 기능

노화에 의한 신장의 변화는 사구체수와 세뇨관 면적의 감소로 인해 신장 위축이 나타나며 이로 인해 신기능이 점진적으로 감소된다. 그러나 신장의 예비력으로 인해 일반적으로는 노화로 인한 신기능 저하의 임상적 문제가 발생하지 않으나 한쪽 신장의 손상이나 특별한 질병으로 인한 신장의 손상이 있을 때는 신기능 변화를 유발하게 된다. 고혈압이나 단백질 섭취는 노화와 관련된 신기능의 감소를 가속화시킨다. 저단백식이는 노화 관련 신기능 감소를 저하시키며 신장질환자에게 권장되는 식이이다. 노화로 인해 혈관벽이 두꺼워지므로 신혈류는 약 10% 정도 감소되며 사구체 여과율도 저하된다. 세뇨관의 변화로는 소변 형성 능력이 감소하고 야뇨성 다뇨가 발생하며 소듐, 산, 중탄산 등의 불균형으로 인한 탈수, 고나트륨혈증 등의 문제가 발생한다. 호르몬의 변화로 레닌 분비가 감소하고 알도스테론과 비타민D의 활성화가 감소된다.

방광과 요도에서도 변화가 생기는데, 방광결합조직의 변화 및 골반근육의 약화로 인해 흔히 긴박뇨를 호소하며, 방광 용적 감소로 인한 실금, 빈뇨, 요정체, 배뇨곤란 등의 증상이 나타난다.

여성 노인의 경우 요도괄약근의 약화로 요도 및 방광 감염이 증가하며 남성 노인의 경우 전립선 증대로 인한 지연뇨, 요정체, 배뇨 완만, 방광 감염 등의 증상이 나타난다.

2) 비뇨기계 건강사정

(1) 건강력

가. 투약력

신장은 약물 배설의 통로로서, 신독성(renal toxicity) 가능성이 있는 약물을 사용한 경험이 있는지 확인하는 것이 중요하다.

항생제 중 Aminoglycosides 약물(Amikin, Gentamycin, Streptomycin 등)은 신독성이 있으며 신기능이 저하된 상태에서는 독성이 더욱 증가한다. Cephalosporins 약물(Cefazolin, Cefaclor, Cefotaxime, Cefipime 등)은 일반적으로 비뇨기계 감염(urinary tract infection; UTI)에 흔히 사용되는 약물이나 부적절하게 사용 시 급성 사구체신염(acute pyelonephritis; APN)이 발생할 수 있다. Sulfonamides 약물(Sulfisoxazole, Bactrim 등)은 특히 방광염치료제로 흔히 쓰이는 약물이나 결정뇨나 결석 형성이 나타날 수 있으므로 비뇨기계 폐색의 가능성이 높아진다. Polymyxin은 펩티드계열 항생제로 최근 다제내성균(super bacteria)의 감염 질환에 탁월한 치료효과로 인해 다시 사용되고 있으나 과거 신독성이 매우 강해 제한적으로 사용되었던 약물이다.

항진균제인 amphotericin B 약물은 신독성이 강하여 약물 사용 시 일정 간격으로 신기능 평가를 위한 검사(크레아티닌, BUN, 크레아티닌청소율 등)를 실시하여야 한다.

Salicylate 약물(Aspirin)은 신독성이 있으며, phenacetin 함유 약물은 해열진통 효과는 크나 신장장애 및 신장암 등의 발병 가능성이 높아 현재는 판매 중지된 약물이다. NSAIDs(nonsteroidal anti-inflammatory drugs) 약물은 흔히 사용되는 해열진통항염제로 배뇨곤란, 혈뇨, 핍뇨 등을 포함한 신독성이 있어 약물 치료 전과 후 정기적인 신기능검사를 사정해야 한다.

나. 과거력

아동기에 앓은 비뇨기계 질환이나 여성의 경우 잦은 비뇨기계 감염으로 내부 구조와 기능에 변화가 있을 수 있다. 피부 감염, 상기도 감염, 유행성 이하선염(mumps), 연쇄상구균 감염은 급성 사구체신염의 주요 원인이 된다. 만성적인 신장의 염증이나 불완전한 치료는 수신증(hydronephrosis)과 같은 심각한 후유증을 남길 수 있다.

비뇨기계 감염, 요로 결석, 흉곽 하부 후면에 외상 또는 타박상 경험이나 비뇨기계 수술 여부를 확인한다. 그 외 고혈압, 당뇨병, 통풍(gout), 다발성 경화증(multiple sclerosis) 같은 신경학적 장애, 피부경화증(scleroderma), 전신성 홍반성 낭창(systemic lupus erythematosus; SLE) 등의 결체조직장애, 성병, 생식기관암 등의 질환은 비뇨기계 문제와 관련이 있으므로 함께 사정한다.

복부 수술이나 비뇨기계 수술은 발기부전이나 요실금, 만성 통증과 같은 비뇨기계 문제를 유발할 수 있으며 척추나 척수 수술도 비뇨기계 불편감을 초래할 수 있다.

음식 및 약물 알레르기 및 조영제를 이용한 검사 경험을 확인한다.

다. 가족력

고혈압, 당뇨병, 통풍, 재발성 요로감염, 선천성 요로기형, 다낭포성 신질환(polycystic kidney diseases), 신장염, 요로 결석 등 질환에 대해 가족력을 확인한다.

라. 기타 건강력

대상자의 체액 상태 균형을 확인하여 체액량의 과잉 또는 결핍이 되지 않는지를 확인한다. 요로감염과 신결석을 예방하기 위해 대상자가 적절한 수분(하루 1,500~2,000mL)을 섭취하는지, 지나치게 많은 수분섭취 또는 이뇨 효과가 있는 음료나 알코올의 섭취로 인한 다뇨 등을 확인한다. 다뇨인 경우 요비중, 요삼투질 농도와 혈청 소듐 수치를 파악하여 수분 이뇨(water diuretics)와 용질 이뇨(solute diuretics)를 구분한다. 수분 이뇨는 요비중과 요삼투질 농도의 저하 및 높거나 정상인 혈청 소듐 수치를 나타내며 뇌하수체후엽의 이상으로 인한 항이뇨호르몬(ADH) 결핍, 저칼륨혈증(hypokalemia), 수신증(hydronephrosis) 시 나타날 수 있다. 용질 이뇨는 세뇨관에서의 흡수이상의 결과로 요비중과 요삼투질 농도의 상승 및 정상 또는 낮은 혈청 소듐 수치를 나타내며, 당뇨병이나 급성 방광 폐색을 완화시키는 과정에서 발생할 수 있다.

식이습관을 사정하여 고칼슘 소변을 초래하는 우유와 비타민D를 과다 섭취하는지 확인한다. 통풍 환자가 칼슘이나 퓨린이 많은 음식을 섭취하거나 수분을 적게 섭취하면 결석 형성의 우려가 있다. 퓨린이 많은 음식은 맥주, 소고기, 육류 내장, 통새우, 멸치, 조개, 시금치, 콩나물, 고등어, 오징어 등이 있다.

신체활동이 적은 사람은 요정체의 위험이 높고, 요정체는 요로감염과 결석 형성의 원인이 된다. 또한, 골절이나 혈전성 정맥염 또는 수술로 인한 부동의 경우 뼈의 탈무기질화를 촉진하여 결석 형성의 위험이 더욱 높아진다. 지나치게 신체 활동이 많은 사람은 일시적인 단백뇨와 혈뇨가 정상적으로 나타날 수 있다.

마. 사회적 요인

직업의 종류와 작업환경을 확인하여 신독성이 있는 화학물질(carbon tetrachloride, phenol, ethyl, glycol 등)에 노출되는지, 충분한 배뇨 시간을 확보하고 있는지 등을 사정한다.

바. 심리적 요인

불안과 공포는 배뇨 양상의 변화를 초래하여 배뇨를 자극하거나 방해할 수 있는데, 주로 배뇨 횟수를 늘리고 긴박감을 갖게 한다. 긴장 상황에서는 배뇨 후에도 다시 배뇨에 대한 강한 긴박감을 느끼며 반대로 전신근육의 긴장 시 회음부 근육의 이완이 되지 않아 배뇨 작용을 방해할 수도 있다. 배뇨 시 통증 또는 작열감 등이 있는 경우 배뇨를 억제하고, 배뇨 횟수를 줄이기 위해 의도적으로 수분섭취를 줄이는 경향이 있다.

요실금 증상과 관련하여 사회적 활동의 위축 및 격리로 인해 우울을 겪게 되고 우울로 인해 더욱 사회적 고립이 반복될 수 있다. 요실금을 교정하면 우울은 저절로 해결되는 경우가 많다.

투석을 위한 동정맥루를 가지고 있거나 요로전환술을 시행한 환자인 경우 신체상의 변화로 인한 생활양식의 변화가 따르게 된다. 이러한 신체상 변화에 적절한 적응이 되지 않을 경우 흔히 부정, 분노, 우울의 과정을 경험하게 되는데, 이로 인해 환자는 자존감 저하 및 역할과 책임감, 생활양식, 대인관계 등이 변하므로 전문적인 상담과 지지가 필요하다.

신부전으로 인한 투석이나 비뇨기계 암 진단을 받은 경우 죽음에 대한 공포를 느끼게 되므로 간호사는 환자를 잘 관찰하고 정서적인 지지 체계가 이루어지도록 한다.

(2) 주관적 증상

가. 배뇨 양상의 변화

배뇨 양상을 검사할 때 평상시 배뇨 빈도, 양, 낮과 밤의 배뇨 시간 그리고 소변의 색과 투명도, 냄새 등을 질문한다. 또한 배뇨 행위와 관련된 문제가 없는지 사정한다. 남성의 경우 전립선의 비대가 있는 경우 배뇨 시작이 곤란하고 흐름의 세기가 감소하며 배뇨 지속의 어려움 등이 있다.

소변 배설량과 빈도의 변화를 사정한다. 평균 수분섭취량을 유지하는 성인의 경우 정상적인 1일 소변 배설량은 섭취량의 약 2/3 정도이며 1회 소변 배설량은 약 400mL이다. 주간의 배뇨 횟수는 수분섭취와 활동 등에 따라 매우 다양하나 수면 중 배뇨 횟수는 대개 성인의 경우 1회, 노인의 경우 2회까지를 정상으로 간주하고 이보다 많은 경우 야뇨증(nocturia)이라 한다. 다뇨증(polyuria)은 흔히 당뇨병과 관련이 있으며 노인이나 부종이 있는 대상자 또는 이뇨제 투약 중인 대상자에게 나타난다. 소변 배설량의 감소는 신장기능부전으로 인한 증상일 수 있으나 수분섭취량의 부족, 설사나 심한 구토 등으로 인해 나타날 수 있다. 핍뇨(oliguria)는 1일 소변 배설량이 총 400mL 이하로 쇼크나 외상, 중독, 신부전, 허혈 등으로 인해 나타난다. 무뇨(anuria)는 1일 소변 배설량이 총 100mL 이하로 핍뇨와 유사한 원인에 기인한다.

나. 소변색, 투명도, 냄새의 변화

소변의 색은 정상적으로 투명하고 옅은 노란색이나 수분 상태의 변화, 혈액, 특정 질환, 특정 음식 섭취와 약물 복용에 영향을 받는다. 다량의 딸기나 홍당무 또는 카로틴이 함유된 음식을 다량 섭취할 경우 소변색이 붉은빛에서 짙은 노란색을 나타내며, Rifampin을 복용 중인 경우 소변색이 오렌지색을 띤다. 질환으로 인해 심하게 손상받은 근육조직으로부터 myoglobin이 방출되면 적갈색의 소변을, 흑황색 또는 녹색의 소변은 담즙색소가 배출되고 있음을 나타내며, 청록색의 혼탁한 소변은 녹농균 감염을 의미한다. 혈뇨는 비뇨기계의 병적 징후로 나타나며, 상부 비뇨기계에서의 출혈은 홍차색, 짙은갈색, 밤색, 검은회색 등으로 나타나고 하부 비뇨기계의 출혈은 선홍색 또는 붉은색의 소변색으로 나타난다. 다량의 혈뇨(hematuria)는 방광암의 징후이나 다양한 부위에서의 출혈 가능성이 있으므로 혈뇨의 시점을 확인한다. 배뇨 초기의 혈뇨는 요도나 전립선의 문제이며, 배뇨 후기의 혈뇨는 방광경(bladder neck), 방광각(trigone), 요도후면의 문제이고, 배뇨 전체에 결쳐 나타나는 혈뇨는 사구체신염 등의 문제이다. 이러한 혈뇨는 방광, 요관, 신장의 과다 출혈을 의미한다. 여성의 경우 비뇨기계 감염으로 인한 혈뇨가 흔하나 생리혈 유입으로 인한 경우도 있다.

소변의 투명도는 비뇨기계 감염이나 염증에 의해 세균뇨(bacteriuria), 농뇨(pyuria) 등과 같이 혼탁하게 된다. 대부분 불투명한 소변은 알칼리성 소변에서 나타나며, 다른 혼탁 또는 불투명 소변의 원인은 하부 비뇨기계의 상피세포, 점액, 결정 등이다. 우윳빛 소변은 전립선액, 정액, 지질, 림프액 등이 원인이다. 소변의 현미경검사를 통하여 불투명의 원인을 파악할 수 있다.

소변의 냄새가 심한 경우 감염을 의미하며 시큼한 과일향은 케톤 때문이며 소변을 오래 방치하면 암모니아향이 강해진다.

다. 통증

비뇨기계 이상으로 나타나는 통증을 사정하기 위하여 통증 부위, 강도, 시작 시기, 기간 및 방사통 유형에 대해 사정한다. 통증을 감소시키거나 증가시키는 상황에 대해 방광 충만 시 또는 배뇨 시 통증을 느끼는지, 자세 변경이나 장운동 시 통증이 심해지는지·약해지는지, 배뇨 시 통증은 배뇨 시작·중간·마지막 중 언제 심한지 등을 사정한다.

신장의 이상으로 인한 통증은 늑골과 회장 사이의 옆구리에서 느껴지는 둔한 통증으로, 지속적이며 하복부와 배꼽 부위로 확대된다. 신 급통증(renal colic)과 요관 급통증(ureteral colic)은 매우 심한 통증이 갑자기 발생하는 것으로 옆구리에서 시작하여 서혜부로 방사되며 오심, 구토, 마비성 장폐색이 동반되기도 한다. 대개 산통(coliky pain)은 요관의 폐색과 관련되는 경우가 많다.

방광의 통증은 방광 과팽창 또는 방광염 등이 원인이며, 급성 소변 정체는 방광경련으로 인한 심한 방광 통증을 야기한다. 배뇨 시 작열감과 함께 긴박뇨가 있는 경우 방광염이 원인이다.

라. 연관된 소화기계 증상

자율신경과 감각신경이 위장관계와 비뇨기계를 공통으로 지배하기 때문에 비뇨기계의 병리적 상태일 때 오심, 구토, 설사, 복통, 위장관 출혈, 마비성 장폐색 등 위장관 징후를 함께 수반하기도 하며, 반대로 위장관계에 문제가 있을 때 비뇨기계 증상을 수반할 수 있다. 섭취량과 배설량을 사정하고 설사, 구토, 심한 발한, 24시간 동안 900g 이상의 체중 변화가 있었는지를 확인한다.

(3) 신체사정

가. 시진

대상자를 편평한 바닥에, 여성인 경우 배횡와위, 남성의 경우 앙와위로 눕게 한 후 상복부 및 허리 부분의 덩어리 유·무를 눈으로 확인한다. 하복부는 편평하고 팽만되지 않은 상태여야 한다. 정상적인 외요도구와 회음부의 피부 상태나 염증 유·무, 분비물과 비정상적인 조직의 성장, 위생상태, 해부학적 구조를 사정한다. 남성의 경우 요도구의 개구부 위치를 사정하여 요도상열 또는 요도하열 여부를 관찰한다. 또한 검체인 소변의 색을 관찰하며 전신적 부종 유·무를 확인한다.

나. 청진

청진은 늑골 좌·우 척주각과 상복부 사분원 구역에서(RUQ, LUQ)에서 청진하며 정상적으로 신잡음이 없어야 한다. 혈관잡음 및 장음의 증진을 피하기 위해 복부 촉진 전에 먼저 청진한다. 신동맥협착증 또는 동맥류 등이 있을 때 제대 바로 위와 약간 왼쪽에서 흔히 신잡음(renal bruits)이 들린다. 신잡음이 들리면 깊은 촉진을 피한다.

다. 타진

타진은 양측 신장의 전·후면의 윤곽을 알 수 있으며 방광팽만 시 치골상부 주변의 탁음이 들리며, 늑골 척주각 부위의 격렬한 통증이나 압통 시 신장 또는 주변 조직의 염증을 의심할 수 있다. 대상자를 앉힌 채 한 손을 한쪽씩 척주각에 놓고 반대쪽 손을 주먹을 쥔 채 가볍게 그 위를 때린다. 정상 신장에서는 무딘 소리가 나며 대상자는 별다른 통증 호소가 없다.

방광 타진을 위해 방광 내 최소 150mL 정도의 소변이 있어야 하며 타진 시 치골결합 앞에서는 둔탁음, 하부에서는 공명음이 들려야 정상이다.

라. 촉진

신장 촉진을 위해 앙와위로 누운 상태에서 대상자의 우측에 서서 오른손은 흉부와 장골능 사이 복부에 대고, 왼손은 뒤쪽으로 늑골척주각에 댄다. 왼손으로 아래에서 지지하면서 대상자에게 심호흡을 하게 한다. 흡기와 호기 시 우측 신장의 하단은 촉진할 수 있으며 좌측 신장도 동일한 방법으로 한다. 대개 정상적인 좌측 신장은 촉진되지 않는다.

방광은 평소 골반강 내에 위치하여 촉진하기 어려우나 팽만 시 치골봉합 위로 올라와 촉진이 가능하다. 촉진 후 방광을 비우게 한 후 다시 촉진하여 방광의 덩어리 여부를 사정한다.

남성의 경우 전립선 평가를 위해 직장수지검사를 시행한다.

마. 인공요도를 가진 대상자 사정

신장이나 요로의 병변으로 인해 복벽으로 개구부를 가진

대상자의 신체사정 시 개구부의 위치, 크기, 모양, 색, 감염 여부, 냄새 등을 관찰한다. 인공요도 주위 피부도 함께 사정하는데, 피부색, 청결 정도, 염증이나 궤양 여부, 침윤이나 기타 병변 유·무를 평가한다. 도뇨관의 청결 상태를 시진하며 결정체 형성 여부를 촉진한다.

(4) 임상검사

가. 소변검사(표 10-1)

① 소변 수집 방법

a. 무작위 소변검사

무작위 소변검사물은 특별한 준비 없이 아무 때나 채집이 가능하나, 가능하다면 아침 첫 소변을 채취하는 것이 보다 더 정확한 결과를 얻을 수 있다. 여성의 경우 회음부를 깨끗이 닦도록 한다. 멸균 용기가 아닌 깨끗한 용기에 소변을 채집하므로 이 검체로는 배양검사를 시행할 수 없다.

b. 중간 소변검사

중간 소변검사 시 가능하다면 배뇨 전 음경이나 회음 부위를 자가세척하여 깨끗한 상태가 되도록 한다. 음경이나 회음 부위를 소독솜으로 닦아내고 소독 성분이 완전히 제거되도록 하여 소변 검체에 소독액이 닿아 자체 살균작용이 생기지 않도록 유의한다. 처음 배뇨되는 소변은 그대로 흘려보내고 잠시 배뇨를 멈춘 후 다시 배뇨되는 소변을 채집한다.

표 10-1 요분석 결과의 해석

범주	정상치	비정상의 원인
비중	1.001~1.035	• 감소: 수분섭취 증가, 이뇨제, 신장 농축력 저하, 요붕증 • 증가: 탈수, 당뇨, ADH 분비 증가, 요오드를 투여한 방사선검사 후
삼투압	50~1,200mOsm/L	수화 정도에 따라 다양
산도	5.5~6.5	• <5.5: 대사성, 호흡성 산증, 제2형 신세뇨관 산증 • >7.5: 요소 파편 유기체, 제1형 신세뇨관 산증
혈액	None	암, 신결석
단백질	<20mg/dL	사구체질환, 신병증, 간질성 질환, 격렬한 운동, 다발성 골수종
포도당	Negative	당뇨
케톤	Negative	용혈, 간세포성 질환
빌리루빈	Negative	세균뇨
유로빌리루빈	Trace	세균뇨
질산염	Negative	요로기계 암, IgA 신병증, 신결석, 전립선비대, 생리혈 오염, 감염, 유두괴사, 신동맥 색전 혹은 혈전
백혈구분해효소	Negative	장염
적혈구	<3RBCs/HPF	요로기계 감염
백혈구	0~5WBCs/HPF	적혈구 캐스트: 사구체 출혈
세균	None	백혈구 캐스트: 사구체 신염
캐스트	0~4 hyaline/HPF	지방성 캐스트: 신증후군
크리스털	Varies	신석증

ADH: antidiuretic hormone, HPF: high-power field, IgA: immunoglobulin A, LPF: low-power field, RBC: red blood cell, WBC: white blood cell.

c. 도뇨 소변검사

도뇨를 통한 소변 채집은 소변 배양검사의 목적으로 이루어진다.

단순 도뇨를 통하여 오염되지 않은 소변을 채집하고자 할 때 이용된다.

유치도뇨관을 가진 대상자의 경우 먼저 클램프를 최대한 유치도뇨관 가까이에 둔 다음 30분 정도 잠근다. 도뇨관의 주사기 주입구를 무균술을 적용하여 소독한 후 5cc 또는 10cc 멸균 주사기를 주입구에 찌르고 필요한 양의 소변 검체를 채취한 다음 클램프를 풀어 준다. 유치도뇨관 삽입 대상자의 소변주머니 내의 소변은 오염된 것으로 간주하여 소변을 채집하지 않는다.

d. 24시간 소변 수집검사

24시간 소변 수집검사는 소변 내의 배출 성분에 대한 정량 분석을 위해 실시하며 수집 방법 및 수집된 소변의 보관 방법에 대해 교육해야 한다. 대개 아침 첫 소변을 버리고 그 다음 소변부터 채집하여 다음날 아침 첫 소변까지 채집한다. 대상자의 소변 채집 협조가 어려운 경우 유치도뇨를 이용할 수 있으며 이때 새 유치도뇨관과 소변주머니를 사용하여 24시간 소변을 채집하기도 한다. 채집된 소변은 냉장 보관한다.

e. 이중배뇨 소변검사

이중배뇨검사는 소변 내 포도당과 케톤 검사를 위한 방법으로 첫 번째 검사에서 양성 반응을 보일 경우 20~30분 후에 다시 배뇨하여 검사한다. 첫 소변에서 음성인 경우 2차 검사는 하지 않는다.

② 일반 소변검사

a. 색깔(urine color): 소변의 정상 색은 투명한 옅은노란색이다. 붉은색 소변인 경우 현미경적 소변 분석을 하여 약물 복용과 관련한 색변화인지 혈색소에 의한 변화인지를 구분한다.

b. 비중(urine specific gravity; USG): 소변의 정상 비중은 1.001~1.035이다. 조영제를 사용하여 X선 촬영을 한 경우 1.040 이상이 될 수 있으며 소변 내 포도당 또는 단백질 성분이 섞여 있는 경우 비중이 높아진다. 요붕증 대상자의 비중은 1.010 이하이다.

c. 산도(pH): 소변의 산도는 pH 5.5~6.5로 수분섭취에 따라 수치가 변한다. 요산 결석인 경우 pH 6.5 이하의 산성뇨가 나타나며 프로테우스 감염과 같은 요소 파편 유기체에 의한 요로계 감염은 pH 7.0 이상으로 상승된다. 또한 소변을 2시간 이상 방치하고나 과식 후 소변 채집의 경우 소변이 알칼리성을 띤다.

d. 적혈구(erythrocyte; RBC): 소변의 현미경적 검사에서 HPF(high power field)상 RBC 2개까지 정상으로 간주하며 3개 이상일 때 혈뇨로 정의한다. 비뇨기계 암이나 겸상적혈구빈혈(sick cell anemia), IgA와 IgM의 신병증(nephropathy), 전신 홍반성 낭창(SLE) 같은 질환에서 혈뇨를 볼 수 있으며 용혈성 빈혈, 용혈성 수혈반응, 항응고제 사용, 신유두괴사를 일으키는 진통제의 장기 사용에서도 나타난다. 그 외 복부나 골반부 외상으로 인한 비뇨기계의 직접적 손상이 원인이 되기도 하며 비뇨기계 결석으로 인한 혈뇨도 흔하다.

e. 백혈구(leukocyte; WBC): 소변 내의 WBC는 HPF상 0~5개가 정상이며 감염이 있을 때 증가한다. 신장 감염 시 원주(casts), 신상피세포(renal epithelial cells), 세균 등이 섞인 백혈구 증가증을 보이며 방광 감염 시는 RBC와 방광 상피세포가 섞인 백혈구 증가증이 나타난다. 요로의 비감염성 염증성 질환에서도 백혈구 증가를 보인다. 농뇨(pyuria)는 소변 내 농과 백혈구가 많은 것으로 주로 비뇨기계 감염이 원인이지만 신결석, 폐색, 이물질에 의한 요로 상피 자극, 종양, 신결핵 등에 의한 것일 수도 있다. 농뇨는 소변이 혼탁하며 냄새가 많이 난다.

f. 단백질(protein): 단백뇨(proteinuria)는 소변 내 알부민이 20mg/dL 이상 배출되는 것으로 사구체 투과율 증가, 세뇨관 재흡수 저하, 혈장 내 과잉 단백질 등이 원인

이 된다. 사구체 투과율 증가 요인은 심한 운동, norepinephrine 같은 혈관 작용 약물, 사구체질환 등이다. 단백뇨는 당뇨병, 전신 홍반선 낭창(SLE), 고혈압, 자간전증(preeclampsia), 간염, 겸상적혈구병, 속발성 매독, 열성 질환 등에서 나타나며 심한 외상이나 신체적 스트레스에서도 나타난다. 그러나 병리적 이상 없이 단백뇨가 나타나는 경우도 있는데, 주로 추위나 더위 또는 정서적인 스트레스나 격렬한 운동으로 인한 경우, 장기간 서 있을 때, 원인불명으로 일시적으로 나타나는 경우로 양성 단백뇨(benign proteinuria)라고 하는데 원인 제거 시 단백뇨 증상도 없어진다.

g. 포도당(glucose): 소변 내에서 포도당은 검출되지 않는 것이 정상이다. 당뇨인 경우 혈액 내 포도당이 너무 높아 신장의 재흡수 능력을 초과하여 포도당이 배설되는 상태이며 정상인에게서도 심한 스트레스나 과식 후에는 일시적으로 포도당이 배설된다.

h. 빌리루빈(bilirubin): 빌리루빈뇨(bilirubinuria)는 담도 폐색에 기인한 경우가 많으며 간염 등 간세포 손상, 문맥 부위 염증에 의해 나타난다. 빌리루빈뇨는 노란 거품이 많은 것이 특징이다.

i. 원주체(casts): 소변 내 원주(casts)는 단백질이 응집된 것으로 원위세뇨관과 집합관에서 형성되며 소변에서 발견되면 세뇨관 또는 사구체의 질환을 의미한다. 원주체의 형태에 따라 구분할 수 있는데, 적혈구 원주체는 사구체염이나 신질환을 의미하고, 백혈구 원주체는 세균 감염을 의미한다. 과립형 원주체는 분화된 상피세포, 백혈구, 신세뇨관질환과 관련된 것을 의미하고 유리질형 원주체는 세뇨관점막과 글로불린 혼합을 의미한다.

j. 결정체(crystals): 소변 내 결정체(crystaluria)는 요로결석의 중요한 유발 요인이 된다. 산성 소변에서 흔히 발견되는 결정은 수산칼슘, 요산, 요산염 결정 등이며, 알칼리성 소변에서 발견되는 결정은 인, 탄산, 무정형 결정 등이다. 통풍 환자는 요산염 결정체가 포함된 산성 소변, 부갑상선기능항진증에서는 인과 칼슘, 수산염 결정체가 포함된 알칼리 소변이 발견된다.

k. 케톤(ketone): 케톤뇨(ketonuria)는 지방이 에너지로 대사될 때 대사산물로 발생하며 당뇨병성 케톤산증, 심한 감염, 금식, 임신, 심한 구토와 설사 등에서도 발견된다.

③ 소변 배양검사(Urine cultures)

요도구 끝부분을 제외한 모든 비뇨기계는 무균 상태이므로 소변에서는 세균이 발견되지 않아야 한다. 일반 소변검사에서 세균이나 백혈구 증가 등의 염증 징후를 보이면 정확한 균의 파악 및 항생제 민감도검사를 위해 소변 배양검사를 실시한다. 무균적 검체 채집을 위해 도뇨를 시행하거나 요도 주변을 깨끗이 소독한 상태에서 중간뇨를 채집한다. 배양검사 결과 대부분 *E. coli*가 가장 많이 발견된다.

④ 크레아티닌 청소율 검사 (Creatinine clearance studies)

크레아티닌 청소율(creatinine clearance)은 사구체 여과율을 측정하는 방법으로 혈액 크레아티닌 검사와 24시간 소변검사를 통한 크레아티닌 배설량 측정을 함께 측정하며, 방사선 동위원소를 이용한 제거율검사를 시행하기도 한다. 소변 내 정상 크레아티닌의 배설량은 남성은 1.0~1.9mg, 여성의 경우 0.8~1.7mg이다.

크레아티닌이 사구체를 대부분 통과하기 때문에 크레아티닌 청소율과 사구체 여과율을 같은 개념으로 사용하므로 사구체 여과율 대신 크레아티닌 청소율을 계산하여 사구체 여과 정도를 측정한다. 정상 크레아티닌 청소율 검사는 남성의 경우 85~125mL/분, 여성의 경우 75~115mL/분이다.

레노그램(renogram)은 Hippuran(iodohippurate sodium) 같은 방사선 동위원소를 IV 한 후 일정 시간 후 방사선계수기를 신장의 위치에 대고 피부를 통해 방사선 동위원소의 방출량을 측정한다. 이 검사는 미량의 방사능을 사용하기 때문에 대상자에 대한 특별한 주의는 필요하지 않다.

⑤ 소변 농축 검사(Urine concentrate studies)

신장의 신세뇨관은 소변을 농축시키거나 희석시키는 역할을 감당한다. 수분섭취가 부족하거나 체액 손실이 많은 경우 신세뇨관은 많은 양의 물을 재흡수하여 농축된 소변을 배설하며, 과잉 수분을 섭취한 경우는 재흡수량이 적어 희석된 소변을 배설하게 된다. 신기능 상실 시 소변의 농축 또는 희석 기능에 변화가 생기므로 이를 위해 주로 농축 검사를 실시한다. 자주 사용하는 농축 검사는 Fishberg 검사로 24시간 동안 최대한 수분을 제한하는 표준화 검사 방법과 단축 검사로 저녁식사 후부터 다음날 아침까지 수분을 제한하는 방법이 이용된다. 표준화 검사 시 소변 비중은 1.026 이상이며 단축 검사 시 1.022 이상이다.

⑥ 소변 삼투질검사(Urine osmolality)

소변의 삼투질검사는 비중에 의한 소변의 농축 또는 희석 능력 판단보다 더 정확한 검사로 소변 삼투질검사와 혈청 삼투질검사를 함께 실시한다. 소변 삼투질의 정상치는 300~1,300mOsm/kg 또는 500~1,300mOsm/kg이다.

⑦ 잔뇨량 측정(Residual urine check)

잔뇨량은 배뇨 직후 방광 내 남아 있는 소변량을 의미하며, 정상적으로는 50mL 이하이다. 배뇨 직후 단순 도뇨를 통하여 측정하는 방법과 방광초음파를 이용하여 측정하는 방법이 있다. 괄약근장애, 양성 전립선비대증, 요로 협착 시 잔뇨량이 증가하며 연령이 많아지면 잔뇨량도 증가하는 경향이 있다.

나. 혈액검사

① 혈액 요소질소(Blood urea nitrogen; BUN)

단백질 대상의 최종산물인 요소질소의 정상치는 6~20mg/dL이며, 신장을 통해서 배설되므로 신기능 손상 시 혈액 내 요소 수치는 증가한다. 그러나 신기능 손상뿐 아니라 steroids, tetracycline, tobramycin, gentamycin, 일부 항암제 등의 약물 복용으로 인한 간기능 손상, 심한 탈수, 고단백식이 섭취 등 신기능과 무관한 상황에서도 상승된다. BUN 상승 시 지남력 상실 및 전신경련이 발생할 수 있으므로 주의하여 관찰하여야 한다.

② 혈청 크레아티닌(Serum creatinine)

크레아티닌은 신장을 통해서만 배설되므로 신기능이 저하되면 혈청 크레아티닌은 상승한다. 정상치는 0.5~1.5mg/dL이다. 사구체의 25% 손상 시 혈청 크레아티닌 수치는 정상이나 50% 손상 시 2배 정도 증가하며, 75% 손상 시는 8배 정도 증가하여 신부전으로 진단한다. 90% 이상 손상 시 혈청 크레아티닌 수치는 10mg/dL 이상이며 말기 신장질환에 해당되는 수치이다.

③ 혈액 요소질소와 혈청 크레아티닌 비율 (BUN/Cr. ratio)

BUN의 손상이 신장기능 손상에 의한 것인지 탈수 또는 신장 관류 저하에 의한 것인지를 판단하는 기준이 된다. 신기능부전인 경우 BUN과 creatinine이 함께 상승하므로 비율은 변하지 않으나 관류 부족인 경우 BUN이 빨리 상승하므로 비율이 증가한다. 정상 비율은 10:1~20:1이다.

④ 요산(Uric acid)

요산은 단백대사에서 생성되는 질소성 산물로 퓨린(purines)대사의 최종산물이다. 남성은 2.1~7.5mg/dL, 여성은 2.0~6.6mg/dL가 정상치이다. 신질환이나 퓨린대사장애 시 증가하며, 심한 근육운동이나 백혈병, 화상에도 수치가 증가한다.

⑤ 혈청 삼투질 농도(Serum osmolality)

정상치는 280~300mOsm/kg이며 소변 삼투질 농도와 함께 측정한다. 신 사구체에서 소변을 농축 또는 희석하는 능력을 평가하기 위한 것이며 신장 투석 결과나 신부전 상태의 경과 관찰을 위해서도 시행한다.

⑥ 혈액학적 검사(CBC & serum electrolyte)

출혈 또는 염증 상태를 평가하기 위하여 적혈구, 혈색소와 헤마토크리트, 백혈구, 혈청 전해질 등에 대한 혈액검사를 실시한다. 만성적인 신기능 저하는 적혈구 조혈호르몬 생성 감소로 인해 혈색소와 헤마토크리트가 낮으며, 요로계 감염 시 백혈구는 상승한다. 급성 신부전과 요독증에서는 혈청포타슘과 인 수치의 상승을 보이며, 만성 신부전에서는 혈청 칼슘은 감소하고 혈청인은 상승한다.

다. 세포학적 검사(Cytologic examination)

세포학적 검사는 특히 방광암 진단에 유효한 검사로 채집 후 즉시 검사하여야 하나 부득이한 경우 48시간 이내 냉장 보관한 검체는 사용 가능하다. 매회 동일한 시간대에 채집한 소변으로 3회 반복 검사하며, 아침 첫 소변은 세포의 변성 가능성이 있으므로 검체로 부적절하다.

(5) 방사선검사

가. 신장, 요관, 방광(kidney, ureter, bladder; KUB) X선검사

신장, 요관, 방광(KUB) X선검사는 대상자의 특별한 준비 없이 복부 전체를 단순 촬영하는 것으로 신장의 위치, 크기와 형태를 파악하며 요도 결석이나 기타 이물질 발견 또는 협착이나 폐색 등을 확인하기 위해 실시한다.

나. 경정맥신우 촬영술 (Intravenous pyelography; IVP)

과거 요로조영검사를 경정맥신우 촬영술이라 한다. 정맥을 통해 요오드를 함유한 조영제를 주사하여 요오드가 신장에서 여과되어 요로로 배설되는 과정을 연속적으로 X선 촬영을 하는 것이다. 신장, 신배와 신우에 조영제가 채워지는 과정, 요관과 방광의 위치와 크기, 비뇨기계 폐색, 낭종, 종양, 선천성 기형, 감염 등을 확인할 수 있다.

① 검사 전 간호

검사 전날 저녁부터 금식이 필요하며 정맥으로 수액을 투여 중인 대상자는 검사 수 시간 전부터 수액의 투여 속도를 늦춰야 한다. 일정 시간 동안 수분 결핍이 예상되므로 신부전증, 다발성 골수종, 심한 당뇨병, 요산 신경병증 환자에게 이 검사는 금기이다. 신장의 명확한 조영 결과를 얻기 위해서 검사 전날 하제를 투여하여 장을 비운다.

알레르기 병력에 대해 미리 사정하며, 조영제 부작용을 사전 설명한다. 탈수 상태에서는 조영제에 민감할 수 있으므로 조영제 부작용이 나타나는지를 주의 깊게 관찰한다. 조영제 투여 후 약간의 안면홍조, 열감, 짠맛 등을 느낄 수 있으나 심한 알레르기 반응을 나타내면 검사를 중지한다. 조영제로 인한 과민반응으로 아나필락시스 반응(anaphylactic reaction)이 나타날 수 있으므로 응급소생기구와 산소를 준비한다.

② 검사 방법

대상자를 X선 침상 위에 앙와위로 눕게 하고 장이 충분히 비워졌는지 확인한다. 조영제를 정맥으로 주입한 후 2, 5, 15, 20, 30, 60분에 촬영하고 배뇨 후 마지막 촬영을 한다.

③ 검사 후 간호

검사 후 병실로 돌아온 후에도 조영제 반응에 대해 계속 관찰하며 충분한 수분을 섭취하여 염료의 배설을 돕는다.

다. 역행성 신우 촬영검사 (Retrograde pyelography; RGP)

방광경을 통해 작은 카테터를 신우로 삽입한 후 소량의 조영제를 신우에 천천히 주입하므로 조영제 알레르기 반응이 있는 대상자에게 실시한다. 검사 전·후 간호는 방광경검사와 동일하며 경정맥신우 조영술보다 더 명확한 집합관이나 요관의 영상을 얻을 수 있다. 대상자의 특별한 준비는 필요 없으나 요로감염의 가능성이 있다.

라. 방광요도 조영술(Cytourethrography)

방광요도 조영술은 방광과 요관의 역류 원인을 찾아내기 위해 실시하는 검사로 카테터를 통하여 조영제나 공기를 주입하여 방광이 충만되면 방광의 형태와 크기를 촬영하며 방광과 요도를 각각 할 수도 있고 같이 검사할 수도 있다. 카테터 제거 전 잔뇨량을 측정한다.

요도 조영술은 요도의 내측 형태와 크기 등을 관찰할 수 있으며, 요도 출혈, 요도 협착, 요도 내 종양 및 이물질 등을 발견할 수 있다.

배뇨성 방광요관 조영술(voiding cystourethrography; VCUG)은 방광조영술과 유사하나 대상자가 배뇨할 때만 영상촬영이 가능하다. 방광의 윤곽 및 방광요관 접합부의 역류를 확인하기 위해 실시하며 시술 후 감염에 대한 주의 깊은 관찰이 필요하다.

마. 신동맥 조영술(Renal arteriography)

신동맥 촬영술은 신장 내 혈관의 이상 유·무를 확인하기 위해 실시하며 신동맥협착이나 손상 진단에 도움을 준다. 국소마취를 한 대퇴동맥을 통하여 카테터를 신동맥가지까지 다다르도록 한 후 조영제를 주입하고 2~3초 간격으로 연속적 X선촬영을 한다. 카테터 삽입 위치인 대퇴동맥 부위의 출혈 가능성이 있으므로 카테터 제거 직후 압박 드레싱을 하고 출혈 여부를 지속적으로 관찰한다. 조영제 배설을 위해 검사 후 충분한 수분을 공급한다.

바. 컴퓨터단층촬영 (Computerized tomography; CT)

CT는 신장, 주요 혈관, 종양, 림프절 비대, 폐색 등을 평가하기 위해 실시한다. 종양의 경우 종양의 병기 결정을 하며 요로계 손상, 신장 이식, 신결석, 감염 등을 평가하기 위해 실시한다. 촬영 부위가 복부이므로 명확한 영상을 얻기 위해 검사 전날 저녁에 하제를 사용하고 검사 전날 자정부터 금식하는 것이 좋으나 불가피한 경우 최소 검사 4시간 전부터 금식한다.

사. 자기공명영상 (Magnetic resonance imaging; MRI)

MRI는 연조직 덩어리나 악성 종양의 사정에 유용한 검사로 신장, 후복막, 방광, 전립선, 고환과 음경을 관찰하며 신장과 방광의 종양 병기 결정을 위하여 시행한다. 그러나 비뇨기계 결석이나 석회화된 종양을 발견하기는 어렵다. 검사 전 금속성 물질은 모두 제거하며 인공심박동기, 수술에 의해 삽입된 클립, 금속성 물질을 지닌 대상자는 검사가 불가능하다. 검사 중 소음이 심하고, 검사를 위한 시간이 20~40분 정도로 폐쇄공포증 등을 호소하기도 한다.

(6) 내시경 및 기타 검사

가. 방광경검사(Cystoscopy)

하반신 마취나 전신마취를 시행한 후 방광경기구를 사용하여 요도를 통해 방광까지 기구를 삽입하여 진단 목적 및 치료 목적으로 시행한다.

진단 목적으로는 직접 방광을 관찰하며 방광종양, 방광결석, 궤양, 기타 손상을 확인할 수 있으며 방광경을 통해 역행성 신우 촬영을 시행할 수 있고, 방광의 용적을 측정하며 요도와 방광 생검을 할 수 있다. 즉, 요결석, 감염, 방광요관 역류, 전립선 폐색, 방광종양 등을 진단할 수 있다.

치료 목적으로는 종양이나 게실의 적출, 결석이나 이물 제거, 출혈 부위의 소작 등을 위해 실시한다.

검사 전 관장을 실시하고 검사 수 시간 전부터 금식한다. 검사 체위는 남성은 앙와위를 취하나 여성은 쇄석위(lithotomy position)를 취하므로 골격 및 신경 손상에 대해 주의하여 관찰하고 신체를 보호한다.

방광경검사는 외과적 무균술을 철저히 지켜야 하며 하반신 마취로 대상자가 의식이 있는 경우 검사 도중 움직이지 말 것과 방광경검사 도중 방광충만으로 인한 요의를 느낄 수 있음을 교육한다.

검사 후 대상자가 갑자기 골반 또는 하복부의 심한 통증을 호소하면 방광 또는 요관의 천공 가능성이 있으므로 주의 깊게 관찰한다. 대상자는 검사 후 안정을 취하게 하고 정상적으로 일시적인 분홍빛의 혈뇨가 나타날 수 있음을 교육하고 혈뇨의 양상을 관찰한다. 만약 선홍색의 출혈이나 핏덩어리가 관찰되면 즉시 보고하며 조영제를 사용한 경우 조영제 알레르기 반응에 대해 사정한다. 전립선비대증 환자의 경우 기계적 자극에 의한 부종으로 인해 요정체가 올 수 있으므로 더운물 좌욕이나 이완제 등으로 증상을 경감시킨다.

검사 후 충분한 수분을 섭취하게 하여 소변을 희석하고 자극을 감소시킨다. 발열이 지속되면 요로 감염으로 인한 균혈증 가능성이 있다.

나. 요관신장경검사(Ureteroscopy & Nephroscopy)

요관신장경검사는 철저한 외과적 무균술이 필요하며 신우, 신배, 집합관, 요관을 직접적으로 관찰할 수 있다.

요관경검사(ureteroscopy)는 요관을 확장하거나 신우를 비울 때 라듐시드(radium seeds)를 이식하기 위한 치료적 목적으로 시행되거나 생검을 통한 악성종양 병기 평가 및 신우에서의 직접적 소변 체위 등의 진단적 목적으로 시행된다.

신장경검사(nephroscpy)는 신우의 비정상 상태 평가, 신결석 제거, 혈뇨의 원인 파악 등이 가능하며 생검, 전기소작, 종양 적출 등을 시행할 수 있다.

요관신장경검사의 전·후 간호는 신생검 전·후 간호와 동일하다.

다. 신생검(Renal biopsy)

신장 생검은 개방성 신생검과 경피적 신생검의 두 가지 방법이 가능하다.

① 개방성 신생검(Open biopsy)

개방성 신생검은 늑골과 장골 사이의 옆구리를 절개하여 신장절개술(nephrostomy)하에 신장조직을 얻는 방법으로 전신마취를 실시하며 넓은 절개 부위로 인해 검사 후 의식을 찾은 대상자는 심한 통증을 호소한다. 장기간의 회복 기간과 경제적 손실이 따르므로 다른 방법으로의 조직검사가 어려운 경우에 시행한다.

② 경피적 신생검(Percutaneou renal biopsy)

특수 제작된 생검 바늘을 이용하여 피부를 통해 신장으로 삽입하여 조직을 얻는 방법으로 검사 전 형광투시경이나 초음파, CT, MRI 등을 이용하여 신장의 정확한 위치를 파악하여 큰 혈관의 손상을 예방한다. 양쪽 신장의 생검이 가능하다면 간과 가까이 위치한 오른쪽 신장은 피하고 왼쪽 신장을 생검한다. 신생검의 금기는 단일신(solitary kidney), 전이 가능성 있는 종양, 수신증, 감염이나 농양, 심한 고혈압, 응고장애, 검사 중 협조가 어려운 환자, 중증 신부전 환자이다.

검사 전 금식 및 일반 혈액검사와 혈액응고검사를 시행하고 검사 동의서를 받아야 한다.

대상자를 복위로 누인 후 복부에 단단한 베개나 모래주머니를 편평하게 넣어 척추전만이 유지되도록 한 상태에서 바늘 삽입 부위에 국소마취를 한다. 대상자에게 크게 숨을 들이마시게 한 후 숨을 멈춘 상태에서 바늘을 삽입하고 호흡을 멈춘 상태에서 생검을 실시한다. 조직검사 부위는 멸균드레싱을 적용한다.

검사 직후 20분 이상 생검 부위를 압박하고 4시간 동안 모래주머니를 적용한 채 앙와위로 침상안정을 취하며 이 시간 동안 복압이 상승되지 않도록 기침도 피해야 하며 활력징후를 자주 측정한다. 검사 후 24시간 동안 혈뇨가 보일 수 있으며 침상안정을 취하며 수액을 공급한다. 검사 후 2주간은 무거운 물건을 들거나 격렬한 운동, 검사 부위의 충격 등을 피하도록 한다.

경피적 신생검의 합병증은 출혈, 감염, 통증 등이다. 바늘 삽입 부위의 출혈과 혈뇨를 관찰하고 검사 후 8시간 정도 후 빈혈 관련하여 혈액검사를 시행한다.

라. 초음파 촬영술(Ultrasonography)

초음파 촬영술은 비침습적 검사로, 불편감이나 통증이 없고, 조영제도 사용하지 않는 검사며, 대상자를 복위로 엎드리게 하여 촬영한다. 고주파를 방출하여 진동계의 전기로 바꿔 영상을 만들어 내며 신장의 크기, 피질 두께, 신배 등을 관찰할 수 있으며 낭종, 종양, 요로폐색 등을 확인할 수 있다.

마. 신장 스캔(Renal scan)

신장 스캔은 방사선 동위원소를 정맥으로 주입한 후 신장 위치에 방사선 측정 탐지기와 반대편에 섬광방출(scintillation)감시기에 의해 방사선 동위원소의 분포를 스캔하여 신장의 혈류나 사구체 여과율, 세뇨관 기능에 대한 정보를 제공하며 농양이나 낭종, 종양 등으로 방사선 동위원소가 분포되지 않은 곳은 냉점(cold spot)으로 나타난다. 소량의 방사능을 사용하므로 인체에 해롭지 않음을 대상자에게 설명한다. 검사 후 이동 변기를 이용하여 소량의 방사능 물질이 다른 곳으로 누출되지 않도록 한다. 체위성 저혈압으로 인한 낙상 위험이 있음을 교육하고 서서히 체위 변경하도록 한다.

3) 비뇨기계 건강문제의 일반적 간호중재

(1) 감염 예방을 위한 일반적 간호중재

- 소변을 자주 보고 참지 않는다.
- 배변 후에는 앞쪽에서 뒤쪽 방향으로 닦아 항문 주위의 세균이 요도 입구로 옮겨지는 것을 예방한다.
- 통풍과 습기 제거를 위해 면으로 된 헐렁한 속옷을 입는 것이 좋다.
- 음주와 과로를 피한다.
- 수분을 충분히 섭취하는 것이 가장 중요하다.
- 염증이 자주 발생한다면 다른 원인이 있는지 검진 받는다.

(2) 결석 예방을 위한 일반적 간호중재

- 충분한 수분섭취로 소변 배출을 원활하게 하여 노폐물의 배출을 돕는다.
- 균형 잡힌 식사, 운동을 꾸준히 하는 것이 좋다.
- 치료는 그 위치, 크기, 수, 이동성, 성분, 신장 감염의 정도, 환측, 신장 기능 등에 따라 결정된다.
- 정기적인 진료와 X선, 신장 초음파검사
- 예방적 식이요법(수분섭취가 더 중요함)
  - 오렌지주스와 레몬주스는 구연산을 함유하여 요로 결석 예방에 도움이 된다.
  - 짠 음식은 섭취를 줄여야 한다.
  - 단백질 섭취를 줄이고 채식 섭취를 늘린다.
  - 설탕 섭취량을 줄여야 한다.
  - 수산의 섭취를 제한한다(수산이 많은 음식: 시금치, 땅콩, 초콜릿, 홍차, 양배추, 부추, 딸기, 당근).
  - 칼슘 섭취를 제한할 필요가 없다.

(3) 비뇨기계 건강을 위한 생활습관

가. 하루에 최소 1.5L 이상의 물을 마신다.

물을 많이 마시면 소변 속의 독성물질이 희석되고 빨리 배출되며, 방광이나 요도 등에 해로운 물질이 접촉하는 시간을 줄일 수 있다.

나. 과도한 염분 섭취를 제한한다.

소금의 나트륨 성분을 필요 이상 섭취하면 혈관에 부담을 줄 수 있다. 나트륨은 수분을 끌어들이는 성분을 가지고 있어서 지나치게 섭취하면 신장에서 수분을 재흡수하도록 해 고혈압을 유발할 수 있다.

다. 소변을 참지 않는다.

처음 요의가 있을 때 참게 되면 보고 싶은 느낌은 사라지지만 그 사이에도 계속 소변이 방광에 찬다. 그리고 조금 후 또는 몇 시간 후에 소변을 보고 싶은 느낌이 오는데 이때에는 더 강한 자극이 있어야 뇌가 소변을 보고 싶은 느낌을 인지한다. 이러한 습관이 반복되면 소변 속의 독성물질과 방광이 접촉하는 시간이 늘어나 해로울 수 있으며, 방광이 차더라도 소변을 보고 싶은 느낌을 제대로 인지하지 못해 소변이 요관을 통해 신장으로 역류할 수 있다.

라. 약물 섭취에 유의한다.

두통약, 감기약 등 일반 의약품이라 하더라도 반드시 전문가와 상의한 후에 복용하는 습관을 가져야 한다. 예를 들어, 진통제에 많이 쓰이는 아세트아미노펜은 신장과 간에 독성을 일으킬 수 있기 때문에 무분별하게 복용하는 것은 비뇨기계 건강에 해로울 수 있다.

4) 비뇨기계 건강문제와 대상자 간호

(1) 선천성 질환

가. 요역류(Urinary reflux)

① 정의

요로에서 소변이 거꾸로 흐르는 것으로 흔히 방광과 요관의 경계(vesicoureteral junction)에서 시작되며 소변이 요관으로 역류되거나 혹은 신우 내로 역류한다. 역류 정도에 따라 Grade Ⅰ~Ⅳ로 분류한다. 양성 전립선비대증이 있는 경우 요역류 발생이 증가하며, 어린이 또는 젊은 성인의 경우 선천성 기형에 기인하는 경우가 많다.

② 병태생리

요역류는 요관의 위치이상과 같은 선천성 기형, 만성 방광염으로 인한 방광기능장애 또는 방광경부의 폐색으로 인해 나타날 수 있다. 방광 내 압력이 증가하면 요관괄약근(intramural ureteral sphincter)의 저항력이 낮아져 역류 현상이 생긴다. 요관으로의 소변 역류는 신우의 기능 저하를 야기하여 신우신염을 초래하고 신장 손상을 일으킨다. 신우의 용적은 5mL 정도로 매우 적기 때문에 요관의 폐색 또는 소변의 역류 시 신장실질의 변화(renal parenchymal change), 수신증(hydronephrosis), 수신요관증(hydronephroureterosis) 등을 초래하게 된다. 증가된 수압은 신피질의 위축 및 신배의 확장을 가져오며 점차적인 실조직의 파괴가 일어난다.

방광 내 세균 감염이 있을 경우 역류된 소변을 통해 세균이 신장으로 옮겨져 재발성 신우신염을 일으키고 만성 신우신염은 신부전의 원인이 된다.

방광출구의 폐색으로 인한 소변 역류인 경우 방광 내 소변이 고여 있게 되어 배뇨근의 긴장도가 변화되어 방광 용적이 증가되므로 배뇨반사가 시작되는 방광역치가 높아진다. 또한 방광 내에 잔뇨가 항상 고여 있어 요로감염(urinary tract infection; UTI)을 야기한다.

③ 증상 및 증후

요역류 증상은 감염이 있는 경우 나타나며 배뇨 시 작열감, 오한과 열, 옆구리 통증 등을 호소하나, 만성 감염인 경우 특이 증상을 느끼지 못한 채 소변 역류가 진행되어 임상적으로 신우신염, 신부전의 증상이 나타날 수 있다.

④ 진단검사

진단검사로는 배뇨 중 하부요로계 사정을 위한 배뇨성 방광요관조영술(VCUG), 폐색 관련 사정을 위한 방광경검사, 방광요관 경계를 사정하기 위한 요관경검사, 수신증을 사정하기 위한 초음파검사, 전체적인 소변 흐름을 관찰하기 위한 경정맥 신우조영술을 시행하며 혈액검사를 통하여 신장기능을 평가한다.

⑤ 치료

항균제를 사용하여 소변을 무균 상태로 만들어 감염을 최소화하고 주기적인 소변검사를 통하여 세균의 성장 여부를 확인한다. 그러나 원인 제거를 위해 외과적 처치가 필요하다. 요역류로 인한 신장 손상, 요관신우 경계의 폐색, 반복되는 심한 감염 등이 있으면 방광요관 성형술(vesicoureteroplasty) 또는 요관 이식술(implantation)을 실시한다. 요관 카테터를 요관 지지, 수술 후 부종으로 인한 폐색 예방, 소변 배설을 위해 삽입하기도 한다.

⑥ 간호진단

- 요역류와 관련된 배뇨장애
- 방광팽만으로 인한 소변 정체
- 수술과 관련된 활동 지속성 장애
- 회음부 청결과 관련된 오염 위험성

⑦ 간호중재

어린이의 경우 방광 긴장성이 증가하고 요관내벽이 길어지므로 약물 요법과 회음부 청결, 요로 감염의 조기발견의 중요성을 교육하고 개인위생에 대해 교육한다.

방광요관 성형술 또는 요관 이식술을 실시한 경우 일반적인 복부 수술 후 간호를 시행하며 소변의 양과 양상을 사정한다.

평소 요역류 증상 및 요로 감염을 조기발견하기 위하여 처방받은 항균제를 정확하게 복용하며 주기적으로 신장 초음파검사를 실시하도록 한다.

나. 다낭성 신장병(Polycystic disease)

① 정의

다낭성 신장은 신 실질조직에 장액성 삼출액, 혈액 또는 소변을 포함한 포도 모양의 낭종들이 생겨나는 상염색체 유전질환이다. 다낭성 신장병 환자의 1/3에서 다낭성 간질환이 발견되며 신장 외에 갑상선, 폐, 췌장, 비장, 난소, 고환, 부고환, 자궁, 방광에서도 발견된다. 대개 양쪽 신장을 모두 침범하며 우리나라 혈액 투석 환자의 원인 질병 중 2%를 차지하고 있다.

② 병태생리

서서히 진행되고, 네프론 파괴로 신기능이 저하되며, 파열, 출혈, 감염의 위험이 증가한다. 낭종으로 인해 신장이 매우 커지기 때문에 주변 조직을 압박하여 신장 외적인 증상들도 유발한다. 열성 유전형(영아기 다낭성 질환)은 양쪽 부모가 모두 유전적 소인을 가지고 있는 경우로 심한 경우 출생 후 며칠 내로 사망할 수도 있으며 증상이 경미한 경우 유년기 이후 증상이 나타나기 시작한다. 우성 유전형(성인기 다낭성 질환)은 한쪽 부모가 유전인자를 가지고 있거나 투석이나 이식 후 발생하기도 한다. 보통 40대 이후에 증상이 나타나기 시작하며 초기 증상은 옆구리 통증과 혈뇨, 기르고 소변 농축 능력의 저하로 인한 야뇨 등이다. 점차 요로 감염 증상이 나타나며 비대한 신장의 촉진, 혈뇨, 단백뇨, 농뇨, 결석, 요독증으로 진행되며 심장비대와 심부전이 나타나며 고혈압도 동반된다. 증상 발현에서 요독증 증상까지의 기간도 매우 다양하여 15~30년 이상이 되기도 한다.

③ 증상 및 증후

낭종들은 천천히 자라 초기 증상은 없으나 성인이 된 후 주변 조직의 압박으로 인한 신장 외적 증상인 복부 통증과 압박감을 유발하고 때론 덩어리가 만져지기도 한다.

④ 진단검사

신낭종은 신장의 악성종양과 유사하여 감별진단 하기가 어렵다.

복부 초음파, CT, 신장 스캔 검사에서 신장과 낭종의 비대가 발견되며 이는 수분으로 가득 찬 원주체사 신 실질조직을 대체하기 때문이다. 역행성 요관신우 촬영술상 오목하거나 늘어진 신배, 늘어난 신장 골반, 비대된 신장 등의 소견을 보인다.

소변 분석검사에서 신장의 손상된 여과 기능으로 인해 단백질, 적혈구, 적혈구성 원주체 등이 나타난다.

진행된 신부전의 결과로 혈청 크레아티닌과 혈청 요소질소는 상승된다.

⑤ 치료

낭종성 변화를 멈추게 할 치료법은 현재 없으며 보존적인 치료를 시행한다. 단순 신낭종으로 증상이 없다면 일반적인 중재는 필요 없다. 그러나 통증, 출혈, 감염 등의 증상이 있으면 내과적 약물 치료를 시행한다.

내과적 치료로 증상 완화가 되지 않을 경우 바늘로 흡인하거나 부분적 신 절제술(partial nephrectomy)을 시행하기도 한다.

⑥ 간호진단

- 낭종 파열에 의한 출혈과 관련된 조직관류장애
- 소듐 배설과 관련된 체액 불균형 위험

- 질병 특성과 관련된 간기능장애 위험성
- 유전성 특성과 관련된 만성 비탄

⑦ 간호중재

신장 비대로 인한 통증을 완화하기 위하여 진통제를 사용하며 염증 완화를 위해 비스테로이드성 소염제(NSAIDs)를 사용한다.

낭종 파열로 인한 출혈이 지속되면 수혈을 하고 활력징후와 혈액검사 결과를 주의 깊게 관찰하고 aminocarpouc acid(amicar) 같은 약물을 투여한다. 출혈 시 떨어진 혈괴가 신동맥 혈류를 막아 급성 신부전을 일으킬 수 있으므로 주의 깊게 관찰한다.

비정상적인 신장 구조로 인해 흔히 나타나는 요로 감염은 만성화되기 쉬우므로 항생제를 투여하며 신기능에 영향을 주는 약물 복용은 피한다.

다낭성 신질환은 소듐을 배설하려는 경향이 있으므로 전해질검사 결과를 관찰하여 소듐과 수분 보충이 필요할 수 있다.

가장 흔한 합병증은 감염이며, 감염이 발견되면 무증상이라 하더라도 항생제를 복용한다.

신결석 발생 시 감염의 위험이 높아지므로 신결석 예방을 위해 식이와 수분섭취에 대해 관리한다.

신장기능을 주의 깊게 관찰하기 위하여 매 6개월마다 크레아티닌청소율과 소변배양검사를 실시한다.

증상 발현이 성인기 이후에 나타나기 때문에 유전 상담이 필요하며, 자녀에게 질환이 확인되면 광범위한 가족 상담이 필요하다.

(2) 감염성 질환

가. 방광염(Cystitis)

① 정의

방광염은 요도질환 중 가장 흔한 방광의 염증 상태로 재발이 잘된다.

세균, 바이러스, 진균, 기생충 등에 의한 감염성 방광염(infectiou cystitis)이 가장 흔하며 화학물질이나 방사선에 의해 발생하는 비감염성 방광염(noninfectious cystitis)과 원인 불명의 간질성(interstitial cystitis) 방광염이 있다. 감염성 방광염은 2/3 이상이 대장균(*E. coli*), 그 외 포도상구균(streptococi), 폐렴간균(*Klebsiella pneumoniae*), *Proteus*, 장내세균(enterobacter) 등에 의해 발병한다. 세균 이외 candida에 의한 진균 감염이 생길 수 있는데, 이는 장기간의 항생제 투약으로 체내 정상 상주균(normal flora)이 절대적 감소로 인해 상대적으로 진균 성장이 증가해지기 때문이다. 심각한 면역장애로 저항력이 감소된 환자, 스테로이드나 면역 억제제 투여자, 당뇨병이나 AIDS 환자도 진균성 요로 감염의 가능성이 높다.

② 병태생리

감염성 방광염은 상행성 세균 감염이 흔하며, 드물게는 방광을 침범한 세균이 혈액과 림프액을 통해 감염이 확산되기도 한다. 요도가 짧은 여성이 남성에 비해 자주 발생하고, 성인 남성의 경우 긴 요도와 전립선액으로 인해 발생률이 낮다. 노인의 경우 무증상 세균뇨(asymptomatic bacteriuria)가 흔하며 증상도 경증인 경우가 많다.

병원감염의 1/3은 요로 감염이며, 가장 흔한 유발 원인은 도뇨관 삽입에 의한 것이다. 유치도뇨관 삽입 대상자 중 삽입 후 2일 이내 세균성 집락이 형성되기 시작하여, 1주 이내에 50% 정도는 감염이 발생한다.

여성의 경우 성관계로 인한 세균의 침입으로 발생하는 밀월성 방광염(honeymoon cystitis)이 생길 수 있으며, 남성의 경우 전립선염, 신결석, 부고환염에 의해 이차적으로 발생하기도 한다. 비뇨기 감염성 인자가 혈류내로 침입하여 순환할 경우 장기부전(organ failure), 쇼크, 사망에 이를 수도 있다.

③ 증상 및 증후

방광염의 가장 흔한 증상은 배뇨 시 작열감(burning pain on voiding), 빈뇨(frequency uria), 긴박뇨(urgency uria), 배뇨곤란(dysuria), 혼탁뇨(cloudy urine), 악취(odor), 혈뇨(hematuria) 등이며, 하부 요통 또는 치골상부의 통증이 나타나기도 하며 전신증상으로 발열, 오심, 구토, 설사 등이 나타나기도 한다.

④ 진단검사

소변검사, 소변 배양검사, 혈액검사를 실시하여 감염 정도와 원인균 등을 확인하고, 그 외 방광경(cyctoscopy), 경정맥 신우조영술(IVP), 배뇨 중 방광요도조영술(VCUG), 역행성 신우조영술(retropyelography) 등을 통해 재발되는 감염의 원인이나 하부 비뇨기계의 구조적 이상, 결석, 종양 또는 이물질 등을 확인한다.

소변검사는 도뇨 카테터를 이용한 소변 또는 중간뇨를 10mL 정도 채취하여 소변 내 세균, 백혈구(농뇨), 적혈구 등을 검사하며 100,000 colonies/mL 이상의 세균과 WBC 등이 있는 경우 감염을 의미한다.

소변 배양검사는 원인균을 가장 정확하게 파악할 수 있는 방법으로 검사 결과와 동시에 즉각적인 항생제 치료가 가능하다.

혈액검사상 WBC가 증가하며 혈중 띠세포(band cell)와 미성숙 백혈구의 수가 증가한다. 그러나 단순 방광염에서는 WBC의 증가가 흔하지 않다.

방광경검사는 1년에 3~4회 이상 재발되는 방광염에 실시하며 검사 전 시술 행위를 통한 감염을 방지하기 위해 예방적 항생제를 투여하기도 한다. 방광경을 통하여 방광결석(bladder calculi), 방광게실(bladder diverticula), 요도협착(urethral stricture), 방광 내 이물질(foreign body) 등을 확인할 수 있다.

역행성 신우조영술은 소변의 배출 영상과 윤곽을 명확하게 보여 주어 폐쇄 부위나 기형, 역류 등을 확인할 수 있다.

기타 요정체나 소변 흐름의 폐쇄가 의심될 때 요로조영술(urography), 복부초음파(Abd. ultrasonography), 컴퓨터단층촬영(CT) 등을 실시하고, 방광요관역류가 의심될 때 배뇨성 방광요도조영술(VCUG)을 실시한다.

⑤ 치료

원인균에 따른 항생제 또는 항진균제를 투여한다. 방광의 경련 완화 및 잔뇨량 감소를 위해 항진경제를 사용하기도 한다.

여성의 경우 단순방광염이 급성 신우신염으로 진행하는 경향이 있다. 임신 중 신우신염은 조산을 유발하며 태아에게 영향을 미칠 수 있으므로, 임산부에게 세균뇨가 발견되면 적극적인 치료를 한다.

⑥ 간호진단

- 배뇨장애
- 통증
- 지식 부족
- 성기능 저하

⑦ 간호중재

배뇨 증진을 위해 적절한 배뇨 양상을 유지하도록 한다. 금기가 아니라면 1일 2~3L 이상의 충분한 수분을 섭취하도록 하며 모든 식품군이 골고루 포함된 식이를 취하도록 한다. 매일 300mL 이상의 크랜베리 주스를 3~4주 동안 마시면 세균 정착을 방해하며 요로 감염 발생을 감소시킨다.

1일 2~3회, 매 20분 정도 따뜻한 좌욕(sitz bath)을 실시하여 배뇨 시 작열감이나 요정체 등에 의한 통증 및 불편감을 완화한다.

방광염 예방 또는 재발 방지를 위해 환자 교육을 실시한다. 배변 후 앞에서 뒤로 닦기, 성관계 직후 배뇨하기, 요의 느낄 때 참지 않기, 요의와 상관없이 규칙적으로 일정 시간마다 배뇨하기, 회음부 세척 시 질 안쪽까지 씻기 등의 행동양식을 변경함으로써 반복 감염을 예방할 수 있다. 처방된 약물은 정해진 용량과 시간을 잘 지켜 전체 투약 기간 동안 중단 없이 복용하도록 한다.

요로 감염으로 인한 불편감 때문에 성기능 저하가 생길 수 있으며, 방광염의 유발 요인이 성관계나 피임도구에 의한 것일 수 있으므로 정확한 원인을 찾는다.

나. 요도염(Urethritis)

① 정의

요도염은 주로 성병(sexual transmitted disease; STD)과 관련이 있으며 방광염과도 관련이 있다. 요도염의 가장 흔한 원인은 임질(gonorrhea), 클라미디아(chlamydia) 감염, Trichomonas vaginalis 감염, 세균성 감염 등이다. 여성의 경우 estrogen 분비 감소로 폐경기 여성에게 가장 흔하며, 성병과 관련하여 Trichomonas vaginalis, Monilia 감염과 기타 여성용 질 탈취 스프레이, 향기 나는 화장지, 살정제 젤리, 요로 감염 및 질내 점막층의 변화 등이 유발 요인이다.

자극 물질에 노출되어 요도 점막층의 부종, 통증, 발적, 농 등이 형성되는 요도염이 발생할 수 있다.

② 증상 및 증후

요도염의 흔한 증상은 농요(pyuria), 긴박뇨, 배뇨통 등이며, 여성의 경우 소양감, 배뇨 시 작열감, 빈뇨, 야뇨 등 세균성 방광염과 유사한 증상을 나타낸다. 특히 폐경기 여성의 경우 estrogen의 저하로 얇아진 질벽, 질 분비물 감소로 질 건조, 가려움증 등으로 인해 요도염이 흔히 발생한다. 남성 요도염의 주증상은 배뇨 시 작열감, 배뇨곤란, 요도구 분비물이다.

③ 진단검사

진단을 위해 환자의 과거력, 성병 감염력, 배뇨통이나 배뇨곤란, 음경이나 질 분비물, 복부 불편감 등의 증상이 있는지 사정한다. 소변검사에서 백혈구가 포함된 농뇨 소견을 보이며 세균은 많지 않다. 소변 배양검사와 감수성 검사를 시행하여 정확한 원인균을 확인한다.

④ 치료

요도염의 치료는 원인 제거가 우선이다. 세균 감염에는 전신적 또는 국소적 항균제를 투여하며, Trichomonas에 의한 요도염은 metrodinazole(Flagyl)이 효과적이다. 폐경기 여성의 요도염에는 estrogen 질 크림을 사용한다. 성병과 관련 있는 경우 성적 감염질환의 치료가 완전히 끝날 때까지 성 파트너와 함께 치료를 하게 한다. 일반적 투약은 방광염 시 약물 치료와 유사하다.

⑤ 간호진단

- 배뇨와 관련된 통증
- 염증과 관련된 긴박성 요실금
- 감염과 관련된 배뇨장애

⑥ 간호중재

소독제가 포함된 좌욕을 하면 일시적으로 증상이 완화되며, 회음부 청결을 유지한다. 충분한 수분섭취를 하게 한다. 신체적 안위를 증진한다.

요도염 환자 교육 시 다량의 수분을 섭취해야 하는 필요성, 여성의 질 탈취 스프레이 사용 금지, 통 목욕 금지, 증상 완화 시까지 성교 금지, 면 속옷 착용, 배변이나 배뇨 후 회음부 청결 유지 등에 대해 설명한다.

성병 관련 요도염의 경우 증상 발현 전·후 또는 진단 전 60일 이내의 성 파트너와 함께 검사와 치료를 받아야 함을 교육한다.

다. 하부요로결핵 (Lower urinary tract of tuberculosis)

① 정의

원인균인 폐결핵균(*Mycobacterium tuberculosis*)이 혈액을 통해 신장을 침범한 후 소변의 흐름을 타고 방광으로 전파되어 이차적으로 발생한다. 남성의 경우 비뇨기계와 생식기계가 동시에 침범되어 전립선과 부고환도 결핵균에 감염된다.

② 병태생리

폐결핵균이 혈행을 따라 신장을 침범하여 신실질조직 내에 치즈와 같은 건락화 덩어리(caseating mass)를 형성하여 신조직을 파괴한다. 치료되지 않고 진행되면 폐결핵의 병소와 같이 석회화가 일어난다. 신장을 통해 하부요로를 침범하여 요관협착과 요관방광판막의 섬유화 변성을 만들고, 남성의 생식기능을 감소시킨다. 방광결핵은 신결핵에서 유발되어 작은 궤양을 일으키며, 궤양의 대부분은 방광삼각(trigone) 근처에 생긴다.

③ 증상 및 증후

초기에는 결핵 증상으로 특별한 징후가 없으며 전신쇠약이나 체중 감소, 오후의 미열 등이 나타난다. 방광결핵의 경우 방광염과 유사하며, 궤양으로 인한 방광 자극 증상이 심하다. 초기에는 농뇨(pyuria), 혈뇨(hematuria), 산성뇨(aciduria) 등과 함께 소변량의 증가, 배뇨곤란, 빈뇨, 배뇨 시 통증 등이 나타난다. 후기에는 빈뇨, 야뇨 등 방광 자극 증상이 심해지며 하부 요통이 나타나기도 한다. 남성 생식기 감염 증상으로 하복부 및 골반의 통증, 불임, 음낭 종창 등이 나타난다.

④ 진단검사

흉부 X선검사에서 폐결핵 유·무를 확인한다. 결핵간균은 간헐적으로 흘러나오기 때문에 3회 이상의 소변검사에서 결핵균이 나오고 현미경검사에서 항산균이 확인되면 하부요로결핵의 확진을 할 수 있다. 소변검사와 방광경검사, X선 촬영 등의 진단검사를 시행하며, 정맥성 신우 조영술 결과 신배가 벌레 먹은 듯(moth eaten)한 영상을 보인다.

⑤ 치료

폐결핵 환자의 치료와 유사하여 약 6개월 정도 장기간의 항결핵요법을 실시한다. 협착이나 폐쇄 부위는 외과적 수술 치료를 통하여 교정하며, 결핵 감염으로 조직의 손상이 매우 심한 경우는 신적출술이나 요로전환술 등을 실시한다.

⑥ 간호진단

- 조직 손상으로 인한 배뇨 시 통증
- 장기간의 항결핵제 투약과 관련된 비효율적 이행
- 결핵균의 생식기계 침범과 관련된 성기능장애

⑦ 간호중재

환자의 통증 및 배뇨와 관련된 증상의 완화를 위한 간호중재를 시행하며, 휴식 및 안정, 고열량 식이, 위생상태 등의 전신건강 증진을 위해 환자 교육을 실시한다. 재발 방지를 위한 정기 검진 및 추후 관리가 필요함을 환자 및 가족에게 설명한다. 장기간의 지속적 약물 요법에 대해 교육하며 결핵 위험 요인과 예방법에 대해서도 교육한다.

(3) 신생물 질환

가. 신장암(Renal cancer)

① 정의

신종양의 정확한 원인은 알려져 있지 않으나 흡연, 고혈압, 비만 등과의 관련성이 높으며, 납, 카드뮴, 휘발유 등에 대한 노출과 염료, 고무나 가죽 제품을 가공하는 직업 요인과도 관련이 있다.

② 병태생리

신장암은 양성보다 악성 종양이 더 흔하며, 80~90%가 선암(adenocarcinoma)으로 남성에게 호발하며, 50~70세에 주로 발견된다. 신피질에서 증식되어 주변 실질조직을 압박하여 그와 관련된 증상이 나타나며, 폐와 간, 장골 등으로의 전이가 가장 흔하다.

③ 증상 및 증후

신장암 초기에는 특징적인 증상이 없으며, 일반적인 증상으로 체중 감소, 빈혈, 허약감 등 신질환과 무관한 증상을 보인다.

신장암의 3대 특징적 증상은 육안으로 발견되는 혈뇨, 옆구리 통증, 복부나 옆구리의 촉진되는 덩어리이고, 이와 같은 증상이 나타나면 질병이 상당히 진전되었음을 의미하며, 검사상 대개 다른 부위로의 전이도 발견된다. 종양이 요관신우접합부를 막게 되면 수신증이 나타날 수 있다.

④ 진단검사

신장암 진단을 위해 경정맥신우촬영(IVP)과 신장단층촬영(CT)이 주로 이용되는데, 초음파는 낭종과 종양을 구분하는 데 유용하며 혈관 촬영, 신단층조영법(nephrotomography), MRI 등도 종양 진단을 위해 이용된다. 방사성핵종동위원소검사(radionuclide isotope scanning)는 전이를 발견하기 위해 사용된다.

⑤ 치료

신장암은 화학요법이나 방사선요법에 큰 효과가 없기 때문에 주로 근치적 신장 절제술(radical nephrectomy)을 시행한다. 근치적 신장 절제술은 침범 정도에 따라 다르기는 하나 대개 신장, 부신, 신장 주변의 림프선과 지방조직을 제거하게 된다. 종양이 양측 신장에 발생한 경우나 신장이 하나뿐인 경우 부분 신장 절제술을 시행할 수도 있다. 일반적으로 신장 절제술은 측부 과대 신전 체위(hyperextended lying position)로 옆구리 절개를 통한 후복막으로의 절제술이 이루어진다. 수술 합병증으로 출혈 위험이 높으며 폐기종, 폐렴, 혈전색전증 및 염증 등의 합병증 발생 위험이 있으므로 수술 전 환자의 전신 상태가 마취 및 수술 스트레스를 견딜 수 있어야 한다. 대개 입원은 1주일 이내이며 직장생활의 복귀는 4~8주 이후 가능하다.

조기 신장암의 경우 신장 절제술 후 5년 생존율은 60~70% 정도이나 전이된 신장암의 경우 30% 이하로 생존율이 낮아진다.

a. 수술 전 간호

수술 전 환자의 전반적인 신장기능검사를 시행하고 가능한 한 최적의 기능 상태를 유지할 수 있도록 한다. 일반적인 전신마취 수술 간호를 포함하여 수술 전 노폐물의 적절한 배출을 위해 금기가 아니라면 수액 공급을 증가시킨다. 신장에 독성이 있는 항생제와 조영제 등의 사용을 피하고 출혈 경향 또는 감염 증상이 있는지 관찰한다.

신장 제거에 따른 불안을 표현하게 하며 충분한 교육을 통하여 불안을 완화시키고 정서적인 지지를 해 준다. 수술 후 심호흡과 기침의 중요성에 대해 미리 교육하고 방법을 충분히 익히도록 한다.

b. 수술 후 간호

수술 후 출혈과 부신부전 관련 증상을 사정한다. 절개 부위가 횡격막에 가까워 호흡운동에 제한이 있을 수 있으므로 통증관리와 함께 심호흡과 기침을 격려하며, 활력징후를 자주 측정한다. 신장기능 사정을 위해 수술 후 24시간 동안은 시간당 소변량을 사정하며, 부신부전 증상으로 다량의 소변 배설과 sodium 상실 시 정맥으로의 수분과 전해질 공급이 필요하다.

⑥ 간호진단

- 신체 손상 위험성: 수술 후 합병증
- 급성 통증
- 기도 개방 유지 불능 위험성
- 체액 부족 위험성

⑦ 간호중재

수술 후 합병증 예방을 위해 통증 경감을 위한 마약성 진통제 등의 투여가 필요하며 베개 등을 이용하여 수술 부위를 지지하며 환자가 기침과 심호흡을 할 수 있도록 한다. 수술 전 교육한 강화폐활량계(incentive spirometer)를 통한 호흡운동을 지속적으로 하도록 한다. 신장 절제술의 절개 부위가 크고 수술 중 긴 시간 자세 유지로 인한 통증 등이 더해져 환자는 수술 후 심한 통증을 호소하므로 PCA 등을 이용한 통증조절 외 마약성 진통제의 투여가 필요할 수 있다.

환자는 수술 후 시간당 소변량이 30~50cc 이상이 되는지 사정하고 25~30cc 이하는 신혈류 감소를 의미하므로 의사에게 보고하고 기타 수술 부위의 배액 상태를 관찰한다.

장기능이 정상으로 회복되면 구강 섭취를 시작하게 하고, 가능한 한 조기이상을 하도록 한다.

퇴원 시 배액관을 지닌 상태인 경우 배액관관리, 감염 예방에 대해 환자와 가족에게 교육하고 정확히 이해하고 수행 가능한지를 확인한다.

나. 방광암(Bladder cancer)

① 정의

방광암은 요로계 종양 중 가장 흔한 악성종양으로 60세 이상에서 호발하며, 여성보다 남성에서 3배 정도 많이 발생한다. 방광암의 가장 큰 위험 요인은 흡연이며 그 외 작업장의 화학적 자극물질 노출로 인해 발생하기도 한다. 여성의 경우 자궁경부암 치료를 받은 경우 방광암 발생률이 증가하는 경향이 있다.

② 병태생리

방광암의 대부분은 요도 상피의 이행세포암종(transitional cell carcinoma) 또는 유두종양(papillary tumor)이 대부분이며, 편평상피세포암종, 선암종 등은 이행상피세포암종에 비해 예후가 불량하다. 침윤 정도와 전이 여부에 따라 TNM 방법에 의해 방광암의 단계를 구분한다. 방광암 진단 시 약 70%는 표재성(비침윤성) 진단되는데 보통 양배추 모양의 종양이 장광 내부로 튀어나와 있다. 표재성 방광암은 쉽게 전이가 되지는 않지만 수술 후에 흔히 재발하고 침윤성 방광암으로 진행할 수 있다. 상피내암은 방광 표면에 튀어나온 덩어리가 없고, 방광 점막을 따라 암세포가 존재하며, 비침윤성이지만 침윤성 방광암으로 쉽게 진행하므로 주의를 요한다. 침윤성 방광암은 진단 시 20% 정도는 이미 암세포가 방광의 근육층 이상을 침범한 상태로 주위 조직으로의 침윤이 용이하며 전이가 잘된다. 방광암 진단 시 약 10% 정도는 이미 다른 장기로 전이된 상태로 발견된다.

③ 증상 및 증후

방광암의 가장 일반적인 특징은 육안으로 발견되는 무통성 혈뇨로 간장색에서 선홍색까지 다양하게 나타난다. 그 외 빈뇨나 배뇨 시 통증, 배뇨곤란을 동반한 방광 과민성 증가, 급박성 요실금 등이 나타난다. 소변 배뇨 검사상 균은 자라지 않는데, 방광 자극 증상이 지속되면 방광암의 가능성을 생각할 수 있다. 방광암 진행 시 체중 감소와 골전이로 인한 뼈 통증과 하복부에 덩어리가 만져지기도 한다.

④ 진단검사

흡연 여부, 직업, 약물 복용 등의 위험 인자에 대한 과거력을 사정하며, 특별한 이유 없이 지속되는 혈뇨 증상에 대해 소변의 세포학 분석을 통하여 종양세포를 확인할 수도 있으며 종양표지자검사를 할 수도 있다. 방광경검사는 매우 중요한 검사로 직접적인 병변 확인이 가능하다. 방사선검사로는 전산화단층촬영(CT)을 통하여 방광암의 진행 단계를 결정할 수 있으며 MRI, 골 스캔 등도 선택적으로 사용된다.

⑤ 치료

치료는 수술요법, 방광 내 화학요법, 방사선요법 등이 이용된다. 표재성 방광암에서 가장 많이 이용되는 치료는 경요도 절제술, 레이저광 응고술 등이며, 경요도 절제술 후 종양의 병리학적 특성 등을 고려하여 방광 내 BCG나 항암제 등을 주입하기도 한다. 표재성 방광암이라도 경요도 절제술로 완전 절제가 불가능하거나 보존적 치료에 반응하지 않는 경우에는 방광 절제술이 효과적이나 전체 방광 절제술의 경우 요로전환술이 필요하다. 방광적출술 전·후에 항암치료를 병행하기도 하며, 다른 장기로 전이된 경우 항암치료를 시행하게 된다. 방광암은 재발이 흔하므로 주기적인 추적검사가 필수적이다.

⑥ 간호진단

- 배뇨장애
- 피부 통합 손상 위험성
- 신체상 장애 위험

⑦ 간호중재

배뇨 시 배뇨장애 또는 자극 등은 화학요법 부작용, 유치도뇨관의 주입, 종양 등에 의해 발생한다. 환자에게 하루 2,000mL 이상의 수분섭취를 권장하고 필요시 진통제나 항경련제를 투약한다.

방광 절제술을 시행한 경우 수술봉합선의 긴장을 완화하기 위해 치골상부와 요도에 2개의 도뇨관을 삽입하게 되는데, 폐색되지 않도록 자주 관찰하고 소변량을 기록한다. 치골상부 카테터로 인한 방광경련이 흔히 나타날 수 있으므로 항경련제를 투약하며 치골상부 카테터는 수술 후 1~2주 후 제거되며, 카테터를 삽입한 채 퇴원하는 경우 카테터 관리 및 감염 예방에 대한 교육을 실시한다.

전체 방광적출술 후 요로전환술을 시행한 경우 개구부 주변의 피부 간호가 필요하며, 환자와 가족에게 신체상 변화에 따른 정서적·육체적 적응을 위한 간호가 필요하다.

다. 요로전환술(Urinary diversion)

전체 방광적출술은 여성인 경우 방광과 요도를, 남성인 경우 방광과 요도, 전립선과 정낭을 제거하게 되는데, 방광과 요도를 제거하면 영구적인 요로전환술이 필요하다.

요로전환술 중 가장 흔히 이용되는 것은 회장도관(ileal conduit: 요관회장문합술, 회장방광)으로 회장의 말단 부위 15~20cm 정도를 이용하여 도관을 만들고 피부 개구부를 내어 소변이 배설되도록 하는 방법이다. 회장도관을 가진 환자는 소변 수집을 위한 배뇨주머니를 부착해야 하며 소변 저장 기능이 없기 때문에 전해질 불균형의 문제가 덜 발생한다. 인공루와 관련된 피부 자극, 루의 결손, 배뇨주머니 등과 관련된 문제가 발생할 수 있다(그림 10-1A).

체내 소변 저장을 위하여 요로전환술 시 상행성 결장이나 회장말단부를 이용하여 저장 용기를 체내에 설치하는 것으로 Indiana pouch, Koch pouch, Florida pouch 등이 이용된다. 체내에 저장 용기를 만든 후 요관을 요로전환부 양쪽에 만들고 유두 모양의 특수 밸브를 만들어 피부에 고정한다. 수술 수 주 후 환자는 3~4시간 간격으로 도뇨관을 이용하여 저장용기 내의 소변을 비우게 된다. 장 절제술 과거력이 있는 경우 설사 등의 흡수장애, 장과 관련된 질환이 있거나 골반 방사선치료 과거력이 있는 환자에게는 시행할 수 없다. 합병증으로 회장 절제와 관련한 담즙산염, 비타민B_{12}, 지방, 지용성 비타민의 흡수장애와 담석, 신석, 지방변증의 발생 위험 증가 등이다. 이 수술 방법은 복부의 배

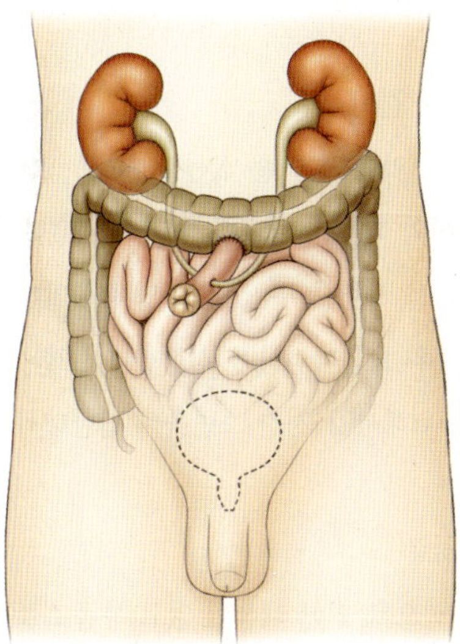

A. 회장도관(요관회장문합술)

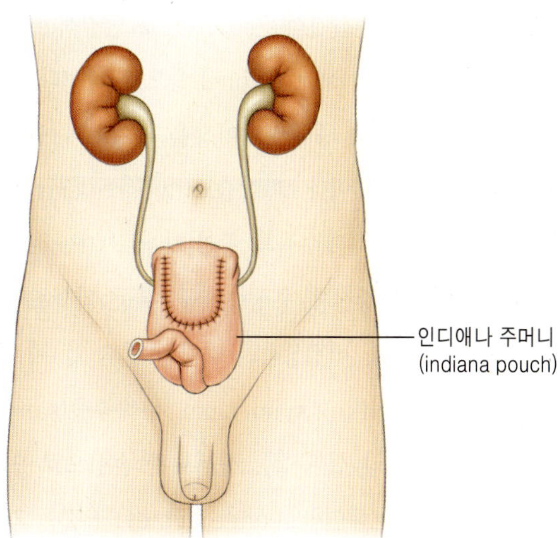

B. 인디애나 주머니

그림 10-1. 요로전환술.

뇨주머니가 필요하지 않으므로 관리에 편리한 점도 있으나, 도뇨와 관련된 자가간호에 능숙할 수 있도록 교육이 필요하다(그림 10-1B).

(4) 폐쇄성 질환

가. 요로 결석(Urinary calculi)

① 정의

요로 결석은 신장에서 요로를 따라 어느 부위나 발생 가능하지만 가장 많이 발생하는 곳은 신장으로 신결석(nephrolithiasis, renal calculi)이라 한다. 발생된 결석은 환자가 모르는 사이 체외로 배출되는 경우가 많으나 통과되지 못하고 막히게 되면 심한 통증을 유발하여 결석 제거술이 필요하다.

② 병태생리

요로 결석의 발생은 여러 가지 요인에 발생하며 결석 형성의 위험 요인은 소변 내 침전물 형성, 요정체, 소변의 과포화를 야기하는 탈수, 결석 형성 억제 물질의 결핍 등이다. 요로 결석 초기에는 생성된 작은 결정체가 점점 응집되어 큰 결정체를 이루게 되어 신장 내에 형성되거나 소변과 함께 요로를 따라 흘러 내려오게 된다.

신결석은 성분에 따라 칼슘결석(calcium stone), 수산결석(oxalate stone), 인산결석(struvite), 요산결석(uric acid stone), 시스틴결석(cystine stone) 등으로 나뉜다.

칼슘결석은 발생한 결석 중 90% 이상을 차지하며 인산칼슘 또는 수산칼슘 성분이다. 과칼슘뇨(hypercalciuria)가 발생하는 경우는 골 재흡수율의 증가[파제트병(Paget's disease), 부갑상선기능항진증, 쿠싱증후군, 부동, 악성종양으로 인한 골연화증 등], 비정상적인 다량의 칼슘 흡수[우유알칼리증후군(milk-alkali syndrome), 유육종증(sarcoidosis), 비타민D 과잉 섭취 등], 신세뇨관 손상으로 인한 칼슘 재흡수력 저하, 해면신(sponge kidney)과 같은 기형 등의 경우이다.

수산결석은 식이와 밀접한 관련이 있는데 곡물을 주식으로 하는 지역에서 발생률이 높으며 낙농 지역에서는 발생률이 낮다. 발생 증가는 대두제품의 과다 섭취로 인한 수산염의 과다 섭취, 회장절제술 후나 소장의 우회술, 수산염으로 대사되는 비타민C의 과량 투여, 수산염뇨의 가족력 등과 관련이 있다.

인산결석은 요로 감염과 관련이 있기 때문에 여성에게 호발하며 정체도뇨를 장기간 한 경우에도 발생한다.

요산결석은 요산염 배설 증가, 수분 결핍, 소변의 낮은 산도 등이 원인이 되며, 퓨린을 많이 함유한 음식을 섭취한 경우 요산결석 형성을 촉진시키며, 항종양제 중 세포를 빠르게 파괴하는 약제도 요산결석 형성을 촉진시킨다.

시스틴결석은 상염색체장애이고 열성 유전되는 선천성 대사장애로 아동기와 청소년기에 주로 나타난다.

③ 증상 및 증후

요로 결석의 가장 큰 특징은 혈뇨(hematuria)를 동반한 예리하고 극심한 통증으로 결석이 위치한 부위에 따라 나타나는데, 이를 신산통(renal colic) 또는 요관산통(ureteral collic)이라 한다. 남성은 고환을 향해 아래쪽으로 방사되며, 여성은 방광 쪽으로 방사되는 통증 양상을 나타낸다. 극심한 통증과 함께 오심, 구토, 창백, 호흡곤란, 발한, 불안, 혈압과 맥박 상승 등의 증상이 동반된다.

④ 진단검사

KUB와 복부단순 X선촬영으로 결석을 확인하며 폐색 유·무와 폐색의 정도를 확인하기 위해 정맥내신우 촬영술(IVP)을 시행할 수 있다. 조영제에 알레르기가 있는 대상자인 경우 초음파검사를 시행한다. 또한 결석의 성분을 분석하기 위해서 24시간 소변을 수집한다.

⑤ 치료

결석으로 인한 폐색이 없고 통증조절이 가능한 경우에는 보존적 치료와 약물 치료를 시행하지만 폐색으로 인한 통증이 심한 경우 쇄석술, 내시경 시술, 수술 등을 시행한다.

a. 체외 충격파 쇄석술

(Extracorporeal shock wave lithotripsy; ESWL)

고에너지충격파가 결석을 작게 깨트리는 비침습적 방법으로 30~50분 정도 부동자세로 유지하고 있어야 하며, 충격파가 제공된 부위의 반상출혈, 결석 파편의 잔재, 신장 주위의 혈종과 출혈 등의 합병증이 발생할 수 있다. 결석 파편은 시술 3개월 후에도 배출될 수 있으며, 시술 후 신산통이 있으면 항경련제를 투여한다. 조기이상과 수분섭취를 증가시켜 결석 조각을 잘 배출되게 하는 것이 중요하다.

b. 내시경을 이용한 방법

결석의 위치에 따라 방광경, 요관경, 요관신장경 등과 같은 내시경을 이용하여 기계적인 방법으로 결석을 제거한다. 결석을 용해시켜 제거하기 위해 화학세척을 시행할 수 있다. 시술 후 간호는 방광경검사 때와 동일하다.

c. 수술

쇄석술과 내시경 시술이 성공적이지 않은 경우 수술을 시행한다.

• 경피적 쇄석술(Percutaneous lithotripsy)

결석 부위 피부를 절개하여 경피적 가이드를 삽입하여 결석을 제거하는 침습적 방법이다. 이 방법은 절개 부위가 적고 수술 위험이 적으며 환자가 빠르게 회복된다. 감염이 동반되어 있다면 항생제를 투여한다. 합병증으로는 출혈, 요정체, 감염과 결석 재발 등이 있다.

• 결석적출술

결석이 있는 부위를 직접 절개하여 제거하는 방법으로 결석 제거 후 협착 부위의 복원도 함께 이루어지며 요관결석적출술, 신우결석적출술, 신결석적출술 등이 있다. 결석 재발을 방지하기 위해 신손상, 신장의 감염, 요관신우 접합 부위 폐색, 비정상적인 신실질의 병리적 변화 정도에 따라 신결석적출술의 범위를 결정한다.

⑥ 간호진단

• 급성 통증
• 결석 재발 예방을 위한 지식 부족

⑦ 간호중재

결석 환자의 첫 번째 간호중재 목표는 통증 완화이다. 극심한 통증에는 일정한 계획에 의한 진통제 투여가 필요하며 신산통과 같은 내장성 통증으로 복강신경절(celiac ganglia)을 거치는 자율신경계 반응에 의한 반응조절을 위한 항경련제, 진토제 등도 투여할 수 있다.

결석 환자의 상당수는 수년 내에 재발하는데 이를 예방하기 위한 중재로 수분섭취 증가, 결석 종류에 따른 식이 제한이 필수적이다. 수분은 하루 3L 이상 섭취가 필요하며, 가능하면 24시간 동안 지속적으로 섭취하고 주간에는 매시간 1잔씩의 물을 마시도록 하며, 야간에도 잠자리에 들기 전 큰 컵으로 2잔 정도의 물을 마시고 취침하도록 한다.

결석의 종류에 따라 식이 제한이 필요한데 칼슘석과 과칼슘뇨인 경우 유제품의 섭취 제한, 비타민D 섭취 제한 등이 필요하다. 수산염결석에는 시금치 등의 진한 녹색야채, 견과류, 초콜릿, 포도, 차, 인스턴트커피, 콜라, 맥주, 콩 등의 고수산염 함유 식품을 제한하며, 비타민C는 간에서의 대사과정 중 수산염 발생을 증가시키므로 비타민C의 과량 섭취는 제한한다. 요산결석은 저퓨린 식이를 섭취하도록 하며, 시스틴결석의 경우 메티오닌 감소를 위해 단백질을 제한한다.

(5) 외상

가. 신장 손상(Kidney injury)

① 정의

신장 손상은 주로 교통사고나 상해, 추락 등으로 인한 경우가 많으며, 직접적인 열상 등의 개방성 손상 외에 둔상(blunt trauma) 등의 폐쇄성 손상도 흔하다.

② 병태생리

신장기능에 영향을 미치는 신장 손상은 둔상에 의한 신장

내 신실질의 출혈, 신실질의 열상, 신장 파열, 신혈관 손상 등이다. 심각한 신장 손상은 즉각적인 치료가 필요한 응급 상황으로 적절한 치료가 이루어지지 않는 경우 손상된 신장의 적출이 필요할 수도 있다.

③ 증상 및 증후

신장 손상의 경우 심한 다발성 손상에도 즉각적인 증상이 나타나지 않는 경우도 있으므로 주의 깊은 관찰이 필요하다. 육안 또는 현미경상의 혈뇨 증상이 보통 나타나며, 혈뇨가 없더라도 상황상 신장 외상이 의심된다면 자세한 검사를 시행해야 한다. 옆구리 통증, 쇼크, 손상 부위나 T_{11} 또는 T_{12} 늑골 부위의 덩어리 촉진, 마비성 장폐색 등이 발생할 수 있으며 후복막 출혈 시 나타나는 Grey Turner's sign이 나타난다.

④ 진단검사

소변 및 혈액 검사 외에도 KUB, IVP, 역행성 신우조영술, 신장 스캔, 초음파, CT 등을 통하여 신장 손상의 유형과 손상 정도를 확인한다.

⑤ 치료

손상이 크지 않은 경우 보존적인 치료를 실시한다. 환자의 활력징후 변화를 주의 깊게 관찰하며 적절한 수분공급, 소변량과 양상 관찰을 하고, 소변색이 맑아질 때까지 활동을 제한하며 안정을 취하도록 한다.

손상이 큰 경우 손상 부위의 봉합 또는 혈종 제거, 매우 심한 손상의 경우 신장적출술 등의 외과적 치료가 필요할 수도 있다.

나. 방광 손상(Bladder injury)

① 정의

방광 손상은 방광파열 또는 방광천공을 일으키는 관통상과 열상, 둔한 손상 등을 말한다. 소변으로 팽창된 방광에 외부에서 충격이 가해지면 방광파열이 생기며, 골절된 골반뼈, 칼, 삽입된 의료기구나 인접 장기의 수술 시 의도치 않은 기구의 자극으로 인해 천공이 일어날 수도 있다.

② 증상 및 징후

방광파열 또는 방광천공 시 소변이 복막강 내로 유출되어 복막염과 골반 봉와직염(pelvic cellulitis) 등이 발생할 수 있으며 손상된 방광으로부터 혈뇨나 배뇨장애, 하복부 통증, 어깨로 이어지는 연관통 등의 증상이 나타난다.

③ 진단검사

환자가 하복부나 골반 부위에 충격을 받았거나 손상을 받았다면 방광 손상의 가능성을 염두에 두고 검사를 실시한다. 혈뇨 여부 확인을 위한 소변검사를 실시하며 방광 외상이 의심되면 도뇨관 삽입을 금할 수도 있으므로 세심한 주의가 필요하다. 요도 손상도 함께 의심될 겨우 역행성 요도조영술을 시행하여 요도 손상 위치와 손상 정도를 먼저 확인한 후 요도 손상이 없는 경우 방광조영술을 실시하고 요도 손상이 있는 경우 IVP를 시행하여 방광 손상 정도를 사정한다.

④ 치료

일반적으로 요도 카테터나 치골 상부 카테터를 통하여 소변을 배출시켜 방광 내 압력을 줄여 주며, 수술을 통하여 손상된 방광벽을 봉합한다.

CHAPTER

11 면역 대상자 관리

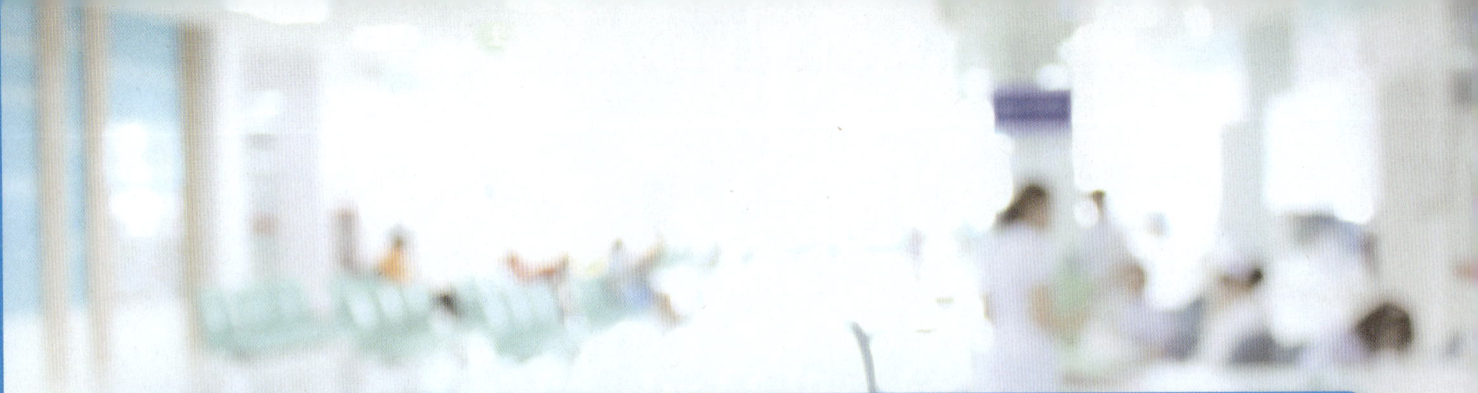

1 면역 대상자 간호

학습목표

1. 면역의 형태를 이해할 수 있다.
2. 면역의 종류를 파악할 수 있다.
3. 면역세포의 종류와 기능을 이해할 수 있다.
4. 항원-항체 반응을 설명할 수 있다.
5. 후천성면역결핍증을 이해할 수 있다.

용어

- 과민반응(hypersensitivity reaction)
- 다핵형과립백혈구(polymorphonuclear leukocyte)
- 단핵식세포계(mononuclear phagocytic system; MPS)
- 면역반응(immune reaction)
- 바이러스성 감염(viral infection)
- 세균성 감염(bacterial infection)
- 원충감염(protozoan infection)
- 자연살해세포(natural killer cell; NK)
- 진균감염(mycotic infection)
- 항원-항체 반응(antigen-antibody reaction)
- 혈소판(platelet)
- 획득면역(acquired immunity)
- 후천성면역결핍증(acquired immunodeficiency syndrome; AIDS)
- B세포(B cell)
- T세포(T cell)

1) 면역의 개념

면역이란 해로운 외부 물질이나 비정상적인 세포에 대해 저항하거나 제거하는 신체의 능력을 의미한다. 면역은 선천성 면역(자연면역)과 후천성 면역(획득면역)으로 분류되며, 선천성 면역은 신체의 첫 방어선으로 식작용, 염증반응 및 인터페론의 방출기전을 포함하고 있다. 후천성 면역은 면역글로블린에 의한 체액성 면역과 세포독성 T세포에 의한 세포매개성 면역의 형태를 가지고 있다.

정상적인 면역반응은 자기항원과 외래항원을 구분하여 공격하나 때로는 자가면역질환이나 과민반응과 같은 비정상적인 반응을 일으키기도 한다. 면역반응의 중요한 3대 특징은 자기와 비자기의 구별 능력, 특이성, 면역학적 기억이다.

(1) 면역반응

가. 비특이성 면역 방어

특정 동일감에 대한 인식 없이 이물질이나 세포에 대하여 보호하는 반응이다. 비특이성 면역반응은 신체 표면의 방어를 포함한다.

① 인체 방어

신체의 첫 번째 방어벽은 피부이다. 피부에는 lysozyme이 있어 세균침입을 방어하고, 피지선에서 분비되는 lactic acid와 기타 지방산들은 박테리아와 진균을 죽이는 작용을 한다.

- **예: 소화기계**-타액 속에 lysozyme이 있어 세균을 분해시키고 위에서는 염산의 형태인 강산을 분비하여 세균을 침전시킨다. 소장 하단의 Peyers patch의 대식세포와 부속선인 간의 모세혈관 주위에 있는 고정 대식세포인 Kupffer 세포는 이물질을 제거하는 기능을 하며, 대장에 존재하는 정상 세균은 다른 미생물의 침입을 억제한다.

② 염증

염증반응은 미생물의 침입을 국한시키고 감염의 확산을 억제하기 위한 숙주의 정상적인 방어기전이다.

a. 혈관확장과 단백질에 대한 투과성 증가

조직 내부로 박테리아가 침입하면 감염된 부위의 미세순환으로 혈관이 확장되면서 혈액량이 증가한다.

b. 화학주성(Chemotaxis)

화학운동은 백혈구가 가지는 본래의 무작위 운동성이고, 화학주성은 유주인자에 의해 정해진 방향으로 직선운동을 하는 것이다. 염증 발생 후 순환 중인 호중구가 손상 부위를 향해서 움직이는 것은 화학운동과 화학주성에 의한다. 호중구가 손상 부위에 가면 단핵구가 뒤따르고, 대식세포가 기능적·해부학적 형태로 전환하여 이동, 잠시 후에 림프구 또한 호염기구, 호산구와 마찬가지로 특이성 면역반응의 화학주성에 따라 2차 방어선이 형성된다.

c. 식작용(Killing by phagocytes)

- **탐식세포가 세균을 인지하고 접근하며 부착:** 미생물과 이물질이 옵소닌으로 둘러싸이면 탐식세포가 인지하게 된다.
- **세균에 부착된 탐식세포에서 위족이 나와 세균을 둘러싸고 소포(phagosome)를 형성:** 소포는 lysosome과 융합하여 소포용해소체(phagolysosome)가 되고, lysosome 효소가 방출되어 세균을 소화, 분해시킨다.
- **탐식입자의 처리 과정 삭균 또는 파괴:** 식작용의 최종 단계로 리소솜 효소가 세균을 살균, 파괴, 소화시키는 과정이다.

③ Interferon(IFN)

바이러스에 희한 염증반응에 있어서 세포들은 대부분 interferon을 생산, 세포외액으로 분비한다. Interferon은 분비세포나 다른 세포의 수용체와 결합하여 면역세포에서 바이러스에 대한 interferon α, β, γ가 분비되어 각각 항바이러스나 항종양 효과를 나타낸다.

나. 특이적 면역 방어

특이적 면역 방어는 특수 병인이나 독성에 대한 특정한 방어세포가 작용하여 이물질을 제거하는 과정이다.

2) 면역의 형태

(1) 자연면역

자연면역이란 특정 병원균과의 '접촉' 또는 '노출'에 의해 획득된 것이 아닌 자연적인 저항(면역상태)을 말한다. 대부분 유전적으로 결정된다(표 11-1).

(2) 획득면역(표 11-1)

3) 면역세포 종류와 기능

(1) T세포

흉선(thymus)에서 T전구세포로부터 성숙된다.

- T세포는 세포매개면역반응에 주요한 역할을 한다. T세포는 여러 가지 항원 등에 대한 자연형 과민반응을 일으키며 미생물 특히 세포 내재성 균의 감염에 대한 보호면역을 나타내며, T세포 또는 다른 세포의 작용을 조절하는 림포카인(lymphokine)을 생산한다.
- T세포는 바이러스 감염세포, 종양세포 또는 이식세포를 파괴하거나 거부한다(Tc세포).
- T세포의 일부는 항원의 자극을 받으면 분열을 반복하여 긴 수명과 면역기억을 가진 세포로 된다.
- T세포는 B세포가 항체를 생산할 수 있도록 협조하거나(Th세포) 억압한다(Ts세포).

가. Helper T세포

- T세포 중 가장 많다.
- B세포, cytotoxic T세포, suppressor T세포의 기능을

표 11-1 면역의 종류

구분	종류		설명
자연면역	종면역 (species immunity)		어떤 병원체는 한 동물종에 대해서는 질병을 일으키지만 다른 동물종에는 질병을 일으키지 않는다.
	종족적 면역 (racial immunity)		같은 동물이라도 종족 및 유전적 차이에 따라 병원체에 대한 감수성이 다르다.
	개체면역 (individual immunity)		같은 종족에 속하는 개체라도 영양상태, 호르몬의 평형상태, 방사선 조사 유·무, 면역억제제 노출 유·무, 정신심리상태 그리고 나이에 따라 병원체에 대한 저하의 차이가 있다.
획득면역	수동면역 (passive immunity)		자기 자신이 능동적으로 항체를 직접 만들어 낸 것이 아니고 다른 숙주에서 이미 만들어진 항체를 투여받음으로써 성립되는 면역이다(모체에서 만들어진 항체가 태반을 통하여 태아에게 전달되어 신생아가 수동면역을 획득할 수 있다). • 장점: 항체를 급히 주사하여 신속한 효과를 얻을 수 있다. • 단점: 항체의 수명이 짧은 것, 타종의 동물에서 만든 항체를 사용할 경우 과민성 반응이 발생할 수 있다.
	능동면역 (active immunity)		개체가 미생물 또는 미생물의 생산물과 같은 외래항원과 유효한 접촉을 한 다음에 성립되는 저항이다. 즉, 숙주는 자신이 직접 능동적으로 항체를 생산하거나 림프구를 감작하여 다음 면역반응에 대비한다. • 장점: 면역이 오랫동안 지속된다. • 단점: 면역이 수일 또는 수 주간에 걸쳐서 서서히 발현한다.
	획득능동면역 (acquired active immunity)	체액성 면역	• 주로 항체에 의한 면역: 항체는 미생물의 독소나 미생물 세포의 효소를 중화하고, 미생물의 감염능력을 감소시키며, 세균을 응집시켜 식균을 용이하게 한다.
		세포성 면역	• T림프구, 대식세포, 다형핵 백혈구 등 세포, 특히 T세포가 주로 매개하는 반응: 침입한 미생물의 세포내 파괴, 조직에서 지연형 과민반응을 일으키고, 종양세포의 파괴, 그리고 이식편의 거부반응 등을 일으킨다.

조절한다.

- 후천성면역결핍증(AIDS)은 T세포를 특이적으로 공격하는 HIV 바이러스가 원인이다.

나. Suppressor T세포

- 활성화 T세포의 증식을 완화시킨다.
- 주로 helper T세포를 억제하여 면역반응이 잘못되지 않게 조절한다.
- 일부 helper T세포와 cytotoxic T세포는 memorial T세포로 작용, 항원반응에 관여한다.
- Suppressor T세포의 기능이 소실되면 자가면역이 생기고, 반대로 과도한 helper T세포의 도움으로 B세포가 많은 자가항체를 만들 수 있다.

(2) B세포

- 골수 유래 림프구에서 유래된 세포이다.
- 항원의 자극을 받으면 분열하여 항체생산세포, 즉 형질세포(plasma cell)로 분화하며, 형질세포는 항체를 생산한다(형질세포는 조직 내에서 존재하며 각기 다른 림프구를 가지고 있다).

(3) 자연살해세포(NK)

- 세포질에 큰 과립을 가지는 세포로 혈액내 림프구의 약 15%를 차지하며, 세포 표면 수용체를 가지고 있지 않은 림프구를 말한다.
- NK세포는 B세포이나 T세포보다 조금 커서 대과립성 림프구라고도 불린다.
- 항원 특이성을 갖고 있지 않아 다양한 종양세포, 바이러스에 감염된 세포, 일부 정상세포를 이전의 감작 없이 파괴시키거나 항체가 결합된 세포를 공격해서 파괴한다.
- 세균과 진균을 살해하는 능력을 가지고 있기 때문에 종양면역과 미생물에 대한 보호면역에 대하여 중요한 역할을 한다.
- Helper T세포에 의해 2개의 cytokine인 IL Ⅱ와 interferon을 분비하며 미생물 감염 초기 단계에서 NK세포는 interferon의 가장 중요한 원천이다.

(4) 단핵식세포계(MPS)

두 종류의 서로 다른 형의 세포가 행하는 두 가지 기능을 가지고 있다(표 11-2).

(5) 다핵형과립백혈구 및 혈소판(표 11-3)

(6) 비만세포

- 골수에서 만들어져 혈액내에서 떠돌다가 결체조직으로 들어가 각기 다른 세포분열을 하여 성숙한 비만세포나 다른 여러 가지 세포로 나뉜다.
- Histamine과 heparin을 저장하고 있다가 IgE와 결합된 후 파괴되면 histamine과 heparin을 방출하면서 특이반응이 일어나 입모근의 수축, 혈행장애, 괴사, 육아

표 11-2 단핵식세포계와 기능

대식세포	• 골수의 단구 전구세포는 분화하여 혈중단구(monocyte)로 되며 최종적으로 각 조직에 정착하여 성숙 대식세포(macrophage)가 되어 단핵식세포계를 형성한다. • 모든 결합조직과 작은 혈관의 기저막 주위에 존재한다. • 숙주의 세포내에서 기생하는 세포내 기생균, 바이러스 및 원충을 공격한다. • 활성화된 단구/대식세포는 인터페론, ILⅠ 및 종양괴사인자(TNF) 등 시토킨과 보체 및 프로스타글린딘을 생산하여 면역반응에 크게 영향을 미친다.
항원 제공세포 (APC)	• 다양한 백혈구 집단으로 정교한 면역 자극 기능을 가지고 있다. • 주로 피부, 림프절, 비장과 흉선에 존재한다. • 일부는 협조 T세포의 기능 활성화를 유발하는 데 중요한 역할을 한다. • 일부는 다른 백혈구와 협동작용을 한다. • APC의 여러 세포 중 식균작용을 가지고 있는 세포는 단핵구/대식세포, 뇌의 성상세포뿐이다.

표 11-3 다핵형과립구와 혈소판의 특성

다핵형 과립구	• 골수에서 매분 8×107개의 비율로 생산, 수명이 2~3일밖에 되지 않는다. • 과립의 염색상에 따라 호중구, 호산구, 호염기구로 분류된다. • 항원에 대한 특이성은 없지만 급성 염증반응에서 중요한 역할을 한다. • 항체 및 보체와 함께 미생물 침입에 대한 방어작용에 중요한 역할을 한다. • 다핵형백혈구가 감소된 사람은 미생물에 대한 감수성이 증가한다.
혈소판	• 골수에 있는 거대한 거핵세포에서 유래된다. • 혈액응고 기능, 면역반응 특히 염증반응과 즉시형 과민반응에도 관여한다. • 혈관내피세포에 손상이 일어나면 혈소판이 내피세포 손상 부위에 부착 응집하여 혈전을 일으킨다. • 혈관투과성을 항진시키는 물질과 유주에 중요한 보체 성분을 활성화하는 인자를 방출한다.

종 형성, 세포침윤, 신경조직의 자극 등 여러 조직반응이 일어난다.

4) 항원·항체 반응

- 항체가 이용되는 면역반응은 항원분자가 항체분자와 결합한다는 성질에 의존한다.
- 항원·항체 결합반응은 마치 열쇠와 자물쇠 같이 특이적으로 반응하기 때문에 이런 반응은 질병의 진단에 이용된다.

(1) 항체의 생산

① 생체가 처음으로 항원을 받으면, 약 1주일 후에 항체가 생산되고, 곧 최고에 달하나 수 주 후에 항체는 점차로 소실된다. 이때 먼저 IgM 항체, 그 다음에 IgG 항체가 생산된다. 이 생체에 다시 항원을 가하면 항체가 생산되나 그 모양은 첫 번째 경우와 다르다. 첫 번째와 재차 항원을 가한 경우에 볼 수 있는 반응을 각각 1차 응답 및 2차 응답이라 한다. 2차 응답은 면역의 기억과 특이성에 기인한다.

② 2차 응답과 1차 응답의 다른 점

a. 보다 빨리 항체 생산이 시작되며 더욱 급속히 항체의 농도가 상승한다.
b. 보다 많은 양의 항체가 생산된다.
c. 보다 장기간 항체 생산이 계속된다.
d. 보다 적은 양의 항원에서도 항체가 만들어진다.
e. 보다 강하게 항원에 결합하는 항체가 만들어진다.
f. 항체는 주로 IgG이다.

같은 감염에 두 번 다시 걸리지 않는다. 혹은 한 번 걸리고 나면 두 번째는 가볍게 넘어간다는 것은 2차 응답의 혜택이다. 이 원리는 예방접종에도 응용된다. 백신을 반복주사해서 추가면역을 하는 것은 면역을 확실하게 하고, 2차 응답을 일으키는 것을 목적으로 한다(booster 효과).

(2) 항원·항체 반응 형태

가. 직접반응

항체는 용해, 침전, 응집, 중화에 의하여 직접적으로 항원을 처리한다(표 11-4).

나. 보체(complement)에 의한 매개반응

① 보체는 혈장단백질 중 글로불린의 약 15%를 차지, 체액성 면역을 증폭시킨다.

표 11-4 항체반응 형태

용해	항원의 세포막에 항체가 작용하여 세포 내용물을 파괴시키는 반응
침전	항원이 용해성이 있는 경우 항원·항체가 복합체를 형성한 후 조직에 침전하는 반응
응집	항체가 항원과 결합해서 덩어리를 형성함으로써 항원을 무해하게 하는 반응
중화	항원·항체 반응을 통해 항원의 독성을 중화시키거나 침습성을 약화시키는 것

② 보체가 관여함으로써 나타나는 반응은 표 11-5와 같다.

5) 자가면역질환

자가면역질환(autoimmune disease)은 어떤 원인에 의해 자기조직에 대한 면역반응이 발생되어 자가항체와 감작 T세포가 만들어져 신체에 상해를 일으키는 질환이다. 기전으로는 자가항원(autoantigen)에 대한 체액성 면역반응 결과로 만들어진 자가항체(autoantibody)와 자가반응성 T세포(autoreactive T cell)가 활성화되어 자기 자신에게 손상을 일으키는 것이다.

주요 자가면역질환으로는 류마티스관절염(rheumatoid arthritis), 제1형 당뇨병(type 1 DM), 다발성 경화증(multiple sclerosis; MS), 전신 홍반성 루프스(systemic lupus erythematous; SLE), 그레이브스 병, 쇼그렌증후군 등이 있다.

(1) 과민반응(Hypersensitivity)

가. 정의

후천성 면역의 한 형태로 면역반응이 과도하거나 부적절하게 발생되어 신체에 유해한 결과를 초래하는 것을 과민반응(hypersensitivity) 또는 알레르기반응(allergy)이라 한다. 과민반응은 아토피나 알레르기와 비슷한 의미로 사용되고 있으며, 과민반응은 알레르기원(allergen)에 대한 면역반응이 증가된 상태이며 인구의 20~30%에서 발현된다. 모든 과민반응에 대한 신체의 변화가 비슷하지만 임상적 경과는 숙주의 방어력, 알레르기원의 특성과 농도, 노출된 정도, 영향받은 기관(organ)에 따라 다르다.

나. 병태생리

과민반응에는 감작부터 발현에 이르는 시간의 경과에 따라 수분에서 수 시간에 이르는 즉시형 과민반응(immediate-type hypersensitivity)과 24~72시간 이상 소요되는 지연형 과민반응(delayed-type hypersensitivity)이 있다. 즉시형 과민반응은 알레르기원에 노출된 후 IgE의 생산으로 즉각적으로 비만세포와 호염기구가 활성화되고 이들이 탈과립되어 히스타민과 같은 화학물질을 유리시키는데, 이는 혈관 투과성의 증가, 혈관의 확장, 기관지경련 및 평활근을 수축시키고 기타 염증세포를 자극하여 증상을 발현시킨다. 증상은 수용체가 있는 기관(피부, 구강 및 비강점막, 폐, 위장관의 평활근 등)에 따라 다양한데, 히스타민이 결합하면 혈관확장으로 부종이 유발되고, 평활근수축으로 기도가 협착되며, 분비선의 자극으로 비강, 폐, 위장관의 점액 분비가 증가한다. 지연형 과민반응은 비만세포가 알레르기원에 노출된 지 2~8시간 후부터 나타나기 시작한다.

표 11-5 보체가 항원·항체에 나타나는 반응

세포막의 파괴	보체가 항원·항체 복합체를 반응함으로써 항원의 세포막을 분해시켜 세포를 파괴한다.
식작용의 증진	어떤 특정한 보체가 항원·항체 복합체나 또는 항체에 민감한 세포와 결합하게 되면 대식세포, 과립구 등의 식세포가 부착하기 쉬워 식작용이 쉽게 일어난다.
반응 부위로의 백혈구 이동	어떤 보체는 보체가 있는 부위로 백혈구를 이동시키는 화학주성이 있어 많은 식세포들이 감염된 부위로 이동하여 식작용을 하도록 도와준다.
모세혈관 투과성의 증가	혈청 속의 특정 보체들로부터 파생된 작은 폴리펩티드분자들은 비만세포에서 히스타민을 유리시켜 모세혈관의 투과도를 증가시키거나 그 자체가 anaphylatoxin으로 작용하여 전신의 혈관을 확장시킨다.

Coombs와 Gell은 항원과 항체, 그리고 림프구의 종류, 보체의 관여 유·무, 반응에 의해 만들어진 화학전달물질의 종류와 화학전달물질에 의하여 나타나는 반응에 참여하는 세포의 종류에 따라 네 가지(Ⅰ, Ⅱ, Ⅲ, Ⅳ)로 분류하였다. 이중 Ⅰ, Ⅱ, Ⅲ형은 항원-항체 반응성(체액성)이고 Ⅳ형은 T세포 매개성이다.

① 과민반응 Ⅰ형

아나필락시스형 과민반응(anaphylaxis)이라고 하며, 처음 항원(알레르기원)에 노출된 후 생산된 IgE 항체가 비만세포와 호염기구에 막 표면에 있는 IgE 수용체에 결합되어 있다가 동일 알레르기원이 재침입하면 이 IgE 항체와 결합하여 화학중개물질(히스타민, 세로토닌 등)을 유리시킨다. 그 결과 과민반응의 임상증상이 나타난다. I형에는 아나필락시스반응, 알레르기성 비염, 천식 등이 속한다.

② 과민반응 II형

세포독성 과민반응(cytotoxic reaction)이라 하며 IgM, IgG 항체가 세포 표면의 항원에 결합하면 보체를 활성화하여 항원과 결합된 세포를 용해시켜 조직 손상을 일으킨다. II형의 예로는 자가면역 용혈성 빈혈, 신생아 용혈성 빈혈, 중증근무력증, 수혈반응 등이 있다.

③ 과민반응 III형

세포 밖에서 항원과 항체가 결합하여 면역복합체가 만들어지고, 이 면역복합체가 혈관을 타고 이동하다가 신장이나 폐와 같은 여과장기(filtering organ) 또는 혈관벽에 부착하여 보체를 활성화시킨다. 이때 다핵형 백혈구가 병변 부위로 이동하여 면역복합체를 탐식한 후 깨지면서 여러 종류의 단백질분해효소를 배출하여 주위 조직을 파괴한다. 혈청병, 사구체신염, 과민성 폐렴 등이 포함된다.

④ 과민반응 IV형

세포매개면역의 한 형태인 지연형 과민반응(delayed type hypersensitivity)에는 감작 단계(sensitization), 유발 단계(elicitation), 종결 단계(termination)가 있다. 외부에서 항원이 들어오면 항원제시세포가 항원을 주위 림프절이나 비장으로 운반하여 T림프구에 전달하고, 이 T림프구들은 항원특이 $CD4^{+}$ T림프구로 변화되며 그 숫자가 늘어나서 작동세포(effector cell)가 되는데, 일부 활성화된 T림프구는 기억세포(memory cell)가 된다. 이는 혈액으로 들어가 순환하다가 다시 원인 항원이 들어오면 활동을 시작하는데, 이들은 혈관내피세포를 자극하여 IL-8, MCP 같은 물질을 분비하도록 하고 이 물질들은 혈관을 돌아다니던 호중구, T림프구, 단핵구 등의 염증세포들이 혈관 밖으로 빠져나가서 항원이 들어온 곳으로 모이게 한다. 항원이 들어온 부위로 이동한 단핵구는 대식세포로 변하여 항원을 제거하고 지연형 과민반응을 종결시킨다. 항원이 완전히 제거되지 않으면 대식세포가 지속적인 자극을 받아 epitheloid cell로 변하거나 여러 개의 대식세포가 합쳐져서 육아종을 만든다. 결핵, 나병, 접촉성 피부염 등이 이 면역반응에 의해 발생한다.

(2) 후천성면역결핍증(Acquired immunodeficiency syndrome; AIDS)

가. 정의

AIDS와 관련된 원인균은 1983년 프랑스 과학자에 의해 처음 분리되었고, lymphadenopathy-associated virus로 명명되었다. 1년 후 어느 미국의 과학자가 원인균을 발견했다고 주장하며, human T-cell lymphotropic virus type III라고 명명하였다. 두 과학자가 실제로는 동일한 바이러스를 발견했지만, 많은 혼란이 일어났다. 1986년 바이러스계통학 국제모임(International Society on the Taxonomy of Virus)이 인간면역결핍바이러스(HIV)라고 다시 명명하였다. 같은 해에 아프리카에서 두 번째로 명백히 다른 바이러스의 균주가 발견되었다. 이에 따라 1986년 이후, 두 가지 바이러스의 학명을 각각 HIV-1과 HIV-2로 불렀다. 전 세계적으로 감염되는 경우는 HIV-1이다. HIV-1은 전 세계적으로 분포해 있지만, 미국과 유럽에 가장 널리 퍼져 있다. HIV-2는 서부 아프리카 국가에서 우세하지만, 다른 지역에서는 발견되지 않았다. 1999년까지 HIV-2는 대략 79사례로 알려졌다. 감염된 사람의 대다수는 아프리카 출신이었다. HIV-1은 여러 변종 형태가 있는데, 이 중 두 가지 주된 유형은 (1) HIV-1 major(group M), (2) HIV-2 outlier(group O)이다.

후천성면역결핍증의 위험 요인으로서, HIV는 성행위, 감염된 혈액에 노출, 주산기(수직) 전파를 통해 전염된다. 전 세계적으로 HIV 전파의 주요 형태는 성행위를 통해서이다. 호주, 유럽, 미국을 제외한 대부분의 HIV 전파는 이성 간의 성행위를 통해서였다. 한편, 동성애자 중에서도 항문-음경 성교를 하지 않거나 타인의 체액에 노출되지 않을 경우 HIV 감염의 위험성은 없다. 동성애자 또는 이성애자 커플들이 일부일처의 관계라면 위험은 낮다. 그러나 일부일처 관계가 아니라 다수와의 성적 접촉을 가질 때는 위험에 노출된다. 혈액에 의한 전파는 수많은 경로를 포함하므로 매우 광범위하다. 가장 명백한 것은 HIV에 감염된 혈액 또는 혈액제제, 조직 및 장기 이식, HIV에 감염된 정맥 주입을 통한 전파이다. HIV 감염 예방을 위해 고위험 집단에서의 공여를 금하고, 공여된 조직이나 체액에 대해 정규적인 HIV 항체검사 실시, factor Ⅷ 농축물과 같은 혈액제제에 열을 가하여 비활성화시키는 방법이 필요하다. 바늘 자상 사고는 건강관리 종사자에게 아주 위험하기 때문에 혈액과 체액을 다룰 때 기본적인 주의사항을 따라야 한다. 혈액을 매개로 하는 병원체에 노출 가능성이 있는 사건이 발생하면 즉시 의학적 처치를 받도록 한다. 미국 공중보건기관은 HIV 노출 시 이를 처리하고 평가하는 지침을 발표했다. 고위험에 노출된 경우 항레트로바이러스 복합치료를 최소한 4주 동안 받아야 한다. 주산기의 HIV 노출은 임신, 질식분만 혹은 분만 후 수유 동안 일어날 수 있다. 전 세계적으로 HIV 감염 여성으로부터 태어난 모든 신생아 중 23%가 HIV에 감염되었다. 주산기 HIV에의 노출을 예방하는 유일하고 절대적인 방법은 임신을 피하는 것이다. 모든 건강관리 종사자들은 일반 주산기 관리에 HIV검사를 포함시켜야 한다.

나. 병태생리

HIV-1은 인간 레트로바이러스의 렌티바이러스아과의 일종이다. 렌티바이러스에 의한 질환은 중추신경계의 점진적인 이상을 동반하는 잠행성 발병이 특징이고, 이것이 면역장애를 초래하는 것으로 추정된다. HIV-1은 렌티바이러스과(family)에서 1/5을 차지하는 바이러스이다. HIV의 중요한 표적은 T4 helper cell이다. 하지만 HIV를 끌어당기는 '접착제'는 T4 helper cell에서 HIV의 수용체로 작용하는 $CD4^+$ 분자이다. $CD4^+$ 분자가 대식세포와 단핵구와 같은 다른 세포들에서 발견되기도 한다. $CD4^+$ 혹은 T helper cell은 면역계의 조절세포이다. 이는 단핵구, 대식세포, cytotoxic T cell, 자연살해세포(natural killer cell), B cell들과 상호작용한다. T cell들은 오케스트라의 지휘자와 같이 면역계의 지휘자이다. T cell들은 다른 면역세포의 모든 활동을 지휘한다. 그러므로 $CD4^+$ T helper cell이 감소하면 혼란이 초래되는 것은 명백하다. 몸은 일정한 건강상태를 유지하는 기본적인 능력을 잃게 된다. 이에 따라 HIV에 감염된 사람은 후천적인 감염에 매우 취약하게 되고 이전에 질환을 유발했던 병원체가 재활성화되어 감염을 일으키기도 한다. 대표적인 사례는 varicella zoster 바이러스이다. 이 바이러스는 HIV에 감염된 어린아이에게 수두를 유발하고 $CD4^+$ T cell 세포수가 낮아졌을 때 대상포진으로 재활성화된다. $CD4^+$ T cell의 정상치는 500~1,600개/mm^3이다. 이 세포는 일생에 걸쳐 단계적인 감소를 보인다. 사실, 신생아에게서의 $CD4^+$ T cell의 수는 어른의 거의 2배나 된다. 성인의 경우 $CD4^+$세포가 200개/mm^3라면 매우 위험할 정도로 적은 것이며 감염이 쉽게 일어날 수 있음을 의미한다. 면역기능부전을 의미하는 기타 검사 항목은 다음과 같다.

① 전체 백혈구 수의 감소
② 총 림프구 수와 비율 모두 감소
③ $CD4^+/CD8^+$ 비율의 변화
④ $CD8^+$ T cell 감소
⑤ 피부검사반응의 소실 또는 감소
⑥ 면역글로불린 수치 증가

면역계에 나타나는 모든 손상의 원인은 감염자의 체내에서 일어나는 HIV 활동성 정도에 있다. HIV는 매우 빠른 비율로 복제되어 매일 천만 개의 새로운 바이러스 입자(virions)를 만들어 내기도 한다. HIV 감염 환자에게서 증상이 없거나 $CD4^+$세포수가 정상일지라도, 눈에 띄지 않게 면역계의 파괴는 이루어지고 있다. HIV의 주요 표적은 면역계이지만 HIV의 직접적인 결과로 신체 다른 부위에 상당한 손상이 발생한다. HIV로 인해 직접적으로 영향을 받을 수 있는 임상 결과는 뇌와 말초신경병, 포도막염, 심근질환, 폐렴, 소장의 흡수부전, 신장염, 자궁경부염, 관절염, 건선, 성선 기능부전, 부신염을 포함한다. 부가적으로 조혈계의 손상이 있을 수 있는데 이는 혈구 생산이 손상되어 초래되며 그 결과 빈혈, 과립구 감소증, 혈소판 감소증이 질환 과정 전체에 걸쳐 나타난다.

다. 증상 및 징후와 진단검사

HIV질환 과정에 관한 지식이 발전함에 따라 미국질병예방통제센터(CDC)는 많은 분류 체계를 수정하고 개발하였다. 성인과 청소년에서 나타나는 HIV질환의 가장 최근 분류 체계는 두 가지 요인, 즉 (1) 검사실 자료($CD4^+$세포계수)와 (2) 임상적 자료(환자의 임상적 증상)에 근거한다. 개인이 처음 감염된 시기를 일차 감염기라고 한다. 일차 감염기는 주로 개인이 고위험 행동을 통해서(예: 성행위 또는 주사 약물 투여) HIV에 감염된 초기를 말한다. 일차 감염이 지속되는 기간은 몇 주에서 몇 달까지 다양하다. 일차 감염 동안 환자의 50~70%에서 증상이 있다. 많은 의사가 이 사실을 알지 못하고 일차 감염은 잠복성인 것으로 생각하는 경향이 있다. 전신적 증상(발열, 피로, 림프절증, 오심, 구토)과 더불어 두통, 체간(몸통과 팔)의 발진, 구강이나 서혜부 궤양, 아구창, 인두염, 설사, 간비대, 근육통, 관절통, 빈혈, 혈소판 감소증, 백혈구감소증을 경험한다. 일부 사람들에게서는 가벼운 증상 정도이지만 증상이 심각하여 입원을 요하기도 한다. 일차 감염 시에는 갑작스럽고도 강한 HIV 활동으로 바이러스양이 증가되어 $CD4^+$세포수가 급격히 저하된다. 사실, $CD4^+$세포수는 일차 감염 시기에 $100mm^3$ 아래로 저하되어 AIDS 질환이 동시에 진전되기도 한다. 이 시기는 대부분 새로이 감염된 사람들에서 HIV 항체가 생기며 효소 면역혈청검사를 통해 발견된다. 이를 혈청변환(sero-conversion)의 'window' 시기(새롭게 감염된 사람에서 HIV 항체가 생겨 검사 표본에 나타나는 시기)라고 한다. 평균적으로 항체는 4~12주에 검출된다. 일차 감염기 이후는 대개 여러 해 동안 무증상이다. 환자가 주요 증상을 가지고 있지 않을지라도 부비동이나 호흡기관의 재발성 염증과 피로를 느끼기 시작한다. HIV가 유행하기 시작한 이후 병의 진행을 감시하는 초점은 $CD4^+$세포의 양을 평가하는 것이었다. 본래 $CD4^+$세포수는 HIV질환의 임상경과를 보여 주는 간접적인 측정 방법이었다. 바이러스 부하검사(viral load testing)는 얼마나 많은 바이러스가 활동하고 있는지를 직접적으로 측정하는 데 효과적이다. 바이러스 부하검사는 혈장 내 HIV RNA의 양을 측정하고, HIV 활동량을 정하며, 예후를 결정하고, 치료의 필요성을 제시하며, 치료에 대한 생물학적 반응을 평가하고, 치료의 실패를 평가한다. 질환이 진행함에 따라, 아구창이나 외음부 칸디다증과 같은 증상이 나타나는 것은 대개 면역결핍증이 내재되었음을 의미한다.

라. 치료

① 내과적 관리

HIV 감염 환자의 내과적 치료와 간호의 목적은 환자의 건강을 유지하고, 효과적인 항레트로바이러스 치료의 시작 및 지속을 통해 감염성 합병증을 예방하는 것이다.

a. 건강 유지

CBC는 빈혈, 혈소판감소증, 백혈구감소증, 감염의 진행을 파악하기 위해 필요하다. 여러 가지 화학검사와 요분석을 통해 신장, 간, 대사성 또는 영양 관련 질환을 발견할 수 있다. 두 검사 모두 질환의 진행이나 처방된 약물의 부작용을 발견하기 위해 6~12개월 간격으로 반복한다. 또한 신장이나 간기능이 손상된 환자의 항레트로바이러스 약물 용량 수정을 위해 간기능검사와 신기능검사가 필요하다. 매년 결핵피부반응검사를 하는 것은 Mycobacterial 질환을 발견하기 위함이고, 흉부 X선을 통해 폐 문제를 확인할 수 있다. 여성은 임신검사와 질 도말(pap smear)검사를 한다. 질 도말검사는 HIV 감염진단 후 첫해 동안 2번 시행되고 그 후에는 매년 실시된다. 성병 선별검사에는 매독, 임질, 클라미디아가 포함된다. 성적으로 활발한 환자의 경우 매년 반복한다. A형 간염과 B형 간염의 항체검사는 급성 감염이나 이전의 감염 상태를 확인하고, 예방접종의 필요성을 결정한다. C형 간염의 경우 아직 백신은 없지만 HIV에 감염된 사람들에서 C형 간염의 발병률이 높기 때문에 항체검사를 시행한다. CD4⁺세포수, 비율, 백분율은 면역부전 정도를 결정하기 위해 측정되며, 바이러스 부하검사는 바이러스 활동량을 계산하기 위해 한다. 바이러스 부하검사의 결과 해석은 다음과 같다.

- 10,000 copies/mL: AIDS의 위험 정도가 낮다.
- 10,000~100,000 copies/mL: AIDS의 위험이 2배이다.
- >100,000 copies/mL: AIDS 고위험 상태이다.

• 항레트로바이러스 치료의 시작과 지속

항레트로바이러스 치료를 받을 때 생존율이 증가하였다는 여러 자료를 제시하며 항레트로바이러스 혼합치료를 시작하도록 권장한다. 바이러스 부하가 5,000~10,000 copies/mL이고 임상적·면역학적으로 문제가 확실할 때(CD4⁺세포수 <500mm³), 또는 바이러스 부하가 20,000 copies/mL 이상일 때 임상증상에 상관없이 치료를 시작하도록 권장한다. 또한 HIV 일차 감염과 유사하거나 HIV 감염이 확인되자마자 바로 치료를 시작하도록 권장한다. 치료를 일찍 시작할수록 면역계 손상을 최소화할 수 있기 때문이다. 다음은 미국에서 승인된 항레트로바이러스 제제 3종류이다.

- Nucleoside reverse transcriptase inhibitors(NRTIs)
- Protease inhibitors(PIs)
- Non-nucleoside reverse transcriptase inhibiotrs (NNRTIs)

항레트로바이러스 치료 효과에 대한 평가는 환자의 임상증상과 바이러스 부하, CD4⁺세포 계수 검사결과에 근거한다. 가장 신뢰할 만하며 객관적인 결정 인자는 치료 시작 후 3~4주 후에 시행되는 바이러스 부하검사이다. 만약 바이러스 부하가 적어도 원래보다 3배로 감소되거나, 또는 10,000 copies/mL까지 저하된다면 효과가 있다고 평가한다. 약물작용을 확인하기 위하여 주로 3~4개월 간격으로 검사를 반복한다. 활동성 결핵의 증상은 없지만 결핵 피부반응검사에 양성 결과를 나타내는 HIV 감염 환자들은 9개월 동안 isoniazid로 예방치료를 받아야 한다. 말초신경증의 가능성을 감소시키기 위해 pyridoxine을 첨가한다. 대체치료는 2개월 동안의 Rifabutin과 Pyrazinamide이다. 그러나 이 약물들은 항레트로바이러스 제제와 상호작용할 수 있다. 기타 호흡기 감염 예방을 위해 pneumococcal 백신과 influenza 백신을 이용하며, 설사 유행 지역 여행 시 ciprofloxacin과 같은 항균제를 이용한다. 또한 cytomegalovirus 감염, 재발성 칸디다증, cryptococcosis, histoplasmosis 감염을 막기 위한 예방 약물을 처방할 수 있다.

b. 기회감염의 예방과 치료

기회감염을 일으키는 병원균은 인간 주변 도처에 산재해 있다. *P. carinii*는 우리가 호흡하는 공기에 있다. 대부분의 사람들이 이로 인해 병에 걸리지 않는 이유는 면역계가 손상되지 않았기 때문이다. 그러나 일단 면역계의 조절자(CD4⁺세포)가 HIV에 의해 파괴되면 감염이 발생한다. 대부분의 기회감염은 새로운 또는 일차 감염에 의해서라기보다 이전에 획득된 병원체의 이차적 반응으로부터 초래된다. 대부분 초기 학력 전기에 *P. carinii*에 감염된다. 이때 호흡기 증상이 유발되고 흔히 감기로 끝난다. 단일 기회감염은 드물며, 여러 종류의 감염이 동반된다. HIV 감염 환자에게 발생하는 기회감염의 대부분은 치료가 불가능하다. 면역계가 감염을 치유할 힘을 갖고 있지 않기 때문에 만성화가 되어 평생 억제치료를 요한다.

② 합병증

a. 세균성 감염

치료는 isoniazid, rifampin, pyrazinamide와 ethambutol 또는 streptomycin의 병합치료이다. 약물은 균배양 및 감수성 검사, 그리고 이미 시행된 항레트로바이러스 약물 상호작용 결과에 근거하여 선택한다. 추후간호는 임상증상관리에 초점을 둔다. 약물 이행을 감시하는 것이 효과적인 치료를 보장하고 활동성 질환의 재발을 막는 데 필수적이다. 다수 약물내성 결핵이 심각한 문제가 되는 지역에서는 지역건강기관에서 감시 프로그램을 만들고 건강관리자가 환자를 방문하여 그들의 약물 복용 상태를 관찰한다. HIV와 TB 모두에 걸렸다는 오명이 심리적인 스트레스원으로 작용하므로 이에 대처하는 것이 필요하다. HIV 감염자의 대부분에서 활동성 질환으로 진행되며 $CD4^+$세포계수가 $50mm^3$ 아래로 내려갈 때 감염의 위험이 증가하므로 이를 막기 위한 예방책이 필요하다. 더욱이 *M. avium* 복합체 감염은 치료보다 예방이 훨씬 더 쉽다. *M. avium* 복합체 감염의 임상증상은 발열, 야간 발한, 피로, 식욕부진, 체중 감소, 복통, 설사이다. 질환의 치료가 어렵고 약물의 부작용이 많기 때문에 *M. avium* 복합체 감염치료의 결정은 증상의 심각성과 신질환 또는 간질환의 존재에 좌우된다. 2~6개 약물을 혼합하여 사용하는데 azithromycin, clarithromycin, Clofazimine, ethambutol, ciprofloxacin, rifabutin, amikacin이 혼합된다. 약물치료에도 불구하고 질환이 지속되기 때문에 추후간호는 임상증상관리에 초점을 둔다. 일부 환자들이 부작용을 최소화시키기 위해 스스로 처방된 약물의 용량을 감소시키므로 처방에 잘 따르는지 평가하는 것이 중요하다. 환자와 간호제공자 모두는 이것이 전염성 질환이 아니라는 것을 알 필요가 있다.

• 살모넬라증

살모넬라 감염(salmonellosis)은 안전한 음식과 물 섭취 및 손 씻기 교육을 통해 예방될 수 있다. (1) 소고기, 돼지고기, 가금류, 달걀, (2) 오염된 물 음용, (3) 오염된 약물이나 진단용 제제 섭취, (4) 오염된 분변을 직접 다루는 것, (5) 구강-항문 접촉과 관련된 성행위 등으로 인해 감염된다. 임상증상은 발열, 야간 발한, 피로, 식욕부진, 체중 감소, 복통, 설사 등이다. 치료제로서 ampicillin, chloramphenicol, trimethoprim sulfamethoxazole, ciprofloxacin, norfloxacin이 투여된다. 추후간호는 항문 주위 피부 파괴 예방 및 치료 등 증상관리에 초점을 둔다.

• 세균성 폐렴

재발성 세균성 폐렴은 정맥주사 이용자들 사이에서 흔하다. 유발 요인으로 바늘 공용, 환경적 노출, 과다한 음주, 흡연, 부적절한 영양이 포함된다. HIV 감염자에서 가장 흔하게 나타나는 세균성 폐렴의 원인균은 *Streptococcus pneumoniae*와 *Haemophilus influenzae*이다. 세균성 폐렴의 위험은 $CD4^+$세포계수와 $200mm^3$ 이하일 때 증가한다. 항생제 치료는 배양과 민감성 결과에 근거한다. 추후간호는 재발 가능성을 낮추기 위한 행동 변화(금연, 적절한 영양, 약물 주입 시 소독된 바늘 사용)에 초점을 둔다. Pneumococcal 백신 투여는 5년 간격으로 이행한다. 재발성 세균성 폐렴 발생을 막기 위해 *P. carinii* 폐렴이나 *M. avium* 복합체에 대한 예방치료를 실시한다.

b. 진균 감염

• 칸디다증

*Candida albicans*는 도처에 산재해 있을 뿐만 아니라(토양, 음식, 매개물) 피부와 구강, 질, 대장에서 발견되는 정상적인 공생 미생물이기도 하다. 대부분의 감염은 내인성으로 인간 스스로가 가지고 있는 균이 감염의 출처이다. 병원과 양로원에서 원내감염으로 발생할 수 있다. 인간 대 인간의 전염은 질식 분만 동안 모체로부터 신생아에게, 또는 성적 파트너 사이에서 발생할 수 있다. 임상증상은 식도염을 동반한 연하곤란, 아구창과 같은 구강 병변, 간찰진(intertrigo) 피부병변, 외음부 자극 및 질염 분비물, 미만성 질환에서 나타나는 전신적 증상 등 감염 부위와 관련이 있고, 치료 또한 발생 부위에 따라 다르다.

- 구강/식도 칸디다증(candidiasis): Clotrimazole 구내정, nystatin 현탁액, ketoconazole, fluconazole, amphotericin B 구강 현탁액(식도염에만)
- 간찰진과 질염: Clotrimazole, miconazole, ketoconazole, fluconazole, imidazole, itraconazole(손톱 감염에)
- 미만성 질환: Amphotericin B를 사용하며 선택적으로

flucytosine을 추가

추후간호에는 일반적인 피부와 구강간호교육이 포함된다. 칸디다로 인한 재발성 감염의 통제를 위해 생배양(*Lactobacillus acidophilus*)된 226g의 요구르트를 먹도록 한다. 자주 재발되거나 심각한 사례를 막기 위해 fluconazole, ketoconazole, itraconazole을 예방치료로 시행한다.

• 효모균증

*Cryptococcus neoformans*는 여러 곳에 산재해 있고 비둘기 배설물, 둥지, 흙, 과일, 저온 살균되지 않은 과일 주스에서 발견된다. 균은 분무형으로 흡입된다. AIDS 질환으로 폐와 뇌 감염을 유발한다. HIV에 감염된 흡연자는 효모균증(cryptococcosis)에 좀 더 취약하다. 임상증상은 주로 중추신경계에 침범하거나 폐, 피부, 구강에서 발생한다. 중추신경계 증상은 미열, 피로, 두통, 오심, 구토, 의식상태 변화이다. 폐 증상은 기침, 호흡 곤란, 늑막성 흉통 등이다. 피부와 구강 증상으로 카포시 육종이나 전염성 연속증(molluscum contagiosum)과 유사한 무통성 병변을 포함한다. 치료는 amphotericin B와 함께 flucytosine, fluconazole, itraconazole을 선택적으로 사용한다. Fluconazole, itraconazole, amphotericin B를 통한 평생 억제치료를 유지한다. 추후간호는 투약 지시를 이행하도록 돕고 약물내성을 의미하는 증상 재발 감시에 초점을 둔다.

• 히스토플라스마증

미국 일부 지역에 유행하는 균류인 *Histoplasma capsulatum*은 미국 중부, 중앙, 남부 중앙의 주와 푸에르토리코에 가장 만연해 있다. 그러므로 HIV질환이 있으면서 이 지역에 사는 사람은 이 질환에 취약하다.

• 콕시디오이데스진균증

*Coccidioides immitis*는 미국 남서부에 유행하는 균류이다. 이것은 원래 남부 캘리포니아의 산호아킨(San Joaquin) 계곡에서 발견되어 계곡열(valley fever)이라고도 불린다. AIDS 질환으로서 애리조나, 캘리포니아, 네바다, 멕시코, 텍사스, 유타에 거주하는 HIV 감염자에게서 흔히 나타난다. 미국의 다른 지역에서 진단될 때 그 질환은 대개 유행성 지역에서 성장했거나 혹은 그곳으로 여행을 했던 대상자에게서 나타난다. 임상증상은 발열, 호흡곤란, 피로, 체중 감소, 기침을 포함한다. 치료는 amphotericin B, ketoconazole, itraconazole, fluconazole을 포함하며, 이를 통한 평생 억제치료를 한다. 추후간호는 투약 지시에 순응하도록 돕고 약물내성을 의미하는 증상 재발 감시에 초점을 준다.

c. 원충 감염

• 뉴모시스티스병

*P. carinii*는 공기 매개성으로 사람과 동물의 폐에서 발견되며 우리 생활 주변에 흔히 산재된 병원균이다. 대부분의 건강한 사람은 4세 정도에 일차 감염을 경험한다. 문헌에서는 HIV 감염자 중 *P. carinii* 감염은 과거에 획득된 병원균의 이차 출현(재활성화)이라고 하였으나 보다 최근에는 일부 대상자에서 다른 계통의 균이 공기 매개성 전파를 통해 재감염되었을 가능성에 대해 보고되고 있다. 감염 환자의 약 7%가 무증상이므로 임상증상으로 파악되기 어렵다. *P. carinii* 폐렴의 첫 증상은 주로 기침이다. 폐렴은 비생산성 기침에서 시작하여 생산성 기침으로 진행된다. 발열과 노작성 호흡곤란이 있고 나중에는 휴식 시에도 호흡곤란을 경험한다. 폐외성 *P. carinii* 감염은 눈, 귀, 림프절, 심장, 비장, 간, 늑막강과 피부에서 발생할 수 있다.

• 톡소플라스마증

*Toxoplasma gondii*는 우리 생활 주변에 흔히 산재되어 있으며 오염된 고기(양과 돼지고기), 채소, 달걀, 저온 살균되지 않은 유제품을 섭취할 때 감염된다. 인간 대 인간으로의 전염은 모체가 임신 중 감염되어 태아에게 전해지는 경우이다. 톡소플라스마증(toxoplasmosis)은 오염된 고양이 분변에 직접 손을 댐으로써 감염될 수도 있다. 중추신경계

감염의 임상증상으로 두통, 인지장애, 편측부전마비, 실어증, 운동실조증, 시력상실, 뇌신경마비, 운동장애, 경련이 나타난다. 감염은 심장, 폐, 피부, 위, 복부, 고환에 침범될 수도 있다.

• 크립토스포리디아증

*Cryptosporidium*은 포유동물, 새, 악어, 생선에서 발견된다. HIV 감염자에 대한 일차 전파 방식은 오염된 음식이나 음료수를 통해서이다. 수인성 전염의 경우 균이 염소에 의해 파괴되지 않기 때문에 도시의 식수 공급이 오염될 때 발생할 수 있다. 이 균은 1분 동안 끓는 물에서 파괴된다.

d. 바이러스성 감염

• 거대세포바이러스 질환

거대세포바이러스(Cytomegalovirus; CMV)는 전 세계적으로 많은 사람에게 존재한다. 거의 모든 사람이 CMV에 감염되는데 이는 타액, 자궁경부 분비액, 소변, 정액, 모유, 분변, 혈액 등 감염된 분비물과 직접 접촉함으로써 전염된다. HIV 감염 환자에게 CMV 감염은 무증상이거나 혹은 맥락망막염(chorioretinitis), 폐렴, 부신염(adrenitis), 결장염(colitis), 식도염, 간염, 담관염을 유발할 수도 있다. 치료 약물로서 ganciclovir, foscarnet, cidofovir를 투여한다. 국소적으로 안구 내에 ganciclovir를 이식하거나 초자체 내에 ganciclovir, foscarnet, cidofovir를 주입하기도 한다. 평생 억제치료를 위해 이 약물 중 선택하여 사용한다. 추후간호는 투약지시에 순응하도록 돕고 약물내성을 의미하는 증상 재발 감시에 초점을 둔다.

• 단순포진

Herpes simplex virus(HSV)는 도처에 산재되어 있고 감염된 분비물과의 직접 접촉 시 전파된다. HSV-1은 구강 분비물에서 나타나고, HSV-2는 생식기 분비물에 존재한다. 전파는 '증상이 없는 배설자'에 의해 일어난다(이전에 HSV에 감염되었지만 특별한 병변은 없는 경우). 임상증상은 융합되거나 파열되는 통증성 수포성 병변을 포함한다. 병변은 일반적으로 구강, 서혜부, 항문 주위에 나타난다. HSV는 또한 뇌염, 식도염, 기관지염, 각막염, 심내막염, 손의 감염을 유발할 수 있다. 치료를 위해 acyclovir, foscarnet, Famciclovir를 투여한다. 도포성 acyclovir는 통증 및 피부병변과 관련된 가려움증을 경감시킨다. 추후간호는 질환의 재발에 대해 대상자를 감시하는 데 초점을 둔다. 만성 질환에서는 acyclovir를 사용한 평생 억제치료를 한다.

e. 신생물 치료

• 카포지육종

카포지육종(Kaposi's sarcoma)은 네 가지 유형이 있다.

- 고전적 카포지육종: 흑인이나 지중해 연안 지역 또는 유태인 중에서 노인에게서 발생하는 경향이 있음
- 아프리카 카포지육종: 아프리카에서 발생
- 이식 카포지육종: 장기 이식을 받은 사람에서 발생
- HIV 관련 카포지육종: 돌발적으로 진행하는 점에서 타 육종들과는 다르며 신체 전체에 산재성으로 나타나고 생존율이 낮음

HIV 관련 카포지육종은 HIV질환과 관련된 유일한 형태이다. 남자끼리 성관계를 하는 경우 주로 진단되며 성적으로 전파되는 병원체와 관련 있는 것으로 생각된다. 이는 human herpesvirus type(HHV-8)이라 명명된 새로운 유형의 헤르페스 바이러스로 추정된다. 카포지육종은 $CD4^+$세포계수가 낮은 것과는 관련이 없고 HIV 감염 초기에 발생할 수 있다는 점에서 대부분의 AIDS 질환과는 다르다. 임상증상은 편평하고 분홍빛의 멍든 것 같은 '반점'에서 시작하는 것이 전형적이며 신체 양측에 대칭적이다. 나중에 그것은 어두운 보라색이나 검은 반점으로 바뀐다. 임상증상은 병변이 구강, 피부, 점막, 머리, 목, 몸통, 사지(발바닥), 외음부, 폐, 뇌, 장, 고환, 간, 비장, 췌장, 부신선, 림프절에 나타난다. 통증이 있을 수도 있다. 치료는 종양의 정도(종양부하), $CD4^+$세포계수, 관련 증상과 질환, 환자의 기능 상태에 좌우된다. 국소치료로 방사선, 국소적 화학치료, 냉동치

료가 있다. 전신치료로 vincristine, vinblastine, etoposide, doxorubicin, daunorubicin, bleomycin, interferonalfa와 함께 HIV 특효성 항레트로바이러스 제제를 선택적으로 이용한다. 바이러스성 카포지육종 치료를 위해 foscarnet이나 ganciclovir를 연구 중이다. 초기에 몇 가지 치료법이 시도되어 카포지육종의 진행을 억제하는 데 효과적이기도 했으나 결국 환자 상태가 나빠져 계속적인 치료가 불가능해졌다.

• 비호지킨림프종

비호지킨림프종(non-Hodgkin's lymphoma)은 HIV질환과정 후반에 발생하는 경향이 있으며 낮은 $CD4^+$세포계수와 관련된다. 일차적인 발생 부위는 뇌, 위장관, 골수, 간이다. 초기 임상증상은 비특이적이며 발열, 야간 발한, 체중 감소가 나타나며 이러한 증상들은 모두 *M. avium*복합체감염, 결핵, CMV 감염과 관련이 있다. 치료에는 methotrexate, bleomycin, doxorubicin, cyciophosphamide, vincristine, dexamethasone을 사용한다. 집중적인 치료에도 불구하고 예후가 복잡하다.

마. 간호진단과 간호중재

① 진단 1: 개인의 효율적 치료요법 이행

새로이 HIV 감염으로 진단되었을 때 적용될 수 있는 일차 간호진단은 건강 증진 및 합병증 예방과 관련된 개인의 효율적 치료요법의 이행이다. 일부 대상자들이 HIV질환에 대해 알고 있다 해도 건강 증진을 위한 방법을 모두 알고 있지는 못하다.

• 중재: 교육 제공

건강교육을 주기적으로 자주 실시한다. HIV 감염 환자에게 면역기능을 증진시키고 안녕감을 느끼게 하기 위한 몇 가지 행동들을 적용할 수 있다. 건강 유지에 대한 교육 내용으로 스트레스관리, 운동, 안전한 성행위, 출산, HIV 감염, 영양(고단백질, 고칼로리, 저지방 식이가 강조되는), 안전한 음식과 수분섭취, 피부간호, 모발간호, 일상적인 구강간호, 올바른 손 씻기, 환경 청결과 안전, 애완동물 돌보기, 알코올 섭취 제한, 주사약 사용법, 안전한 여행, 감염성 병원균에 노출되지 않도록 하는 방법, 추후 건강관리의 중요성, 바이러스 부하검사와 $CD4^+$세포계수에 대한 이해와 해석이 포함된다. 많은 사람이 결과를 오해할 수 있으므로 바이러스 부하검사 결과에 대해 주의해서 설명한다. 항레트로바이러스 제제를 복용하는 모든 환자에게 다음 사항을 교육한다.

- 정확한 간격으로 약물을 복용한다.
- 건너뛰어 복용하지 않는다.
- 복용해야 하는 알약의 수를 늘리거나 줄이지 않는다.
- 요구량에 따라 식사와 수분을 섭취한다.
- 부작용이 발생하면, 의사나 간호사에게 보고한다. 만약 부작용이 심각하다면, 도움이 되는 정보나 약물에 관해 일차 건강관리자에게 도움을 요청한다.
- 지시한 방법대로 약물을 보관한다.
- 만약 약물을 복용하고 싶지 않다면, 의사에게 말한다.
- 간헐적으로 약물을 복용한다면, 차라리 복용하지 않는 것이 더 낫다. 의사나 간호사와 의논한다.
- 치료계획은 자신의 것임을 기억한다. 이에 동의하기 어렵다면 의사나 간호사와 의논한다.

② 진단 2: 고체온증

AIDS 환자에게 중요한 간호진단인 고체온의 관련 요인으로 만성 HIV 감염, 이차 기회감염, 악성종양, 자가면역질환, 설사, 탈수, 약물 알레르기반응, 정맥주사 부위와 카테터 및 배액관, 절개 부위의 감염이 있다.

• 중재

면역결핍과 염증반응 손상으로 발열을 포함한 감염의 임상증상은 대단히 약하다. 비약물적 중재로서 오한을 막기 위해 방을 따뜻하게 유지하고 침대보와 느슨하게 누빈 담요를 제공한다. 침상 커버를 털거나, 피부를 노출시키거나, 서둘러 옷을 벗기는 것은 오한을 유발시키므로 피한다. 미온

수 스펀지 목욕과 같은 비생산적 방법은 피한다. 이는 방어적으로 혈관수축을 유발하여 열을 효과적으로 떨어뜨리지 못한다. 또한 스펀지 목욕은 몸 떨림을 유발하여 문제가 될 수도 있다. 마찬가지로 알코올 스펀지 역시 혈관수축, 몸 떨림, 독한 냄새를 유발하므로 금한다. 알코올은 피부로 흡수되어 저체온을 유발할 수 있다. 24시간 동안 6회분 식사를 계획하여 칼로리와 수분섭취를 증가시키도록 하고 식욕부진이 있는 경우 고단백, 고칼로리 영양보조식품을 제공한다. 매일 2~2.5L의 수분을 제공한다. 합성제품보다는 면으로 만들어진 건조한 의복과 침대보를 제공함으로써 편안함과 안전을 유지한다. 건조한 피부를 위해 유연크림을 사용한다. 특히 환자가 열이 날 때는 자주 의식상태를 감시한다. 환자가 모든 일상생활동작에 도움을 필요로 하는지 평가한다. 만성 재발성 야간 발열 및 발한 관리법을 교육한다.

- 잠을 자기 전에 해열제를 복용한다.
- 필요한 경우에 교환할 침대보를 가까이 둔다.
- 베개에 비닐 커버를 씌운다.
- 심한 다한증의 경우 베개 위에 타월을 덮는다.
- 침상 옆에 음료수를 항시 둔다.

약물로는 아스피린, 비스테로이드 소염제, acetaminophen을 사용할 수 있다. 이러한 약물이 간이나 혈액계에 미치는 영향이나 다른 약물과의 상호작용을 확인한다.

③ 진단 3: 피로

피로의 관련으로 만성 HIV 감염, 빈혈, 이차 기회감염, 영양 불량, 탈수, 장시간 부동, 심리적 상황적 요인이 있다.

• 중재

환자로 하여금 적어도 1주일 동안 매일 피로 일기를 작성하게 하여 피로의 원인과 중재방법, 최적의 건강 패턴을 확인하도록 한다. 환자에게 커피, 담배, 술 및 피로를 증가시키는 어떠한 것도 피하도록 충고한다. 매일의 수면량을 증가시킨다. 필요한 물품들(예: 얼음물, 소변기, 땀을 흡수시키는 수건)을 침상 옆에 두도록 함으로써 수면주기를 방해하지 않도록 노력한다. 매일 24시간 일정을 계획하여 휴식과 짧은 시간의 활동을 교대로 할 수 있도록 한다. 아침을 먹은 후 목욕하기 전에 휴식을 취하든지 또는 그 반대로 할 것인지 활동의 우선순위를 확인한다. 에너지 소모를 줄일 수 있는 방법으로 옷 입기, 면도, 음식 준비, 샤워 등을 앉아서 하고 설거지가 필요 없도록 일회용 용기를 이용하는 일에 대해 생각한다. 매일 또는 매주 진행되는 휴식과 활동을 환자가 스스로 계획하며 항상 앞으로의 활동을 계획하도록 격려한다. 운동 일정(부동은 지구력 감소와 피로의 증가를 초래하므로)을 작성하고 에너지 절정 시간(휴식 후)에 운동을 하도록 계획한다. 운동 후 휴식이 필요하다. 지구력을 증가시키는 유산소운동이 피로를 감소시킬 수 있다. 부가적인 자연요법이 도움이 되기도 하는데 점진적인 근육이완, 지압, 마사지, 반사학(reflexology), 상상 및 심상요법, 자율적 이완, 재구성된 긍정적인 확신, 치료적 접촉, 사회적 지지와 지지 집단 등이 있다.

④ 진단 4: 영양부족

영양부족은 빈번하게 나타나는 간호진단이다. 관련 요인으로는 영양 요구량 증가와 약물의 부작용 및 감염으로 식욕부진, 오심, 구토, 입맛의 변화, 연하와 저작 기능장애, 설사, 피로, 우울, 인지장애로 인한 이차적인 음식 섭취량 감소가 포함된다.

• 중재

식욕증진

식욕부진을 유발하는 요인들을 최소화한다. 후각과민증(후각의 증가)의 경우 창문을 열어 두고 집안을 잘 환기시켜 요리 냄새를 피하도록 한다. 차가운 음식이 포함된 식사를 격려한다. 후각감퇴의 경우 냄새를 강화시키기 위해 바질, 오레가노, 로즈마리, 타임, 클로브, 민트 등의 허브와 계피, 레몬주스 같은 종류를 이용한다. 입맛이 변했다면(특히 붉은 살코기를 싫어하게 된 경우) 요리하기 전에 시판 소스(commercial marinade), 와인, 식초에 고기를 재거나 붉은 살코기 대신 달걀, 땅콩버터, 두부, 치즈, 가금류, 생선을 이용한다.

체중 감소 예방

체중 감소는 혼자 살거나 피로 또는 우울이 있는 환자에게 중요한 문제일 수 있다. 중재는 다음과 같다.

- 소량으로 자주 식사
- 고칼로리 스낵이나 상품화된 보조식품(액체 또는 막대형) 제공
- 좋아하는 음식 제공
- 저칼로리 품목으로 배를 채우기보다 좀 더 영양소가 풍부한 음식과 음료를 섭취
- 식사 도중에는 물을 마시지 말고 식사 30분 이전에 마시기
- 준비된 음식(수프 또는 냄비요리)을 1인분씩 나누어 냉동
- 냉동식품, 통조림, 달걀과 같이 조리하기 편한 음식 준비
- 친구나 가족과 함께 식사하도록 환자 격려
- 가족 구성원이나 친구들이 식사 준비에 동참하도록 함. 그들이 제공하는 즐거운 분위기가 환자의 식욕을 자극한다.

여러 지역사회에서 AIDS 환자를 위해 가정용 음식 배달 서비스를 한다.

음식 섭취 증진

씹는 데 어려움이 있거나 연하곤란 및 연하통과 관련하여 다음과 같은 음식을 피하도록 충고한다. (1) 생과일과 채소, 맵고 시고 짠 음식, (2) 술과 담배, (3) 과다하게 뜨겁거나 찬 음식, (4) 땅콩버터와 같은 끈적끈적한 음식, (5) 젤리, 볼로냐소시지, 마카로니 국수와 같은 미끄러운 음식은 피하도록 하여 저작, 연하곤란(dysphagia) 및 연하통(odynophagia)과 관련된 요인들을 최소화한다. 환자에게 다음 내용을 권한다.

- 실온 정도 온도의 음식을 먹는다.
- 오렌지주스보다는 사과주스와 같이 부드러운 음식과 음료수를 선택한다.
- 우유, 차 또는 다른 가벼운 음료로 부드럽게 한 후 마른 곡류 음식(빵, 크래커, 과자)을 먹는다.
- 아이스크림, 푸딩, 완숙 달걀, 국수류, 구운 생선, 부드러운 치즈와 같이 거칠지 않고 삼키기 쉬운 음식을 먹는다.
- 통증을 무디게 하기 위해 아이스캔디(냉동 디저트)를 먹는다.
- 마실 때 빨대를 사용한다.
- 삼키는 것을 더 쉽게 하기 위해 고개를 앞으로 숙이거나 뒤로 젖힌다.

음식 서비스

환자가 음식을 만들 수 없는 상황일 경우 의료 보호 서비스에 의뢰하여 식량 쿠폰이나 기타 서비스를 받을 수 있는지 조사한다. 거주지와 음식을 준비하거나 얻을 수 있는 가능성을 평가한다. 집에 요리시설이 있는지 대안적인 주택이 필요한지 살핀다. 무료 식사를 제공하는 지역사회 자원을 탐색한다.

영양요구교육

환자에게 특별한 식이가 요구되지 않는 경우 보통 HIV 감염 환자에게 고단백, 고칼로리, 저지방 식이를 처방한다. 환자가 24시간 식단을 계획하고 저세균성 식이와 음식을 안전하게 준비할 수 있도록 돕는다. 영양교육은 가능한 한 환자에게 새롭고 익숙하지 않은 처방을 따르도록 하기보다 일상적인 음식 형태에 맞추도록 한다.

⑤ 진단 5: 통증

통증은 HIV 감염 환자에게 공통적인 간호진단이다. 관련 요인은 관절통, 근육통, HIV질환과 관련된 신경장애, 기회감염이나 암, 약물 부작용, 당뇨성 신경장애와 같은 공존이환(comorbid)질환, 수술 같은 중재술 등이다.

• 중재

안위 방법 제공

비약물적 중재로서 통증의 강도와 심각성을 증가시키는 일상적인 활동이 무엇인지 확인한다. 압력을 완화시키는 매트리스의 사용, 침상이나 의자에서 편안한 자세를 취하도록 팔·다리를 괴어 주는 도구, 움직이거나 자세를 바꿀 때 '시트 잡아당기기'와 같이 추가적인 안위 방법을 제공한다. 환자가 시설에 머물 경우 가족 구성원이나 친구에게 침구, 좋아하는 사진, 종교 서적, 개인 의복, 화장수, 화장용품, 얼굴 파우더, 화장품과 같이 익숙한 물건들을 가져오도록 한다.

물리치료 제공

물리치료는 통증관리에 매우 도움이 될 수 있다. 물리치료사들은 다음을 제공할 수 있다.

- 신체활동수준과 지구력을 유지 및 증진하는 운동
- 근골격 통증을 줄이기 위한 초음파와 열냉 적용과 같은 물리적 치료
- 치료적 마사지
- TENS라고 불리는 경피적 전기신경자극기구의 사용과 감시

6) 면역 건강문제 관련 연구

암환자에게 적용한 심리사회적 중재가 코티졸과 면역기능에 미친 효과: 메타분석

본 연구설계는 암환자의 코티졸 분비와 면역에 심리사회적 중재의 효과 크기를 분석하는 메타분석 연구이다.
연구에서 분석한 11편(총 대상자 455명)의 연구에서 심리사회적 중재는 암환자의 코티졸 감소에 유의한 효과(ES=−0.32)를 나타냈다. 이러한 결과는 심리사회적 중재는 암환자의 스트레스에 대한 인지적 평가를 변화시키고 스트레스를 지각하는 중추신경에 작용하여 신경내분비계 기전에 미치는 부정적인 영향을 감소시킨다는 것을 지지한다.
연구결과를 요약하면 2013년까지 발표된 국내·외 20편의 연구(총 862명)를 대상으로 심리사회적 중재가 암환자의 코티졸과 면역기능에 미치는 생물학적인 효과를 제시하여 심리사회적 간호중재의 근거를 제시하고자 하였다. 메타분석 결과 심리사회적 중재는 암환자의 코티졸 분비를 감소시키고 면역기능을 증진시키는 것으로 나타났다.

오복자, 장은수 (2014). 암 환자에게 적용한 심리사회적 중재가 코티졸과 면역기능에 미친 효과: 메타분석. 대한간호학회지, 44(4), 446-457.

CHAPTER

12 암 대상자 관리

1. 암 대상자 간호

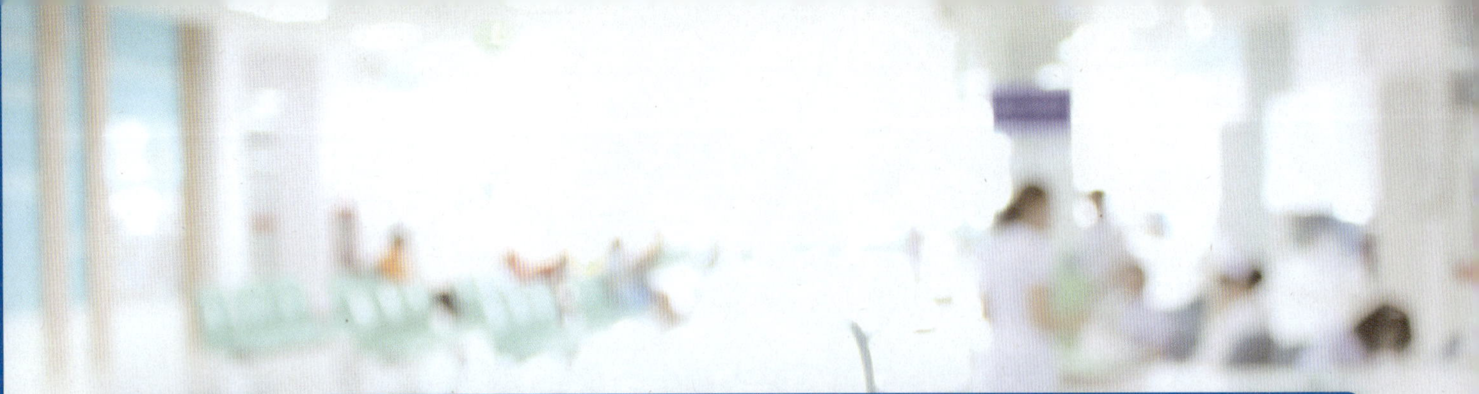

1 암 대상자 간호

학습목표

1. 신생물의 발생기전과 병태생리를 설명할 수 있다.
2. 수술요법, 방사선요법, 항암화학요법에 대해 설명할 수 있다.
3. 방사선요법을 받는 환자의 간호요구 및 간호중재를 수행할 수 있다.
4. 항암화학요법을 받는 환자의 간호요구 및 간호중재를 수행할 수 있다.
5. 종양 응급상황의 사정과 간호과정을 적용할 수 있다.
6. 암환자의 통증의 특성 및 통증완화요법을 설명할 수 있다.
7. 암환자의 심리사회적 간호중재를 수행할 수 있다.
8. 호스피스 개념 및 간호사의 역할을 정의할 수 있다.
9. 생의 말기 환자의 신체 및 사회심리적 반응과 간호중재를 수행할 수 있다.

용어

- 발암현상(carcinogenesis)
- 방사선요법(radiation therapy)
- 사전연명의료의향서
- 수술요법(surgical therapy)
- 암(cancer)
- 암성 통증(cancer pain)
- 암의 예방(prevention of cancer)
- 암의 치료요법(treatment of cancer)
- 암환자 응급상황(emergency of cancer patient)
- 온열요법(hyperthermia)
- 전이(metastasis)
- 죽음에 대한 심리적 반응(퀴블러 로스의 5단계)(Kübler Rose's 5 stages of grief)
- 표적치료요법(target therapy)
- 항암치료요법(therapies for cancer)
- 항암화학요법(chemotherapy)
- 호스피스 간호(hospice nursing)

1) 암의 병태생리

(1) 세포주기

정상, 비정상세포를 모두 포함하여, 세포의 증식은 세포주기(cell cycle)를 따른다(그림 12-1). 세포주기 시간은 하나의 세포가 분열되고 2개의 동일한 딸세포로 복제되는 데 걸리는 시간이다. 세포주기는 4개의 구별된 기(phase)를 따르며, 각 기(phase)는 다음과 같다.

① G_1 phase: RNA와 단백질합성이 일어난다.

② S phase: DNA합성이 일어난다.

③ G_2 phase: 유사분열 전기(premitotic phase); DNA합성이 완성되고 유사분열 축이 형성된다(mitotic spindle forms).

④ 유사분열(mitosis): 세포분열이 일어난다.

G_0 phase는 휴지기 혹은 휴면기라고 하며, 유사분열 후나 G_1 phase에 발생한다. G_0 phase에는 분열을 하는 활동은 일어나지 않지만, 세포주기가 시작하는 데 중요하다. 유사분열(mitosis, 세포분열)은 정상세포보다 암세포에서 더 자주 발생한다. 세포가 성장하고 분열이 됨에 따라 탄수화물과 산소가 더 필요하게 된다. 탄수화물과 산소가 부족한 상황에서는 세포가 지속적인 산소공급에 덜 의존적이 되며, 이러한 현상으로 암세포가 혐기성 metabolic channel을 사용하여 에너지를 생성하게 된다.

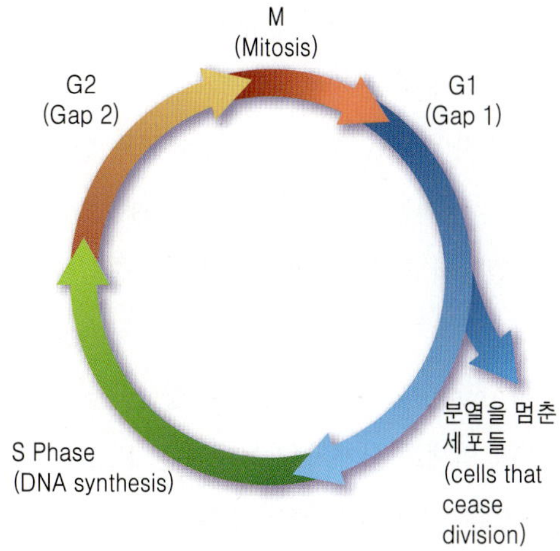

그림 12-1. 세포주기.

(2) 암세포의 특성

악성종양과 양성종양의 차이점은 악성종양은 비정상적인 성장조절이라는 것이다. 악성종양은 조절되지 않는 세포 성장을 하며, 지속적으로 성장하여 숙주까지도 훼손한다.

양성·악성종양 모두 기원된 조직에 의해 이름 붙여진다. 양성·악성세포는 성장 방법과 성장률, 전이의 가능성, 조직의 파괴, 사망의 원인이 되는 것을 포함한 세포 성장에서 다른 양상을 보인다.

악성종양의 특징은 다음과 같다.

- 유사분열 속도의 증가: 지속적이고 빠른 세포분열
- 미분화 형태: 종양특이항원이라는 특수 단백질 함유
- 세포 크기와 모양의 다양성
- 핵 비율의 증가: 세포핵의 비대와 모양의 다양성
- 세포의 응집력 저하
- 침습과 전이 가능
- 접촉 억제가 일어나지 않음
- 비정상적인 수명: 암세포는 정상세포보다 수명이 긴 경향이 있음

암세포는 유전학상으로 불안전하며, chromosomal 전위(rearrangements), 복제(duplication), 삭제(deletion)를 포함한 변이를 일으킨다. 암이란 질병과정으로 하나의 비정상적인 세포가 자신의 DNA의 유전적인 변이에 의해 변형되는 것으로부터 시작된다. 이러한 비정상적인 세포의 clone과 비정상적인 확산, 세포를 둘러싸고 있는 주위환경의 규칙적인 성장신호의 무시를 통해서 형성된다. 이러한 현상은 단일클론의 암 원인(monoclonal origin of cancer)으로 알려져 있다. 초기에는 암세포가 정상세포와 비슷하게 보일지라도, 시간이 흘러 암세포가 진행되는 동안 변이의 진행으로 차이점이 발견된다.

(3) 종양유전자(Oncogenes)

세포종양유전자(cellular oncogene)는 모든 포유류의 시스템에 존재하며, 세포기능의 성장과 분열에 필수적인 요소이다. 세포 원형암유전자(proto-oncogenes)는 세포 성장

의 '스위치' 역할을 한다. 원형암유전자의 변이가 발생하였을 때 세포 성장과 분화는 자극된다.

원형암유전자(proto-oncogenes)가 세포 성장을 시작하게 되면, 종양억제유전자(tumor suppressor genes)는 세포 성장을 멈추게 하거나 통제해서 세포가 증식하지 않게 된다. 종양억제유전자(tumor suppressor genes)의 변이, 재배열(rearrange), 확산(amplified), 정상적인 능력을 잃어버리게 되면 암세포 복제가 가능해진다. P53 gene(TP53)은 종양억제유전자로서 암에서 자주 변이를 일으키는 물질이다.

사멸(apoptosis)은 선천적으로 프로그램화된 세포사멸의 과정이다. TP53의 변형은 사멸의 신호 감소를 가져오게 되어 신체의 변이된 세포의 죽이는 능력을 감소시키며, 변이된 세포의 분포의 생존 가능성을 증가시키는 데 영향을 준다. 변형된 TP53은 나쁜 예후와 치료의 반응을 결정하는 데 관계가 있다.

(4) 발암현상(Carcinogenesis)

발암현상이란 암이 발현하는 데 관련된 요소들을 의미하며, 시작(initiation), 촉진(promotion), 진행(progression)과 전이(metastasis)에 관계하는 다양한 단계이다.

시작 단계(initiation)는 화학물질, 물리적 요인, 생화학물질 인자가 세포 내부의 핵으로 들어와 DNA의 분자 구조를 비정상으로 변이를 시켜 유전자를 변화시킴으로써 정상세포를 암세포로 변하게 한다. 순수 발암물질은 세포의 유전자에 돌연변이를 일으키는데, 이를 개시자(initiator)라고 부른다. 이러한 변이는 발암현상(carcinogenes)에 더 이상 노출되지 않는다면 세포에 의미가 없다.

촉진(promotion) 시에는 발암물질에 의해 정상세포가 암세포의 특성을 가지게 되며, 성장이 빨라지면 종양을 형성한다. 이 기간은 수개월에서 수년이 걸린다. 세포의 성장을 촉진시키는 물질은 촉진자(promotor)라고 하며 호르몬, 약물, 화학물질 등이 있다.

진행(progression) 시에는 시작 시와 촉진 시에 암세포의 분열이 지속되고, 크기가 증가하며, 주위를 둘러싸고 있는 조직으로의 침투(invasion)와 국소전이로 인한 효소의 분비가 일어난다. 진행되는 동안 종양 주위에는 산소와 영양을 공급할 혈관이 생성된다. 종양세포가 지속적으로 분열하면서 주변 조직으로 침범하고 혈관과 림프관을 따라 먼 거리로 전이되기도 한다.

(5) 전이(Metastasis)

전이란 악성세포가 원발종양에서 직접적으로 다른 장기로 전파되거나 림프와 혈액순환을 통하여 먼 거리에 있는 장기로 퍼지는 것을 의미한다. 원발 부위에 처음 발생한 종양을 원발성 혹은 일차성 종양이라고 하며, 전이가 된 종양을 속발성 혹은 전이성 종양이라고 부른다. 전이가 잘되는 부위는 뼈, 폐, 간, 중추신경계이다. 전이 부위는 혈액의 공급, 세포수용체(cell receptors), 유전자(genes)에 영향을 받는다. 전이는 다음과 같은 경로로 발생한다.

가. 림프성 전이

림프절 순환으로 인한 암세포의 전이는 전이에서 가장 흔한 메커니즘이다. 암색전은 간질성 용액을 통해 림프 채널로 들어가며 림프 순환과 연결된다. 악성세포는 침습을 통해 림프 혈관을 침습하게 된다. 림프순환이 빠르고 순환이 활발한 부분에 암이 발생하면 림프 채널(lymphatic channel)을 통한 전이가 발생하기 쉽다. 유방암의 경우는 이러한 방법을 통하여 액와(axillary), 쇄골(clavicular), 흉부림프(thoracic lymph channel)로 전이가 쉽게 발생한다.

나. 혈액성 전이

혈액성 전이는 악성세포가 줄기세포(bloodstem)를 통하여 전이되는 것을 일컬으며, 악성세포가 증식을 하여 크기가 어느 한계에 이르면 혈류로 떨어져 나가게 되어 혈관내로 들어가 전신순환을 하게 된다.

다. 직접 전이

암에서 나오는 효소에 의해 인접해 있는 조직으로의 침범을 말한다.

라. 혈관생성(Angiogenesis)

혈관생성은 신생 혈관공급의 형성을 의미한다. 악성종양의 크기가 $2mm^3$에 이르면 더 자라기 위해서는 혈액공급이 필요하게 된다. 새로이 형성된 혈관은 악성종양에 영양과 산소를 공급하며, 전이의 통로가 된다. 혈관생성의 과정은 성장인자와 혈관내피성장인자(vascular endothelial growth factor; VEGF)와 같은 효소의 분출에 의해 조절되며, 이러한 단백질들은 신생혈관의 형성에 빠르게 자극을 한다. 혈관내피성장인자(vascular endothelial growth factor; VEGF)를 타겟으로 하거나 이들의 수용체를 타겟으로 하는 치료가 암치료에 효과적으로 사용되고 있다.

마. 이식성(Seeding)

종양세포들이 장막을 넘어서 체강 내의 장액을 통해 장막표면 부위에 씨앗을 뿌려 놓은 것처럼 속립성 소결절(miliary nodules)을 형성하는 것을 이식성이라고 말한다. 위장관, 간, 난소에서 발생한 암종에서 자주 관찰된다.

(6) 위험 요인

가. 연령(Age)

연령이 증가함에 따라 암의 발생이 증가한다. 발암물질에 반복적으로 노출되면서 암으로 발전하게 되며, 노화된 암세포가 세포손상 시 회복을 하지 못하게 되며, 면역체계가 효율적으로 기능하지 못하게 되어 비정상세포가 성장할 수 있는 환경이 마련되기 때문이다.

나. 바이러스(Virus)

바이러스는 세포의 유전학적인 구조 안으로 들어가 포함되어 다음 세대의 세포를 변화하여 암을 유발하는 것으로 여겨지고 있다. 인두유종바이러스(human papilloma virus; HPV) 중 HPV16과 HPV18은 자궁경부암을 유발하며, 헬리코박터(*Helicobacter pylori*; *H.pylori*)는 위암의 원인이 되기도 한다. 엡스타인바 바이러스(Epstein-Barr virus; EBV)는 버킷림프종, 호지킨림프종, 코인두암을 유발하기도 하며, B형 간염 바이러스와 C형 간염 바이러스는 간암으로 진행되기도 한다.

다. 물리적 요소(Physical factor)

발암(carcinogenesis)과 관련이 있는 물리적 요소는 햇빛과 방사선에 노출되는 것을 포함한다. 전리방사선(ionizing radiation)의 노출은 진단의 목적으로 지속적으로 X선에 노출이 되거나 질병을 치료하기 위하여 치료 방사선을 시행하는 경우에 발생한다. 고농도의 전리방사선의 노출은 백혈병, 다발성 골수종, 폐암, 뼈, 유방, 갑상선과 다른 조직의 암의 발병과 관련이 있다. 라돈(radon)은 폐암 발병과 관련이 있다.

라. 화학물질(Chemical agents)

약 75%의 암은 환경적인 요인과 관련이 있다고 보고되고 있다. 담배는 질병의 발병과 조기사망을 예방할 수 있는 가장 큰 단일 요인으로 알려져 있다. 흡연은 폐암, 두경부암, 식도암, 췌장암, 경부암, 방광암 발병과 관련이 매우 크다. 흡연은 알코올, 석면(asbestos), 우라늄(uranium), 바이러스와 같은 물질과 상승작용을 통하여 암 발병을 증진시킨다.

화학적인 물질은 업무현장에서 많이 발견되며 발암의 원인이다. 발암성 화학물질로 판명되는 물질은 방향족 아민화학물(aromatic amines)과 아닐린 염료(aniline dyes), 살충제(pesticides)와 포름알데히드(formaldehydes), 비소(arsenic), 그을음(soot), 타르(tars), 석면(asbestos), 벤젠(benzene), 카드뮴(cadmium), 크롬화합물(chromium compounds), 니켈(nickel)과 아연광(zinc ores), 나무 먼지(wood dust), 베릴륨화합물(beryllium compounds), 폴리염화비닐(polyvinyl chloride)이며 그 종류는 계속 증가

하고 있다.

마. 유전적 요인과 가족력 (Genetic and familial factors)

오랜 기간 동안의 관찰 경과로 가족력이 있음이 발견되었다. 이러한 이유는 유전, 환경의 공유, 문화와 생활습관 요인과 관련이 있을 것이다. 유전적 요인은 암세포의 발달에 중요한 역할을 한다. 비정상적인 염색체형(chromosomal pattern)과 암은 염색체가 너무 많거나 적은 경우 전위된 염색체와 관련이 있다. Burkit's 림프종, 만성골수성백혈병, 수막종(meningiomas)에서 기원된 종양, 뇌와 척수(spinal cord)를 둘러싸고 있는 막, 급성백혈병(주로 혈액과 골수의 백혈구에 영향을 미침), 망막세포종(retinoblastoma), 윌름스종양(Wilm's tumor: 신장의 악성종양), 피부암, 악성흑색종을 포함한 특정 암종은 근본적인 유전적 비정상과 관련이 있다.

성인 암 중 약 5%에서 가족력을 보인다. 한 장기의 여러 군데의 원발성 종양(multiple primary tumor), 여러 장기에서의 원발성 종양(multiple primary tumor), 쌍으로 존재하는 기관 양쪽의 원발성 종양(bilateral primary tumors), 어린 나이에 암이 발병되었거나, 일촌이나 이촌 사이에 발생한 동일 암이거나 관련이 있는 암, 일촌이나 이촌 사이에 발생한 희귀암을 포함한 유전적인 암이 전형적이다. 망막세포종, 신장의 신생물질, 크롬친화성 세포종(pheochromocytomas, adrenal medulla tumor), 악성신경섬유종(malignant neurofibromatosis, tumors of nerve tissue), 유방암, 난소암, 대장암, 위암, 전립선암, 폐암은 유전적 요인과 관련이 있다.

BRCA1, BRCA2 유전자는 유방암, 난소암과 관련 있음이 발견되었다.

바. 영양(Nutrition)

담배 다음으로 체중조절, 음식의 선택, 신체적인 운동은 암 발병을 줄일 수 있는 가장 중요한 요인이 된다. 미국에서 매년 암으로 인한 사망의 1/3은 질이 낮은 음식의 섭취와 비만을 포함한 신체적 운동의 부족 때문이다.

지방, 알코올 음료, 염장이나 훈제된 육류, 질산 또는 질산이 포함된 음식의 섭취는 암 발병률을 높인다. 고열량 음식의 섭취도 암 발병률을 높이며, 비만은 자궁내막암과 유방암 발병과 관련이 있다.

고섬유 음식(과일, 채소, 통곡물)과 십자화과 채소(cruciferous vegetables: 양배추, 브로콜리, 콜리플라워, 방울양배추, 콜라비) 섭취는 암 발병률을 낮춘다.

사. 호르몬제(Hormonal agents)

암의 성장은 호르몬 항상성의 파괴, 신체의 호르몬 생성(endogenous)이나 외인성 호르몬의 유입으로 증가된다. 피임제 사용, 장기간 호르몬 대체요법 사용은 유방암 발생 위험이 높다.

(7) 면역기능의 역할

악성세포는 일생 동안 언제든지 발생한다. 악성세포를 구별하고 성장을 멈추게 하는 면역기능(immune system)이 실패하면 암으로 진행된다.

이식 환자는 거부반응 발생을 방지하기 위하여 면역요법을 시행하는데 이는 림프종, 카포시육종, 피부편평상피세포암, 자궁경부암, 항문생식기암의 발병률을 높인다. 에이즈와 같은 면역결핍 환자는 카포시육종, 림프종, 직장암, 두경부암의 발생률이 높다.

호지킨림프종을 치료하기 위하여 알킬화제 항암제를 사용하는 환자는 이차암의 발생률이 높다. 류마티스관절염과 같은 자가면역질환은 암 발병률이 높다. 기관의 노후, 만성질환 발병의 증가, 면역력 감소가 발생하게 되는 노화는 노인에서의 암 발병률을 높인다.

2) 암의 예방

(1) 일차 예방(Primary prevention)

암에 관하여 올바로 이해하고, 교육, 식습관의 변화를 통하여 암 발생 위험 요인을 피하는 예방을 말한다.

(2) 이차 예방(Secondary prevention)

암 발생 고위험 집단을 대상으로 암 조기발견의 중요성을 인식시켜 암검진에 참여하도록 하며, 암 관련 자각증상이 있을 시 암 조기발견 및 치료를 하도록 하는 것이다.

우리나라 국가 암 조기검진 사업에서 제시하고 있는 암검진 프로그램은 표 12-1과 같다.

3) 암의 진단

암의 진단(diagnosis)은 신체적·기능적 변화의 사정과 진단적 평가의 결과를 기초로 하여 진단한다.

(1) 진단적 평가(Diagnostic evaluation)

진단적 평가는 과거력과 신체검진을 통하여 모인 정보를 통하여 이루어진다.

암이 의심된다면 (1) 종양의 존재와 범위, (2) 전이의 가능성, (3) 신체기관기능의 확인, (4) 종양 종류, 병기, 등급을 확정하기 위한 조직의 채취를 하는 추가적인 검사를 시행하여야 한다(표 12-2).

추가적인 검사과정은 암 진단 가능성에 대한 불안은 환자에게 고통스러운 경험이다. 그러므로 간호사는 환자가 느끼

표 12-1 국가 5대 암 조기검진 프로그램

5대 암	검진 대상	검진 주기	검진 방법
위암	40세 이상 남·녀	2년	위장조영촬영 또는 위내시경검사
간암	만 40세 이상 남·녀로 간암 발생 고위험군* 해당자	1년	복부초음파검사 + 혈청알파태아단백검사
대장암	50세 이상 남·녀	1년	분변잠혈검사(대변검사): 이상소견 시 대장내시경검사 또는 이중조영바륨관장검사
유방암	40세 이상 여성	2년	유방촬영술
자궁경부암	30세 이상 여성	2년	자궁경부세포검사

* 간경변증, B형 간염 항원 양성, C형 간염 항체 양성, B형 또는 C형 간염 바이러스에 의한 만성 간질환 환자
[출처: 보건복지부, 국립암센터(2016).]

표 12-2 암 진단 시 사용되는 검진 방법

검사	설명	예
의사의 진찰	증상 상담, 신체 부위별 검진	전신진찰, 유방과 갑상선 등의 촉진검사, 직장수지검사
내시경검사	체강이나 체내 통로를 직접 시진, 조직생검, 체액흡인, 작은 종양 제거 가능함. 진단적·치료적 목적으로 사용함	위내시경, 대장내시경, 방광경, 복강경
영상검사	암 진단과 병기 결정에 중요한 결정을 함.	X선검사, 유방촬영술, 전신화단층촬영, 자기공명영상, 초음파, 투시검사
핵의학검사	방사성 동위원소 또는 동위원소표지 화합물을 체내에 주입하고 생체의 생리적 변화를 보는 방법	양전자단층촬영, 뼈스캔, 갑상선 스캔
종양표지자검사	종양으로 인해 만들어진 신체 내 물질을 분석함	AFP, CEA, CA125, CA15-3 & CA27-29, CA19-9, HCG, PSA, PAP, S100, thyroglobulin 등

는 공포와 불안을 확인하여 검사가 진행되는 동안과 결과가 나온 뒤 환자와 가족에게 불안 감소를 위한 정확한 의사소통의 기술과 정확한 설명이 필요하다.

(2) 암의 범위에 따른 분류

암치료의 기본 데이터와 치료 효과를 규명하고 진단과 치료에 지속적으로 체계적이고 일관된 접근법을 유지하기 위하여 치료가 시작되기 전에 규명되어야 한다. 치료 방법의 선택과 예측은 암의 병기를 기초로 하여 판단한다.

가. 임상적 병기

악성종양 진행과정에서 해부학적 범위에 의해 결정된다.

0기: 상피내암종

1기: 종양이 원발조직에 국한된 경우

2기: 주위 조직이나 림프절에 국소적으로 전파된 경우

3기: 국소 주위와 주위 림프절까지 광범위하게 전파된 경우

4기: 다른 장기로 전이된 상태, 전신적으로 퍼진 경우

나. TNM 분류 체계

임상적 병기는 종양의 크기와 범위에 의해 결정된다. 병기를 결정하기 위해서는 여러 가지 시스템이 존재하지만 고형암에서는 TNM 분류법이 가장 많이 사용된다. TNM 분류법에서 'T'는 원발종양 존재, 'N'은 림프의 침범, 'M'은 전이의 유·무를 의미한다(표 12-3).

중추신경계 암, 혈액암, 악성흑색종과 같은 암은 TNM 분류법으로는 분류가 되지 않으므로 다른 분류법을 사용한다.

표 12-3 TNM 분류 체계

종양(T)	
T_0	원발종양의 증거가 없음
T_{is}	상피내암(carcinoma in situ)
T_1, T_2, T_3, T_4	종양의 크기, 침범 정도가 증가함
T_x	종양이 측정되거나 발견되지 않음
림프절(N)	
N_0	비정상적인 국소림프결절이 없음
N_1, N_2, N_3, N_4	비정상적인 국소림프결절 이상소견 증가
N_X	국소림프결절이 임상적으로 사정되지 않음
전이(M)	
M_0	전이의 증거가 없음
M_1, M_2, M_3, M_4	원거리 전이가 있음
M_X	전이 여부를 확진할 수 없음

다. 등급

등급(grading)은 종양세포의 구분을 나타낸다. 이러한 구분은 의료진들이 다양한 종양의 특징과 진행과정을 예상할 수 있도록 한다. I~Ⅳ로 구분된다.

Grade I은 완전히 분화된 종양을 의미하며(well-differentiated tumors), 정상 구조와 기능에 가깝다. 종양이 정상 구조와 기능을 나타내지 않을 경우에는 저분화(poorly differentiated) 혹은 미분화(undifferentiated)라고 표현하며 Grade Ⅳ라고 한다. 이러한 종양은 완전히 분화된 종양(well-differentiated tumors)에 비해 더 공격적이며 치료에 대한 반응도 줄어든다(표 12-4).

표 12-4 암의 등급

G_x	등급을 확인할 수 없음
G_1	완전히 분화된 종양
G_2	중 정도로 분화된 종양
G_3	저분화된 종양
G_4	미분화된 종양

4) 암의 치료요법

(1) 수술요법

수술요법은 치료의 일차적인 요법이 되며, 암의 예방, 완화 재건을 위해서도 시행된다. 진단적 수술요법은 세포 성

질을 확정하는 데 사용되며, 모든 치료의 결정을 내리는 데 영향을 미친다.

가. 진단적 수술요법

세포의 악성 유·무를 확인하기 위해서 시행되며 biopsy가 포함된다.

나. 일차적인 치료로서의 수술요법

종양을 치료하는 데 일차적인 치료로 수술을 시행할 때의 치료 목적은 가능한 한 종양 전체와 주변의 조직과 침범된 lymph node를 포함하여 제거하는 데 목적이 있다.

다. 예방적 수술요법

예방적 수술요법은 암 발생 가능성이 있는 조직과 기관을 제거하 는 수술요법이다.

예방적 수술요법 시행 시에는 환자와 의료진 간에 가족력, 유전적 소인, 증상의 유·무, 이익과 손해, 초기에 암을 진단할 수 있는 가능성(능력), 수술 후 수술 결과에 대한 환자의 수용 능력을 포함한 여러 가지 요인에 대한 토론(대화)을 충분히 행한 후 시행하여야 한다.

신체적·심리적(정신적) 효과는 아직 검증되지 않았으므로, 예방적 수술요법은 환자와 가족, 의료진과의 충분한 대화를 통하여 선택되어야 한다.

라. 완화수술요법

완치가 불가능한 경우에 실시하는 수술로, 암환자의 삶의 질을 높이고 안위를 증진시키기 위하여 시행한다. 궤양, 폐색, 출혈, 통증, 악성 삼출물과 같은 암의 합병증을 감소시키기 위하여 시행한다. 의료진은 환자, 가족들과 위험성, 이익, 수술의 목적에 대해 정직하게 정보를 제공하는 의사소통이 필요하다.

(2) 방사선요법

방사선요법은 세포의 성장을 방해하기 위해 ionizing 방사선을 사용하는 치료법으로, 암환자의 과반수 이상이 방사선 치료를 받는다. 방사선요법은 호지킨림프종, testicular seminomas, 갑상선암, 국소적 두경부암에서 치료를 목적으로 사용한다. 또한 수술요법으로 제거가 어려운 경우 국소적 nodal 전이가 존재하여 조절을 목적으로 사용하거나 뇌와 spinal cord의 leukemic infiltration을 방지하기 위한 완화적인 요법으로 사용되기도 한다.

고식적 방사선요법은 암의 뇌, 뼈, 연조직으로 전이가 된 경우 전이암의 증상을 완화할 목적과 SVCS와 spinal cord compression 같은 종양 응급상황을 치료할 목적으로 사용한다.

가. 외부 방사선 조사

종양 크기와 깊이에 따라 다양한 방법이 이용되고 있다.

나. 내부 방사선 조사

Brachytherapy로도 불리며 조직이나 신체강 속에 고용량의 방사선 물질을 삽입한다.

안전을 유지하기 위해서는 시간, 거리 차폐를 지켜야 한다. 환자를 간호할 때 8시간 동안(근무조) 30분 이상을 넘기면 안 된다. 직접적인 간호를 수행하지 않는다면 2m 이상 환자에게서 떨어져야 한다. 납가운을 착용하는 것으로 노출을 최소화할 수 있다. 필름 배지(film badge dosimeter)를 착용하고 임신한 사람은 환자 간호나 방문을 제한한다. 방문객은 방문 시간을 30분 이내로 제한하고 2m 이상 떨어져서 면회를 하도록 한다.

이식된 방사선 물질이 빠져 나오는 응급상황을 대비하여 metal forcep과 lead-lined container를 준비해 두어야 한다.

다. 방사선 치료의 부작용

항암화학요법과 동시 시행 시 부작용이 증가한다. 방사선에 의한 정상세포의 파괴로 인해 탈모, 피부이상반응과 같은 피부통합성 문제가 흔히 발생한다. 암환자가 흔히 경험하

표 12-5 방사선 치료 부위별 부작용

부위	부작용
두경부	구내염, 입맛의 변화, 치아손상과 충치
흉부	식도염, 마른기침, 방사선폐렴, 방사선섬유화
유방/흉벽	피부반응
복벽	오심, 구토
골반	설사, 방광염, 발기부전, 질협착, 불임
뇌	뇌부종, 탈모, 두피자극, 인지장애

는 피로가 더 증가한다.

구강점막의 변화로 인해 구강건조, 미각의 변화, 침의 양이 감소한다. 위와 장에 방사선 치료를 하는 경우는 오심, 구토, 설사가 발생하며, 방사선 치료가 끝나면 이러한 증상은 줄어든다(표 12-5).

Iliac crest와 sternum에 방사선 치료 시 빈혈, leukopenia, thrombocytopenia가 발생한다. 이러한 경우는 감염, 출혈을 유발한다. 만성 빈혈은 방사선 치료가 거듭될수록 발생 가능하며 증상으로는 sob, dizziness, 필, 산소포화도 감소, decrease activity tolerance가 발생한다.

라. 간호진단과 간호중재

① 방사선 조사와 관련된 피부통합성 장애

- 매일 방사선 조사 부위를 관찰한다.
- 피부 간호에 대한 교육을 실시한다.
  - 치료 부위 건조하게 유지한다.
  - 부위를 물로만 닦고 비누를 사용하지 않는다.
  - 처방받은 연고 외에 화장품, 로션 등을 바르지 않는다.
  - 뜨겁거나 차가운 곳에 노출시키지 않는다.
  - 치료를 위해 표시한 선을 지우지 않는다.
  - 꽉 끼는 옷은 피하고 부드럽고 헐렁한 면 종류의 옷을 입는다.

② 골수기능 억제와 관련된 감염 위험성

- 감염의 증거를 사정한다.
- 손을 자주 씻고 좋은 영양과 휴식을 취하도록 교육한다.
- 감염 증상이 있을 때 보고하도록 교육한다.

③ 골수기능 억제와 관련된 출혈 가능성

- 혈소판 수치를 확인한다.
- 출혈 증상을 사정한다.
- 출혈 증상이 있을 때 보고하도록 교육한다.
- 혈소판 수치가 낮을 경우에는 침습적 행위를 금한다.

④ 빈혈과 관련된 피로

- 피로의 원인에 대해 교육한다.
- 충분한 휴식과 좋은 영양을 갖도록 교육한다.

⑤ 식욕부진과 관련된 영양부족

- 충분한 열량을 섭취하도록 교육한다.
- 일정한 시간에 체중을 측정한다.
- 필요시 영양사와 상담하도록 한다.

⑥ 방사선 조사와 관련된 구강내 점막 변화

- 구강을 매일 관찰한다.
- 필요시 처방된 진통제를 식사 전 투여한다.
- 수분섭취를 격려한다.
- 구강간호를 제공한다.
- 부드러운 음식을 제공하고 흡연, 음주를 금한다.

⑦ 방사선 조사와 관련된 설사

- 설사 유·무를 관찰한다.
- 저잔여 식이를 권장하고 처방된 진토제를 투여한다.

⑧ 방사선 조사와 관련된 오심과 구토

- 오심, 구토를 사정한다.
- 처방된 진토제를 투여한다.

• 수액과 전해질을 사정한다.

⑨ 탈모와 관련된 신체상 장애

• 탈모에 대한 감정을 표현하도록 한다.
• 가발, 모자를 사용하도록 권한다.
• 머리 간호를 교육한다.

⑩ 방사선 조사와 관련된 소변 배설 유형의 변화

• 배뇨곤란이나 빈뇨를 관찰한다.
• 수분섭취를 증가한다.

(3) 항암화학요법

항암화학요법은 항암화학요법제가 세포의 기능과 복제(복사)에 관계하여 암세포의 파괴를 시도하는 것이다. 국소요법보다는 전신요법으로 사용한다. 수술과 방사선요법과 병용하여 사용하기도 하며, 수술 전 종양의 크기를 줄이기 위하여 사용하거나, 수술 후 남아 있을 종양세포를 제거하기 위하여 사용하기도 하며, 림프종이나 백혈병과 같은 혈액종양의 치료로 사용한다. 항암화학요법의 목적은 치료, 조절, 완화이다.

가. 세포주기와 항암화학요법

항암화학요법 시 한 번에 제거되는 암세포는 20~99%이다. 100%가 제거되는 것은 불가능하므로 반복되는 항암화학요법제의 사용이 필요하다.

세포분열이 활발한 항암화학요법제에 민감하게 반응하며, 휴지기에 있는 세포(G_0기)는 antineoplastic agent에 덜 민감하다. 항암화학요법제는 단일항암제보다는 복합항암제를 사용한다. 복합항암제의 사용 목적은 약물저항을 감소시키고, 독성을 최소하여 시너지 효과를 얻기 위함이다. 복합항암제 사용은 메커니즘과 부작용이 다른 것을 사용한다.

특정 세포주기에 있는 세포에만 작용하는 세포주기-특이성 약물과 세포주기와 무관하게 작용하는 세포주기-비특이적 약물로 나뉜다.

지수세포살상이론(log cell kill hypothesis)에 따르면 항암제는 일정한 수의 암세포를 파괴하는 것이 아니라 일정한 퍼센트로 암세포를 파괴하는 것이다. 1mg의 암은 10^9의 암세포를 갖게 되며 항암제로 90%가 파괴된다면 암세포의 수는 10^9에서 10^8로 감소된다.

나. 항암화학요법제의 주입

항암화학요법제의 주입 방법은 구강, 정맥, 근육, 피하, 동맥, 강 내를 통해서 주입된다. 강 내 항암화학요법은 항암제를 lumbar puncture나 ommaya reservoir를 통해 뇌척수(cerebrospinal)로 주입하는 것이다. 이러한 것은 중추신경계(CNS) 전이를 방지하거나 치료 시 사용한다. 항암제 주입 부위의 선정은 약물의 타입, 양, 종양의 위치, 종류 등에 따라 달라진다. 구강항암제의 사용이 증가하고 있다. 항암화학요법이 가정에서 시행된다면 안전을 위하여 환자의 교육과 지속적인 관찰이 중요하다. 항암화학요법제의 주입에 대한 가이드라인이 ONS를 통해 지속적으로 개발되고 있다.

① 용량

항암화학요법제 용량은 체표면, 이전 투여된 항암화학요법과 방사선요법에 반응 정도, 주기관의 기능과 환자의 상태에 따라 결정된다.

체표면 계산에 The Mosteller Equation 계산 방법을 가장 많이 이용한다.

$$\sqrt{\frac{\text{키(cm)} \times \text{몸무게(kg)}}{3{,}600}}$$

환자의 상태에 따라 최적의 치료를 결정하기 위해서는 다양한 검사가 치료 전·중·후에 수행되어야 한다.

② 항암화학요법제 주입 가이드라인

• 환자의 전반적인 상태를 평가한다.
• 항암화학요법 계획을 확인한다.
  – 치료계획서와 의사처방을 확인한다.

 – 전 처치 약물, 수액 전해질 투여 계획을 확인한다.
 – 과민반응이 발생 가능한 약물 투여 시 응급 키트를 준비해 둔다.
- 항암제 확인 및 투약을 준비한다.
 – 약국에서 조제된 항암제가 도착하면 즉시, 환자 이름, 약 이름, 약 용량, 보관 방법, 유효 기간을 확인한다.

③ 항암제 투여경로

a. 정맥내 화학요법(그림 12–2~12–4)

- 가장 안정적인 혈관을 선택한다.
- 정맥 캐뉼라 삽입 후 관찰이 가능하도록 필름 드레싱을 적용한다.
- 수액 세트는 0.9% 생리식염수 혹은 5% 포도당 용액으로 채운 후 Y자 포트에 연결한다.
- 발포제를 주입하는 경우는 중심정맥관을 통하여 주입한다.

b. 근육, 피하

혈소판 수치와 혈액응고검사 등 출혈 경향과 관련된 검사 결과를 확인한다.

c. 강 내

척수강 내, 오마야 리저버를 통해 뇌실내 투여를 한다(그림 12–5).

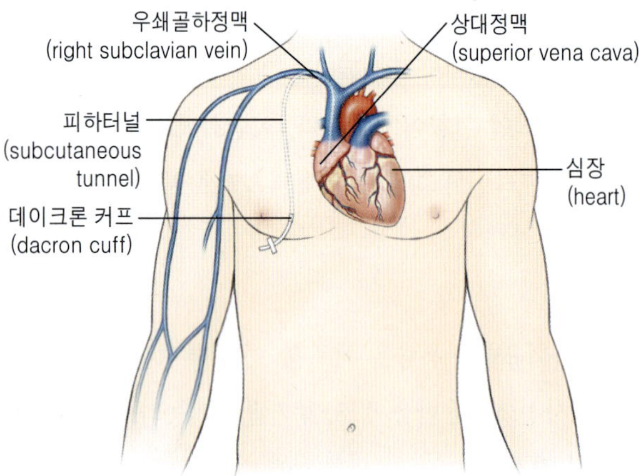

그림 12–2. 데이크론 커프.

다. 항암화학요법제 부작용

① 과민반응

항암화학요법 모든 과정에서 과민반응이 나타날 수 있다. 화학요법제의 첫 투여 시에 나타나기도 하고, 반복된 노출 시에도 발생하기도 한다. 응급약물과 소생기구를 접근이 쉬운 곳에 둔다. 증상으로는 불안, 저혈압, 두드러기, 청색증, 호흡곤란, 복부경련, 얼굴홍조, 호한 등이다. 증상이 나타나면 즉시 투여를 중단하고 응급처치를 시행한다.

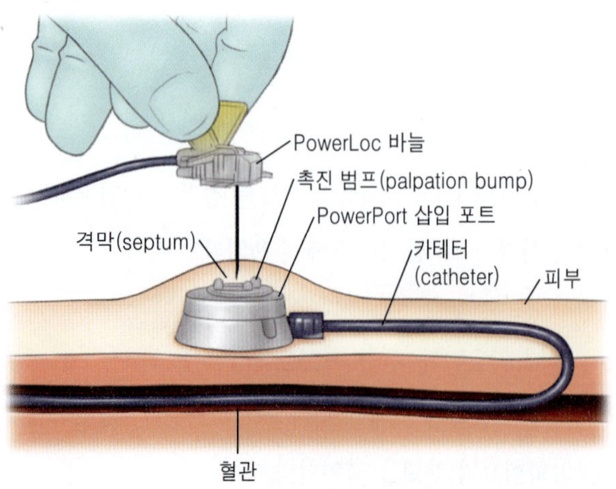

그림 12–3. 케모포트(chemoport).

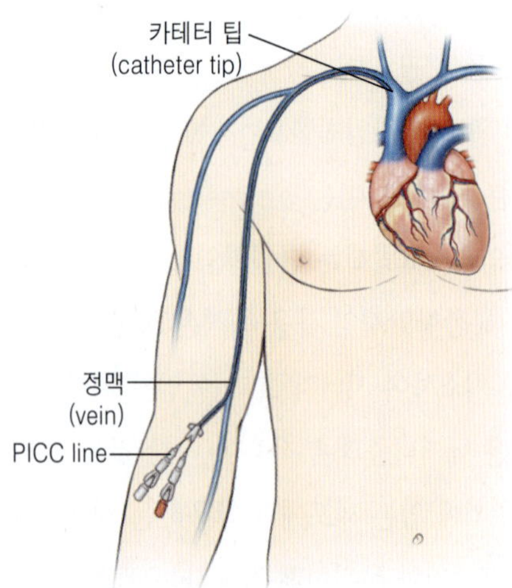

그림 12–4. PICC.

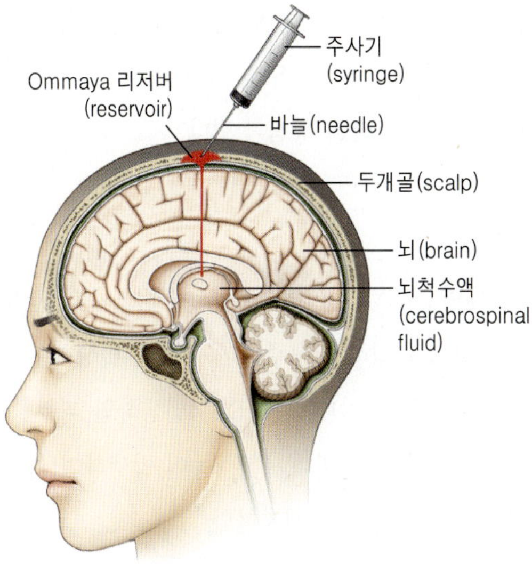

그림 12-5. 뇌실내.

② 일혈반응

일혈(extravasation)이란 약제가 혈관 주위나 피하조직으로 유출되는 것이다. 항암제의 일혈 시 약제가 새는 느낌, 통증, 화끈거림, 불편감 등의 이상증상이 발생하므로 즉시 간호사에게 알리도록 교육한다. 발포제의 경우는 가급적 중심정맥관으로 투여하도록 하고 말초정맥으로 투여 시에는 주입 부위를 수시로 관찰한다. 일혈 발생이 의심되는 경우는 투입을 즉시 중지하고 병원 내 지침에 따라 시행한다.

라. 항암화학요법제 투여 환자의 간호진단과 간호중재

① 위장관계

a. 오심, 구토와 관련된 영양결핍

- 오심, 구토의 정도를 사정하다.
- 처방된 진토제를 투여한다.
- 적절한 수분을 제공하고 섭취량과 배설량을 확인한다.
- 수분과 전해질 불균형 증상을 확인한다.
- 환자가 선호하는 음식을 소량씩 자주 섭취하도록 한다.

b. 설사와 관련된 수분과 전해질 불균형

- 탈수와 전해질 불균형 증상을 사정한다.
- 체중과 섭취량, 배설량을 확인한다.
- 필요시 처방에 따라 지사제를 투여한다.

c. 변비와 관련된 배변이상

- 배변의 유형을 사정한다.
- 필요시 섬유질과 수분의 섭취를 증가한다.
- 처방에 따라 대변 완화제나 관장을 실시한다.

② 조혈계

a. 골수억제와 관련된 감염 가능성

- 감염의 증거를 사정한다.
- 손을 자주 씻고 좋은 영양과 휴식을 취하도록 교육한다.
- 감염의 증상이 있을 시 보고하도록 교육한다.
- 정맥주사 부위의 감염 여부를 사정한다.

b. 골수기능억제와 관련된 출혈 가능성

- 혈소판 수치를 확인한다.
- 출혈 증상을 사정한다.
- 출혈 증상이 있을 때 보고하도록 교육한다.
- 혈소판 수치가 낮을 경우에는 침습적 행위를 금지한다.

c. 빈혈과 관련된 피로

- 피로의 원인에 대해 교육한다.
- 충분한 휴식과 좋은 영양을 갖도록 교육한다.

③ 피부계

a. 구강점막의 손상과 관련된 통증

- 구강을 매일 관찰한다.
- 필요시 처방된 진통제를 식사 전 투여한다.
- 수분섭취를 격려한다.
- 구강간호를 제공한다.
- 부드러운 음식을 제공하고 흡연, 음주를 금한다.

b. 항문 주위와 외음부 궤양과 관련된 통증

- 질, 항문 입구를 사정한다.

- 바셀린, 윤활연고, 보습 작용이 있는 크림을 사용한다.
- 필요시 처방된 국소마취제를 바른다.

④ 비뇨기계

a. 출혈성 방광염과 관련된 배뇨장애

- 혈뇨, 배뇨곤란 등 배뇨이상이 있는지 확인한다.
- 배뇨검사를 시행한다.
- 수분섭취를 하루에 2L 정도까지 증가한다.

b. 감각 및 지각이상과 관련된 운동장애

- 신경상태를 사정한다.

(4) 조혈모세포 이식

환자의 골수를 고용량의 항암제와 전신 방사선 조사를 실시하여 파괴시킨 후 본인이나 조직형이 맞는 형제나 타인으로부터 제공받은 골수 혹은 조혈모세포를 채취하여 생착을 유도하는 방법이다.

가. 이식의 유형

- 자가(autologous): 환자 본인의 골수를 이용하는 것이다.
- 동계(syngeneic): 일란성 쌍둥이 골수를 이용하는 것이다.
- 동종이형(allogenic): 타인의 골수를 이용하는 것이다.

나. 이식과정

조직적합성 검사를 통하여 공여자를 선택한다. 환자의 전처치로 사이클로포스파마이드와 전신 방사선 조사를 실시하여 악성세포의 파괴와 다른 사람의 조혈모세포가 생략될 수 있도록 준비를 한다. 오심, 구토, 전해질 불균형, 항암제 독성이 나타날 수 있으며, 전신 방사선 조사로 인해 피부건조, 구강건조, 오심, 구토가 발생할 수 있다. 수술실에서 전신마취 후 장골능에서 채취하여 헤파린을 섞은 후 지방질이나 뼈조직을 제거한 후 주입한다. 성분채집술(pheresis)을 이용하여 공여자의 말초혈관조혈모세포를 채취하여 재주입하는 말초혈관 조혈모세포 이식(peripheral blood stem cell transplantation; PBSCT)을 이용하기도 하는데, 기존 방법보다 안전하다는 장점이 있다.

다. 합병증

숙주편대반응(GVHD)이란 이식된 T림프구가 환자의 골수를 이물질로 인식하고 숙주를 공격하여 발생하는 것으로 급성, 만성으로 발생한다. 급성으로 발생하면 피부탈락, 설사, 복통, 담관정체, 간비대, 황달 등이 발생하며 골수 이식 환자 사망률의 약 10%를 차지한다.

정맥폐쇄질환(VOD)은 간으로 가는 중심정맥이 막혀서 정맥울혈이 발생하는 것으로 심한 간손상이나 간부전이 발생한다.

(5) 표적치료요법

항암화학요법이나 방사선요법은 비특이성(nonspecific)이므로 정상세포에도 영향을 미친다. 표적치료는 악성 변형, 신호전달경로, 성장과 전이 과정, genetic coding과 같은 특별한 암세포의 기능만을 방해하여 건강한 조직에 미치는 나쁜 영향을 최소화한다.

표적치료의 메커니즘은 악성세포의 변형, 신호전달경로와 같은 특정 암세포의 기능을 방해하는 데 초점을 둔다.

(6) 온열요법

41.5℃ 이상의 열을 발생시켜 암세포를 파괴하는 데 도움을 주는 요법으로 항암화학요법, 방사선요법과 병행하여 사용한다. 부작용으로는 피부화상, 피로, 저혈압 등이 발생할 수 있다.

5) 암환자에서 발생하는 응급상황

암이 전이되거나 진전이 되는 경우 말기 상태, 치료의 합병증으로 응급상황이 발생할 수 있다. 암환자에게서 발생하는 합병증을 조기발견하여 응급상황으로 발전되지 않도록 관리하는 것이 중요하다.

(1) 폐쇄로 인한 응급상황(Structure emergency)

가. 상대정맥증후군(Superior vena cava syndrome)

① 원인

종양, 림프절 확대, 혈전에 의해 상대정맥이 폐쇄됨으로써 발생한다.

② 임상적 증상

호흡곤란, 기침, 목쉰소리, 흉통, 안면부종, 안와부종, 청색증, 머리가 꽉 찬 느낌, 얼굴의 홍조, 경정맥의 팽창이 발생하며 후기 증상으로 빈맥이 발생한다.

③ 진단

임상결과, 흉부 X선, 흉부 CT, 흉부 MRI, 관강내(intraluminal) 혈전은 정맥조형사진(venogram)으로 한다.

④ 치료

종양의 크기를 줄이기 위한 방사선 치료, 항암화학요법이 효과적이며, 관강내 혈전을 줄이기 위해서는 항응고제, 혈전용해제를 사용한다. 혈류량을 복원하기 위하여 스텐트를 삽입하기도 하며, 산소공급, 코티코스테로이드, 이뇨제, 항불안제를 보조치료로 사용한다.

⑤ 간호

- 상대정맥증후군의 원인을 사정하고 임상증상을 관찰, 보고한다.
- 심폐 및 신경 상태를 관찰한다.
- 환자의 상체를 45° 정도 올려 주어 환자의 자세를 바르게 하여 호흡이 용이하게 한다(안위를 증진하고 불안을 감소시키고 두개내압 상승을 줄여 준다).
- 몸무게, 섭취량, 배설량을 주기적으로 모니터링한다.

나. 척수압박(Spinal cord compression)

① 원인

척추골 전이나 병리학적인 원인으로 경막외 공간에 침범하여 발생한다.

가장 흔히 침범하는 부위는 흉추이고, 요추와 천추 그리고 경추이다. 유방암, 폐암, 전립선암, 흑색종, 림프종 같은 전이성 암에서 흔히 발생한다.

② 임상적 증상

- 극심하며 국소적인 척추 통증과 함께 운동장애와 허약, 감각이상과 상실, 자율신경계 장애가 나타난다. 자율신경계의 장애는 내장과 방광 기능의 변화를 의미한다.

③ 진단

압박 부위 타진 시 압통, 비정상적인 반사, 감각과 운동 이상, MRI, 척수조영상, 척수 X선, bone scan, CT scan으로 한다.

④ 치료

종양 크기를 줄이기 위한 방사선 치료, 수술요법이 사용되며, 압박 부위의 염증과 부종을 줄이기 위한 약물치료(corticosteroids)가 효과적이다. 이러한 치료에도 불구하고 증상이 발견되면 치료 후에도 감각과 운동 기능은 완전히 회복되지 않는다.

⑤ 간호

- 신경기능을 확인, 조기발견을 위해 지속적인 신경기능을 사정한다.
- 약물요법과 비약물요법을 통하여 통증을 조절한다.
- 부동과 통증으로 발생하는 합병증을 예방한다(예: 피부 손상, 요정체, 혈전증, 폐 분비물 제거율 감소).
- 근육긴장도를 유지하기 위하여 ROM, 신체적 작업치료를 실시한다.
- 방광과 장 기능부전 발생 시 간헐적 도뇨와 장 훈련 프로그램을 실시한다.
- 안전을 위하여 ADL과 보행 시 도움을 준다.

(2) 대사성 응급상황(Metabolic emergency)

가. 고칼슘혈증(Hypercalcemia)

① 원인

골전이성 질병이나 다발성 골수종, 암세포로부터 부갑상선 물질이 분비되는 경우 발생할 수 있다.

② 진단

혈중 11mg/dL(2.74mmol/L) 이상을 의미한다.

③ 임상적 증상

초기 증상으로는 피로, 허약감, 무력감, 초조, 인지 변화, 인성 변화, 혼돈, 느린 반응, 반사 저하(hyporeflexia), 오심, 구토, 변비, 다뇨, 야뇨, 탈수가 발생한다. 후기 증상으로는 운동실조(ataxia), stupor, seizures, 의식소실, 부정맥, 장폐색, 신부전, 심전도 변화(heart block), 심정지가 발생한다.

④ 치료

칼슘의 배설을 돕기 위한 수분 공급(3L/일), 이뇨제(loop 계열), 파골세포의 활동을 방지하는 bisphosphonates 투여, 운동이 있다.

⑤ 간호

- 고칼슘혈증 발생 원인, 증상을 사정한다.
- 환자와 가족에게 고칼슘혈증을 예방하기 위한 수분공급과 보행(ambulation)을 교육한다.
- 고칼슘혈증 발생 시 즉시 보고한다.
- 금기가 아니면 하루에 3~4L의 물을 마시도록 격려한다.
- 섭취량과 배설량을 확인한다.

나. 파종성 혈액응고(Disseminated intravascular coagulation; DIC)

① 원인

혈액응고나 섬유화(coagulation & fibrosis)의 복합적 장애로 발생하는 것으로 주로 혈액암, 소화기계암, 폐암, 항암화학요법제 사용과 질병이 진행과정 중에 발생하는 패혈증, 간부전, 과민반응에서 발생한다. 정상 응고기전에서 혈괴가 생성된다. 활성화가 시작되면 응고 단계에서 응고인자와 혈소판이 몸에서 생성되는 것보다 더 빨리 소비가 된다. 혈전이 미세혈관에 쌓이게 되어 몸에서 혈액순환장애, 저산소증, 괴사가 발생한다. 또한 섬유용해가 발생하여 혈전이 파괴되고 항응고물질의 순환이 상승하여 환자의 출혈 위험이 증가한다.

② 임상증상

급성 DIC일 때는 생명을 위협하는 출혈과 경색이 침범받은 신체기관에서 발생하며 만성 DIC인 경우는 혈전의 확산과 아급성 출혈(subacute bleeding)이 발생하며 이러한 증상으로 멍이 쉽게 생기며, 정맥천자나 주사 맞은 부위의 출혈이 쉽게 멈추지 않으며, 소화기계 출혈이 발생한다.

③ 치료

암의 진행을 방지하기 위한 방사선요법, 항암화학요법을 시행하며, 패혈증을 방지하기 위한 항생제 사용, 혈액응고 방지제를 투여한다. 자극 요인을 제거하고 필요시 수혈을 한다.

④ 간호

- 활력징후를 측정한다.
- 섭취량과 배설량을 측정한다.
- 피부색과 체온, 심음, 폐음, 장음을 사정한다.
- 의식수준과 두통, 시력장애, 가슴통증, 소변량 감소, 복부 압통 유·무를 사정한다.
- 모든 신체 개구부, 튜브 삽입 부위, 절개 부위에서의 출혈 유·무를 사정한다.
- 검사결과를 확인한다.
- 신체적 활동을 최소화하여 손상 위험과 산소요구도를 감소시킨다.

- 출혈을 예방한다(정맥천자 부위 압력 가하기, 불필요한 침습과정 피하기, 토니켓 사용 피하기, 피부에 테이프 붙이지 않기, 적절한 구강위생).
- 환자가 몸 돌리기, 기침, 심호흡하는 것을 도와준다.
- 안전한 환경을 유지하고 적절한 환자 교육과 보조적인 방법을 제공한다.

다. 항이뇨호르몬부적절분비증후군 (Syndrome of inappropriate secretion of antidiuretic hormone; SIADH)

① 원인 및 증상

항이뇨호르몬의 항상성 조절이 실패할 때 발생한다. 종양세포나 뇌하수체의 비정상적인 자극으로 인해 항이뇨호르몬이 과분비되면 비정상적인 수분의 재흡수가 발생한다. 이렇게 재흡수된 대부분의 수분은 세포내의 공간에 존재하여 세포내 부종과 저나트륨혈증, 요 소디움의 분비가 증가하게 요 삼투압 증가, 요 소디움 증가, 요 비중 증가, 혈중 urea nitrogen(BUN) 감소, 혈중 크리아틴 감소, 혈중 알부민 감소가 발생한다.

② 임상증상

Mild SIADH(혈중 소디움 125~134mEq/dL)이면 증상으로 갈증, 오심, 구토, 피로, 허약감, 두통이 발생한다. Moderate SIADH(혈중 소디움 115~124mEq/dL) 이하이면 인성 변화, 과민반응, 오심, 구토, 체중 증가, 핍뇨, 피로, 근육통, 두통, 기면(lethargy), 혼돈이 발생한다.

Severe SIADH(혈중 소디움 115mEq/dL) 이하이면 경련, 비정상적인 자극반사(reflex), 섬망, 운동실조, 유두부종, 혼수상태, 사망까지 이를 수 있다.

③ 치료

원발암의 치료와 수분 제한, 3% 나트륨 수액을 공급하여 나트륨-수분 교정을 시행한다.

④ 간호

- 위험 요인이 있는 환자를 조기발견하여 빠른 중재를 실시하도록 하는 것이 중요하다.
- 섭취량과 배설량을 확인한다.
- 의식수준, 폐음, 심음, 활력징후, 체중을 확인한다.
- 오심, 구토, 부종, 피로, 무기력을 사정한다.
- 혈청전해질, 삼투압, BUN, 크리아티닌, 요 나트륨 수치를 확인한다.
- 환자의 활동을 최소화한다.
- 구강간호를 제공한다.
- 필요시 수분섭취를 제한한다.
- 안전을 유지하며, 소디움 수치가 120mEq/dL 이하 시 낙상과 seizure를 예방하도록 한다.

라. 종양용해증후군(Tumor lysis syndrome; TLS)

① 원인 및 증상

방사선요법과 항암화학요법 후 발생하며, 빠르게 진행하는 백혈병과 소세포폐암에서 주로 발생한다. 암세포는 포타슘과 인(phosphate), nucleic acid를 비정상적으로 많이 함유하고 있는데 이러한 물질이 방사선요법이나 항암화학요법 후 분해되면서 고칼륨혈증, 저칼슘혈증, 고인산증(hyperphosphatemia), 고요산혈증(hyperuricemia)과 같은 전해질 불균형을 초래한다. 이러한 전해질 불균형은 신장에 손상을 주게 되며, 생명을 위협하는 심부정맥, 경련, 신부전을 초래한다.

② 치료

예방이 중요하며 치료 전 충분한 수분공급, 약물치료(이뇨제, xanthine oxidase inhibitor, sodium bicarbonate), 장기부전을 예방하기 위한 지지적 치료가 필요하다.

③ 간호

- 고위험 환자를 확인한다.
- 전해질 불균형 증상을 확인한다.

- 소변의 pH가 알칼리성인지를 확인한다.
- 혈청 전해질과 요산 수치를 확인한다.
- 섭취량과 배설량, 몸무게를 확인한다.
- 전해질 불균형 증상이 발생하면 알리도록 환자를 교육한다.

(3) 침윤성 응급상황(Infiltrative emergency)

가. 심낭삼출, 심장압전 (Pericardial effusion and cardiac tamponade)

① 원인

심낭의 체액 축적, 종양으로 인한 심낭압축, 흉부 방사선요법에 대한 이차적 심낭염으로 인해 발생한다.

② 임상증상

피로, 호흡곤란, 기좌호흡, 마른기침, 둔탁한 가슴통증(dull & diffuse), 흡기 시 경정맥 팽창(Kussmaul's sign), 기맥(pulsus paradoxus), 보상성 빈맥, 호흡곤란, 빈호흡, 허약감, 흉통, 극심한 불안, 발한(diaphoresis), 무기력감(lethargy), 의식변화가 있다.

③ 치료

약물치료(이뇨제, corticosteroids, NSAIDs), 심낭천자를 통한 삼출물 제거로 치료한다.

④ 간호

- 활력징후와 산소포화도를 측정한다.
- Pulse paradox를 사정한다.
- 심전도를 관찰한다.
- 심음, 폐음을 사정하고 경정맥 팽창, 의식수준, 호흡상태, 피부색과 온도를 확인한다.
- 섭취량과 배설량을 확인한다.
- 동맥혈가스와 전해질을 측정한다.
- 호흡이 용이하도록 침상머리를 올린다.
- 신체활동을 줄여 산소요구도를 감소시키고, 처방에 따라 산소를 공급한다.
- 체위 변경, 심호흡, 기침을 격려한다.
- 구강간호를 제공한다.
- 산소포화도를 93% 이상 유지하도록 한다.
- 처방에 따라 진통제와 항불안제를 투여한다.

6) 암성 통증

암과 관련된 통증은 급성과 만성이 있다. 암환자가 가장 두려워하는 증상이 통증이다. 암환자에게 발생하는 통증은 직접적인 암의 영향으로 발생(종양세포의 뼈 침범, 신경의 압박), 암치료(수술요법, 방사선요법) 관련 발생, 암과 관련 없는 원인으로 발생(trauma)하기도 한다. 그러나 대부분의 통증은 직접적으로 종양과 관련이 있다.

암환자의 통증 사정 시 통증의 원인과 부위를 확인하여야 한다. 통증과 불편감은 암 자체, 종양에 의한 압력, 진단적 검사, 암치료와 관련이 있다. 암성 통증은 어떠한 상황에서 발생하였든지 신체적·심리적 영향을 받는다. 종합적인 통증 사정은 발생 시점(onset), 기간, 위치, 양상, 정도, 증가 혹은 감소시키는 요인 등을 포함시켜야 한다. 또한 통증에 대한 공포, 불안, 분노, 사회적 고립과 같은 환자가 인지하는 통증을 증가시키는 요인을 사정하여야 한다. 통증 사정 시에는 통증 사정도구를 사용하여 통증을 사정하여야 한다(그림 12-6).

약 50%의 암환자에게서 stage와 상관없이 통증이 발생하며, 진행성 암환자에서는 75%까지 암성 통증이 발생한다.

급성 통증은 수술과 관련되어 발생하는 경우가 많으며, 만성 통증은 수술 후 신경병증과 관련이 있다. 항암화학요법제 중 조직괴사, 말초신경염, 구내염(stomatitis)을 유발하기도 하며, 방사선요법은 피부와 조직의 염증반응을 일으켜 이차적으로 통증을 유발하기도 한다.

암성 통증의 증가는 일반적으로 암이 진행되고 있음을 의미한다. 통증은 불안을 유발하며, 통증의 인지가 최고조가 되면 공포와 함께 통증을 유발한다. 만성 암성 통증은 통증, 불안, 공포, 통증의 연결된 순환관계를 가장 잘 표현한다.

A. 숫자 표시 측정도구(numerical scale; NRS)

0	1	2	3	4	5	6	7	8	9	10
통증 없음	→									극심한 통증

B. 범위 표시 측정도구(categorical scale)

통증이 없음(0)	경도 통증(1~3)	중등도 통증(4~6)	심한 통증(7~10)

C. 표정 표시 측정도구(pain faces scale)

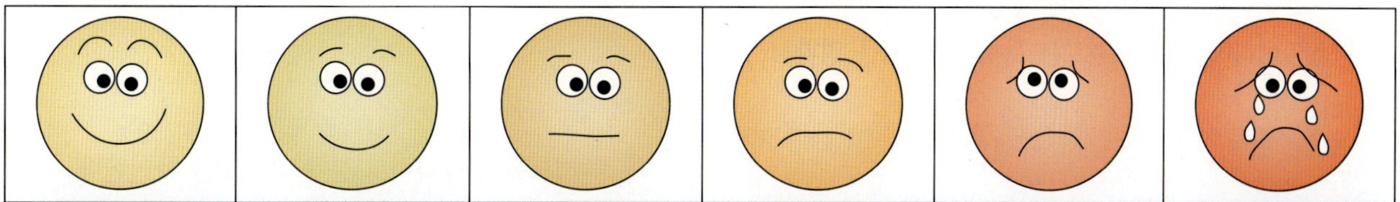

통증이 없다.	조금 아프다.	아프다.	많이 아프다.	매우 아프다.	상상할 수 있는 가장 심한 정도로 아프다(꼭 울어야 할 필요는 없음).

그림 12-6. 통증 측정도구.

피로, 불안, 죽음에 대한 공포, 분노, 무력감, 사회적 고립감, 역할 변화, 독립성 감소, 과거 경험에 따라 통증에 반응하는 정도는 다르다. 충분한 휴식과 수면, 전환(diversion), 기분전환, 공감, 항우울제, 항불안제, 진통제와 같은 약물 사용에 의해 통증은 조절이 된다.

불충분한 통증의 조절은 주로 통증 사정과 약물 사용에 대한 이해의 부족과 오해에 의해 발생한다. 효과적인 암성 통증의 조절은 신체적, 심리적, 환경적, 영적 요인을 포함한 철저하고 객관적인 통증 사정에 의해 좌우되므로 다학제 간 팀의 접근이 필요하다.

WHO에서는 암성 통증을 조절하기 위해 3 step을 사용하도록 권장한다.

진통제는 환자의 통증 정도에 따라 선택된다. 비마약성 진통제(아세타미노펜)는 경증 통증에 사용된다. 약한 마약성 진통제(코데인)는 중증도 통증에, 강력한 마약성 진통제(모르핀)는 심한 통증에 사용된다. 통증이 증가하게 되면 통증이 조절될 때까지 진통제의 용량을 증가시킨다. 보조약물도 효과적인 통증조절을 위해 사용한다. 보조약물요법에 사용되는 종류는 항구토제, 항우울제, 항불안제, 항경련제, 국소마취제, 방사선의약품(radioactive agent: 골암의 진통조절에 사용), corticosteroids이다.

통증의 예방 및 줄이는 것은 불안을 감소시키고 통증주기를 멈추게 한다. 처방된 통증약의 규칙적인 복용과 돌발성 통증을 감소시키기 위한 약의 복용이 중요하다.

암성 통증을 조절하기 위해 다양한 약물, 비약물요법 선택이 가능하다. 간호사는 환자와 가족이 능동적인 역할을 감당할 수 있도록 교육을 제공하고, 마약성 진통제의 사용에 대한 오해와 공포를 교정할 수 있도록 도와준다. 불충분한 통증조절은 고통, 불안, 공포, 부동, 고립감, 우울을 유발한다.

충분한 통증조절의 목적은 기능의 최적화와 삶의 질을 극대화하는 데 있다.

(1) 통증의 분류

가. 급성/만성 통증(Acute/Chronic pain)

급성 통증은 명확한 통증의 원인이 있으며 수일 혹은 수주 내로 회복이 된다. 만성 통증은 쉽게 병리적 기전을 설명할 수 없으며, 그 유병 기간도 다양하다.

나. 침해수용 통증(Nociceptive pain)

침해수용 통증이란 침해수용체에 기계적, 화학적, 열 자극 등이 가해지면서 생기는 통증으로 정상 신경경로를 따라 뇌에 전달된다. 체성 통증과 내장성 통증으로 구분된다.

① 체성 통증(Somatic pain)

피부, 뼈, 근육과 관련이 있으며 주로 국소적이다. 통증의 양상은 예리하고 칼로 찌르는 듯하며, 위치를 명확히 알 수 있다.

② 내장성 통증(Visceral pain)

자율신경계에 의해 지배되는 위장관과 같은 내장기관에 발생하는 통증으로 조이거나 쥐어짜는 듯하며, 넓고 지속적인 둔한 통증이다. 통증 부위를 구체적으로 알기 어렵다.

다. 신경병증 통증(Neuropathic pain)

신경세포나 척수기전(spinal cord processing)이 손상되어 발생하는 통증이다.

(2) 통증의 평가

암환자에게서 통증은 제5활력징후로, 통증은 응급상황과 유사하므로 환자의 자발적 말에 의존함과 동시에 포괄적인 평가를 시행하여야 한다. 통증의 원인을 알고 치료하는 것이 중요하지만, 통증관리를 미루는 것은 적절하지 않다. 통증조절의 실패는 환자와 보호자에게 심리적, 정신적으로 좋지 않은 영향을 줄 수도 있다. 환자에게서 통증의 위치, 양상, 연관통, 악화 또는 완화 요인, 강도, 지속적인지 돌발성인지, 얼마나 오래 지속되는지, 환자에게 어떤 의미를 주는지 등을 평가해야 한다.

a. 통증의 위치

통증의 위치(positon)를 기록한다.

b. 통증의 병리

통증이 암과 직접적으로 관련이 있는지 여부, 또는 치료와 관련이 있는지 여부에 대한 평가를 구분하여 통증의 병리를 명확히 한다.

c. 통증의 악화 또는 완화 요인

통증의 악화 또는 완화 요인을 확인한다.

d. 통증의 강도

통증 정도를 정량화하고 통증의 빈도를 확인한다.

e. 지속시간

(3) 통증조절의 약물요법

가. 마약성 진통제

마약성 진통제(opioid)는 중등도 통증에서 중증 통증을 관리하기 위한 주요 약물이다. 중추신경계에서 아편수용체와 결합하여 상위 뇌중추로 가는 통증자극의 전달을 차단한다(표 12-6).

나. 부작용

① 변비

마약성 진통제의 가장 흔한 부작용이다. 아편수용체가 위장관수용체와 결합하면 장운동이 감소하고 위가 비워지는 시간이 지연되어 변비를 일으킨다. 변비의 예방은 마약성 진통제가 투여된 때부터 시작되어야 하며, 마약성 진통제 투여를 하는 동안 계속 진행되어야 한다.

예방하기 위하여 약한 정도의 변 완화제를 일정한 간격으로 투여하고, 수분과 식이섬유 섭취를 증가한다.

② 오심, 구토

오심과 구토는 뇌의 화학수용체 유발 영역(chemoreceptor trigger zone; CTZ)이 약물에 의해 자극되어 발생한다.

표 12-6 마약성 진통제 종류

분류	약제*	비고
순수 작동제	Morphine Oxycodone Hydromorphone Hydrocodone Fentanyl Codeine Tramadol	Pethidine: 만성 암성 통증 치료에 사용 금지
부분 작동제	Buprenorphine	
혼합형 작동-길항제	Pentazocine, Butorphanol, Nalbuphine	만성 암성 통증 치료에 사용 금지

*약물 상호작용

1. Morphine, hydromorphone: 간에서 1상 대사반응을 거치지 않아 약물 상호작용 적음
2. Morphine, hydromorphone 이외의 약제: 간기능 저하 시 주의 및 약물 상호작용 주의
   - 병용 시 마약성 진통제 부작용 증가: Azole계 약물, macrolide, omeprazole, antiviral agent, tyrosine kinase inhibitor, grapefruit juice
   - 병용 시 마약성 진통제 효과 감소: Corticosteroid, carbamazepine, phenytoin
3. Codeine, oxycodone, hydrocodone: Fluoxetine, haloperidol, cimetidine과 병용 시 진통 효과 감소 주의

마약성 진통제와 관련된 오심, 구토는 며칠 내로 줄어든다.

체위 변경은 천천히 시행하며, 적절한 수분섭취와 항구토제를 투여한다.

③ 호흡부전, 진정(졸림)

호흡부전은 드물게 나타나지만 가장 위험한 부작용이다. 나이가 많거나 다른 마약성 진통제를 병용하여 사용 시 발생 가능성이 증가한다.

진정(졸림)현상은 마약성 진통제를 처음 사용하는 사람이 경험할 수 있다. 용량을 증가할 때도 발생하기도 하나 곧 증가된 용량에 적응이 되기도 한다.

용량을 천천히 증가하며, 호흡 양상을 확인한다.

④ 가려움증, 요정체

가려움증은 몰핀에 알레르기 반응이 있는 경우 발생하며 항히스타민제 투여로 감소할 수 있다.

경막외로 주입 시 요정체가 발생할 수 있다. 필요시 도뇨를 시행할 수 있다.

다. 보조 진통제

보조 진통제(adjuvant analgesics)는 통증 완화보다 다른 기본 작용이 있으면서 통증이 있는 상황에서 진통제로 작용하기도 한다.

① 비스테로이드성 소염제(NSAIDs)

염증이나 손상 시 통증 수용체의 감각을 증가시키는 prostaglandin D라는 효소의 생산을 하는 cyclooxygenase(COX)를 억제함으로써 작용한다.

진행성 염증이 있거나 골이나 연조직 내 손상 같은 염증으로 인한 통증이 있을 경우에 사용한다. 진통 목적으로 사용하는 경우는 소염 목적으로 사용할 때보다 적은 용량으로 사용한다.

② 아세트아미노펜(Acetaminophen)

소염작용은 없다. 간에서 대사되므로 간에 독성을 일으킬 수 있어서 단기간 사용 시 6g 이상 복용하거나, 장기간 사용하는 경우 4g 이상 복용하지 않는 것이 좋다.

③ 삼환계 항우울제(TCAs), 항경련제

신경병증 통증관리에 효과적이다. 삼환계 항우울제를 진통제로 사용 시 항우울제로 사용할 때보다 용량이 훨씬 적다.

항경련제는 갑작스런 발작성 신경통증의 치료에 효과적이다.

라. 통증조절의 원칙(그림 12-7)

① 평가(Assessment)

통증의 본질을 파악하며[침해 수용(nociceptive), 신경병증(neuropathic)], 개인적으로 통증을 느끼는 정황을 파악한다. 환자가 호소하는 통증의 정도를 신뢰한다.

② 관리(Management)

통증의 기저 원인을 진단하고 치료하는 동안에도 진통제를 투여하며, 위약(placebo)을 사용하지 않도록 한다.

③ WHO 진통제 사다리(WHO analgesic ladder)를 이용하여 투여

진통제의 선택은 통증 정도에 따라 다르며, 비마약성 진통제는 모두 천정 효과가 있다. 마약성 진통제는 경구 복용이나 직장내 투여 시 60~90분 후, 피하나 근육 주사의 경우 30분 후, 정맥내주사 시 6분 후에 최대 효과와 최대 혈장 농도에 도달한다.

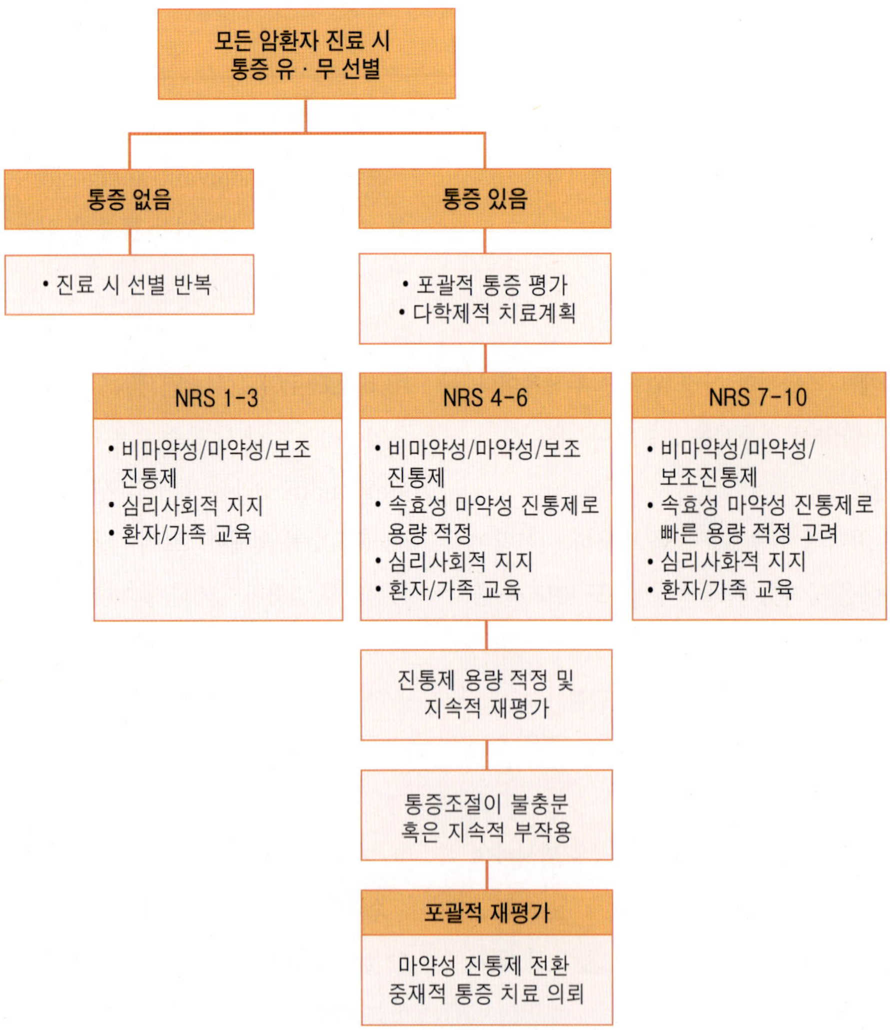

그림 12-7. 암성 통증관리 알고리즘.

④ 마약성 진통제 용량(Opioid dosing)

마약성 진통제를 투여할 때 일반적으로 경구 복용이 가장 덜 침습적이고 가장 편한 경로이다. 통증이 지속되면 속효성 마약성 진통제를 4시간마다 투여하며, 24시간이 지나도 통증조절이 안 되면 이전 24시간 동안 사용한 총용량만큼 투여하거나, 통증이 경증 또는 중등도일 경우 25~50% 올리고, 중증의 경우 50~100% 올린다. 지속적인 통증이 조절되면 환자의 순응도를 높이기 위해 지속성 제제로 바꿔 정규 투여를 한다.

⑤ 돌발성 통증(Breakthrough pain)

돌발적 통증에 대한 용량은 마약성 진통제의 24시간 용량의 5~15%를 사용하며, 투여 간격은 투여 경로에서 최대 혈중 농도(Cmax)에 도달하는 시간과 같다.

PO/PR ≈q 1 h
SC/IM ≈q 30 min
IV ≈q 10~15 min

일부 마약성 진통제의 대사산물은 소변으로 배출될 때까지 활성화 상태를 유지하기 때문에 소변이 감소할 때에는(탈수, 신기능부전, 임종하는 환자) 투여량을 조절한다.

⑥ 피해야 할 마약성 진통제(Opioids to avoid)

Meperidine은 지속적으로 사용하는 것으로 추천되지 않는데, 그 이유는 대사산물인 normeperidine의 축적에 의한 부작용 위험이 많기 때문이다.

⑦ 중독, 내성, 신체적 의존성(addiction, tolerance, physical dependence)에 대한 잘못된 신념

통증조절에서 마약성 진통제를 사용하는 것이 중독을 야기할 수 있다는 일반적인 생각은 적절한 통증조절을 방해하는 잘못된 믿음이다.

중독은 복잡한 현상이다. 중독의 특징은, 약물에 대한 심리적인 의존 및 유해성에도 불구하고, 강박적이고 지속적으로 약물을 사용하는 행위적 증후군이다. 진짜 중독과 부적절한 통증조절에 의한 가짜 중독, 행동적·가족적·정신적 장애, 범죄의 의도를 가진 약물 사용을 구분하여야 한다. 마약성 진통제는 중독과 관련된 심리적인 의존을 일으키지 않는다.

약물 사용량이 증가할 때에는 약물 내성보다는 주로 질병 악화를 의심해야 한다.

신체적인 의존은 외부에서 주어지는 마약성 진통제가 있을 때 나타나는 신경생리적인 변화의 결과이다. 신체적인 의존이 생긴 후에 마약성 진통제를 끊는 것은 일시적인 금단 증상을 야기할 수 있으며 이는 중독과는 다르다.

마. 간호중재

간호사는 약물, 비약물적 중재를 통하여 환자의 통증을 줄이는 데 도움을 주어야 하며 이러한 중재요법의 효과를 확인하고 부작용이 발생하는지 감시하여야 한다. 환자의 병력과 진통제 사용에 대한 신념도 사정하여야 한다.

7) 암환자의 심리사회적 문제

암을 진단받는 것은 인생에서의 위기이므로 암치료에서 환자의 심리사회적 지지는 매우 중요한 측면이다. 암환자가 경험하는 두려움은 외모의 변화, 의존, 관계의 파괴, 통증, 쇠약, 경제적 손실, 죽음 등이다. 대처 유형으로는 화, 부정, 거래, 우울, 무력감이 있다.

(1) 죽음에 대한 심리적 반응

퀴블러 로스(Kübler Rose)는 죽어가는 환자를 통하여 다음 5단계를 거쳐서 죽음에 이른다고 하였다. 그러나 모든 사람에게 반드시 이 단계가 순차적으로 나타나는 것은 아니며, 알폰소 데켄(Alfons Deeken) 신부는 6번째 단계를 제기하기도 하였다.

가. 제1단계: 부정

임종에 가까운 환자가 가장 먼저 경험하는 것이 부정이

다. 이러한 반응은 환자가 자신의 병이 죽음에 가까이 있음을 알 때 나타나며 '나에게는 이런 일이 나타날 수 없어', '진단이 잘못되었을 거야'와 같은 생각으로 여러 병원을 방문하기도 하며 검사 결과를 믿지 않으려는 경향과 '내가 그런 병에 걸릴 수는 없어'라는 생각으로 치료를 거부하기도 한다.

간호사는 환자가 이러한 부정의 시간이 있다는 사실을 이해하고, 자신의 병에 대하여 현실적인 견해를 갖도록 도와주어야 하며, 대화를 경청해서 환자가 사실에 직면하도록 돕는다.

나. 제2단계: 분노

환자는 '왜 하필이면 나야' 하면서 자기 자신에게, 가족 혹은 치료자 및 간호자에게, 심지어 자신이 믿는 신에게도 분노의 감정을 표현하게 된다.

이때 간호사와 가족은 환자를 감당하기 어려운 상황에 처하기도 한다. 환자는 자신의 감정을 감당하기 어려워 타인에게 떠넘기려 하고, 투약 및 치료를 거부하기도 한다. 환자에게 분노를 표현하게 하고 이해해 주는 것이 필요하다. 환자가 타인에게 이해와 관심을 받으며 시간을 보낸다면 분노가 줄어들 것이다.

다. 제3단계: 타협(협상)

자신에게 다가오는 죽음을 늦추어 더 살고 싶어하는 단계이다. 이 단계는 비교적 짧고 분노 후에 오게 된다. 이 타협은 대개 절대자, 자연과 타협하는 것이다. 간호사는 환자의 말과 태도를 경청하고 가벼운 말, 즉 "그건 당신의 잘못이 아니에요. 다 잘될 거예요." 등은 피하는 것이 좋다. 짧은 과정이므로 다음 단계로 진행이 된다.

라. 제4단계: 우울

우울은 부정, 분노, 타협의 단계가 끝나고 찾아오며, 신체 증상인 식욕상실, 수면장애, 피로 등이 초기 단계에서 나타나고 무력감으로 발전한다.

이는 다음의 네 가지 경우에 나타난다.

① 회복 가망이 없음을 알 때,
② 외과적 치료, 항암치료, 방사선 치료 등으로 입원이 지속될 때,
③ 증상이 진행되고 몸이 현저히 쇠약해질 때,
④ 초연한 자세와 무감동, 분노와 격정이 극도의 상실감으로 바뀔 때 심한 우울증에 빠진다.

수술 등에 의한 신체 부분의 손상, 자신이 타인에게 의존해야 할 때 오는 반작용적 우울과 슬픔, 절망 등으로 인하여 오는 예비적 우울이 있다.

이 단계에서 환자는 조용히 있기를 원하며 울기도 한다. 환자가 슬퍼할 때 곁에 있어 주고, 감정 표현을 필요로 할 때 귀담아들어 준다.

마. 제5단계: 수용

우울 단계에서 도움을 받아 다음 단계인 수용에 이른다. 죽음 자체를 피할 수 없는 사실을 받아들이며, 먼 여정을 떠나기 전에 마지막 휴식을 갖고 싶어한다. 주변 사람들은 환자가 혼자가 아니고 버림받지 않았음을 깨닫게 해 주며, 여전히 소중한 존재임을 느낄 수 있게 해 준다. 미래의 알지 못하는 곳을 향하는 데 희망을 가지게 하고, 자신을 계획하며 실행하도록 해 주어야 한다.

수용 이후에도 우울과 타협, 분노, 부정의 단계가 반복될 수 있다.

알폰소 데켄 신부는 제6단계를 희망의 단계로 보았는데, 평온한 마음과 자세를 가지며 영생(eternal life)을 믿고 죽음 이후의 새로운 삶을 희망하는 것이다.

(2) 죽음에 대한 사회적 지지

가. 사회적 지지의 목적

임종에 직면한 환자와 가족의 심신 충격과 관련된 위기에 관하여 사회심리적 영향을 이해하고 이를 지원하며 미래를 계획하도록 돕는 것이다.

나. 사회적 지지 유형

① 환자와 가족에게 정보와 원조를 제공한다.

② 지역사회 자원을 연결한다.

③ 임상 상담과 치료를 통하여 정서적 안정과 평형을 유지 제공한다.

④ 필요한 환경을 조성한다. 사회적 지지와 적응의 강화와 조정 등을 위한 프로그램을 적용한다.

⑤ 지역사회의 자원복지를 활용한다. 치료요법, 봉사자 등을 체계적으로 관리 운영하여 환자에게 도움을 준다.

⑥ 지역사회 호스피스 연계망을 구축하여 암환자의 삶의 주기에서 겪는 다양한 고통과 요구에 대해 최소한의 비용으로 최대 효과를 제공한다.

8) 암환자 건강문제 관련 연구

간호연구 1

암환자의 통증 완화에 사회심리적 중재의 효과를 밝히기 위해, 1980년부터 2012까지 한국어로 발표된 논문 8개와 2002년부터 2012년까지 영어로 발표된 논문 10개를 메타 분석하였다. 연구결과 사회심리적 중재는 암환자의 통증관리에 효과가 있는 것으로 지지되었다.

오복자, 한숙정 (2013). 심리사회적 중재가 암환자의 통증 완화에 미친 효과: 메타분석. 대한간호학회지, 43(5), 658-668.

9) 호스피스 간호

(1) 호스피스의 정의

호스피스는 죽음을 앞둔 말기 환자와 그 가족을 사랑으로 돌보는 행위이다. 환자가 남은 생을 자존심을 지키고 인간으로서의 존엄성을 가지면서 높은 최상의 삶의 질을 유지하며 마지막 순간을 평안하게 맞이할 수 있도록 신체적·심리적·영적으로 도움을 주는 간호이며, 사별 가족에게는 고통과 슬픔을 경감시키기 위한 총체적인 돌봄(holistic care)을 뜻한다.

(2) 호스피스 철학

호스피스 철학은 다음과 같이 정의할 수 있다.

- 말기 환자와 임종 환자 그리고 그 가족을 포함하여 돌본다.
- 남은 생을 가능한 한 편안하게 해 주고 충만한 삶을 살도록 한다.
- 삶을 긍정적으로 받아들이며 죽음 또한 삶의 일부분으로 자연스럽게 받아들이도록 한다.
- 호스피스는 삶을 연장시키거나 단축시키지 않는다.
- 환자와 그 가족의 요구에 부응하도록 가능한 한 모든 자원을 이용하여 사회, 심리, 영적 요구를 충족시켜 죽음을 준비하도록 한다.

(3) 우리나라 호스피스의 역사

1965년 마리아작은자매회(호주) 수녀들이 강릉 갈바리의원을 개설한 후 임종자들의 간호를 시작한 것이 한국 호스피스의 시초였다. 가톨릭대학교 성모병원에서 1981년 호스피스 모임이 시작되어 1988년 호스피스 병동이 10병상 개설되어 현재에 이르고 있다. 1990년경 우리나라 50여 기관에서 호스피스를 주관하면서 한국호스피스협회가 설립되었고, 1998년 7월 한국호스피스완화의료학회가 창립되어 의료계에 호스피스 완화 의료가 정착되기 시작하였다. 현재는 2016년 기준 전국 69개 호스피스 기관에서 국가인증기관으로 호스피스 환자 입원 돌봄과 가정 호스피스 자문형 호스피스 등의 활동을 하고 있다.

(4) 호스피스 유형

가. 독립형 호스피스

독립된 건물에서 호스피스만을 별도로 운영하는 기관이며 여러 장소와 기관의 의뢰로 환자의 연계가 용이한 장점을 갖고 있다.

나. 병원 내 병동형 호스피스

병원 내에 확보된 별도의 병동에서 호스피스를 운영하는

유형이다. 의료 시스템, 의료인력, 병원 내 병동 환자를 연계하여 돌볼 수 있는 장점을 갖는다.

다. 가정 호스피스

환자의 가정을 방문하여 돌보는 형태이며, 세계적으로 널리 이용되고 있는 방법이다. 경비가 적게 들고 환자는 익숙한 자신의 집에서 케어를 받을 수 있다.

라. 자문형 호스피스

병원 내에서 호스피스 팀을 구성하여 이들이 일반 병실에 있는 환자를 간호하는 유형이다.

마. 주간 보호 호스피스

가정에 있는 대상자가 아침에 왔다 저녁에 가정으로 돌아가는 통원식 유형이다. 낮에 환자가 혼자 집에 있을 경우 돌보아 주는 낮 돌봄 유형이다.

(5) 호스피스의 원칙과 표준

미국 병원합동평가위원회에서 제정한 호스피스 원칙과 표준은 다음과 같다.

- 환자와 가족은 호스피스 간호의 한 단위이다.
- 호스피스 활동은 전문직 팀에 의해 이루어진다.
- 호스피스는 가정간호를 제공한다.
- 호스피스는 입원 환자 간호를 제공한다.
- 호스피스는 의무기록을 문서화, 보관한다.
- 호스피스는 통제기관이 있어야 한다.
- 호스피스는 관리 및 행정적인 업무를 유지해야 한다.
- 호스피스는 자원 이용의 재검토를 해야 한다.
- 호스피스는 질 보장(quality accountability) 제도가 확립되어야 한다.

(6) 호스피스 대상자 선정 기준

- 암으로 진단 받은 자이며 호스피스 간호가 필요한 자
- 의사로부터 6개월 정도 살 수 있다는 진단을 받은 자
- 의사의 동의서와 의뢰서로 의뢰된 자
- 환자와 가족이 의사 진단을 받아들이고 예후를 논의한 후 통증 및 증상 완화를 위한 비치료적인 간호를 받기로 결정한 자
- 가족이나 친지가 없어 호스피스의 도움이 필요하다고 선정된 자
- 의식이 분명하고 의사소통이 가능한 자
- 수술, 항암요법, 방사선요법을 시행하였으나 더는 의학적인 치료 효과를 기대하기 어려운 환자

(7) 호스피스 팀

호스피스 팀은 조정자가 팀 구성을 하여 중재 역할을 감당한다.

호스피스 팀의 전문가 팀 구성원은 조정자, 호스피스 전문간호사, 호스피스 간호사, 의사, 사회사업가, 사목자, 약사, 영양사, 치료사(심리치료, 물리치료, 작업치료, 언어치료, 예술치료, 음압치료)이고, 비전문가 팀 구성원은 환자, 가족, 자원봉사자이다. 팀 구성원은 반드시 팀 회의에 참석하여 정기적인 회합으로 효과적인 팀 운영을 하여야 한다.

(8) 죽음의 견해

가. 죽음의 정의

① 임상적 죽음: 호흡, 뇌활동, 심장이 정지된 상태이다.

② 뇌사: 대뇌의 신피질을 비롯 소뇌, 중뇌, 뇌간의 모든 활동이 불가역적으로 정지된 상태이다.

③ 생물학적 죽음: 임상적 죽음 후 필연적으로 나타나는 것으로 유기체의 와해라 할 수 있다.

④ 사회적 죽음: 자신과 주위의 자극에 대하여 무의식의 반응 상태에 있는 인간으로, 불가역적인 심한 뇌손상이 있으나 능동적인 뇌파 활동과 지속적인 상태가 연속된다.

나. 생의 주기로 본 죽음의 개념 발달

① 영·유아기: 죽음을 병의 일부로 생각한다.

② 취학전기: 죽음을 이해하지 못하고 정서적 분리와 공포

의 감정을 갖는다.

③ 학령기: 초등학교 2학년까지는 죽음이 추상적이나 고학년이 될수록 죽음은 헤어짐이고 영영 오지 않는 곳으로 간다는 분리, 이탈의 개념을 갖는다.

④ 청소년기: 죽음은 인생의 패배라고 생각하여 분노와 죄의식, 열등감이 따른다.

⑤ 청·장년기: 지금까지 이룬 것을 잃는 것에 대한 허무감, 허탈, 좌절에 빠진다.

⑥ 중년기: 삶의 허무감, 두려움, 남아 있는 자에 대한 걱정이 나타난다.

⑦ 노년기: 죽음을 받아들이고 준비하거나 수용한다. 또는 삶의 애착을 갖는다.

(9) 사별 가족 간호

가. 사별의 정의

사별은 죽음을 통하여 가까운 사람의 상실을 가진 상태를 말하며, 슬픔은 상실에 의해 초래되는 개개인의 총체적(신체, 심리, 사회적) 반응이고, 애도는 사별에 대한 개인의 생각과 느낌을 표현하는 것으로 문화·사회적 배경에 영향을 받는다.

나. 사별의 단계

① 사별 전 단계

예견된 슬픔을 겪는 단계이다. 사별로 인한 슬픔은 상실의 예상부터 시작된다.

② 초기 단계:

사별의 첫 단계로, 충격으로 멍한 상태이다. 무감각, 불신, 부당함 등의 반응이며 급성 슬픔의 기간이다.

③ 중간 단계

고통에 직면하는 단계이다. 절망과 우울의 시기로 대체로 몇 달간 지속된다. 내면이 고통스러운 시기이다.

④ 적응 단계

재적응하고 슬픔에서 회복되는 단계이다.

(10) 연명치료 중단에 대한 지견

가. 호스피스완화의료동의서

2011년 암 관리법이 개정되면서 말기암 환자, 완화의료에 대한 정의를 내리면서 말기암 환자로서 본인이 완화의료를 희망하는 자로 규정하였다(제2조).

나. 사전연명의료의향서

기관은 사전연명의료의향서(그림 12-8) 작성자에게 다음 사항을 충분히 설명하여야 한다.

① 연명의료 시행 방법 및 연명의료 중단 등 결정 사항
② 호스피스의 선택 및 이용에 관한 사항
③ 사전연명의료의향서의 효력, 효력 상실
④ 사전연명의료의향서의 작성, 등록, 보관
⑤ 사전연명의료의향서의 변경 철회
⑥ 그 밖에 보건복지부령으로 정하는 사항

■ 호스피스·완화의료 및 임상과정에 있는 환자의 연명의료결정에 관한 법률 시행규칙 [별지 제6호서식] 〈개정 2018. 2. 2.〉

사전연명의료의향서

※ 색상이 어두운 부분은 작성하지 않으며, [ ]에는 해당되는 곳에 √표시를 합니다.

등록번호		※ 등록번호는 등록기관에서 부여합니다.	
작성자	성명		주민등록번호
	주소		
	전화번호		
연명의료중단 등 결정 (항목별로 선택합니다)	[ ] 심폐소생술		[ ] 인공호흡기 착용
	[ ] 혈액투석		[ ] 항암제 투여
호스피스의 이용 계획	[ ] 이용 의향이 있음		[ ] 이용 의향이 없음
사전연명의료의향서 등록기관의 설명사항 확인	설명 사항	[ ] 연명의료의 시행방법 및 연명의료중단 등 결정에 대한 사항 [ ] 호스피스의 선택 및 이용에 관한 사항 [ ] 사전연명의료의향서의 효력 및 효력 상실에 관한 사항 [ ] 사전연명의료의향서의 작성·등록·보관 및 통보에 관한 사항 [ ] 사전연명의료의향서의 변경· 철회 및 그에 따른 조치에 관한 사항 [ ] 등록기관의 폐업·휴업 및 지정 취소에 따른 기록의 이전에 관한 사항	
	확인	년 월 일 성명	(서명 또는 인)
환자 사망 전 열람 허용 여부	[ ] 열람 가능	[ ] 열람 거부	[ ] 그 밖의 의견
사전연명의료의향서 보관방법			
사전연명의료의향서 등록기관 및 상담자	기관 명칭		소재지
	상담자 성명		전화번호

본인은 「호스피스·완화의료 및 임종과정에 있는 환자의 연명의료결정에 관한 법률」 제12조 및 같은 법 시행규칙 제8조에 따라 위와 같은 내용을 직접 작성하였습니다.

작성일 년 월 일

작성자 (서명 또는 인)

작성일 년 월 일

작성자 (서명 또는 인)

그림 12-8. 사전연명의료의향서 사본.

CHAPTER

13 유방, 생식기계 대상자 관리

1. 유방질환 대상자 간호

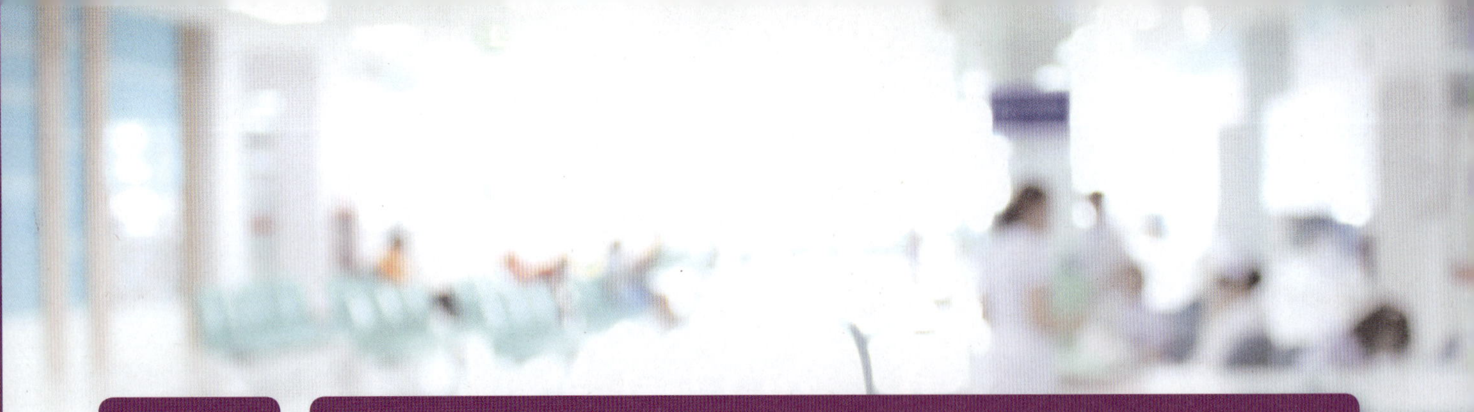

1 유방질환 대상자 간호

학습목표

1. 유방의 신체 사정을 수행한다.
2. 유방질환(유방암)의 병태생리를 설명한다.
3. 유방질환의 증상과 징후를 설명한다.
4. 유방질환 대상자의 간호문제에 적절한 간호진단을 도출하고 우선순위를 결정한다.
5. 유방질환의 간호문제에 대한 간호중재를 수행한다.
6. 유방암 간호문제의 장·단기 목표에 따른 간호수행의 결과를 평가한다.
7. 유방절제술 대상자의 수술 전·후 간호를 수행한다.

용어

- 미세바늘흡인(fine-needle aspiration; FNA)
- 배란(ovulation)
- 월경(menstruation)
- 유방(breast)
- 유방암(breast cancer)
- 유방자가검진(breast self examination; BSE)
- 유방재건술(reconstructive surgery of breast)
- 유방절제술(mastectomy)
- 유방 촬영술(mammography)
- 폐경(menopause)

1) 여성의 생식기, 유방 해부생리

(1) 구조

가. 생식기

여성의 생식기는 외부와 내부 구조로 구성된다. 외음(vulva)이나 외음부(pudendum)라는 용어로도 쓰이는 외부 구조는 성적 자극에 중요한 역할을 하고 외부물질로부터 신체를 보호하는 장벽의 역할을 한다. 여성의 외음부 구조는 치구, 대음순, 소음순, 음핵, 전정구, 전정으로 구성된다. 회음은 전정의 뒤쪽을 말하며 전정과 항문 사이에 위치한다.

여성의 생식 구조 내부는 생식세포 또는 난자를 생산하고 방출하며 난자를 임신 가능한 장소로 운반하고, 착상, 성장 및 영양소를 전달하기에 적절한 환경을 제공한다.

난소는 여성의 성선으로 여성 생식세포와 호르몬(estrogen, progesterone)을 생산한다. 2개의 난소는 골반에 위치하는데 하나는 자궁의 한쪽이나 난관의 아래에 위치한다. 난소는 광인대의 표면 후측에 있고, 현수인대(골반 측면)와 자궁-난소인대(자궁 쪽)에 의해 지지된다. 각각의 난소는 거의 아몬드 크기, 모양 및 무게와 비슷하다. 어린 소녀의 난소는 부드러우며 나이가 먹을수록 단단해진다.

난소는 여러 발달 단계를 지나면서 주변의 세포와 함께 난소여포를 구성한다. 각각의 여포는 성숙하는 난자를 보유하는데, 이는 기관 지지 조직 안에서 자라고 성숙하기 때문에 풍부한 혈액과 림프액을 공급받게 된다. 하나의 성숙한 여포(성숙한 난자와 그 주변의 세포)는 에스트로겐호르몬을 방출하는 내분비선이다. 태어날 때는 각각 난모세포(말기 단계의 난자)를 포함하고 있는 수백만 개의 난포가 존재한다. 난포는 기능적인 생산 능력이 시작되는 시점인 사춘기에 접어들면서부터 점차 감소하게 되며 이는 폐경기에 이르면 사라진다.

황체는 선체(geandular)로 프로게스테론과 에스트로겐 호르몬을 생성한다. 이것은 배란 이후 그라프난포(Graafian follicle)에서부터 발달한다.

2개의 난관은 자궁을 난소로 연결하고 일반적으로 수정이 이루어지는 장소이다. 난관은 난자를 자궁으로 운반한다. 각각의 난관의 길이는 10cm 정도이다.

자궁은 골반강의 약간 아래, 난관 사이, 대부분 질의 오른쪽에 위치한다. 보통의 자궁은 모든 방향으로 움직일 수 있지만, 여러 인대와 골반층에서 체강에서 정상적인 위치를 유지한다. 주인대(lateral cervical)는 골반벽, 자궁경부, 질 사이를 지나며 자궁경부 외층의 대부분을 차지한다. 원인대는 외음부에 자궁, 나팔관 바로 아래까지 펼쳐 있다. 만약 이들 인대가 약하면 자궁이 질 쪽으로 탈출하기 쉽다.

자궁은 3개의 기능적인 층인 (1) 자궁복막층(parametrium: 자궁을 덮고 있는 얇은 복·근막), (2) 자궁근층(myometrium: 근육층은 3층으로 이루어지는데 주로 불수의근으로 이루어짐), (3) 자궁내막[endo-metrium: 자궁의 안쪽을 따라 존재하는 점막층, 2/3의 우수한 자궁내막(endometrium)이 주기적으로 호르몬에 반응함, 임신된 난자는 자궁내막에 착상함, 만약 난자가 수정되지 않는다면 자궁내막의 기능층(endometrial lining)이 월경 때마다 탈락]으로 이루어진다.

질은 근육막성 관이며 자궁을 외생식기와 이어 준다. 질벽 안쪽의 점막은 벽에 약간의 주름(rugae)을 접어 측면을 위쪽으로 확장시킨다. 이러한 주름 양상은 질의 탄력성과 함께 질을 크게 확장 가능하도록 한다. 직장은 질의 아래쪽 2/3 후반부에 있다. 질의 부드러운 주름 양상과 탄력성은 폐경기와 폐경기 이후에 감소한다. 또한 질은 요도와 직장의 분비물에 의해 잘 감염된다.

나. 골반 혈액공급, 신경지배, 림프배액

① 혈액공급

외부생식기의 가장 중요한 혈액공급은 내장골(hypogastric)동맥에서 시작된다. 이 동맥은 골반저, 골반벽, 골반내장에 혈액공급을 위해 나누어진다. 여성의 골반 생식기에 혈액을 공급하는 주요 혈관은 내장골동맥에서 출발한 자궁동맥과 대동맥에서 직접적으로 연결된 난소동맥이다. 자궁동맥은 자궁에 풍부한 혈관층을 제공하며 질에 동맥성 혈액을 공급한다(질 동맥). 난소동맥은 난소, 난관, 자궁에 혈액을 공급한다. 정맥배액은 대략 동맥공급과 유사하다.

② 신경지배

교감, 부교감 자율신경계 둘 다 골반 구조에 자극을 준다. 성적 흥분은 전정부(vestibular bulbs)와 음핵(clitoris)에서의 부교감성 혈관확장에 의해 조절된다. 자궁근층은 오직 교감신경섬유에 의해서만 자극받는다. 회음부는 주로 음부신경에 의해 지배받는다.

③ 림프배액

골반림프계는 혈액공급과 유사한 표재성(superficial)과 심부 체계(deep system)의 풍부한 네트워크이다. 골반림프계와 혈관계의 혼합은 잠재적으로 암의 전이와 관계가 있다.

다. 유방

① 구조

유방은 눈에 잘 띄고 그 크기와 모양이 성적 능력, 여성스러움 그리고 매력으로 받아들여질 수 있기 때문에 인간 문화에서 중요하게 생각된다. 그러나 유방은 이차적인 성징이다. 즉, 생식은 유방이 없이도 이루어질 수 있다는 것이다. 여성 유방의 물리적인 기능은 영아에게 모유를 제공하는 것이다. 수유하지 않는 여성의 유방 평균무게는 150~250g이고, 수유하는 여성의 유방 평균무게는 400~500g이다.

유방의 실질은 관, 엽, 선방 상피조직(ductular, lobular, acinar epithelial structure)으로 구성된다. 유방의 기관 지지조직은 섬유질과 지방질로 이루어져 있다. 유방의 상측방 사분원은 종양이 빈발하는 부분이다. 유방의 한쪽은 12~20개의 엽으로 이루어져 있는데, 이는 선방을 구성하는 소엽으로 하부 구조를 갖는다. 유방엽은 바퀴의 바퀴살처럼 유두 주변에 위치한다. 각각의 엽은 유두 표면으로 각각 연결되어 있는 12~20개의 유관을 통해 분비물을 배액 한다.

늑골의 네 번째 위치해 있는 유두는 유륜(areola)이라고 불리는 착색된 지역으로 둥그렇게 싸여 있다. 에스트로겐은 일정 나이에 이르면 유륜을 착색시킨다. 유륜 상피는 모지선, 한선, 부속유선을 포함한다. 피지선(몽고메리선)은 임신과 수유 기간에 유두에 윤활제 역할을 하기 위해 커진다.

a. 혈액공급

유방에 혈액을 공급하는 2개의 주요 공급원은 측유동맥과 측흉동맥이다. 이 동맥들은 문합을 위한 폭넓은 망을 형성한다. 주요 정맥은 동맥 양상과 같다.

b. 림프배액

일반적으로 림프 경로는 정맥 경로와 같다. 유방의 림프액 배액은 세 가지 유형으로 나뉜다.

- 피부로부터 경피적 또는 표재성 림프액 배액
- 유륜과 유두에서 시작하는 유륜의 림프액 배액
- 심부 선조직으로부터의 선 림프액 배액

림프액 배액 통로와 림프질은 유방암의 예후와 치료에 중요하다. 신경공급은 4~6번째의 늑간 전면과 외측면의 가지에서 파생된다.

② 유방의 기능

유방에 영향을 미치는 신체적인 변화는 다음과 같다.

- 성장과 발달
- 월경주기
- 임신과 수유

에스트로겐과 프로게스테론은 뇌하수체 성장 호르몬인 프로락틴과 코르티코트로핀과 시너지 효과를 내며 유방의 발달과 기능을 유발한다. 유방 발달은 보통 9~16세 사이에 일어나며 4~5년이 걸린다. 에스트로겐은 유방과 관 주위(periductal) 간질조직 발달에 영향을 준다. 프로게스테론은 엽과 선방 구조(lobualr & acinar structure)를 발달시킨다.

폐경 후에 난소는 에스트로겐과 프로게스테론의 생성을 멈춘다. 에스트로겐은 뇌하수체 전엽을 자극해서 부신에서 생성된다. 이런 생애주기 동안 선 요소의 감소 및 세포 위축과 함께 끊임없이 유방 퇴화가 이루어진다.

임신기간에는 에스트로겐과 프로게스테론, 뇌하수체호르몬이 증가하면서 유방혈관계와 투과성을 증가시키고, 유방의 림프를 확장시킨다. 임신이 끝나면 프로락틴은 수유를 가능하게 한다. 프로락틴과 코르티코트로핀은 수유가 지속되도록 한다. 모유를 사출하는 것은 모성의 주관적인 반응과 유아의 기계적인 흡입자극을 포함하는 복잡한 반응과정이다. 흡입은 뇌하수체호르몬인 옥시토신을 혈관 안으로 방출한다. 이것이 유방 선방세포(mammary acini)를 수축하게 하고 모유가 관을 통해 방출하도록 한다.

(2) 여성의 생식

가. 호르몬의 역할

시상하부 분비 요소와 뇌하수체전엽에서 방출되는 FSH, LH의 영향하에 난소는 에스트로겐과 프로게스테론을 생성한다. 이 호르몬들은 다음과 같은 기능을 한다.

- 성적 욕구 자극
- (1) 난소성 변화(난포 발달, 배란, 황체 형성), (2) 임신(수정된 난자의 착상), (3) 월경을 위한 시상하부: 뇌하수체와 자궁의 상호작용
- 그 밖에 부가적인 영향

① 에스트로겐

에스트로겐(estrogens)은 자궁내막(uterine endothelium)과 질 상피(vaginal epithelium)에 주기적인 변화를 가져온다. 에스트로겐은 스테로이드 성분인데, 남성과 여성 모두 부신피질(adrenal cortex)에서 분비되며, 여성의 경우에는 난소와 태반에서도 분비된다. 천연 에스트로겐은 estradiol, estrone, estriol을 포함한다. 낮은 용량의 에스트로겐은 폐경기에 호르몬 대체요법으로서 치료적으로 사용된다.

에스트로겐의 주 작용은 사춘기에 일어나며, 유방 발달(지방세포의 축적, 착색), 외음부에서의 지방 축적, 치골, 액모의 성장, 골반골성장과 확장, 장골 골단의 결합, 질상피(vaginal epithelial)의 변화 그리고 일반적인 성장이다. 생리에 대한 호르몬의 작용은 뒤에서 논의하기로 한다.

에스트로겐이 어떻게 다른 내분비계와 상호작용하여 생리작용을 일으키는지는 정확하게 알려져 있지 않다. 그러므로 에스트로겐 대체요법이 폐경기에 호르몬을 대체하는지, 아닌지는 연구 중에 있다. 골다공증은 성인 여성의 에스트로겐 부족과 연관이 있다.

② 프로게스테론

프로게스테론(progesterone)은 자궁내막이 수정란을 받아들이고, 착상하도록 준비하게 하는 스테로이드계 호르몬이다. 또한 이것은 태반(발달 중인 태아에게 영양을 공급하는 자궁 안에 있는 해면질의 구조)과 유선을 발달시킨다.

프로게스테론은 절박유산, 월경불순이나 무월경증과 같은 월경의 문제를 치료하기 위해 치료적으로 사용된다. 프로게스테론은 뇌하수체전엽호르몬인 황체형성호르몬(luteinizing hormone; LH)의 조절하에 태반과 황체에서 분비된다. 프로게스테론은 나트륨과 수분의 균형을 조절하는 데에 약간의 역할을 한다. 또한 질소균형, 유방 기능, 월경의 배란 후기 동안 체온을 1℃ 올리는 온도조절 기능 등에도 영향을 미친다.

나. 초경

인생에서 월경의 시작(menarche)은 생리적·심리적·사회적으로 획기적인 사건이다. 자신에게 일어나고 있는 신체 변화에 대해 앎으로써 갖는 심리학적 지지와 자기 보호에 대한 지식은 이 시기의 어린 소녀에게 필수적이다.

미국에서 초경의 평균연령은 12.8세이다. 초경은 9~16세 사이에 일어나는 유방발달과 같은 특징적인 신체 변화보다 선행하여 일어나게 한다.

초경이 시작되는 나이는 유전적 요인에 영향을 받는다. 초경의 지연은 낮은 영양상태, 격렬한 운동(운동선수나 댄서), 당뇨병, 선천적인 심장질환, 궤양성 장염과 같은 심각한 의학적 상태에 의한 것으로 추정된다. 반면 이른 초경은 다른

조건에서 일어나는데 갑상선기능저하증, 중추신경계 종양, 두부 손상 등에 의해 일어난다. 보통의 소녀들은 초경을 시작하고 나서는 신장이 5~6cm 증가한다.

빠른 월경주기는 불규칙하고 무배란성 주기일 때가 있다. 몇 년 동안 월경주기가 정상적이지 않다 해도 그 여성은 여전히 잠재적으로 임신 가능하다.

① 월경주기

월경주기(menstrual cycle)는 자궁, 난소, 자궁경부, 질에서의 복잡하게 반복되는 변화이다. 이 주기는 증식기, 분비기, 월경 전기, 월경기로 구성된다.

월경(menstruation) 각각의 단계는 자궁내막의 특수한 조직학적 변화로 특징지어진다. 월경주기의 길이는 생리가 시작되는 첫날에서부터 계산된다. 보통의 주기는 25~32일 정도이며, 매월 다양할 수 있다. 월경주기는 중추신경계와 뇌하수체전엽과 난소 그리고 자궁 간의 상호작용에 달려 있다. 배란으로 끝이 나는 증식기의 연장은 전형적으로 월경주기를 연상시킨다. 환경적인 영향, 기후 변화, 감정 변화의 경험, 스트레스 또는 심하거나 만성적인 질환도 월경주기에 영향을 미칠 수 있다.

② 증식기

월경주기의 증식기는 LH에 대한 FSH(follicle stimulating hormone)의 비율에 달려 있다. 생리가 시작되고 나서 난소에서는 1차 여포(난모세포)를 포함하는 처음 상태의 난소와 여포세포가 뇌하수체전엽으로부터 나오는 FSH의 영향을 받아 발달하기 시작한다. 난소 근처의 간질세포는 에스트로겐을 생성한다. 에스트로겐의 수치가 증가하면 이는 뇌하수체로 하여금 FSH의 생성을 억제시키고 LH의 분비를 자극한다. 이 두 가지의 뇌하수체호르몬은 같이 작용하면서 에스트로겐 생성을 자극한다. 에스트로겐은 뇌하수체전엽으로부터 FSH의 방출을 억제한다. LH는 우월성을 지니게 되어 여포의 성숙을 더욱 자극한다.

배란 약 2일 전에 그라프 난포는 완벽한 성숙에 가까워지고 남아 있는 1차 난포는 퇴화한다. 배란은 그라프 난포가 난소의 피질로 이동하고 난소벽을 통해 파열될 때 일어난다.

그러는 동안 자궁에서는 발달하는 난포로부터 나온 증가된 에스트로겐에 대부분 반응하여 이에 관련된 변화가 생긴다. 월경주기의 끝 즈음에는 자궁내막(표면의 내막, 선, 결체조직, 공간, 혈관을 포함하는)이 매우 얇아져 있다. 왜냐하면 그 중의 대부분이 월경주기 동안 떨어져 나갔기 때문이다. 에스트로겐은 새로운 자궁내막의 표면과 자궁내막 상피의 생성을 자극한다. 이는 선과 간질 조직의 성장을 자극한다. 자궁내막은 점점 두꺼워지며 점점 혈관으로 차오른다. 자궁내막의 증식은 배란 이틀 전에 정점에 이른다.

자궁경부 또한 변화를 이룬다. 가장 중요한 것은 정자를 받아들이는 깨끗한 액체인 점액의 분비가 배란 직전에 크게 증가한다는 것이다. 증식을 포함하는 이 단계의 질 변화와 질 내벽이 두꺼워지는 것은 에스트로겐 때문이다. 이 변화가 배란의 시기에서 가장 중요하다.

③ 배란

에스트로겐의 증가는 LH의 급격한 증가를 가져오며 FSH 분비를 감소시킨다. 24시간의 기간 안에 이 과정에서 난포를 따라 있는 난포세포와 과립세포가 확장되고 증식된다. 배란(ovulation)이 일어나면 난소의 여포를 붕괴하여 에스트로겐 생성이 일시적으로 감소한다.

배란 때에는 그라프 난포가 난소벽을 부수고 복강으로 지나가는 현상이 일어난다. 약간의 출혈이 파열된 난포의 중앙에서 일어나며 곧 응고된다. 배란은 일시적인 복통을 일으킨다(mittelschmerz).

복강에서는 그라프 난포가 보통 나팔관채에 의해 집어져 천천히 자궁으로 이동된다. 만약 수정이 안 되었다 하더라도 그것은 결국 생리와 함께 몸 밖으로 배출된다.

배란은 다음 생리기간이 일어나기 12~15일 전에 일어난다. 언제 배란이 일어나는지 정확하게 결정하는 것은 거의 불가능하며, 만약에 생리기간이 시작하는 첫날부터 날짜를 세었다 하더라도 정확하지 않을 수 있다.

④ 분비기

분비기(황체기, secretory phase) 동안에는(10~14일 정도 지속) 프로게스테론과 에스트로겐이 자궁내막에서 현저한 변화를 촉진한다. 결체조직이 과대 성장한다. 동맥들은 또아리를 틀며 구불구불해진다. 선들도 커지고 더 구불구불해지며, 글리코겐을 포함한 물질을 풍부하게 분비한다. 자궁내막은 점점 붓고 압축되고 두꺼워진다. 발달은 배란 후 7~8일째 정점을 이룬다. 이 시점이 수정란의 착상에 가장 적합한 시기이다.

배란 후의 난소에서는 황체(yellow body)가 파열된 난소 여포 사이에서 발달한다. 우선, 여포의 출혈의 결과로 생성된 응괴가 노란색을 띠고 지질을 포함하는 황체세포로 대체된다. 이 세포들은 결국 황체를 형성하는데, 이는 프로게스테론과 약간의 에스트로겐을 분비하는 내분비체이다. 황체의 완벽한 성숙은 배란 후 9일째에 이루어진다. 만약에 수정된 난자의 착상(임신)이 일어나지 않는다면 황체는 퇴화한다.

⑤ 월경전기

황체의 퇴화는 생리 2~4일 전에 일어난다. 프로게스테론과 에스트로겐은 자궁내막의 수축과 퇴화를 일으키며 동시에 감소한다. 자궁내막으로 백혈구가 강하게 침투한다. 꼬여져 있던 동맥은 수축되어 국소적으로 허혈을 일으킨다. 자궁내막은 혈액 부족 상태가 되며 수축한다. 동시에 자궁경부 점액은 감소하고, 불투명하게 되어 정자를 어느 정도 거부하도록 된다.

월경전기(허혈기, premanstrual phase)의 끝은 수축되었던 동맥이 열리면서 이루어진다. 죽은 자궁내막의 작은 조각이 떨어져 나오면서 월경주기가 시작된다. LH와 FSH의 비율이 변화한다. 뇌하수체는 FSH의 생성 증가에 자극받으며 주기는 다시 시작된다.

⑥ 월경

보통 'period'나 menses라고 불리우는 월경(menstruation)은 에스트로겐과 프로게스테론 수치가 떨어지면서 시작한다. 생리혈은 혈액과 점액, 내막조직 조각, 질 상피세포로 이루어진다. 생리혈은 보통 검붉은 색깔을 띠며, 독특한 냄새가 있고, 60~150mL의 액체로 이루어진다. 이 액체의 50~75%는 혈액이며 보통은 응고되지 않으나 약간의 작은 덩어리는 정상이다. 월경은 보통 4~5일 동안 지속되지만 1~10일까지도 지속 가능하다.

다. 폐경

초경과 마찬가지로 폐경(영구적인 월경의 정지)은 여성의 삶에서 중요한 발달 단계이며 신체적, 심리적, 사회적으로 여러 가지 의미를 갖는다. 폐경(menopause)은 갱년기 혹은 폐경 전의 복잡한 생리적 노화과정에 있는 하나의 사건이다. 이 기간은 40~60세부터 15~20년 정도 지속된다. 이 기간에는 수정 능력이 있는 상태에서 수정 능력이 없는 상태로 변화한다. 폐경은 보통 48~54세 사이에 일어나지만 35세 같이 이른 나이에 일어나기도 한다. 폐경의 평균연령은 산업사회에서 증가하는 것으로 보인다.

월경 중지는 갑자기 일어날 수도 있지만 보통은 12년에 걸쳐서 이루어진다. 월경의 주기가 점점 늘어나면서 불규칙하게 된다. 이때는 무배란성 주기가 보통이며 때때로 일어나던 과다 출혈 현상은 점점 소량으로 바뀌어 간다. 폐경은 12개월 동안 연속적으로 생리가 일어나지 않을 때에 이르는 것을 말한다. 폐경전기에 계획하지 않았던 임신이 될 수 있으므로 성관계가 활발한 여성은 월경이 멈춘 후 최소 6개월 동안은 피임을 해야 한다. 폐경 이후의 자연적인 자궁출혈은 비정상적이므로 검사를 받아야 한다.

폐경의 이유는 확실히 알려지지 않았지만, 예측 가능한 신체적인 변화나 경험이 발생한다. 갱년기 동안 성숙난포의 수와 난소호르몬의 생성 감소가 함께 일어난다. 시간이 지나면 난소는 뇌하수체호르몬에 반응하지 않게 되며 갱년기 말에는 난소가 위축된다. 폐경과 관련된 다른 변화(홍조, 질 위축)는 에스트로겐 생성의 감소와 관련 있다.

폐경은 질환이 아니다. 대부분의 여성이 폐경기를 거의 문제없이 보낸다. 요즈음의 폐경 여성은 더 젊고 활동적으로 보이며, 과거의 여성보다 폐경에 대해 긍정적으로 반응한다. 절망감을 느끼고 의학적인 도움을 구하러 다니는 폐경 여성에 대한 고정관념은 잘못되었음이 증명되었다. 연구들은 폐경 그 자체가 건강을 더 해친다거나 더 많은 건강시설을 이용하는 원인이 아니라는 것을 보여 준다. 월경의 다양성(불규칙한 월경주기를 갖는 증상, 소량 또는 다량의 월경)은 어떤 처치에도 영향을 받지 않는다. 그러나 어떤 여성은 전문적인 조언을 요구할 정도로 걱정한다.

월경 주변기와 관련된 정신적 변화와 관련하여 더 많은 연구가 필요하기는 하나 아마도 변화는 해부학, 병리학, 심리학적 그리고 사회적 요인의 복잡한 상호작용의 결과일 것이다. 질윤활제는 폐경 주변기에 감소되며 이로 인한 질건조는 성관계 시 불편감과 출혈을 야기하기도 한다. 에스트로겐 혹은 호르몬 대체요법(HRT)이 이러한 불편감들을 감소시킬 수 있다. 폐경 여성이 성적 활동에 흥미를 덜 가진다는 연구도 있지만, 다른 학자들은 폐경이 여성들을 임신으로부터 자유롭게 하여 성관계에서 더 안심하고 즐길 수 있도록 한다고 주장한다. 삶에 대한 기대치가 증가하면서 대부분의 여성은 인생의 1/3 이상을 폐경 후 기간으로 보낸다.

폐경기 동안 많은 여성은 감정을 동요시키는 생활 상황에 직면하게 된다. 노화와 자녀가 떠난 집에 적응하는 것, 나이든 부모로서 증가되는 책임감을 받아들이는 것이 이에 해당된다. 간호사들은 폐경에 대한 오해와 부정적인 의미를 이 단계의 정상적이고 긍정적인 의미로 경험 측면으로 강조해 전환하고, 폐경의 신체증상과 중년 발달 변화와 구별하도록 할 수 있다.

(3) 여성 생식기계 노화

여성은 폐경 전·후로 에스트로겐 감소에 따른 신체적 변화가 나타날 수 있는 유방의 크기가 다소 작아지고, 탄력성을 잃는 경향이 있어 신체상에 부정적 영향을 받을 수 있다. 질벽의 탄력은 떨어지고 얇아지며, 질은 길이와 넓이 모두 확장 능력이 떨어지게 된다. 자궁을 부드럽게 하는 바르톨린선은 흥분기 동안 반응이 느려진다.

회음부는 대음순과 소음순에 축적된 지방이 감소되어 음핵(clitoris)이 더 이상 보호되지 못하며 자주 자극을 받게 된다. 음핵 크기의 감소는 개인별로 차이가 있으며 성적 자극에 대한 민감성은 남아 있다.

노인의 경우 절정기(오르가즘)는 다소 짧아지지만 반복적인 오르가즘을 느낄 수 있다. 경우에 따라 여성은 과도한 자궁수축을 경험하기도 하며 이러한 현상은 에스트로겐 투여나 체위 변경으로 완화할 수 있다.

2) 여성의 생식기, 유방 건강사정

산부인과에서는 부인과적인 상태만을 보는 것이 아니라 전반적인 건강 상태도 본다. 부인과 검사는 건강 유지 활동에 대한 논의의 기회를 제공한다. 예를 들어, 대상자가 자궁경부질세포진검사[Papanicolaou(Pap) smear]를 받기 위하여 방문할 경우 유방자가검진 그리고 부인과 암과 심장질환 관련 요인에 대하여 배울 기회를 갖는 것이다. 의료진은 대상자에게 발달단계(청소년기, 월경, 폐경기), 월경 위생관리와 증후군관리를 설명한다. 식이치료나 운동, 적절한 수면과 휴식, 스트레스관리, 금연, 전반적인 건강 위험 요인 등 건강 유지에 영향을 주는 생활방식 요인에 대해 논의한다. 만약 필요하다면 성 전파성 질환(STDs) 예방에 대한 정보도 제공한다.

충분한 의사소통이 이루어지면 상황에 맞게 부인과 간호사정을 수행한다. 체계적인 신체검진과 함께 건강력을 조사한다. 간호사가 수행할 진단검사가 처방될 것이다. 그 결과물은 간호중재의 기초가 된다.

(1) 건강력

여성의 생식기계를 위한 건강력은 자궁, 생식기계, 유방, 여성의 전체적인 건강상태 등과 관련된 자료를 포함한다. 편안하게 하기 위해 옷을 입고 있을 때 개인적 인터뷰를 실시한다.

가. 생물학적·인구학적 자료

이 자료들은 대상자의 건강 위험 상태를 가늠하는 데 도움이 된다. 부인과 암의 발생 빈도는 특정한 연령대에서 더 높다. 예를 들면, 유방암은 연령이 증가하면서 증가한다. 민족성 또한 부인과 암의 위험 요인이 될 수 있는데 자궁경부암이 그 예이다. 생식기계 장애 발달에 환경적 요인의 영향에 대한 이견이 존재하므로 대상자의 주거, 노동 환경은 중요한 것으로 보인다.

나. 현재의 건강: 주호소

대상자에게 부인과 관리를 받으려 하는 이유를 질문한다. 그 여성의 문제에 대한 이해 정도와 함께 문제의 가능한 특성에 대해서도 민감해야 한다. 이 정보는 건강력 인터뷰와 건강교육에 직접적인 영향을 준다. 만약 대상자가 일반적으로 받는 검사가 아닌 특별한 문제를 위해 방문한 것이라면 그 문제에 관련된 건강력을 묻고 증후군 분석을 한다.

다. 과거력

대상자의 과거 건강력을 조사하기 위해 어린 시절과 전염병, 주요 질환과 입원, 약물치료, 알레르기에 대해 조사한다.

① 유아기와 감염성 질환

임신 여성에게 영향을 미치는 유아기의 가장 심각한 전염성 질환은 풍진이다. 임신 3개월 안에 모체로부터 받는 풍진 바이러스는 태아의 선천적 장애 위험을 증가시킨다. 대상자에게 풍진에 걸린 적이 있는지 또는 면역을 갖고 있는지에 대해 질문한다. 만약 여성이 임신을 계획하는 중이라면 그녀의 면역상태를 알아보기 위해 풍진검사를 하도록 한다. 만약 역가(titer)가 음성 반응을 보인다면 이는 면역성이 부족한 것을 의미하므로 예방접종할 것을 권한다. 예방접종을 한 여성에게는 적어도 3개월 동안 임신을 피하도록 조언한다. 임신 여성은 접종 받아서는 안 된다.

대상자에게 성병에 노출된 경험이 있는지 질문한다. 이 질환의 대부분은 모르는 채 지나쳐 치료하지 않아서 생식기계 특히 난관에 손상을 줄 수 있다. 이 결과로 수정과 임신에 문제를 일으킬 수 있다.

② 주요 질환과 입원

주요 질환에 대해 질문한다. 예를 들면, 당뇨병은 산모와 태아의 이환율과 사망률 증가와 관련이 있다. 임신과 피임약의 복용은 협심증, 고혈압, 혈전정맥염과 같은 심혈관계 질환에 걸린 경험이 있는 여성의 높은 이환율 및 사망률과 관련되어 있다. 빈혈은 비기능적 자궁출혈과 같은 월경장애에서 비롯된다. 갑상선기능저하증과 갑상선기능항진증은 다른 내분비장애처럼 월경주기에 영향을 미칠 수 있다.

비뇨기계장애는 성기능을 방해할 수 있다. 편두통이나 발작 증세가 있는 여성은 피임약 복용을 피할 필요가 있는데, 왜냐하면 편두통과 발작이 피임약 복용과 연관되어 위험하게 될 수 있기 때문이다. 피임약, 임신, 식이치료의 변화, 고지방의 식사습관은 담낭염을 악화시킬 수 있다. 간염과 다른 간장애를 갖고 있다면 에스트로겐의 사용을 피해야 하는데, 왜냐하면 간이 대사의 통로이기 때문이다. 에스트로겐은 보통 악성 유방암이나 생식기계에 암이 있는 여성에게 금기이다.

생식기계와 관련 있는 수술에 대하여 질문한다. 소파술, 난관결찰, 저온치료, 방광류와 직장류 교정술, 자궁절제술, 난소절제술, 난관절제술 그리고 난관절개술을 포함하여 질문한다. 인공유산과 자연적인 유산 등 임신 실패의 경험에 대해 물어본다.

③ 투약

처방전이 필요한 약물, 처방전이 필요하지 않는 약물, 비타민과 미네랄 영양제, 기분전환성 또는 불법 물질을 포함하여 완전한 투약력을 수집한다. 피임약물은 경구용 피임제와 medroxyprogesterone의 주사, 질 준비 자궁 내 장치까지 포함한다. 월경전증후군(PMDD)이나 월경기 불편감을 위한 일시적인 복용이나(이뇨제) 한약 또는 자연식품의 섭취에 대해서도 질문한다. 다음과 같은 것들이 포함된다.

- 불규칙한 월경 및 월경전증후군과 월경장애
- 쥐어짜는 듯한 월경통
- 폐경의 문제와 월경전증후군으로 나타나는 유방통
- 월경전증후군을 위해 달맞이꽃오일(Oenothera biennis) 섭취
- 월경곤란을 동반하는 열
- 불규칙한 월경
- 유방암 예방에 도움을 주는 식물성 에스트로겐(phytoestogens)이 함유된 콩 및 다른 콩과 식물의 섭취

호르몬대체요법(에스트로겐, 프로게스테론, 갑상선호르몬, 코르티코스테로이드 포함)에 대해서 질문한다. 알코올이나 암페타민, 바르비투르산염, 마리화나와 같은 기분전환성 또는 불법적 물질의 사용은 다른 문제점들과 함께 성적 행동과 성병에 노출될 위험을 가진다.

④ 알레르기

대상자에게 이상반응을 포함한 모든 과민반응에 대해 질문한다. 항생제는 비뇨생식기의 감염을 치료하는 데 사용된다. 라텍스와 고무 재질은 콘돔이나 자궁경부 캡, 다이어프램과 같은 피임장치에 쓰인다. 자궁 내에 들어가는 피임장치는 구리를 함유한다. 이러한 물질에 대한 과민반응은 피임을 위한 이런 장치의 사용을 감소시킨다. 필요한 경우 대상자를 검사하는 동안 라텍스 대신 비닐장갑을 사용해 본다.

라. 부인과적 건강력

부인과적 건강력은 유방과 월경, 피임, 성행위, 산과 문제, 부인과 문제, 비뇨기계 건강 습관에 관련된 질문을 포함한다. 폐경기의 여성이나 노인 여성, 자궁절제술을 받았던 여성에게는 적절한 질문만을 한다.

① 유방 건강력

대상자에게 유방의 통증이나 압통, 월경주기와 관련한 압통 발생 여부를 질문한다. 많은 여성의 경우 월경 이전에 호르몬 변화의 영향으로 유방 압통을 경험한다. 또 과거나 최근에 유방에 응어리나 덩어리가 있는지 여부를 질문한다. 만약에 응어리가 있다면 위치를 설명하게 하고, 언제부터 생겼는지와 크기 그리고 그 부위에 통증이 있는지를 질문한다. 그 응어리의 형태와 크기, 딱딱한 정도 또는 압통의 정도가 처음 알았을 때와 비교하여 변하였는지 월경주기에 따라 변하는지를 질문한다. 유방은 황체기에 더 견고해지고 덩어리지므로 유방의 촉진은 월경이 시작한 후 710일 정도가 좋다.

유두 분비물이 있는지 질문한다. 임신, 수유기의 여성이 아닌 경우에 일어난다면 비정상적인 것이다. 만약 분비물이 있다면 그 색과 농도, 양과 냄새에 대하여 질문한다.

매월 유방자가검진(BSE)을 행하였는지 질문한다. 검사의 빈도와 방법을 물어보아서 그 절차를 다시 알려 줄 필요가 있는지, 연습을 감독할 필요가 있는지를 결정한다. 유방자가검진에 액와결절을 포함하였는지 확인한다.

마지막으로 혈연관계 내의 여성 중에 유방암에 걸린 기록이 있는지 알아본다. 여기에는 어머니와 여자 형제, 외할머니와 이모를 포함한다. 혈연관계 내에 유방암 병력이 있다면 대상자의 유방암에 대한 위험도는 높아진다.

② 월경력

여성에게 어느 연령에 처음 월경을 시작했는지 질문한다. 그녀의 마지막 월경 기간의 첫째날을 알아본다. 월경이 며칠마다 일어나는지, 주기적인지 질문한다. 월경의 양을 사정하는 것은 어렵다. 1시간 동안 하나의 생리대와 탐폰이 완전히 젖는 것으로 월경량이 비정상적으로 과다한지를 알 수 있다. 월경 분비물에 덩어리가 있는지? 월경 기간은 며칠이나 지속되는지?

여성이 월경 기간 동안 통증을 호소하는지? 만약에 그렇다면 그 통증과 기간, 매 주기마다 일어나는지? 통증 완화를 위해 어떤 방법을 사용하는지 확인한다. 월경 기간 사이에 출혈이나 점적출혈 또는 통증을 경험하는지? 월경 전 불편감이 있는가? 월경주기 변화를 포함하여 폐경 증상이 있는지?

③ 피임력

만약에 현재 피임법을 사용하고 있다면 무엇인지, 그 방법에 만족하는지, 사용 기간과 어떤 문제가 있는지, 방법을 바꿀 의향이 있는지를 이야기한다. 그 전에 사용하던 피임법이 있다면 발생하였던 문제점은 무엇이 있는지, 계속 사용하지 않은 이유는 무엇인지에 대하여 질문한다. 만약 적절하다면 피임 정보를 제공한다. 만약에 불임시술을 하지 않았고, 이성 간에 사랑을 추구하는 가임 연령의 여성이라면 그녀가 임신을 원하는지 확인한다.

④ 성적 건강력

직접적인 접근 방법과 대상자가 이해할 수 있는 용어를 사용하여 성적 건강력에 관한 정보를 수집한다. 성적 건강력의 목적은 문제를 찾아내고, 그 여성에게 질문을 하거나 걱정이 되는 것을 말할 기회를 주는 것이다. 대상자를 편안한 상태로 있게 하고, 간호사가 이런 정보를 왜 질문하는지 설명하며, 이것이 확실히 비밀로 지켜질 것이라는 것을 확신시킨다.

현재의 성적 활동에서 만족을 느끼고 편안한지 등의 일반적인 질문으로 시작한다. 편견에 빠지지 않는 접근이 필수적이다. 파트너의 수와 성을 포함하여 일체의 선입견을 가지지 않는다. 그 다음에는 대상자가 걱정하는 것이나 대상자가 이끄는 쪽으로 따라간다. 이 과정에서 특별히 중요한 것은 대상자의 어려움이나 관심에 관련된 것이다. 대상자에게 성병과 같은 위험성을 포함해서 위험 행위에 대해 알려 준다.

⑤ 산과력

만약에 임신 가능한 연령의 여성 대상자라면 임신 중인지 물어본다(임신 기간에는 어떤 투약뿐만 아니라 유방 촬영술이나 방사선 조사도 금기이다). 만약 대상자가 임신한 적이 있다면 분만과 산욕 기간 등의 임신과 관련된 정보를 수집한다. 신체적으로 또는 심리적으로 어려움이나 골칫거리가 있다면 사소한 것이라도 얘기를 나눈다. 자연유산이나 인공유산의 경험이 있는지 기록한다. 만약에 대상자가 임신한 적이 없다면 아이를 원했는지, 원하고 있는지 질문한다. 만약에 아이를 포기하고 유산을 원한다면 관련된 환경이나 감정 상태를 알아본다.

⑥ 비뇨생식력

이전의 비뇨생식력 감염과 질염에 관련된 문제가 있었는지 질문한다. 골반 감염이나 성 전파성 질환, 치료 또는 합병증에 있었는지 질문한다. 대상자가 비뇨기계 또는 변실금 및 요실금 등의 경험이 있는지 확인한다.

⑦ 생식건강

월경, 성생활 그리고 질세척 등의 부인과적 위생에 관한 정보를 수집한다. 부인과 검사를 얼마나 자주 받는지를 질문한다. 만약 필요하다면 대상자에게 성병과 원치 않는 임신으로부터 자신을 보호하기 위해 어떤 방법을 쓰고 있는지를 질문한다.

마. 가족력

당뇨병이나 심혈관계 질환 또는 생식기 암의 가족력은 그러한 질환으로 발전할 수 있는 위험성을 더욱 높인다. 만약 대상자의 어머니가 대상자를 임신했을 때 디에틸스틸베스트롤(DES)을 복용했다면 대상자는 생식기관에 암이나 구조적·기능적 비정상의 위험을 갖고 있다.

바. 심리사회적 건강력

① 직업과 환경

대상자에게 노동환경에서 독소나 방사능과 같은 위험요인에 노출되는지를 질문한다. 많은 물질이 전반적인 건강상태와 특히 생식기능에 영향을 미칠 수 있다.

② 습관

대상자가 흡연을 하는지 물어본다. 흡연은 질환의 증가와 관련이 있는데, 특히 피임약 복용과 병행하였을 때 그러하다. 또한 조기폐경과 관련이 있다. 알코올과 기분전환성 마약 등을 섭취하는 습관은 성병에 걸릴 위험을 높인다는 것에 주의한다.

③ 가정폭력

개인과의 대면에서 대상자가 가정폭력의 희생자는 아닌지 확인한다. 모든 대상자에게 그들이 겪은 폭력에 대해 질문한다. 같은 질문이 모든 여성에게 주어지며 대상자에게만 주어지는 것이 아니라는 것을 설명한다(대상자는 간호사가 인종 또는 사회 경제적 지위를 보고 질문하는 것이라 가정할 수도 있다). 대상자들은 종종 가정폭력을 인정하기 전에 여러 번 그 사실을 부인한다. 따라서 여러 가지 방법으로 질문을 반복하는 것이 대상자가 희생자인지 아닌지를 알아보는 데 도움을 준다. 원인을 설명하면서 이상한 신체적·행동적 표현이 나타나는지 잘 관찰한다. 또한 주위 사람을 눈에 띄게 과잉보호하는지 확인한다. 이것은 문제의식을 가질 수 있도록 여성을 교육할 수 있는 좋은 기회이다.

④ 정신사회적 요소

많은 여성에게 생식기관과 생식능력은 상징적인 의미로 다가오기 때문에 이 분야의 문제는 여성의 성적 매력과 여성스러움에 영향을 미칠 수 있다. 부인과적 문제는 자아 개념, 신체상, 개인 정체감, 역할 수행의 변화와 관련되어 있을 것이다. 생식능력(성의 표현)과 성행위는 영향을 받는다. 간단히 말하면 부인과적 문제는 심리적인 결과를 초래한다는 것이다. 이런 이유로 심리적인 사정은 특히 중요하다. 여성의 부인과적 문제에 대해 겉으로 보이는 반응이 꼭 대상자의 내면적 경험이나 상황의 심각성과 관련 있는 것은 아니다.

여성을 상담하고 검사하는 동안에는 민감해야 된다. 밝히기를 꺼려하는 정보에 대해서는 강요하지 않는다. 여성 자신조차도 자신의 반응을 이해하지 못할 것이다. 공감하여 경청하는 것이 지지이며 이것으로 대상자가 느끼는 압박감을 줄일 수 있다.

생식기에 의심되는 건강하지 못한 변화나 원치 않은 임신 등에 대하여 두려움을 표출할 수도 있다. 골반검진을 받을 때는 근심과 당황스러움을 느낄 것이다. 많은 여성이 골반검진이 최소한의 상해와 신체적 고통을 줌에도 불구하고 이것을 유쾌해하지 않는다. 수치감이나 죄의식 또는 분노와 같은 다른 감정도 표출될 것이다. 유익한 목적의 부인과적 시술은 성적 학대나 성폭력의 경험이 있는 대상자에게 그런 기억과 강력한 반응을 불러올 수도 있다. 치료적 의사소통 방법의 기술이 있는 간호사와 이러한 감정을 표현하고 이에 대해 논의하는 기회를 갖는다면 대상자는 한결 효과적으로 대처하고 적절한 관리를 받을 수 있다. 치료적 대화는 진단, 제안된 치료, 예방적 간호에 대한 대상자의 오해를 정화하는 기회를 준다. 많은 여성이 생식기문제에 대하여 정확한 정보를 전혀 받지 못하고 있다.

(2) 신체사정

대상자의 신체건강기록을 머리부터 발끝까지 검토한다. 특히 (1) 심혈관계 질환[고혈압, 협심증(통증) 심근경색(MI), 혈전정맥염], (2) 내분비장애(갑상선기능저하, 항진증), (3) 뇌하수체의 이상, (4) 간의 이상, (5) 담낭염 등을 기록한다. 비뇨기계 감염, 요실금, 질염, 월경 관련 이상 등과 같은 비뇨기계와 생식기계의 문제에 대하여 질문한다(무월경, 월경곤란, 갑작스러운 출혈, 월경 과다, 성교 후 출혈).

가. 신체검진

표준형의 부인과 검진 요소는 많지 않지만 다음의 신체사정과 임상검사가 포함된다.

- 활력징후(체온, 맥박, 호흡, 혈압)
- 신장
- 체중
- 헤마토크릿(혹은 전혈구검사)
- 소변분석
- 골반검진과 파파니콜로의 질세포진검사
- 피부, 심장, 폐, 유방, 액와, 갑상선, 복강의 신체사정
- 정기적인 검사와 갑상선 자극 호르몬 수치 검사
- 적절한 연령과 과거력에 맞는 대장경, 잠혈검사, 유방 촬

영술

부인과 검진과 신체사정을 하는 동안 이상한 점이 발견된다면 추가로 정보를 수집해야 한다.

① 유방과 액와

유방과 액와를 검사하는 것은 부인과 검진의 중요한 부분이며, 밝은 조명은 필수적이다. 어떤 검사자들은 폐의 앞부분과 심장을 사정하기 전에 이 부분의 검사를 마친다. 그러나 유방은 예민하고 성(sexuality)과 밀접한 관련이 있기 때문에, 어떤 검사자들은 폐와 심장의 사정에서 관련된 부분을 이와 상호 작용할 만한 특징이 나타날 때까지 미룬다. 다른 사람들은 이 검사를 통합하여 대상자들로 하여금 심장, 폐, 유방, 액와 검사를 위해 앉아 있게 한다. 그 후에 나머지 검사를 위해 눕도록 한다. 간호사는 대상자의 프라이버시(privacy)를 존중해 주어야 한다. 그리고 대상자는 자세의 변화를 참아야 한다. 유방검사를 하는 동안 대상자에게 유방자가검진법(BSE)에 대하여 소개한다.

대상자에게 최근에 월경이 언제 시작했는지 물어본다. 유방은 보통 월경 시작 전의 일주일 정도와 월경이 끝난 후 일주일 정도에 압통이 있다. 만약 대상자가 한쪽 유방에 압통이 있다고 한다면 반대쪽 유방을 촉진해 본다. 철저한 검사를 위해서 양쪽 유방을 노출시킬 필요가 있다.

a. 시진

유방 시진은 대상자가 팔을 옆구리에 둔 채 시작한다. 대상자에게 머리 위로 양손을 올릴 것을 요구한다. 나중에는 대상자에게 가슴근육을 단단하게 하도록 양손을 엉덩이에 고정시키거나 맞잡도록 한다. 크거나 늘어진 유방을 가진 여성은 허리를 구부리고 얼굴이 유방 밑으로 향하도록 하고 검사한다. 모든 자세에서 유방의 대칭, 크기, 모양, 윤곽, 혈관의 모양 등을 포함하여 피부 특징을 검사한다.

유방은 대칭이어야 하지만 한쪽이 다른 쪽보다 조금 큰 정도의 차이는 비정상이 아니다. 유방은 대상자가 양팔을 양옆구리에 두었을 때 유두는 네 번째 늑간부에, 전체 유방은 세 번째와 네 번째 늑골에 위치한다. 나이가 들고 탄력성이 줄어들면서 그 위치는 점점 내려가게 되는데 임신과 수유 후에 특히 그러하다. 대칭 정도도 마찬가지이다. 오목한 부분(수축), 덩어리 또는 편평해진 표면은 비정상이다. 피부는 복부와 비슷하다. 선(striae)은 처음엔 빨갛게, 그리고 시간이 지날수록 하얗게 될 것이다. 만약에 정맥 혈관이 보인다면 그 대칭성을 확인한다. 다른 부분보다 더 짙은 피부색깔을 나타내거나 부종이 있다면 그것은 비정상이다.

대상자에게 유방의 측면부와 아래 부분을 검사하기 위해 대상자의 팔을 머리 위로 올리게 한다. 흉근을 긴장시키면 수축된 부위나 편평한 피부가 잘 보인다. 너무 조여 입은 브래지어 때문에 생긴 발적이나 찰과상이 있다면 기록한다. 유방은 올라가더라도 유륜은 비슷한 위치에 있어야 한다. 대상자에게 양팔을 엉덩이에 얹고 응어리와 수축, 편평한 피부를 관찰하기 위해 안쪽에서부터 압박하여 촉진한다.

유륜과 유두의 크기와 형태, 대칭 표면 특징, 덩어리나 부종에 대해 검사한다. 유륜은 흰 피부의 여성에서는 분홍색, 검은 피부의 여성에서는 더 검은색을 띤다. 약간의 비대칭은 일반적이지만 유두는 반드시 대칭 방향에 있어야 한다. 응어리나 부종은 비정상이다. 유두 주변의 몽고메리 결절(Montgomery's tubercles)은 정상이다. 유두는 원형 또는 타원형이며 양쪽이 같은 색, 크기, 부드러움 및 매끈함 정도가 같다. 만약 한쪽 또는 양쪽의 유두가 함몰되었다면 이 현상이 최근에 일어난 것인지 또는 잠시 동안 나타난 적이 있는지, 어느 정도 되었는지 물어본다. 최근에 일어난 일이라면 비정상적인 것이므로 대상자는 적절한 건강관리를 받도록 의뢰되어야 한다. 만약 대상자가 임신 직후가 아닌데도 유두에서 초유가 나오고(노란색을 띠는 액체), 홍조나 딱지 분비물이 있다면 비정상이다.

액와에 홍조나 응어리 또는 비정상적인 착색 부위가 있는지 검사한다. 액와모는 대상자가 제거한 것이 아니라면 존재하여야 한다.

b. 촉진

액와의 촉진은 대상자가 앉은 자세에서 이루어진다. 유방 촉진은 대상자가 누운 자세에서 이루어진다. 지나치게 크고 늘어진 유방을 가진 여성, 유방에 응어리나 유방암에 대한 위험도가 높은 여성의 경우 두 자세로 모두 촉진해 보아야 한다.

액와의 촉진은 5단계의 림프결절을 조사한다. 대상자에게 팔을 이완시키도록 한다. 이는 흉벽의 근육을 이완시켜 촉진을 수월하게 한다. 필요한 경우 양손을 이용하여 첫 번째로 흉부[pectoral(anterior)] 결절을 검사하기 위해 전액와선을 따라 주흉근의 가장자리를 촉진한다. 그 다음에는 늑골과 전거근(serratus anterior)에 대한 중심액와(central) 결절을 검사하기 위해 겨드랑이 안쪽 깊숙이 중심액와선을 촉진한다. 광배근(latisimus dorsi)의 안쪽 가장자리를 따라 접해 있는 후액와의 견갑하[subscapular(posterior)] 결절을 검사한다. 더 위쪽, 안쪽의 팔에 있는 상완을 따라 있는 상완[branchial(lateral)] 결절을 촉진한다.

마지막으로 쇄골 안쪽을 촉진한다. 마찬가지로 유방에서 나오는 림프액을 받는 쇄골 상부 결절도 보통 경부 결절과 함께 검사한다. 결절이 모두 촉진되지 않을 수도 있지만, 1개 또는 2개의 작고 압통이 없는, 움직이는 중심의 감지만으로도 보통 발견이 된다. 비정상으로는 압통이 있거나 없는 견고하고 고정된 결절이 발견된다. 만약 결절이 촉진되었다면 결절의 수와 그 위치, 크기, 형태, 이동성, 부드러움, 압통의 정도를 기록한다.

위쪽, 바깥쪽, 사분면의 끝 부분의 스펜스 꼬리를 포함하여 모두 유방조직을 검사할 수 있도록 유방 촉진을 체계적으로 한다. 각 부위의 유방, 유륜, 유두를 촉진하는 하나의 혹은 여러 개의 접근법이 사용된다. 유방과 유륜은 중심성 원과 바퀴살 구조처럼 동심원 모양으로 촉진하거나 위쪽에서 아래쪽으로 앞·뒤 방향으로 촉진한다. 만약 대상자가 앉아 있다면 간호사는 양손을 이용한 기술을 쓰는 것이 좋은데 특히 가슴이 큰 여자일 경우에 그렇다. 대상자가 누워 있다면 어깨 밑에 접은 수건을 두어 유방이 흉벽에 비해 편평하게 고정되도록 한다. 팔을 머리 뒤로 두게 한다. 검진자의 손가락으로 흉벽을 압박하면서 회전운동을 한다. 손가락이 피부 표면과 계속 접촉하도록 한다. 유방 아래쪽에 견고한 곡선융기가 있다면 염증성 융기이다.

유방의 견고성은 젊은 여성의 딱딱한 정도나 탄력성에서부터 노인 여성에서의 단단함과 결절까지 다양하다. 만약 대상자가 응어리가 있다고 말한다면 응어리가 있다고 말하는 반대쪽 유방부터 촉진해서 비교해 본다. 선조직의 대부분이 존재하고 유방병변의 50%가 발견되는 위쪽 측부 사분면에 특별히 신경을 쓴다. 그곳에 응어리나 특별히 따뜻한 부분이 없어야 한다. 만약 부종이나 응어리가 느껴진다면 특성을 기록한다. 유륜을 기점으로 하여 확실한 위치(촉진을 위한 대상자의 자세)를 기록한다. 크기, 형태, 윤곽, 단단한 정도, 움직임, 압통 정도, 분리 여부에 대해 기록한다. 유방을 4개의 사분면과 꼬리로 나누어서 본다. 병변의 위치를 그림으로 기록한다. 기록의 예를 위해 건강한 성인의 신체사정 결과를 참조한다.

유륜과 유두는 부드럽게 촉진한다. 유두는 엄지와 검지를 이용하여 집는다. 유두에서 탈색 부위가 있어선 안 된다. 유두가 조작에 따라 발기하거나 주름지는 것은 정상이다.

② 골반

여성은 종종 골반검진에 대해 당황스러워 하고 굴욕감을 느끼며 극도로 걱정스러워한다. 특히 검사자가 거칠게 대하거나 성의 없이 굳고 빨리 하려는 자세를 보일 때 그러하다. 섬세하지 않은 전문적인 치료는 공포와 수치감, 굴욕감, 낮은 자존감을 불러일으킬 수 있다. 대상자가 검사를 위해 벗은 상태로 검사실에 있기 전에 대상자와 만나서 대화한다. 불편하거나 유쾌하지 않은 골반검진을 받게 되면 그 이후에 검사를 거부하게 되고, 부인과적 건강관리 자체를 부정하게 된다.

골반검진을 하기 전과 하는 동안 대상자를 편안하게 한다. 편견을 갖지 않고, 긴장을 이완시키며, 능숙하게 하여 편안함을 준다. 어떠한 검사 절차도 하기 전에 반드시 설명한다. 그리고 빠른 행동은 피해야 하는데, 이는 대상자의 근육을 긴장하게 하여 큰 불편감을 줄 수 있기 때문이다. 대상자를 존중하여 따뜻한 손과 기구를 사용하며 기구 삽입 검사 시에는 윤활제를 사용하여 편안하고 안정되게 시행한다. 그리고 검사가 끝난 뒤에는 회음부를 깨끗이 한다. 대상자의 인권을 존중하며 검사 전, 도중, 후의 과정 내내 대화하여 의사소통을 한다. 만약 대상자가 원한다면 검사 동안 거울을 사용하여 대상자로 하여금 자신의 해부학적 구조를 볼 수 있도록 한다.

대상자가 골반검진 과정에 참가하고 배울 수 있다면 골반검진은 덜 두렵게 느껴질 것이며 자아통제감을 얻을 수 있다. 그러므로 관심이나 감정, 바라는 것에 대한 표현을 고양시킨다. 어떤 여성들은 검사자들이 자신의 성적인 비밀을 감지할까 봐 두려워한다. 이런 대상자에게는 스스로 말할 기회를 주어 검사자가 자신의 비밀을 캐려 한다든지, 과거를 읽을 것이라는 느낌을 받지 않게 한다.

전문가다운 자세를 지켜 대상자가 자신의 체면을 손상시킨다든지, 성적으로 흥분하게 한다는 오해를 살 만한 행동이나 표현은 피해야 한다. 예를 들면, 접촉하는 피부에 부드럽게 선을 긋는 손동작은 피하고 정확한 접촉만을 한다. 대상자가 성적으로 자극받을 수 있다는 것을 기억한다. 만약 필요하다면 전문가적인 자세를 유지하며 일련의 검사과정을 바꾼다. 골반검진 시 여성 보조자를 있게 하면 대상자를 편안하게 하고 또 성적으로 부적절하다는 고소나 비난을 줄일 수 있다.

a. 준비

질검진 2~3일 전에 여성이 질세척을 하거나 성관계를 갖지 않도록 교육하고, 어떤 질 용품도 사용하지 않도록 교육한다. 자궁경부암검사(Pap smear)를 해야 한다면 대상자가 생리를 해서는 안 된다. 편안하고 정확한 검진을 위해서 방광과 장을 비우도록 해야 한다. 필요하다면 이때 소변검체를 받도록 한다.

복부와 회음부 검진을 위해서 대상자의 옷을 필요한 만큼 벗긴다. 유방검진이 계획되어 있다면 의복을 전부 벗어야 하고 가운을 입혀 주도록 한다. 검진을 시작하기에 앞서 대상자가 가지고 있는 지식과 느낌에 대하여 이야기를 나누도록 한다. 초진이라면 검진에 대해서 대상자에게 충분히 설명하고, 내진하는 방법을 보여 준다. 모든 대상자는 수행되는 검진이 어떤 것인지 들어야만 한다. 대상자에게 언제, 어디를 만지게 될 것인지를 말해 주어 불편감을 감소시키고 자극을 피하게 한다.

b. 도구

다음은 내진 시 사용되는 장비들이다.

- 적절한 크기의 결정
- 세포학적 검사 및 미생물검사를 위한 배양검체를 얻기 위한 재료로 무균적 면봉, 질 스타퓰과 브러시, 슬라이드, 커버슬라이드, 고정체, 배양접시가 있으며 클라미디아 및 임질 검사를 위한 재료도 준비한다.
- 적절하고 조정 가능한 조명
- 수용성 윤활제
- 적절한 크기의 검사용 장갑(라텍스에 민감한 사람이라면 비닐장갑을 권함)

긴 겸자와 코튼 볼은 검체 후 질과 자궁경부를 깨끗이 하기 위해 사용될 수도 있는데, 이는 다른 의심되는 곳을 더 쉽게 검진하는 데 도움이 된다. 생검이 필요할 때는 생검장비를 준비한다.

c. 자세

절석위나 쇄석위를 취할 수 있도록 대상자를 돕는다. 검진하는 동안 가운으로 덮어 준다. 절석위에서 엉덩이 끝이 의자의 가장자리까지 오도록 한다. 외음부를 검진할 때에는 대상자가 발을 등자쇠(발뒤꿈치 고정장치)에 놓지 않아도 된다. 엉덩이를 구부려서 무릎을 외전시키도록 돕는다. 두 팔은 옆에 놓거나 가슴에 모아 놓도록 한다. 등자쇠를 대상자의 키에 적합하도록 조정한다.

회음부를 노출시키는 쇄석위는 대상자가 불편해하거나 부

끄럽게 여길 수 있다. 필요 이상으로 노출되지 않도록 하며, 복근을 이완시켜 검진이 쉽도록 머리맡에 작은 베개를 올려주도록 한다. 요통이나 엉덩이 기형은 이 체위를 유지하기 어려울 수도 있다. 심스위 같은 대안적인 자세가 필요할 수도 있다. 보조직원이 한쪽 다리나 양쪽 다리를 구부리도록 도와준다. 적절한 조명이 필수적이며, (라텍스나 비닐로 된) 일회용 장갑을 사용하도록 한다.

(3) 진단검사

가. 유방검사

① 임상병리검사

유방암을 예견하는 임상검사는 없다. 유방암에 대한 신뢰할 만한 생물학적 종양 표식자를 확인하는 일이 질환 탐지나 치료에 도움이 된다.

② 방사선검사

유방암 초기 단계를 정확하고 안전하게 확인하기 위해 다양한 기술들이 시도되어 왔다. 이런 검사들은 임상적으로 명백한 증상이 없는 여성을 조사하는 데 유용하다. 초음파 촬영술은 암병변 부위를 정확하게 파악하지 못하는 반면 단단한 병변과 낭종을 구별한다.

a. 유방 촬영술

유방 촬영은 작은 침윤적 또는 비침윤적 종양과 양성 병변을 탐지하기 위한 부드러운 조직 유방 조사 사진술이다.

방사선 촬영에 대한 일반적인 질문과 가능한 답변은 다음과 같다.

- 얼마나 자주 방사선 촬영을 해야 하는가?
  - 나이와 위험군에 대해 ACS 또는 NCI 지침을 이용한다.
- 비용은 얼마인가?
  - 가격은 다양하다. 방사선사진술이 시행되는 시설에 문의한다. 대상자에게 가격을 비교하면서 기관의 검사 설정 기준의 질(quality)도 확인하라고 말해 준다.
- 시간이 얼마나 소요되는가?
  - 약 15~30분 정도이다. 결과는 보통 121일 사이에 알 수 있으며 기관에 따라 다르다.
- 어떠한 준비가 요구되는가?
  - 검사 당일에 여성은 파우더나 크림 또는 탈취제 등을 촬영 부위에 바르지 않아야 한다.
- 통증이 있는가?
  - 좋은 영상을 얻기 위해 생기는 압박감 때문에 불쾌감은 있을 수 있다. 일부 여성들은 유방이 덜 예민한데 월경 끝난 후에 촬영 스케줄을 잡는 것이 도움이 된다고 한다. 부드러운 유방을 가진 여성은 금기가 아니라면 절차 30분 전에 비스테로이성의 항염증약을 복용할 것이다.
- 방사선에 노출되는 것이 위험한가?
  - 두 가지 방사선 모두 가능한 한 최소한의 조사량을 사용한다. 매년 실시하는 방사선검사에 대한 장기적 영향은 해롭지 않다고 알려져 있다.

방사선검사 동안 여성은 허리 위로 옷을 벗고 가운은 한 번에 한쪽 유방만 노출하게 된다. 가능한 한 좋은 영상을 얻기 위해 유방은 X선 선반과 조절된 압축 페달 사이에 위치시킨다. 보통 각각의 유방은 다른 각도에서 두 번 촬영된다. Cranial-caudal view와 oblique views가 가장 일반적이다.

방사선사진으로 몇 가지 유방암이 촉진 전에 확인될 수 있다. 유방암 감지 데몬스트레이션 프로젝트에는 적어도 5년 동안 방사선 촬영을 시행했던 280,000명의 참가자들이 포함되었다. 방사선 촬영만으로 암의 41.6%를 발견했는데, 소암(small cancer) 진단에서 탐지율이 굉장히 높다(그림 13-1).

유방 촬영술의 적응증은 다음과 같다.

- 치료 가능한 암의 진단과 치료 후 추후관리
- 미심쩍은 유방의 덩어리나 생검의 실시 여부 또는 시행기관을 결정해야 하는 비정상적인 신체문제
- 원발성 부위가 불분명한 전이된 암이 있는 여성의 유방

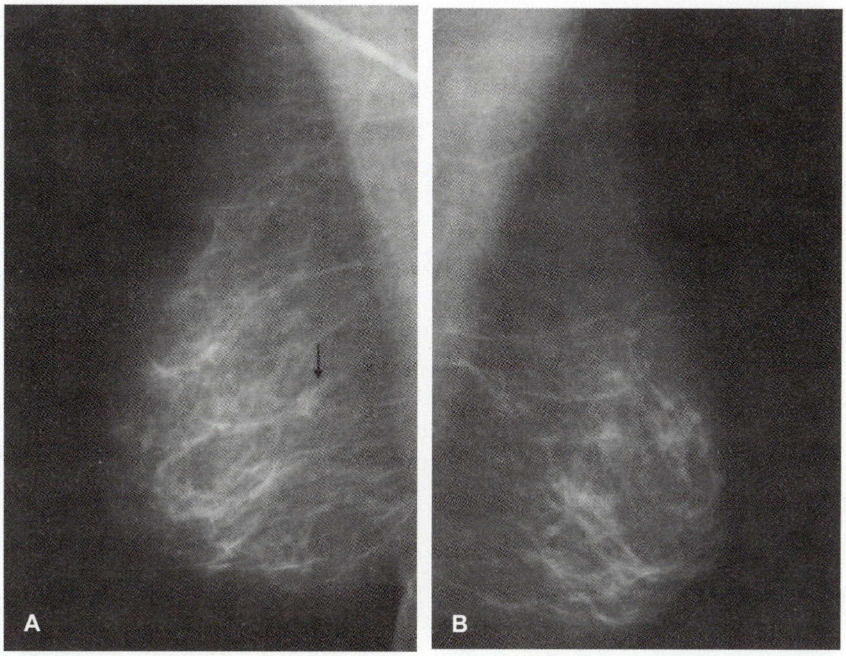

그림 13-1. 방사선사진. A, 우측 중외측 사위 촬영: 유방암 가족력이 매우 높은 56세 여성의 판별 유방조영술. B, 좌측 중외측 사위 촬영: 정상 유방을 보여 준다.

암 발견

• 정기검진

정기적인 방사선검사를 받을 나이에 대해서는 논쟁이 있다. 미국암학회(ACS)는 방사선의 기준을 40세의 모든 여성과 지각 증상이 없는 40~49세의 여성들은 1~2년 간격으로, 그리고 50세 이상은 매년 받기를 권한다. 미국 국립암연구소(NCI)는 50세 이하의 여성들에게 정기적인 스크리닝을 권하지 않는다. 확실한 증거가 있을 때까지 검진 시작 결정은 개인마다 다르며 검진의 위험과 이점 그리고 대상자 자신의 위험 요인들을 평가해야 한다. 유방암 위험이 높은 여성은 의료진의 충고를 따라야 한다.

b. 초음파검사

초음파를 이용한 유방검사에는 자동화된 유방 전체 스캐너와 손잡이가 달린 실시간의 부분 스캐너를 이용한 스캐닝이 있다. 초음파검사법은 가슴 모양의 일관성을 관찰하고 단단한 암병변과 낭종을 구별하는 데 유용하나 단단한 악성종양은 구별하지 못한다. 초음파는 유방 촬영술에서 낭종으로 보이는 병변을 확인하기 위해서도 시행한다. 대개 종양의 침습적 흡인을 파악하기 위하여 사용한다. 특별한 준비가 필요 없고 통증이 없다. 방사선 노출 위험도 없다.

c. 생검

생검은 유방암 진단에 필수적이다. 어떤 치료도 명백한 암조직의 진단 없이는 시행될 수 없다. Core needle 생검과 fine-needle 흡인(FNA) 생검은 국소마취와 함께 시행된다.

간단한 core needle 생검의 절차는 불과 몇 분 걸리지 않는다. 그 부위를 포비돈-요오드로 깨끗이 준비한 후에 작은 조직덩어리를 특별한 바늘(Vilm-Silverman)로 얻는다. 떼어낸 조직을 프로말린에 넣어 조직학적 진단을 위해 임상병리실로 보낸다. 때때로 피부 봉합이 필요하다.

Fine-needle 흡인생검, 바늘과 주사기는 유방의 덩어리나 낭포의 체액을 흡출하기 위해 사용된다. 그 세포를 슬라이드에 고정시켜 세포학적 진단을 내린다. 유방 촬영술은 촉진할 수 없는 병변을 흡인하기 위해서 바늘을 넣기 위해 이용된다. 세포학적 검사는 임상진단 확인과 섬유선종, 유방내 림프결절, 지방괴저, 유두종, 만성 농양 그리고 암의 발견을 확인하는 데 유용하다. 만약 세포검사 결과가 무세포이거나 혈액과 지방질의 세포만 발견된다면 유방암을 확인하기 위해서 생검과 더 정확한 평가가 필요하다.

Fine-needle 흡인과 core needle 생검은 둘 다 적은 양의 세포와 조직을 떼어내므로 결과가 위음성으로 나올 수 있으며 개방생검이 필요할 수도 있다.

절개술 또는 개방생검은 국소마취와 정맥주사 진정제를 이용하여 수술실에서 시행된다. 유방병변의 개방생검을 받을 필요가 있는 대상자의 약 35%가 악성을 가지고 있다. 절제생검은 만져지는 덩어리 전체를 제거하는 것이다. 두 경우 모두, 떼어낸 조직을 조직분석을 위해 검사실로 보낸다. 절개된 곳은 봉합되며 압박드레싱을 한다. 일반적으로 드레싱을 24~48시간 동안 유지한 후 제거한다.

예를 들어, 만약 유방 촬영술로만 발견된 종양이 매우 작다면 경피적인 바늘로 개방생검을 한다. 개방생검을 할 부위를 결정한다. 유방 촬영술에 의해 확인된 문제의 부위를 바늘로 찌른다. 두 번째 유방 촬영술은 병변의 위치를 확인한다. 바늘을 테이프로 붙여 안전하게 한 후 대상자를 개방생검을 즉시 할 수 있는 수술실로 옮긴다. 빠른 진단을 위해 동결절편검사(frozen section examination)가 시행될 수도 있다.

유방생검 전에 생검의 목적을 말하고 대상자의 동의를 받는다. 만약 정맥 진정제가 사용된다면 음식과 수분을 제한한다. 대상자가 해야 할 생검 후의 주의사항을 논의한다. 대부분의 여성은 생검 결과가 암일 것을 걱정한다. 몇몇의 대상자는 암이 발견되면 어떤 일이 일어나는지 질문할 것이다.

생검 후에 대상자에게 어떤 출혈이나 부종, 감염의 증상이 보이면 보고하도록 한다. 생검 후에 정상적인 활동은 대상자가 편안해지면 빨리 시작할 수 있다. 개방생검 후에 12주 동안 왕성한 활동은 피해야 한다. 대상자는 그 부위가 치유될 때까지 하루 24시간 동안 지지용 브래지어를 착용하는 것이 더 편안할 것이다.

3) 유방 건강문제와 대상자 간호

(1) 유방암(Breast cancer)

가. 정의

유방암은 전 세계적으로 여성암 가운데 가장 큰 비율을 차지하며 나이가 많아질수록 발생 위험 역시 증가하는 것으로 알려져 있다. 미국에서는 유방암으로 진단받는 환자 가운데 50%가량이 65세 이상이며, 점차 유방암 환자 코호트 내에서 60대 이상의 비율도 증가하고 있다. 우리나라의 경우 2016년 국가암등록통계에 따르면 유방암 발생자 수는 21,839명으로 여성암 가운데 19.9%로 가장 높은 빈도를 차지하는 것으로 나타났다. 이는 이전까지 11년간 1위였던 갑상선암을 제친 결과이다. 유방암 사망률은 감소되고 있다.

조기진단의 증가는 유방 촬영과 여성들의 유방암에 대한 전반적인 인식의 증가 때문이며, 의사들이 아주 작은 종양들을 발견하고 이를 극소화하여 성공적으로 치료할 수 있었기 때문이다. 아마도 유방암 발견의 가장 중요한 요인은 유방암 사망률을 30% 감소시킨 감별 유방 촬영의 발견이다. 여성들은 종양이 작을 때 유방암을 발견하기 위한 유방 촬영의 중요성을 이해할 필요가 있다. 마찬가지로 종양이 촉진되기 전, 질환이 조기에 발견되었을 때 치료의 부작용이 더 적고 더 효과적이라는 것을 이해해야 한다. 수술 측면에서도 종양이 작을 때 조직이 덜 제거되므로 미용적인 이점이 있다. 방사선요법 시 이환된 부위가 작을 때 치료가 더 쉽고, 방사선 조사량도 더 적은 용량만 필요하다. 보조적 치료에서도 작은 종양은 전신적 치료가 필요하지 않으며, 필요한 경우 약물치료가 더 효과적이다. 작은 종양은 또한 연관된 극소적 결절이 더 적고, 액와부 결절 절제와 관련된 합병증이 더 적음을 의미한다. 간호사는 유방암 치료와 합병증에 관련된 가장 최근의 정확한 정보를 제공할 필요가 있다. 만약 가능하다면 환자를 연구에 참여하도록 격려하여 유방암 치료와 관련된 중대한 문제에 답하도록 한다. 환자와 그의 가족은 많은 어려운 결정을 해야 한다. 간호사는 특히 환자가 치료 선택을 확실히 이해하도록, 적절한 때 설명을 제공함으로써 환자를 돕는다.

나. 원인과 위험 요인

유방암의 원인은 알려져 있지 않다. 많은 여성이 유방암 위험에 불안해하며 위험을 과대평가하기도 한다. 비록 유전, 호르몬, 생화학적 요인들이 관련되어 있지만 유방암 여성의 70%는 위험 요인이 알려져 있지 않다.

① 연령과 인종

모든 여성에 있어 유방암의 가장 중요한 위험 요인은 연령이다. 비록 폐경 이후 증가율이 느려지긴 하지만 연령에 따라 위험이 증가한다. 65세 이상 미국 여성의 매년 유방암 발생률은 30~35세 여성의 10배이다. 미국인 중 50세 이하의 아프리카계 여성들은 백인 여성들보다 더 높은 연령 특이성 유방암 발생률을 갖는다.

Edwards와 그의 동료들은 유방암 생존자들의 인종 영향에 대한 연구에서 아프리카계 미국인 여성들이 비아프리카계 미국인 대조군보다 치료가 잘되지 않으며, 유방암으로 사망할 때까지 생존기간이 짧다는 것을 발견했다. 심지어 종양 단계가 같을 때도 미세전이(micronetastatic)질환과 조기사망 위험이 높았다. 이 결과가 종양생물학이나 숙주반응 혹은 치료의 다양성과 관계되는지는 확실하지 않다. 사회심리적, 사회경제적 요인들이 의학적 치료에 대한 정부의 접근에 중요한 역할을 한다. 비보험 대상자와 더 진행된 질환을 가진 저소득층 의료보장제도(medicaid 보험) 대상자들은 사망 위험이 더 높으며 개인 보험 대상자와 비교할 때 생존자도 적다.

북아메리카에 거주하는 스페인 여성들 사이의 유방암 유병률은 비스페인계 백인 여성들의 40~50% 정도이다. 아시아에서 출생한 아시아 여성은 유방암 위험이 매우 낮지만, 북아메리카에서 출생한 아시아 여성의 딸들은 아메리카 백인 여성들과 같은 유방암 위험률을 보인다. 그러나 Edwards의 최근 국가별 보고에 따르면 백인과 흑인이 아닌 다른 인종의 경우 기입이나 분류의 오류가 있을 수 있기 때문에 주의 깊게 판단해야 한다.

② 난소와 호르몬 기능

조기초경과 늦은 폐경은 일생 동안 배란·월경 주기를 증가시키고 유방암 위험을 30~50% 증가시킨다. 45세 이전에 자연폐경을 경험한 여성은 55세 이후까지 월경이 지속되는 여성들보다 유방암 위험이 절반 정도이다. 마찬가지로 폐경에 도달하기 이전의 난소 절제술은 대략 2/3 정도 유방암 위험을 낮춘다. 아이를 낳지 않은 여성과 30세 이후에 첫 출산을 한 여성은 모두 추후에 유방암에 걸릴 위험이 거의 2배에 달한다. 호르몬 대체요법의 사용은 소수이긴 하지만 10년 이상 사용한 여성에서는 위험이 유의하게 증가한다.

호르몬이나 위약을 투여받은 편의 추출된 여성들을 대상으로 한 미국의 여성건강연구(Women's Health Initiative Study)는 5.2년의 추적관찰 후 미국 국립심장폐혈액연구소(NHLBL)의 자료 및 안전감시위원회로부터 이점에 비해 위험성이 더 높기 때문에 에스트로겐과 프로게스틴, 위약 투여 중단을 권고받았다. 이러한 결과에 영향을 미친 위험성에 유방암, 관상동맥질환, 뇌졸중이 있다. 골다공증, 대장암, 내막암의 감소가 관찰되었지만 위험성보다 더 가치 있지는 않다. 이점을 초과하는 위험성은 2002년 봄, 10번째 임시분석 동안 에스트로겐 단독 사용에서는 나타나지 않았다. 이 연구는 2005년까지 지속하는 것으로 계획되었지만 종결되었다. 각각의 여성에서 에스트로겐과 프로게스틴의 사용이 절대적으로 위험이 초과한다든지 또는 위험이 감소될 확률은 낮다. 흔한 요법을 실시한 10,000명 여성이 1년이 경과하였을 경우 실시하지 않은 10,000명 여성보다 관상동맥 심장질환은 7건, 뇌졸중은 8건, 폐색전증은 8건, 침습성 유방암은 8건이 더 많이 발생하였다. 이 연구는 안면홍조, 불면증, 기분 및 인지 변화, 비뇨생식기계 위축, 방광질환, 뇌졸중과 같은 HRT(호르몬 대체요법)의 단기간 위험이나 이점을 보기 위해 설계되지는 않았다. 선행연구에서 5년 미만 또는 단기간의 HRT 사용은 유방암 위험을 증가시키지 않는 것으로 나타났고, 여성건강연구(WHI 연구)에서 3년이 경과할 때까지 유방암 위험의 증가가 나타나지 않았다. 따라서 단기간의 사용은 위험성보다 이점이 더 많을 것으로 판단된다.

HRT 병용 요법은 장시간 처방하지 않도록 권장된다. 미국심장협회(AHA)는 관상동맥질환에 대한 이점이나 위험이 없다는 근거하에 HRT를 결정하도록 권고하였다. HRT 선택은 개인별로 되어야 하고, 공식적인 위험 및 이점 분석을 자주 실시해야 한다. 현재 경구용 피임약 사용이 유방암 위험에 영향을 미친다는 명백한 증거는 없다. 문제는 오늘날 사용되는 경구용 피임약의 용량은 15~20년 전 사용되었던 용량보다 훨씬 적은 양이기 때문에 그 위험성을 설명하기 어렵다. 경구용 피임약이 유방암 발생에 영향을 미친다 하더라도 그것은 단지 역사적인 관심에 지나지 않는다. 왜냐하면, 수년 전부터 사용되어 온 약물을 오늘날 사용되는 것과 비교할 수 없기 때문이다. 그러나 유방암의 가족력이 명백한 여성은 경구용 피임약의 조기사용과 관련된 위험이 증가할지도 모른다. 이런 대상자들에게 저용량의 경구용 피임약이 미치는 영향은 불명확하다.

③ 양성 유방질환

양성 유방질환은 유방암 위험 요인을 가진 여성들에게 더 흔하지는 않다. 비증식성 병변(낭종, 관 확장증, 단순비대, 섬유선종)은 유방암 위험을 증가시키지 않는다. 그러나 세포이형 혹은 이형성 비후(증식성 질환)는 높은 위험성을 가진 조직 변화이다. 복합섬유선종, 경화성 성종, 상피성 석회화, 유두 아포크린의 변화는 유방함 위험이 2~3배까지 증가한다. 그러나 악성 변화에 영향을 미치는 정확한 발생과 요인에 대해서 명확하게 파악되지는 않았다. 유방암과 이형식 과대 증식(atypical hyperplasia)의 가족력을 가진 여성에게서 적어도 유방암 위험이 적어도 3배 증가하는 것으로 연구에서 나타난다.

④ 가족력

가족력은 잘 알려진 유방암 위험 요인의 하나이다. 모계나 부계로부터 독특한 세포변형(유전성 비폴립성 대장암) 같은 유전으로 발생하는 유방암은 드물다. 사실, 유방암 감수성 유전자 BRCA1과 BRCA2, p53 종양억제유전자는 유방암을 가진 모든 여성에서 10% 미만으로 나타났다. 일반적인 집단보다 특정 집단에서 BRCA 변형의 유병률이 더 높다(아이슬란드 원주민과 독일, 폴란드 지방의 유태인).

가족적 양상에 의해 유방암, 난소암 혹은 둘 다의 위험은 50~85%까지 유전물질을 전달한다는 것이다. 일부 영향을 받은 1차적 친척을 가진 가족과 조기 발병 질환을 가진 대상자는 높은 빈도로 잠복 변형(harbor mutation)이 발견되었다. 드물게 나타나는 HNPCC(유전적 비폴립성 대장암)이나 Li-Fraumeni와 같이 유방암 발생 경향이 있는 변이뿐만 아니라, BRCA1, BRCA2 변이에 대한 상업적 분석이 유용하다. 유전적 검사의 결정은 개인에 달려 있으며, 이점과 제한점 모두가 존재한다. 광범위한 유방암 선별과 고위험 상담 센터는 여성에게 개별화된 평가, 교육 및 선별을 제공하고 적절한 유전적 검사를 실행하는 데 있어 이상적이다. 또한 유전성 유방암은 전체 유방암의 15~20% 정도로 추산되고 있다. 유전성 암 같이 둘 또는 그 이상의 친척에게 영향을 미친다. 그러나 발병 연령이 늦거나 명백한 유전 패턴이 파악되지 않을 수 있다. 가족의 유방암은 아마도 유전적·환경적 소인이 상호 연관되어 나타나며, 가족 연구에서 추가로 유방암 유전자가 발견될 것이다.

⑤ 환경과 식이 요인

유방암 발생률의 증가는 특히 20세 이하의 호지킨질환 치료를 위해 맨틀 방사선 조사를 받은 여성들에서 많이 나타난다. 잠복기는 10~25년이다. 이 집단에서 질환은 관련된 결절이 많을수록, 양측성인 경우에 더 전형적으로 나타난다. 20세 이전 호지킨질환치료를 위해 맨틀 방사선을 받은 모든 사람은 이러한 병변을 조기에 발견하기 위해서 정기적으로 유방 촬영 추후 검진을 받았기 때문이다. 정교한 현대 방사선요법 기술은 유방암 발생과 다른 장기간 합병증을 줄여 왔다.

알코올 섭취는 역학적 연구에서 유방암과 관련하여 가장 위험한 식이 요인이다. 유방암 위험과 알코올 섭취의 정적 상관성은 이미 밝혀졌고, 보통의 알코올 섭취(하루 12잔)는 에스트로겐 대사를 변화시켜 유방암 위험을 증가시키는 것으로 나타났다. 최근 연구에서는 보통의 음주를 하루 1잔으로 수정 가능한 유방암 위험 요인이라고 제안하였다. 엽산은 알코올을 소비하는 여성에서 유방암 위험을 감소시키는 것으로 나타났고, 일부 시도로 연구가 지속되고 있다. 일본에 살고 있는 일본 여성들은 유방암 발생률이 매우 낮은 것을 흔히 볼 수 있다. 그러나 그들이 미국으로 이주했을 때의 유방암 위험은 대략 1세대 내 백인 원주민 여성과 같다. 약 338,000명의 여성이 포함된 대규모 연구에서 유방암 위험과 지방 식이 섭취의 명백한 관계는 발견되지 않았다. 지방 식이, 비만, 고열량 섭취는 폐경 전 유방암보다 폐경 후 유방암에 영향을 미칠 가능성이 있다. 폐경 전과 후의 여성에 대한 위험 요인 분리는 장차 지방 섭취의 역할에 대해 규명하는 것이다. 카페인 소비와 관련된 유방암 증가에 대한 실제적인 역학적 증거는 지지되지 않았다. 과일과 야채의 섭취가 유방암 위험 감소에 유의한 상관성은 없는 것으로 연구결과가 나타났고, 새로운 연구에서는 특히 젊은 나이에 시작했을 경우 능동적인 흡연이 약간의 위험을 전달하는 것이 드러났다. 특히 간호사들에게 더 중요한 사실로 최근 일부 연구에서 밤에 일하는 사람의 유방암 발생에 대한 상대적 위험이 60%까지 증가하는 것으로 나타났다. 이 위험은 밤에 일하는 데 소비되는 시간의 양과 관련이 있는 것으로 나타났다. 밤 근무는 알코올 사용 및 노산과 같은 수준으로 유방암 위험을 증가시킨다. 이 사실은 개인, 집단 모두에서 간호와 관련하여 명백한 연관성을 가지고 있을지도 모른다.

⑥ 건강증진활동

알려진 요인이나 보장은 없지만 여성들은 건강증진활동으로 인해 유방암으로부터 다소 자유로워질 것으로 알려져 있다. 관련된 여러 방법을 조사하고 있는데, 위험 요인을 변화시키는 데 건강증진활동이 고려될 수 있다.

⑦ 화학적 예방

화학적 예방은 특정 악성종양의 진전을 막기 위해 약물을 사용하는 것이다. Tamoxifen과 Raloxifene이 유방암 위험을 감소시키는 것으로 밝혀졌다.

Tamoxifen은 에스트로겐 수용체에 유방 종양을 가진 대상자들에게 흔히 사용되는 것이다. Tamoxifen은 전반적으로 49% 정도 침습적 유방암의 위험을 감소시켰다. Raloxifene도 유방암의 위험을 감소시켰고 Tamoxifen보다 부작용이 더 작게 나타났다.

⑧ 예방적 유방절제술

예견되는 유방암 발생을 예방하는 유일한 방법이자 건강증진을 도모하는 방법으로 고려될 수 있는 것은 예방적 유방절제술이다. 유방암의 증거를 가지지 않는 여성의 유방조직을 모두 제거한다. 이러한 방법으로 이득을 볼 수 있는 여성은 유방암의 강력한 가족력을 갖고 있거나, 다른 유방에 유방암 병력이 있거나, 혹은 변형된 BRCA2 유전자의 존재를 가진 여성이다.

예방적 유방절제술을 실시한 여성에서 90% 정도 유방암 발생을 감소시킬 수 있다. 그러나 고위험 여성, 특히 고위험 유방암 대상자의 선별에서 MRI 검사가 필요한 경우에 임상적 방사선 선별보다 예방적 유방절제술이 더 우수한지에 대해서는 알려져 있지 않다.

⑨ 생활방식 변화

여성들 스스로 유방암의 잠재적 위험 요인을 줄이기 위해 생활방식을 바꾸도록 격려한다. 예를 들면, 알코올 섭취를 줄이는 것이다. 식이에서 지방 섭취를 감소시킨다고 유방암의 위험이 줄어들지는 않는 것으로 나타났지만 칼로리의 20%까지 지방 섭취를 줄이는 것이 바람직하다.

운동은 유방암 예방에 간접적인 역할을 할 수 있다. 운동은 체지방 감소를 야기하여 체지방에 축적되는 유리에스트로겐의 양을 감소시킨다. 따라서 이것은 또 다른 건강증진활동이다.

⑩ 건강유지활동

건강유지에는 최적의 검진과 유방암의 조기 발견이 포함된다. 사용된 방법에 상관없이 일정하고 주의 깊은 신체검진은 무증상의 암성 병변을 규명하는 중요한 요소이다. 유방 촬영과 병행하는 신체검진은 특히 50세 이상의 여성의 치사율을 감소시킨다. 미국 국립암협회(NCI) 감독으로서 권고와 고문을 담당하는 위원회인 미국 국립암자문위원회(NCAB)는 평균적 위험도를 가진 40대 여성들의 정규 검진을 위한 유방 촬영이 유방암으로 인한 사망률을 약 17~24% 감소시켰다고 Consensus Development Conference에서 발표하였다. 이 결과를 토대로 NCAB는 40~49세의 여성들이 유방암에 대해 평균적인 위험을 갖는다면 1~2년마다 선별 유방 촬영을 하도록 NCI에게 권고하였다.

2000년 11월 American College of Radiology(ACR), American Cancer Society(ACS), American Medical Woman's Association(AMWA) 그리고 수많은 여성 단체가 40세부터 매년 선발 유방 촬영을 지원하는 성명서를 발표하였다. ACR은 임상적 시행이 1~2년마다 선별 유방 촬영하는 것과 비교해 볼 때 매년 실시하는 것이 암의 조기발견을 가능하게 한다고 믿고 있다. US Preventive Services Task Force(USPSTF)는 2002년 1월에 40세 이상 여성을 대상으로 하는 유방 촬영의 가치를 재차 단언했다. 2002년 예상 유방암이 5.9% 증가하였는데, USPSTF는 베이비 붐 세대의 노화뿐 아니라 보다 나은 선별검사와 관련이 있는 것으로 추측했다.

일단 유방 촬영에서 암이 의심되는 부분이 드러나면, 초음파검사가 간단히 종양에서 낭종을 구별하는 방법으로 진단적 유방 촬영을 보조하는 데 유용하다. 특별히 치밀 유방이나 유방재건술을 받은 여성은 MRI와 민감성이 개선된 디지털 유방 촬영술과 MRI와 결합된 PET 스캐닝으로 조기 단계에서 유방암을 확증하는 것이 가능할 것으로 기대된다.

디지털 유방 촬영이 필름 유방 촬영보다 더 우수한지 알아보기 위하여 대규모 전향적 연구가 진행 중이다. 디지털 유방 촬영은 거짓 양성률은 줄여 주고, 가능한 한 더 많은 암을 가려낼 것이다. 비록 초기에는 더 많은 비용이 들지만, 디지털 유방 촬영은 저장하기 쉽고 거짓 양성률을 줄여 주기 때문에 장기적으로는 더 비용 대비 효과적이라고 할 수 있다.

건강관리 전문가들과 건광관리 옹호자들은 조기 암 발견의 주요 요소로 유방 자가검진을 수년 동안 장려해 왔다. 왜냐하면 대부분의 유방암이 여성 자신에 의해 발견되거나 대부분 2.5cm 이상 크기이기 때문이다. 암이 발견하는 유일한 이유는 종양이 느껴질 만큼 충분히 크다는 것이다. 기대하는 목표는 암이 느껴지기 이전 아직 작을 때 발견하는 것이다. 유일한 방법은 숙달된 의료인에 의한 정기적인 유방 촬영과 신체검진이다. 유방 자가검진이 생명을 구하거나 생존을 증가시킨다는 증거는 없으므로 유방 자가검진의 교육을 찬성하거나 반대할 근거는 불충분하다. 여성들에게 유방을 검진하도록 교육하는 것은 유방암 위험의 인식을 증가시키는 중요한 전략이다.

⑪ 건강회복활동

수술 후 림프부종을 예방하는 팔운동과 체위, 인공보철물의 삽입, 유방 재건은 건강회복활동이다. 만약 운동과 체위에도 불구하고 림프부종이 발전된다면 물리치료사나 림프부종 관리 전문 간호사에게 의뢰한다.

다. 병태생리

유방암은 전형적으로 유방의 관엽 상피세포에서 시작하여 액와 림프결절로 림프계를 거쳐 퍼져가는 악성종양이다. 종양은 폐, 간, 뼈, 뇌를 포함하여 신체의 원위부까지 전이될 수 있다. 액와부 림프결절에서 유방암의 발견은 잠재적인 원위 부위 전이의 지표이며 단지 유방 인접 부위에 종양이 있다는 것을 의미하는 것이 아니다. 대부분의 일차적 유방암은 유방의 상부 외측 사분위에 위치하는 선암종이다.

① 상피내암

기저막 침범이 없는 관 혹은 엽에 한정된 악성세포는 상피내암(carcinoma in situ)이라 불린다. 도관상피내암(ductal carci-noma in situ; DCIS)은 침습성 암(infiltrating carcinoma)의 전조이다. 병리학자들은 관을 차지하는 세포의 성장 양상, 핵 형태, 감수분열활동, 괴사 존재, 미세석회와의 형태에 따라서 고·중간 단계 혹은 저단계로 DCIS를 구분한다. 저단계 DCIS가 가장 흔하며 여러 군데에 병소가 있다. 고단계 DCIS는 이환율(prevalence)에 있어서 두 번째이며 구조적으로 연속적인 경향이 있고 뚜렷한 미세석회화를 보인다. 고단계 DCIS는 에스트로겐 수용체에 음성적인 경향이 있고 인간상피성장인자수용체(HER-2)/Ne단백질(c-erbB2)에 대해 증가된 반응을 보여 주며 변형된 p53 종양억제유전자를 갖는다.

침범된 쪽 침습성 암종은 DCIS 사례의 약 30%에서 10년 이내에 발전된다. 치료하지 않고 남겨진 도관내 암종은 침습성 도관암종으로 변형될 것이다.

엽상피내암(lobular carcinoma in situ)은 엽단위로 확장되는 비정형적 세포의 견고한 증식이 특징이다. DCIS와 대조적으로 LCIS는 대개 우연히 발견되며 전형적으로 미세석회화와 관련되지 않는다. LCIS는 침습적 암으로 발전될 경향이 낮다.

② 침습성 유방암

유방암의 대부분은(75%) 침습적인 도관암종이다. 전형적으로 액와 림프결절과 그 이상으로 전이한다. 엽성 암종은 5~10% 정도이며 대개 전반적으로 비후되어 있다. 종양의 형태는 소관(2%), 수질(57%), 교질암종(3%)을 포함하는 예후와 관련된다. 이러한 조직학적 형태는 낮은 등급의 조직학과 양성 에스트로겐과 프로게스테론 수용체 상태, 이 중 DNA 내용물, 낮은 S기 분절, 종양 유전자 지표가 없는 경향이 있다. 예후가 나쁜 종양은 높은 등급의 조직학과 염증성 암종으로 묘사되는 진파층 림프 침습과 관련 있다. 염증성 유방암은 피부 발적과 경화가 특징이다. 부종과 열감도 관련되는 특징이다. 액와와 쇄골상 결절이 흔히 만져지고 원위 전이와 연관이 있다.

라. 증상 및 징후

대부분의 유방암은 통증이 없고 압통이 없으며 단단하고 불규칙적 형태, 움직이지 않는 덩어리로 표현된다. 유방암의 60% 정도는 움직이며 40%는 촉진에 의해 일정한 경계를 갖고 40%는 부드럽게 느껴지거나 낭종이다. 덩어리가 없을 때에도 유두 분비물, 경화, 함몰과 같은 신체적 발견은 악성을 의심할 수 있다. 유방 피부의 열과 홍반은 염증과 관계될 수도 있고 염증성 암종을 암시할지도 모른다. 피부 부종은 악성질환의 특징이다. 부종은 종양에 의해 진피층 림프의 파괴와 침습 때문이다. 신체검진 결과로 종양이 의심되면 진단적 유방 조영을 한다.

마. 진단검사

① 방사선검사

국소화된 압박과 확대 영상과 같은 이환된 유방의 추가적인 진단적 촬영은 비정상을 확인하는 데 중요하다. 디지털 유방 촬영과 컴퓨터 보조 진단(CAD)은 병변을 평가하는 데 유용한데 왜냐하면 이러한 검사들은 유방을 다양하게 노출시켜 더 정확하게 조직 대조의 차이를 보여 준다. CAD는 악성으로 의심되는 병소에 초점을 두고 소프트웨어 프로그램을 이용한다. 영상은 음영의 조작을 가능하게 하여 화면성에서 비정상을 쉽게 발견할 수 있다.

② FNA(Fine-needle aspiration)

FNA는 퇴원 후에 수행된다. 목적은 견고한 덩어리가 낭종인지 결정하거나 아니면 임상적으로 명백한 진단을 확정하는 것이다. 만약 종괴가 낭종으로 밝혀지면 덩어리는 흡인 후 사라질 것이다. 만약 덩어리가 단단하다면 조직학검사를 위한 작은 세포 표본을 구하기 위해 몇 번의 과정을 거쳐 검체물을 얻는다. 이 기술은 거짓음성 결과의 빈도를 감소시킬 수 있다. 만약 FNA 결과가 음성이고 외과의가 임상결과를 통해 암을 의심한다면 절개생검이 필요하게 된다.

③ SNB(Stereotactic needle-guided biopsy)

SNB는 유방 촬영술에서는 발견되었으나 촉진되지 않는 병소를 규명하기 위해 사용된다. 기본 목표는 3차원장 내에서 병소의 정확한 위치를 알기 위해 고정된 수평·수직적 좌표로부터 유방을 부동화하는 것이다. SNB는 개방생검으로 인한 손상이나 상처를 남기지 않고 양성질환의 생검진단을 가능하게 한다.

④ 초음파 유방 생검(Ultrasound core biopsy)

초음파 유방 생검은 초음파상 보이는 병변이 있을 때 사용되어 왔다. Stereotactic biopsy보다 대상자에게 더 쉬운 방법이다. 왜냐하면 대상자 등에 위치하여 검사하는 동안 대상자의 유방이 움직이지 않도록 고정하지 않아도 되기 때문이다. 국소마취로 직경이 큰 생검바늘을 사용하여 수행된다.

⑤ 개방생검

절개생검 혹은 개방생검은 병소가 단단하다고 판단되고 특성이 불확실할 때, 조직학적 분석의 결과가 불충분할 때, 혹은 임상적 유방 촬영 결과 악성이 의심될 때 선택된다. Wire-localized 생검 절차는 stereotactic 방법과 유사하다. 이 절차의 목적은 절개생검 시 촉진되지 않는 병소의 부위를 찾아내어 조직 제거를 최소화하여 불필요한 기형을 피하고자 하는 것이다.

⑥ 예후와 질환 범위 규정

일단 암이 진단되면, 암의 가장 적절한 치료를 결정하기 위해 더 정확한 평가가 필요하다. 예를 들면, 유방 보존수술(종괴절제술)이 유방질환에서 미세석회화된 곳이 여러 군데에 있는지를 파악하기 위해 시행된다.

종양은 국소적·지역적 범위와 원위 확산에 따라 단계화된다. 단계는 질환의 범위에 정확한 정의를 가능하게 함으로써 정확한 예후를 알 수 있게 한다. 미국암연합회(AJCC) 유방암의 단계 체계는 표 13-1에 나타난 종양-결절-전이(TNM) 체계에 근거한다. 유방암 예후는 일차적 발견 시 질환 범위와 관련된다. 종양 단계는 (1) 일차적 종양의 크기, (2) 흉벽이나 피부까지의 침범 여부, (3) 액와 림프결절의 침범, (4) 편평한지, 고정되었는지, 움직이는지의 여부, (5) 원위 전이 여부에 근거한다(그림 13-2).

예후 요인은 예후를 결정하거나 유방암의 자연적 병력을 결정하는 데 사용된다. 현재의 병리학적 림프 결절 상태, 종양 크기, 에스트로겐과 프로게스테론 수용체 상태, HER-2/neu 출현 수준, 조직학적 등급, 조직병리학이 독립적인 예후 지표이다. 그러므로 치료와 예후를 결정하는 데 이러한 요인들을 고려한다. 종종 고려되는 다른 요인은 종양의 DNA 성분이다. DNA 배수성은 크로모좀 세트의 다복제 정도를 말하는 것이다. 이배수성과 정배수성은 염색체의 단배수체 수의 정확한 배수를 의미한다. 비배수체는 정확한 여러 단배수체와의 편차를 말하며 예후가 나쁘다는 것을 의미한다. S기 색인은 세포성장주기의 S기(DNA 합성 시작)의 종양세포 비율을 확인하는 것이다. S기 세포의 비율이 높을수록 더 활동적인 암을 말한다.

종양은 분화 정도와 예후를 결정하기 위해 일반적으로 등급화된다. 종양은 관찰된 퇴화 정도에 따라 잘 분화된 것(1단계), 중간 정도로 분화된 것(2단계), 분화가 나쁜 것(3단계)으로 분류된다. 병리보고서에 규명된 다른 요인들은 핵의 크기, 형태, 감수분열의 형태의 존재 유·무, 관 형성 정도를 포함한다. 표피(dermal)림프와 미세혈관 침습도 전이 질환의 암시일 수 있다.

2002년 미국 National Comprehensive Cancer Network(NCCN)는 HER-2/neu 출현 정도를 평가받도록 권고받은 새로이 유방암 진단을 받은 사람들을 대상으로 그 지침을 실행하였다. 연구에서는 HER-2/neu 출현은 적절한 보조적 화학요법을 선택하거나 재발 또는 전이성 암을 가진 여성에게 Trastuzumab 사용의 이득을 예측하기 위해서 사용되어 왔다. 스테로이드 수용체 상태는 내분비요법에 대한 반응을 예측할 수 있는 요소이다. 만약, 종양이 에스트로겐 수용체와 프로게스테론 수용체가 양성이라고 판단

표 13-1 유방암의 TNM 단계 체계

원발성 종양(T)	TX		원발성 종양은 사정할 수 없음
	TO		원발성 암의 증거 없음
	Tis		악성, 내관암, 엽악성암, 종양이 없는 유두의 파제트병
	T1		최대 직경이 2cm 이하의 종양
		T1mic	최대 직경에서 미세침윤이 0.1cm 혹은 그 이하
		T1a	최대 직경이 0.1cm 이상이나 0.5cm를 넘지 않는 종양
		T1b	최대 직경이 0.5cm 이상이나 1cm를 넘지 않는 종양
		T1c	최대 직경이 1cm 이상이나 2cm를 넘지 않는 종양
	T2		최대 직경이 2cm 이상이나 5cm를 넘지 않는 종양
	T3		최대 직경이 5cm 이상인 종양
	T4		아래 기술된 대로 크기와 상관없이 흉벽, 피부로 직접 확장된 종양
		T4a	흉벽으로 확장
		T4b	부종(peau of orange 포함), 유방의 피부궤양 혹은 같은 유방에 국한된 인접 피부 결절
		T4c	T4a와 T4b 둘 다
		T4d	염증성 악성종양
국소림프절(N)	NX		(이전에 제거된) 국소적 림프 결절이 촉진되지 않음
	N0		국소적 림프 결절 전이 없음
	N1		움직이는 동측성 액와림프절의 전이
	N2		서로 혹은 다른 구조물에 고정된 동축성 액와림프절 전이
	N3		동측성 내부 유방 림프절로 전이
원위 전이(M)	MX		원위 전이가 사정되지 않음
	M0		원위 전이 없음
	M1		원위 전이(동측성 쇄골위 림프절 포함)

단계	그룹		
0	Tis	N0	M0
I	T1*	N0	M0
II A	T0	N1	M0
	T1*	N1[†]	M0
	T2	N0	M0
II B	T2	N1	M0
	T3	N0	M0
III A	T0	N2	M0
	T1[†]	N2	M0
	T2	N2	M0
	T3	N1	M0
	T3	N2	M0
III B	T4	Any N	M0
	Any T	N3	M0
IV	Any T	Any N	M1

*T1 includes T1mic

[†] The prognosis for patients with N1a cancers is similar to that for patients with N0 cancers. Adapted, with permission.

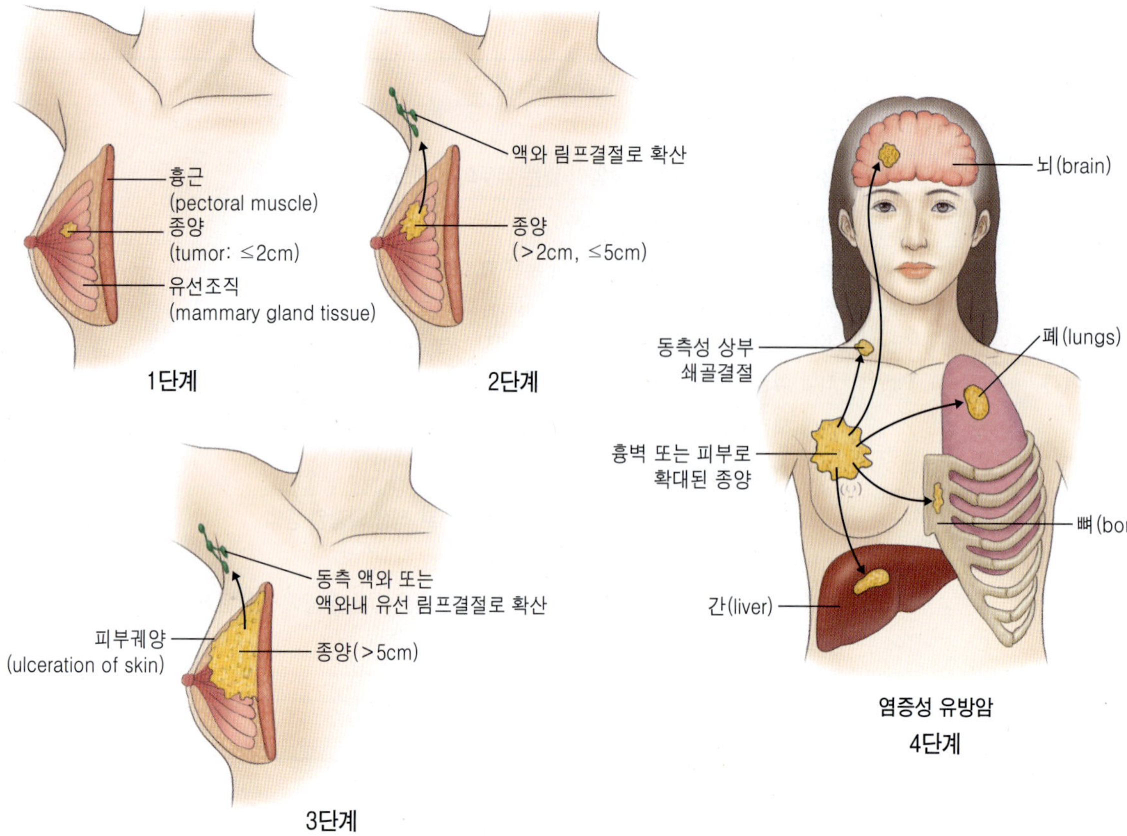

그림 13-2. 유방암의 임상적 단계. 1단계: 종양의 직경이 2cm 또는 2cm보다 작으며 유방에 국한되어 있다. 2단계: 종양이 5cm 이하 또는 액와 림프결절로 조기전이. 3단계: 동측액와 또는 내측 유방 림프 결절을 침범하고 종양 크기가 5cm 이상. 4단계: 뇌, 뼈 또는 간 같은 동측 상부 쇄골 림프 결절 또는 피부, 흉벽으로 확대 또는 염증성 유방암.

되는 경우 항에스트로겐요법은 화학요법과 함께 또는 화학요법 없이 사용할 수 있는 바람직한 치료적 선택이다.

Steroidal aromatase inhibitor인 Anastrozole은 에스트로겐 수용체 양성인 폐경 후 여성들을 위해 tamoxifen 대안으로 제공될 수도 있다. Tamoxifen 대신 Anastrozole을 사용하는 것은 반드시 개별 지문 후 결정해야 한다.

종양표식자(tumor markers)는 보조적 치료가 계획되었을 때 수술 전에 유용한 것은 아니다. 종양표식자는 진전된 질환의 정밀검사의 일부로서 일반적으로 전이 질환을 가진 여성에게만 중요성을 갖는다. CEA(carcinoembryonic antigen), CA125, CA15-3은 종양에 의해 생성되며 유방암 여성의 혈청에 존재하는 물질이다. 종양표식자는 치료반응을 매월 모니터링하는 경우 전이 질환에서만 존재하는 것으로 보인다.

치료 전 사정에는 질환 범위를 결정하는 전이 검사도 포함된다. 검사는 임상증상과 전이 징후에 따라 선별된다. 흉부 방사선 필름과 골스캔은 유용한 기초연구로 가능하다. 골스캔은 대개 대상자가 적어도 2기나 3기의 침습적 유방암이 아니라면 실시하지 않는다. 진양성 골스캔을 한 대상자의 30~60%만 alkaline phosphatase 수치가 증가되었고, 증가된 대상자의 20%만 질환이 없다. 만일 골스캔이 비정상이면 이환된 부위의 방사선 촬영이 전이 질환을 확인하고 양성 병인 기전을 배제하기 위해 필요하다.

완전한 대사성 진찰(panel)과 신체검진으로 간기능부전을 발견하고 간스캔의 필요성을 확인한다. 간스캔은 대개 질환의 확신이 의심되거나 3기의 경우가 아니라면 일반적으로 실시하지 않는다. 전이성 질환이 확실히 의심될 때 MRI나 CT가 질환의 범위를 규정하고 측정하기 위해 처방된다.

PET 스캔은 MRI나 CT의 결과가 중재되지 않거나 전이성 질환이 강력히 의심되지 않으면 실시하지 않는다.

바. 치료

① 외과적 관리

수술중재의 범위는 임상증상과 깨끗한 경계를 가진 종양의 절제 가능성에 의해 결정된다. 오늘날 목표는 유방을 보전하는 것인데, 유방절제술이 종괴절제술과 방사선 병행 치료보다 더 유용하다는 증거가 없기 때문이다. 그러나 종양의 크기, 여러 부위에 발생한 질병 때문에 종양 제거를 위해 유방절제술이 필요할 수도 있다.

a. 유방보존술

• 적응증

유방보존술은 유방암 1, 2기에 해당된다. 보존적인 외과적 접근은 일차성 종양의 크기에 따라 결정된다. 작은 크기의 침습적 암을 가진 환자는 종양과 정상 조직의 12cm 경계를 포함하여 제거하는 부분 유방절제술을 위해 일반적으로 국소 혹은 전신 마취하에 넓은 국소 절개가 시행된다(종괴제거술). 시술의 변수는 암이 위치한 유방의 사분위를 제거하는 사분위제거술(quadrantectomy)이다.

방사선치료는 일단 치유가 확정되고 doxorubicine 혹은 taxane 함유 치료를 받지 않은 환자에게 시작한다. 만일 방사선치료와 함께 이 두 화학치료적 약물이 투여된다면 마지막 화학치료를 한 3주 후 방사선요법이 시작되어야 한다. 만일 환자가 cyclophosphamide(Cytoxan)을 사용하거나 혹은 사용하지 않고 methotrexate(Mexate)와 5-flouro-uracil(5-FU)를 받는다면 방사선치료는 화학치료와 함께 시작하며 세 번째 과정 후 사이에 시행하거나 마지막 화학치료가 끝난 몇 주 후에 시작한다.

• 금기

유방보존술은 여성이 임신을 했거나 이전에 존재했던 관절염, 낭창, 피부경화증과 같은 류마티스성 장애가 있거나 유방, 복부 또는 임신으로 인하여 방사선치료를 견딜 수 없다면 시행되지 않는다. 다른 금기는 넓게 절개해야 하는 광범위 도관내 침범, 같은 유방에 동시에 발생한 두 가지 암, 유방을 통해 확산된 미세석회화, 크고 활성화된 종양 등이다. 완전 유방제거에 대한 환자 선호, 방사선 부작용의 공포, 조사에 따른 다른 암의 진전, 방사선치료 기관으로 이동 어려움 등이 추가되는 금기이다.

b. 유방절제술

• 적응증

유방절제술은 다음 내용에 해당될 때 실시하는 선택치료이다.

- 종양이 유두~유륜 부위까지 포함된다.
- 종양이 7cm 이상이다.
- 종양이 유방의 여러 사분위를 포함하는 확장된 도관내 질환으로 나타난다.
- 여성이 매일 방사선치료를 이행할 수 없다.

변형된 근치적 유방절제술은 근육은 남겨 두고 유방, 액와 림프결절을 제거하는 것이다. 작은 크기나 조기 유방암의 발견은 매우 복잡한 진단적 기술을 요하기 때문에 이 절차는 10년 전과 비교하면 현재 자주 시행되지는 않는다. 전체 혹은 단순예방적 유방절제술은 고위험 여성에 있어서 암을 예방하기 위해 흔히 사용되는데, 유두와 유륜을 포함한 유방조직과 약간의 피부가 제거된다. 림프절은 예방적 유방절제 시에는 제거되지 않는다.

• 금기

비록 작은 종양의 치료에 금기사항은 아니지만 유방절제술은 대개 환자가 선호하지 않으면 1기나 2기 종양에서는 사용되지 않는다.

• 합병증

유방 수술의 가능한 합병증은 림프부종, 감염, seroma, 혈종, 봉와직염 등이다. 환자는 수술 후 며칠만에 퇴원하기 때문에 조기에 어떤 이상증상이든 보고하도록 교육해야 한다. 열, 오한, 절개선의 발적, 염증과 같은 감염 증상도 의사에게 보고되어야 한다. 배액 증가, 악취, 절개 부위의 분리는 즉시 보고되어야 한다.

• 결과

수술과 보조적 화학치료, 방사선치료 후에 환자는 암과 암의 재발로부터 자유로울 것이다. 암이 없는 상태가 될 수 없다면 환자의 삶의 질을 증진시키는 것에 초점을 둔다.

c. 액와 절개

액와 절개의 역할은 이행기에 있다. 임상적으로 결절 질환이 없거나 크기가 12cm의 일차성 종양인 경우 결절 절개는 아마도 불필요할 것이다. 미국 NCCN 실무 지침에서는 보조적 요법을 선택하여 특히 순조로운 경과를 보이는 대상자는 달라지지 않지만, 나이가 많거나 심각한 병적 상태인 환자들은 액와 결절 절개를 추가로 고려해야 함이 기술되어 있다. 액와 결절 양성인 경우 화학요법과 더 강한 요법이 필요한지 결정하도록 한다. 결절 상태에 관한 정보는 또한 예후 결정, 연구 프로토콜 선정, 고용량 화학치료 결정에 유용하다.

유방암을 앓고 있는 대부분의 환자가 보조적 화학치료, 호르몬치료 혹은 둘 다의 이점을 인식하고 있는 가운데 몇몇 권위자들은 유방암을 앓는 환자에게 액와 림프결절의 상태를 결정하는 것은 더 이상 필요하지 않다고 주장한다. 그렇지만 조기 유방암 환자의 림프결절 상태는 재발과 생존의 강력한 예측 인자이다. 게다가 임상적으로 음성 결절을 가진 환자의 거의 1/3은 병리학적으로 결절이 포함된 것으로 나타났다. 액와림프절의 병리적 검진으로부터 얻은 정보는 비촉진 액와림프절을 가진 환자의 보조치료계획을 변경하게 한다.

몇몇 경우에 액와 결절 절개는 필요하지 않는데, 왜냐하면 그 결과가 치료 선택에 영향을 주지 않기 때문이다. 예를 들면, 큰 일차성 암이나 확장 수술이 필요한 전이 질환이 있는 환자는 액와 절개가 필요치 않으며, 5cm 이상의 종양에 대한 유방절제술을 받은 환자나 수술 경계 부위의 잔여 종양이 양성인 경우에도 그러하다. 이 두 경우 국소적 재발의 위험성으로 인해 흉벽이나 쇄골 상부의 유방절제술 후 방사선치료를 하는 것이 좋다. 4개나 혹은 그 이상의 양성 액와 림프결절을 가진 대상자는 국소 재발의 위험을 갖는다.

d. 전위 림프절 생검

결절 사정은 전위 림프절 생검(sentinel node biopsy)과 국소적 림프결절 상태를 결정하는 진단검사를 통해 시행된다. 전위 림프결절 상태를 결정하는 진단검사를 통해 시행된다. 전위 림프절은 종양으로부터 림프 배액을 받는 첫 번째 림프결절이다. 전위 림프절은 원발성 종양 주변에 푸른색 염료나 방사성 교질 용액을 주입하여 발견하는데, 용액이 이동하여 첫 번째 배액(전위) 결절을 확인하게 된다. 전위 림프절은 림프관 전이 여부와 광범위한 액와 절개 여부를 결정한다.

전통적인 액와 결절 절개 방법 이상의 이점을 제공하기 때문에 임상 실무에서 빠르게 채택되고 있지만 기술적인 제한이 있다. 전위 림프절 생검을 받은 대상자는 액와 결절 절개를 받은 대상자에 비해 림프부종, 무감각, 통증, 상완 경직(arm stiffness)은 덜하고, 상완 기동성과 근력이 증가하며, 삶의 질이 더 높게 나타난다. 전위 림프절 정보를 반영하기 위한 이 검사법의 사용, 훈련, 결과 해석을 반영한 특별한 권고 사항이 2002년 개정되었고, 이를 통하여 치료를 지속적으로 평가하면서 계획할 수 있게 되었다.

e. 유방재건술

유방절제술을 받은 많은 여성이 상실감, 우울, 신체상의 변화를 겪는다. 유방재건술은 치료계획의 일부분으로 받아들여지고 있다. 1990년대에 외과 보철 및 외과 수술 기법이 발달함에 따라 유방재건술을 선택한 환자는 더욱 자신감을 가질 수 있게 되었고, 신체상에 대한 자기만족을 얻을 수 있었으며, 삶의 질을 상승시켰다. 유방재건술을 받는 환자의 목적은 다시 이전으로 돌아가는 느낌을 갖는 것이다. 이것은 단지 나체로 있을 때뿐 아니라 목욕을 할 때도 정상인처럼 보이는 것을 포함한다.

유방재건술의 유일한 금기증은 흉벽 방사선치료가 필요한 경우와 합병증으로 인해 추가 수술을 신체적으로 견딜 수 없는 상태이다. 여성의 나이, 보조 화학치료가 필요한 상황, 좋지 않은 예후, 전이된 질환의 존재 여부는 유방재건술의 금기사항이 될 수 없다. 유방재건술의 시기는 즉시(유방절제술을 시행하면서)가 될 수도 있고, 혹은 수술 후 몇 년이 지난 시기로 연기될 수도 있다. 보조 항암치료가 계획되었을 때 외과의사는 유방재건술을 바로 하는 것보다 항암치료가 끝나기까지 기다리는 것을 더 선호한다.

여러 가지 외과적 기술이 유방과 유륜 부위 재건에 사용된다. 외과적 기술의 선택은 환자의 요구, 사용 가능한 조직의 양, 과거에 방사선치료를 받았는지에 기초해서 결정한다. 가장 간단한 재건법은 외과의사에 의해 피부 안에 보형물을 삽입하는 것이다. 이러한 접근은 작거나 중간 정도 크기의 유방을 가진 여성에게 적절하며 삽입되는 보형물은 남아 있는 유방 크기와 비슷한 것으로 한다. 다른 재건법은 다음과 같다.

• 조직 확장

조직 확장(tissue expanders)은 흉근 아래에 삽입된 납작한 실리콘 주머니를 68주에 걸쳐 서서히 늘려가는 것인데 매주 60~200mL의 생리식염수를 원격 피하 주입 포트를 통해 주입한다. 삽입물이 편안히 들어갈 수 있게 가슴언덕을 이루는 피부가 충분하게 팽창되면 늘리는 기구를 제거하고 삽입물을 넣는다. 대부분 늘어난 삽입물은 영구삽입물로서의 기능을 하게 된다.

• 횡복직근조직판

횡복직근(transverse rectus abdominis muscle; TRAM) 조직판 시술은 흔히 '배 접어올리기(tummy tuck)'로 불린다. 낮게 타원형의 횡절개를 한 후에 복부의 근육과 지방에 유방절제술 부위 쪽으로 복부피부와 터널을 만든다. 조직의 생존과 관류는 상부 상복부 혈관에 의해서 유지된다. 조직은 자유로운 조직판으로 전환될 수 있다. 복부의 조직을 떼어낸 부위는 변형된 복부 성형술로 마무리된다. 복부 흉터가 있거나 복부조직이 불충분한 경우는 TRAM 조직판의 금기증이다.

• 광배근조직판

광배근(latissimus dorsi muscle)은 견갑골 아래의 넓은 부채 모양의 근육으로 유방절제술 부위의 피부가 불충분할 때 사용된다. 그것은 늘어날 수 있는 근육으로 생각되는데, 이 대체 근육들이 상완골을 내전시킬 수 있고 어깨를 후방으로 움직일 수 있기 때문이다. 광배근을 따라 있는 타원형의 피부는 겨드랑이를 지나 유방절제술 부위까지 이어진다. 조직의 생존은 thoracodorsal 혈관에 의해 유지된다.

• 둔부근육 자유 조직판

유방재건술에 둔부근육(glutear muscle)을 이용하는 것은 흔하지 않은 일이다. 근육과 피부를 들어 올리고 수술용 현미경을 이용하여 흉벽과 연결시킨다.

f. 유륜재건술

일부 환자는 유륜 재건을 원하게 된다. 대칭을 이루기 위해서 시행되는 유륜재건술(nipple-areola reconstruction)은 유방재건술 후 몇 개월 뒤로 미뤄질 수 있다. 치료 과정 동안 재건된 유방의 모양은 절개 부위가 치유되고 부종이 완화되면서 변형될 수 있다. 유륜은 문신을 하거나 유두를 나누어 재건할 수 있다. 유륜의 검은 피부는 보통 문신으로 만들 수 있다. 유두돌출은 skate flap으로 재건한다.

② 내과적 관리

a. 암의 제거 및 전이 방지

방사선치료, 화학치료, 호르몬치료법이 수술 후 또는 수술 대신 암의 전이를 예방하고 암세포를 완전히 제거하기 위해 사용될 수 있다.

b. 방사선치료

방사선치료는 다음과 같은 방법으로 유방암치료에 쓰인다.

- 1~2기 유방암의 보조적 치료로 종괴절제술 후 또는 사분위절제술(quadrantectomy) 후에 유방과 유방 밑 흉벽에 방사선을 조사한다.
- 심장질환과 같은 건강문제로 수술을 받기 어려운 경우에 전형적으로 이환된 유방에 방사선치료를 실시한다.
- 유방절제술 후 경계 부위에 암이 발견된 경우 국소적 치료 또는 치료를 위해 흉벽에 방사선치료를 실시한다.
- 액와 전이의 위험도가 높지만 액와절제술을 하기 어려운 경우 또는 치료를 위해 흉벽에 방사선치료를 실시한다.
- 유방절제술 후 경계 부위에 암이 발견된 경우 국소적 치료 또는 치료를 위해 흉벽에 방사선치료를 실시한다.
- 액와 전이의 위험도가 높지만, 액와절제술을 하기에 어려운 경우 또는 외과적으로 제거되지 못한 다른 질환을 가지고 있는 경우 방사선치료를 액와에 실시한다.
- 액와 림프선에 전이가 되었으면 상부 쇄골 부위에 방사선치료를 실시한다.
- 뇌, 뼈, 피부 등 전이된 질환관리를 위해서 추가적인 부분에 방사선을 조사할 순 있다.

종괴절제술과 사분위절제술 후에 실시되는 방사선치료는 초기 유방암의 치료 방법으로 사용되고 있다. 병기 설정을 위해 액와 절개와 sentinel 결절 생검이 흔히 행해진다. 유방절제술 후에 미세전이질환에 사용되곤 하는 방사선치료는 국소재발을 성공적으로 감소시키고 따라서 원거리 전이를 감소시킨다. 유방절제술이나 변형된 유방절제술을 실시한 후에 환자가 화학치료, tamoxifen 또는 두 가지를 같이 처방받은 경우 방사선치료까지 하는 것에 대해서 의문이 제시되고 있다. 최근 연구에서 유방절제술 후 림프결절 양성인 여성에서 방사선치료가 생존율을 높이는 것으로 나타났다. 그러나 수술 후 방사선치료는 종양의 깊은 경계 부위에 질병의 증거가 있을 때를 제외하고 액와 림프결절 음성인 대상자에게 잘 적용되지 않는다.

방사선치료와 함께 화학치료가 실시될 때 방사선치료는 화학치료와 동시 또는 화학치료 사이 또는 화학치료를 끝낸 후에 바로 실시될 수 있다. 동시 치료의 결과는 순차적 치료보다 피부반응의 영향 범위가 크다. 화학치료보다 우선하여 방사선치료를 받는 유일한 상황은 액와림프절은 침범되지 않고(그래서 원위부 전이 위험도가 낮음) 국소적 재발 위험도가 큰 경우인 수술 경계 부위가 침범된 경우이다. 유방암을 앓는 여성의 실제적인 위험은 전신적인 질환이다. 그러므로 화학치료는 흉곽을 포함한 미세전이 발생 가능성을 근절하기 위해서 임상적으로 매우 중요하다.

방사선치료는 외부 조사 빔과 이리듐 삽입물을 통해서 시행된다. 외부 조사 빔은 일주일에 5일씩 5~6주 동안 외래에서 유방 전체에 조사된다(림프절도 가능). 보통 종양 침상에 누워 있는 채로 진행된다. 방사선의 총량은 약 5,000rad이다. 만약 림프절이 제거되지 않았다면 국소림프절은 치료될 수 있다.

이리듐[Iridium192(192Ir)]을 이용한 간질내 삽입물 치료는 병원에 입원해서 이루어지는 과정이다. 이리듐 삽입물은 국소마취를 통해서 삽입된다. 스테인리스스틸 가이드 침들이 종양 부위를 관통해 1cm 간격으로 놓인다. 유연성이 있는 플라스틱 관이 가이드 침들 사이로 삽입된 뒤 가이드 침은 제거되어 플라스틱 관만이 제자리에 놓이게 된다. 방사능 이리듐 시드(seeds)가 각각의 관에 놓인다. 1cm 간격으로 놓인 그 시드는 조직에 골고루 방사될 수 있도록 조직의 위·아래를 덮을 수 있는 격자무늬를 형성하게 된다.

삽입 과정의 마지막에는 튜브 끝부분에 버튼이 붙여지며 끝부분은 오므려져서 시드가 떨어져 나오는 것을 막는다. X선 필름을 통하여 삽입물 위치를 확인한다. 삽입물은 보통 한 곳에 2~3일간은 놓여야 한다. 이 과정이 환자에게 약간의 불편감을 느끼게 할 수 있다. 환자는 자신의 방에 서 있을 수 있다. 시간, 거리, 보호물과 관련된 방사선 주의사항을 준수한다. 유방재건술의 효과가 뛰어나기 때문에 대부분의 환자는 잠재적으로 암세포가 남겨질 수 있는 삽입물을 사용하기보다는 종양을 완전히 제거하기를 원한다. 새로운 방법인 brachytherapy에서는 수술 부위 내부에 팽창시킨 작은 bag을 넣는다. 방사능 공급원이 놓이고 환자는 1주일 후에 방사선 조사를 끝내게 된다. 감별검사에서 1cm 미만의 종양에, 림프절 음성으로 나타난 환자를 선택한 연구에서 mammosite brachytherapy 장치는 시간, 불편감 그리고 전통적인 방사선치료와 관련된 독성을 줄일 수 있는 것으로 나타났다.

유방 방사선치료의 부작용은 다음과 같다.

- 가려움증, 건조함, 압통, 발적, 부종 그리고 건조성 박리 등과 같은 일시적인 피부 변화
- 피부가 접히는 부위의 습윤성 박리
- 피로
- 특히 상부 쇄골 부분에 방사선을 조사할 경우 방사선 조사로 인해 목이 건조해질 수 있음
- 폐렴(드묾): 조사된 폐의 염증성 변화로 인해 건조한 기침과 호흡곤란이 발생할 수 있음
- 팔 부종(드묾): 액와의 방사선 조사로 발생
- 조사된 부분에서 늑골 골절 가능성 증가
- 방사선치료와 화학치료를 동시에 받는 여성에 있어 화학치료 적정 용량을 얻기가 어려움. 방사선이 골수에 미치는 영향 때문

방사선치료는 정서적으로는 가혹한 부담이 되고 신체적으로는 피로를 초래한다. 5~7주간의 치료기간 동안 간호사의 지지가 필요하다. 방사선치료를 받는 환자는 유방절제술을 받는 환자만큼이나 두려움을 가지게 된다. 죽음의 공포, 불구의 공포, 성적으로 부적당한 느낌. 이것들은 매일의 치료로 인한 스트레스와 만성질환에 대처하기 위한 피로가 복합된 것이며 종종 항암치료의 부작용으로부터 회복되는 동안에도 나타난다.

c. 전신적인 화학치료

• 국소적 유방암

1, 2기의 초기 유방암을 위한 보조적 전신 화학치료는 일반적으로 국소외과적 중재를 따르며 cyclophosphamide (Cytoxan), doxorubicin(Adriamycin), methotrexate (Mexate), 5-fluorouracil(5-FU), paclitaxel(Taxotere), tamoxifen(Nolvadex, Anastrozole: 쓸 수도 쓰지 않을 수도 있음)과 같은 항암제를 혼합하여 사용한다. 6회의 cyclophosphamide, methotrexate, 5-fluorouracil과 4회의 doxorubicin, methotrexate와 함께 쓰는 cyclophosphamide, 5-fluorouracil, leucovorin(Wellcovorin) 등이 모두 유방암의 표준보조치료이다.

대부분의 환자를 세 그룹으로 나눈다. 즉 액와림프절이 침범되지 않은 환자, 13개의 림프절이 침범된 환자, 4개 또는 그 이상의 림프절이 침범된 환자이다. 보조적 치료는 가장 큰 종양의 지름이 0.5cm 이하이며 림프절 침범이 없는 경우는 적용되지 않는다. 종양의 크기가 0.5cm 이상 1cm 이하이며 림프절이 침범되지 않은 경우 재발 위험이 낮은 것으로 분류된다. 그러나 좋지 않은 예후를 보이는 경우에는 보조적 치료를 고려할 수 있다. 좋지 않은 예후를 보이는 경우는 림프절 침범, 높은 S기 비율, 높은 핵과 세포학 등급, HER-2-positive 상태인 경우이다.

림프절을 침범한 상태의 환자 또는 종양의 직경이 1cm 이상인 경우는 전신적인 보조적 치료의 적응증이 된다. CMF를 이용한 세포독성 화학치료나 CAF 치료(cyclophosphamide, doxorubicin, 5-FU), AC(cyclophosphamide, doxorubicin)는 50세 이하의 환자(폐경 전 환자)나 50세 이상의 여성(폐경 후 환자) 중 림프절 전이가 없는(음성) 환자에게 적절하다.

림프절 전이가 양성인 환자는 anthracycline(doxorubicin)을 포함한 처방안이 선호된다. Paclitaxel의 추가는 에스트로겐 수용체 음성인, 특히 HER-2/neu 과다 출현 환자에게 AC 단독 사용보다 더 우수하다. 에스트로겐 수용체 양성인 환자는 5년간 tamoxifen요법이 권장된다(유방암 약물). Tamoxifen요법의 추가는 이 집단의 10년 생존율을 현저히 향상시킨다. 50세 이상의 호르몬 수용체 양성인 환자보다 더 젊은 경우 tamoxifen요법을 추가한 화학치료의 효과는 덜 명확하다. 항암치료에서 tamoxifen 치

료 추가로 인한 이득 효과는 50세 이하의 환자와 호르몬 수용체가 양성인 종양에 있어서는 분명하지가 않다. 따라서 두 가지 보조적 치료를 사용할 것인지에 대한 결정은 개별화되어야 하는데, 특히 이미 호전된 예후를 가지거나 동일 질환을 가졌으나 나이가 많은 경우이다. 에스트로겐 수용체 양성인 여성에서 화학요법과 병행한 tamoxifen 사용 여부의 결정은 전신적 치료의 위험 감소 및 독성을 감당하거나 증가하는 위험을 줄이기 위한 개인의 의지에 기초를 두고 있다. 에스트로겐 수용체 음성인 환자의 선택은 보조적 화학요법이다. 메타분석에서 혼합 화학치료가 50세 이하 환자에서 10년 생존율을 7~11%, 50~60세의 여성에서 2~3% 정도 증진시키는 것으로 밝혀졌다.

어떤 경우 의사는 일차 유도기에 신 보조 화학치료(neo adjuvant chemotherapy)를 권할 수도 있다(즉, 수술 전에 받는 것). 일차적인 화학치료는 효과적이다. 이미 암이 제거된 후에는 불가능한 직접적인 화학치료의 반응을 의사가 평가할 수 있기 때문이다. 그러므로 의사는 화학치료의 선택이 최선인지를 알 수 있다. 게다가 종양이 실제로 오그라들어 병기가 낮아져 유방보존적 치료가 가능해질 수도 있다.

그러나 수술 전 화학치료가 수술 후 화학치료만큼 효과적일지라도 결과적으로 높은 치료율을 증명하지는 못했으며, 1·2기의 유방암 생존율에 영향을 미치지 못했다. 그러나 종양이 화학치료의 효과에 대한 생물학적 반응을 관찰할 수 있는 기회를 제공한다. 염증성 유방암 환자의 경우 일차적인 화학치료는 종양의 크기를 줄이고 유방절제술을 가능하게 한다. 반면에 먼저 화학치료를 실시하지 않는다면 수술 경계 부위가 확실하게 제거되지 않을 수도 있다.

• 진행된 국소유방암

보다 진행된 상태(3기)이지만 여전히 치료 가능한 대상자라면 치료에 대한 선택권과 결정은 더더욱 어렵고 논란이 많을 수 있다. 낙관적이지 않은 3A기나 3B기의 유방암 환자의 경우 일반적으로 보다 적극적인 접근법이 요구된다. 이환된 환자는 전형적으로 더 큰 종양(>5cm)을 가지고 있으며 유방 피부나 흉벽에 직접적인 침범이 있거나 고정되어 있으며 또한 액와림프절종대(lymphadenopathy)가 있을 수 있다. 이러한 환자는 호르몬치료는 받을 수도 받지 않을 수도 있으나, 보통 수술 전 화학치료를 받게 되며 차후에 수술이나 방사선치료를 추가하게 된다. 대안적인 접근은 유방암에 강한 영향을 주는 물질을 추가적으로 혼합하여 고용량 혼합 화학치료를 사용하는 것과 관계가 있다. 중요한 것은 변화하거나 내성이 생기기 전에 약물내성의 위험을 최소화하고 세포를 죽이는 것이다. 림프절에 병변이 있는(양성) 유방암 환자에게 매 3주마다 표준 doxorubicin과 cyclophosphamide 요법을 4회 실시 후 paclitaxel을 첨가해 매 3주마다 4회 반복 투여하는 방법이 재발 없이 생존율을 증가시키는 것으로 알려져 있다.

연구되고 있는 보조적 치료로 paclitaxel과 monoclonal antibody trastuzumab(Herceptin)의 혼합이 있다. 이 두 물질이 혼합되면 독성은 증가되지 않고 현저한 상승 효과를 보이는 것으로 나타났다. 가장 흔히 발생하는 부작용으로는 급성 열 또는 오한, 잠재적인 심부전이 있다. Trastuzumab과 anthracycline의 혼합은 심부전을 더 많이 일으키므로 권장되지 않는다. HER-2는 유방암 환자의 25~30%에서 과도하게 나타나며 이는 액와림프절에 이환이 된 경우 예후가 불량한 것을 의미한다. 나쁜 예후와 HER-2 양성인 환자에 비해 3배 더 발생한다.

보조적 항암치료약물로 Trastuzumab과 Paclitaxel을 단독 또는 혼합하여 사용할 것인지를 평가하기 위해 다수의 임의표출 대조연구가 진행되고 있다. 이 연구의 결과는 각각의 환자에 맞는 최선의 치료를 권유하는 임상의사들에게 도움이 될 것이다.

군락-자극 요인(colony stimulating factor)이나 자가조혈촉진제의 사용이 필요한 용량 강화는 보조적 유방암에서 표준치료로 고려되지 않는다.

NSABP B22와 NSASP B25의 두 무작위 용량 강화 실험을 포함한 연구가 국립외과 보조유방 프로젝트(National Breast Project)에 의해 진행되었는데 집약된 기간에 고용량을 사용하는 것이 같은 약물(doxorubicin과 cyclophosphamide)을 표준용량으로 사용하는 것에 비해 월등한 효과가 있음을 증명하지 못했다. 다발성 림프절 양성 환자를 위한 자가 골수 이식 방법은 다소 성공한 듯 보이나 유방암 환자에게 골수 이식 시행에 대한 효율성을 증명하기 위한 추가 연구가 더 필요하다.

• 전이성 유방암

질환의 범위 결정

보조적 치료에도 불구하고 유방암치료를 받은 환자의 약 반 정도가 전이성 질환으로 진전된다. 전이의 대부분은 수술 후 2년 안에 발병하지만 일부는 초기 치료 후 5년 이상 뒤에 초기 유방암이 재발된다. 일반적으로 임상경로와 전이성 질환의 발현은 성장 속도와 체계적인 치료반응에 따라 다양하다. 유방암의 이질적인 성질로 인해 질환은 다양한 장기에 심각한 내장성 질환으로 나타나는데, 쇄골하 림프절 부위의 피부전이나 전이성 골질환 등이 이에 해당된다.

치료의 선택은 질환의 이환 정도에 달려 있으며, 어떠한 내부 장기가 포함되었는지에 따라 달라진다. 치료의 목표는 질병조절 및 삶의 연장과 더불어 최선의 통증 완화와 여성의 생활과 삶의 질의 파괴를 최소화시키는 것이다. 유방암 재발 후 기대되는 수명은 다양하다. 간에 전이된 대부분의 환자는 3년 안에 사망한다. 뼈나 피부에 전이되면 수년간 생존한다. 폐경 전이고, 에스트로겐 수용체가 없으며, HER-2가 있고, 질환이 간이나 폐에 전이된 환자는 더 심각하다. 폐경 후이고, 에스트로겐 수용체가 음성이며, HER-2가 양성이고, 뼈나 피부에 전이된 환자는 조금 덜 심각하다.

전이성 질환이 의심되는 모든 대상자는 질환 범위를 결정하기 위한 검사를 받아야 한다. 전형적으로 신체검진, 혈청화학검사, 전혈구검사, 흉부방사선촬영, 골스캔이 먼저 시행된다. 장기의 기능부전과 관련된 임상증상이 있으면 그 부위의 CT scan이 적절하다. 만약 연구 프로토콜 대상자로 고려하는 경우 흉부, 복부, 골반의 CT scan이나 MRI 검사를 시행한다. 혈청표식자는 CEA, CA-125, CA15-3을 검사한다. 상승된 혈청표식자는 치료에 대한 반응을 평가하기 위해 매월 검사한다.

암의 확장 예방

일단 이환 범위가 확인되면 환자의 나이, 질환이 없었던 기간, 호르몬 수용체의 유·무, 병변의 위치와 범위를 고려한 개괄적인 치료계획이 세워진다. 제한적이고 삶을 위협하지 않으며 의미 있는 증상이 없고, 에스트로겐 수용체가 양성인 노인 여성은 호르몬치료가 초기치료로 선택된다. 간이나 폐에 전이되고 에스트로겐 수용체가 음성인 경우 화학요법이 선택되고, HER-2가 양성인 경우에는 Trastuzumab이 포함되거나 포함되지 않은 화학치료가 선택된다. 방사선치료는 증상이 있을 때만 시행된다.

전이성 유방암을 가진 환자의 치료에 있어 기본적인 철학은 치료를 하여 질환이 더 악화된다면 독성에 초점을 맞출 것이 아니라 가장 가치 있는 모든 치료를 사용하는 것이다. 안정된 상태를 갖게 하는 치료가 가장 가치 있는 치료이다. 자신들이 갖고 있는 유용한 자원을 모두 사용하기 전까지 치료를 포기해서는 안 된다. 치료 선택의 필요성을 강조해야 한다.

d. 내분비치료

유방암이 진단될 때 조직 표본으로 에스트로겐과 프로게스테론 수용체가 있는지를 검사한다. 에스트로겐과 프로게스테론 수용체는 방사선면역검사와 면역화학법으로 검사한다. 더 강한 에스트로겐 수용체를 가진 종양일수록 호르몬치료에 더 잘 반응한다. 유방암의 60% 이상이 에스트로겐 수용체 양성이더라도 이중 2/3 정도만이 내분비치료에 반응한다.

호르몬치료는 일반적으로 절제(호르몬의 제거) 또는 추가(호르몬의 추가)로 분류된다. 두 형태 모두 종양 성장에 영향을 주는 호르몬 환경을 변화시킨다. 모든 호르몬 조작의 반응률은 기본적으로 비슷하다. 한 가지 호르몬 중재 방법에 반응하는 여성은 때때로 첫 번째 호르몬에 효과를 상실하고 두 번째 호르몬에 반응을 나타내기도 한다.

일반적으로 독성이 가장 적은 중재 방법이 먼저 선택된다. 일단 하나의 치료가 질환에 반응하지 않으면 두 번째로 독성이 적은 약제가 선택된다. 복합호르몬치료에 대한 치료적 이득은 없다. 일반적으로 다른 치료를 시작하기 전에 이득을 보기 위해서 각각의 치료를 한다. 심지어 호르몬 조작을 중단하여 치료반응을 유도하기도 한다.

• 항에스트로겐

만약 환자가 tamoxifen을 복용한 적이 없으면 제한적인 독성으로 인해 tamoxifen이 일차적으로 선택된다. Tamoxifen은 폐경 전 환자에도 효과가 있지만 난소기능이 없는 경우 더 효과적이며, 따라서 특히 폐경 후 환자에게 효과적이다. Tamoxifen은 부분적인 에스트로겐 작용제로 에스트로겐 기능과 항에스트로겐 속성이 혼합되어 있다. 이것은 심장기능에 적절한 효과가 있으며 나이에 따른 칼슘의 상실을 막아 준다. 부작용은 오심, 안면홍조, 체중 증가, 불규칙한 생리주기 그리고 12%에서 혈전 색전증이 나타난다. 자궁내막암의 위험은 적다(폐경 후 환자에서 매년 1,000건 중 3건). 다른 항에스트로겐 제제에는 toremifene(Fareston), raloxifene, 장기 작용하는 ICI 182,780(Faslodex) 등이 있다.

• 내분비 제거

내분비 제거 방법은 호르몬치료에 잘 견디는 경우에 실시한다. 폐경 전 환자에게는 내과적 난소절제술을 일으키는 황체호르몬분비호르몬(LHRH) 작용제인 goserelin(Zoladex) 투여가 가능하다. 준비 상태에 따라 매 13개월 간격으로 주사한다. 외과적 난소절제술과 내과적 난소절제술의 유일한 차이는 외과적인 중재는 즉각적으로 실시할 수 있고 영구적이라는 것이다.

초기의 호르몬 제거에 실패한 환자에게는 megestrol acetate(Megace)나 aromatase 억제제 중 하나가 선택된다. Aromatase 억제제는 일차적으로 체내 지방 안에서 다른 스테로이드(안드로겐을 에스트로겐으로)로 말초에서 전환되거나 방향화되는 것을 방지한다. Aromatase 억제제의 효과는 폐경기 이후 환자에게는 제한적이다. 임상실험에서 anastrozole(Arimidex)과 letrozole(Femura) 같은 aromatase 억제제는 megesterol acetate보다 독성은 적으면서 더 효과적이며 생존율도 높은 것으로 나타났다.

• 화학치료

호르몬에 반응하는 모든 종양은 호르몬 작용에 내성이 생기므로 화학치료가 선택된다. 복합화학치료는 약물의 독성과 질환 범위에 따라 선택된다. Doxorubicin이 포함된 약물요법은 일반적으로 폐나 간 질환이 있는 환자에게 선택되는데, 이는 반응이 신속하고 오래가기 때문이다. CMF 또한 독성이 덜하다는 점에서 좋다. Vinorelvine(Navelvine)과 같은 transtuzumab이 포함되거나 포함되지 않은 taxane 제제는 훌륭한 선택이다. 이러한 약제와 약제의 조합 모두 전이성 질환을 가진 여성에게 선택되며 각각은 반응 정도와 종양을 조절한다.

대부분 전이성 유방암은 치유되지 못하는 것으로 여겨진다. 그러나 자가줄기세포 이식을 포함한 고용량의 화학치료를 받은 후 화학치료가 자신의 골수의 기능을 손상시키면 자신의 골수나 줄기세포를 재주입하게 된다.

골전이가 된 환자의 또 다른 중요한 치료 선택은 화학치료 혹은 호르몬치료에 bisphosphonate를 추가하는 것이다. Pamidronate(Aredia)와 Clodronate(Ostac), Zoledronic acid(Zometa)는 통증과 합병증의 발생을 감소시킬 뿐 아니라 골전이와 관련된 합병증 없이 환자의 생존기간을 늘린다. 이 약물들은 뼈를 강화시키고 골전이에 저항하게 한다. Pamidronate와 zoledronic acid는 정맥으로 매월 2시간 이상 투여된다. 보조적인 Clodronate 치료는 골전이의 위험을 감소시키는 것으로 나타났다.

사. 간호진단

① 치료를 위해 가능한 선택에 관한 미경험과 새로운 정보와 관련된 지식 부족

② 암진단과 유방의 외과적 변화와 관련된 개인과 가족의 비효율적 대응 위험성
③ 유방 및 성적 변화와 관련된 신체상 장애
④ 수술 혹은 방사선치료와 관련된 피부손상 위험성
⑤ 감염 위험성 증가와 액와 결절 절개의 이차적 림프부종과 관련된 신체 손상 위험성
⑥ 화학치료와 방사선치료와 관련된 효율적 치료요법 이행
⑦ 화학치료에 따른 오심, 구토와 구내염과 관련된 영양 부족
⑧ 암진단과 관련된 불안
⑨ 외과적 처치와 관련된 통증과 불편감
⑩ 수술한 팔, 유방, 흉벽의 신경자극과 관련된 감각지각의 변화
⑪ 유방절제술 후 배액관리와 관련된 지식 결핍

아. 간호중재

① 수술 전 간호

a. 사정

수술 전 시간, 유방암 생검 전, 유방에 암이 있는지 없는지 알기 전에 환자는 극도로 스트레스를 받으며 심리적 응급상황이 지속된다. 며칠 이상 생검을 연기하는 것은 유방암이 의심되는 환자에게는 불가능하다. 일단 확진되면 일상으로 돌아갈 수 있으며 만약 생검 결과가 양성이면 다음 단계를 결정하기 위해 환자 자신의 자원을 활용할 것이다. 생검 절차를 받겠다는 결정은 대개 유방 덩어리 10개 중 8개는 양성이라고 생각되기 때문에 초기에 환자는 쇼크를 받거나 부정할지 모른다. 상담 과정을 시작하기 전에 암진단에서 회복되는 데 종종 며칠이 필요할 수 있다.

대부분 환자는 양성 생검 결과에 대해 외과적 절단이나 유방절제술의 승낙서에 즉각적으로 서명하지 않는다. 일반적으로 일단 진단이 확정되면 치료 선택을 위해 시간을 필요로 한다. 대부분의 권위자들은 명확한 수술이 생검 2주 이내에 시행되어야 한다고 권하지만, 어떤 환자는 치료과정 결정 전에 문헌을 통해 정리할 시간을 필요로 한다. 외과의들은 유방암에 대한 다양한 치료 선택안의 위험성과 이점을 설명하고 치료과정을 환자가 선택하게 한다. 선택안은 (1) 유방절제술, (2) 즉각적인 재건술과 함께 유방절제술, (3) 유방보존치료 등이다. 많은 환자에게 전적으로 옳은 답은 없기 때문에 각각의 선택안들이 적절히 고려되어야 한다. 유방암에 걸린 모든 환자는 의사결정 과정에 적극적으로 참여하고 숙고할 시간이 필요하다. 치료 가능성이 많기 때문에 치료와 관련된 관심사에 대한 모든 정보를 이용할 수 있는 유방센터에 환자를 의뢰하는 것이 적절하다.

수술, 방사선치료, 화학치료, 호르몬치료, 생물학적 면역조절법을 포함한 치료계획이 세워진다. 추가로 적절한 치료법이 있다면 환자에게 연구 프로토콜이 제공되어야 한다. 환자는 유방암치료에 관한 다양한 양식의 프로토콜에 친숙해져야 한다. 환자가 치료에 관한 결정을 이해하고 확신을 느끼도록 돕는 것은 중요하다. 치료에 대한 환자의 선택에 대해 식견을 가지기 위해 의사와 환자 및 가족과 초기에 토론할 수 있도록 노력한다. 환자와 가족이 가질 수 있는 어떤 오해도 명확하게 하고 치료에 관해 얘기해 왔던 것을 재강화한다.

b. 중재

• 지식 부족

치료방법을 설명한다.

환자는 수술이나 치료가 시작되기 이전에 추천안과 치료방법에 관한 정보를 받아야 한다. 간호사는 환자가 치료방법을 이해하도록 도울 수 있다.

교육계획을 시작한다.

변형 근치적 유방절제술이나 종괴제거술과 액와결절절개술은 입원기간이 13일 정도 걸리므로 수술 전 교육은 외래, 보통 의사 진료실에서 행해진다. 상처 간호와 손과 팔 간호를 포함한 수술 후 간호에 관한 기록된 지침을 환자에게 제공한다. 일부 환자들은 수술 날 퇴원한다. 수술 후 병원 입원이 긴 환자에 비하여 조기퇴원한 경우에 더 많은 불안과 우울이 있다는 증거가 있다. 집에서의 적절한 보조와 가정전문간

호사의 방문은 일부 환자들에게 훌륭한 선택이 될 수 있다.

간호사정은 교육계획을 공식화해서 사용하고 이에 필요한 자료를 제공한다. 즉, 수술 전 활동, 수술에 관한 설명, 수술 후 간호, 퇴원계획, 수술로 인한 제한성에 관한 논의를 포함한다. 림프결절 절개와 림프결절 채취에 관해 주치의에게 질문하도록 격려한다. 환자의 불안 정도가 매우 높기 때문에 새로운 정보를 기억할 수 없을지 모르므로 구두 지시와 서면 지침을 함께 제공하는 것이 중요하다. 지침서를 가족에게도 제공한다. 왜냐하면 환자가 수술 후 조기퇴원하면 그들이 퇴원 후 질문이나 문제가 있을 때 누구에게 전화를 걸어야 하는지에 대한 지침과 응급 전화번호가 필요하기 때문이다. 환자와 가족의 학습 정도를 평가하고 필요시 정보를 반복 제공한다.

개인과 가족의 비효율적 대응 위험성

수술 전 혹은 어떤 치료 전 환자와 가족의 대응 능력과 걱정 정도를 사정한다.

사정을 급하게 하지 않는다. 환자와 가족이 사용하는 대응기전을 규명한다. 잠재적으로 비효율적인 대응 양상은 없는가? 지지의 기초자료로 이 정보를 사용한다. 환자는 통증, 절단, 죽음, 통제 상실, 병원 환경에 공포를 느낄 수 있다. 환자가 긍정적이고 성장 가능한 대응을 사용하고 비효율적인 대응은 피하도록 간호계획을 세우는 데 이러한 결과들을 활용한다.

유방재건술 전 간호

수술 전에 간호사는 재건술의 목적과 수술 후 요구도에 대한 의사의 교육을 재강조한다. 환자가 수술 결과에 대해 현실적인 기대를 갖는 것은 중요하다. 환자는 자신과 비슷한 상태의 재건된 유방 사진들을 볼 수 있다. 만약 재건술이 암으로 인해 시행한 유방절제술과 병행된다면 환자는 수술과 관련된 분노, 불신, 공포를 표현할 것이다. 그러나 암 수술을 이미 마치고 암이 제거된 환자는 편안함을 표현할 것이다. 일부는 그 시기의 불편한 기분을 말함으로써 편안함을 찾을 수도 있다. 우울한 시기가 있는 것은 정상적인 과정이다.

환자가 가족들과 그의 감정과 공포에 대해 이야기할 수 있도록 격려하고 정신종양 서비스나 목사와 같은 사람에게서 적절한 도움을 받을 수 있도록 연결해 준다. 수술하기 전 마취와 관련된 위험 요인과 수술로 인한 혈액 손실로 인한 위험 요인을 사정한다. 담배는 조직판과 피부순환을 손상시키므로 흡연을 중단하도록 권유한다.

② 수술 후 간호

a. 사정

수술에 대한 환자의 심리적 반응을 사정한다. 또한 상처와 배액을 관찰하고 감염의 임상증상, 통증을 사정하며 기타 일반적 수술 후 사정을 한다.

b. 중재

- 신체상 장애

의뢰를 한다.

재원 기간이 대개 13일 정도이므로 여성성이나 수술에 긍정적 적응을 보여 주는 태도에 관한 감정을 표현하는 기회가 없을 것이다. 이러한 경우 환자나 가족이 심리종양학자, 사회사업가, 성치료자와의 상담이 도움이 된다고 느낀다면 환자에게 물어보는 것이 적절하다. 비슷한 외과적 수술을 한 사람 및 회복 프로그램을 위한 암협회 사람과 이야기하고 싶은지 물어본다.

대응 전략을 사정한다.

유방암 수술을 한 환자는 상실감—일상생활의 변화, 사회적 상호작용, 자아개념과 신체상—그리고 죽음의 공포를 경험한다. 유방절제술 수술 후 회복기간 동안에는 많은 에너지가 필요하다. 피로는 수술 후 6개월 후 혹은 그 이상 지속된다. 환자의 일반적 대응 전략은 비효율적일 수 있다. 모든 환자가 동일 방법으로 스트레스를 받아들이거나 다루지 않는다. 전이, 투사, 부정, 희망, 기도, 명상, 금욕, 체념과 이러한 반응들이 결합되어 대응 전략으로 사용될 수 있다. 외과적으로 유방을 잃은 환자는 다른 상실과 같은 방식으로 적응할 것이다.

자가간호활동을 격려한다.

효과적인 수술은 간호에는 성공적인 정신사회적 신체적 재활 성공에 필수적이다. 입원 13일 동안 간호의 초점은 수술과 마취의 회복뿐 아니라 수술 후 자가간호관리를 위한 퇴원교육이다. 환자의 자아상은 자가간호활동과 더불어 향상된다.

퇴원 후 신체상과 관련된 사항을 설명한다.

유방 손실과 유방암의 영향을 환자가 퇴원한 후에도 느끼지 못할 수 있다. 많은 여성들은 통증 정도와 불편감, 피로, 절개 부위의 치유 지연, 팔의 부종과 같은 사건들에 의해 놀라게 된다. 침상에서 편안한 자세와 같은 일상적 움직임들은 어렵고 고통스러울 수 있다. 그러나 시간이 지나면서 환자와 가족은 그들의 삶을 인식하고 재설계할 수 있다. 이 기간 동안 환자는 사회에서 자신의 역할을 재조정한다. 이러한 역할의 중요한 변화는 필요하다. 환자 개인은 다르게 대응한다. 성적으로 부적절한 감정, 신체상의 저하와 여성성 상실이 흔하게 나타난다. 신체상은 체중 증가와 화학치료를 받을 경우 탈모에 의해 계속 변화된다. 모발 손실이 있기 전에 가발이나 다른 장신구를 구입하도록 격려한다. 피로, 성욕 감소, 우울 등은 화학치료와 방사선치료를 받는 여성에게서 흔하다. 폐경기 여성이나 또는 폐경 후 증상이 다시 나타나는 경우 암치료를 서둘러야 하며 호르몬대체요법은 중단해야 한다. 따라서 환자는 골다공증, 안면홍조, 기분변동과 같은 삶의 질에 관해 논의하기를 희망하고, 식물성 에스트로겐(phytoestrogens)의 안전성에 관하여 질문한다.

신체상 개선을 위한 전략을 토의한다.

점차적으로 환자는 가족에게 절개 부위를 감출지 보여 줄지 결정할 것이다. 절개 부위는 적절하게 딱 맞는 속옷, 특수 목욕 가운, 외출복으로 가릴 수 있다. 그러나 자신의 매력에 대한 의심과 공포는 스스로를 보호하는 데 영향을 준다. 간호사는 이를 이해하고 환자와 가족 간의 의사소통을 촉진시킬 수 있다. 환자는 유방암 때문에 유사한 문제에 직면했던 다른 유방암 생존자와 대화하기를 원할 수 있다. 유방암 지지 집단도 유용할 수 있다. 그러나 유사한 질환 단계의 환자로 구성되어야 한다. 예를 들어, 치유력 있는 유방암에 대한 보조치료를 받는 여성들은 진전된 유방암 전이를 가진 여성들이 갖는 걱정과 토의에 의해 당황해하거나 두려워할지도 모른다.

• 피부 손상 위험성

소독과 배액간호를 설명하고 제공한다.

수술 후 압박드레싱은 대개 초기에 사용된다. 변형 근치적 유방절제술이나 액와 림프결절 절개 후 수술 부위 안에 혈액이나 장액이 모이는 것을 방지하기 위해 흡인관에 연결된 배액에 대해 설명한다. 배액을 비우고 그 양을 기록하는 것을 교육한다. 배액관이 막히거나 제거되거나 감염 징후를 보이거나 출혈이 되면 의사에게 알리도록 교육한다.

드레싱 교환 시 환자에게 절개 부위를 보도록 부드럽게 격려한다. 처음에 절개를 보는 것은 어렵지만 간호사의 사실적 접근이 도움이 될 수 있다. 계속되는 드레싱 교환 시 가정에서의 절개 부위 세척 방법과 감염 징후 관찰을 교육한다.

방사선치료에 따르는 피부 합병증을 예방한다.

방사선치료 동안 각설, 박리, 건조, 가려움, 홍반, 탈모, 발진 혹은 표피탈락이 발생할 수 있다. 피부에 대한 주의 깊은 치료는 방사선치료에 의한 피부 영향을 최소화하는 데 있어 중요하다. 비누로 씻지 말고 물로만 헹구도록 교육한다. 조사 부위 위에는 로션이나 파우더를 바르지 않도록 교육한다. 만약 팔 아래 부위가 마찰, 습기, 방사선 손상으로 붉어진다면 피부 균열을 방지하기 위해 주름 사이에 부드럽고 깨끗한 거즈를 둔다.

• 신체 손상 위험성

림프부종을 예방한다.

수술 후 초기 동안 환자 교육 지침에 기술된 팔운동을 격려한다. 유방절제술 후 운동은 팔꿈치는 심장과 비슷한 높이이기 때문에 베개 위로 팔을 높이고 손은 팔꿈치보다 위에 둔다. 목표는 림프관 배액을 증진시키고 감염을 예방하는 것이다.

감염에 대해 항생제를 투여한다.

열이 있든, 없든 이환된 팔에서 전반적인 온기와 발적, 부종을 호소한다면 손이나 팔의 감염 가능성을 검사해야 한다. 감염이 있다면 정맥내 항생제로 치료하기 위해 입원할 수도 있다. 비록 해롭지 않아 보일지라도 손의 가벼운 상처 등의 감염이 발생하면 신중한 치료를 시행한다.

림프부종을 최소화한다.

만약 림프부종이 있다면 수술 후에 탄력붕대나 환자에게 맞는 압박 보형 탄력 소매를 착용하는 것이 도움이 될 것이다. 비록 이러한 것에 대한 효과를 확증하는 연구는 없지만 어떤 환자는 비행기를 타는 동안 압박 보형 탄력 소매를 입는 것이 비행 동안의 압력 변화로 인한 부종을 감소시킨다고 느낀다.

림프부종을 방지하는 것이 중요하다는 것을 강조한다. 일단 림프부종이 발생하면 재발되거나 진행되기 쉽다. 이것은 조직은 풍선과 같기 때문에 잠재적 공간이며 일단 확장되면 적은 자극에도 그 크기로 다시 커질 수 있다.

유용한 치료로는 압박 의복의 착용, 간헐적 공기압박, 훈련된 물리치료사에 의한 마사지 등이 있다. 환자는 유방암 연합회, 국제림프학회 및 종양간호사로부터 많은 정보를 얻을 수 있다.

• 유방재건술 후 간호

유방재건술을 받은 후에는 수술 후 일반간호를 제공할 뿐만 아니라 조직판 및 유방조직의 색깔, 온도, 모세혈관 재충전을 사정해야 한다. 어떤 부분이 거무스름하거나 울혈되어 있으면 정맥폐쇄로 인해 조직판이 손상받고 있음을 의미한다. 조직판이 창백하면 혈액공급을 받지 못하여 동맥이 수축된 상태일 수 있다. 순환이나 관류가 의심스러운 상태이면 즉시 의사에게 알려야 한다. 이 수술과정의 성공은 합병증의 정확한 간호사정과 적절한 의사보고에 달려 있다. 자유조직판 이식 후에는 레이저 도플러 관류(laser doppler flow)가 피부 관류 모니터링에 이용될 수 있다.

흉근 아래 삽입물을 가진 환자는 삽입물이 매우 단단하게 느껴질 수 있으며 이들에게 정상 유방보다 더 높게 위치할 수 있다는 것을 알려주어야 한다. 시간이 지나면 근육이 늘어나 삽입물이 내려오게 되고 부드러워진다. 흉근 아래 삽입물을 가진 환자는 삽입물이 흉벽에 생긴 공간 안에서 움직여야 하기 때문에 브래지어를 입지 않아야 한다. 다른 종류의 수술을 한 환자의 경우 가슴을 지지하기 위해 수술방에서 브래지어를 착용하고 돌아오게 된다. 브래지어 안에 와이어가 없는 앞여밈 지지용 브래지어가 좋으며 브래지어를 착용하는 것은 수술한 여성을 편안하게 하고 정상처럼 느끼도록 돕는다. 재건된 유방이 신체상의 일부로 받아들여지는 심리사회적 재적응은 수술 후 약 34개월 후에야 가능하다. 최근 연구는 새로운/상실된 유방에 편지를 쓰게 하는 것이 재건된 유방에 대한 적응을 촉진시키는 것으로 보고하였다.

③ 자가간호

a. 팔운동 교육하기

수술 후 초기(수술 후 12일)에는 환측 팔꿈치와 손목, 손에 초점을 맞추도록 한다. 환자는 팔꿈치의 능동적 굴곡과 신전, 부드러운 고무공을 부드럽게 쥐어짜는 것과 림프액 순환을 돕는 깊은 호흡을 수행한다. 수술 후 이틀째에 어깨 으쓱하기와 굴곡, 외전을 포함한 능동적 관절운동이 추가된다. 식사, 머리 빗기, 세수하기 등의 자가간호와 팔을 이용하는 기타 활동들을 격려한다. 그러나 배액관이 제거될 때까지 팔을 외전시키거나 팔 또는 팔꿈치를 어깨보다 높이 올리는 활동을 하지 않도록 해야 한다.

수술 후 약 10일 후에 환자는 ROM을 시작할 수 있다(대상자 교육 지침: 유방절제술 후 운동). 환자에게 가능하다면 적어도 하루에 두 번 이러한 운동을 하도록 권한다. 통증 없이 운동을 하기 위해 운동하기 30분 전 통증조절 약물을 제공한다. 교육한 운동을 수행하지 않는 환자는 림프부종과 어깨관절 활동성을 상실할 위험성이 높다(재원 기간이 짧으므로 ROM과 근력 강화운동을 돕기 위해 수술과 같은 시기에 물리치료사와 연계해 주어야 한다). 팔관리를 위해 항상 서면과 구두 교육을 실시한다.

b. '회복에 이르는 길'에 의뢰하기

미국암협회의 '회복에 이르는 길' 프로그램(참조: www.cancer.org/treatment/support-programs-and-services/road-to-recovery.html)은 유방암 진단 이후 생존한 사람, 특히 유방 수술을 한 사람을 위한 재활 프로그램이다. 이 프로그램은 여성의 일반적인 심리사회적, 신체적, 미용적 요구 충족을 돕도록 설계되어 있다. 의사의 권고와 환자의 승낙하에 이 프로그램의 자원봉사자는 병원 또는 집으로 찾아가 해당 환자에게 다음과 같은 정보를 주고 돕는다.

- 유방절제술을 한 환자를 위한 도구 세트, 공, 책, 끈, 일회용 부드러운 면 보철물
- 액와림프절 절제 후 운동 시범과 교육 안내문
- 브래지어의 편리성, 다양한 유방인공보조물, 옷매무새, 개인적인 문제 등에 관한 의논

c. 유방보형물의 제공

유방절제술을 받은 환자는 봉합과 배액관을 제거한 후에 즉시 가벼운 일시적 인공물을 사용할 수 있다. 이것은 유방 상실에 대한 적응을 쉽게 해 준다. '회복에 이르는 길' 방문자에 의해 부드러운 솜으로 된 유방삽입물을 제공받게 되는 데 가벼운 브래지어 안에 주머니를 만들어 솜으로 패드를 대는 것은 좋은 대용물이다. 상처의 모양이 변할 수 있으므로 영구 유방보형물은 상처가 완전히 치유될 때까지 구매해서는 안 된다. 치료가 된 이후에는 코코아버터를 상처 위에 문지르는 것이 상처를 부드럽게 하고 흉터를 예방하는 데 도움이 된다.

유방보형물이 비싸고 매우 불편하기 때문에 일부 환자는 유방재건술을 선택한다. 유방재건술을 고려하고 있을지라도 일시적인 인공보형물을 선택해야 한다면 적절한 것 하나를 선택한다.

④ 내과적 관리 간호

a. 사정

유방암의 화학치료를 받는 환자를 위한 간호중재는 자가간호과정에 대한 정보와 교육에 초점을 맞추어야 한다. 왜냐하면 대부분의 경우 환자는 병원에서 유방 수술을 받고 13일 후에 집으로 가는 데 화학치료와 방사선치료에 대해 의논할 시간이 거의 없기 때문이다. 비록 환자가 완전히 회복될 때(일반적으로 수술 후 34주 후)까지 이러한 치료를 시작하지 않는다고 하더라도 간호사는 화학치료와 방사선치료의 부작용에 대한 정보를 환자와 가족에게 제공해야 하는 중요한 역할을 가진다. 간호를 계획함에 있어 환자와 가족의 진단과 치료의 정서적, 사회적, 인지적, 영적, 신체적인 영향을 고려해야만 한다.

b. 중재

- 효율적 치료요법 이행

방사선치료에 대해 교육한다.

교육은 방사선치료를 받는 환자를 간호해야 하는 간호사의 중요한 역할이다. 교육계획에는 피부관리, 자외선 차단, 피로관리에 대한 교육이 포함되어야 한다. 만약 환자가 방사선치료와 동시에 화학치료를 받는다면 백혈구감소증에 의한 감염의 위험이 높아진다. 따라서 환자로 하여금 어떠한 감염의 징후도 보고하도록 가르쳐야 한다. 매주 기본적으로 혈구수를 관찰하여야 한다.

화학치료에 대해 교육한다.

간호사는 화학치료 부작용에 대해 환자에게 교육할 책임

이 있다. 환자에게 약물의 이름과 투여 경로, 예상되는 부작용과 관리, 예방 방법 그리고 의사나 간호사에게 보고할 필요가 있는 합병증(감염, 발열, 상처, 출혈, 구내염 등)에 대해 가르쳐야 한다.

각 약제에 따라 부작용이 다르기 때문에 선택된 치료에 따른 교육계획을 다양화해야 한다. 예를 들면, 모든 항암제가 탈모를 일으키지는 않는다. Methotrexate와 5-FU를 투여받는 환자는 탈모를 경험하지 않는 반면에, doxorubicin과 cyclophosphamide를 투여받는 환자는 첫 주사 후 23주에 완전히 탈모가 된다. 14일간 cyclophosphamide를 경구로 복용하고 주사로 1달에 2회 methotrexate와 5-FU를 투여받는 경우는 점진적으로 가늘어지지만 일반적으로 가발은 필요 없으며, 특히 머리를 짧게 유지하는 경우는 더욱 그렇다. Methotrexate와 5-FU로 인한 치료를 중지시킬 수 있을 정도의 설사에는 출혈성 방광염을 예방하기 위해 하루에 8잔 이상의 물을 마시게 하며, 이 약제들은 구내염을 일으키기도 한다. 경구로 14일간 cyclophosphamide를 투여받는 환자에게는 물을 마시도록 설명해야 한다. Paclitaxel은 신경독성을 일으킬 수 있으므로 환자의 보행장애, 변비, 미세운동 동작(fine motor movement)을 사정해야 한다.

• 영양부족

구강위생을 제공한다.

구내염의 심각성을 최소화하기 위해 환자에게 중탄산나트륨과 물로 하루에 34회 정도 헹구도록 하여 구강 내 기본환경을 유지하도록 한다. 박테리아는 산성 환경에서는 사멸된다. 만약 환자에게 구내염이 발생했다면 항암제를 투여받는 동안 얼음을 물고 있게 한다. 이러한 단순한 냉동치료는 항암제에 의한 구강자극을 최소화한다.

오심과 구토를 예방한다.

오심과 구토는 진토제를 필요시에 투여하는 것보다 시간에 맞추어 투여할 때 더 예방적이다. 도파민길항제, 세로토닌길항제와 스테로이드를 병용 투여하면 화학치료로 인한 오심과 구토를 예방하는 데 적절하다. 항암제는 장 통과 시간이 느리기 때문에 환자는 투약 후에 때때로 상복부 불편감과 팽만감을 경험한다. 더구나 세로토닌길항제는 변비를 일으킬 수 있다. 이러한 이유로 환자로 하여금 항암제 투여 후 3일간은 가볍게 먹고 수분 섭취를 많이 하도록 권장해야 한다. Metoclopramide(Reglan)와 같은 약들은 위 내용물 배출을 도와주고 팽만감을 감소시키는 데 유용하다. 유방암으로 화학치료를 받는 대부분의 환자들은 체중 감소가 없으며 사실 체중이 증가한다. CMF 치료를 받는 환자는 치료 기간 동안 711kg 정도 증가한다. 체중과 식이를 조절하도록 환자와 상담한다.

• 자가간호

추후 검사에 대한 교육

유방암의 고위험 요인은 유방암의 병력이다. 따라서 환자들에게 여생 동안 계속적인 추후 암검사가 필요하다는 것을 가르쳐야 한다. 대부분의 환자는 그들의 보조치료가 끝난 후에 감정적이고 걱정스러워한다. 또한 치료가 끝난 것에 대해 기뻐하지만, 암에 대해 어떤 치료도 받지 않는 것에 대해 불안해한다. Tamoxifen을 복용하는 경우는 그것이 치료약일 뿐 아니라 유방암을 예방하는 약이라고 알려주어야 한다. 환자는 암이 재발되는 것에 대한 공포를 나타낸다. 그들이 걱정하고 두려워한다는 사실에 대한 정보를 갖고 상담하는 것은 중요하며 그러한 감정들이 정상이라는 것을 인식하도록 한다.

어떠한 문제라도 조기에 발견하기 위해서 매 34개월마다 의사에 의한 신체검진을 예약하고 그 예약일을 지키도록 노력해야 한다고 설명한다. 추후 계획은 3년간 34개월마다 이후 2년간 6개월마다 그리고 그 이후에는 매년 한 번씩 신체검진을 받도록 한다. 유방 촬영과 흉부 방사선촬영(선택적)은 12개월마다 해야 한다. 정기적인 혈액검사는 매년 시행한다. 자궁을 가지고 있으면서 tamoxifen을 복용하는 환자는 매년 골반검진을 시행하여야 한다.

정기적인 간, 뼈, 뇌 스캔은 재발에 대한 추후 검사로 권고되지는 않는다. 조기치료가 결과에 결정적이라는 연구 결과가 나오기 전까지 추후관리의 목적은 증상이 시작될 때 바로 질병을 발견해 내는 것이다.

신체상 수용에 대해 격려하기

유방절제술을 받은 환자는 신체상 변화를 수용하는 데 시간이 걸린다. 상실에 대해 어떻게 느끼고 있는지, 또 대처기전에 대한 상담을 할 사회사업가나 심리전문가를 만나는 것이 도움이 된다고 생각하는지에 대해 물어보는 것으로 이러한 상실에 대한 수용 정도를 평가할 수 있다. 상실에 대한 적응과 수용은 유방내 보형물 삽입이나 유방재건술에 대한 계획을 상담하는 것으로도 알 수 있다. 환자가 자신의 수술 부위를 보도록 강요해서는 안 되며 스스로 준비될 때까지 기다려야 한다. 수술 부위를 보는 것을 거부하는 것은 환자가 상실에 대한 수용 능력이 없다는 것을 의미한다.

질환에 의한 변화를 수용하도록 도와줄 외부 자원에 대한 정보를 제공해야 한다. 예를 들어 유방암 지지 모임이나 다른 자원들이 환자와 가족이 대처하도록 도움을 줄 수 있다. 보형물이나 가발을 살 수 있는 곳에 대한 정보도 유용하다. 때로는 가발이나 보형물을 사는 것을 도와줄 사람과 전화번호를 갖고 있는 것만으로도 힘든 시기를 견딜 수 있게 한다.

4) 유방 건강문제의 환자 사례와 간호과정

(1) 환자 사례

김 씨는 48세 여자로 6개월 전 오른쪽 유방관상피내암(ductal carcinoma in situ)으로 진단을 받고 유방 보전수술 및 2개월간 총 33회 6,040cGy의 방사선 접면 조사(tangenital field radiation)를 받았던 기왕력이 있으며 이후 tamoxifen 복용 중이다. 흡연력 및 가족력에서 특이 소견은 없다. 내원 4일 전부터 시작된 기침과 발열을 주소로 입원하였다.

김 씨는 내원 시 혈압 110/80mmHg, 맥박 분당 97회, 호흡수 분당 20회, 체온 37.8℃이었다. 신장은 161.2cm, 체중은 51.9kg이었다. 두경부 진찰 소견상 인후부 발적이나 편도 비대는 없었고, 두경부나 양측 액와부의 림프선 비대도 관찰되지 않았다. 흉부 청진상 수포음을 동반한 거친 호흡음이 우측 폐 하부에서 들렸고, 심음은 정상이었다. 피부 발적, 말초 부종은 관찰되지 않았다.

내원 당시 말초혈액검사상 혈색소 11.7g/dL, 백혈구 11,640/mm^3, 호중구 분획 87.1%, 혈소판 267,000/mm^{3}였으며, 혈청 생화학검사상 특이소견은 없었다. ESR 66mm/h(정상범위 0~5), CRP 85.68mg/L(정상범위 0~10)로 상승되어 있었고, 자가면역검사에서는 류마티스 인자 3.0IU/mL(정상범위 0~15), C3 142.0mg/L(정상범위 90~180), C4 37.3mg/L(정상범위 10~40), 항ds DNA 항체 2.9IU/mL(정상범위 0~20)로 모두 정상범위였고, 항핵항체 및 항호중구 세포질 항체는 음성이었다.

흉부 단순 방사선 촬영에서 우중엽 부위에 폐침윤이 관찰되었고, 흉부 전산화단층촬영에서는 우중엽 및 우하엽에 유리질 음영(ground-glass opacities)과 공기기관지 조영상(air-bronchogram)을 동반한 폐경화 소견을 보였다. 내원 6일째에 시행한 기관지 내시경검사에서 기관지내 특이 병변은 관찰되지 않았고 기관지 세척액으로 나간 세균, 항산균 도말 및 진균 배양검사는 모두 음성 소견이었다. 우중엽에서 시행한 경기관지 폐 생검에서 폐로 내 공간과 말단 세기관지 내강이 증식된 섬유모세포전(fibrobastic plugs)으로 가득 차 있는 기질화 폐렴(organizing pneumonia) 소견이 관찰되었다.

환자는 감염성 폐렴 의심하에 입원 11일까지 경험적으로 항생제를 변경하며 사용하였으나 38℃ 이상의 고열이 지속되면서, 흉부 사진상의 우중엽 및 우하엽의 폐경화 소견은 점점 악화되었다. 입원 12일째 방사선 조사 이후 발생한 폐쇄성 세기관지 기질화 폐렴(bronchiolitis obliterans organizing pneumonia; BOOP) 가능성을 의심하여 prednisolone 50mg을 시작하였다. 이후 발열 및 검사실 소견을 포함한 임상 양상은 급격히 호전되었고 이와 더불어 흉부 방사선 병변도 소실되기 시작하였다.

입원 16일에 퇴원하였으며, 스테로이드 용량은 3주간 50mg/day, 이후 1달 간격으로 각각 30mg/day, 15mg/day로 감량한 후 중단하였다. 퇴원 후 외래를 꾸준히 방문하였고 재발 소견이 없음을 확인하였다.

가. 간호사정

① 유방관상피내암(ductal carcinoma in situ)으로 유방 보전 수술 받음

② 방사선치료를 받음

③ 화학치료 중임

④ 주호소: 기침, 발열

⑤ 진단검사

- 활력징후: 체온 37.8℃ → 38℃ 이상
- 신체검진: 청진상 수포음(우측 폐 하부)
- 임상검사: 백혈구 11,640/mm^3, 호중구 분획 87.1%, ESR 66mm/h, CRP 85.68mg/L
- 방사선검사: 흉부 X선 우중엽 부위에 폐 침윤
- 흉부 CT 우중엽 및 우하엽에 유리질 음영(ground-glass opacities)
- 공기기관지 조영상(air-bronchogram)을 동반한 폐 경화
- 생검: Organizing pneumonia

나. 간호진단

- 방사선치료의 부작용과 관련된 고체온증

다. 간호계획 및 수행

- 4시간마다 체온을 측정한다.
- 섭취량과 배설량을 측정한다.
- 탈수 증상을 사정한다.
- 냉요법을 적용한다.
- 항생제를 투여한다.
- 수액을 제공한다.

CHAPTER

14 감각과 피부 대상자 관리

1. 시각장애 대상자 간호
2. 청각장애 및 평형장애 대상자 간호
3. 피부장애 대상자 간호
4. 화상 대상자 간호

1 시각장애 대상자 간호

학습목표

1. 눈의 구조와 기능을 설명할 수 있다.
2. 건강력과 신체검진을 통해 시각과 관련된 진단검사의 원리와 검사 결과의 의미를 이해한다.
3. 노화와 관련된 시각의 변화를 설명할 수 있다.
4. 눈의 퇴행성 질환, 감염성 질환, 굴절장애, 외상을 이해하고 간호를 제공한다.

용어

- 각막 이식(keratoplasty)
- 결막하 출혈(subconjunctival hemorrhage)
- 눈꺼풀 내반(entropion)
- 망막세포(retinal ganglion cell)
- 맥락막(choroid layer)
- 모양체(ciliary body)
- 부유물(floaters)
- 사체(cadaver)
- 수명(photophobia)
- 안구(eye ball)
- 암점(scotoma)
- 외안근(extraocular muscles)
- 포도막(uvea)
- 홍채(iris)
- 홍채 탈출(iris prolapse)
- 황반 변성(macular degeneration)

1) 시각계 해부생리

안구(eye ball)는 성인에 있어서 전·후 직경은 약 24mm이고 무게는 약 6~8g인 공 모양의 감각기이며 안구가 들어가 있는 안와는 두개골의 일부분으로 눈에 붙어 있는 근육, 신경, 혈관, 누선을 둘러싸고 보호하는 뼈로 구성된 공간이다.

안구는 3개의 층으로 구성되어 있으며 가장 바깥층인 섬유층은 각막과 공막, 중간 혈관층인 포도막(uvea)은 맥락막·모양체·홍채, 가장 안쪽층은 망막으로 되어 있다.

안구는 6개의 외안근에 의해 눈의 움직임을 조절하고 외안근은 제3, 4, 6번 뇌신경의 지배를 받는다.

(1) 눈의 구조

가. 눈 외부 구조와 부속기

안검은 외상이나 이물질로부터 눈을 보호하는 얇은 막으로 눈을 깜박거려 눈물이 눈을 고루 적시게 하며 햇빛의 양을 일부 조절한다. 눈물은 안와의 바깥쪽에 위치한 누선(lacrimal gland)에서 분비되고 안구 전면을 적신 다음 코의 내안각 쪽으로 흐르고 비루관을 거쳐 비강 내로 배출되며 안구를 씻어 주고 윤활제 역할을 한다(그림 14-1).

안구가 자리 잡고 있는 안와는 전두골, 상악골, 관골 및 접형골 등으로 둘러싸여 있다. 이 뼈는 얇고 약하여 부서지기 쉽다. 뼈 외에도 안와에는 지방, 결체조직, 혈관 및 신경이 들어 있다.

눈의 움직임을 조절하는 6개의 외안근(extraocular muscles)은 두 눈의 망막에 동시에 하나의 상을 맺게 하여 하나의 이미지로 보이도록 안근의 운동은 통합된다(그림 14-2). 외안근의 기능은 표 14-1과 같다.

망막(시신경유두)에서 받은 자극을 뇌로 전달하여 시각정보를 전달하는 역할은 시신경(Ⅱ)이 담당한다. 외안근은 뇌신경인 동안신경(Ⅲ), 활차신경(Ⅳ), 외전신경(Ⅵ)의 지배를 받는다. 삼차신경(Ⅴ)은 각막이 자극을 받았을 때 일어나며 감각신경으로 각막반사(corneal reflex)와 눈깜박반사(blinking reflex)를 일으킨다. 안면신경(Ⅶ)은 누선을 지배하고 안검을 감게 하는 근육을 조절한다.

안와(orbit)와 망막에 혈액을 공급하는 혈관은 안동맥(ophthalmic artery)이며 공막, 맥락막, 모양체, 홍채는 모양동맥(ciliary artery)에 의해 혈액을 공급을 받는다. 2개의 안정맥을 통해 정맥 배액이 이루어진다.

나. 눈 내부 구조

안구는 3개의 층으로 구성되어 있으며 가장 바깥층인 섬

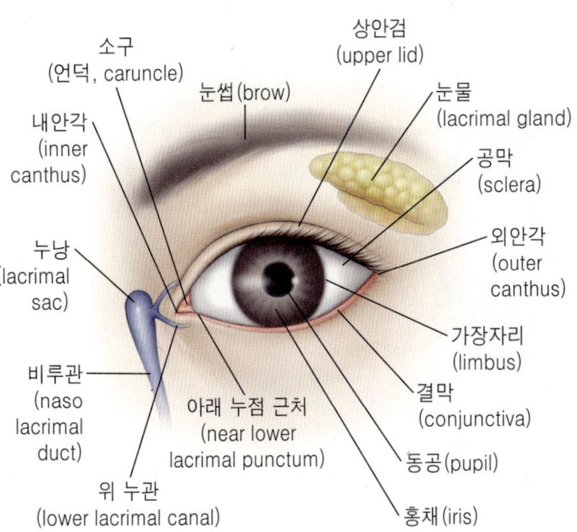

그림 14-1. 눈의 외부 구조.

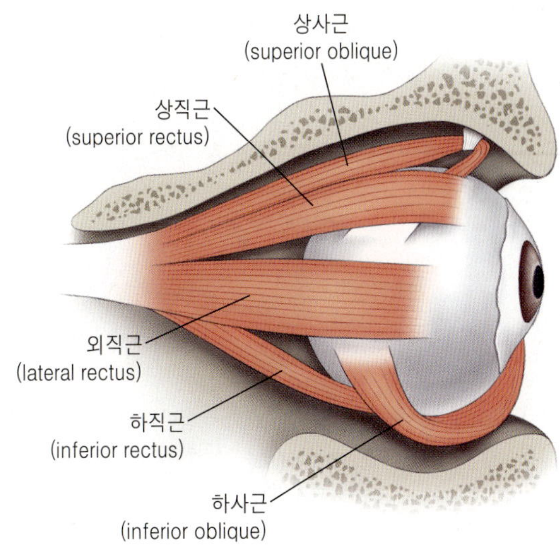

그림 14-2. 눈의 근육.

표 14-1 외안근의 종류와 기능

종류	기능
상직근(superior rectus muscle)	수평과 수직으로 눈을 움직이게 함
하직근(inferior rectus muscle)	
내직근(medical rectus muscle)	
외직근(lateral rectus muscle)	
상사근(superior oblique muscle)	눈의 회전운동을 가능하게 하며 다양한 각도에서 시각정보를 얻음
하사근(inferior oblique muscle)	

유층은 각막·결막·공막, 중간혈관층인 포도막(uvea)은 맥락막·모양체·홍채, 가장 안쪽층은 망막으로 되어 있다(그림 14-3).

눈의 가장 바깥층인 섬유층은 각막·결막·공막으로 구성되어 있다. 각막(cornea)은 눈의 가장 바깥쪽에 있는 투명한 무혈관 신경섬유조직으로 전체 눈 크기의 1/6을 차지한다. 약 0.5mm의 두께로 빛이 통과할 때 굴절시키는 강력한 렌즈의 역할을 한다. 각막 표면은 수분으로 덮여 있어 눈을 보호하나 적절하게 눈을 감지 못할 경우에는 인공눈물을 점적하여 각막을 보호해야 한다. 각막 표면의 수분을 상실하면 투명도가 손상되어 영구적인 반흔으로 시력장애가 온다. 또한 각막 표면에는 통증 수용체가 많이 분포되어 있어 감염이나 손상 시에 쉽게 알 수 있다. 결막(conjuntiva)은 얇고 투명한 점막으로 혈관이 분포되어 있고 붉게 보인다. 미생물, 먼지, 꽃가루 등과 같은 유해물질들에 대해 자연방어기전을 가지고 있어 인간의 눈을 보호한다. 공막은 망막과 시신경을 제외한 안구의 뒤쪽 5/6를 차지하는 흰색의 불투명한 단단한 섬유성 조직으로 많은 혈관과 신경이 분포되어 있고 6개의 외안근이 부착되어 있다.

포도막(uveal tract)은 안구의 중간층으로 홍채(iris), 모

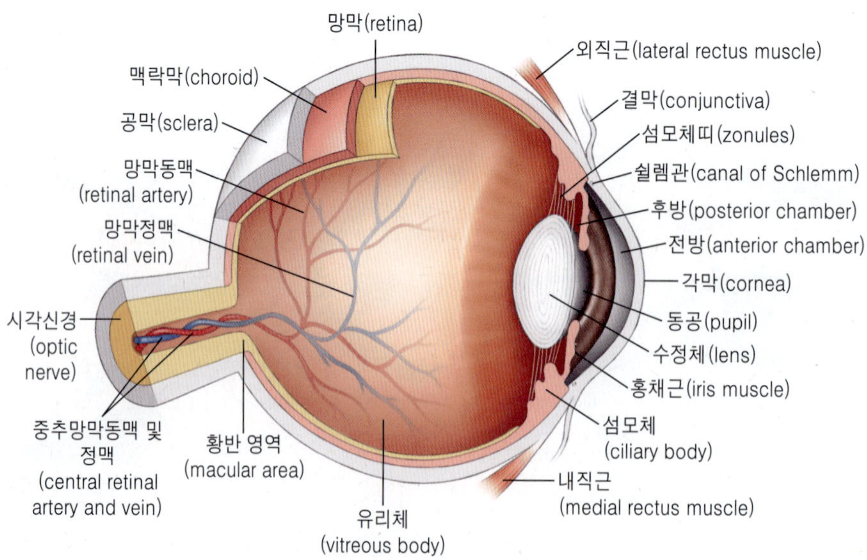

그림 14-3. 눈의 내부 구조(1).

양체(ciliary body), 맥락막(choroid layer)으로 구성되어 있다. 홍채는 청색, 회색, 흑색 등의 눈동자의 색깔을 나타내며 도넛 모양으로 중앙에는 빛을 방출하지 않아 검게 보이는 동공이 있다. 홍채에는 동공 괄약근과 동공 산대근이 있어 빛의 양에 따라 공동의 크기가 결정된다. 모양체(ciliary body)는 맥락막과 홍채를 연결하고 방수를 분비한다. 방수는 모양체에서 계속 생산되고 후방(홍채 뒷면과 수정체 사이의 공간)에서 동공을 통해 전방(각막 뒷면과 홍채 사이의 공간)으로 들어간 후 슐렘관(canal of Schlemm)을 통해 혈관으로 배액되어 안압의 균형을 유지하게 된다. 맥락막은 모양체에서 시신경까지 눈의 전·후방을 싸고 있으며 혈관이 풍부하여 망막에 영양을 공급한다(그림 14-4).

눈의 가장 내층인 망막은 약 1억 2천 5백만 개나 되는 무수히 많은 신경세포와 섬유망으로 되어 있다. 망막의 중심부에는 시세포들이 밀집된 중심와(일명 황반)가 있어 중심시가 주변시보다 훨씬 좋다.

생리적 맹점(physiologic blind spot)이 있으며 이곳은 시세포가 없는 시신경 유두에 해당하는데 난원형의 시야결손부이다. 망막의 간상세포(rod cell)는 암반응을, 추상세포(cone cell)는 명반응과 색깔을 지각한다.

빛은 각막, 방수, 수정체, 유리체(초자체, vitreous humor)를 통과하여 망막에 도달한다. 각막과 수정체는 빛을 굴절시키고 망막의 중심와에 빛을 집중시킨다. 수정체(lens)는 낭(capsule)에 싸여 있는 젤리 같은 무색투명한 섬유조직으로 양쪽이 볼룩하고 앞쪽에 방수, 뒤쪽에 유리체가 있다. 수정체를 싸고 있는 수정체낭은 반투막으로 피막을 통하여 물과 전해질이 이동되고 안구 내 수액으로부터 영양공급을 받는다. 이때 보고자 하는 물체의 거리에 따라 모양체의 수축 정도가 달라지고, 이에 따라 수정체의 두께가 변화함으로써 빛이 굴절 조절된다. 유리체는 수정체와 망막 사이의 공간에 채워져 있는 젤라틴 형태의 물질인데, 점도가 높은 액으로 빛을 전달하고 눈의 모양을 유지한다.

(2) 눈의 기능

가. 굴절

눈의 정상 굴절 상태는 6m 이상 떨어져 있는 물체에서 나오는 평행 광선이 수정체의 수축 없이 망막에 정확한 상을 맺는 것으로 정시(emmetropia)라고 한다. 물체는 망막에 거꾸로 그리고 좌·우가 바뀌어 나타난다.

굴절이상은 수정체의 움직임이 없는 상태에서 판단할 수 있고, 망막위의 한 점에 초점을 맺지 못해 시력이 좋지 않다.

근시(myopia)는 모양체의 수축에 의해 망막 앞에 상을

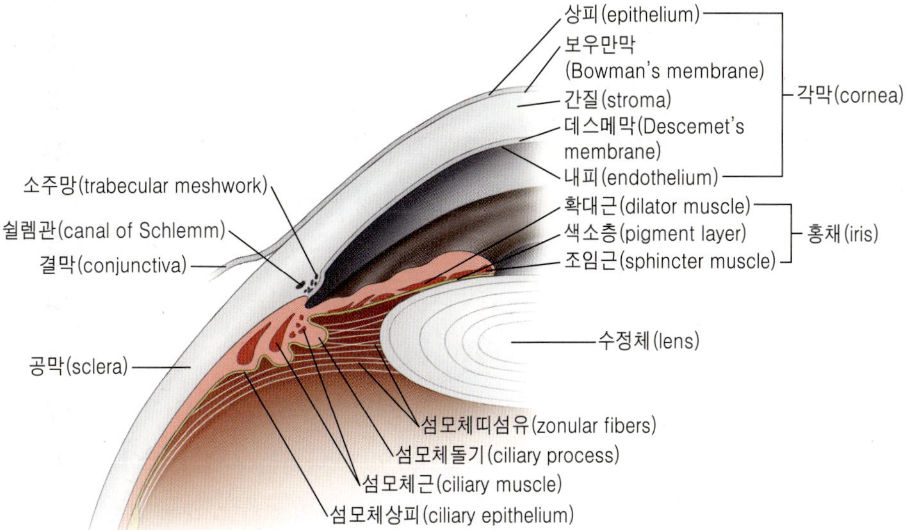

그림 14-4. 눈의 내부 구조(2).

맺게 되어 먼 곳의 시력이 좋지 않다. 근시는 오목렌즈로 교정한다.

원시(hyperopia)는 모양체근이 이완되어 수정체가 편평해짐으로써 먼 곳을 볼 때 망막의 뒤에 상을 맺는 것으로, 조절력이 떨어지면 가까운 곳을 보는 시력이 먼저 약해진다. 원시는 볼록렌즈로 교정한다.

노안은 조절력이 떨어지므로 근거리 시력이 좋지 않다. 나이가 40세 이상이 되면 수정체가 두꺼워지고 움직임이 감소하여, 가까운 사물을 볼 때 수정체가 충분히 두꺼워지지 못해서 근거리 시력이 감소하는 현상이다(그림 14-5).

나. 동공수축과 조절

동공은 눈에 들어온 빛의 양을 조절하며 정상에서는 좌·우 동공의 크기는 같다. 한쪽 혹은 양쪽 눈에 빛이 들어오면

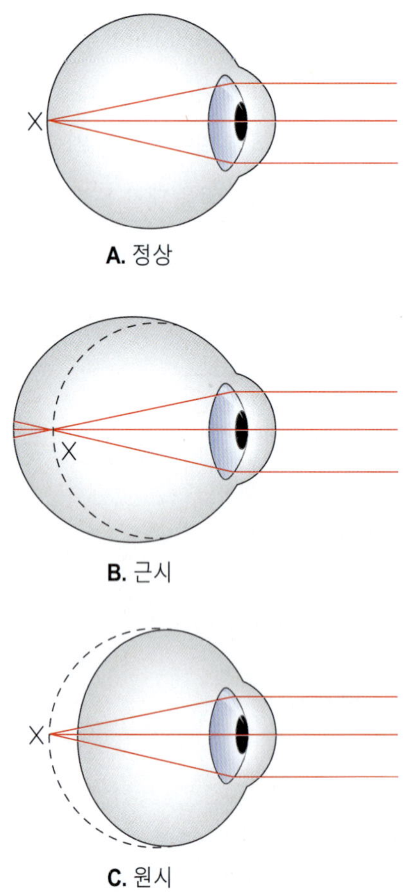

그림 14-5. 굴절장애.

동공은 모두 수축한다. 수축 정도는 빛이 들어온 양과 망막의 빛 변화 조절에 의한다. 동공의 크기가 축소되는 것을 축동(miosis), 동공의 크기가 확대되는 것은 산동(mydriasis)이라 한다. 또한 건강한 눈은 동공조절을 통해서 망막에 초점을 맺게 할 수 있다. 먼 곳을 볼 때는 동공이 커지나 가까운 곳을 볼 때는 축소된다.

(3) 노화로 인한 눈의 구조와 기능 변화

노화로 인한 눈의 구조와 기능적인 변화는 시력에 영향을 준다. 나이가 들면서 초래되는 백내장은 수정체의 두께와 밀도가 증가하고 황색화되는 현상이다. 수정체의 혼탁으로 인해 눈이 부시고 시각의 정확성이 떨어지며, 주변시야 감소로 야간 운전이 힘들어진다. 자외선 흡수가 수정체 혼탁을 증가시키므로 색안경이나 모자를 써서 이를 완화시키도록 한다.

노인이 되면 동공의 크기가 줄고 망막의 빛의 양도 감소하여 어두운 곳에서 밝은 곳 또는 밝은 곳에서 어두운 곳으로의 변화 적응이 어렵게 된다.

노화과정은 모양체에서의 방수 생산을 현저히 감소시키지만 방출도 덜 하기 때문에 안압이 비교적 안정적으로 유지된다. 눈물의 양과 질이 줄어들어 눈을 깜박일 때 이물감이나 긁히는 것 같은 통증을 느끼게 된다.

2) 시각계 건강사정

눈과 관련된 주관적인 자료 수집은 인구학적 자료, 현재의 건강 상태, 과거 건강력, 가족 건강력, 심리사회적 건강문제 등을 관찰할 필요가 있다.

(1) 주관적 자료

가. 인구학적 자료

눈의 사정과 관련된 인구학적 자료는 나이와 성별을 들 수 있다. 나이는 시력과 눈의 구조를 사정할 때 참고해야 한다. 노안은 흔히 40대에 시작되며 나이가 많을수록 백내장, 녹내장의 발생 빈도가 증가한다. 망막박리는 남성에게

서 흔하며 안구건조증은 여성에게서 흔한 성별에 따른 안과질환이다.

나. 현재의 건강

눈과 관련된 불편감은 발병 시기, 위치, 기간과 빈도, 심각도에 따라 임상증상을 기술한다. 치료에 대한 환자의 반응뿐만 아니라 발병과 관련된 주위의 환경도 중요하다. 눈의 문제를 가진 환자의 초기사정으로 통증, 비정상적인 시력, 비정상적 외형, 비정상적 감각에 대한 것을 질문할 수 있다.

① 통증

눈의 피로, 압박감, 충만감, 일반적인 두통이 있는가?

② 비정상적 시력

시력의 변화나 상실은 눈이나 시각 경로 내의 특정 부분의 비정상 상태가 원인이므로 굴절이상, 안검하수, 각막, 수정체, 방수나 초자체의 흐림이나 불편감, 망막, 시신경이나 두개내의 시각경로의 기능이상이 있는가?

③ 비정상적 외형

외형적 변화로는 증식, 병변, 부종, 안검하수, 위치의 비정상이 있는가?

④ 비정상적 감각

염증으로 인한 통증, 알레르기로 인한 소양감, 이물감, 안구건조, 각막자극과 같은 증상이 있는가?

다. 과거 건강력

과거력은 눈의 징후와 당뇨병, 관절염, 고혈압, 갑상선질환과 같은 전신질환과 관련하여 사정하여야 한다. 유년기와 눈의 감염성 질환은 홍역의 예방접종 유·무를 조사하는 것이 필요하다. 만일 대상자가 안경이나 콘택트렌즈를 사용하고 있다면 맨 마지막 안과 검진일과 마지막 바뀐 처방을 받은 때가 언제인지를 질문한다. 두부 손상이나 눈의 상해를 포함하여 눈이나 뇌질환 관련 입원력을 사정한다.

대상자의 수술 병력을 기록한다. 라식 수술(laser-assisted in-situ keratomileu sis; LASIK), 방사상 각막절개술(radial keratotomy; RK), 백내장 제거술, 녹내장 치료, 안근교정과 같은 시력교정 수술을 포함한다. 녹내장과 같은 일부 눈 수술은 백내장 등 다른 안과적 문제가 선행되어 시행될 수 있다. 뇌나 안면 수술에 대한 병력 또한 시력에 영향을 미칠 수 있으므로 사정해야 한다.

약물(눈약)이나 흡입제(먼지, 화학제나 꽃가루)와 환경적 접촉(화장품이나 꽃가루)과 같은 다른 물질에 대한 알레르기 유·무를 기록한다. 알레르기반응으로 눈의 발적, 눈물, 소양감 등이 있다.

처방약을 포함해서 많은 약물이 눈에 영향을 미친다. 현재 안약을 사용하는지 묻고, 이름과 용량, 투여 빈도를 기록한다.

라. 가족 건강력

눈과 관련된 질환의 가족력에 관하여 알아본다. 많은 안질환 중 특히 사시, 녹내장, 원시는 가족력의 경향이 있다.

마. 심리사회적 건강문제

심리사회적 건강문제와 생활양식 관련 자료는 안과건강력에 중요한 의미를 갖는 것으로 직업상의 위험, 여가활동과 취미, 건강관리행동을 사정한다. 대상자의 일과 취미에 대해 사정하고 위험한 생활양식에 대처하기 위한 보호안경(안전 고글이나 선글라스)을 착용하는지 사정한다.

건강관리행위에서 자가간호가 잘못된 경우 눈건강에 부정적 영향을 초래할 수 있다. 당뇨 환자가 자신의 시력을 관리하기 위해 안과검진을 정기적으로 받고 있는지, 자외선 차단에 적합한 선글라스를 착용하고 있는지 체크하는 것은 눈건강과 관련된 중요한 행위들을 알아보는 것이다. 건강한 식습관과 금연, 적절한 운동은 고혈압, 황반변성과 같은 질환을 예방하는 데 도움이 될 수 있고 건강한 시력을 갖게 할 확률을 증가시킨다.

시력은 자동차를 운전하는 사람에게 필요한 요소 중 하나이다. 시력에 대해 사정을 할 때 대상자가 운전면허가 취소될 수도 있을 거라는 느낌이 들면 정직하게 대답하지 않을 수 있기 때문에 세심한 주의가 요구된다.

맹인에 대한 사회적 오명은 실제 또는 잠재적 시력상실에 대한 경험을 갖고 있는 사람들에게 불안을 갖게 한다. 개인, 가족 그리고 직장환경에서의 시력상실은 엄청난 충격이 될 수 있다. 시력의 완전한 상실은 개인을 다른 현실로 격리시킨다. 실제적 혹은 잠재적 시력상실이 있는 사람은 직업과 관련하여 원치 않는 변화에 직면하게 되고, 시력 손상이 있는 사람으로서 적응을 할 수밖에 없게 된다. 의존 대 독립의 문제는 시력상실로 인한 스트레스원에 대처할 수 있는 대상자의 능력과 관련된 하나의 요인이다.

(2) 객관적 자료

가. 신체검진

눈의 검진에서 외안은 시진과 촉진을 이용하여 외부구조, 각막반사, 동공사정, 안구운동, 시력과 시야검사에 대해 사정하고, 내안은 검안경을 이용하여 사정한다.

눈의 위치가 대칭적으로 정렬되어 있는지 사정한다. 속눈썹은 위쪽으로 향하고, 눈썹은 안면신경의 조절하에 위·아래로 부드럽게 움직이는지 살펴본다. 누선 부위의 부종과 누선을 눌러 보아 누비관의 폐쇄와 감염 여부를 검사한다. 결막을 노출시키기 위해 하안검을 아래로 잡아 내린다. 건강한 결막은 분홍색이거나 밝은 빨간색이다.

① 각막반사

각막반사(corneal reflex)는 제5뇌신경의 기능을 사정하고 각막의 민감도를 검사하는 것으로 의식수준의 변화와 신경학적인 장애를 평가할 때 시행한다. 각막반사는 대상자에게 눈을 뜬 상태로 멀리 보게 한 다음 멸균 솜뭉치의 끝으로 각막을 가볍게 건드린다. 무의식이거나 제5뇌신경 손상의 경우 각막반사가 소실되면서 각막이 건조하여 각막궤양(corneal ulcer)을 초래하므로 세심한 눈간호가 필요하다. 각막반사가 소실되면 시력을 보호하기 위하여 외출 시에는 보호안경을 쓰고 먼지를 조심해야 한다.

② 동공사정

빛에 대한 동공의 반응은 동공대광반사 검사로 알아본다. 빛이 증가하면 동공이 수축하고(축동, miosis), 빛이 감소하면 동공이 확대된다(산동, mydriasis). 정상적으로 한쪽 눈에 빛을 비추면 양쪽 동공 모두 수축한다. 공감대광반사(consensual light reflex)는 한쪽 동공에 빛을 비추었을 때 반대편 눈에서도 동공이 축소되는 것을 말하며 정상은 양 눈이 동시에 축소된다.

③ 안구운동

안구운동사정의 목적은 외안근, 안와, 동안신경, 활차신경, 외전신경, 뇌간연결부, 대뇌피질에 대한 정보를 얻기 위한 것이다. 대상자의 두 눈이 기본적으로 6방향으로 움직이는 것을 주시하며 따라가도록 한다. 근육이 약하거나 조절하는 신경이 손상되었다면 눈은 특별한 위치로 회전하지 못한다. 대상자의 머리를 정지시킨 상태로 대략 30cm 떨어진 위치에서 펜과 같은 작은 물체를 따라 눈을 움직이게 한다.

물체를 대상자의 우측, 우상측, 우하측 그리고 좌측, 좌상측, 좌하측으로 움직인다. 불수의적이고 율동적으로 빠른 눈의 경련인 안구진탕(nystagmus)은 지나치게 외측을 응시할 때 정상적으로도 나타날 수 있다. 만일 눈이 같은 방향으로 움직이지 않으면 비정상적인 상태이다.

④ 시력검사

• 원거리 시력검사(Distance-vision testing)

시력은 대상자를 20 feet(6m) 떨어진 곳에서 한쪽 눈을 가리고 다른 쪽 눈을 측정한다. Snellen 시력표나 한천석식 시력표를 이용해서 대상자가 읽을 수 있는 가장 작은 줄의 기호와 글자를 읽도록 한다.

시력표시법은 검사거리/시표번호와 같이 분수로 표기하거나 소수로 표기한다. 분모가 크면(시표번호가 큰 것) 클수록 대상자의 시력은 나쁜 것이다.

• 근거리 시력검사(Near-vision testing)

작고 한 손에 쥘 수 있는 Jaeger card를 이용하여 40세 이상의 대상자에게 가까운 글씨를 읽을 수 있는 능력을 측정하는 검사이다. 카드는 눈에서 36cm 떨어지게 하고 밝은 빛에서 검사한다. 안경을 착용한 시력과 착용하지 않은 시력을 각각 기록한다. 노안 대상자는 이중초점렌즈를 착용하고 읽을 수 있다. 근시는 안경을 착용하고 검사한다.

⑤ 시야검사

눈이 한 점을 주시하고 있을 때에 그 눈이 볼 수 있는 범위를 시야(visual field)라 한다. 중심부 시야는 평면시야계(tangent screen)로 측정하고 중간부와 주변부는 주변시야계(perimeter)를 사용하여 측정한다. 주변시야의 측정 방법으로는 대면법(confrontation test)과 주변시야계를 이용한 주변시야계법이 있다. 대면법이란 검사자가 대상자와 50cm~1m의 거리를 두고 마주 앉아 대상자의 좌측 눈을 가리고 우측 눈과 검사자의 우측 눈의 중간 지점에서 시표를 주변에서 중심으로 점차 이동시켜 물체를 동시에 두 사람이 볼 수 있으면 정상이라 판단한다. 반대쪽 눈의 시야도 같은 방법으로 검사한다. 이것은 검사자가 정상이라는 전제 아래 시행하며 쉽게 측정할 수 있으나 정확하지 못하므로 이상이 발견되면 시야계를 사용하여 검사한다. 주변시야계는 회전 가능한 반구형이며 각도가 세분되어 있다. 정상 시야의 범위는 대략 위쪽 60°, 코쪽 60°, 아래쪽 70°, 귀쪽 90°이다. 시야결손이 나타나면 뇌질환, 녹내장, 망막박리를 의심한다.

⑥ 안압 측정

안압은 40세 이후에는 주기적으로 측정하여 녹내장검사를 해야 한다. 안압의 상승은 신경세포를 파괴시켜 실명의 원인이 될 수 있다. 정상 안압 범위는 10~21mmHg이다. 안압을 측정하는 방법은 각막에 접촉하여 측정하는 접촉성 안압계와 비접촉성 안압계가 있다. 각막을 마취하고 Tono-pen 안압계(접촉성 안압계) 끝을 각막 표면에 가볍게 몇 번 접촉하면 평균측정치가 Tono-pen에 부착되어 있는 화면에 나타난다. Tono-pen 안압계는 사용법이 간단하고 정확하므로 흔히 사용하는 방법이다(그림 14-6).

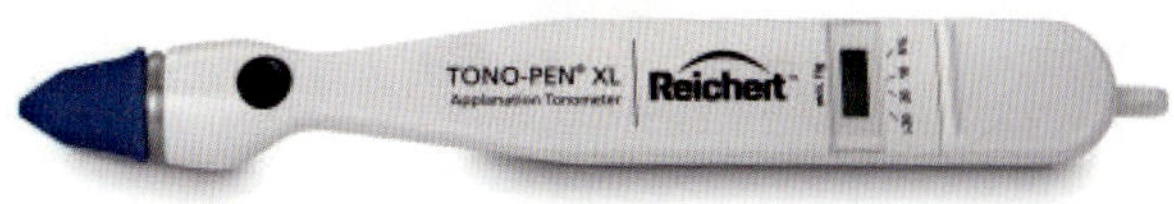

그림 14-6. Tono-pen 안압계.

⑦ 검안경검사

검안경(ophthalmoscope)으로 망막, 혈관, 시신경 유두, 황반 등 눈의 구조를 관찰한다. 직상검안경검사(direct ophthalmoscopy)는 검안경을 쥐고 검사자가 피검사자의 얼굴을 댄 후 작은 구멍으로 눈의 내부 구조를 보는 것이다. 도상 검안경(binocular indirect ophthalmoscope)은 검사자가 검안경을 쓰고 대상자의 눈앞에 두고 검사한다. 검안경검사 시에 동공을 확대시키지 않아도 중심망막과 시신경은 쉽게 볼 수 있지만, 황반, 혈관, 망막 주변부 등을 자세히 관찰하려면 산동제를 투여해야 한다. 검안경은 알코올 솜으로 닦아서 사용하며 대상자의 눈에 직접 접촉하지 말고 눈앞 3cm에 놓고 방을 어둡게 하여 검사한다. 세극등 현미경검사는 현미경으로 확대하여 안구의 전면 구조를 검사하는데 사용한다. 각막의 상처, 홍채의 염증, 조기 백내장, 전방 등의 이상증상을 정확히 알 수 있고 세극등에 부착된 안압계를 이용하여 안압을 측정할 수 있다(그림 14-7).

나. 방사선검사

CT 촬영, X선 조사로 눈, 외안근, 시신경의 이상을 관찰할 수 있고 안와의 골절과 염증, 종양 발견에 유용하다.

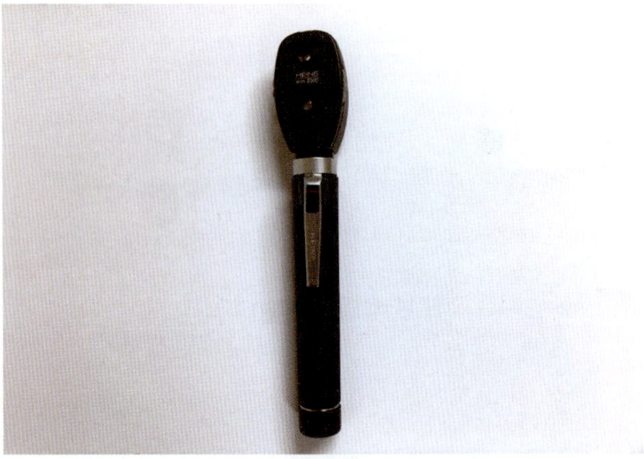

그림 14-7. 검안경(HEINE mini2000).

3) 시각계 건강문제의 일반적 간호중재

(1) 눈 질환자 간호 시 주의사항

- 눈을 만지기 전·후 손을 씻고 교차감염이 오지 않게 주의한다. 양 눈에 찜질을 할 경우에는 각각의 눈에 별개의 기구를 사용하도록 한다.
- 눈의 드레싱을 교환할 때는 안구에 심한 압력이 가지 않게 한다. 안구적출, 망막유착술 및 눈꺼풀 수술 후의 압박붕대는 의사의 지시에 따라 사용한다. 안구 내 처치 시 눈의 기능이 위축되므로 자세한 설명과 심리적 간호로 협조를 얻도록 한다.
- 최대한 눈을 보호하도록 한다. 눈을 완전히 감지 못할 때에는 각막에 자극이 가지 않도록 한다.
- 눈꺼풀을 벌린 경우에는 안구에 손이 닿지 않도록 하고 안와의 상·하 가장자리를 눌러 눈꺼풀을 벌린다.
- 눈에 사용해서는 안 되는 약물은 따로 보관한다.
- 환자에게 허용된 활동과 금하는 활동을 상세히 알려주고 그 내용을 기록하여 환자의 침대 머리맡에 부착해 준다.
- 시력장애자를 위한 상담과 재활기관에 대한 정보를 파악하여 적절한 시기에 의뢰한다.
- 눈에 일시적으로 안대를 한 환자를 포함해서 맹인이나 시력장애자에게 안전 수칙을 알려 준다.
- 눈에는 소독된 물품만을 사용하도록 한다.
- 눈을 치료할 때에는 조명을 적절히 하고 환자의 눈에 직접 조명을 비추지 않도록 한다. 광선눈통증(수명)이 있는 환자의 방은 간접조명으로 해 준다.
- 환자가 환측 눈 드레싱이나 안대에 손을 대지 않도록 한다. 드레싱을 교환할 때는 간호사를 부르도록 한다.
- 양쪽 눈을 가리고 있거나 시력장애가 있는 사람의 지남력 상실을 최대한으로 예방한다.
- 시력장애는 전문적인 진찰과 치료를 받도록 격려한다.

(2) 약물 점안 시 간호

- 약물 점안 전에 환자에게 점안 방법과 목적을 설명한다.
- 점안 시에 사용할 점적기와 약물은 멸균 소독해야 한다.
- 환자의 머리를 뒤로 젖히고 눈은 위를 보게 한다.
- 용액 약물(점적약)은 눈 외측에 손을 고정시키고 점적기를 하결막낭 위에 오게 한 다음 각막, 결막, 눈썹, 눈꺼풀에 닿지 않게 점적한다. 연고는 노출된 결막과 평행하게 안쪽에서 외측을 향하여 넣어 준다.
- 가만히 눈을 감게 하고 내측 눈 가장자리를 눌러 준다. 약물이 누관으로 흡수되면 전신반응을 나타내는 경우가 있기 때문이다.
- 흘러넘치는 약물은 깨끗한 젖은 수건으로 눈의 내측 가장자리에서 외측으로 살짝 닦아서 누관의 오염을 막는다.

약물 점안 시 주의사항으로서, 의사의 지시 없이 함부로 눈에 약을 주입하지 않도록 하며, 약품의 유효기간 및 약물의 혼탁, 변색, 침전물 여부를 관찰하고 무균법을 철저히 지키도록 한다. 그리고 약물점적기 사용법을 알아야 하고, 하나의 점적기에 약물을 병용하지 말며, 점적기에 남은 약물을 약병에 다시 넣으면 안 된다.

(3) 눈 드레싱 간호

눈에 드레싱을 하는 목적은 다음과 같다.

- 필요시 눈 압박
- 감염, 안손상, 광선으로부터 눈을 보호
- 눈의 기형 감추기
- 복시

- 특별한 경우에 눈 움직임 제한
- 눈 수술이나 손상 시에 눈 사용 금지
- 출혈이나 분비물 흡수

눈에 드레싱을 할 때에는 눈이 적당하게 감길 정도로 압력을 준다. 그러나 의사의 특별한 지시 없이는 압박을 하면 안 되고, 압박이 필요한 경우 2~3겹의 거즈패드를 덧붙이며 머리에 탄력붕대를 감아 줄 수 있다. 수술 후나 손상 가능성이 있는 경우에는 압박이나 외상으로부터 보호하기 위해 금속이나 플라스틱 눈보호대를 씌워 준다. 눈에 감염이 있는 경우에는 드레싱이 오히려 박테리아의 성장을 촉진하므로 주의해서 사용하되, 가능하면 사용을 금하도록 한다.

4) 시각계 건강문제와 대상자 간호

시각은 정신과 육체 그리고 모든 세상과의 연결 매개체이다. 여러 가지 이유로 발생할 수 있는 실명은 독립성 상실로 이어지며, 사소한 일도 주변의 도움 없이는 하기 어렵게 한다. 따라서 시각장애가 있는 사람은 자신의 삶과 일상을 유지하기 위해 이러한 장애에 익숙해져야 한다.

시각장애나 손상이 있는 환자에게 흔히 내릴 수 있는 간호진단으로는 지각/조정의 변화를 들 수 있으며, 간호중재는 자가간호교육과 안전한 환경을 제공하는 데 그 초점이 맞추어진다. 그러나 가장 중요하게 사정되어야 할 것은 환자가 느끼는 슬픔의 과정이다. 시각적 손상은 단순한 신체 장애가 아니다. 이는 환자에게 있어 육체적·정서적·영적 손상인 것이다. 아무리 작은 시각의 변화일지라도 직업상 선명하고 분명한 시각이 필요한 사람들(예: 항공사 기장, 예술가, 사진작가, 건축가)에게 분노와 혼란의 감정을 일으킬 수 있다. 영구적이고 심한 시각적 손실은 개인으로 하여금 변화된 삶에 적응하고 대처할 수 없게 하여 병적인 우울을 초래할 수 있다.

(1) 녹내장(Glaucoma)

녹내장은 안압이 과도하게 상승해 시신경을 눌러 손상시키기 때문에 발생하는 것으로, 안압이 오르는 원인은 정확하게 밝혀지고 있지 않다. 인간의 눈 속 홍채에는 안압을 조절해 주는 세포(섬유주)가 있는데, 나이가 들거나 약물, 수술 등으로 손상되면서 제 기능을 못하게 되는 것으로 추정된다. 녹내장의 가족력이나 다른 한쪽 눈의 문제, 대상자가 눈 수술이나 감염, 외상을 받은 적이 있는지를 파악한다. 전문의의 처방 없이 사용한 항히스타민제들은 동공확대를 유발하여 폐쇄각 녹내장의 발병을 증가시킬 수 있기 때문에 최근 약제들에 대한 정확한 자료를 수집하는 것도 필요하다. 또한 알레르기반응 과거력, 특히 약제나 조영제(dye)에 대한 과거력이 있는지 확인한다.

치료를 받고 있는 녹내장 환자가 실명이 될 확률은 생각보다 높지 않으며 적절히 치료하면 대부분의 경우 실명을 예방할 수 있다. 그러나 방치한다면 실명 확률이 높고 실명 원인의 2위를 차지하고 있는 질환이다.

가. 분류

① 원발성 개방각 녹내장 (Primary open-angle glaucoma)

가장 흔한 형태인 원발성 개방각 녹내장은 보통 유전적인 요인 등 여러 다른 원인에서 유래된 질환으로 양측성, 잠행성으로 천천히 진행된다. 시력이 상실되고 있다는 어떠한 초기 증상도 없다. 안방수의 흐름은 모양주의 폐쇄로 인해 느려지거나 막힌다.

② 폐쇄각 녹내장(Angle-closure glaucoma)

폐쇄각 녹내장의 급성 발현은 전방의 안각이 해부학적으로 협착된 한쪽 눈에서만 발생한다. 이는 홍채에 의해 전방의 안각이 급작스럽게 막혀서 나타난다.

③ 정상압 녹내장(Normal-tension glaucoma)

정상압 녹내장은 원발성 광우각형 녹내장과 비슷하다. 이 형태의 녹내장은 안압(intraocular pressure; IOP)이 높아지지 않아도 시신경이 손상되는 경우이다. 안압이 '정상'(12~22mmHg)임에도 불구하고 시신경이 손상되는 이유는 아직 밝혀지지 않았다.

④ 속발성 녹내장(Secondary glaucoma)

속발성 녹내장은 안방수의 흐름을 방해할 수 있는 손상의 결과로 발생한다.

나. 원인과 위험 요인

원발성 녹내장의 약 90%는 광우각형인 사람들에게서 발병한다. 임상증상을 나타내는 경고가 없기 때문에 안압 측정, 시신경사정과 같은 정기적인 안과적 검사를 해야만 알 수 있다. 고혈압, 심혈관계 질환, 당뇨와 비만 등도 녹내장 발병과 관련이 있다. 또한 포도막염(uveitis)이 안압 상승의 원인이 되기도 한다. 빠르게 성장하는 종양에 의한 침식이나 스테로이드성 안약의 만성적인 사용은 광우각형 녹내장을 초래한다.

속발성 녹내장은 부종, 눈 외상(hyphema), 염증, 종양 또는 진행된 백내장, 당뇨 등의 결과로 유발된다. 부종이 있는 조직은 모양주를 통한 안방수의 흐름을 방해한다. 손상된 각막의 지연된 치유는 전방으로 상피세포의 성장을 일으킨다.

다. 병태생리

안압(IOP)은 섬모체에서의 안방수 생성과 안방수 유출의 저항에 의해 결정된다. 안압은 주기마다(아침에 일어났을 때가 가장 높음) 그리고 체위에 따라서(누워 있을 때 증가) 변화된다. 안압과 혈압은 서로 독립적이나, 전신의 혈압 변화와 안압의 변화는 서로 연관되어 있다. 안압 상승은 안방수의 과다 생성이나 유출의 폐쇄로 유발된다. 안방수가 안내에 축적되면서 상승되는 압력은 망막과 시신경으로의 혈액 공급을 차단하고, 이러한 섬세한 조직들이 허혈 상태가 되면서 점점 기능을 잃어버리게 된다.

라. 증상 및 징후

급성 폐쇄각 녹내장은 심한 통증과 흐릿한 시야 또는 시력상실을 일으킨다. 불빛 주위에 무지갯빛 후광, 오심, 구토를 경험한다. 시야결손은 망막 부위로의 혈액공급이 손실되는 것이 원인이다. 안압 변화에 대한 개인의 반응은 다양한데, 어떤 사람은 낮은 압력에도 손상을 입을 수 있고, 어떤 사람은 높은 압력에도 손상을 입지 않고 견딘다.

검안경검사를 통해 시신경 유두부의 위축(흐릿한 색깔)과 휘어짐(오목함)을 관찰할 수 있다. 시야검사는 주변시야가 좁아지고, 만성 폐쇄각 녹내장에서는 초기에 crescent-shaped scotoma(암점)가 나타나며, 급성 폐쇄각 녹내장에서는 넓은 범위의 시력상실이 특징이다.

세극등 현미경검사(slit-lamp) 시 폐쇄각 녹내장에서 홍반성 결막과 흐릿한 각막을 관찰할 수 있다. 전방수는 탁해 보이고, 동공은 반응이 나타나지 않는다. 안압은 세극등 현미경검사로 측정하는데, 안압의 상승(>23mmHg)이 관찰된다.

마. 수술관리

① 수술 종류

시야감소와 시신경손상의 진행을 막기 위한 모든 내과적 치료가 실패할 경우 외과적 중재가 필요하다. 안방수의 유출을 증진시키기 위한 여러 절차가 시행되지만 수술이 모두 성공적이지는 않다.

a. 레이저 모양주 성형술(Laser trabeculoplasty)

누공술(filtering surgery)을 하기 전에 레이저로 모양주에 구멍을 만드는 방법으로 레이저 모양주 성형술을 시행할 수 있다. 레이저는 모양주에 상처를 만들어 모양주 그물섬유를 조여 준다. 조여진 그물 섬유는 증가된 안방수 유출을 도와준다. 레이저치료는 시간이 지나면서 효과가 줄어들어 시술을 반복하기도 한다. 일반적으로 안약 점적과 같은 내과적 치료는 지속한다.

b. 섬유주절제술(Trabeculectomy)

섬유주절제술은 안방수가 빠져나갈 수 있는 구멍을 만드

는 것이다. 안방수의 유출을 위해 만들어 놓은 누공 위로 반 정도 두께의 공막판을 느슨하게 꿰매 주어 결막 하에서 안방수가 흡수되도록 한다.

c. 누공술(Filtering procedure)

관상거술(trephination), 피부공막절개술, 공막절개술 등은 전방에서 결막하로 유출하는 관을 만들어, 안방수가 결막하 혈관들을 통해 흡수되도록 한다. 두꺼운 반흔 조직을 생성할 가능성이 높은 젊은 대상자에게 누공술은 그다지 성공적이지 못하다. 수술 부위의 섬유아세포 증식을 억제하는 항염증작용을 위해 스테로이드 점적을 수술 후에 사용한다.

d. 홍채절제술(Iridotomy)

홍채절제술은 모양주로 안방수의 흐름을 위한 새로운 길을 만드는 것이다. 홍채에 새로운 구멍을 내기 위해 레이저가 사용된다.

② 수술간호

a. 수술 전 간호

수술 전 간호에는 입원 환자나 외래 환자에게 시행되는 수술절차를 위한 환자 준비가 포함된다. 레이저치료는 안약 마취제를 사용하여 임상에서 가장 일반적으로 행해진다. 치료의 결과와 환자가 경험할 수 있는 반짝거리는 빛과 '튀는' 소리에 대해 설명한다. 수술 후 안압의 상승 가능성을 평가하기 위해 1~2시간 정도 기다려야 함을 설명한다. 불안정한 안압 때문에 환자는 이동 시 친구나 가족의 도움을 받아야 한다.

b. 수술 후 간호

환자가 수술실에서 돌아오면 눈을 보호하기 위해 안대와 금속 또는 플라스틱 소재의 보호기를 활용하고 있다. 수술 부위의 압력을 피하기 위해 수술한 쪽으로 눕지 않도록 교육한다. 수술 후 마취효과가 사라지면 환자는 마음대로 걷고 먹을 수 있다.

수술 부위는 현미경으로만 볼 수 있으므로 자주 안압을 측정해야 한다. 수술 후 통증, 오심, 시력 감소 등이 나타나는지 사정한다. 치유가 지연되는지를 확인해야 하는데, 전방이 재형성되지 않을 수 있고, 또는 상처가 너무 붙어서 덮일 수 있다. 이러한 두 경우 모두 재수술이 필요하다.

바. 간호중재

① 안압 감소(안방수 유출 촉진)

치료의 목표는 남아 있는 관들을 통해 안방수의 유출을 조절하고 더 이상의 시신경손상을 예방하는 범위 내로 안압을 유지하는 것이다. 안압은 안방수의 유출이 증진되면 감소될 수 있다. 협우각형 녹내장에서 동공축소제 점적(topical miotics), 에피네프린 등을 사용하면 동공을 축소시켜 방수 유출을 증진시킬 수 있다. 추가로, 점적용 베타차단제(betablockers)나 α-아드레날린제(alpha-adrenergics), 경구용 무수탄산억제제(carbonic anhydrase inhibitor) 등은 안방수 생성을 감소시킨다.

② 시력 변화 관리

환자에게 시력 변화가 있었는지를 알아본다. 비록 원발성 개방각 녹내장의 증상은 잠행성이지만 환자들이 주변시야의 흐릿한 점이나 대조감의 감소나 전반적인 시력초점이 감소되었다고 호소할 수 있다. 부정확한 시력초점의 감소는 보통 시신경의 비가역적인 손상 시 나타난다.

만약 환자가 녹내장으로 시력 감소가 있다는 것을 이미 알고 있었던 경우라면 어떻게 대처했는지를 사정한다. 사람들이 시력 감소에 적응하는 방식은 다양하지만 질환의 각 단계에서 슬픔과 상실을 경험한다. 환자들은 검사 중 시력 감소가 더 악화되었을까 봐 불안해한다. 녹내장에 대한 환자의 지각과 삶의 질에 어떠한 영향을 미치는지를 사정한다. 과거에 사용했던 효과적인 대처 방안을 설명하도록 도와준다. 시력이 감소된 후 다시 복구될 수 없다고 해도 적절한 치료계획에 따라 더 이상의 상실은 예방할 수 있을 것이라고 환자를 안심시킨다.

③ 투약관리

녹내장을 조절하기 위한 안약 점적 치료와 경구투약의 지침이 복잡할 수 있으므로 복잡한 투약 스케줄과 관련된 비효율적 치료요법 이행의 위험성을 사정하고 관리한다. 환자에게 질환의 과정과 질환조절을 위한 치료방법을 설명하고, 일상생활에서 어떻게 투약을 지속할 것인지를 설명할 수 있다. 환자는 하루에 3~4개의 안약을 1~6회까지 점적해야 할 필요가 있다. 축동제는 보통 하루에 4회 정도 처방되고 베타차단제는 보통 12시간 간격으로 처방된다. 투약 스케줄은 가장 최선의 안압조절을 위해 짜여야 한다. 녹내장 환자에게 투약은 가장 필수적인 치료이므로 간호중재는 처방된 치료에 대한 환자의 이해와 대응할 수 있는 능력에 초점을 둔다.

(2) 백내장(Cataract)

백내장은 수정체의 혼탁으로 시력 감소와 시력 상실을 초래하여 망막에 선명한 상을 맺지 못하는 것이다. 보건복지부의 2014년 조사결과에서 50~70대는 여자가 남자보다 유병률이 높고, 80대 이상에서는 남자가 여자보다 유병률이 높다. 2016년 건강보험심사평가원 자료에 의하면 성별 점유율은 남자 40.6%, 여자 59.4%이다. 2018년 우리나라의 65세 이상 백내장 유병률은 90%에 달하고 있다.

가. 병태생리

백내장 발생의 원인은 매우 다양하다. 그 중 가장 주요한 원인은 노화와 자외선의 지속적인 노출이다. 또한 당뇨병, 망막염, 망막박리, 외상, 열상, 방사선 조사, 부신피질호르몬의 사용이 원인이 되어 발생할 수도 있다. 백내장은 수정체 섬유의 응축과 파괴로 점차적으로 통증 없이 수정체의 투명도가 감소한다. 일상생활의 지장을 줄 정도의 시력 감소가 있을 때 수술을 고려하게 된다.

나. 증상 및 징후

수정체가 혼탁되어도 통증이나 발적이 없다. 그러나 점차로 시력이 흐리고 복시와 수명이 나타난다. 백내장은 양쪽 눈에 모두 발생하나 진행 정도는 각각 다르다. 진단은 시력 측정, 검안경검사, 세극등 현미경검사로 한다. 수정체의 혼탁도가 심해지면 육안으로 쉽게 관찰할 수 있으나 망막은 관찰하기가 어렵다(그림 14-8).

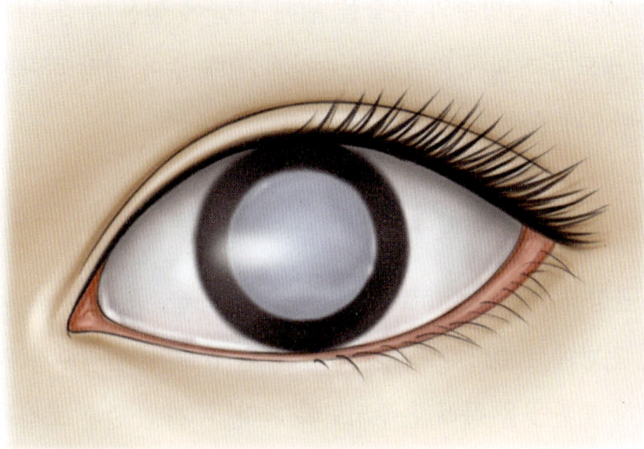

그림 14-8. 백내장.

다. 치료 및 간호

백내장의 유일한 치료 방법은 수정체를 제거하는 것으로 낭내적출술(intracapsular cataract extraction)과 낭외적출술(extracapsular cataract extraction)이 있다.

낭내적출술은 한냉적출술(cryosurgery)이라고도 하며 수정체를 모두 제거하는 것이다. 낭내적출술은 수정체 이탈과 같은 특별한 상황이 아니면 하지 않는 방법이다. 낭외적출술은 낭의 전방 부분을 열고 초음파로 수정체를 부순 후 제거하고 후방은 남기는 초음파 유화술(phacoemulsification)을 가장 많이 시행한다. 수정체를 제거한 후에는 눈의 조절력을 상실하며 최근에는 백내장 제거와 동시에 인공수정체를 삽입한다. 수술 후 감염, 출혈, 황반부종과 상처 분비물이 발생할 수 있으나 백내장 수술 후 부작용은 드물다. 그러나 백내장 수술 후 첫 1년 이내에 망막박리 발생률이 높다.

백내장 수술 후 환자는 다음날 아침 검진을 받고, 1주일 후 그리고 1개월 후 재검진을 받게 된다. 자가간호를 할 수

안구 내 렌즈 삽입 시 시각영역의 감각지각 변화

안구 내 렌즈 삽입은 자연 그대로의 눈이 주는 시력과 같은 정확성을 제공하지는 못한다. 비록 시력이 급격히 좋아졌다고 해도 깊이를 지각하는 데 있어서는 어느 정도의 변화가 있을 수 있다. 백내장 수술 환자에게 있어 적응은 가장 중요한 요소이다. 간호중재는 환자가 가능한 한 최대의 독립심을 키우고 유지하도록 환자를 돕는 것을 기본으로 한다. 수술 전 감각인지의 변화, 수술과정, 수술 시 감각정보에 대한 내용, 수술 후 합병증과 안약 사용법 등을 포함한 수술 후 자가간호 내용을 영상과 실물을 활용하여 체계적으로 교육하는 구조화된 수술 전 교육을 받은 환자가 교육을 받지 않은 환자보다 수술 직전 불안이 낮았으며 자가간호도 훨씬 잘하였다는 연구결과가 있다(Choi & Park, 2013).

있도록 환자를 교육시키며 수술 전과 같은 정도의 일상생활의 수행능력을 사정하는 것이다. 오심과 구토는 수술 후 예상되는 결과는 아니지만 만약 있다면 즉시 보고해야 한다. 안대는 보통 그 다음 날 아침 떼어버릴 수 있지만 다른 쪽 눈에 시력 저하가 있다면 몇 시간 후에 뗄 수도 있다. 외상을 입지 않도록 눈을 보호하기 위해 금속이나 플라스틱 보호대를 착용하도록 하고, 눈을 문지르지 않도록 교육한다. 낮에는 안경을 착용하도록 한다. 수술 후 활동제한으로는 무거운 것(2.5kg 이상)을 들지 말아야 하고, 수술 직후의 긴장은 피해야 한다.

수술 후 안약은 항생제와 스테로이드 제제를 하나만 사용하거나 병행하여 사용한다. 수술 후 상처치료와 감염예방을 위해 올바르게 안약을 점안하는 것이 중요하나(Hardy, 2009), 많은 환자들은 안약 점안에 어려움을 느끼고 치료지시 이행도가 낮은 것으로 나타났다(Burns & Mulley, 1992). 안약을 사용하는 근거와 눈을 만지기 전에 손 씻기의 필요성, 각막손상이나 교차감염의 위험을 최소화하기 위한 사용법을 이해하는 것은 중요하므로 올바른 안약 사용법에 대한 교육이 필요하다(Hardy, 2009). 환자와 가족과 함께 투약 시간과 투약 이유에 대해 검토한다. 수술 후 불편함은 경미한 정도로 있을 수 있으며, 보통 타이레놀로 완화된다. 환자는 일반적으로 백내장 수술 후 가려운 증상이 나타날 수 있다. 가라앉지 않는 통증이 있으면 반드시 보고하도록 교육한다. 감염과 안압 상승 증상에 대해서 환자 및 가족을 교육한다.

(3) 망막의 장애

가. 망막박리(Retinal detachment)

① 정의

망막박리는 망막이 찢어지거나 구멍이 생겨서 유리체에서 나온 삼출물이 망막 밑으로 스며들어 혈관들이 존재하는 치밀막인 맥락막에서 망막이 분리되는 것이다. 망막은 안구의 뒤쪽에 놓여 있는 광민감성 조직으로 얇은 층이다. 망막이 분리되었을 때, 혈액공급과 영양공급원이 차단되면 망막 기능을 상실한다. 이것은 실명을 유발하는 시력 손상을 일으킬 수 있다.

유발 요인은 노화, 백내장 제거술, 망막의 퇴화, 외상, 심각한 근시, 다른 쪽 눈이 망막박리를 일으킨 과거력, 망막박리의 가족력 등이다. 망막의 구멍은 보통 유리체의 위축에 의해 발병하지만 당뇨성 망막증, 외상 또는 다른 안질환 후에 망막과 초자체가 비정상적으로 유착되어 발병하기도 한다. 가장 흔한 망막박리 현상으로는 열공망막박리(rhegmatogenous retinal detachment)로 망막에 구멍이 발생한 것이다. 구멍에서 삼출액이 새어나와 망막을 혈액공급원으로부터 분리시킨다. 치료나 중재가 없다면 박리가 진행되고 박리된 망막은 기능을 상실하게 된다.

② 증상 및 징후

시야에 그림자나 커튼이 쳐져 있는 것 같은 느낌이다. 시야 내 그림자나 검은 부분이 보이는 것은 신경경로에서 시각수용체가 분리된 결과이다. 통증이 없으며, 발병은 보통 갑작스럽게 시작되고, 박리의 결과로 초래된 출혈로 보이는 검은 물체나 부유물의 느낌이 있을 수 있다. 망막의 분리로 빛의 섬광을 볼 수도 있다.

시야상실은 실제로 박리가 일어난 반대쪽 사분원에서 발

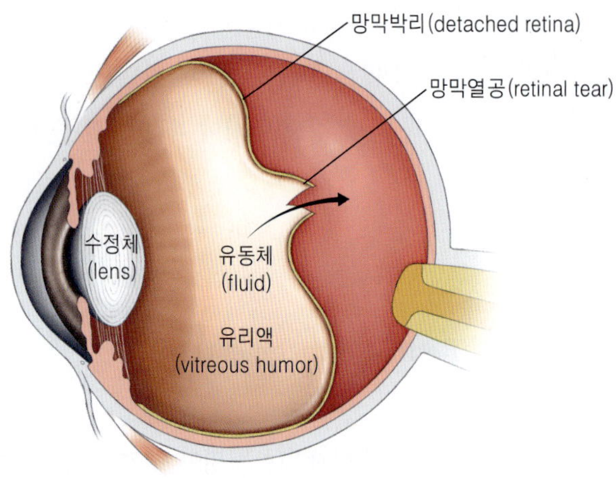

그림 14-9. 망막박리.

생한다. 예를 들면, 실제로 빈번히 발생하는 측두엽 부위에서 망막이 찢어지면 코 주위에 시력결손이 나타난다. 시력손실 정도는 박리된 망막의 비율과 관계가 있다(그림 14-9).

③ 진단검사

망막검사를 위해 동공을 완전히 이완시켜야 한다. 대상자에게 검안경검사를 하는 동안 매우 밝은 빛을 비출 것이며 응시할 곳을 자주 바꾸도록 요구할 것임을 미리 알려 준다. 안구의 회전을 지지하고 보는 능력을 증진시키기 위해 망막을 누르는 용도로 안검과 결막 위에서 공막압저기(scleral depressor)를 사용할 수도 있다. 박리된 부분은 적분홍의 정상 색과 달리 푸른빛을 띠는 회색이거나 때로는 열공이 보인다.

④ 치료

망막박리에 대한 내과적 치료는 알려진 것이 없다. 망막박리의 외과적 수술 목적은 망막을 맥락막과 재유착시키고 열공 등을 막는 것이다. 망막박리 수술은 몇 시간이 소요되므로 보통 전신마취를 적용한다. 동공은 수술 전에 완전히 이완되어야 하며, 환자에게 진정제를 투여할 수도 있다.

a. 레이저 광응고(Laser photocoagulation)

망막이 찢어졌거나 박리가 사소한 정도라면 파열된 부분의 경계를 태우기 위해 레이저를 사용하는 레이저 광응고(laser photocoagulation)를 할 수 있다. 박리 부위가 작다면 레이저가 망막을 맥락막으로 유착시킬 수 있다. 레이저 수술은 일반적으로 외래에서 국소마취하에 시행된다.

b. 망막냉동유착술(Cryopexy)

냉동유착술은 아산화질소를 사용하여 파열된 부위를 유착시킬 수 있는 반흔 조직 형성을 자극하기 위해 망막 뒤 조직을 얼린다. 일반적으로 외래에서 국소마취하에 시행된다.

c. 기체망막유착술(Pneumatic retinopexy)

기체망막유착술은 눈의 상부에 박리가 발생하였을 때 가장 효과적인 방법이다. 눈은 국소마취로 감각을 마비시키고 적은 양의 기포를 유리체 내로 주입하여 기포가 상승하면서 망막을 맥락막 쪽으로 압박하면서 망막의 유착을 돕는 것이다. 기포는 1주일 혹은 2주일 이상 천천히 흡수된다. 이후 다시 냉동유착술이나 레이저가 망막을 제자리에 유착시키는 데 사용된다.

d. 공막 버클링(Scleral buckling)

망막을 맥락막과 재유착시키기 위한 외과적 시술을 공막 버클링이라고 한다(그림 14-10). 공막에 고무 같은 실리콘(silastic) 스펀지나 밴드로 외부에서 압력을 가하여 제자리에 영구적으로 유착시킨다. 버클링법 외에 안구 내 공기나 설파 헥사플루오라이드(sulfur-hexafluoride; SF6) 가스 방울을 주사하여 안구 내에서 망막에 압력을 가하기도 한다. 이는 치유기간 동안 중력의 힘으로 망막을 제자리에 고정되게 한다. 수술 후 환자의 체위는 공기와 가스 방울의 효과를 최대화하는 방향으로 한다.

수술 후의 염증 과정이나 장액 배액 시스템의 손상으로 일어나는 전방조직과 세포의 부종은 안압 상승을 초래하게 된다. 치유 중인 조직들은 매우 취약하기 때문에 언제라도 다시 박리가 발생할 수 있다. 다시 유착되었다 하더라도 망막이 혈액공급원과 분리되어 있으면 그 기능을 할 수 없

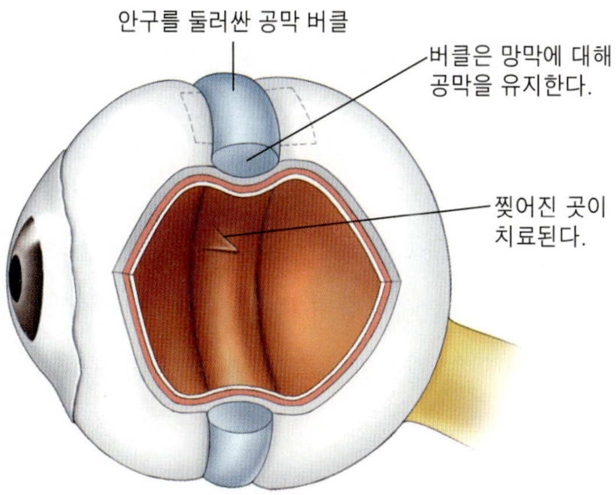

그림 14-10. 공막 버클링.

고 환자의 시력은 좋아지지 않는다. 수술 후 감염 또한 위험 요인이다.

환자는 즉각적인 시력회복을 기대해서는 안 된다. 수술 후 염증반응과 산동제의 투약은 시력에 장애를 일으킬 수 있다. 수주에서 수개월까지 치유기간이 걸리면서 시력은 점진적으로 회복된다.

e. 수술 후 간호

간호는 환자가 두려움과 시력 상실의 현실감에 대처하고 시력 변화에 적응하도록 도와주는 데 초점을 둔다. 환자가 추후 발생할 수 있는 시력 상실 증상에 대해 알아야만 한다.

수술 후 삼출액의 유·무를 확인하기 위해 안대를 사정한다. 망막박리 수술 시 혈액 손실은 극히 적으나 간혹 수술 후에 장액성 삼출액이 나타날 수 있다. 통증의 정도와 오심의 유·무를 사정한다.

공기나 가스 방울이 투여되었다면 활동을 제한할 필요가 있다. 기포(bubble)가 중력에 의해 망막에 최대한의 압력을 제공할 수 있는 체위를 취해야 한다. 보통 머리를 아래로 하고 한쪽으로 눕는 이 체위를 수일 동안 계속 유지해야 한다. 이런 체위를 취하는 동안 편안함과 지지를 도와주기 위해 배 밑이나 팔꿈치, 발목에 베개를 대 준다.

환자에게 가능한 한 정상적인 식사와 수분을 섭취하도록 권장한다. 안대와 보호대는 그 다음날 아침에 뗄 수 있다. 수술로 인해 눈꺼풀과 결막의 발적과 부종이 나타날 수 있다. 수일이 지나면 눈꺼풀의 부종과 반상출혈은 가라앉지만 결막은 붉은색이나 분홍색으로 몇 주간 지속될 수 있다.

수술 후에 감염을 예방하고 염증을 감소시키기 위해 항생제와 스테로이드가 합성된 안약을 투여한다. 모양체 마비(cycloplegic) 제제는 동공을 산동시키고, 모양체근을 이완시켜 불편감을 감소시키며, 각막조직으로 홍채의 유착을 예방하기 위해 투여된다. 하루에 여러 번 안위를 위해 냉 또는 온 찜질을 한다.

망막박리 수술은 긴급한 상황에서 실시되기 때문에 환자는 수술에 대한 계획을 세울 수 있는 기회가 거의 없다. 가정환경을 평가하고 필요한 지지를 준비하도록 환자와 가족을 돕는다.

시력이 되돌아오거나 시력 변화에 환자가 적응할 때까지 가정에서 독립적인 생활을 하는 데 도와줄 것을 파악할 필요가 있다.

환자에게 깨끗한 수건과 따뜻한 물로 눈을 닦도록 교육한다. 온찜질도 계속하도록 한다. 낮에는 보호대나 안경을 착용해야 하고, 보호대는 낮잠을 잘 때나 밤에도 착용해야 한다. 환자에게 수술 후 초기에 활발한 활동과 무거운 것을 드는 것은 피하도록 설명한다. 만약 공기나 가스 방울을 주사했다면 흡수되는 데 몇 주가 걸릴 수 있다. 가스나 공기는 고도에서 팽창하므로 환자는 이 기간 동안 비행기 탑승을 피해야 한다.

나. 당뇨병성 망막증(Diabetic retinopathy)

① 정의 및 분류

당뇨병성 망막증은 당뇨로 인해 생기는 망막질환으로 망막의 미세혈관이 점진적으로 변형, 폐쇄되어 망막으로의 원활한 혈액공급이 되지 못하고 혈관투과성이 증가하며 망막에서 유리체 내로 신생혈관이 생성되는 것을 특징으로 하는 질환으로 심한 시력 손상이나 실명을 초래할 수 있다.

당뇨병성 망막증은 세계적으로 공통된 실명의 주요인 중 하나이다. 비록 망막증의 발생률이나 심각성이 당뇨를 앓은 기간과 혈중포도당 조절과 강한 상호관련성이 있으나 거의 모든 당뇨병 환자들이 망막증의 위험에 처해 있다고 보아야 한다.

당뇨병성 망막증에는 비증식성과 증식성의 두 가지 종류가 있다. 비증식성 망막증은 변형이 망막 내에 국한되는 것으로 망막혈관의 약화와 결손으로 인해 모세혈관의 출혈, 삼출물(모세혈관 약화로 물이 새어나감), 허혈이 발생하고 이것이 황반부종과 시력의 장애를 일으킨다. 증식성 망막증은 새로 형성된 약한 혈관이 유리체 내로 증식하고 자라는 현상으로 망막 외에 새로운 혈관의 증식과 출혈이 일어나게 되는 것이다. 혈관으로 새어나오는 출혈과 섬유성 변화는 망막을 밀어내는 띠를 형성하여 망막박리를 초래한다.

② 증상 및 징후

임상증상은 매우 다양하다. 환자들은 작은 반점 같은 부유물, 시력을 차단하는 검은 선이나 붉은 막, 보통 양쪽 눈에 나타나지만 한쪽 눈에 더 많이 나타나는 시력 상실, 흐릿한 시력, 시야의 중심에 어둡고 비어 있는 점, 약화된 야간 시력, 또는 밝은 빛에서 어두운 빛으로 변화에 적응이 어렵다는 점 등을 호소한다.

③ 치료

당뇨병성 망막증에는 주로 광응고법(photocoagulation)과 유리체 절제술(vitrectomy)을 적용한다. 대부분의 경우에 효과적인 치료법이며, 질병의 악화를 지연시키거나 멈춘다.

a. 광응고법(Photocoagulation)

광응고법은 망막에서 누출되는 혈액과 삼출액을 멈추게 하고, 당뇨병성 망막증의 악화를 지연시키기 위한 것이다. 광응고법은 누출을 막기 위해 망막의 비정상 혈관 부위에 고에너지 레이저광선으로 작은 화상을 유발시켜 유리체 출혈을 감소시킨다. 범 망막 광응고는 일반적으로 두 번 이상 적용된다. 이 치료는 심각한 시력상실의 위험을 줄여 준다.

b. 유리체절제술(Vitrectomy)

유리체절제술은 혈액으로 가득 찬 유리체를 제거하는 방법이다. 유리체 절단기가 눈에서 조직을 하나씩 자르고 제거한다. 제거된 조직은 정상적인 모양과 눈의 압력을 유지하기 위해 생리식염수로 대체한다. 유리체절제술을 시행하는 동안 레이저 탐침을 사용하여 비정상 혈관의 성장과 출혈을 막기 위해 범 망막 광응고법이 적용되기도 한다.

c. 수술 후 간호

환자는 보통 레이저치료 후 바로 운전하여 집으로 갈 수 있다. 시력은 하루 정도 흐릿할 것이다. 중정도 통증, 두통과 빛에 대한 민감성이 예상되며 안대와 통증완화제로 조절될 수 있다. 황반부종치료를 위한 레이저치료 후 즉시 레이저화상으로 인해 발생하는 작은 맹점이 시야에서 보일 수 있다. 이 맹점은 일반적으로 시간이 경과하면 흐릿해지면서 사라진다. 시술 후 환자가 집으로 돌아가기 전에 환자에게 새로운 부위의 유리체 누출이 이 후에 발생할 수 있으며, 추가로 레이저치료가 필요할 수 있음을 알려 주어야 한다.

(4) 노인성 황반변성 (Age-related macular degeneration)

가. 정의

황반(macular lutea)은 인체 눈 구조의 맨 뒤쪽, 망막 중에서도 정중앙 부위로 인간이 보고자 하는 물체의 상이 맺히는 가장 중요한 부위이다. 황반변성은 황반에 이상변화가 생겨서 망막의 기능을 제대로 하지 못하는 질환이다(그림 14-11). 노인성 황반변성은 65세 이상의 대부분에게 어느 정도는 발견되며 황반과 주위 조직에 영향을 주는 퇴화 과정으로 중심시력장애라는 결과를 초래한다. 정확한 원인은 잘 알려지지 않았지만 50세 이상의 대상자들에게 있어 10년마다 발생률이 증가하며 유전적인 경향이 있으며 양측성이고 진행성이다(그림 14-12).

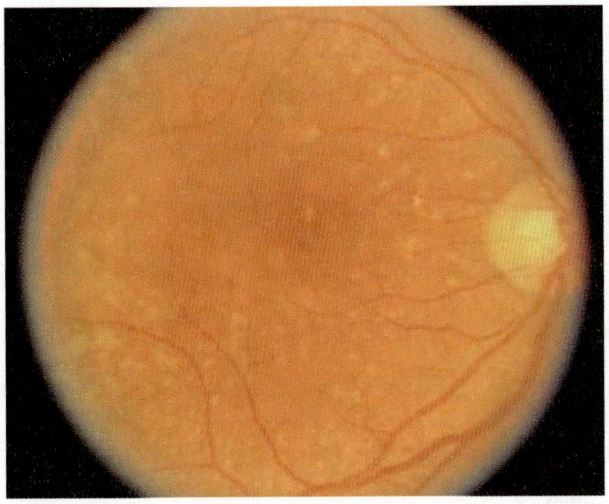

그림 14-11. 황반변성.

나. 분류

① 비삼출성 노인성 황반변성

비삼출성 황반변성은 노폐물들이 황반부에 쌓여 가는 상태이거나 망막색소상피의 위축과 같은 병변이 생긴 경우를 말한다. 노폐물은 망막의 색소성 외피세포로부터 무정형의 물질이 축적된 것이며, 시간이 지나면서 점점 커지고 결석화된다. 환자의 70%에서 황반조직이 얇아지고 색소침착이 방해되는 건성 형태로 나타난다. 검안경으로 황색의 둥근 반점을 망막과 황반 위에서 볼 수 있다.

② 삼출성 노인성 황반변성

삼출성 노인성 황반변성은 노인성 황반변성 환자의 약 10%를 차지하며 망막 아래에 맥락막 신생혈관이 자라서 생기는 것으로 이곳에 출혈과 불투명한 침전물이 있고, 결국에는 반흔조직을 형성한다. 중심시력에 영향을 주며 발생 후 2개월~3년 사이에 실명을 초래하기도 한다. 초기증상은 글자나 직선이 흔들려 보이거나 휘어져 보이며 결국엔 시력이 많이 저하되고 시야 중심부에 맹점이 생긴다. 변화를 사정하고 평가하기 위해 안저사진 촬영과 혈관조영술이 행해질 수 있다.

다. 간호중재

최근 연구결과에서 고용량의 항산화 비타민C와 E, 푸른 잎채소, 주황색이나 노란색 채소, 과일 등이 망막 활성화를 돕고 노인성 황반변성의 진행과 시력상실을 지연시킨다는 결과가 있다. 이를 이용한 삼출성 노인성 황반변성의 관리로 진행을 늦추도록 하고, 시력의 변화나 색각인식의 변화가 일어나고 있는지 주기적으로 병원을 방문하여 확인한다. 일부 환자에서는 삼출물과 혈액이 재흡수되는 경우도 있으며, 황반 가까이나 안쪽에 누출 혈관을 레이저로 폐쇄해 더 이상 손상이 일어나지 않게 할 수 있다(JO, 2007).

(5) 각막의 장애

가. 각막손상(Corneal injury)

각막손상은 외상이나 과도하게 닳은 콘택트렌즈, 날아다

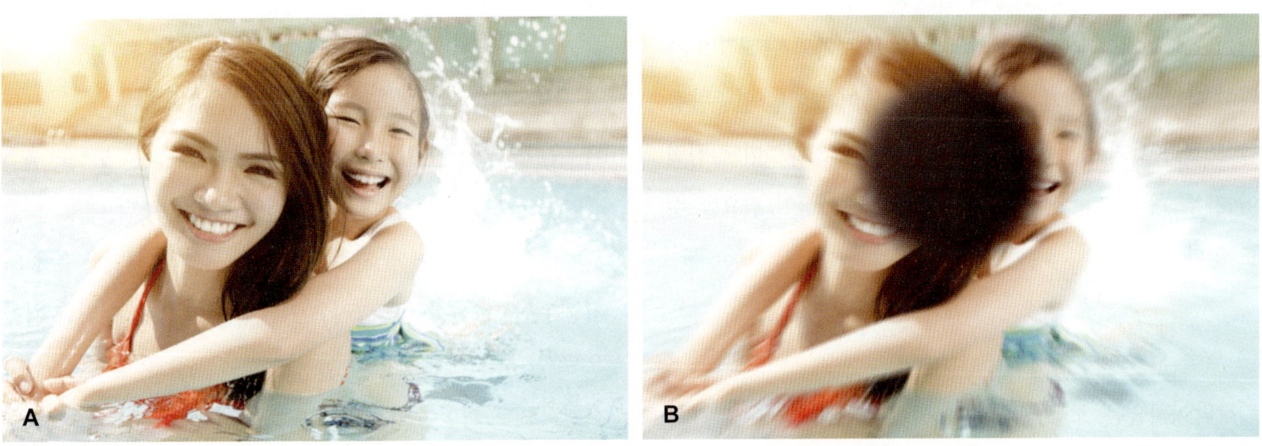

그림 14-12. 황반변성의 시각상실. A. 정상 시력 B. 노인성 황반변성으로 인한 시력의 변화.

니는 금속 조각이나 안경 파편 또는 먼지와 같은 여러 요인에 의해 발생할 수 있다. 각막손상은 극적으로 진행되며, 통증이 유발되고, 과다하게 눈물을 흘린다.

치료는 안에 끼워져 있는 물질들을 제거하고 눈을 안정화시키기 위해 안대를 하고 항생제 연고를 사용한다.

① 수술관리

a. 각막 이식술(Keratoplasty)

각막 이식술의 목적은 공여자의 각막을 사용하여 명확한 시력을 갖게 하는 것이다. 두 가지 층의 각막 이식술이 시행된다. 전층 각막이식술은 전층의 각막 이식을 의미하고 표층 각막 이식술은 부분적인 이식을 의미한다.

각막 내피층의 건강과 직접적인 관련이 있기 때문에 젊은 기증자의 조직이 선호된다. 공여자의 눈은 내피조직이 빠르게 죽기 때문에 가능한 한 사망하자마자 사체에서 적출되어야 하고, 보호 용액에 보관되어야 한다.

각막 이식술은 보통 부분마취하에 이루어지며 시력은 6~12개월 정도 걸려 천천히 회복된다. 시력이 천천히 회복되는 이유는 새로운 각막을 고정하는 봉합에 의해서 시력을 삐뚤어지게 보이기 때문이다.

이식거부반응이나 이식 실패는 이식 후 언제든지 일어날 수 있다. 예를 들면, 기증자 조직의 부적절한 보관이나 기증자 내피의 위축, 수술 시 외상 또는 면역거부반응의 결과로 실패할 수 있다. 상처 부위 배액물, 전방으로의 출혈, 녹내장, 백내장 그리고 감염 등의 합병증이 발생할 수 있다. 각막이 흐릿해지고 부종이 생기며, 백혈구 증가와 단백질의 출현이 나타나는 이식거부반응의 첫 증상이 보이면 염증반응을 조절하고 거부반응을 전환시키기 위해 스테로이드 점적이 자주 처방된다. 심각한 경우에는 2차 이식이 필요할 수도 있다.

② 수술 후 간호

각막이식술은 보통 외래에서 시행된다. 수술 후 환자는 한쪽 눈에 안대와 보호대를 대고 수술실에서 돌아온다. 분비물 사정을 위해 안대를 관찰한다. 이 과정에서 출혈은 일어나지 않는다. 환자는 약간의 통증을 겪게 되지만 보통 아세트아미노펜으로 완화되는데, 가라앉지 않는 통증은 안압상승을 의미하므로 의사에게 보고해야 한다.

수술 다음날, 세극현미경검사로 눈을 검사한다. 수술 전 시력의 한계 범위에 따라 대부분의 환자들은 즉각적으로 시력이 증진된다. 하지만 환자에게 완전한 시력 회복에 대한 기대를 높게 갖지 않도록 한다. 치유가 1년에서 그 이상 걸리기 때문에 시력은 점차 개선된다. 안경과 콘택트렌즈가 필요할 수 있으며 시력 회복까지 수개월이 걸릴 수도 있다. 수술 후 사용하는 점적 약으로는 항생제와 스테로이드 제제가 있다. 스테로이드 제제 점적치료는 계속해서 필요할 수도 있다. 퇴원 후 교육은 투약의 필요성과 적절한 투약 방법 등에 대한 것이다. 환자는 눈의 외상을 예방하기 위해 보통 안경이나 선글라스 또는 보호대와 같은 눈 보호대를 착용하는 것이 중요하다. 환자에게 절대로 눈을 비비지 않도록 한다. 눈 주위는 깨끗한 수건을 따뜻한 물에 적셔 닦아 준다.

환자와 가족에게 이식거부반응의 증후는 발적, 부정, 시력 감소, 통증과 같은 임상증상을 인지하도록 교육한다.

환자에게 매일 눈의 시력을 평가하도록 설명한다. 벽에 있는 그림이나 밝은 방안의 어떤 물질이 대조를 위해 정해진다. 만약 그 전날과 시력의 변화가 있다면 환자는 몇 시간 후 다시 시력을 평가해야 한다. 만약 더 좋아지지 않거나 혹은 오히려 나빠진다면 의사에게 연락해야 한다. 이식거부반응이 수술 후 몇 년 후에도 일어날 수 있기 때문에 환자에게 남은 일생 동안 일상적으로 시력 측정을 하도록 설명한다.

나. 안구건조증(Dry eye syndrome)

안구건조증은 눈물 생성이 불충분해서 나타나며, 보통 50~60세의 여성에게 자주 발생한다. 1차적 원인은 누선의 기능부전, 뮤신결핍증 그리고 기계적 결함이며, 이러한 원인으로 안구 표면에 눈물이 퍼지는 것에 지장을 준다. 누선이 선천적으로 기형이거나 외상 또는 염증으로 인해 기형이 될 수 있다. 기계적 결함에는 안검구조, 안구돌출, 콘택트렌즈의 오용 등이 있다. 그 밖에 결막염과 이하선염도 누공을 막는다. 약물이 원인인 경우도 있으며 항히스타민제, 아트로핀과 베타차단제 제제 등의 약물이 눈물 생성을 감소시킨다.

증상으로는 작열감, 가려움과 눈에 이물감을 느낀다. 치료는 각막의 손상 정도를 먼저 사정한 후 인공눈물(안약과 안연고)을 사용할 수 있다. 눈물의 증발을 예방하기 위해 밤에 밀폐된 안경을 사용하는 경우도 있다. 폐경 후 여성은 에스트로겐 대체요법을 시행하면 증상이 호전되기도 한다. 수술은 눈물관을 개방시키거나 안검문제를 회복시키기 위해 실시된다.

다. 굴절장애(Refractive disorders)

광선은 눈의 각막과 수정체를 통과하면서 굴절된다. 굴절장애는 광선이 눈의 망막에 적절한 초점을 맺지 못하여 발생한다. 눈에 발생하는 세 가지 기본적인 굴절이상은 근시, 원시, 난시이다. 시력교정을 위해 굴절이상으로 인한 시력 감소인지 질환으로 인한 시력 감소인지를 구별하는 것이 중요하다.

① 근시(Myopia)

근시는 광선이 망막 전방에 초점을 맺는 현상으로 근거리는 정상이나 원거리의 시력이 감퇴된다. 근시는 정상보다 긴 안구에서 나타나거나 눈의 굴절력이 강한 것이다. 눈에 광선의 초점을 맺기 위해서 오목하거나 또는 마이너스 렌즈가 사용된다. 일시적인 근시는 sulfonamides, acetazolamide, salicylates, steroids와 같은 다양한 약물복용으로 발생할 수 있고 인플루엔자, 장티푸스열, 심한 탈수, 제산제의 과다복용 등의 다른 질환과 동반될 수 있다. 교정을 위해 안경이나 콘택트렌즈를 착용한다. 40세 이후에는 노안이 되어 이중 초점 안경을 사용해야 한다. 이중 초점 렌즈(bifocal lens)는 2개의 렌즈를 처방한 것으로 아랫부분으로 근거리, 윗부분으로 원거리를 볼 수 있게 되어 있다.

② 원시(Hyperopia)

원시는 빛의 초점 부위가 눈의 후방이고, 그 결과로 망막 위에 놓이는 상은 흐릿해 보인다. 원시는 정상보다 짧은 안구나 정상보다 덜 굴곡된 각막으로 인해 발생한다. 6m 이상의 시력은 정상이나 근거리 시력은 감퇴되며 볼록렌즈로 교정한다.

③ 난시(Astigmatism)

난시는 빛이 모든 방향에서 각막에 동일하게 굴절되지 않는 현상으로 초점이 이루어지지 않아 물체가 왜곡되어 보인다. 대부분의 경우 난시는 각막의 굴곡이 정확한 구형이 아니기 때문에 발생한다. 이것이 원거리와 근거리 모두에 있어 시력 감소의 원인이다. 교정은 원인에 따라 근시성 난시 교정에는 오목 원추형 렌즈를, 원시성 난시 교정에는 볼록 원추형 렌즈를 사용한다.

④ 노안(Old sight, Presbyopia)

노안은 42~45세에서 시작되며 수정체의 탄력성이 감소되어 조절력이 감퇴되는 노화현상이다. 증상으로는 근거리의 물체가 흐릿하게 보인다. 치료는 기본적인 굴절이상을 교정하는 렌즈와 근거리 작업을 위해 적당한 볼록렌즈를 사용하여 망막에 상을 맺도록 초점을 맞춘다.

⑤ 수술관리

a. 굴절수술

각막곡률성형술 레이저(LASIK)는 미국에서 근시를 교정하기 위해 가장 보편적으로 사용되는 수술이다. 레이저로 각막의 중간층을 교정하기 위해 각막의 굉장히 얇은 층을 뒤로 벗긴 후 뒤쪽에 둔다. 수술 후 불편이 적고 선명한 시력으로의 회복이 빠르고 굴절변화에 적응이 빠르다. LASIK은 외래에서 시행되며 입원할 필요가 없다. 한쪽 눈에 10~15분 정도 소요되며, 약하거나 중간 정도의 근시에서는 수술 성공률이 높고, 합병증 발생률도 낮다. 좀 심한 근시에서도 교정을 위해 사용된다.

상피성 각막곡률성형술 레이저(LASEK)는 기술적으로 새로운 시술이다. LASEK은 대부분 LASIK을 하기에는 각막이 너무 얇거나 편평한 사람들에게 사용된다.

최근 각막 내 고리삽입술(Intacs)은 각막으로 투명한 아크릴 조각을 삽입한다. 삽입물이 각막을 편평하게 하여 근시를 교정해 준다. 삽입물은 초승달 또는 반원 모양이다. 2개의 삽입물이 각각의 눈에 사용되며, 삽입물은 각막 쪽으로 삽입된다. 각막 내 고리삽입술은 가벼운 근시를 교정하는 데 효과적이다.

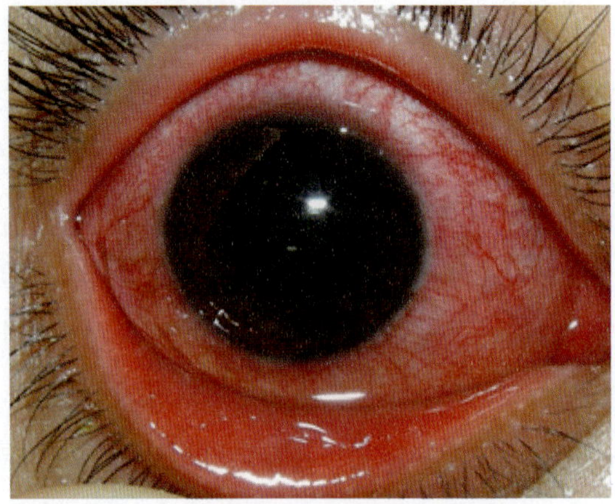

그림 14-13. 결막염.

b. 수술 후 간호

수술 전에 환자의 근시 또는 난시 정도를 사정한다. 정도가 심각한 환자들은 완벽한 교정이 될 수 없다. 수술은 외래에서 국소마취하에 시행된다. 눈의 건조를 예방하기 위한 밀폐된 안경을 사용한다. 눈에 물이 들어갈 수 있으나 눈 화장은 피하도록 한다.

눈은 스테로이드 제제로 치료하고, 대부분의 환자는 눈에서 물이 흐르는 증상과 경미한 통증을 호소한다. 굴절은 수술 후 서서히 안정된다. 시력이 약해지는 적응 기간을 거치며, 야간 시력의 민감성이 떨어지고 낮 동안의 눈부심 증상이 일반적으로 나타난다. 스테로이드 안약으로 좋아지지 않는 반흔조직의 제거를 위해 재치료가 필요할 수 있다.

라. 결막염(Conjunctivitis)

결막염은 바이러스나 박테리아의 감염, 다른 기관에서 전파된 염증, 알레르기반응, 화학적 자극, 기타 진균이나 기생충 감염으로 일어난다(그림 14-13). 증상은 충혈, 부종, 눈물, 통증, 분비물이 나타난다. 급성 세균성 결막염은 눈이 붉어지고, 모래알이 들어간 것처럼 껄끄러우며, 시간이 지나면 자연적으로 치유되는 질환으로 어린이에게 호발한다. 전염력이 강하므로 감염되지 않은 쪽의 눈이나 다른 사람에게 파급되는 것을 막기 위하여 눈을 비비거나 만지지 말고 깨끗한 수건을 양 눈에 따로 사용한다. 치료는 휴식을 취하며 전신 또는 국소적으로 항생제를 투여하며, 눈 세척과 온찜질을 한다. 안대는 박테리아의 성장을 촉진시키므로 금한다.

마. 각막염(Keratitis)

각막은 안구의 가장 앞부분에 위치하는 검은 동자로서, 검게 보이기 때문에 흔히들 '검은 동자'라고 한다. 각막염은 각막이 손상되고 부종이 생겨 염증반응을 일으키는 상태를 말한다. 원인은 포도상구균(Staphylococcus)과 녹농균(*Pseudomonas aeruginosa*), 단순포진바이러스(herpes simplex virus), 진균으로 인해 발생하는 감염성 각막염과 외부 공기의 지속적 노출, 약제, 각막신경손상, 콘택트렌즈에 의한 장애, 외상에 의한 비감염성 각막염이 있다. 증상은 시력 감소와 통증, 충혈, 눈물 흘림, 눈부심, 눈물 증가, 이물감 등의 증상이 나타나고 염증이 심한 경우에는 각막 전체가 파괴되기도 한다.

안구 관찰을 위한 세극등 현미경검사와 원인균을 찾기 위한 도말검사와 배양검사가 필요하다. 환자가 통증 및 시력 저하를 호소하면서 결막의 충혈, 각막상피의 결손, 각막실질의 침윤이 발견되면 각막염으로 진단될 수 있다. 균 배양검사를 통해 원인균을 찾아내고 도말검사를 통해 병원체가 세균인지 진균인지를 구분한다.

감염성 각막염에는 주로 항생제 및 항진균제를 투여하며, 비감염성 각막염은 그 원인에 따라 치료 방법을 선택한다.

바. 각막궤양(Corneal ulcer)

각막궤양은 외상, 알레르기, 비타민A의 결핍, 전신의 저항력 약화, 박테리아나 바이러스, 진균의 감염으로 오며, 흔한 원인균은 포도상구균 또는 녹농균이다. 주된 증상은 안구 주위 통증과 시력 감소, 눈부심 등을 들 수 있습니다. 각막궤양의 정도는 형광물질로 각막을 염색하여 평가하며 치료는 원인에 따라 다양하나 일반적으로 감염일 때는 균배양 및 민감도 검사를 하여 적절한 항생제를 국소점안, 결막하 주입 또는 전신적으로 투여한다. 감염을 억제하고 반흔을 막기 위해 코르티코스테로이드를 투여한다.

사. 포도막염(Uveitis)

포도막(uveal tract)은 망막에 혈액을 공급하는 섬유층으로 홍채(iris), 모양체(ciliary body), 맥락막(choroid layer)으로 구성되어 있으며, 눈의 포도막의 어떤 부위든 염증이 생기면, 그것을 포도막염이라 한다. 포도막염은 미생물 감염 후 과민반응으로 일어나거나 세균성 심내막염, 패혈증, 뇌막염과 같은 전신질환으로 올 수 있다. 증상은 통증, 흐릿한 시력, 광과민, 축동, 충혈이 나타난다.

치료는 atropine sulfate나 scopolamine과 같은 산동제를 투여하여 동공을 산대시켜 수정체와 홍채와의 유착을 막고 통증, 광과민(photophobia)을 경감시키며 부종을 줄여 홍채와 모양체의 긴장을 완화시킨다. 실내는 조금 어둡게 하여 안정을 유지하도록 한다. 스테로이드를 국소 혹은 전신적으로 투여한다. 아스피린, 아세트아미노펜, 프로폭시펜 등의 진통제를 투여한다. 관련된 전신질환의 치료는 빠르게 이루어져야 한다. 포도막염의 합병증은 녹내장, 백내장, 망막박리, 심한 시력상실을 초래한다.

5) 시각계 건강문제를 가진 대상자의 사례와 간호과정

환자 사례:
60세 김 씨는 최근 TV를 보거나 컴퓨터 화면을 볼 때 매우 뿌옇고 흐려져 보이고 이물질이 항상 껴 있는 듯하여 제대로 보기가 어려웠다. 병원을 방문하여 백내장이라는 진단을 받고 정해진 수술 날짜에 맞춰 외래로 다시 방문하기로 했다. 안과 병동의 간호사는 수술을 위해 내원한 김 씨에 대한 간호계획을 세우려 한다.

간호진단	#1. 수술로 인한 안위장애
간호목표 (기대되는 결과)	수술과 관련된 부작용 없이 일상생활로 복귀한다.

간호중재	이론적 근거
1. 환자의 체위를 30° 정도 올려 준 체위를 취하고 수술하지 않은 쪽으로 눕게 한다.	1. 수술로 인한 봉합선 터짐을 방지하기 위한 방법이다.
2. 전방의 출혈과 감염 증상을 모니터링한다.	2. 수술로 인한 심각한 부작용으로 활력징후를 자주 측정하고 안대를 착용하게 하여 안구를 쉬게 한다.
3. 부드러운 식이를 제공한다.	3. 수술 후 압력 상승으로 안압이 올라갈 수 있고 봉합선이 터질 수 있으므로 주의를 요한다.
4. 재채기, 기침, 구토를 예방하고 구부리거나 무거운 물건을 들지 않도록 한다.	4. 안압이 상승될 수 있으므로 주의를 요한다.
5. 통증사정을 자주한다.	5. 통증은 출혈 가능성을 의미한다. 안대를 자주 사정하여 출혈 유·무를 확인한다.

6) 시각계 건강문제 관련 연구

연구주제

한국인의 백내장 발병에 영향하는 요인들은 무엇인가?

연구목적

한국인의 백내장 발병에 영향하는 요인을 사회인구학적 요인, 행동습관, 동반질환과의 관련성을 중심으로 살펴보았다

연구방법

2008~2012년 기간 동안 지역사회의 40세 이상 715,554명을 대상으로 백내장 발병의 위험 요인을 회귀분석과 노모그램을 통해 분석하였다.

결과

백내장 발병의 가장 큰 위험 요인은 나이였다. 동반된 질환과 백내장 발병 위험과의 관련성이 높은 순서로는 당뇨병, 골다공증, 관절염, B형 간염, 아토피 피부염, 협심증, 알레르기성 비염, 이상지질혈증, 천식, 고혈압순이다. 수면시간이 6시간 미만인 사람이 9시간 이상 수면을 취하는 사람보다 백내장 위험 요인이 더 높았다.

결론

백내장 발병의 위험 요인은 나이가 가장 중요하였고, 위의 나열된 열 가지 동반된 질환이 위험 요인으로 작용하였다. 흥미로운 것은 수면시간이 길어질수록 백내장 발병의 위험을 더 낮추는 것으로 조사되었다.

Rim TH, Kim DW, Kim SE, Kim SS (2015). Factors associated with cataract in Korea: A community health survey 2008–2012. Yonsei Medical Journal. 56(6). p.1663–1670.

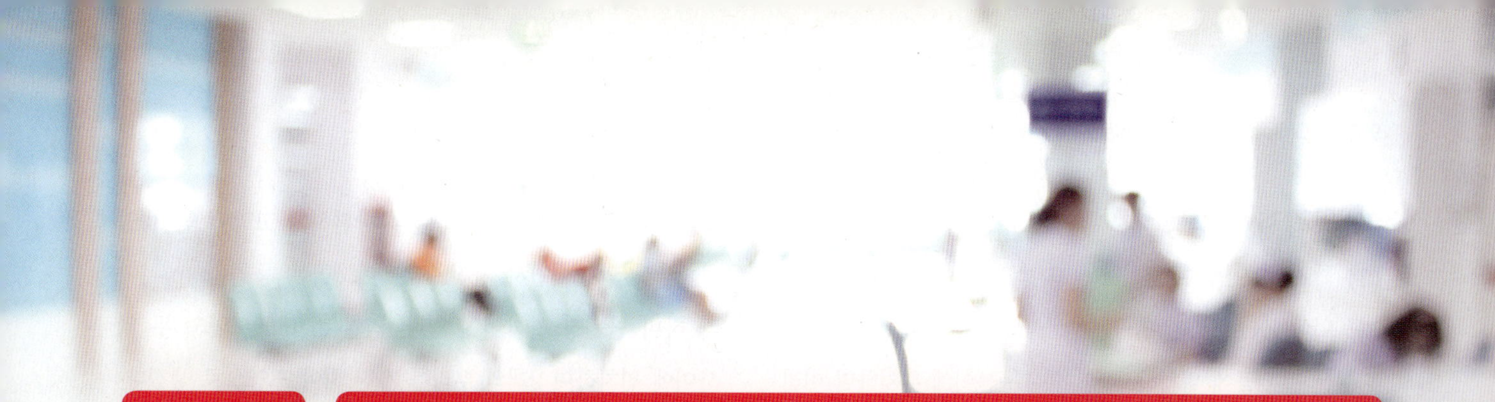

2 청각장애 및 평형장애 대상자 간호

학습목표

1. 귀의 구조와 기능을 설명할 수 있다.
2. 귀 건강력과 신체검진을 통해 청각과 관련된 진단검사의 원리와 검사결과의 의미를 이해한다.
3. 노화와 관련된 청각의 변화를 설명할 수 있다.
4. 청각장애의 분류, 검사 방법, 청각장애 환자의 간호 방법에 대해 설명할 수 있다.
5. 귀질환의 증상과 징후를 설명한다.
6. 귀질환 환자의 약물투여, 간호과정을 설명한다.

용어

- 감각신경성 난청(sensory neural hearing loss)
- 고막(tympanic membrane)
- 급성 중이염(otitis media)
- 내이(inner ear)
- 미로(labyrinth)
- 안구진탕(nystagmus)
- 외이도(ear canal)
- 외이염(otitis externa)
- 유스타키오관(Eustachian tube)
- 유양돌기(mastoid process)
- 이개(auricle, pinna)
- 이경(otoscopy)
- 이루(otorrhea)
- 이명(tinnitus)
- 이소골(ossicles): 등골(stapes), 추골(malleus), 침골(incus)
- 전도성 난청(conductive hearing loss)
- 청각장애(hearing impairment)

1) 청각계 해부생리

(1) 청각계 외부 구조

가. 외이(External ear)

귀는 측두골에 위치하고, 외이는 눈높이에 위치하며 머리 양쪽에 있다. 외이는 이개와 외이도로 구분되고, 고막에 의해 외이와 중이로 나뉜다.

① 이개(Auricle, Pinna)

이개는 외부에서 볼 수 있는 귀의 부분으로 머리의 양쪽 면에 붙어 있다. 거의 연골조직으로 구성되어 있으며 안면신경의 가지들이 분포되어 있다.

② 외이도(Ear canal)

외이도는 이개의 귓구멍에서 고막까지 뻗어 있다. 외이도 안의 관은 불규칙한 모양이며 연골에서 골격이 시작되는 부위까지 이어지면서 점점 좁아지는 형태를 띤다. 연골을 덮고 있는 피부는 두꺼우며 피지와 귀지선, 모낭으로 덮여 있다. 피지와 귀지선은 귀지(cerumen, wax)라는 노란색 또는 검은색의 분비물을 분비한다.

③ 고막(Tympanic membrane)

고막은 외이와 중이의 경계선에 위치하고 있으며 9mm 정도의 얇은 반투명성 진줏빛 외색막이다. 중이를 보호하고 소리를 중이로 전달하는 역할을 한다.

나. 중이(Middle ear)

중이는 이소골(ossicles), 난원창(oval), 정원창(round windows), 유스타키오관(Eustachian tube)으로 구성되어 있다. 중이는 외이와 내이인 미로(labyrinth) 사이에 위치하며 중이강은 점막으로 이루어져 있다.

① 이소골(Ossicles)

중이는 추골(malleus), 등골(stapes), 침골(incus)이라는 3개의 작은 뼈들로 구성되어 있다. 가장 크고 멀리 있는 것을 추골(malleus)이라 하는데 단단하게 고막에 붙어 있다. 가장 안쪽이면서 가장 작은 이소골은 등골(stapes)이라 하며 난원창 가까이에 있다. 침골(incus)은 앞의 두 뼈 사이에 위치하며 2개의 뿌리를 가진 치아 모양으로 생겼다.

② 정원창과 난원창(Round & Oval windows)

중이에는 2개의 창이 있는데, 둥근 모양의 정원창(round window)은 내이에서 소리 진동이 나가는 쪽에서 개구되어 있고 타원형의 난원창(oval window)은 내이의 소리 진동이 들어가는 쪽으로 개구되어 있다.

③ 유스타키오관(Eustachian tube)

유스타키오관은 중이를 비인두에 연결하는 관이다. 호흡할 때나 목소리를 낼 때는 이관이 닫혀서 중이로 전달되는 것을 막아 준다. 또한 하품, 연하운동과 비인두의 압력 증가가 있을 때는 고막 안팎의 압력을 일정하게 유지시킨다.

④ 유양돌기(Mastoid)

유양돌기는 이개의 아랫부분에 위치하는 골성돌기이다. 유양강(mastoid cavity)은 중요한 뇌신경구조들인 측두엽의 경막, 소뇌경막, S자 모양 정맥동, 경정맥구(jugular bulb) 등과 가까이 위치한다. 중이는 또한 내경동맥에 의해 경계가 이루어진다. 따라서 중이와 유양강의 감염은 이런 구조들에 영향을 주게 된다.

다. 내이(Inner ear)

내이는 측두골의 깊은 곳에 위치하고 있으며 미로라고 부른다. 청각과 균형감각을 담당하고 제8뇌신경의 원위부와 연결되어 있다. 반고리관(semicircular canal), 와우관(cochlear duct), 전정(vestibule), 코르티기관(Corti's organ: 청각의 가장 끝 기관)으로 구성되어 있다.

반고리관(semicircular canal)은 3개의 고리 모양 관으로 평형감각을 담당하고 있다. 와우관(cochlear duct)은 달팽이 모양으로 2회 반 정도 회전되어 있고, 직경이 가장 넓은 곳은 약 7mm이며 구조적으로 세 부분으로 나뉘어 있다. 윗부분(전정계)은 난원창에서 와우 나선형의 첨부까지 이른다. 아랫부분(고실계)은 와우 나선형의 첨부에서부터 정원창에 이른다. 중간계는 코르티기관을 포함하고 전정계와 고실계 사이에 놓여 있다. 중간계에는 내림프가 차 있고, 전정계와 고실계에는 외림프가 차 있어서 머리의 갑작스러운 움직임에 대해 완충작용을 하여 와우를 보호한다. 전정(vestibule)은 와우(청각 담당)와 반고리관(평형감각 담당)을 연결한다(그림 14-14).

(2) 청각계 기능

가. 외이

귀는 청각과 균형을 위한 복합감각기관이다. 귀가 머리 양쪽에 위치함으로써 입체적인 청각을 갖게 되며 소리의 방향을 추적하고 균형을 유지하는 데 도움을 준다. 측두골은 청각과 균형감을 위한 기관을 보호한다. 여기에는 (1) 외이와 내이의 청각로, (2) 유양돌기 공기세포(air cell: 중이를 위한 공기 저장소), (3) 혈관, (4) 얼굴, 전정, 청신경, (5) 미로, (6) 와우가 포함된다.

① 음파 전도

머리, 이개, 이도는 고막으로 소리 진동을 전달하는 통합 시스템으로 작용하며 외이는 사실상 특정 주파수를 증폭시킨다. 소리는 외이로부터 중이를 통해 소리가 증폭되면 내이로 전달된다. 깔때기 모양의 이개는 소리를 모으고 고막으로 향하게 한다.

고막은 중이와 외이 사이의 막으로 중이를 보호하고 소리 진동을 외이에서 이소골로 전도시킨다. 고막은 소리로 인한 긴장을 작은 소리로 전환시킨다. 음압(sound pressure)은 난원창 안의 가장 작은 이소골인 등골로 전달되는데 이때 고막에서 나오는 음압보다 22배 더 커진다. 소리 진동압은 큰 공간에서 작은 공간으로 이동하면서 증가되고, 이소

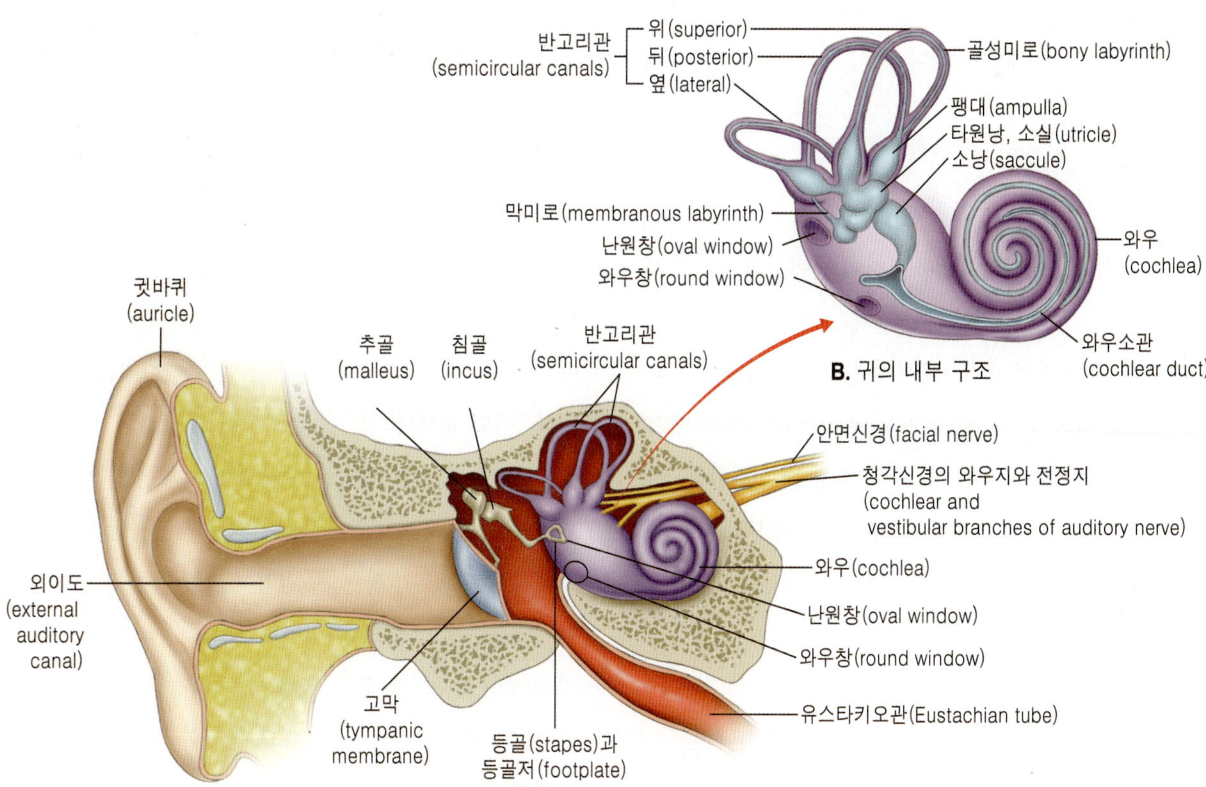

그림 14-14. 귀의 구조.

골 각 뼈의 지렛대 원리로 인해 증폭된다. 소리에너지는 신경에 의해 뇌로 옮겨져 해석된다.

나. 중이

① 음파 전도

이소골은 소리 진동을 기계적으로 전달한다. 이소골의 가벼운 무게와 모양은 외이의 공기 분자로부터 오는 소리 진동을 내이의 액체 분자로 효과적으로 전달한다. 액체는 공기보다 저항이 크고 전달을 위해 더 많은 힘을 필요로 한다.

② 환기와 압력조절

유스타키오관은 비인두에서 중이로 공기를 통과시켜 고막 양쪽의 압력을 균등하게 한다. 이 관은 환기와 압력을 조절하는데, 환기와 압력의 조절은 정상 청각에 필수적이다. 하품을 하거나, 침을 삼키거나, 재채기를 하면 유스타키오관이 열린다. 유스타키오관의 자연스러운 열림과 닫힘은 중이 점막으로부터의 분비물 배출을 용이하게 한다. 이 관은 비인두압을 증가시켜 강제로 열릴 수 있게 하는데, 코를 막고 코를 푸는 행동이 이에 해당된다.

다. 내이

① 청력

소리의 파동은 이소골을 매개로 하여 난원창의 정교한 막으로 전달된다. 소리의 진동은 전정계 안에서 외림프를 움직이게 한다. 전정계의 외림프에서의 진동은 전정막(Reissner's membrane)을 통하여 와우관에 가득 찬 내림프에 전달된다. 코르티기관은 기계적인 소리 진동을 신경활동으로 변형시키고 다른 주파수로부터 소리를 분리해 낸다. 내이로 전달된 소리는 청신경을 통해 뇌로 가서 해석된다.

② 평형

반고리관(semicircular canal)은 자세의 변화나 움직임 그리고 회전 등을 감지할 수 있도록 배열되어 있다. 반고리관에는 섬모세포(crista)가 있으며 역동적인 평형을 담당한다. 예를 들어, 머리의 위치가 변화하였을 때 내림프의 움직임은 섬모세포를 자극하고 청신경의 전정 가지에서 뇌까지 이동되는 자극들을 증가시키기 시작한다. 전정계의 평형 유지 기능은 시각적 신호와 근골격적 신호가 함께 관여한다. 청각과 평형은 한쪽 귀의 기능 상실이 있는 대상자에게서는 부분적으로 유지된다.

(3) 노화로 인한 청각기능 변화

노인의 많은 신체적 변화가 청각의 변화를 일으킨다. 내이나 청신경에서의 신경퇴화로 유발되는 노인성 난청(presbycusis)은 노화에 따라 생기는 청각 상실의 한 유형이다. 코르티기관의 청신경원의 상실과 와우섬모세포의 퇴화는 고주파의 소리를 듣는 능력을 떨어뜨린다. 와우 전도막의 퇴화와 감소된 와우의 혈액공급은 모든 주파수에서(특히, 고주파) 청력을 떨어뜨린다. 또한 피질 청신경원의 상실은 청력과 언어감별 능력의 감소를 가져온다.

2) 청각계 건강사정

귀 건강력은 인구학적 자료, 최근 임상증상, 과거력, 가족력, 사회심리 건강력, 신체검진을 포함한다. 귀의 문제는 종종 유년기 질환이나 인접기관과 연관된 기형으로부터 초래된다. 건강력 면담은 귀와 관련된 최근의 문제를 판단하는 데 필수적이다. 청력문제는 대상자의 의사소통능력에 영향을 미칠 뿐 아니라 사회활동과 직업의 기회 제한이 있을 수 있다. 귀의 문제나 청력상실로 인한 대상자의 신체적, 기능적, 사회적 활동의 감소는 대상자의 독립성을 방해하여 고립과 우울을 초래시킨다. 청력상실은 좌절, 당황, 외로움을 초래시킬 수 있다. 사정 시 언어적, 비언어적 피드백과 집중해서 듣는 것이 중요하다. 간호사의 의사소통 스타일은 대상자에게 맞추도록 한다. 간호사는 가능한 한 이야기를 할 때 대상자의 얼굴을 직접 보고 천천히 말하며 직접적으로 말한다.

(1) 건강력

가. 인구학적 자료

귀의 사정과 관련된 인구학적 자료로 대상자의 나이를 먼저 알아보아야 하는데, 이는 청각 상실이 노화 진행에 따라 일어날 수 있기 때문이다.

나. 최근 임상증상과 과거력

귀 문제를 호소할 때 대상자의 흔한 임상증상은 통증, 청력 상실, 현훈, 이명, 배액과 감염, 전신증상이다. 또한 대상자는 오심이나 구토를 호소할 수도 있다. 발병 시기, 기간, 빈도, 촉진시키거나 경감시키는 요소를 결정하기 위해 증상 분석을 한다.

- **이통**(otalgia): 귀 안이 꽉 찬 것 같은 느낌으로 움직임에 의해 심해지거나 머리를 잡거나 열을 적용하면 경감될 수 있다. 이통은 코, 부비동, 구강, 인두, 측두 관절 문제의 결과로 나타나기도 한다. 고열, 두통, 오심과 구토도 있을 수 있다.
- **청각 상실**(hearing loss): 갑작스럽게 또는 점진적으로 발생할 수 있고 정상 노화과정으로 발생될 수도 있다. 전도성 난청(conductive hearing loss)은 중이의 손상이나 이경화로 발생된다. 감각신경성 난청(sensory neural hearing loss)은 내이의 문제로 신경경로나 모세포(hair cell)의 상실, 중추신경계 질환과 관련하여 발생한다.
- **현훈**(vertigo): 움직이지 않고 있을 때도 돌고 있는 듯한 느낌으로 대상자는 자신이나 주변이 움직이고 있다고 느낀다. 갑작스런 머리의 움직임은 구토를 유발할 수 있다. 현훈은 몇 시간 혹은 하루 종일 지속될 수 있다. 어지러움(dizziness)은 불안정한 감각으로 머리 안이 움직이거나 몽롱한 느낌이다.
- **이명**(tinnitus: **귀 안의 울림**): 높거나 낮은 음조, 고함 소리, 윙윙거리는 소리, 크고 지속적인 소리로 다양하게 나타난다. 이명은 하루 중 특정한 시간에 더 나타나기도 하며 한쪽이나 양쪽 귀에 모두 나타날 수 있다. 이러한 감각신경성 형태의 청각질환은 음파가 없는 상태에서도 발생한다.
- **이루**(otorrhea): 혈액성, 장액성, 장액혈액성이나 화농성일 수 있다. 배액은 냄새와 통증이 동반된다. 유아기의 귀 감염은 말한 단어의 청취능력을 손상시켜 듣기와 말하기에 사용되는 청신경의 발달을 지연시킨다.

귀와 연관되는 흔한 유년기 질환은 급성 중이염(otitis media) 및 중이염의 결과로 나타나는 고막천공, 만성 중이염, 빈번한 상기도감염, 급성이나 만성 부비동감염 같은 귀 감염의 합병증 등이 있다.

만성적 문제 또는 발병 요인을 알아내기 위해 대상자의 과거력을 조사한다. 귀 합병증을 일으키는 감염질환은 유행성 이하선염, 홍역, 수막염이며 이에 대한 예방접종 여부를 질문한다. 모체 인플루엔자나 풍진이 자궁내에서 노출된 경우 유아기에 선천성 청각 상실이 초래될 수 있다. 또한 조산도 청각문제를 일으킬 수 있다. 상부기도 감염력에 대해 질문한다. 편도선절제술이나 아데노이드절제술을 한 적이 있는가? 귀 수술을 포함한 병력이 있는가? 두부나 귀에 심한 바람이나 지속된 큰 소음을 접하거나 기압의 변화(예: 폭발)로부터 오는 진탕 같은 외상을 입은 적이 있는가? 만성 고막천공을 포함하는 병력이 있는가?

다. 가족력

가족 중 청각 상실이나 귀 수술의 과거력이 있는지 묻는다. 청각 상실이나 청력 변화의 발병연령을 알아본다.

라. 사회심리 건강력

청력 손상의 발병률에 영향을 미치는 사회심리, 생활양식의 요소로는 직업상 위험, 환경적 노출, 여가활동과 취미 등이 있다. 수영을 포함하여 여가활동에 대해 물어본다. 오염된 물은 내이감염을 유발할 수 있고, 만일 고막의 피막에 천공이 생겼다면 중이의 감염이 유발될 수 있다. 만일 대상자가 귀에 물건을 집어넣는다면 귀 위생습관에 대해 질문한다. 귀를 깨끗이 하기 위해 이도에 물건을 집어넣는 것은 이도의 상해나 고막의 손상이나 천공을 유발시킬 수 있다.

유형, 빈도, 기간을 포함하여 큰 소음에의 노출에 대해 질문한다. 소리의 강도는 데시벨(dB)로 측정한다. 평상시 말하는 것은 약 50dB, 교통이 혼잡한 경우는 70dB, 80dB 이상의 소음은 귀에 불편감을 준다. 85~90dB 이상의 소음에 수개월이나 수년 동안 노출되는 경우 와우각이 손상된다.

(2) 신체검진

귀의 신체검진은 청각, 균형, 평형의 사정을 포함한다. 외이는 완전히 볼 수 있기 때문에 해부학적 위치 표시를 적용하여 확인하고 비정상을 사정하기가 용이하다. 그러나 중이 대부분과 내이 전체는 직접적인 검진이 불가능하며 청각과 전정 기능의 검사를 통해 사정할 수 있다.

가. 시진과 촉진

① 외이

외이 사정은 염증과 감염에 대한 사정으로 불필요한 통증이 발생하지 않도록 조심해서 시진과 촉진을 사용한다. 외이의 크기, 외형, 머리에서의 각도를 기록한다. 귓바퀴의 외형이 비정상 상태는 아닌지 관찰한다. 귀가 돌출되어 있는지, 만일 그렇다면 돌출 각도, 귀 피부색과 피부 이상 상태가 있는지 기록한다. 귀의 피부는 부드러워야 하고, 특히 귀의 뒷부분에 벗겨짐이나 염증이 없어야 한다. 덩어리, 피부병변이나 낭종이 있다면 정확한 크기와 위치를 기록한다. 유양돌기 부분의 발적, 부종이 있는지 시진하면서 부드럽게 만져보고 통증 유·무를 사정한다.

귓바퀴의 압통, 결절이나 통풍성 결절(통풍에서 요산의 결정화가 침전된 것으로 귓바퀴의 작고 단단한 결절)이 있는지 촉진한다. 촉진하는 동안 어떤 통증이나 불편감이 있으면 염증이나 감염을 의미한다.

② 이경검사

이관(ear canal)의 시진은 직접관찰, 이경이나 현미경검진으로 수행된다. 고막은 인체에서 유일하게 피부로 덮여 있는 도관의 끝에 위치하고 있다. 정확한 사정을 하기 위해 조명과 확대경이 필요하다. 이경(otoscopy)은 휴대할 수 있어 가장 흔하게 사용된다. 이경은 손잡이, 광선원, 확대경, 이관과 고막을 볼 수 있는 부착물로 구성되어 있다(그림 14-15, 14-16).

나. 청력검사

청력을 평가하기 위해 음성검사를 한다. 각각 귀를 따로 검사한다. 손가락으로 대상자의 귀 한쪽을 막게 하고 한 걸음 떨어져서 막지 않은 귀를 향해 부드럽게 두 음절 숫자를 속삭인 후 숫자를 반복하여 이야기하도록 한다. 목소리의 강도를 부드러운 속삭임에서부터 중간, 큰 소리까지 키운다. 대상자가 입술을 읽는다고 의심되면 대상자의 얼굴을 한쪽

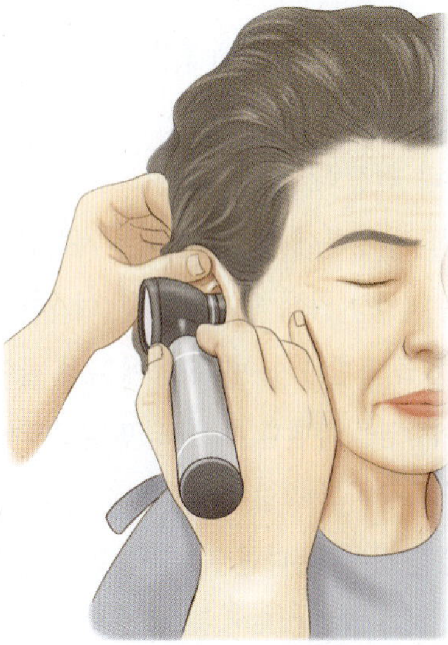

그림 14-15. 이경 사용법.

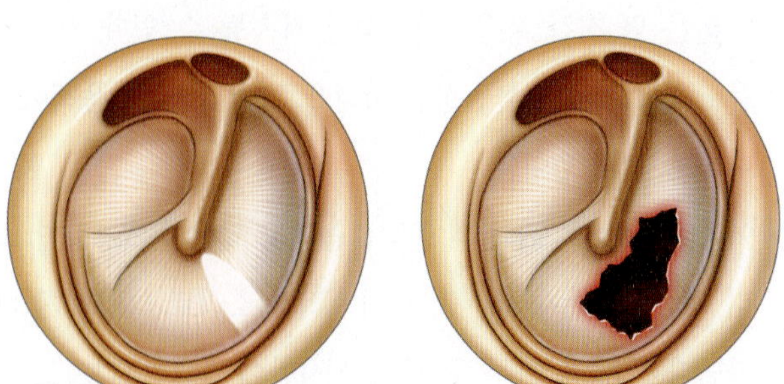

A. 정상적인 고막 B. 파열된 고막

그림 14-16. 고막 관찰.

방향으로 돌린다. 한쪽 귀가 다른 쪽보다 더 잘 들리는지 대상자에게 질문한다. 두 귀 사이의 청력이 다르다면 먼저 더 잘 들리는 쪽의 귀를 검사한다. 다음으로, 다른 쪽 귀를 검사하는 동안 대상자의 귀를 손가락으로 빠르지만 부드럽게 움직여서 더 잘 들리는 쪽의 귀에 소음을 일으킨다. 양쪽 귀에서 부드럽게 속삭이는 소리를 들을 수 있어야 정상이다.

음차검사(tuning fork test)는 웨버(Weber)와 린네(Rinne) 검사가 있는데, 이 검사들은 청력상실의 일반적인 평가에 사용된다. 린네 검사는 음차를 진동시켜 유양돌기 뒤(골전도검사)에 대고 소리가 더 이상 들리지 않을 때에 음차를 외이도로 옮겨(공기전도검사) 소리가 들리는지 물어본다. 정상적으로 공기전도가 골전도보다 오래 들리기 때문에 외이도로 옮겼을 때에 소리가 들린다. 공기전도장애에서는 공기전도가 짧아지기 때문에 음차를 유양돌기에서 떼어 외이도로 가져왔을 때 소리가 들리지 않는다. 웨버 검사는 음차를 이마 중앙에 대고 양쪽 귀에서 어떻게 들리는지 물어보는 것으로 정상인 경우 양쪽 귀에서 동일하게 들린다고 말하나 전도성 장애가 있으면 병변 있는 귀에서 잘 들리며 감각신경성 장애에서는 병변이 있는 귀보다 정상 귀에서 잘 들린다(그림 14-17).

다. 전정의 검사

롬베르그 검사(Romberg test)는 내이의 평형감각을 사정한다. 대상자는 다리를 모으고 서서, 팔은 옆으로 하고 눈을 감는다. 최소한의 흔들림을 가지고 똑바로 선 자세를 유지하는 능력을 평가한다. 만약 대상자가 평형을 상실한다면, 전정의 문제나 소뇌의 운동실조증(ataxia)을 암시한다.

지적 검사(past-pointing test)는 미로의 장애 유·무를 나타낸다. 대상자가 앉아 있는 동안 눈을 뜬 상태로 마주하고, 대상자의 어깨 높이에 검진자의 집게손가락을 내민다. 대상자에게 오른쪽 집게손가락으로 검진자의 손가락을 닿게 하도록 지시한다. 대상자에게 팔을 내리라고 하고, 눈을 감으며, 다시 검진자의 손가락에 닿도록 해 보라고 지시한다. 대상자의 왼쪽 집게손가락으로 같은 검사를 실시한다. 손가락을 맞추지 못하는지 유·무와 그 정도 및 방향을 관찰하고 기록한다. 미로장애가 있으면 눈을 감았을 때 손가락을 맞추지 못하며, 눈을 뜨건 감았건 이 증상이 나타나면 뇌병소가 있음을 암시한다.

안구진탕검사(nystagmus)는 전정기능장애로 인한 눈의 불수의적, 율동적인 진동이다. 안구진탕은 대상자가 빠르게 움직이는 물체를 보거나 측면 30° 떨어진 곳을 바라볼 때

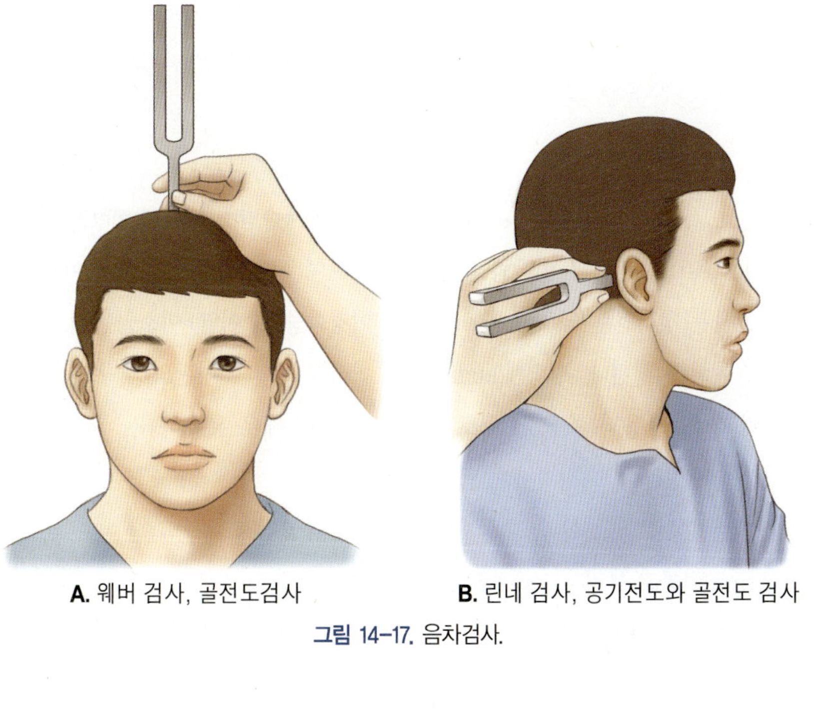

A. 웨버 검사, 골전도검사 **B.** 린네 검사, 공기전도와 골전도 검사

그림 14-17. 음차검사.

정상적으로 일어난다.

(3) 진단검사

가. 비침습적 검사

① 방사선검사

측두골과 그 구조들은 X선검사로 쉽게 검사할 수 있다. 크게 유용하지는 않지만 가장 오래된 검사는 유양돌기뼈의 방사선검사이다. 최근에는 주로 CT와 MRI 같은 영상검사로 많이 대치되고 있다.

② 컴퓨터단층촬영

조영제를 사용하지 않는 컴퓨터단층촬영(computed tomography; CT)은 측두골 영상을 볼 때 가장 흔히 시행된다. 대부분의 뼈 구조가 잘 보이기 때문에 조영제는 일반적으로 필요하지 않다. 조영제는 혈관이나 연조직 구조물들의 윤곽을 볼 때 필요하다.

③ 자기공명영상검사

자기공명영상검사(magnetic resonance imaging; MRI)는 측두골의 신경과 혈관뿐만 아니라 막성 기관들까지 나타낸다. MRI는 측두골의 종양을 확인하기 위해 실시되는 검사이다. 조영제는 영상을 좀 더 명확하게 하기 위해 사용될 수 있다.

나. 침습적 검사

① 청력측정검사

청력측정검사(audiometric test)는 청력과 이해력을 측정하기 위해 시행된다. 청력검사는 청각전문가(audiologist)에 의해 소리가 차단된 부스에서 시행된다. 청력계(audiometer)는 청력을 검사하기 위해 사용되는 전자기구로서 다양한 순음 주파수의 소리를 생성한다. 대상자에게 음조를 들었을 때 손을 들거나 단추를 누르라고 한다. 대상자의 반응은 오디오그램(audiogram)이라고 불리는 그래프로 작성된다. 오디오그램을 위해 이어폰을 사용한다.

② 언어수용과 언어감별 검사

언어수용검사에서 언어수용역치는 대상자가 주어진 단어의 50%를 올바르게 따라할 수 있는 최소의 강도로 시행된다. 언어감별검사는 쉽게 들을 수 있는 볼륨에서 대상자가 언어를 이해하는 능력을 측정하는 것을 말한다.

③ 전기안진검사

전기안진검사는 전정기관의 질환을 확인하고 평형에 대한 객관적인 검사결과를 위해 눈 주위에 전극을 부착하여 안구진탕증 상태를 관찰하도록 개발되었다. 이 검사는 외이도 내에 차가운 공기나 물을 주입하고 체위를 변경시키면서 안구의 움직임을 전기적으로 기록함으로써 내이의 상태나 중추신경계의 이상을 알아보는 것이다. 만일 이 방법으로 전정기관에 자극을 가해도 안구진탕증이 나타나지 않으면 전정기관, 대뇌피질, 청신경, 뇌간의 이상 등 중추신경계의 장애를 의미한다.

④ 뇌간유발반응검사

뇌간유발반응검사는 제8뇌신경(청신경)장애의 원인을 찾는 검사로, 대상자가 앉은 자세에서 정수리, 유양돌기, 귓볼 위에 각각 전극을 대고 소리로 자극을 준 다음 뇌의 전기활동을 측정하고 기록한다. 검사에 의해 청신경장애 부위가 제8뇌신경(청신경), 뇌교, 중뇌인지 알 수 있다.

⑤ 고실계측법

고실계측법(tympanometry)은 외이도에 다양한 압력을 가하여 고막의 운동성과 중이의 문제를 평가하는 것으로, 이경화증, 중이염, 이소골관절, 이개, 고막천공 같은 중이의 병리적 상황과 이관의 개방성, 수술 후 중이의 기능을 평가하는 데 매우 유용하다.

다. 임상검사

① 혈액검사

귀 감염의 임상징후가 존재하고 다른 신체 부위의 감염

징후가 없으면, 상승된 백혈구 수치는 급성 귀 감염을 암시한다. 기타 혈액검사들은 자가면역질환과 청각과 평형에 영향을 줄 수 있는 다른 전신적인 질환의 진단에 유용하다.

② 배양검사

이도로부터의 분비물은 감염균 확인을 위한 배양을 위해 채취된다. 만성 중이염과 같이 장기간 동안 분비물이 존재할 때 다양한 병원체가 나타날 수 있기 때문에 배양은 더욱 도움이 된다.

3) 청각계 건강문제의 일반적 간호중재

(1) 청각장애 환자 간호

가. 의사소통능력 확인

의사소통을 하기 위한 환자의 능력은 과거력 사정을 통해 간단히 알 수 있다. 간호사는 대화를 하는 동안 환자의 능력을 사정한다. 간호사는 면담 동안 다음 질문과 관련된 답을 알아내기 위해 노력하여야 한다.

① 환자가 자신이 청각 상실을 가지고 있으며 의사소통에 어려움이 있다는 사실을 인정하는가? 아니면 다른 사람들이 정확하게 말하지 않는다고 비난하는가?

② 어떤 상황에서 환자는 듣거나 말하는 것에 더욱 문제를 느끼는가?

③ 가족 구성원들, 동료들, 친구들이 청각문제를 알고 있는가?

④ 환자는 다른 사람이 말하는 내용을 이해하기 위해 노력하는가? 아니면 다른 사람들과의 대화에서 위축되거나 참여하기를 꺼려하는가?

⑤ 환자가 보청기를 착용하는가? 보청기는 잘 작동하는가?

나. 간호진단

문진을 통한 과거력 조사, 귀의 외부 검사, 청력사정과 혈액검사나 방사선검사 및 전정검사가 행해진다. 청력을 잃은 환자에게 청각 상실과 관련된 언어적 의사소통장애 시에도 간호진단을 내릴 수 있다. 정상적인 대화가 불가능할 때는 글을 써서 대화하도록 유도한다. 의학용어나 처치 등을 설명할 때에는 그림, 도표, 모형과 같은 시각 보조도구를 이용하면 매우 도움이 된다. 청각장애자와 대화 시 다음 사항을 유의한다.

① 환자와 얼굴을 마주 대한 상태에서 눈을 맞추고 대화를 해야 한다.

② 보청기를 사용하는 환자는 보청기 작동 준비가 충분히 된 후에 대화를 해야 한다.

③ 대화를 하는 곳은 항상 충분히 밝게 하여 말하는 사람의 입 모양이 분명하게 보이도록 한다.

④ 담배를 피우거나 껌이나 음식을 씹으며 이야기하는 일은 피하여야 한다.

⑤ 의사전달을 돕기 위하여 몸짓, 얼굴표정, 손짓 등을 적절히 활용해 가며 대화를 한다.

⑥ 목소리를 조금 크게 하는 것이 때로는 도움이 된다. 그러나 환자가 보청기를 부착하고 있을 때 너무 크게 이야기하면 불안을 증가시킨다.

⑦ 전문용어를 사용할 때는 필기도구를 준비해서 써 가며 설명하는 것이 도움이 된다.

다. 대처 전략 실천 지원

청각 상실이 있는 환자는 다른 사람들이 상실로 인해 거치는 애도의 단계를 똑같이 겪게 된다. 재활은 청각 상실을 수용할 때까지 시작할 수 없으며, 최근에 청각 상실을 경험한 경우라면 비효율적 대응이라는 간호진단을 내릴 수 있다. 환자는 다음과 같은 문제 해결을 위한 대처 전략들을 실천해 나갈 것이다.

① 다른 사람들에게 자신의 청각장애를 알리고, 이해를 증진시키는 기술을 사용하는 등 의사소통을 위해 도움을 요청한다.

② 당황, 좌절, 위축감을 경험하지 않는다.

③ 대화에 실패한 것에 대해 다른 사람을 비난하지 않는다.

④ 청각을 감소시킬 수 있는 시끄러운 장소나 상황 혹은 환경은 피한다.

라. 대응 능력 향상 지원

환자와 가족은 의사소통을 원활하게 할 수 있는 방법들을 적용함으로써 대응 능력을 향상시킨다. 환자가 청각 손상에 대하여 다른 사람들에게 어떻게 말할 것인지 역할극을 통해 환자를 격려하고, 청각에 도움이 되는 어떤 기술들을 사용할 수 있는지를 보여 준다. 청각장애자를 위한 자조 그룹은 자원과 정보 면에서 많은 도움을 줄 수 있고 환자들과 가족들을 지지할 수 있다. 청각 손상이 있는 모든 환자 각 개인은 독특하며, 개인에 따라 다른 청각문제들을 가지고 있다. 간호사는 환자 각자가 수용할 수 있으며 효과적인 의사소통술을 설명하는 역할 모델로서의 기능을 한다. 적절한 적응이 되지 않는 경우 청각 상실이 있는 환자는 청각 상실에 따른 다른 사람들과의 관계에 대한 무능력감과 관련된 사회적 고립, 부적절한 공포와 열등감, 우울, 여러 가지 스트레스를 경험할 수 있다. 대처를 강화하고, 계속되는 사회 참여를 격려하며, 다양한 자원을 이용하도록 환자를 격려한다. 청각장애자를 위한 많은 단체와 협회들이 있다. 대부분의 서비스는 전문병원에서 제공하지만 대학, 병원, 지역사회 프로그램, 보건복지부 등이 이러한 서비스를 후원한다.

4) 청각 및 평형 장애 건강문제와 대상자 간호

(1) 청각장애(Hearing impairment)

가. 청각장애

청각장애의 범위는 특정한 단어 혹은 소리를 듣는 데 다소 어려움을 겪는 상태부터 완전히 듣지 못하는 상태에 이르기까지 그 정도가 다양하다. 한편 연령이 높아질수록 청각장애인이 될 가능성이 높아지는데 국민건강보험공단 건강보험 빅데이터 분석 결과, 2017년 난청으로 요양기관을 방문한 환자의 30%가 70대 이상으로 연령대별로 보면 가장 많았고, 50대 이후 중·장년 환자 비율은 55% 이상으로 연령에 따라 환자 수가 증가했다. 노인성 난청의 유병률 조사를 보면 65세 이상의 38%가 노인성 난청을 가지고 있다. 전체 환자 수는 2012~2017년 연평균 4.8%씩 증가했다.

① 원인과 위험 요인

청각 상실은 실제적인 장애로 인해 나타나기도 하지만, 다른 문제의 임상증상으로 나타날 수도 있다. 청각 상실은 다음의 세 가지 유형으로 구분된다.

- 전도성 청각 상실(이경화증, 외상)
- 감각신경성 청각 상실(노인성 난청, 소음과 관련된 갑작스러운 청각 상실)
- 혼합성 청각 상실

전도성 청각 상실은 소리가 외이와 중이를 통하여 전달되는 과정에서 방해를 받아 생기며, 원인으로는 귀지, 감염, 이물질 등으로 인한 외이의 차단, 고막의 비후, 위축, 상처, 천공, 이소골에 부정적인 영향을 주게 되는 중이의 병리학적인 변화 등을 들 수 있다.

감각신경성 청각 상실은 내이, 제8뇌신경, 뇌기능장애에 의해서 발생하며 선천적 혹은 유전적 요인, 소음장애, 노화, 퇴행, 메니에르병, 내이신경독성 등의 원인으로 인해 발생할 수 있다. 소음과 관련된 청각 상실은 큰 소음에 오랜 기간 반복적으로 청신경이 외상을 입게 되었을 때 발생하는 감각신경성 청각 상실의 대표적인 유형이다. 주된 원인으로는 산업소음, 소화기의 사용, 시끄러운 음악 청취 등을 들 수 있으며 폭발물과 같은 갑작스러운 소음으로 인해 입게 된 외상성 상해도 소음과 연관된 청각 상실에 포함될 수 있다. 그 밖에 자가면역질환, 매독, 콜라겐질환, 당뇨 등과 같은 전신질환으로 인해서도 발생할 수 있으며, 최근에는 직접흡연과 간접흡연이 노인성 청각 상실과 연관이 있는 것으로 알려지고 있다. 노인성 난청(presbycusis)은 노인에게서 현저하게 발견되는 진행성 청각 상실이다. 청각기관의 퇴행적 변화는 시간이 경과됨에 따라 미로 구조에 변화를 일으키는데, 이로 인해 환자는 초기에 고주파음의 감소를 경험하며, 때때로 이명이나 귀에서의 소음을 지각하게 되고, 더불어 청력 감퇴가 동반된다.

혼합성 청각 상실은 전도성과 감각신경성 문제들이 동시에 존재함으로써 발생하는 청각 상실 상태를 의미하는데, 예를 들어 고막의 천공과 노인성 난청이 있는 환자는 전도성과 감각신경성 청각 상실을 모두 가지고 있게 된다.

② 병태생리

전도성 청각 상실은 외이와 중이를 지나는 소리의 전달이 방해로 발생하며 내이는 순수한 전도성 상실에서는 영향을 받지 않으므로 내이에서 뇌로 전달되는 과정은 정상이다. 소리는 희미하게 멀게 느껴지지만 소리지각은 남아 있다. 대부분의 전도성 청각 상실은 내과적·외과적 치료로 교정할 수 있다. 그러나 감각신경성 청각 상실은 뇌관과 연결된 내이의 피질조직이나 청신경로의 질환이나 외상에 의한 결과로, 음파의 정상적인 수용과 전달이 방해를 받는다. 소리는 왜곡되거나 희미해시고, 내개 영구직 청각 상실 상테가 되며, 일반적으로 내과적 또는 외과적 치료로 교정하기 어렵다.

③ 증상 및 징후

대부분의 청각 상실은 매우 점진적으로 진행되므로 의사소통에 문제가 일어날 때까지 알아차리지 못하며 심지어 자신의 문제를 알기 전에 가족이나 주변 사람들이 먼저 환자의 청각문제를 알아차린다. 또한 경미한 청각 상실의 경우는 간과하기 쉽고 특별한 증상도 나타나지 않는다.

청각장애가 생기면 잘못된 정보를 되풀이하거나 분명하게 설명해 달라고 반복적으로 요구한다. 또한 청각 상실이 있는 환자들은 왜곡되거나 비정상적인 소리를 경험할 수 있다. 간혹 소리가 양쪽 귀에서 다르게 들리는 복청 현상(dilplacusis)이 생기기도 하며, 소리의 강도가 약간 증가하면 갑자기 소리가 비정상적으로 커지는 점증 현상(recruitment)이 생길 수 있다. 이러한 비정상적인 소리들로 인해 환자는 불편감을 겪게 된다.

④ 진단검사

청력측정검사, 언어수용과 언어감별검사, 고실측정법, 뇌간 청각유발반응을 들 수 있다.

⑤ 치료

a. 등골절제술(Stapedectomy)

등골절제술은 이경화증 환자에게 매우 유용한 수술이다. 이경화증(otosclerosis)은 반복되는 비정상적인 골흡수와 침전으로 인해 난원창 안에 위치한 등골의 발판 쪽이 고정되는 유전적인 장애이다. 등골절제술은 손상받은 등골을 제거하고 대신 스테인리스 재질이나 폴리테트라플루오로에틸렌(teflon) 혹은 플라스틱 보철물 등을 삽입하는 수술적 처치이다(그림 14-18).

수술적 관리를 위해서는 외이염이나 중이염이 없어야 하며, 출혈의 위험을 감소시키기 위해서 수술 전 1주일 동안 아스피린이나 아스피린 계열의 약물을 사용하지 않도록 한다. 수술 전·후로 청력계와 고실 측정계를 사용하여 청력검사를 시행한다.

수술 후 환자는 침상의 머리를 올려 주고 수술받지 않은 쪽의 귀가 아래로 놓이도록 한다. 이런 자세는 부종을 감소시키고 보철이 이동하는 것을 예방한다. 그리고 항생제가 처방된다. 입원에서부터 퇴원할 때까지 갑작스러운 현훈이 있으면 의료진에게 알리도록 교육하며 외림프액이 누출되는 난원창의 파열을 감소시키기 위해 과도한 운동, 긴장, 머리에 손상을 일으킬 수 있는 활동을 피하도록 한다. 코를 풀어야 할 때에는 부드럽게 한 번에 한쪽씩 풀도록 하며, 재채기를 할 때에도 입을 벌리고 하도록 교육한다. 비행기 여행은 자제한다.

b. 종양절제술(Tumorectomy)

청신경종의 치료를 위한 수술이다. 최근 개발된 미세현미경 기술은 청각을 보존하고, 안면신경의 손상 없이 종양을 절제할 수 있다. 노인 환자의 경우에는 청신경종이 매우 천천히 자라기 때문에 비수술적인 치료가 이루어진다.

c. 와우각 임플란트(Cochlear implant)

와우각 임플란트는 보청기의 사용이 도움되지 않는 심한 감각신경성 청각 상실 환자에게 적용된다. 와우각 임플란트

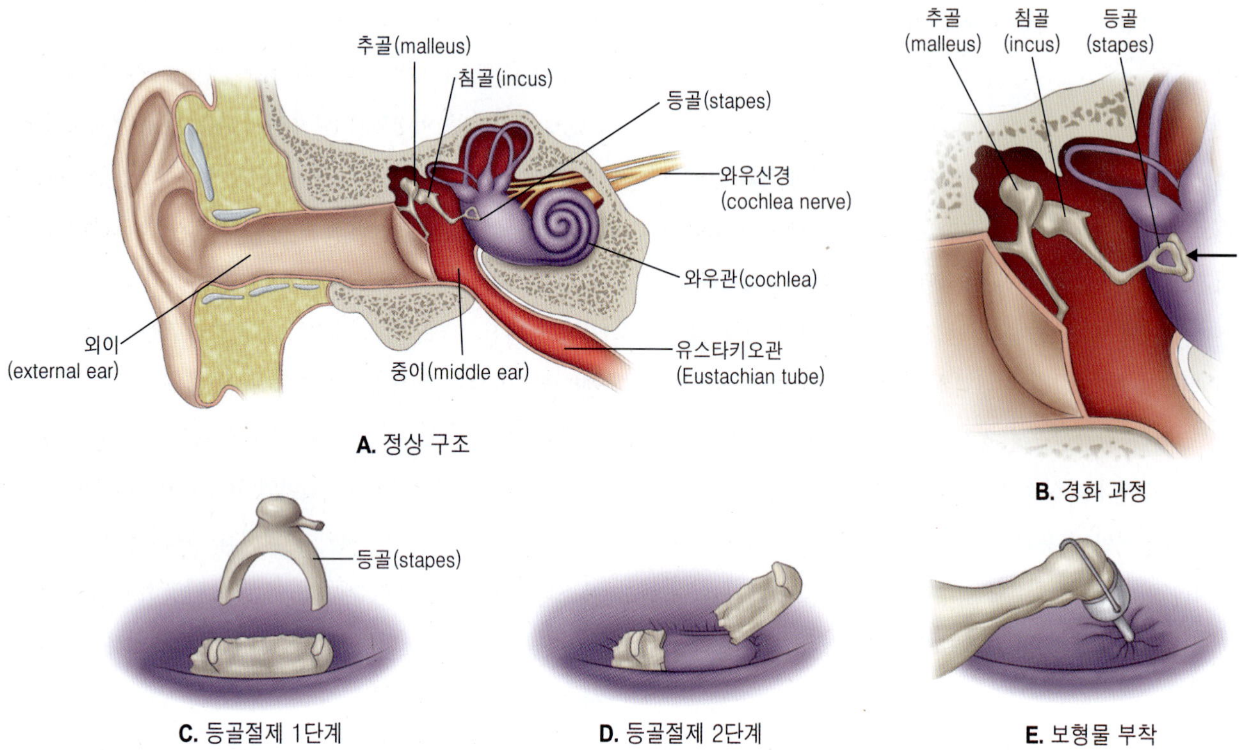

그림 14-18. 등골절제술.

는 말한 단어를 전기적 자극으로 변화시키는 작은 컴퓨터를 포함하고 있으며, 전기적 자극은 피부를 통하여 와우각의 청각신경 말단에까지 이식된 코일에 의해 전달된다. 가장 효과적인 와우각 임플란트는 다양한 주파수대를 사용하는 것이다. 다 주파수 대 와우각 임플란트는 22개의 전극이 와우각을 따라서 삽입된다. 와우각 임플란트의 삽입을 위한 수술은 유양돌기 수술과 유사하다.

⑥ 간호중재

청각장애 환자의 내과 관리의 목표는 (1) 청각 상실을 회복하는 것, (2) 청각을 보조하는 것, (3) 이명을 관리하는 것, (4) 청각의 재활을 도모하는 것이다.

감염과 관련된 귀 안의 폐쇄나 꽉 찬듯한 느낌 때문에 발생한 청각 상실은 세균성 감염에 대한 항생제를 투여하면 정상으로 회복될 수 있다. 갑작스런 청각 상실의 경우에는 경구 스테로이드 제제의 적절한 투여가 진행성의 청각 상실로 이어지는 것을 감소시킬 수 있을 뿐 아니라 갑작스럽게 발생한 청각 상실을 회복시킬 수 있다. 대부분의 감각신경성 청각 상실은 내과적 치료나 외과적인 치료로 회복되기 어려운 반면, 전도성 청각 상실은 외과적 시술로 치유가 가능하다.

대부분의 청각 상실은 영구적이라 청력의 회복이 어렵다. 그러므로 보청기와 청각보조기의 사용은 다른 사람들과의 의사소통 및 상호작용 능력을 크게 증진시킬 수 있다. 보청기(hearing aids)는 소리를 증폭시키기 때문에 청각 손상 환자(경증 혹은 중증도의 청각 상실)나 난청 환자(농아)에게 사용이 가능하다. 보청기는 말소리뿐만 아니라 병원기계류, 음식점에서의 주변 대화, 발자국 소리, 백화점에서의 소음과 같은 모든 주변 소음들을 증폭시켜 대화를 방해하게 되며, 특히 노인 청각 손상자의 경우는 혼동의 원인이 될 수 있다.

환자들은 보청기가 적합한지 아닌지를 확인하기 위해서 구입 전에 먼저 시험을 해 볼 필요가 있다. 실제로 모든 상태에서 시험 단계를 거치는 것은 반드시 필요하며, 보청기는 양쪽 귀에 모두 착용하는 것이 바람직하다. 작은 보청기들은 이도의 크기에 맞게 고정되며 최신 보청기는 디지털 방식

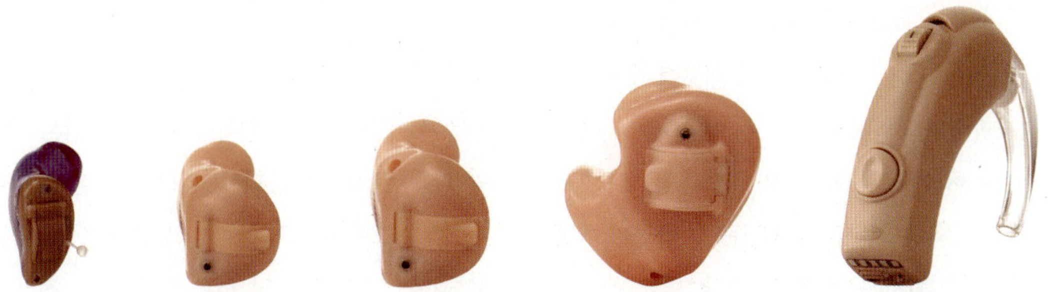

그림 14-19. 보청기 종류.

으로 작동한다. 최신 보청기는 방향 탐지 확성기가 장착되어 있어 환자 앞에 있는 화자의 목소리를 향상시키는 반면 주변의 소음은 줄여 주는 기능까지 가능하게 되었다. 프로그램화된 보청기는 사용자에 따라 다양한 증폭 유형을 선택할 수 있는 장점을 가지고 있다. 이처럼 청각 보조 기술은 계속 발전하는 추세이다. 보청기의 관리 방법에 대해 간호사가 알고 나서 환자를 교육하는 것이 필요하다(그림 14-19).

보청기 관리 방법은 다음과 같다. 보청기는 매우 조심해서 다뤄야 하며 떨어뜨리지 않도록 한다. 귀마개 부위는 매일 비누와 물로 닦고 건조하게 보관한다. 보청기에서 휘파람 소리가 나면 귀마개를 교환한다. 보청기가 작동하지 않을 때는 켜짐/꺼짐 스위치, 귀마개 청결 상태, 배터리 위치, 연결선을 확인하다.

이명은 감각신경성 청각 상실과 관련하여 매우 환자를 고통스럽게 하는 문제이다. 이러한 문제를 완화하기 위해서 바이오피드백, 전기자극, 최면술, 투약, 보청기, 이명 마스커 등이 적용된다. 이명 마스커(tinnitus masker)는 소음을 일으킨다는 것을 제외하고는 보청기와 매우 유사하며, 사용하고 있는 동안에만 유용하다.

청각재활은 청각 상실이 비가역적이거나 혹은 외과적 중재를 받을 수 없는 경우, 환자가 수술을 받지 않겠다고 결정했을 경우 의사소통을 증진시키기 위해 적용되며, 청각재활의 목적은 청각장애가 있는 환자의 의사소통 능력을 극대화시키는 것이다.

청력은 의사소통의 근본적인 양식 중 하나이다. 청각재활은 시각, 촉각, 진동과 같은 다른 감각들을 더욱 효과적으로 사용하는 한편, 남아 있는 청력을 극대화하도록 교육하는 데 초점을 맞춘다. 입술 읽기라는 용어로 통용되는 순독법은 의사소통의 중요한 수단이다. 순독법은 얼굴표정, 몸짓, 환경적인 단서, 대화의 문맥 그리고 입술 움직임의 통합에 의해 음성대화를 이해하는 과정이다. 순독법은 여러 이유에서 청각적인 신호 없이는 어렵다. 말하기 위해 이루어지는 움직임이 일반적으로 매우 빠르며, 많은 소리가 서로 유사하거나 어떤 말의 경우에는 특정한 소리를 내는 것이 눈에 보이지 않을 경우가 있어, 청각장애 환자는 단어의 많은 부분을 추측해야 한다. 이러한 사실에 대해 아는 것만으로도 순독법을 사용하는 청각장애인을 이해하는 데 도움이 된다. 청각장애자와 의사소통을 하는 데 있어 중요한 것은 수화이며, 수화는 철자, 단어, 문장 등의 글자들을 표현하는 수신호로 의사소통을 하는 방법을 말한다.

나. 외이의 장애

① 귀폐색(Ear obstruction)

귀폐색의 가장 흔한 원인은 귀지가 귀를 막는 것이다. 이도는 외부로부터 들어오는 이물질을 자정하는 능력을 가지고 있으나 귀지가 단단하게 뭉치는 경향이 있거나 혹은 귀 안을 적절하게 청소하지 못하는 경우 외이가 귀지로 인해 폐쇄되는 일이 발생한다. 특히 노인의 경우는 귀 안의 털이 나이를 먹음에 따라 거칠어져 귀지가 잘 엉키기 때문에 귀지로 인해 막히는 일이 자주 발생하므로 이도에 쌓인 귀지를 규칙적으로 제거해야 한다. 그러나 이도 안으로 무리하게 면봉을 삽입하는 것은 이도를 더 막히게 하거나 이도에 상처를 입히거나 혹은 고막에 천공이 생기게 할 수 있다. 성인의 경우 이도를 폐쇄하는 이물질로는 솜뭉치와 곤충을 들 수 있고, 어린이의 경우에는 작은 장난감, 구슬, 곤충, 곡물의 씨앗, 음식물 등이 이도를 폐쇄하는 이물질들이다.

살아 있는 곤충을 제거하기 위해서는 곤충을 죽이거나 마비시키기 위해 이도에 미네랄오일, 리도카인, 에테르를 묻힌 솜 등을 넣어 막아 준다. 물은 오히려 곤충을 팽창하게 해서 제거를 더 어렵게 한다.

이물질을 제거하기 위한 방법 중 가장 손상이 적은 방법은 수술용 현미경을 사용하는 것이다. 간호사는 이물질을 빼내는 데 시간을 지체해서는 안 된다. 이물질을 제거한 후에는 외상의 징후가 있는지를 확인하기 위해 고막과 이도를 관찰한다. 외상이 발견되면 환자는 외이도염치료를 받고 4~5일 후에 다시 검사해 보아야 한다.

② 외이의 외상

귀는 아무 보호 없이 밖으로 노출되어 있어 외상을 입을 가능성이 매우 크다. 특히 귓바퀴의 경우 열상, 둔기상해, 찰과상, 화상 그리고 동상을 입기 쉽다. 그리고 외상과 관련하여 특별히 관심을 가져야 하는 것은 외상으로 인해 피부와 연골 사이에서 생길 수 있는 혈종이다. 혈종은 연골에 압력을 주는 요인으로 작용하며 외상이 치유되는 것을 방해한다. 이러한 혈종들 중 일부는 레슬링, 격투, 권투와 같은 둔기상해 이후에 흔하다. 접촉이 심한 운동에 참여할 때에는 반드시 헬멧을 착용하고, 여름에는 넓게 챙이 달린 모자를 쓰며, 겨울에는 귀마개나 모자를 써서 귀의 외상을 피해야 한다. 무거운 귀걸이는 귓불에 상해를 입힐 수 있으므로 주의한다.

③ 외이염(Otitis externa)

외이염이 가장 잘 일어나는 부위는 외이도이다. 감염은 귀 안이 너무 건조하거나 습기가 높거나 치료를 위해 귀의 내부를 보호하는 왁스 코팅에 손상을 입혔을 때 발생할 수 있다. 어떤 이유로든 외이에 감염이 생기게 되면 부종이 발생하고, 부종은 이도를 막는 요인이 된다. 외이도염은 겨울보다 여름에 더 자주 생기는데 외이도염의 가장 흔한 형태로는 수영 후에 외이도에 물이 남아 있다가 염증을 일으키는 외이도염을 들 수 있다. 또한 당뇨와 같은 소모성 전신질환이 있는 경우 외이염은 기회 진균감염으로 연골과 뼈를 통하여 급속히 퍼질 수 있는데 이것을 악성 외이염이라고 부르며 녹농균(*Pseudomonas aeruginosa*)이 흔한 병인이다.

때때로 감염이 단지 귓바퀴의 연골에만 국한될 수 있는데 이 경우 연골의 괴사와 감염이 빨리 치료되지 않으면 귓바퀴의 특이한 형태가 상실될 수 있다.

통증의 전조징후로 이도의 가려움증이 나타날 수도 있다. 염증(발적)은 이경으로 쉽게 확인된다. 염증의 각 단계마다 이도를 통해 삼출물이 나올 수 있는데, 초기 감염 단계에서의 분비물은 대개 농으로 변색되지 않고 맑은 편이다.

외이염은 귀에 가장 고통을 주는 장애 중 하나이기 때문에 적절한 진통제의 사용과 항생제가 필요하다. 통증은 치료가 시작된 후 24~48시간 동안 지속된다. 일단 치료에 의해서 부종과 분비물이 감소되면 대략 48시간 내에 통증은 감소한다.

다. 중이의 장애

① 이경화증(Otosclerosis)

이경화증은 반복되는 비정상적인 골흡수와 침전으로 인해 난원창 안에 위치한 등골의 발판 쪽이 고정되는 유전적인 장애이다. 발판의 고정은 내이로 소리의 진동이 전달되는 것을 방해하여 전도성 청각 상실을 일으킨다. 다양하게 발현되는 상염색체 우성으로 한쪽 부모만 그러한 장애를 가지고 있더라도 자손에게 유전될 수 있다.

② 고막경화증(Tympanosclerosis)

고막경화증은 고막의 반복적인 감염과 상처로 인해 발생하며, 중이 내에 콜라겐과 칼슘이 침전되어 이소골 주위를 단단하게 만들어 전도성 청각 상실을 일으킨다. 고막경화성 침전은 중이에서 융기의 형태로 발견될 뿐 아니라 고막에 생긴 노폐물로 발견되기도 한다.

③ 고막의 외상

고막은 외상에 의해서 손상을 입을 수 있는데 뺨을 맞음으로써 압력이 증가하거나, 물에 빠지거나, 날카로운 물체로 귀를 청소하거나, 심한 운동 시, 혹은 용접 시 불꽃에 의한 산업재해 등은 모두 고막을 파열시키는 외상을 입힐 수 있다. 폭발물이나 둔기로 인해 고막에 외상을 입는 경우 이소골이 골절되거나 혹은 전위되고 고막이 파열되어 중이에 심각한 영향을 줄 수 있다.

④ 유스타키오관장애(Eustachian tube obstruction)

유스타키오관(Eustachian tube)은 중이에서 비인두까지 연결되어 있기 때문에 인두의 장애는 유스타키오관의 기능장애를 일으키며, 2차적으로 중이의 문제까지도 일으킨다. 어린이의 유스타키오관이 막히게 되는 원인으로 아데노이드 조직이 증식되어 막히는 경우를 들 수 있다. 성인의 경우는 상기도 감염으로 인해 유스타키오관 안의 점막이 팽창되어 생기는 장액성 중이염이 원인이 된다. 그 밖에 악성종양도 지속적인 편측성 유스타기오관 폐쇄의 원인이 된다.

⑤ 중이염(Otitis media)

중이염은 중이에 발생하는 장애 중 가장 흔한 장애이다. 중이염은 아동들에서 흔하지만 성인에서도 발생한다. 감염이 갑자기 시작되고 그 기간이 짧으면 급성 화농성 중이염이고 분비물과 천공이 생기는 감염이 재발되는 경우엔 만성 중이염이라 한다.

만성 중이염의 원인균은 녹농균, 포도상구균, 크렙시엘라균과 같은 그람양성균이며 박테로이드와 같은 혐기성 세균도 원인이 될 수 있다. 감염은 중이와 유스타키오관 안의 점막 팽창을 일으키며, 장액성 중이염의 경우에는 때때로 상기도감염이나 알레르기와 동반하여 발생하는 것이 관찰된다. 만성 중이염은 고막의 퇴축, 고막의 괴사(천공), 소골의 괴사로 이어질 수 있으며, 전도성 청각 상실을 일으킨다. 또한 안면신경을 싸고 있는 뼈의 괴사는 안면마비를 일으킬 수 있다. 측두엽의 해부학적 구조 때문에 중이의 감염을 적절히 치료하지 않으면 생명을 위협하는 뇌농양으로 악화될 수 있다. 다른 합병증으로는 진주종을 들 수 있다.

감염성 중이염이나 알레르기질환으로 인해 생긴 장액성 삼출물이 중이에 쌓이게 되는데, 유스타키오관의 폐쇄에 의해서 중이 안에 진공상태가 형성된다. 또한 시간이 경과하여 부종이 감소되더라도 액체가 너무 끈적끈적해서 배액시키기 어렵다. 중이에 삼출물이 있는지를 진단하기 위해 고실 측정계가 사용된다.

중이염의 임상증상으로 귀 안의 통증과 고막의 움직임이 줄어드는 것을 들 수 있다. 고막의 색이 변하거나 위치가 변할 수도 있다. 고막은 정상적인 진줏빛 회색 대신에 희미해지거나 붉어진다. 고막은 질환과정에 따라서 정상이거나 천공되거나 혹은 염증을 일으키거나 붓는다. 또한 환자는 침을 삼키는 동안 귀에서 거품이 이는 듯한 소리나 뭔가 귀 안에서 마찰하는 듯한 소리, 혹은 팝콘이 터지는 듯한 느낌이나 귀가 무언가로 가득 찬 느낌을 호소하며 전도성 청각 상실을 경험할 수 있다.

화농성 중이염으로 이환된 경우 독성 세균이 침범함으로써 농이 형성되고, 화농성의 분비물이 나오는 중이의 장애로 발전한다. 임상증상으로 귀의 강한 통증, 발열, 중등도의 전도성 청각 상실, 고막이 부어오르거나 두꺼워지며 부종이 생기고 현기증을 느끼게 된다.

중이염이 의심되면 적절한 항생제 치료가 필요하며, 분비물을 채취하여 배양검사와 민감성 검사를 해야 한다. 감염의 임상징후를 관찰하고, 항히스타민제, 충혈완화제, 스테로이드 코 흡입액과 같은 약물이 염증과정을 감소시키기 위해 처방된다. 중이염치료에 항히스타민제, 충혈완화제, 스테로이드 코 흡입액을 같이 사용해서 치료하지 않는 경우가 많이 있다. 급성 중이염의 대부분은 분비물이 없고 원인도 확인되지 않는 경우가 많다. 그러므로 환자사정 시 증상에 대한 면밀한 면담과 주의가 필요하다(Patel MM, Eisenberg L, Witsell D, Schulz KA, 2008). 중이염은 일반적으로 매우 쉽게 관리할 수 있는 질환이지만 적절히 치료하지 않는다면 귀와 근접한 부비동염, 뇌수막염, 뇌종양을 일으키게 된다.

염증징후가 사라진 후에도 처방된 시기까지 항생제(amoxicillin, cefotiaxone)의 투약을 마치도록 환자를 교육한다. 항생제치료가 이루어짐에도 불구하고 만성 중이염으로의 이환은 45~50세 사이가 가장 많이 발생하는 것으로 보고되고 있다(Lin YS, Lin LC, Lee FP, Lee KJ, 2009).

화농성 중이염은 전신적·국소적 항생제를 점적하거나 진통제를 사용하여 관리한다. 중이염이 만성이 된다면, 중이를 환기시켜 중이와 외이 사이의 압력을 같게 하기 위해서 고막절개술이 필요할 것이다(그림 14-20).

⑥ 유양돌기염(Mastoiditis)

유양돌기조직은 중이와 통해 있는 측두엽 내의 공기세포(air cell)의 일종으로 이곳의 염증을 유양돌기염이라 한다. 중이염이 반복될 경우 유양돌기강에 분비물이 증가하게 되며 유양돌기염으로 이환되고 만성적 감염인 진주종(cholesteatoma)을 형성하는 원인이 된다.

가장 흔한 증상은 유양돌기강에서 분비물이 이도를 통해 흘러나오는 것이다. 분비물은 중이를 지나 고막의 천공된 부분을 통해 고막 밖으로 흘러나온다. 감염이 있는 귀 뒤쪽에서 느껴지는 유양돌기의 압통은 감염을 의미한다.

치료는 항생제 점적약을 사용하며 유양돌기술(mastoidectomy)을 적용하기도 한다.

⑦ 진주종(Cholesteatoma)

진주종은 중이에 발생한 낭종이나 편평상피와 각질로 구성되어 있는 유양돌기의 낭종을 말한다. 때때로 이 진주종에 감염이 발생하는데, 조직검사상 콜레스테롤 과립이 존재하여 진주종이라고 명명되나 1차적으로 병리적인 과정으로 간주되지는 않는다.

진주종은 만성 중이염이나 고막 가장자리에 천공이 생길 경우 잘 발생한다. 이때 환자들은 전도성 청각 상실이 있고, 귀에서 악취가 나는 분비물이 흘러나온다. 비록 양성종양이긴 하나 진주종은 주변 구조를 부식시키거나 뇌농양, 현훈, 안면마비와 같은 또 다른 문제들을 일으키는 원인이 된다. 그러나 이런 합병증들이 흔히 발생하지는 않는다.

⑧ 외이와 중이 질환 환자 간호

a. 통증관리

외이와 중이 질환 환자의 첫 번째 주요한 간호문제는 통증의 병력을 사정하여 이통의 문제를 일으킬 만한 상황이 있었는지를 확인하는 것이다. 최근에 다음 사항들을 경험한 적이 있는지를 사정해야 한다.

- 상기도 감염

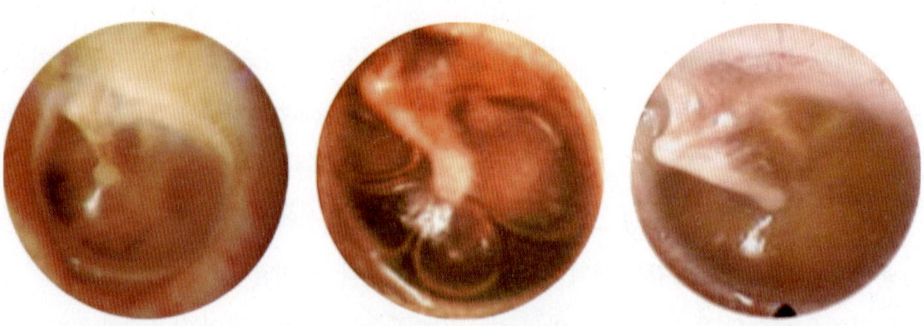

A. 정상 귀 (분비물 없음)　**B.** 분비물이 약간 있음 [공기액체층(air-fluid level)]　**C.** 삼출물 (분비물로 가득 참)

그림 14-20. 중이염.

- 매우 큰 소음에 노출
- 머리의 외상
- 치아 삐걱거림이나 치과치료를 받아야 하는 스트레스 요인
- 연하할 때 또는 목을 회전할 때, 얼굴과 머리를 촉진할 때, 유양돌기를 촉진할 때, 귓바퀴를 조작할 때 통증 유·무

이통은 귀 내부의 원인으로 인해서 발생할 수 있으나 귀 외부의 원인으로 인해 발생할 수도 있다. 따라서 흔히 내릴 수 있는 간호진단은 외이나 중이의 염증과 관련된 통증 및 머리와 목 주위의 통증으로부터 전이된 통증이다. 이통은 근본 문제를 치료해야 한다. 마취약제나 진통제를 사용함으로써 통증이 완화될 수 있다. 과신전(예: 치과검사와 치료)을 피해야 한다. 환사에게 처방된 진통제의 투여 용량, 빈도, 간격에 대해 설명한다. 온습포를 적용하고, 연식을 주며, 조용한 환경을 유지하고, 아픈 귀를 아래로 놓는 자세를 취하게 한다.

유스타키오관의 기능장애나 압력으로 인한 손상이 초래된 경우에는 환자에게 유스타키오관을 어떻게 개방시킬 수 있는지를 교육한다. 껌을 씹는 것, 단단한 사탕을 빠는 것, 삼키기, 하품하기, 코를 막은 상태에서 숨을 내쉬기(Valsalva maneuver) 등이 모두 유스타키오관이 열리도록 돕는 방법들이다. 이통이 있는 환자의 긍정적인 결과는 (1) 간호사의 명확한 설명, (2) 처방된 치료 방법에 대한 환자의 정확한 이행에 달려 있다. 이통을 유발하는 감염과 염증의 해결을 위해서 환자의 지속적인 사정은 효과적인 관리를 위해 중요하다.

b. 감염관리

외이와 중이 질환 환자의 중요한 간호문제 중 두 번째는 감염 위험성과 감염관리이다. 최근에 다음 사항들을 경험한 적이 있는지를 사정해야 한다. 간호사는 외이를 사정할 때 우선 발적 혹은 부종이나 만져지는 덩어리가 있는지, 삼출물이 흘러나오는지, 삼출물이 장액성인지 아니면 화농성인지를 사정해야 한다. 환자가 귀의 어느 부위를 만져도 통증을 호소한다면 외이도의 농양, 병소 혹은 염증 진행을 의심할 수 있다. 이경검사를 시행할 때에는 환자에게 불필요한 통증을 일으키지 않도록 주의한다.

감염의 임상징후를 관찰하고 처방된 항생제를 투여한다. 항히스타민제, 충혈완화제, 스테로이드 코 흡입액과 같은 약물이 염증과정을 감소시키기 위해 처방된다. 염증 징후가 사라진 후에도 처방된 시기까지 항생제의 투약을 마치도록 환자를 교육한다.

염증이 진행되는 동안에는 목욕이나 샤워를 할 때 귀마개를 사용하거나 이도에 바셀린으로 감싼 면봉을 넣어서 귓속에 물이 들어가는 것을 피하도록 환자에게 설명한다.

외이염에서 나타나는 세균성 감염이나 진균감염을 위해 귀 점적액이 처방된다. 만성 감염에서는 점적액 혹은 가루로 된 항생제를 사용함과 동시에 유양돌기나 중이를 세척한다. 분비물이 있는 만성 중이염의 경우에는 광범위 항생제를 경구로 투여하는 한편, 국소적으로 항생제 점적액을 함께 사용한다. 감염 증상을 해결하기 위해 지속적으로 환자를 관찰하며 항생제 치료를 임의로 중지하지 않도록 교육하여 감염의 증상이 사라지고 완치되도록 한다.

c. 수술관리

감염을 위한 수술적 치료라 하면 농양 형성의 급성기, 혹은 연골막으로 염증이 퍼진 시기 동안 절개를 하여 배액 하는 것을 말한다. 연골막 혈종의 경우는 절개하여 배액 한 후 드레싱 부위에 두껍게 거즈를 대 준다. 가장 흔한 수술은 낭종과 피부암을 절제하는 것이다. 이도가 폐색되었다면 뼈의 제거와 피부 이식을 포함하는 광범위한 외이도 성형술(canaloplasty)이 시행된다.

• 고막 성형술(Myringoplasty)

확대현미경수술을 통해 단순천공을 막아 주는 것을 고막 성형술(myringoplasty)이라고 한다. 만약 고막을 재건할 필요가 있으면 측두의 근막이나 결합조직이 이식에 사용된다.

• 고실 성형술(Tympanoplasty)

고실 성형술은 천공된 고막의 수술적 교정이다.

• 이소골 성형술(Ossiculoplasty)

이소골을 재건하는 수술적 처치를 이소골 성형술이라고 한다. 귀의 작은 뼈들을 정복하기 위해 다양한 방법이 현재 사용되고 있다. 소리를 전하는 이 소골을 새로 연결하기 위해 여러 종류의 인공보철기들을 사용할 수 있다. 보철기의 퇴축을 예방하기 위한 시도로 소골을 재건하기 위한 보철기와 조직을 연합시킨다. 이런 준생물학적 방법은 이비인후과 전문의에 따라 다양한 형태로 사용된다.

• 고막 절개술(Myringotomy)

흡인에 의해 액체를 제거하기 위해 고막을 절개하는 수술을 고막 절개술이라고 한다. 절개된 부위를 개방된 상태로 유지하고 삼출액의 재형성을 예방하기 위하여 다양한 형태의 관들이 고막 절개 부위에 삽입된다. 이 관들은 3~12개월에 스스로 빠져나와 제거된다. 반복적으로 고막 절개술을 받아야 할 필요가 있는 환자는 테두리가 큰 영구적인 관인 T튜브를 사용하게 된다.

• 유양돌기 절제술(Mastoidectomy)

근치적 유양돌기 절제술(radical mastoidectomy)은 감염과 진주종의 치료를 위해 유양돌기골을 구성하는 부위를 제거하는 것을 말한다. 그러나 근치적 유양돌기 절제술은 청각을 손상시키기 때문에 중이의 남아 있는 구조들을 유지하기 위해 수정된 근치적 유양돌기 절제술이 많이 사용된다. 항생제의 출현과 함께 정상적인 형태의 이도를 유지하게 하는 단순 유양돌기 절제술이 가능해졌다. 근치적 혹은 수정된 유양돌기 절제술이 유양돌기강을 외이도로 노출시키기 위해 시행되는데, 개방성 유양돌기 절제술 또는 외이도벽의 안쪽이 드러난 유양돌기 절제술이라 부른다. 폐쇄성 유양돌기 절제술 또는 이도벽이 위로 드러난 유양돌기 절제술이라 부르는 수술은 청각을 유지하고 회복하기 위해 고실 성형술, 소골 성형술과 함께 시행되는 변형된 단순 유양돌기 절제술이다. 최근에는 개방형 유양돌기 절제술이 다양한 고실 성형술과 함께 시행되고 있다.

d. 수술 환자 간호

• 수술 전 간호

수술 전 사정 내용으로는 청력 측정, 수술의 절차, 수술 결과 및 심리적 준비에 대한 환자의 지식수준을 신체상태에 따라 사정한다.

귀 수술을 받는 환자에게는 대개 진정제, 국소마취가 사용되기 때문에 수술 과정 동안에 일어나는 일들에 대해 미리 알려 줄 필요가 있다. 수술 시간, 입원 기간, 수술 직후의 처방에 대한 내용을 설명한다.

• 수술 후 간호

수술 후에는 통증이 심하지 않아도 진통제가 처방된다. 따라서 환자는 수술 후 걸을 때 현훈과 어질어질한 느낌을 받을 수 있다. 낙상을 예방하기 위해 수술한 당일에 걸을 때에는 보호가 필요하다. 심한 현기증을 호소하는 경우에는 내이의 자극으로 오는 안구진탕증 때문일 수 있다. 현훈은 대부분 빨리 없어지기 때문에 투약을 할 필요가 거의 없다.

수술 후 귀의 출혈은 드물지만 소독솜에 소량의 장액 혈액성 분비물이 묻어나올 수 있다. 고막 유양돌기 절제술 후에는 귀를 덮는 드레싱이 필요하지만 이를 제외한 대부분의 경우 귀에 소독솜만이 삽입되어 있다.

수술 직후의 지시에는 다음 사항들이 포함된다.

- 체위는 수술 후 몇 시간 동안 수술받은 귀가 위로 오도록 누워야 한다.
- 코를 풀 때에는 부드럽게 한 번에 한쪽씩 코를 풀어야 한다.
- 재채기나 기침을 할 때에는 입을 벌리고 한다.
- 물에서 하는 운동이나 활동은 금지한다.
- 귀 수술 후 초기에 다음의 일들이 일어나는 것은 정상이다.
- 드레싱이나 패킹으로 인한 수술받은 귀의 청각 감소

- 깨지는 것 같거나 터지는 것과 같은 귀의 소음
- 약간의 통증 및 뺨과 턱의 불편감
- 귀의 부종

(2) 평형장애(Balance impairment)

가. 내이의 장애

① 메니에르병(Meniere's disease)

메니에르병은 전정기관과 청신경 기능 모두에 영향을 주는 장애로 전정기관과 반규관 안의 내림프액 과도가 원인이다. 초기에는 청각 상실 상태를 거의 느끼지 못하거나 회복이 가능한 상태이나 시간이 경과하게 되면 영구적 청각 상실에 이르게 된다. 메니에르병은 일시적인 경과를 가진 질환으로서 임상증상은 발작성 회전성 현훈(무엇인가에 둘러싸이거나 몸이 돌아가는 듯한 느낌), 변동적인 청각 상실, 이명, 귀가 꽉 찬 느낌 등이 나타난다. 1개 또는 2개의 증상이 초기에 나타나게 되며, 임상증상은 때가 되면 감소되나 현훈은 명백한 원인 없이 완화와 재발을 반복하는 특징이 있다. 최초의 발작은 대략 30분 동안의 오심과 구토를 유발하는 강한 현훈이다. 이때는 움직이지 않으면 현훈이 감소한다.

메니에르병은 감각신경성 청각 상실이라는 심각한 결과를 초래할 수 있는데 초기 단계에 치료를 시도하면 회복될 수 있다. 메니에르병은 완치가 가능하지는 않으나 사전에 질환이 발생하는 것을 통제할 수 있다. 염분 제한식이를 권장하고, 귀의 충만감이나 압력을 완화시키기 위한 ammonium chloride 이뇨제를 사용하며, 평형운동으로 치료를 받거나 수술을 받을 수 있다.

메니에르병의 증상 중 현훈을 완화하기 위한 약물은 항현훈성 약물로 dimenhydrinate(Dramamine), meclizine hydrochloride(Antivert, Bionine), diphenhydramine hydrochloride(Benadryl)을 투여할 수 있고, 진정제로는 diazepam(Valium)을 사용하여 진정 효과를 볼 수 있다. 이러한 약물을 사용할 때는 기계 작동이나 운전 등을 하지 않도록 교육하고, 갑작스럽게 현훈을 호소하는 환자는 가능한 한 편평한 바닥에 눕혀서 현훈이 멈출 때까지 눈을 감도록 한다. 가급적 환자의 머리운동을 제한하고, 특히 사고 예방에 주의하며 평형 유지를 위해 지팡이나 보행보조기 등을 사용한다. 적절한 전해질과 수분을 유지한다.

② 미로염(Labyrinthitis)

미로염(전정신경염)은 내이의 전정이나 와우각의 감염이나 염증을 말한다. 원인은 완전히 밝혀지지 않았으나 봄이나 초여름에 상기도 감염에 뒤이어 일어나는 경향이 있다. 그러므로 바이러스와 관련이 있다고 여겨진다. 현훈, 오심, 구토의 세 가지 증상이 나타나며 청각의 변화는 없다. 현훈은 대개 갑자기 시작되며 24~48시간에 최고에 달하고, 1~2주를 거쳐 서서히 감소된다. 근본 문제가 해결되기까지 지지적 관리가 행해진다. 항현훈제로는 dimenhydrinate(Dramamine), meclizine hydrochloride(Antivert, Bionine), diphenhydramine hydrochloride(Benadryl)이며 오심, 구토, 발한 조절을 위한 콜린성 약제로 atropine, propantheline bromide(Pro-Banthine), glycopyrrolate(Robinul)를 투여한다.

안위 대책을 제공하여 불안을 감소시키고, 증상을 유발할 수 있는 주변환경(소음이나 불빛)이나 개인적 습관(스트레스나 피로) 등은 피하도록 한다. 기계적 조작이나 운동, 높은 곳을 오르는 것은 금지시킨다.

③ 간호중재

a. 현훈관리

내이질환 환자 간호는 주로 평형문제를 가진 환자의 간호사정의 내용들이 포함된다. 건강력 사정은 환자의 현훈에 대한 정보를 얻기 위한 것으로 시작 시기, 악화 요인, 완화 요인, 관련된 임상증상, 내과력 등이 모두 포함되어야 한다. 현훈을 겪고 있는 환자는 대부분 이러한 증상에 대해 불안을 보인다. 평형문제는 환자의 행동에 나쁜 영향을 미치게 된다. 일상생활의 장애, 발작의 심각성, 불확실함에 대한 두려움이 불안, 흥분 그리고 우울로 나타날 수 있다. 간호사는 이런 반응을 감지해야 하며 인내와 친절로 환자를 대해야 한다.

환자의 걸음걸이에 대한 관찰은 평형문제에 대한 총체적인 사정에 있어 매우 중요한 요소이다. 환자가 벽을 짚는다든지, 양다리를 넓게 벌리고 걷는 것은 불안정한 상태를 나타내는 증거가 되므로 이를 기록한다.

시진, 촉진, 이경검사는 청각 상실을 가진 환자와 마찬가지로 평형문제를 가진 환자에게도 시행된다. 환자에게 평형문제를 동반할 수 있는 청각 상실과 이명에 대해 질문을 한다.

급성 현훈의 치료로 항현기증 제제로 부르는 몇 가지 약물을 투약한다. 이런 약물들은 평형 체계나 중추신경계를 억제하는 경향이 있는데, 항현기증 약제는 기능의 회복을 서서히 일어나게 하기 때문에 체위성 현훈이 있는 환자에게는 주의하여 사용한다. 항생제, 스테로이드, 이뇨제, 정신안정제, 비타민 등이 부차적인 목적으로 투약된다.

b. 전정의 재활 증진

전정의 재활은 현훈조절을 위해 중요하다. 평형 체계는 보상이 가능하기 때문에 보상기전을 촉진하기 위한 머리와 전신운동이 필요하다. 물리치료사의 도움을 받아 평형을 제공하는 세 기관에 대한 재활을 하게 된다.

전정의 재활을 위한 운동은 다음과 같이 수행된다.

- 침상에 누워서 눈과 머리를 상·하, 좌·우 천천히 또는 빨리 움직인다.
- 앉아서 같은 운동을 시행하고 덧붙여 앞으로 허리를 구부리고 바닥에서 어떤 물체를 집어 올리는 동작을 시행한다.
- 서서 앞에 지시된 운동을 시행한다. 눈을 뜬 상태에서 앉았다 일어섰다 하면서 자세를 변경하며 눈을 감은 상태에서도 반복하고 방향을 바꾸어서도 시행한다.
- 눈을 뜨고 계단을 오르내린 후 다시 감은 상태에서 같은 동작을 반복한다. 또는 농구와 같이 몸을 구부렸다 폈다 하는 경기에 참여한다.

이런 운동으로 현훈이 감소되며, 어지럼증에 대한 내성이 생긴다. 그러므로 이러한 운동을 급성 발작 시기에서부터 수행하며, 약 이틀 정도 증상이 사라질 때까지 계속한다.

c. 수술관리

• 내림프낭 수술(Endolymphatic sac surgery)

내림프낭 수술은 감압을 하고 중추신경계와 유양돌기강 사이에 다양한 형태의 측로를 만드는 것이다. 내림프낭 수술은 미로 내에 수액의 압력을 줄이거나 또는 메니에르병에서 나타나는 현훈을 조절하기 위한 목적으로 시행한다.

• 미로 절제술(Labyrinthectomy)

미로 절제술은 미로를 파괴하고 비정상적인 부분을 제거하기 위해 고안된 수술적 방법이다. 이것은 난원창이나 전원창을 통하여 시행된다(와우와 내이에서 막의 형성을 제한). 난원창을 통해 부분적으로 미로를 제거하거나 또는 유양돌기골을 통해 전체적으로 막성미로를 제거하며 청력은 상실된다.

비수술적 접근으로 전정의 모세포를 파괴하는 대신에 중이 내의 고막을 통하여 귀 독성 약을 주입하는 방법이 있다. 이 처치는 계속적인 약물의 주입이 필요한 대신 손상된 귀의 비정상적인 전정 신호를 감소시킨다. 그러나 2차적으로 불가피하게 와우의 독성이 수반될 수 있다. 환자는 가능한 한 청력의 보존을 위해서 전정의 증상이 나아질 때까지 치료를 받아야 한다.

• 전정신경 절제술(Vesitibular nerve resection)

전정신경 절제술은 현훈을 완화시키기 위해 사용되는 효과적인 처치이다. 전정신경 절제는 미로를 통하거나(청각 상실) 미로 주위를 통해(청각 보존) 수행된다. 역행적 미로 수술은 현재 현훈의 수술 치료로 가장 많이 행해지고 있다. 이 방법은 반규관의 뒤로부터 전정신경에 접근하는 방법으로 내이의 구조들을 보존한다. 이 방법을 통해 현훈은 대개 즉각적으로 완화된다. 평형과 관련된 다른 구조들에 의한 보상으로 환자는 하나의 미로만 가지고도 기능할 수 있다.

5) 청각 및 평형 장애 건강문제를 가진 대상자의 사례와 간호과정

환자 사례:
65세 여성 최 씨는 최근 기침·가래를 심하게 동반한 감기 증세가 있었는데 일주일 뒤 상기 증상이 더 심해지고 이통, 발열, 식욕부진, 콧물 증세가 심하여 병원을 방문해서 중이염과 가벼운 폐렴으로 진행된 상태로 입원하였다. 이통이 심하게 진행되어 귀가 터질 듯이 아프고 소리가 잘 들리지 않는다. 환자는 며칠 동안 매우 허약해진 상태이다.

간호진단	#1. 질병과 관련된 급성 통증
간호목표 (기대되는 결과)	적절한 통증 경감이 있다.

간호중재	이론적 근거
1. 환자의 통증 정도와 특성을 사정한다.	1. 환자의 병력으로는 상기도 감염에 의한 합병증으로 인한 중상이 발현하는 것으로 사정되며 아울러 환자의 청력기능도 사정하여 질환이 악화될 경우 내이의 질환으로도 이환될 수 있음을 인지한다.
2. 진통제를 사용한다.	2. 진통제를 사용함으로써 통증이 완화될 수 있다.
3. 냉습포 또는 온습포를 적용한다.	3. 고열이 있으면 환부에 냉습포를 적용하고 열이 없으면 온습포를 적용하여 염증과정을 진정시킨다.
4. 연식을 제공한다.	4. 저작으로 인한 통증을 완화시키기 위함이다.
5. 조용한 환경을 유지하고, 아픈 귀를 아래로 놓는 자세를 취하게 한다.	5. 분비물로 인한 압박으로 인한 통증을 완화하기 위함이다.
6. 콧물과 기침·가래를 줄이는 약물 처방(충혈제)과 함께 콧물 제거를 위한 석션 실시가 도움이 된다.	6. 콧물과 기침·가래는 환자의 이통을 자극하는 요인이다.

간호진단	#2. 조직손상과 관련된 감염
간호목표 (기대되는 결과)	감염 위험성을 최소화한다.

간호중재	이론적 근거
1. 간호사는 사정할 때 우선 발적 혹은 부종이나 만져지는 덩어리가 있는지, 삼출물이 흘러나오는지, 삼출물이 장액성인지, 아니면 화농성인지를 사정해야 한다.	1. 환자의 병력으로는 상기도 감염에 의한 합병증으로 인한 중상이 발현하는 것으로 사정되며 아울러 환자의 청력기능도 사정하여 질환이 악화될 경우 내이의 질환으로도 이환될 수 있음을 인지한다. 환자가 귀의 어느 부위를 만져도 통증을 호소한다면 외이도의 농양, 병소 혹은 염증 진행을 의심할 수 있다.
2. 감염의 임상징후를 관찰하고 처방된 항생제, 항히스타민제, 충혈완화제, 스테로이드 코 흡입액을 투여한다.	2. 항생제, 항히스타민제, 충혈완화제, 스테로이드 코 흡입액과 같은 약물이 염증과정을 감소시킨다.
3. 염증이 진행되는 동안에는 목욕이나 샤워를 할 때 귀마개를 사용하거나 이도에 바셀린으로 감싼 면봉을 넣어서 귓속에 물이 들어가는 것을 피하도록 환자에게 설명한다.	3. 감염 증상을 해결하기 위해 지속적으로 환자를 관찰하며 항생제 치료를 임의로 중지하지 않도록 교육하여 감염의 증상이 사라지고 완치되도록 한다.

6) 청각 및 평형 장애 건강문제 관련 연구

연구주제

고막의 천공을 재건해 주는 고막 성형술 예후에 영향하는 요인을 파악한다.

연구목적

큰 집단을 대상으로 고막 성형술 및 재수술에서 영향하는 예후 인자를 파악하고자 한다.

연구방법

1990~2012년 동안 고막 성형술 또는 재수술을 받은 대상자 636예를 대상으로 재발률과 재발률에 영향을 주는 요인을 t-test, chi-square 검정 방법으로 조사하였다.

연구결과

첫 수술 후 재발률은 11.02%, 두 번 이상 시행한 재수술의 재발률은 5.94%였다. 고막 성형술에 대한 다양한 예후 인자들을 분석한 결과 성별, 연령, 마취 방법, 수술접근법, 천공의 크기, 이관 기능, 외이도 성형술 여부, 이식편의 종류, 이전 유양동 삭개술 및 양측 중이염의 여부에 대하여 분석하였을 때 각 비교군 간에 재발률의 유의한 차이는 관찰되지 않았다. 유의한 예후 인자로는 이루가 존재하는 경우와 함기화(mastoid pneumatization)가 떨어지는 경우에 첫 수술의 결과에서 재발률이 유의하게 높았다.

결론

수술 전 예후 인자를 분석함으로써 좋은 예후 인자를 가지고 있는 경우 최소한의 침습적 중재가 필요하고, 좋지 않은 예후 인자를 가지고 있는 경우 좀 더 적극적 치료를 제공하여 최선의 결과를 낼 수 있다.

Lee MG, Won JY, Kim HJ (2014). A Study on Prognostic Factors of Primary and Revision Myringoplasty. Korean Societyof Otorhinolaryngology-Head and Neck Surgery, 57(7), p.454-459.

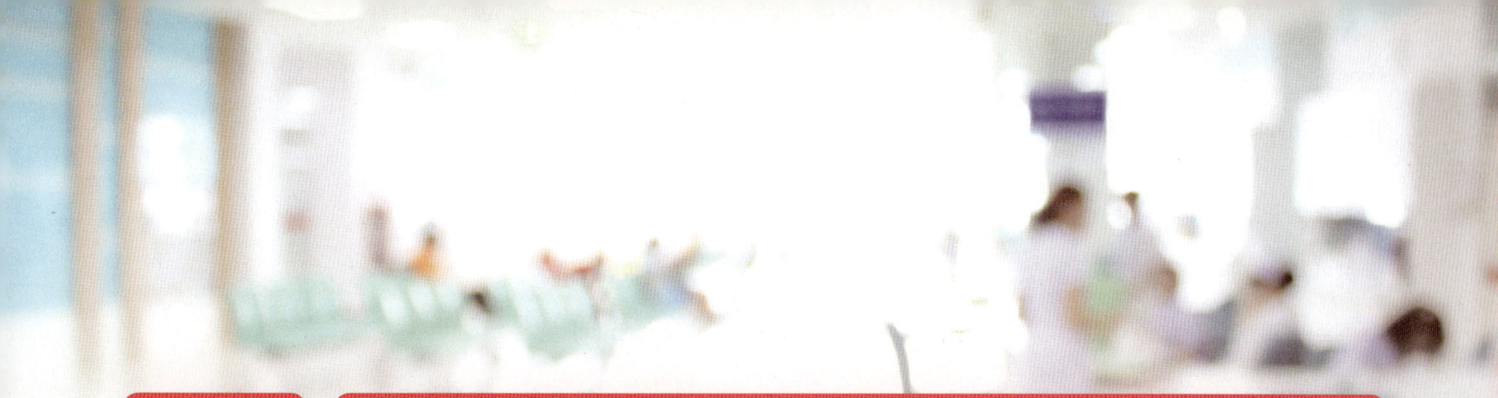

3 피부장애 대상자 간호

학습목표

1. 피부계의 구조와 기능을 설명할 수 있다.
2. 노인의 피부 노화과정과 피부 변화를 설명할 수 있다.
3. 피부계를 사정하여 정상과 비정상 소견으로 구분할 수 있다.
4. 피부의 1차 병변과 2차 병변을 구분할 수 있다.
5. 피부장애 환자의 진단검사를 설명할 수 있다.
6. 비정상 피부 상태를 지닌 대상자의 일반적 관리를 설명할 수 있다.
7. 비감염성 염증성, 감염성, 면역성, 종양성 피부질환의 병태생리를 설명할 수 있다.
8. 비감염성 염증성, 감염성, 면역성, 종양성 피부질환의 증상과 징후를 설명할 수 있다.
9. 비감염성 염증성, 감염성, 면역성, 종양성 피부질환 환자에게 간호과정을 적용할 수 있다.
10. 비감염성 염증성, 감염성, 면역성, 종양성 피부질환 약물의 투여 목적, 작용 및 간호 시 주의사항을 설명할 수 있다.
11. 비감염성 염증성, 감염성, 면역성, 종양성 피부질환의 다양한 중재 시술 방법과 간호를 설명할 수 있다.

용어

- 간찰진(intertrigo)
- 건조증(xerosis)
- 과색소 침착(hyperpigmentation)
- 농피증(pyodermas)
- 다모증(hirsutism)
- 독종(carbuncle)
- 랑게르한스세포(Langerhans cells)
- 메르켈세포(Merkel cells)
- 멜라닌세포(melanocytes)
- 모세관확장증(telangiectasias)
- 반상출혈(ecchymosis)
- 백선(tinea)
- 변연 절제술(débridement)
- 선(striae)
- 수포(bullae)
- 우드램프(Wood's light)
- 인설(scale)
- 절종(furuncle)
- 점상출혈(petechiae)
- 지루성 각화증(seborrheic keratosis)

- 지루성 피부염(seborrheic dermatitis)
- 케라틴(keratin)
- 켈로이드(keloid)
- 태선화(lichenification)
- 팽진(wheel)
- 표피 형성(epidermopoiesis)
- 피부염(dermatitis)
- 피지(sebum)
- 피지선(sebaceous glands)
- 홍반(erythema)

1) 피부계 해부생리

피부는 전체 체중 중 15~20%를 차지한다. 인체의 1차적 방어 체계로 균에 의한 침입으로부터 인체를 보호하며, 체온조절과 비타민의 합성을 돕고 인체 외부 형태를 유지한다. 피부는 표피, 진피, 피하의 3개 층과 에크린선, 아포크린선, 피지선, 모낭, 손·발톱 등의 피부 부속기관으로 구성되어 있다.

피부를 덮고 있는 상피세포는 인체 내부와 외부 환경 사이에서 장벽 역할을 하며 위장관, 기도와 폐포, 신세뇨관, 비뇨기계, 위장관계와 호흡기계에 있는 체강의 표면이 포함한다. 상피세포는 전해질, 영양분, 대사산물을 선택적으로 수송하고, 수분 투과성을 가지며, 치밀하게 결합되어 있고, 단백질 수송원의 역할을 한다.

(1) 피부계 구조

피부는 표피, 진피, 피하조직의 3층과 에크린한선, 아포크린한선, 기름선, 모낭, 손·발톱 등의 부속기가 있다(그림 14-21).

가. 표피(Epidermis)

표피는 피부의 가장 바깥층으로, 태생기의 외배엽에서 기원한다. 편평상피로 되어 있으며, 두께는 0.1~1mm 정도이다. 표피 중 안검이 가장 얇고, 손바닥과 발바닥이 가장 두껍다. 표피에는 자체적인 혈액공급이 없으며 진피층의 많은 혈관이 확산작용을 통해 영양분을 전달한다. 표피는 각질형성세포, 멜라닌형성세포, Langerhans 세포, Merkel 세포로 구성된다.

각질형성세포(keratinocytes)는 표피의 각질, 모발과 손·발톱의 각질을 구성하며, 28~45일간 피부 표면의 기저막에서 이동하여 저절로 벗겨진다. 각질 형태는 각질층·투명층·과립층·유극층·배아층으로 되어 있으며, 세포가 성장함에 따라 점차 위로 밀려와 가장 바깥쪽에 있는 각질로 변하며 일부는 떨어져 나가고, 아래층의 새로운 세포가 이를 대치한다.

각질형성세포는 DNA합성과 유사분열에 관여하며 섬유성 단백질(fibrous protein)과 keratin을 생성하여 피부를 보호한다. 비타민D의 최종합성은 주로 표피에서 일어나며, 자외선(ultraviolet light)이 이를 활성화한다.

멜라닌형성세포(melanocytes)는 표피의 기저층에 분포되어 있으며 피부와 모발의 색을 형성하는 멜라닌을 만든다. 멜라닌세포는 표피 외에도 점막상피, 모낭, 진피, 망막 등에 있다. 이 세포는 모낭과 망막에서 색소를 침착시킨다. 피부의 멜라닌세포 형성은 유전, 호르몬, 태양 노출 등의 영향을 받으며, 색소형성세포는 피부를 착색시켜 그 결과 피부색으로 인종이 구분된다. 검은 피부는 세포에 포함된 멜라닌 과립색소가 크다. 멜라닌세포는 태양에 노출되면 큰 과립색소를 만들어 피부를 검게 한다. 멜라닌세포의 일차 기능은 자외선으로부터 피부를 보호하는 것으로 멜라닌 생산은 내분비 변화나 염증반응의 결과로 국소적으로 증가한다.

Langerhans 세포는 표피의 중간층에 분포하며, 피부의 면역반응에 중요한 역할을 한다. Merkel 세포는 화학시냅스를 통해 자극을 축삭으로 전달하는 수용체이다.

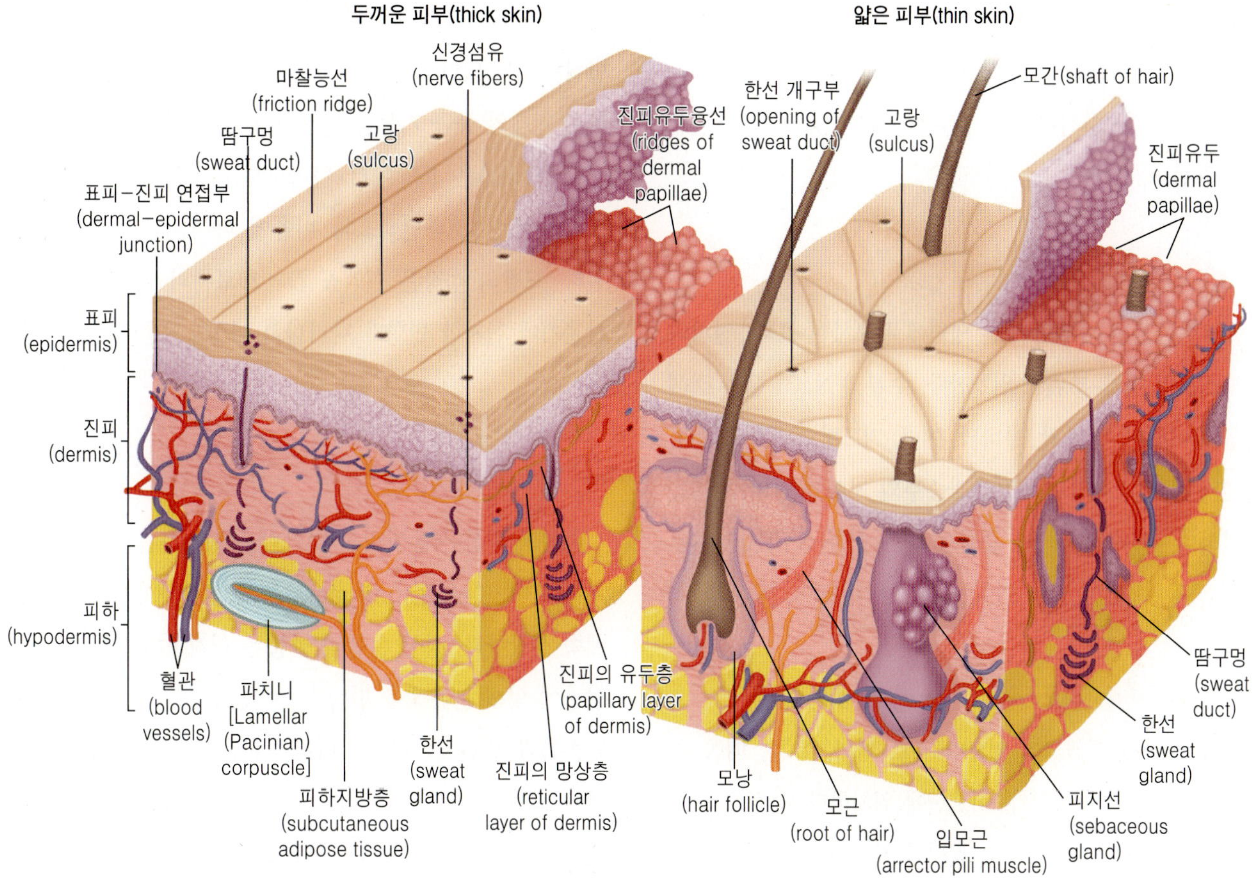

A. 손·발바닥의 두꺼운 피부
B. 체표의 피부

그림 14-21. 피부의 구조.

나. 진피(Dermis)

진피는 표피의 바로 아래 조직이며 결체조직과 기질로 구성되어 있고, 혈관, 림프관, 신경, 근육 및 표피 부속기 등을 포함한다. 진피는 1~4mm 두께의 피부층으로서 표피 바로 밑을 유두 진피층(papillary dermis), 그 아래를 망상 진피층(reticular dermis)으로 구분한다. 특히, 진피에는 혈관이 풍부하여 체온과 혈압조절에 도움을 주며, 촉각·압각·온각·통각 및 소양감을 전달하는 감각신경과 림프관도 분포되어 있다.

결체조직은 콜라겐섬유(collagen fiber), 망상섬유(reticulum fiber), 탄력섬유(elastic fiber)로 구분된다. 콜라겐섬유는 진피의 70%를 차지하는 주된 구성 성분으로, 압력에 저항할 수 있는 피부의 기계적 내구력을 담당한다. 망상섬유는 콜라겐 섬유를 연결하는 작용을 하며, 탄력섬유는 유두진피의 하부에서 조밀한 망(network)을 형성하여 피부의 탄력성을 유지한다. 진피의 주요섬유는 섬유아세포(fibroblast cells)로 콜라겐과 탄력섬유를 생성하며 상처치유에 중요하다.

다. 피하조직(Subcutaneous tissue)

피하조직은 진피 아래에 있으며 피부의 일부는 아니다. 피부 속 근육과 뼈 위에 있으면서 신체의 열 저장소 역할을 하고 충격을 흡수하며 기계적인 손상을 예방한다. 많은 혈관들이 지방층을 관통하여 진피층으로 올라가면서 모세혈관망을 형성하여 영양분을 공급하고 노폐물을 제거한다. 피하지방층이 두꺼운 곳은 등과 둔부이며 안검, 고환, 유륜(areola), 경골 앞부분에는 피하지방층이 없다.

라. 피부 부속선(Glands of the skin)

피부선에는 한선(sweat gland)과 피지선(sebaceous gland)이 있다. 한선에는 에크린한선(소한선)과 아포크린한선(대한선)이 있다.

① 에크린한선(Eccrine sweat gland)

에크린한선은 피부의 모든 영역에 분포하며 표피, 진피와 피하조직의 경계 부위에 위치한다. 수분과 NaCl 같은 전해질을 분비하며, 손바닥, 발바닥, 이마, 겨드랑이에 분포한다. 이 한선은 교감신경과 체온조절중추의 지배를 받아 체온을 조절하며, 정서적 자극과 증발에 의해 하루 3~7L의 수분이 소실될 수 있다.

② 아포크린한선(Apocrine sweat gland)

모낭에 직접 연결되어 있으며 주로 액와, 유륜, 배꼽 주위, 회음부, 항문, 생식기, 이도선에 위치한다. 분비구가 에크린한선에 비해 훨씬 크고, 정서적 자극에 의해 알칼리성 땀을 분비한다. 피부에 분비될 때는 냄새가 없으나 피부 표면의 세균이 이를 분해하면 특유의 냄새가 난다. 여성은 월경주기에 따라 변화하는데, 월경 전기에 뚜렷하며 이를 암내라고도 한다.

③ 피지선(Sebaceous gland)

얼굴과 두피에 가장 많고, 손바닥과 발바닥을 제외한 전 피부에 분포되어 있으며 지방선이라고도 한다. 피지(sebum)는 지질이 풍부한 성분으로 짧은 피지선관을 통해 모낭에서 계속 배출된다. 피지선의 발달과 피지의 형성은 androgen에 의해 항진된다. 피지의 생리적 기능은 피부 보호, 유화 작용, 항세균 작용, 항진균 작용 등이다. 피지선이 분비하는 지방산은 피부의 pH를 4.2~5.6의 약산성으로 유지시켜 세균과 진균의 증식을 억제한다.

마. 모낭과 모발(Hair follicle & hair)

모낭(hair follicle)은 진피에 위치하며 표피로 뻗어 나온다. 피지선과 함께 분포하고 두피에 가장 많으며 손바닥과 발바닥에는 없다. 각 모낭 안에는 성숙 중인 모발줄기가 케라틴 형태의 둥근 기둥을 형성한다.

모발(hair)은 모낭에서 자라나오는 각질화된 구조이며, 모발의 색은 멜라닌색소와 비율에 따라 유전적으로 결정된다. 모발의 성장은 혈액공급과 호르몬의 영향을 받으며, 사춘기에 현저한 변화가 나타나고 남성호르몬에 의해 촉진된다.

바. 손·발톱(Nails)

손톱과 발톱은 손가락과 발가락을 보호하는 각질화된 피부부속기이며, 조판(nail plate)은 정상 상태에서 일생 동안 계속 성장한다. 정상 손톱과 발톱은 대개 반투명하며, 모세혈관에 의해 분홍색을 띤다.

손톱과 발톱은 모발과 마찬가지로 표피층의 케라틴 생산에 의해 성장한다. 조상(nail beds)은 표피의 배아층과 진피로 된 연한 조직이다. 조기질(nail matrix)은 조근부의 아래층으로 손·발톱의 성장과 재생을 주관한다. 손·발톱이 빠지더라도 조기질만 상하지 않는다면 재생이 가능하다. 전체적인 손톱 교체는 3~4개월, 발톱 교체는 12개월이 걸린다.

(2) 피부계 기능

피부는 인체에서 가장 큰 기관으로 유해한 미생물 침입에 대한 방어기능이 있으며 화학적 손상, 외상 및 과다한 자외선 노출로부터 보호하는 기능이 있다. 또한 피부는 질병과 손상을 암시하기도 한다. 예를 들면, 붉은 반점은 전신성 홍반성 낭창과 관련될 수 있으며 황달은 간질환을 의심할 수 있다. 또한 발적과 부종은 골절이나 내출혈과 같은 손상을 의미할 수 있다.

가. 방어

피부는 외부환경에 대항하는 첫 번째 방어선으로, 감염성 미생물, 기생충, 방사성 에너지, 화학물질 등으로부터 신체를 보호한다. 피부는 내구성, 유연성, 적응력 등이 있어 물리적 힘과 기계적 압박으로 인한 외상에 대응해 완충 역할을 한다. 피부 표피는 방수성이 있어 과도한 수분 흡수나 비정상적인 체액 손실을 방지하여, 대사에 필요한 적절한 내부환경을 유지하도록 돕는다.

나. 체온조절

피부에는 많은 혈관이 분포하고 있어 체온 상승이나 저하에 빨리 적응할 수 있다. 즉, 추운 환경에서 피부와 지방조직은 필요한 열을 유지하게 한다. 자율신경계를 통해 피부혈류를 조절하여 열을 통제하며, 시상하부는 혈관의 확장과 한선의 활성 또는 혈관수축을 통해 체온을 조절한다.

다. 감각

피부에는 통증, 압력, 온도와 접촉 등의 감각을 받아들이는 여러 형태의 감각수용체가 있어 감각 기능을 담당한다.

라. 신진대사

피부는 한선을 통해 물과 소량의 염분을 배설하여 혈액과 전해질의 조절을 돕는다. 간과 신장이 적절하게 기능하지 못하면 피부가 질소성 노폐물과 대사산물을 배설하여 간과 신장의 기능을 대신한다. 또한 햇볕이나 자외선을 쬐면 피부는 칼슘 흡수에 필요한 비타민D(cholecalciferol)를 합성한다.

마. 체내 수분조절

각질층은 체내 수분과 전해질의 과도한 상실을 막고 피하조직 내 수분을 유지한다. 심한 화상과 같은 피부손상 시 많은 양의 수분과 전해질이 빠르게 소실되면 쇼크나 사망에 이를 수 있다.

바. 면역

최근 많은 연구에서 Langerhans 세포와 각질형성세포가 면역계에서 중요한 역할을 한다고 보고하였다. 알레르기와 관계있는 면역글로불린E를 빠르게 흡수시키는 데 알레르기성 피부염이나 천식, 알레르기 비염과 같은 다른 알레르기 질병들의 발병기전에 중요하게 관여한다.

사. 비타민 생산

자외선에 피부가 노출되며 비타민D 합성에 필요한 전구물질을 합성시킬 수 있다. 비타민D는 골다공증을 예방하고 비타민D, 칼슘, 인의 부족 시에는 구루병을 유발시킨다.

(3) 노화에 따른 변화

피부 노화는 유전, 호르몬 변화, 전신질환 등의 영향을 받으나 가장 중요한 요인은 장시간의 태양광선 노출이다.

노인의 피부조직층은 점차 얇아져 손상받기 쉬워지고, 멜라닌색소 저하로 자외선에 더욱 민감해지며, 피하지방층과 탄력섬유가 소실되어 주름이 생긴다.

한선의 위축으로 열조절 능력이 감소하고, 피지선의 감소로 건조해지며, 감각 저하로 열과 냉에 대한 민감도가 떨어져 화상과 동상에 걸리기 쉽다. 모발은 가늘어지고 탈색되며, 모근의 멜라닌생성세포가 소실되어 모발이 희어진다. 손톱과 발톱은 두꺼워지고 잘 부서지며 노인성 반점이 생긴다.

노인의 피부는 건조하고 자극에 예민하여 쉽게 손상되므로 비누를 과다하게 사용하지 않도록 하고, 목욕 후에는 보습제를 바르고 흡수가 잘되는 옷을 입도록 한다. 감각기능이 저하되어 있으므로 지나친 추위나 더위에 직접 노출을 피한다.

점차적으로 모발의 성장이 감소되는데, 특히 다리와 발 등의 털이 감소되며, 두피나 겨드랑이, 회음부 모발은 얇아진다. 또한 정상적인 노화에 의해 피부, 감각지각, 체온조절 기능 등이 변화한다.

2) 피부계 건강사정

피부는 외부환경에 대한 많은 작용을 지배하는 복잡한 기관으로 피부에 이상이 있으면 주름, 머리카락 손실, 물집, 발진 등이 발생한다.

(1) 건강력

피부질환자를 사정하는 데에는 전체적인 병력 파악이 도움이 된다. 예를 들면, 직업과 관련이 있는 접촉성 피부염이라든가 사회심리적으로 관련되어 발생하는 피부질환 또는 투약에 의한 부작용으로서 나타나는 피부장애 등을 들 수 있다. 피부 관찰 시에는 피부병변뿐만 아니라 몸 전체의 피부를 검사하여야 한다. 검사 절차는 대개 얼굴, 목, 두피, 외이의 순으로 진행되며 하지까지 시행한다. 검사 시에는 신체를 대칭적으로 비교해 보며, 햇빛에 노출된 곳과 그렇지 않은 곳의 피부도 비교하도록 한다. 검사하는 동안 대상자가 불안감을 느끼지 않도록 해 주고 검사하는 부위 외에는 잘 덮어 주어 편안하고 따뜻한 환경이 되도록 한다. 또 검사 부위가 잘 보이게 밝은 조명기구도 준비하도록 한다.

병력은 주호소, 과거병력, 가족력, 투약력, 알레르기 유·무, 사회심리적 요소, 직업과 여행력, 생활습관 등을 포함하여 체계적으로 고찰한다.

가. 주호소

피부와 관련한 주요 문제들은 소양증, 건조증, 발적, 병변, 점상출혈, 혹 또는 덩어리 등이다. 간호사는 주호소와 관련한 피부, 머리카락, 손톱의 변화가 있었는지에 대해 한 가지씩 질문한다. 증상 분석은 문제의 명료화, 발현 시기, 병변 위치, 진행 기간, 병변의 발생 시작, 완화 또는 악화시키는 요인, 의학적 치료, 자가치료, 치료의 적응, 치료 요소 등을 모두 포함하여 완전히 이루어지도록 한다.

나. 과거력

여러 계통의 질환들이 피부 증상을 나타낸다. 그러므로 피부 증상을 가져올 수 있는 면역질환, 내분비, 교원성, 혈관, 신장 또는 간질환들의 병력을 알아본다. 또한 최근에 감염성 질병에 걸린 일이 있는지와 면역 상태를 알려 주는 유년기 질환 병력도 도움이 된다. 과거에 입은 외상이나 수술 병력도 피부병변 설명에 도움이 되며, 음식이나 약물에 대한 과거의 알레르기반응에 관한 병력의 수집도 재발생을 피할 수 있게 하는 데 도움이 된다.

다. 가족력

가족력은 피부장애의 유전적 소인과 생활환경 및 가족의 생활습관으로 기인되는 기생충 또는 기타 요인들의 감염성 파악에 도움을 준다. 유전적으로 나타나는 피부장애는 원형탈모증, 아토피성 피부염, 건선 등이 있다. 옴과 같은 기생충질환은 생활공간을 같이 사용함으로써 발생할 수 있다.

라. 투약력

최근의 투약 사실과 항생제 민감성 유·무도 알아본다. Phenothiazides, tetracyclines, 이뇨제, sulfonamides와 같은 약물에 대해 피부반응이 나타날 수 있으며 광감수성(photosensitizing) 약물은 햇빛 노출 부위에 화상과 같은 반응을 나타낸다. Hydrochloride와 같은 국소약제들도 감작제(sensitizers)로 알려진 내용물을 포함하고 있다.

마. 알레르기

약물과 음식에 대한 알레르기 반응 유·무를 파악한다. 섭취 후 소양증, 피부발적, 작열감 등을 일으키는 음식, 농약이나 방부제 처리가 된 과일, 구연산 또는 초콜릿이 많이 포함된 음식 등이 있는지 알아본다.

바. 사회심리적 요소

사회심리적 요소는 피부장애에 영향을 미치며 특히 만성 피부질환의 경우 더욱 그러하다. 피부질환은 생활습관과 신체상에 큰 영향을 미친다. 문화나 가족도 때로 갈등을 일으킨다. 이는 피부질환에 대한 잘못된 이해나 관리 방법을 고집하기 때문이다. 지속적인 치료와 처방을 따르게 하는 데 사회적 기대나 경제적 상태가 영향을 미친다.

사. 직업과 여행력

직업력의 조사도 매우 중요하다. 피부질환이 가정이나 직장에서 자극물이나 화학물에 노출됨으로써 발생하기 때문이다. 여행에 관한 자료 수집도 도움이 된다. 특히 야외에서 독성 담쟁이, 옻나무, 떡갈나무와의 접촉에 의해 피부장애가 발생할 수 있다.

아. 생활습관

목욕과 같은 개인 청결의 빈도, 사용하는 물품(비누, 로션, 화장품) 등의 상품명도 기록한다. 수분, 단백질, 비타민, 지방 등의 음식 섭취에 관해서도 알아보고 운동과 수면 형태, 여가활동(피부에 손상을 가져오는 태양에서의 장기간 노출, 한냉과 기타 상태에서의 노출 포함)에 관해서도 알아본다.

(2) 신체검진

다른 신체기관처럼 피부 전체를 검진하며, 시각, 촉각, 후각을 사용해서 모발, 손톱, 피부를 자세히 사정한다.

가. 병소의 형태

병소의 형태는 크게 1차성 병소와 2차성 병소로 구분된다. 1차성 병소는 피부에 나타난 첫 병소이며 눈으로 식별할 수 있다. 1차성 병소에는 반, 구진, 판, 결절, 팽진, 소수포, 대수포, 낭종, 농포 등이 있다.

1차성 병소에 변화가 일어나면 2차성 병소가 된다. 이러한 변화들은 대상자나 대상자 주변 환경에 의해서 일어나며 주로 표피층에서 발생한다. 피부 변화는 긁힘, 문지름, 약물, 시간의 흐름에 따른 자연스러운 질병과정, 혹은 퇴화와 치유과정 등 여러 가지 요인에 의해 나타날 수 있다. 2차성 병소에는 인설, 미란, 궤양, 반흔, 태선화, 표피박리, 열구, 켈로이드 등이 있다.

나. 검진 환경

피부검진을 시행하기 위한 가장 좋은 장소는 적정 온도가 유지되며 흰색 또는 크림색의 벽지로 꾸며진 차분하고 채광이 좋은 독립된 방이다. 과도한 온기는 혈관확장으로 인해 피부색을 붉게 변화시킬 수 있고, 채색된 벽은 정상 피부색을 구분하는 데 영향을 줄 수도 있다. 완벽한 검진을 위해 대상자에게 옷을 벗도록 하고 가운을 제공한다. 전체 피부 표면을 검진할 것이라고 설명한다. 검진하는 동안 불필요한 노출을 피하고 검진자의 손을 따뜻하게 하여 피부자극을 줄이고 편안함을 느끼도록 한다.

다. 시진과 촉진

① 모발과 두피(Hair & Scalp)

모발 분포의 양상이 대칭적인지, 연령과 성적 발달에 따라 적절한 분포를 나타내는지 검사한다. 전신을 덮고 있는 미세한 모발은 두피의 모발과 같은 색을 띤다. 겨드랑이와 치골부의 모발 분포 증가는 정상적인 것이다. 그러나 과도하게 체모가 증가하는 것은 다모증(hirsutism)이라고 부른다.

모발과 두피는 밝은 빛 아래서 시진한다. 만약 병소를 열어서 봐야 하거나 병소에 이가 있다고 의심되면 검진 시 장갑을 착용한다. 모발의 분포, 두께, 질감, 윤기와 감염 증상 등에 대해서도 시진하고 촉진한다. 자연적인 모발색은 매우 다양하며 염색약은 머릿결을 변화시키므로 대상자에게 염색약 사용 여부를 질문한다. 헤어관리 제품을 사용했거나 단백질이 결핍된 식사를 하고 있다거나 심각한 건강의 문제가 있을 때에는 머릿결이나 윤기가 변화될 수 있는데, 이때는 건조하고 부서지기 쉬운 상태가 된다. 모발이 빠지거나 가늘어지는 것(탈모증)은 유전적 영향일 수도 있고, 근래에 받은 화학요법, 갑상선장애와 같은 건강문제가 원인일 수도 있다.

두피의 병소, 긁힘에 의한 표피박리, 종기, 타박상 등이 있는지를 사정하기 위해서 두피를 시진하고 촉진한다. 이의 알인 서캐의 존재와 비듬이 있는지를 확인한다. 성충 이는 종종 귀 뒷부분의 두피나 목 뒷부분을 물어 농포성 병소를 만들기도 한다.

② 손톱(Nail)

대상자 손톱의 색, 형태, 질감, 통합성, 두께를 시진한다(그림 14-22). 손톱은 대상자의 전반적인 건강상태를 반영하며 영양과 호흡 상태를 암시한다.

사정 결과	설명
정상 손톱 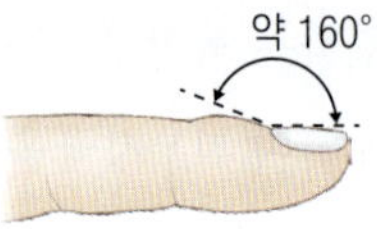	• 손톱의 형태는 볼록하며 조판 각도는 약 160°이다.
보우선(Beau's line) 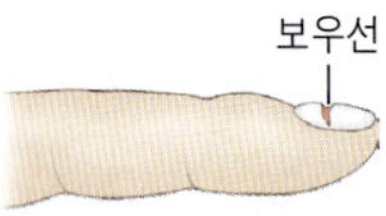	• 조판에 가로의 함몰이 있으며 함몰은 한 줄 또는 여러 줄로 나타남 • 원인: 손톱의 일시적 성장장애, 감염과 같은 전신질환, 조근(nail root)의 직접적인 외상 등
손톱선상출혈 (splinter hemorrhages) 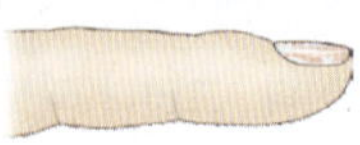	• 조상(nail bed)의 붉은 수직선 또는 갈색의 선 • 원인: 조상에 가벼운 외상, 아급성의 세균성 심내막염, 선모충증(trichi-nosis)
조갑주위염(paronychia) 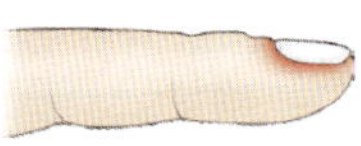	• 손톱 가장자리 조구의 염증 • 원인: 외상, 손톱 저부의 피부감염
스푼형 손톱 (spoon shape) 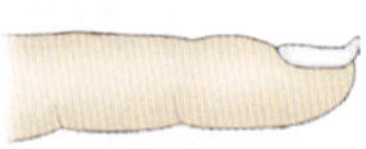	• 손톱 기저부로부터 위로 향한 오목한 손톱만곡이 보임 • 원인: 강력한 합성세제 사용, 철 결핍성 빈혈, 매독
곤봉형 손톱(clubbing) 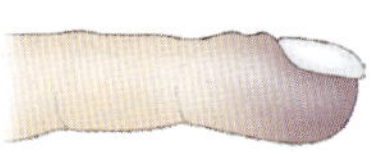	• 조판과 기저부 사이의 각도가 증가됨 • 원인: 장기간의 저산소증

그림 14-22. 손톱사정.

a. 색깔과 형태

조판(nail plate)은 대개 측면에서 봤을 때 투명하고 색이 없으며 볼록한 모양이다. 조판의 색은 조판 아래의 혈관들이 결정한다. 백인은 분홍색이며 검은 피부를 가진 대상자는 더 어둡다. 혈색소가 부족하면 조상이 창백해 보이고 동맥순환이 감소되면 청색증이 나타난다.

b. 질감

질감은 매끄러우며 건강한 손톱은 두께가 일정하다. 건조함, 연함, 부서짐, 갈라짐, 벗겨짐, 융기 또는 함몰이 없다. 조판과 후방조구(nail fold) 간에 형성된 각도는 분리됨 없이 대략 160°이다. 손톱의 형태와 각도의 변화는 건강문제를 나타내기도 한다. 곤봉형 손톱은 조판과 저부의 각이 160° 이상이다. 곤봉형 손톱의 바닥은 촉진 시 스펀지 같고 부드럽다. 이러한 증상들은 저산소증 때문이다. 곤봉형 손톱은 대개 선천성 심장결손이나 만성 폐질환이 있는 대상자에 흔히 나타난다.

c. 통합성

손톱의 주변 조직은 염증, 손톱 주변 피부가 벗겨져 나간 손거스러미(hangnail), 건조함 등이 없이 완전해야 한다. 앞 또는 측면 염증은 조갑주위염(paronychia)의 징후이다. 만약 비정상이 발견되면 대상자에게 이로 물거나 표피를 자르는 등의 손톱 관리 습관이 있는지 질문한다.

d. 두께

손가락과 발가락을 검사하면서 피부경결(callus)이나 티눈(corn)과 같은 흔한 이상을 발견할 수 있다. 피부경결은 편평하고 경계가 있으며 통증이 없이 두터워진 것을 의미한다. 대개 손이나 발에 발생한다. 티눈은 뿔 모양의 경결이며 마찰과 압력에 의해 피부가 두꺼워져 있고 대개는 통증이 있다.

③ 피부(Skin)

a. 피부색

건강력을 작성하는 동안 전반적인 피부색을 사정한다. 대상자의 얼굴과 피부색조는 해당 인종의 피부색과 일치해야 한다. 창백하거나 홍반성 변화, 청색증, 황달, 불규칙한 색소침착 등은 이상소견에 해당된다. 노출되지 않는 피부가 더 흰 것은 정상 변화 중 하나이다. 피부색조는 아주 다양하나 한 사람의 전체적인 피부색은 한 가지로 동일해야 한다.

색의 변화가 뚜렷한 부분은 검사한다. 과색소침착(hyperpigmentation)은 색소침착이 증가된 것을 말하며 저색소침착(hypopigmentation)은 색소침착이 감소된 것을 의미한다. 피부색은 혈액순환 정도를 나타낸다. 염증 시 혈액순환의 증가는 홍반(redness)을 일으키며 반면 극도로 창백한 것은 빈혈이나 동맥 혈액순환이 감소하였음을 의미한다. 색소침착이 덜 된 부분에서 비정상적인 병소(그림 14-23)를 쉽게 발견할 수 있다. 예를 들면, 흑인의 경우 구강점막이 창백하면 쉽게 발견된다. 청색증도 손톱이나 입술, 손바닥과 같이 색소가 덜 침착된 부분에서 잘 보인다. 황달은 흑인 공막의 흰 바탕색과 대조되어 잘 관찰되며 경구개에서도 쉽게 관찰된다.

b. 수분

수분은 피부의 수화 정도를 의미하며, 건강한 피부는 충분히 수화되어 있다. 피부 수분은 종종 순환온도와 습도 정도를 반영한다. 대개 액와부나 서혜부와 같이 피부가 맞닿는 부위는 축축하다. 피부가 지나치게 습하거나 건조하고 차갑게 느껴지고, 각질이 벗겨지며 부서지는 것은 비정상을 의미한다.

c. 혈관반점

피부색깔을 평가하고 병소를 시진한 후 피부 내 혈관 변화사정을 수행한다. 혈관변화는 위치, 분포, 색깔, 크기, 박동 여부를 포함한다. 일반적인 혈관변화는 점상출혈(petechiae), 반상출혈(ecchymosis), 모세혈관확장증(telangiectases), 혈관종(angiomas) 등이 있다(그림 14-24).

d. 온도

손등으로 온도를 사정한다. 피부의 온도는 혈액순환을 반영하므로 일정하게 따뜻해야 한다. 저체온이나 고체온이 있는지 대칭적으로 비교한다(그림 14-25).

e. 피부결

손끝으로 가볍게 피부를 만져 피부결을 촉진한다(그림 14-25). 피부는 매끄럽고 부드러우며 탄력이 느껴져야 한다. 종괴나 비정상적으로 두꺼워지거나 얇아진 부분(위축)이 없어야 한다.

f. 긴장도

긴장도는 피부의 탄력성과 수분 상태를 반영하며 집어올린 후 피부와 조직이 원래 형태로 되돌아가는 데 소요되는 시간을 측정한다. 엄지와 검지 손가락으로 상완의 피부를 가볍게 집었다가 다시 놓는다. 정상 긴장도를 가진 피부는 유동적이며 탄력적이고 3초 이내 원상태로 돌아가야 한다. 만약 피부가 상승된 채로 3초 이상 남아 있다면 긴장도가 감소된 것이다. 노화에 따라 피부의 탄력성이 소실되기 때문에 연령이 증가할수록 피부 긴장도가 감소한다.

g. 부종

특별히 팽팽한 부위나 빛나는 피부를 주목하여 부종(수액 정체)이 있는지를 촉진한다. 부종은 하부조직에 액체가 고인 것을 의미하며, 색소가 침착된 층과 혈관층으로부터 피부 표면을 분리시켜 창백하게 보이도록 만든다. 부종 부위를 촉진하면서 밀도, 온도, 형태, 압통, 이동성 등을 사정한다. 검진 부위에는 뼈 돌출 부위, 즉 천골(특히 와상 환자), 발, 발목, 무릎(경골 전반) 등을 꼭 포함시킨다.

h. 압통

압통은 비정상적 소견이며 촉진을 통해 확인할 수 있다. 정상적이며 상처가 없는 대상자에게는 압통 부위가 없다.

i. 냄새

피부에는 자극적인 냄새가 없다. 냄새는 대개 액와부, 피부주름, 개방상처, 피부에 존재하는 세균, 부적절한 위생상태, 감염과 관련되어 발생한다. 개방상처의 냄새는 배액물 자체에서 나거나 하이드로콜로이드와 같은 드레싱 용품을

1차성 병소		2차성 병소	
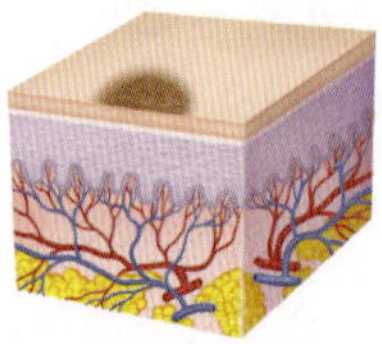	반(macule): 융기되지 않고 피부색의 변화가 있음(예: 주근깨, 점상출혈). 1cm 이상 클 경우(백반증)는 반점(patch)이라 부름	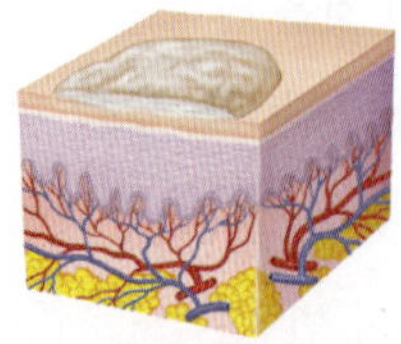	인설(scale): 표피세포가 떨어져 나온 건조한 조각들로 모양과 크기가 불규칙하며 색깔은 희거나, 황갈색, 노란색, 은색 등으로 다양[비듬, 건조한 피부, 건선(psoriasis)]
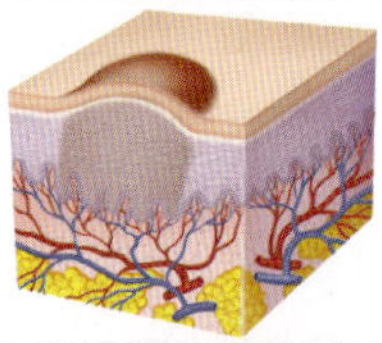	구진(papule): 융기되어 있고 단단하며 1cm보다 작음. 색깔은 다양(사마귀)	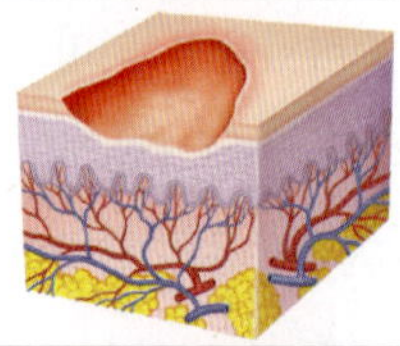	미란(erosion): 촉촉하고 경계가 명확한 병소로 인해 함몰이 있음. 표피의 기저층은 정상적으로 남아 있음(터진 수두 수포)
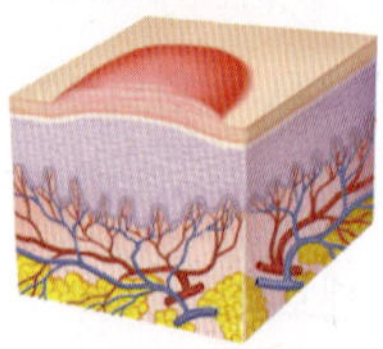	반(plaque): 편평하며 융기되어 있는 형태로 때로는 구진이나 결절이 합쳐져 형성됨	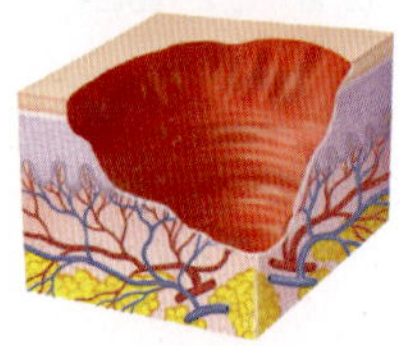	깊은 궤양(deep ulcer): 불규칙한 모양으로 삼출물이 있으며 표피 전체와 진피의 부분 또는 진피 전체가 소실되어 함몰이 있는 병소. 외상에 의한 조직파괴로 초래됨(욕창)
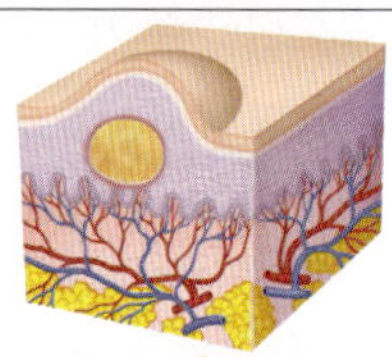	결절(nodule): 구진보다는 큼. 진피까지 확장된 융기되고 단단한 병소, 큰 결절은 종양(tumor)이라고 부름	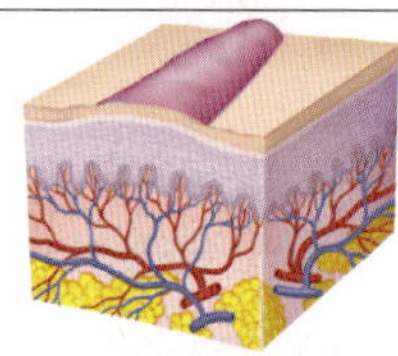	반흔(scar): 상처 치유 후에 피부에 남겨진 흔적, 조직이 파괴된 부위에 반흔이 대신 자리하고 있음
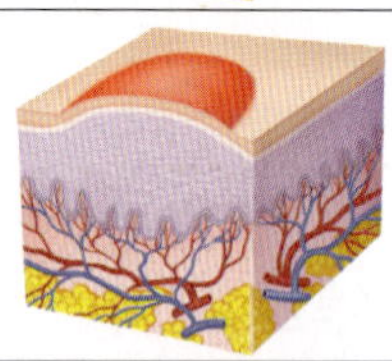	팽진(wheal, hive): 융기되어 있고 부종으로 인해 불규칙적인 모양을 가지고 있는 병소(모기에 물린 부위, 두드러기)	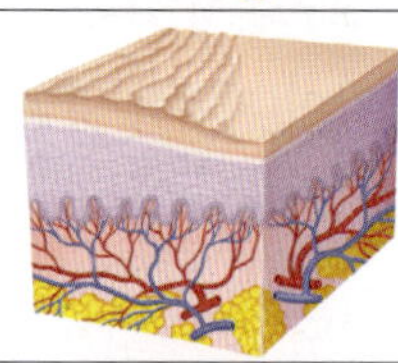	태선화(lichenification): 표피가 두꺼워져서 융기된 판과 같아짐. 보통 문지름이나 긁힘 등의 반복되는 상처로 인하여 발생(만성 아토피성 피부염)
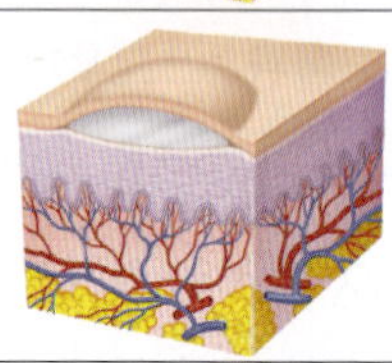	소수포(vesicle, blister): 두드러지게 융기된 병소로 안에 장액성 체액이 포함되어 있음. 대개 1cm보다 작음(물집, 수두, 단순포진)	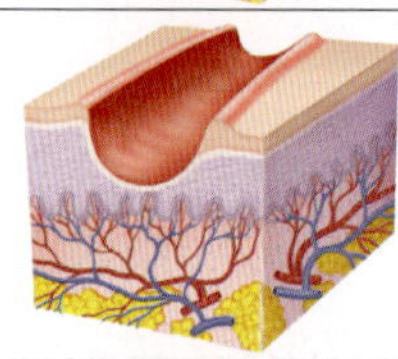	표피박리(excoriation): 표피의 얇은, 선상의 긁힘이 있는 병소, 가려움으로 긁어서 발생(아토피성 피부염)
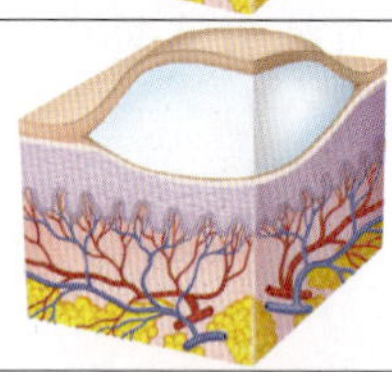	대수포(bulla, plural, bullae): 크고 융기된 장액성 액체가 차 있는 병소로 1cm 이상으로 큼(부분층 화상)	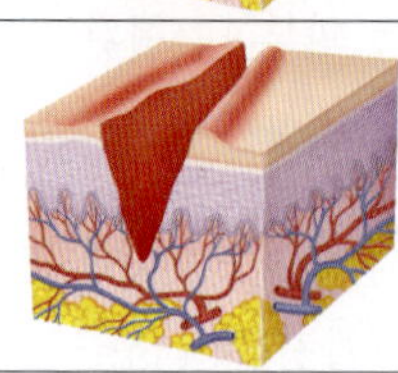	열구(fissure): 표피에서 진피에 걸친 깊은 선상의 갈라진 상처(무좀)
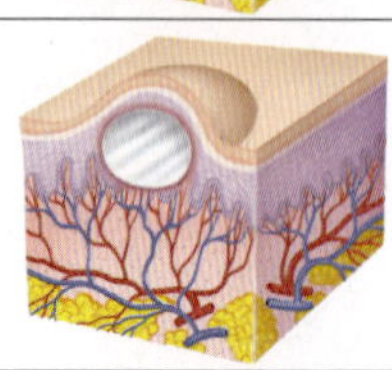	낭종(cyst): 융기된 형태로 두꺼운 피부층 안에 액체나 반고체의 내용물을 포함하고 있음	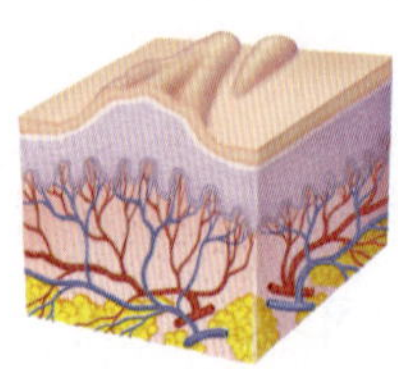	켈로이드(keloid): 불규칙한 모양의 융기된 병소로, 점진적으로 커져 가는 반흔. 수술 후 상처가 치유되는 기간 동안 콜라겐이 과도하게 형성되어 반흔이 상처의 경계 부위 이상으로 확대됨으로써 발생
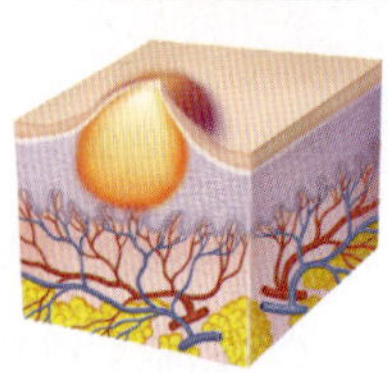	농포(pustule): 1cm보다 작은 융기된 병소로 화농성 내용물이 들어 있음. 1cm보다 큰 병소는 부스럼(boil), 농양, 종기(furuncle)라고 부름[여드름, 농가진(im-petigo)]		

그림 14-23. 피부의 병소.

병소	설명
점상출혈(petechiae) 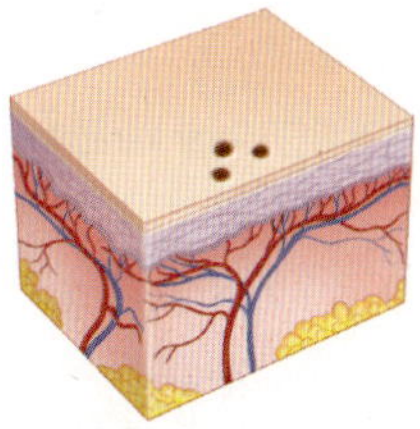	• 둥글면서 붉은색 혹은 보랏빛 반점(macule) • 1~2mm 이하 • 혈관 외 누출로 이차적으로 발생 • 출혈 경향 혹은 피부색전증과 관련됨
반상출혈(ecchymosis) 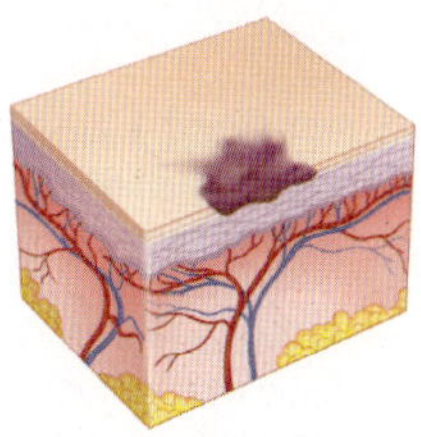	• 둥글거나 불규칙적인 반상 병소(macular lesion) • 점상출혈보다 크기가 큼 • 색깔은 다양: 검정, 황색, 녹색 등 • 혈관 외 누출로 이차적으로 발생 • 외상이나 출혈 경향과 관련됨
버찌형 혈관종 (cherry angioma) 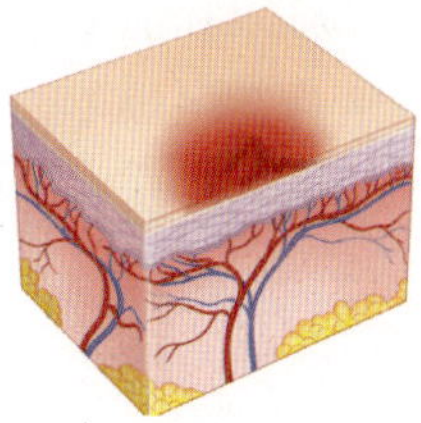	• 구진(papular)이면서 둥근 형태 • 붉은색 혹은 보랏빛으로 몸통, 사지에서 발견 • 압박으로 창백할 수 있음 • 정상 노화과정 피부 변화 • 대개 임상적으로 특이사항 없음
거미혈관종 (spider angioma) 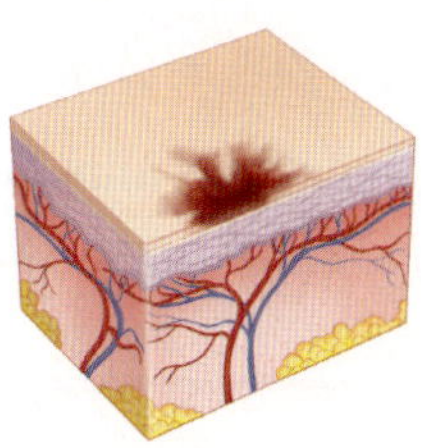	• 중앙은 붉은빛을 하고 있으며 그 가지가 뻗어나가는 모양이 거미다리 같음 • 얼굴, 목, 팔, 몸통에서 발견 • 압박으로 창백할 수 있음 • 간질환, 임신, 비타민B 결핍과 관련됨
모세혈관확장증 (telangiectasia) 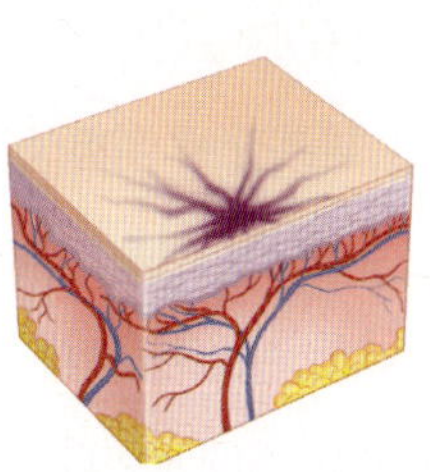	• 모양은 다양: 거미 모양 혹은 선형 • 파란색 혹은 붉은색 • 압박 시 창백해지지 않음 • 다리, 흉부에서 발견 • 정맥과 모세혈관이완으로 발생 • 정맥압 증가와 관련(정맥류)

그림 14-24. 혈관성 병변.

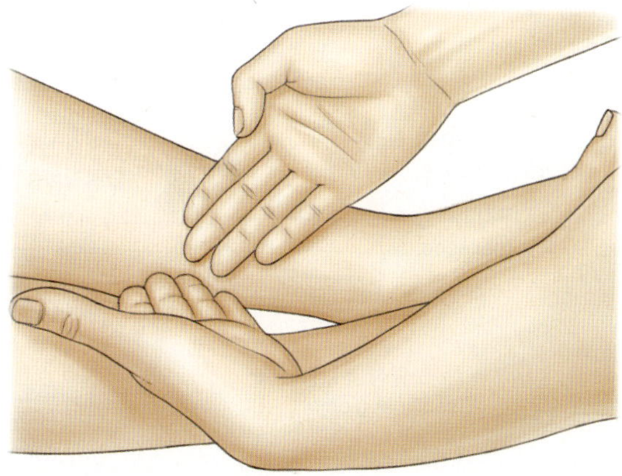

그림 14-25. 피부 온도를 정확하게 사정하기 위해 손등을 이용한다.

사용하는 경우에 날 수 있다. 상처를 세척한 후 사정한다.

j. 병소

피부를 시진하여 병소를 발견한다. 위치, 분포, 크기, 배열, 색, 형태, 이차적 변화, 배액의 유·무 등을 순차적으로 사정하고 기록한다. 촉진을 통해 외형(편평한지, 융기되었는지, 함몰되었는지), 크기(측정도구 사용), 경도(단단한지, 부드러운지), 이동성, 압통 등을 사정한다. 병소가 움직이는지, 고정되어 있는지도 사정한다. 사진 촬영은 시간의 흐름에 따른 병소의 변화를 기록하는 가장 좋은 방법이다.

k. 위치, 분포 및 크기

위치는 해부학적 구조를 참고하여 기록한다. 크기를 측정함으로써 병소의 형태를 명확히 할 수 있다. 만약 여러 개의 병소가 존재한다면 분포 양상을 관찰한다. 병소의 범위도 기록한다. 병소가 (1) 특정 부위에만 국한되어 나타난다면 국소적(localized), (2) 넓은 국소 부위에 나타난다면 국부적(regional), (3) 전체 피부에 나타난다면 전신적(general)이라고 표현한다. 양측의 같은 부위를 비교하여 병소가 대칭적으로 나타나는지 또는 비대칭적인지를 사정한다. 일광에 노출된 부위도 주목하여 관찰한다. 그림 14-26에서 신체검진을 하면서 흔히 발견할 수 있는 위치별 피부질환을 보여 주고 있다.

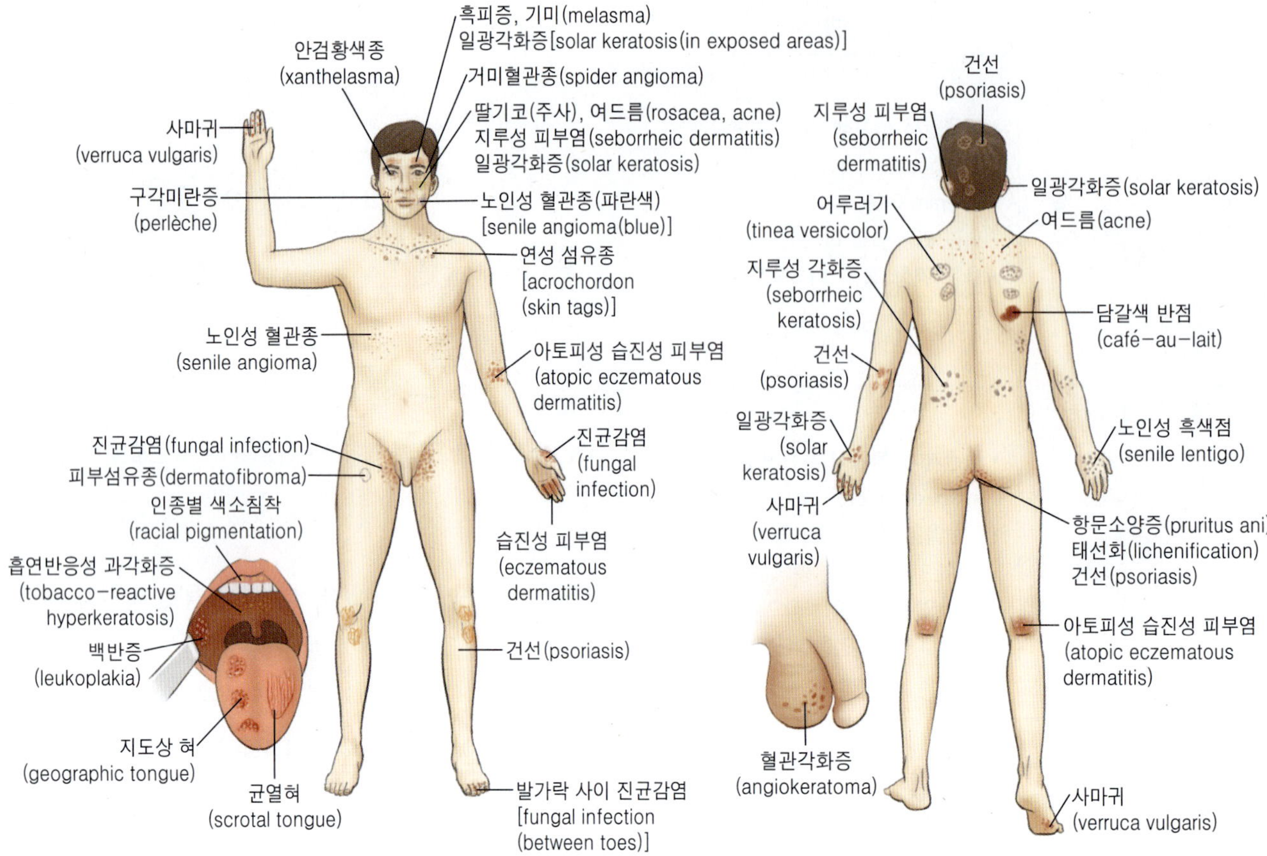

그림 14-26. 신체검진을 하면서 발견되는 흔한 피부질환.

l. 배열

배열은 가까운 병소들의 분포 양상을 의미한다. 전형적인 두 가지 양상은 선형과 위성형으로, 정확한 진단을 내리는 데 도움이 된다. 선형병소는 옴처럼 일직선으로 나타난다. 위성형 병소는 기저귀 발진처럼 중심의 큰 병소 주위로 작은 주변 병소가 나타난다.

m. 색

피부병소는 피부색, 갈색, 붉은색, 노란색, 황갈색, 푸른색 등 매우 다양한 색을 띤다. 피부색은 대상자의 정상 피부색을 포함한 많은 요인에 의해 영향을 받을 수 있으므로 정확한 기술이 어렵다. 가벼운 색의 변화는 색소침착이 적은 부위와 구강 점막, 점막, 입술, 조상, 안구결막, 손바닥, 발바닥 등에서 가장 잘 관찰할 수 있다. 또한 이러한 부위들은 특히 어두운 피부색을 가진 대상자를 사정하는 데 중요하다.

n. 형태

형태는 병소의 모양이나 윤곽을 말한다. 대부분의 병소들은 원형이다. Nummular라는 용어는 동전 모양 습진(nummular eczema)과 같은 큰 동전 크기의 원형 병소에 사용한다. Annular는 환상육아종(granuloma annular)과 같이 반지 형태의 경계를 가진 병소이면서 중심이 비어 있는 병소를 의미한다.

④ 피부 자가검진

대상자들에게 피부 자가검진하는 방법을 교육하며, 주기적인 자가검진은 피부암과 같은 심각한 피부장애 위험성을 크게 감소시킨다. 대상자에게 전신을 검진하고 피부병소나 변화를 관찰하도록 교육한다.

관찰해야 하는 위험한 징후는 흑색종의 ABCDE이다.

A = 비대칭성(asymmetry): 절반이 다른 절반과 다른 것

B = 경계(border): 불규칙적, 부채꼴, 경계가 애매모호한 것

C = 색(color): 다양한 색상 또는 다른 명암의 혼합, 색

D = 직경(diameter): 일반적으로 6mm보다 큰 것

E = 변화(evolving): 크기, 모양, 색, 높이 등의 변화 또는 출혈, 가려움, 가피 등의 특징이나 새로운 징후

(3) 진단검사

진단적 처치나 치료를 하기 전에 신체사정을 하고 소견을 기록한다. 진단 절차 전에 수행할 간호중재에는 대상자와 보호자에게 절차에 관해 설명하고 그들의 궁금증에 대해 설명하는 것도 포함된다. 상처관리 방법, 예측되는 부작용, 반드시 보고해야 하는 지속되는 출혈, 감염(부종, 발적, 배액, 불편감 증가, 체온 상승)과 같은 합병증에 대해서도 설명한다.

다음 방문일이나 전화번호와 같이 추후 관리에 대한 내용을 기록하여 제공한다. 진단 절차(정확히 무엇을 누가 수행하였는지 기록)와 병소의 구체적인 위치도 기록한다.

가. 생검(Biopsy)

피부생검은 조직학적 평가나 면역형광염색을 위해 피부조직을 떼어내는 것을 말한다. 국소마취하에 시행하며 생검 시 피부외상을 줄이기 위해서는 26~30게이지의 작은 바늘을 사용한다.

생검 표본의 크기와 위치, 수행자의 숙련도에 따라 소요시간과 통증 정도가 달라진다. 보통 국소마취제를 주입할 때에는 통증이 있다. 검체를 포르말린 용액과 같은 보존제에 넣어 병리학적 검사를 위해 검사실로 보낸다. 생검 부위는 청결하고 무균적인 방법으로 소독하고 덮어 준다.

① 생검 전 간호

생검 후 과다출혈을 막기 위해 생검 48시간 전부터 아스피린이나 아스피린이 함유된 약물을 사용하지 않도록 한다. 만약 대상자가 헤파린이나 와파린과 같은 항응고제를 사용하고 있다면 의사에게 보고한다. 응고 시간에 영향을 줄 수 있는 간기능부전과 같은 대상자의 병력이나 복용하고 있는 약물에 대해 재검토한다. 대상자가 심장판막치환술의 과거력이 있다면 예방적으로 항생제가 처방되었는지도 확인한다.

② 생검 후 간호

생검을 한 부위는 항생제 연고와 깨끗한 밴드 또는 건조 드레싱으로 덮는다. 민감하거나 약한 피부에는 비접착성 드레싱을 적용한다. 대상자에게 추후 사정이 필요하다는 점에 대해 설명하고 봉합사 제거를 위해 다음 방문 날짜를 알려 준다.

나. 첩포검사(Patch test)

첩포검사는 알레르기 피부반응을 유발하는 물질을 규명하기 위해 사용된다. 보통 첩포검사를 통해 자극성 접촉성 피부염과 알레르기성 접촉성 피부염을 감별한다. 소량의 여러 가지 물질이나 알레르기원이 묻어 있는 테이프를 피부에 붙이거나 알레르기원을 알루미늄 디스크에 얹고 이것을 피부에 붙인다. 대상자와 가족에게 검사 중에 잠재적인 알레르기 물질들이 염증성 피부반응을 일으킬 수 있으며, 과도한 반응이 일어나는 것을 막기 위해 가능한 한 저농도의 물질만 사용한다는 것을 설명한다.

현재 급성 피부염을 앓고 있거나 많은 양의 스테로이드제를 복용하고 있다면, 잠재적인 알레르기원이 피부염을 악화시킬 수 있으므로 첩포검사를 시행해서는 안 된다.

테이프는 48시간 동안 부착한 후 떼어낸다. 판독은 48, 72, 96시간에 행해지며 때로는 1주일째 되는 날에 시행하기도 한다. 검사 부위에 홍반, 구진, 소수포 등이 나타나면 디스크에 있는 물질에 알레르기가 있음을 의미한다. 양성인 물질을 피하는 방법이나 음성 결과가 의미하는 바에 대한 상담도 매우 중요한 부분이다.

다. 피부배양과 감수성

피부의 세균, 진균, 바이러스성 감염은 배양 결과로 확진한다. 배양은 결과를 얻기까지 비용과 시간이 소요되기 때문에 보통 일반적인 치료에 반응하지 않는 감염일 경우 시행한다. 전신 항생제 치료를 자주 받았거나 피부 세균 감염에 노출된 적이 있는 사람은 배양검사를 받아야 하며 어떤 항생제를 치료제로 쓸 것인지 결정하기 위해 감수성 검사를 시행한다.

라. 수산화칼륨검사와 진균배양검사

피부, 모발, 손톱의 진균감염은 현미경으로 확인하거나 배양검사를 통해 확진한다. 이러한 검사를 위해서는 감염된 두피를 긁어 검체를 수집한다. 흔한 감염 부위는 두피, 피부가 겹치는 부위(발가락, 액와, 서혜부 사이, 유방 아래, 배주름)와 손톱주름 등이다.

감염 부위의 가장자리에 있는 미세한 피부조각들을 15번 메스나 슬라이드글라스 끝으로 긁어 다른 슬라이드판 위에 놓는다. 채취한 조직 위에 10~20% 수산화칼륨을 한 방울 떨어뜨리고 커버글라스로 덮는다. 부드럽게 눌러 조직을 편평하게 한 뒤 케라틴과 세포가 더 빨리 용해되도록 살짝 가열한다. 현미경으로 검체를 검사한다. 병소에서 얻은 조직의 일부는 배양을 위해 배지에 넣는다. 손톱배양검사를 하기 위해 손톱을 가위로 살짝 잘라 배지로 옮긴다. 손톱 밑에서 채취한 파편은 배양에 적합하지 않다.

마. Tzanck's 도말검사

Tzanck's 도말검사는 수포나 대수포에서 채취한 액체나 세포를 현미경으로 관찰할 때 사용된다. 최근에 생겨난 수포의 윗부분을 제거하고 기저 부위를 외과용 메스나 큐렛으로 긁어 검체를 채취한다. 채취한 검체를 슬라이드에 도말하고 세포검사를 위해 검사실로 보낸다. 다핵성 거대세포가 있으면 단순포진이나 대상포진 같은 바이러스성 감염으로 진단한다.

바. 옴검사

옴검사를 하는 데 있어 가장 어려운 것은 견본을 채취하기 위해 손으로 긁지 않은 부분을 선택하는 것이다. 보통 몇 개의 부분을 선정하는데, 눈으로 봤을 때 선형굴이 보인다면 진드기, 유충 혹은 배설물을 찾아보아야 한다. 병소의 윗부분을 15번 메스나 큐렛으로 제거하여 슬라이드 글라스 위에 옮기고 오일을 한 방울 떨어뜨린 후 커버글라스로 덮어 저배율현미경으로 검사한다. 국소마취제는 필요하지 않으며 미세한 출혈이 있을 수 있다. 병소가 개방되었을 때에는 약간의 불편감이 발생한다.

사. 우드램프검사

우드램프(wood's light, black light)는 고압수은램프를 사용하여 긴 파장의 자외선(UVA, 360nm light)을 비추는 장치로서 진단적 목적으로만 사용한다. 예를 들면, 우드램프는 피부표층의 소수 진균 및 세균의 감염을 진단하고, 병소와 정상 피부색 간의 차이를 밝혀 색소성 피부장애를 발견하며, 색소침착이 저하된 부분과 무멜라닌(amelanotic) 부분을 감별할 수 있다. 우드램프검사는 암실에서 시행하고 통증을 유발하지 않는다.

3) 피부계 건강문제의 일반적 간호중재

(1) 치료적 목욕 제공

전신에 병변이 있는 경우 습포보다 목욕(전분 목욕, 타르 목욕, 과망간산포타슘 용액)이 더 효과적이다. 단, 오래 하면 물에 피부가 불어서 미란 작용이 일어나므로 20~30분을 초과하지 않도록 한다(표 14-2).

(2) 약물치료 제공

가. 국소적 준비물

① 로션

로션은 물 또는 알코올, propylene glycol 등에 가루나 활성 약제를 혼합하거나 용해한 것을 말한다. 삼출성 피부질환에 수성치료와 함께 사용한다. 대표적으로 냉각 작용과

표 14-2 치료적 목욕 유형

종류	효과 및 사용법
물	습포 드레싱과 동일한 효과
식염수	넓게 퍼져 있는 병변에서 사용됨
콜로이드(아비노, 오트밀)	항소양증, 진정 효과
나트륨중탄산염(베이킹소다)	냉각 효과
녹말	진정 효과
의학용 타르	건선과 만성 습진
목욕 오일	항소양증, 연화 작용: 급성 및 아급성 습진성 발진

간호중재
- 욕조에 반 정도의 물을 채운다.
- 편안할 정도로 물의 온도를 유지한다.
- 물이 너무 차가워지지 않도록 한다.
- 욕조 매트를 깔도록 하여 미끄러지지 않도록 한다.
- 윤활제를 발라야 하는 경우 목욕 직후 피부가 습할 때 유화 크림을 바른다.
- 타르는 휘발성이므로 목욕탕 환기를 잘 시켜야 한다.
- 병실 온도를 일정하게 유지한다.
- 목욕 후 가볍고 헐렁한 옷을 입도록 한다.

항소양 작용이 우수한 칼라민 로션이 있다.

② 분말

분말을 피부에 직접 살포하는 것으로 습기를 흡수하여 표면을 건조하게 한다. 액와부, 회음부, 항문 주위 및 발가락 사이와 같은 간찰 부위에 효과적이며, 땀을 흡수하고 마찰을 최소화한다.

③ 젤

기름기가 있어 문지르면 없어지고 털이 있는 곳에 넓게 바를 수 있다. 피부 보호 작용과 연화 작용은 약하며 급성 염증 상태나 피부 표면이 벗겨진 곳에 바르면 자극이 있을 수 있다. 약물의 효과는 약제 형태는 물론 피부의 투과성에 따라서도 달라지는데, 예를 들면 염증이 있는 피부는 흡수가 증가된다.

④ 페이스트

페이스트는 파우더와 연고의 복합체이며, 염증성 수포질환일 때 사용된다. 페이스트는 피부에 부착하는 경향이 있어 오일(예: 올리브오일이나 미네랄오일)을 사용하지 않고 제거하기 어려울 수 있다. 페이스트는 설압자나 장갑을 끼고 피부에 바른다.

⑤ 연고

- 탄화수소성 제재(hydrocarbon bases): 연화작용과 밀폐력이 강하다.
- 흡수성 제재(absorption base): 물에 지워지지 않고 녹지 않는다.
- 유제성 제재(emulsion base): 수분이 비교적 많고 기름 성분이 적어 피부에 쉽게 확산되며 밀폐되어 수분 손실을 방지한다.

⑥ 코르티코스테로이드

스테로이드제의 주요 작용은 소염 작용과 면역 억제 작용이다. 여러 가지의 약제 중 주로 prednisolone(PD)이 많이 쓰이며, 주사용으로 dexamethasone, triamcinoloneacetate 등이 근육 내 또는 병변 내 주사로 쓰인다. 코르티코스테로이드제는 사용 시 상당한 주의가 요구되므로 심한 염증 상태나 생명에 위협을 주는 피부증 및 약물치료에 효과적이지 못한 피부질환에만 적용한다. 코르티코스테로이드제는 사용 전에 환자의 체중, 활력징후, 전해질, 혈구분석, 소변검사 등을 실시한다. 상처 치유의 지연 및 감염 위험의 증가 등은 이 제재 사용 시 올 수 있는 부작용이므로 피부의 상처 유·무나 감염 상태의 사정이 필요하다.

환자에게 약물의 복용량, 시간, 빈도를 정확히 설명해 주고 약의 용량을 줄여 가며 먹어야 할 경우에는 복용 날짜에 약물의 용량을 표시해 주어 복용에 착오가 없도록 한다(표 14-3).

표 14-3 국소 적용 외용약물

종류	작용	간호
항세균제	• 세균의 화학적 구조 변화: 단백의 변성 • 세포투과성 증가: 대사장애	• 약물의 적용 전 유착된 가피와 피부 부스러기를 깨끗이 한다. • 연고제재로 하루에 2~3회 바른다.
항생제	• 항세균작용, 구진성 농포성 병변의 염증 반응 억제	• 처방대로 하루에 2회 바른다. 로션은 손가락 끝으로 문질러 바른다. 비강 주름이나 입술, 눈 가장자리에는 바르지 않는다.
항진균제	• 세포투과력을 변화시킴, 환부조직을 제거	• 하루에 2회씩 2~3주 동안 바르도록 한다. 바른 위에 또 바르는 것은 민감한 환부를 자극시킬 수 있다.
항대사제	• DNA 합성을 방해함, thymidylate 합성 작용 저지시킴, 햇빛의 손상으로 인한 기저세포 상피종양과 같은 피부암이나 암 전구기 증상에 효과적	• 점막이나 눈에 닿는 것을 피하고 장갑 낀 손으로 약물을 바르도록 한다. 약물 적용 시 나타날 수 있는 작열감, 소양감과 같은 빠른 염증반응에 대해 환자에게 설명해 주고 약을 바른 부위를 햇빛에 노출하지 않도록 한다.
진양제	• 소양감을 줄이고 마취와 냉효과가 있음	• 약제가 마취제를 포함하지 않는 경우 자주 바르도록 한다. 약제가 눈에 가지 않도록 하고 마취제가 포함된 경우 하루에 2~4회 바르도록 한다.
항바이러스제	• DNA 합성 방해	• 자가접종을 피하기 위해 장갑 낀 손으로 바르도록 하고 바른 후에는 손을 닦는다. 매 3시간마다 하루에 6번 정도 바른다. 효과를 얻기 위해서는 전구기부터 치료를 시작한다.
부식제	• 세포단백을 침전시켜 조직을 파괴	• 약제는 주의 깊게 환부에만 바르도록 한다. 병변 주위 조직을 백색 바셀린이나 zinc oxide로 보호한다. 약을 바른 후 드레싱을 하고 처방된 시간이 지나면 환부와 주위조직을 따뜻한 비눗물로 닦아낸다. 약물이 눈과 점막에 닿지 않도록 한다.
코르티코스테로이드 제제	• 혈관수축 효과로 혈류와 염증반응을 감소시킴, 항유사분열(antimitotic) 작용	• 약제는 얇고 고르게 펴 바른다. 장기간에 걸쳐 발생되는 부작용을 피하기 위해 처방 기간을 체크한다. • 작용이 강한 코르티코스테로이드제는 얼굴, 목이나 피부가 접촉하는 부위에 국한한다.

나. 병소 내 요법

병소 내 요법에는 스테로이드제의 병변 내 주사요법이 가장 많이 쓰인다.

병변 내 주사요법은 적은 양의 희석액을 환부 속이나 환부의 바로 밑에 주사해 줌으로써 국소 부위에 고농도의 약물을 투여할 수 있다. 코르티코스테로이드 제재의 주사는 건선, 진성 반점, 켈로이드, 여드름, 환상의 신경성 피부염에 특히 효력이 있으며 부작용으로는 피부위축, 저색소 침착, 감염 및 궤양이 있다. 적용 시에 작열감이 야기될 수 있음을 환자에게 알려 준다. 부작용 정도는 약의 희석 상태에 따라 다르다.

블레오마이신(bleomycin) 제재의 주사는 치료에 불응성인 사마귀(warts)치료에 사용되며 특히 손톱 주위나 발바닥의 사마귀치료에 효과적이다. 국소적인 압통이나 통증 그리고 부종이 나타날 수 있으나 일시적이다.

(3) 드레싱(Dressing)

가. 드레싱제의 분류

드레싱제는 기준에 따라 다양하게 분류된다. 우선, 공동이 있는 상처를 채우는 드레싱제(filler dressing)와 상처를 덮는 드레싱제(cover dressing)로 분류할 수 있으며, 상처의 적합한 습윤 상태를 유지하기 위해 삼출물이 많은 상처의 지나친 습기(예: 삼출물)를 흡수하는 드레싱제와 너무 건조한 상처에 습기를 제공하는 드레싱제로 분류한다. 그리고 물과 가스의 통과 정도에 따라 습윤한 상처 환경 조성에 초점을 두고, 물과 가스(수증기, 산소, 이산화탄소)가 통과되지 않는 폐쇄 드레싱제(occlusive dressing)와 물은 통과되지 않지만 어느 정도 가스는 전달되는 반폐쇄 드레싱제(semiocclussive dressing)로 분류할 수 있다.

나. 드레싱제의 습윤 정도와 투습도

습윤 상처 환경은 드레싱제의 삼출물 흡수 정도와 습윤 유지 또는 제공 정도에 따라 다르다. 드레싱제의 습윤 유지 정도는 투습도(moisture vapor trans-mission rate; MVTR)로 나타낸다. 투습도는 g/m^2/24hrs로 표시하고, 드레싱제를 통해 상처에서 습기를 배출시키는 능력을 말한다. 투습도는 약 840g/m^2/24hrs보다 적어야 습윤 드레싱제라 하고 1,000g/m^2/24hrs보다 낮으면 폐쇄성 드레싱제에 가깝고 1,000g/m^2/24hrs보다 높으면 반폐쇄 드레싱제에 가깝다고 평가한다. 투습도는 드레싱제마다 다양한데, 일반적으로 낮은 투습도를 가진 폐쇄성 드레싱제는 건조하거나 삼출물이 적은 상처에 적용하므로 상처 기저부에 습기를 주어 습윤한 상처 기저부를 유지한다. 반대로 삼출물이 많은 상처인 경우 투습도가 높은 드레싱제를 적용하여 상처 기저부로부터 습기를 공기 중으로 배출시킴으로써 적합한 습윤 상태를 유지한다.

다. 드레싱제의 종류

① 반투과성 필름 드레싱 (Transparent polyurethane film dressing)

투명 필름 드레싱은 습윤 치유 환경 조정을 위해 가장 처음 소개된 드레싱 재료이다. 폴리우레탄 성분의 반투과성 막으로 상처 기저부와 외부 환경 간의 산소와 수증기 교환은 가능하지만 방수성이어서 외부로부터의 세균 침입을 막을 수 있다. 상품에 따라 정도의 차이는 있으나 매우 얇고 투명하며 탄력성이 있다. 이러한 특성은 드레싱 적용 후 간편함과 편리함을 주며 상처를 관찰할 수 있게 한다. 상처의 외적 손상을 막아 주고 상처에 딱지가 앉거나 건조가피가 생기는 것을 예방하여 습윤 치유 환경을 조성해 준다. 투명 필름 드레싱은 마찰이 있는 부분의 욕창 예방과 정맥 주입 부위 드레싱에 주로 사용된다. 또한 1도 화상, 1단계 욕창, 수포, 레이저 치료를 받은 상처, 찰과상 등에 주로 쓰인다. 투명필름 드레싱은 흡수력이 전혀 없으므로 삼출물이 많은 상처에 적용하지 않는다. 이러한 특성을 이용하여 상처의 자가분해를 도모하기 위해 건조 가피로 덮인 상처에 적용하면 가장 빨리 습윤 치유 환경을 조성할 수 있다.

모든 투명 필름 드레싱은 접착면과 비접착면에 비닐 덮개나 종이가 붙어 있다. 이는 접착면에만 비닐 덮개가 있을 경우 떼어 낸 후에 드레싱의 모양을 유지하기 어려우므로 일시적인 지지를 위해 부착시킨 것이다. 접착면 쪽을 먼저 떼어 낸 후 상처에 붙이고 그 다음에 비접착면 위의 덮개를 뗀다. 상처 크기보다 5~6cm 정도 크게 붙이는 것이 안전하다.

② 하이드로콜로이드 드레싱(Hydrocolloid dressing)

하이드로콜로이드 드레싱은 수분과 만나 반응하는 입자를 포함하고 있으며, 웨이퍼 형태와 연고, 분말 형태가 있다. 하이드로콜로이드 드레싱은 완전 폐쇄 환경을 제공하며 산소가 상처 기저부로 들어가지 못하게 하는 제품이 있다. 이는 상처를 저산소증 상태로 만들게 되는데 이는 신생혈관 형성을 자극할 수 있어 실질적으로 상처 복구를 돕게 된다. 그러나 폐쇄 환경을 만들게 되면 미생물의 성장을 촉진하여 감염 위험성이 있으므로 감염된 상처에 하이드로콜로이드 드레싱을 적용할 때는 각별히 주의해야 한다. 하이드로콜로이드 드레싱은 삼출물이나 수분과 접촉한 후 반고형성 겔로 변화하며 드레싱 교환 시 새로 형성된 육아조직에 손상을 주지 않고 제거가 가능하다. 그러나 이러한 겔이 누런 고름 같이 보일 수도 있고 또 냄새가 좋지 않은 단점이 있다. 대부분의 하이드로콜로이드 드레싱은 불투명 막으로, 드레싱 제거 전에는 상처 관찰이 어려운 점이 단점이었으나 최근에는 얇고 투명한 하이드로콜로이드 드레싱 제품을 개발하여 이러한 단점을 보완하였다.

삼출물이 많으며 상처가 넓고 편평한 경우 정맥성 궤양, 2·3단계 욕창, 2도 화상, 찰과상, 피부 이식 공여 부위 등에 적용할 수 있고 얇은 하이드로콜로이드 드레싱은 마찰 부위 예방을 위해서도 이용할 수 있다.

③ 하이드로겔 드레싱(Hydrogel dressing)

하이드로겔 드레싱은 물과 글리세린이 주성분인데 상품에 따라 물이 94%를 차지하는 것부터 글리세린이 96%를 차지하는 것까지 매우 다양하다. 겔 드레싱은 무정형인 경우 이차 드레싱이 필요하지만 시트 형태로 개발된 것도 있다. 무정형의 겔 드레싱은 상처를 가습하며, 특히 괴사조직에 습기를 제공하여 자가분해를 도모한다.

④ 알지네이트 드레싱(Alginate dressing)

알지네이트는 갈색 해조류에서 나오는 알긴산(alginic acid)과 칼슘염(calcium salts)으로 구성되어 있고, 상처의 삼출물과 같이 소듐이 포함된 물질과 만나면, 칼슘 이온이 소듐 이온으로 교환되어 그 결과 소듐알지네이트(sodium alginate)로 겔 형태가 됨으로써 습윤 환경을 만든다. 알지네이트는 분자량의 15~20배 용량의 삼출물을 흡수할 수 있으며 칼슘염으로 구성되어 있어 지혈 효과가 있다. 알지네이트는 핀셋으로 쉽게 뜯어서 가볍게 패킹할 수 있으므로 공동이나 주변 조직의 잠식이 있는 경우 패킹 드레싱으로 이용하기 편리하고, 알지네이트 드레싱의 고정을 위해 이차 드레싱이 필요하다. 중정도의 삼출물이 있는 상처, 화상, 감염 상처 등에 적용할 수 있으며 지혈 효과 때문에 피부 이식 공여 부위, 지혈이 필요한 상처에 추천할 수 있다.

⑤ 폼 드레싱(Foam dressing)

투명 필름 드레싱과 같이 폴리우레탄으로 만들어졌으나 삼차원 구조를 가지고 있으며 폴리우레탄 폼의 미세한 구멍들이 습도를 유지하고 많은 양의 삼출물을 흡수한다. 상처 접촉면이 접착성이거나 비접착성으로 폼의 짜임새 정도와 두께에 따라 삼출물 흡수 정도와 투습도가 다양하여 최근에 널리 사용되고 있으며, 중 정도의 삼출물이 있는 상처에 적용하는 것이 좋다.

⑥ 하이드로화이버 드레싱(Hydrofiber dressing)

하이드로화이버 드레싱은 상처 표면에 잘 밀착되어 피브린층 형성을 도우며 이를 통해 상피화 과정을 촉진한다. 또한 하이드로화이버가 많은 삼출물을 보유하므로 흡수 능력이 뛰어나고 상처 주위 조직의 침연을 최소화할 수 있다. 삼출물이 많은 상처나 욕창, 허혈성 궤양, 정맥성 궤양, 암 상처, 당뇨성 상처에 적용할 수 있으며 고정은 이차 드레싱으로 한다.

⑦ 항균 드레싱(Antimicrobial dressing)

최근에는 은(silver)이 항균 물질이라는 점을 이용한 드레싱 제품이 개발되어 사용된다. 이러한 제품은 상처로 직접 유출된 은이 단백질 분해효소(metallo-proteinase)의 활동을 감소시키고 염증을 줄여 상처 치유에 긍정적인 효과를 가져온다.

⑧ 거즈 드레싱(Gauze dressing)

거즈 드레싱은 가장 전통적인 드레싱 방법으로, 면이나 합성섬유를 이용하여 다양한 직조법과 밀도로 만들어졌다. 흡수성이 있고 물, 산소를 투과시키며 투습도는 1,600g/m^2/24hr 정도이다. 이 드레싱은 단순히 건조한 비접착성 거즈를 그냥 사용하거나 습윤 상태로 이용한다. 또는 연고나 크림, 소독제 등 국소치료제를 거즈에 함유하여 감염된 상처에 사용한다. 패킹하기가 쉽기 때문에 동로(sinus tract)나 잠식(undermining)을 가진 상처에 적합하다.

(4) 상처 치료기구

국소 음압 치료(negative pressure wound therapy; NPWT)는 음압을 유지할 수 있는 기구를 이용하여, 상처 부위에 골고루 일정한 음압을 주어서 간질액과 혈액 등을 흡입하며 부종을 없애고 세균감염을 줄이며 혈액공급과 산소 공급을 원활하게 하고 적합한 습도를 유지하여 상처의 치유를 돕는 방법이다. 욕창 등의 만성 개방 상처, 당뇨성 궤양, 울혈성 궤양, 급성 외상 상처, 피부 이식 부위, 절단 부위, 이식 수술 전·후 및 절단 부위, 총상 등 외상, 열개된 절개 부위(dehisced incisions)에 유용하다.

4) 피부계 건강문제와 대상자 간호

(1) 비감염성 피부질환

가. 심상성 좌창(Acne vulgaris)

① 원인, 증상과 징후

심상성 좌창은 가장 흔한 만성 염증성 실환으로 피지선에 생긴 붉은 농포성 발진이다(그림 14-27). 피지선의 활동이 활발한 사춘기에 많이 생기며, 남성이 여성보다 심하다. 관련 원인과 악화 요인이 있으며 가족력도 있다.

피부 자극은 피지 생산과 모낭의 정상균인 *Propionibacterium acnes*의 활동을 증가시킨다. 내분비계 불균형, 경구피임약, 호르몬(corticosteroid, androgen), 약물(dilantin, lithium), 스트레스 등과 관련이 있는 것으로 알려져 있다. 대개 가을과 겨울에 악화되고, 덥고 습한 날씨와 불결함은 병소를 더욱 악화시킨다.

심상성 좌창은 얼굴에 주로 생기며 목, 가슴, 상지에도 나타난다. 여드름은 면포(comedones: 끝이 검거나 흰 것)가 생기는 비염증성 병소와 구진, 농포가 생기는 염증성 병소로 구분된다. 심한 경우 결절, 낭포, 요흔성(pitting) 반흔, 비대성 반흔 등이 생긴다.

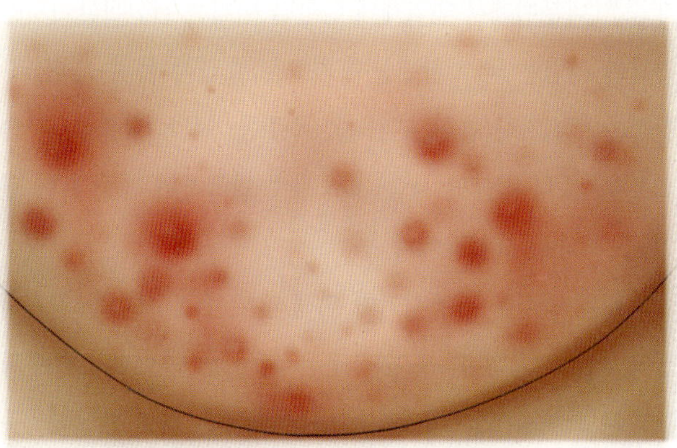

그림 14-27. 심상성 좌창.

② 치료와 간호

관리의 목적은 박테리아 집락을 줄이고, 피지선 활동과 염증을 감소시키며, 이차성 감염을 예방하고, 반흔조직을 최소화하는 것이다. 치료요법은 병소 유형(면포, 구진, 농, 낭종 등)에 따라 달라지며, 치료기간은 심상성 좌창의 범위와 심각도에 따라 다양해진다. 심한 경우에는 치료기간이 몇 년에 걸쳐 이루어진다. 치료요법의 혼합요법은 질병과정을 효과적으로 조절할 수 있다(표 14-4).

염증 유·무와 개인차에 따라 결정되는데, 비타민A(tretinoin)가 효과적이다. Tretinoin 제제는 치료뿐만 아니라 새

표 14-4 심상성 좌창치료에 흔히 사용되는 유형

치료 유형	치료제
국소적 (topical)	• Benzoyl peroxide wash, gel • Benzoyl peroxide와 erythromycin(Benzamycin gel) • Salicylic acid(다른 제제의 첨가물) • Sulfur(다른 제제의 첨가물) • Tretinoin(Retin A, Avita) • 기타 면포원성[comedogenics: adapalene (Differin), azelaic acid(Azelex), tazorotene (Tazorac)] • Topical antibiotics agents[clindamycin (Cleocin T), erythromycin(Akne-mycin)]
전신적 (systemic)	• 구강용 항생제[tetracycline, doxycycline (Vibramycin), minocycline(Minocin), trimethoprim(Prolop), sulfamethoxazole과 trimethoprim(Bactrim)] • 경구용 피임제(여성인 경우만) • Spironolactone(Aldactone)
외과적 (surgical)	• 면포 추출 • 표면박리(glycolic acid, salicylic acid) • 항염작용을 위한 병소 내 corticosteroids 주입 • Phototherapy • 분할적 레이저 치료

로운 면포 형성이나 감염 방지에 효과적이다. 비염증성 병소의 치료는 폐쇄를 제거하고 새로운 면포 형성을 막는 것이다. 표피잔설을 제거하기 위해 abrasive cleanser를 사용하며, 면포 제거에는 면포박리제(comedolytic)와 피부박리제(peeling agent)를 사용한다.

국소적 항생제 치료가 사용되며, 이는 표면의 유리지방산 수준을 감소시키고 면포, 구진, 농을 감소시키지만 전신적인 부작용을 일으키지는 않는다.

여성은 피지 분비 감소를 위해 호르몬요법을 시도한다. 자극성이 강한 화장품, 의약성 화장품, 피부 세정제, 모직이나 거친 옷감을 피한다. 세수는 중성비누를 사용하고 피부를 건조하게 유지한다. 지성 화장품은 피하고, 여드름을 짜지 않도록 하며, 지성 두피나 피부인 경우 자주 씻는다. 지나친 긴장, 피로, 발한은 피한다. 고지방 식이, 초콜릿, 아이스크림, 너무 단 음식 등은 피하며 비타민A를 충분히 섭취한다.

나. 지루성 피부염(Seborrheic dermatitis)

① 원인, 증상과 징후

지루성 피부염에서 지루란 피지(sebum)의 과잉 분비를 말하며 피지선은 주로 얼굴, 두피, 눈썹, 눈꺼풀, 코와 윗입술 가장자리 또는 뺨, 귀, 겨드랑, 유방 하부, 서혜부, 둔근의 주름이 있는 부분에 많이 분포되어 있다. 지루성 피부염은 만성 염증성 피부질환으로 피지선이 많이 분포된 곳에서나 세균이 많이 존재하는 주름이 잡힌 피부에서 흔히 발생한다. 질환의 원인은 정확히는 모르나 만성적인 피지선의 과잉 활동과 유전적 요인, 정서적인 긴장, 고지방 식이, 호르몬 불균형 등이 관련 요인으로 알려져 있다.

지루성 피부염은 유년기부터 두피에 인설이 나타나기도 하고, 사춘기에 발생하기도 하며, 때로는 성인기에서도 지속된다. 증상은 처음에는 두피에만 나타나나 이후에는 눈썹, 귀 주위 피부, 코 주위, 앞이마로 퍼진다. 이들 피부는 발적과 인설이 건성, 습성 또는 지방성으로 형성된다. 만성적으로는 피부의 각질화를 초래한다. 두피의 건성 인설의 낙설을 비듬이라고 하며 가벼운 경우에는 증상이 없다. 인설이 있으면 소양증이 발생하고 긁으면 이차 감염이 일어난다.

② 치료와 간호

지루성 피부염에 대한 치료법은 아직 밝혀지지 않았으며 따라서 치료 방향은 피부장애의 조절과 피부 자체의 회복을 도모하는 것에 둔다. 코르티코스테로이드 크림의 국소적 도포는 얼굴과 몸의 지루성 피부염으로 인해 오는 이차적인 염증반응을 지연시켜 주는 효과가 있다. 이 약물을 눈꺼풀에 사용할 때에는 녹내장을 유발할 수 있으므로 주의한다. 피부가 맞닿는 곳에서 칸디다증 발생을 볼 수 있는데 이를 예방하기 위해서는 이 부위를 청결히 하고 공기가 통하도록 한다. 칸디다증이 지속될 때는 당뇨병 유·무 진단도 필요하다.

두피의 비듬 치료를 위해서는 매일 또는 1주일에 3번 이상 항지루성 샴푸로 5분 내지 10분 정도 있다가 헹구도록 한다. 지루성 피부염 환자에게 심한 열이나 발한 등 외부 자극을 피하도록 교육하고 이차적인 세균감염을 막기 위해 피부가 접히는 곳을 청결히 하고 치료 방법을 지속적으로 따르도록 한다.

다. 습진성 피부염(Eczematous dermatitis)

① 간찰진(Intertrigo)

간찰진은 피부가 접히는 부위에 마찰이 일어나 적절한 환기를 방해하여 나타나는 표피의 염증성 질환이다. 마찰, 열, 습기 등이 홍반, 소양감, 작열감을 유발한다. 홍반을 동반한 파열과 미란, 이차성 세균감염, 칸디다증이 발생한다. 칸디다증은 내분비계나 면역계에 영향을 미치는 전신질환이지만 건강한 사람은 국소 항진균제 치료로 효과를 볼 수 있다. 간찰진은 뜨겁거나 습한 부위(예: 목주름, 액와, 회음부, 가슴 밑부분, 특히 비만인 사람)에서 자주 발생하며 가장 흔한 원인 중 하나는 요실금이다.

치료는 병소를 건조시키기 위해 피부 주름 사이를 환기시킨다. 청바지처럼 꽉 조이는 옷은 피하고, 면소재의 흡수가 잘되는 의복을 입으며, 땀이 나는 활동은 하지 않는다. 증상관리는 환자의 참여 정도와 피부의 전반적인 상태에 따라 달라진다. 피부에 상처가 없으면 하루 2번 물로 닦아 주고 건조시킨다. 염증 초기에는 국소 corticosteroid 요법(예: hydrocortisone 1.0% 또는 2.5% 크림이나 로션)이 도움이 되나 장기 사용은 피한다. 2차 감염 시 삼출물을 제거하기 위해 매일 3~4회 정도 냉수에 침수한다. 균열이 생기면 항진균성 수렴 소독 염색제(Castaderm)를 매일 1회 적용한다.

라. 박탈성 피부염(Exfoliative dermatitis)

① 원인, 증상과 징후

박탈성 피부염은 전신적으로 인설과 홍반이 나타나는 점진적인 염증이다. 환자는 발열과 오한, 쇠약 및 심한 독성 상태의 유발과 피부의 심한 낙설로 때로는 모세혈관의 파열, 저단백혈증, 빈혈 등을 초래한다. 이 상태는 원발성 또는 속발성으로(습진, 건선이 있은 후) 오는 경우가 있다.

이 상태는 여러 종류의 약물(예: penicillin, phenylbutazone) 복용 후 그 반응으로 나타나기도 한다. 따라서 원인은 복합적 요소에 의해 발생한다. 환자는 광범위한 피부병변 때문에 피부로부터 단백 소실이 크며 피부의 열조절이 불량하고 또한 감염에 민감하다. 따라서 예후는 대부분 치명적이다.

② 치료와 간호

치료는 전해질의 균형 유지와 피부 감염에 그 목적을 두고 있으며 개인별로 원인에 따른 치료법을 시도한다. 환자는 침상 휴식을 시키고, 약물은 코르티코스테로이드 제제 외에는 복용을 중단한다. 체온조절이 잘 안 되므로 실내온도를 적절히 조절하고 피부로부터의 수분과 단백질 소실에 대한 보충을 하여 주며 피부의 감염 여부를 주의 깊게 관찰하도록 한다. 피부 감염이 되었다면 원인균의 규명과 약물 과민성에 대해 충분히 검토한 후 항생제를 선택해 투여한다. 울혈성 심부전증이 올 수 있으므로 주의 깊게 관찰하도록 하며, 환자에게 모든 자극물(특히 약물)과의 접촉을 피하도록 교육한다.

(2) 감염성 피부질환

가. 세균성 피부질환

정상 피부에는 주로 그람양성구균인 포도상구균(*Staphylococcus*), 코리네박테리아(*Corynebacterium*), 연쇄상구균(*Streptococcus*) 등 세균이 존재한다. 세균이 모낭에서부터 피하조직까지 깊숙이 침투하여 따뜻하고 습기 찬 환경에서 더욱 빠르게 성장하거나, 환자의 저항력이 낮다면 표재성 또는 전신감염을 초래할 수 있다. 세균에 의한 피부감염증으로 농가진, 모낭염, 절종 등이 있다.

① 농가진(Impetigo)

농가진은 황색포도상구균이나 A군 용혈성 연쇄상구균에 의해 초래되는 가장 흔한 피부감염이다. 빠르게 퍼지고 보통 직접접촉에 의해 전파되며 대개 위생이 불량한 아동기에 많이 발견된다. 농가진은 며칠간 지속되는 전염성이 강한 감염으로, 약 5% 정도에서 연쇄상구균에 의한 사구체신염이 합병증으로 발생한다.

a. 임상증상

홍반성 반점, 가려움을 동반한 소수포, 가피가 파괴된 후 짙은 벌꿀색의 농포가 얼굴, 팔, 다리에 발생한다. 진단은 그람염색과 배양으로 확진한다.

b. 치료

따뜻한 미온수로 가피를 제거하고 항균비누로 부드럽게 씻는다. 상처 부위가 작은 경우 국소치료로 mupirocin(Bactroban)을 도포하고, 감염이 넓게 퍼져 있다면 경구용 항생제가 처방된다. 피부병소가 존재하는 동안 전염 예방을 위해 철저히 손 씻기를 하고, 환자의 의복, 장난감, 수건, 홑이불, 식기 등을 분리하며, 약물 도포 시 장갑을 착용한다. 발진 부위를 만졌으면 곧 손을 씻고 사용한 면봉이나 거즈는 잘 싸서 소각 처리한다.

② 모낭염(Folliculitis)

모낭염은 흔히 포도상구균에 의해 초래되는 모낭의 염증이며, 외상이나 녹농균이 원인일 수도 있다. 주로 면도한 남성의 턱이나 여성의 다리 부위에 발생하는데, 전두, 흉부, 상지, 등, 목, 대퇴, 서혜부, 액와 등에 표재성 또는 심층성으로 나타난다.

a. 임상증상

경미한 증상인 화끈거리는 압통부터 심한 증상인 소양증까지 다양하고, 모낭에 원형의 구진(papules)과 농포(pustules)가 나타난다. 녹농균에 의한 모낭염 증상은 미열, 인후통, 림프절증을 포함한다.

b. 치료

개인위생을 유지하고, 배양 및 감수성 검사를 통해 선택된 전신항생제를 사용한다. 감염으로 인한 급성 질병인 경우 정맥 주입, 고열 조절 및 지지적 치료를 한다. 온습포로 절종과 독종을 완화시킬 수 있다. 주위 피부는 항균비누로 하루 2번 깨끗이 닦고 Bactroban과 같은 항균연고를 도포한다. 따뜻한 습포의 적용은 피부의 가려움이나 작열감을 진정시키는 데 유용하다. 간호사는 환자를 간호할 때 일회용 장갑을 착용하여 전염을 방지한다.

③ 절종, 독종, 절종증

절종과 독종은 모낭염이 악화되어 나타나는 농양으로, 포도상구균에 의해 심한 염증반응과 감염이 초래되어 피지선이 폐색되었을 때 진행된다.

a. 임상증상

- **절종(furuncle: 종기, 부스럼):** 전체 모낭과 그 주위 피하조직에 깊숙이 발생한 농양으로, 병변은 대개 직경 1~5cm이다. 호발 부위는 자극과 마찰, 압력, 수분 등에 노출되는 얼굴, 두피, 목, 둔부, 겨드랑이 등이다. 주사 사용 등이 포도상구균 감염의 위험성을 증가시키며, 발생 빈도는 어린이, 젊은 성인들에게 높다. 화농성 삼출액을 유출시키는 단단하고 붉고 건조한 결절과 궤양이 생기며, 통증과 압통이 뚜렷하다.
- **독종(carbuncle):** 절종이 융합되어 다수의 농루가 있는 응어리를 형성한 것으로 모낭 주위에 발생하고 병변은 지름 3~10cm이다. 급성으로 주로 목뒤나 등뒤에 잘 생긴다. 종기와 비슷하나 종종 파열되어 불쾌한 냄새가 나는 다량의 농을 배출한다. 부종과 발적이 있으며 통증이 심하다. 치유가 느리며, 치유된 후에는 흉터가 남는다.
- **절종증(furunculosis):** 대개 목, 대퇴부 등에 나타나며, 발열과 불쾌감 같은 전신증상을 수반하는 매우 고통스러운 다발성 병변이다. 재발 빈도가 높으며, 면역력이 저하되거나 영양불량, 당뇨병, 특히 인슐린 주사 시에 잘 나타난다.

b. 치료와 간호

환부를 더운 물에 담가 감염을 국소화시키고, 환부에 생긴 농을 절개하여 배농시키며, Bactoban이나 Neosporin 등의 항생제 연고를 이용하고, dicloxacillin이나 erythromycin 등의 전신항생제를 투여한다. 세심한 손 씻기와 사용 후의 침구 커버 분리 등에 유의한다.

나. 바이러스성 피부질환

① 대상포진(Herpes zoster shingles)

a. 원인, 증상과 징후

대상포진은 varicella 바이러스에 의해서 발생되는 염증성 증상으로 통증을 수반하는 수포성 발진이 후반 신경절로부터 말초신경의 주행을 따라서 주로 편측성으로 나타난다. 이 증상은 잠복하고 있던 varicella 바이러스의 재활동 또는 면역력의 저하로 발생하는 것으로 알려져 있으며, 4~5일 전부터 통증이 선행하는 특징이 있다. 대상포진의 발생은 림프종(lymphoma), 백혈병, 후천성면역결핍증 환자에서 빈번히 발생한다.

수포성 발진이 말초신경을 따라 나타날 때 소양감이 있으며, 압각과 촉각에 대해 민감성이 있고, 그 외 권태감, 소화기장애가 수반되거나 선행하여 나타난다. 통증은 신경이 분포하고 있는 부위 전체에 방사되며 수포가 나타난 부위는 홍반성이고 피부는 부종이 있다. 초기의 수포는 혈청을 포함하고 있으나 후에는 화농성이 되고 터지면 가피를 만든다. 병변의 임상경과는 1~3주가량이고, 감염은 면역력이 약한 사람과 전에 수두를 앓지 않은 사람에서는 2~3일 정도에 나타난다. 진단검사는 대상포진의 특수 증상 때문에 불필요하나 Tzanck 도말검사로 다핵성 거대세포를 확인한다.

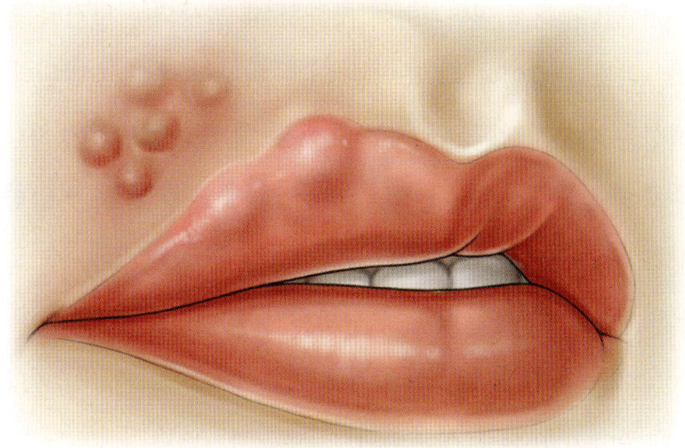

그림 14-28. 입술의 바이러스성 포진 감염.

b. 치료와 간호

치료의 목적은 통증 완화와 합병증(감염, 상흔 형성, 신경통) 예방에 있다. 통증 완화를 위해서는 진통제를 투여하며 소양감 조절을 위해서는 항히스타민제를 투여한다.

피부의 국소적인 불편감을 감소시키기 위해 냉찜질과 진양제 로션을 바르도록 한다. 질병 상태와 관리에 대한 이해를 돕기 위하여 대상포진의 급성기 상태 특히 수포 형성 시기의 전염성에 대해 교육하고 면역억제 상태에 있는 사람들이나 수두에 민감한 사람들에게 전염성이 높다는 것을 교육한다. 또한 철저한 개인위생(손 씻기)의 필요성도 강조하도록 한다.

② 단순포진(Herpes simplex)

a. 원인, 증상과 징후

단순포진(herpes simplex, cold sore, fever blister)은 herpes virus의 hominis type I과 Ⅱ가 원인이 되고 있다. 이 중 type I에 의해 흔히 발생하는데, 대부분의 일차 감염은 어린이들에게서 많이 볼 수 있으며 발생 부위는 입술, 얼굴과 입 주위 등의 피부점막 접합부이다(그림 14-28). 흔히 많은 사람들에서 바이러스가 잠복되어 있다가 단순포진을 일으키는 것으로 알려져 있으며 감기, 발열, 정서적 장애, 월경 등이 있을 때 나타나기도 한다.

증상은 발적과 염증이 생긴 피부에 다수의 작은 수포가 무리를 지어 나타난다. 수포는 좁쌀이나 쌀알 크기 또는 쌀알의 반 정도 크기의 원형 소수포이다. 이 수포는 때로 짓무른 수가 있지만 자연히 건조되며 대개는 1주일이면 자연히 낫는다. 자각적으로는 가벼운 작열감을 느끼는 일이 있으며 때로 국소의 림프절종창이 나타난다. 단순포진은 호발부위인 얼굴과 입술 주위 외에 음부에도 생기는데 이를 음부포진(herpesprogenitalis)이라고 부르며 신경통 같은 아픔을 수반한다. 증세는 보통 심하지 않으며 특별한 치료 없이도 회복된다.

b. 치료와 간호

5% IDU가 포함된 연고의 국소적인 도포와 환부의 건조처리가 경과를 단축시켜 주며 이차적인 세균감염이 되었을 때는 항생제가 포함된 연고를 바르도록 한다. 재발을 예방하기 위해 천연두 백신을 권장하나 효과는 그다지 기대할 수 없다. 질환의 급성기에는 병변의 불편감을 덜어 주기 위해 냉습포를 해 준다. 70% 알코올을 자주 발라서 병변을 건조시켜 주는 것이 좋다.

다. 진균성 피부질환

① 백선(Tinea)

백선은 손상 유형, 해부학적 위치, 감염된 유기체 종류에 의해 여러 형태로 나타난다. 종류로 체부백선(tinea corporis), 서혜부백선(tinea crutis), 족부백선(tinea pedis)

등이 있다. 대개 면역기능이 저하될 때 발생되나 밀집된 장소, 위생 불량이나 꽉 조이는 의복 착용 시에도 호발된다. 백선은 피부사상균(dermatophytes)에 의해서도 발생하나 주로 백선균(Trichophyton rubrum)에 의해 발생한다. 증상은 타는 듯하거나 얼얼한 통증, 소양증 등이 있을 수 있으며, 침범 부위에 따라 분류한다. 치료는 국소 2% miconazole 크림 등을 도포하거나 전신적으로 griseofulvin, itraconazole 등을 사용한다.

체부백선, 두부백선, 족부백선은 교차감염 비율이 높다. 빗, 의복, 신발과 같이 오염된 개인 물품을 공동으로 사용하지 않도록 교육한다.

(3) 기생충 감염질환

가. 옴(Scabies)

① 원인, 증상과 징후

옴은 개선이라고도 하며 인체 옴진드기(sarcoptesscabiei)에 의한 피부 증상이다. 옴진드기는 피부에 침투하여 조그만 선 모양의 누공(fistula)을 형성한다. 이때 암컷은 즉시 피부를 파고 들어가 알을 낳게 되는데 1일 2~3개의 알을 2달 동안 낳고 성충은 죽는다. 알은 3~4일 이내에 부화되고 10일 이내에 성숙해져서 그 자신의 누공을 만들게 된다. 임상 증상은 옴에 접촉된 지 약 4주 후에 나타나는데, 야간소양증이 심하고 피부에는 누공이 생기며 표피박리가 일어난다. 병변은 주로 손가락 사이, 손목, 전박, 겨드랑이, 허리, 등 하부, 유방, 배꼽 주위, 남성의 생식기 주위에서 볼 수 있다. 주로 직접접촉에 의해 전파되며 간접전파는 불량한 위생 상태와 관련이 있는데 더러운 의복과 이불, 수건 등을 같이 사용할 때 옮길 수 있다.

② 치료와 간호

따뜻한 물에 비누 목욕을 하고 완전히 건조시킨 후 피부를 차게 한다. 치료 약물로 lindane이나 crotamiton을 얇게 바르고 주의 깊게 피부에 문지르며 약은 목 아래에서부터 전신에 모두 바르도록 한다. 약을 바른 후에는 의복을 완전히 갈아입도록 하고 약은 12~24시간 동안 그대로 두었다가 조심해서 닦아낸다. 보통 1회의 약물 도포로 치료가 된다. 그러므로 약물의 치료를 의사의 지시 없이 바르지 않도록 주의시키며 입었던 옷과 린넨류, 수건은 격리하여 세탁하도록 한다.

나. 이 기생증(Pediculosis)

이 기생증은 두부, 체부 및 음부의 기생충 감염으로 위생이 불량한 지역 거주 시 발생 위험이 높다. 소양감이 특징이며 피부자극으로 찰과상이 발생할 수 있다. 샴푸나 목욕 후 1% permethrin rinse, 5% permethrin 크림, malathion(Ovide, Prioderm)을 도포하여 치료한다. 소양증을 완화시키기 위해 corticosteroid 로션이나 크림, 항히스타민제를 사용한다. 또한 위생을 청결히 유지하며, 모자, 빗, 의복 등은 타인과 분리하여 사용한다.

(4) 면역성 피부질환

가. 접촉성 피부염(Contact dermatitis)

① 원인, 증상과 징후

접촉성 피부염은 외부의 여러 환경 인자 또는 화학물질이 피부와 직접 접촉되어 생기는 피부염으로 홍반, 부종, 수포 등 전형적인 습진성 병변이 주로 접촉된 부위에 국한되어 발생한다. 흔히 볼 수 있는 접촉성 피부염은 염증성 및 습진성이며, 피부의 발적, 부종, 수포 형성과 소양증이 특징이다.

접촉성 피부염은 자극성 물질과 접촉한 후 알레르기성 반응에 의한 것이 아닌 원발성으로 오는 자극성 접촉피부염(irritant contact dermatitis)과 어떤 물질에 이미 과민성을 가지고 있는 사람이 알레르기성 물질에 재차 접촉한 후 나타나는 알레르기성 접촉피부염으로 구분할 수 있다.

자극성 접촉피부염에는 강산, 강알칼리에 의한 피부염, 주부습진, 기저귀 피부염, 누공(fistula), 회장루(ileostomy) 누공 주위에 오는 피부염, 공장에서 발생하는 피부염 등이 포함된다.

알레르기성 접촉피부염은 과민반응기전 중 제4형 세포면

역반응에 속하는 것으로 초기의 감작기 단계와 재차 접촉 시의 발현기로 나눌 수 있다. 피부염을 일으키는 요인으로는 비누, 세제, 방향제, 화장품, 머리 염색제, 의복과 신발의 염료 및 산업장에서 사용되는 물질들로서 페인트, 염료, 시멘트 등이 있고 식물로서는 독성담쟁이(poison ivy), 옻나무, 참나무 등의 수지가 반응의 원인이 되고 있다.

접촉성 피부염은 비교적 빨리 나타나기 때문에 환자가 최근 어떤 물질에 노출되었는지를 알아보면 의심되는 원인물질을 어렵지 않게 추정할 수 있다. 따라서 병력을 세심히 청취하면서 병변의 모양, 분포, 발생 부위 등을 관찰하면 비교적 쉽게 진단할 수 있다. 병변은 원인물질이 접촉된 피부에 국한되어 나타나, 시계줄이 원인일 경우 손목 부위에 나타나고 화장품에 의한 경우는 대개 안면에 나타난다. 증상으로는 원인 요소와 접촉한 부위가 발진이 되면서 소양증, 작열감 및 홍반, 부종, 구진, 수포 형성 그리고 삼출물이 형성된다.

② 치료와 간호

치료 및 간호의 목적은 더 이상의 손상이 없도록 환부를 보호하는 데 있다. 환부의 분포 양상과 상세한 병력을 통하여 피부염이 자극성인지, 알레르기성인지를 구분하고 그 다음에 원인을 찾도록 한다.

치료에는 여러 종류의 방법이 있으나 일반적으로 증상이 가벼운 경우에는 알코올성 로션 또는 칼라민 로션을 도포하고, 소양감 및 환부를 진정시키기 위해 Burow 용액 혹은 과망간산포타슘 용액을 이용한 냉습포를 적용한다. 넓은 부위의 피부염에는 전신요법으로 진정제와 항히스타민제를 투여하여 소양감과 작열감을 완화시켜 주고 이차적인 세균감염을 대비하기 위해 항생제 투여를 실시한다. 그리고 짧은 기간 동안 스테로이드 제제를 투여하기도 한다. 간호로 이러한 피부염은 예방이 가능하기 때문에 환자 교육을 중요시하며 다음 사항을 교육하도록 한다.

- 외적 자극 요인이 되는 한냉, 열, 비누, 염료 및 독물성 식물과의 접촉을 피할 것
- 처방된 약제 외에는 사용하지 말 것
- 자극물이나 알레르기성 물질과의 접촉 후에는 즉시 비누와 물로 닦아낼 것

증상이 나타난 부분이 영향받지 않은 부위와 접촉되지 않도록 하고, 어떤 특수 식물에 과민한 경우 그 식물의 수지(oleotesin) 추출액을 소량씩 피부에 반복 접촉시켜 과민성을 줄이는 탈감작 요법을 시도한다.

나. 담마진(Urticaria)

담마진은 두드러기라고도 하며, 진피와 피하조직에 깊이 침투하여 팽진(wheal)을 특징으로 하는 혈관부종이다.

담마진은 penicillin, salicylates, sulfonamides 등의 약물, 음식물(딸기, 초콜릿, 토마토, 조개, 돼지고기, 치즈, 양념), 흡입제, 물리적 인자(한랭, 햇빛, 자연), 자가면역질환, 악성종양 같은 전신질환 등에 의해 발생한다. 두드러기는 전신에 생길 수 있고 크기도 다양하다. 환부는 처음에 분홍색이었다가 하얗게 되고 또 다시 분홍색으로 변한다. 심한 소양감과 발적이 나타나고, 수분에서 수시간 후에 자연적으로 사라지며, 때로 수일까지 지속되는 경우도 있다.

치료는 원인을 제거하는 것이다. 히스타민 분비로 초래되므로 항히스타민제가 효과적이며 칼라민 로션을 도포하면 국소소양감이 완화된다. 전분목욕과 냉습포를 권장하며, 스테로이드를 투여하여 증상을 완화한다. 과로, 음주, 더위 노출 등을 피한다.

다. 아토피성 피부염(Atopic dermatitis)

① 원인, 증상과 징후

아토피성 피부염은 주로 유아기나 소아기에 초발하는 만성 재발성 피부질환이며 성장하면서 알레르기성 비염이나 천식을 동반하는 경우가 많다. 아토피란 다음과 같은 상태를 묘사할 때 적용된다.

- 소아성 아토피성 습진의 병력이 있을 때
- 천식, 건초열, 비염 및 두드러기의 가족력이 있을 때
- 단백 과민성이 있을 때

- 열·냉, 정서적 긴장에 대해 비정상적인 반응이 있을 때

증상은 대개 어떤 특수 알레르겐에 노출되었을 때 심해지고 성장한 후에는 정서적 긴장이 증상을 악화시킨다. 침범 부위는 전와(antecubital), 슬와(popliteal area), 목, 얼굴 등이다. 소양감, 피부 건조 및 표피박리가 있으며, 홍반성이 되고 태선화가 나타난다. 증상은 일반적으로 여름철에는 가라앉으며 30세 정도 되면 사라진다. 그러나 재발이 잘 되며 이는 정서적 상태와 관련이 있다. 증상은 매우 다양하여 개인의 차이뿐 아니라 연령에 따라서도 임상 양상의 차이가 있다.

- 유아기(2개월~2세): 초기에는 뺨이나 이마, 머리에 호발하며 몸통이나 팔다리에도 병변이 같이 나타나는 수가 있다. 귓볼, 전박와와 슬와 부위의 특징적인 침범은 유아기의 후반에 형성되며 흔히 삼출이나 딱지 형태의 급성 습진성 병변의 양상을 나타낸다.
- 소아기(2~10세): 아급성 내지 만성의 경과를 취하여 얼굴은 오히려 덜 침범되는 데 반하여 전박와와 슬와 같은 굴곡 부위는 후기로 갈수록 침범이 뚜렷해진다. 건조증의 형태로 나타나는 경우가 많으며 특징적으로 귀 밑의 균열 및 귀 주위의 습진이 나타난다.
- 사춘기 및 성인기: 굴곡부의 병변 외에 얼굴의 홍반, 태선화가 주 증상으로 나타난다. 흔히 혈청 내에 IgE가 증가되어 있으나 한 가지 검사 소견 또는 임상 양상만으로 확진할 수 있는 방법이 없기 때문에 여러 가지 공통적인 임상소견에 근거하여 진단을 내린다. 공해와 같은 자극물질의 증가, 여러 가지 알레르기 물질의 증가와 함께 전체 인구 중 10~20%로 추산할 정도로 아토피 피부염은 증가하고 있다. 예후에 나쁜 영향을 미치는 요소들로는 아토피 피부염의 가족력, 천식 등의 호흡기 질환이 동반된 경우, 피부병변이 심한 경우, 피부염이 2세 이후에 시작된 경우 등이 보고되고 있다.

② 치료와 간호

치료의 주목적은 소양증의 조절, 증상 완화와 2차적인 세균감염의 예방에 있다. 피부는 긁지 않도록 보호하고 과잉으로 씻거나 목욕하는 일은 삼가도록 한다. 몸은 지방을 함유한 비누로 닦고 Burrow 용액으로 젖은 습포 또는 침수를 하면 삼출물 제거에 효과적이다.

피부건조와 인설을 막기 위해서는 피부연화제를 바르도록 하고 이차 감염을 막기 위하여 국소적으로 항생제나 코르티코스테로이드를 처방한다. 소양증 완화를 위해 항히스타민제가 적용되며 광선요법도 증상 완화와 피부 상태 완화에 처방되고 있다.

소양증을 완화시키고 피부의 건조 상태를 없애기 위해 처방된 목욕과 피부연화제를 자주 바르도록 한다. 작열감이나 불편감 또는 소양증이 심해질 경우에는 약물 사용을 중지하고 의사에게 알리도록 한다. 질환의 급성기에는 일상적인 생활 장소(가정 혹은 직장)를 일시적으로 떠나거나 환기가 잘되게 하고 방안 온도를 서늘하게 유지시켜 준다. 의복을 느슨히 착용하며 자극을 주는 모섬유나 폴리에스테르 제품은 피하도록 한다. 자극 또는 알레르기의 요소로서 세균, 곰팡이, 바이러스 감염이나 환경적 변화 요인인 온도, 습도, 그 외 정서적 또는 신체적인 스트레스 등의 잠재적인 위험요소들을 사정하도록 한다.

예방을 위해 실제로 임상적인 연관성이 있는 알레르겐에 대해 피하는 것이 좋으며 환경적인 조절이나 직업적으로 노출될 수 있는 자극물질을 피하는 것도 중요하다.

라. 건선(Psoriasis)

건선은 일생 동안 악화와 완화가 반복되는 만성 비전염성 염증성 피부질환이다. 건선은 완치할 수 없으나 적절히 치료하면 증상을 조절할 수 있다.

① 원인

건선의 정확한 원인은 알려져 있지 않으나 유전적 경향이 있으며 염증과정을 자극하는 항원으로 인해 T세포가 활성화되어 나타나는 면역반응이다. 유발 악화 요인에 스트레스, 감염, 베타 아드레날린성 차단제 같은 약물, 흡연, 음주 등

이 포함된다. 증상을 유발하는 국소요인에는 수술, 일광화상이나 표피박리(excoriation) 같은 피부손상(Koebner's phenomenon, 쾨브너 현상: 건선을 박피하면 그 형태대로 그곳에 발진이 생김) 등이 있다. 건선은 햇볕이 많은 따뜻한 기후에서 많이 발생한다. 전신성 요인에는 감염성 질환(심각한 연쇄상구균성 인후감염, 칸디다증, 상부호흡기 감염), 호르몬 변화(사춘기, 폐경), 스트레스, 약물(리튬, 베타 차단제, indomethacin, 항말라리아제), 비만 등이 포함된다.

② 병태생리

건선은 피부염과 함께 인설(scaling)이 생기는 만성 질환이다. 정상 표피의 최하층 세포는 27일 정도에 걸쳐 가장 바깥층인 각질층에서 인설이 된다. 그러나 건선은 표피세포가 비정상적으로 증식하여 4~5일이면 인설이 된다(그림 14-29).

③ 증상 및 징후

가족력, 발병 시기, 경과, 재발 양상 등에 대해 문진한다. 또한 최근의 피부 외상, 상부 소화기계 감염, 수술, 폐경, 과거나 현재 사용 약물, 스트레스 등을 포함하여 질병 유발 가능성 요소들을 찾아낸다. 이전의 치료 방법과 치료의 지속 효과에 대해서도 조사한다.

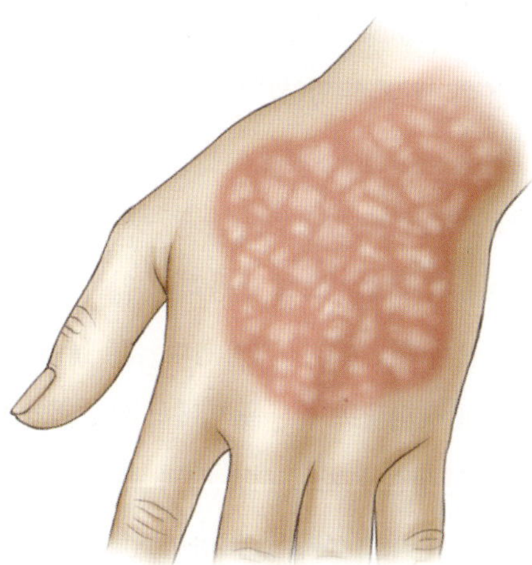

그림 14-29. 건선.

건선의 출현과 진행은 대상자마다 다르다. 대체로 재발하면 병소는 두꺼워지고 다른 부분으로 확산되지만 치료에 반응하면 병변은 얇아지고 인설도 줄어든다.

a. 건선진(Psoriasis vulgaris)

가장 흔한 건선으로, 두꺼운 홍반성 구진(erythematous papules) 혹은 은빛이 도는 흰 인설로 덮인 반점이 특징이다. 병소는 대칭적이며 경계가 명확하고 두피, 팔꿈치, 몸통, 무릎, 천골, 사지의 신근(extensor)에 흔하며 얼굴에는 거의 나타나지 않는다. 접힌 피부는 발한으로 부드러워져 반점은 덜 붉고 습기가 차 있다.

b. 탈락성 건선(Exfoliative psoriasis)

홍피성 건선이라고도 하며, 병소가 국한되지 않고 전반적인 홍반과 인설이 특징이다. 간호사는 심각한 염증반응과 관련 있는 탈수, 저체온증 또는 고체온증을 관찰한다. 피부의 혈관확장과 혈류량 증가는 피부 표면의 수분 소실을 증가시키고 탈수를 초래하여 감염을 유발할 수 있다.

④ 치료와 간호

표피의 증식과 원인질환을 치료한다.

a. 국소치료(Topical therapy)

국소 steroid, 타르, anthralin, 자외선 등을 사용한다.

- 국소 스테로이드(Topical steroids)

Corticosteroid는 항염 효과를 가지며 건선병변의 유사핵분열을 억제한다. 치료효과는 약물의 강도와 피부의 흡수 능력에 좌우된다. 피부 흡수 강화 방법은 스테로이드를 피부에 직접 바른 다음 따뜻하고 젖은 드레싱, 비닐덮개, 비닐장갑, 부츠 등으로 밀봉하는 것이다. 밀봉 부위가 넓을 때는 국소 및 전신 부작용의 위험이 증가하므로 하루 12시간을 초과하지 않게 한다.

• 타르(Tar preparations)

타르는 유사핵분열을 방해하고 항염 효과가 있다. 천연 콜타르(coal tar)와 콜타르 유도체를 용액, 연고, 로션, 젤, 샴푸 등의 형태로 사용한다. 천연 콜타르 연고는 피부를 착색시키며 냄새가 좋지 않으며 깨끗하게 바르기가 어렵다.

• 안트랄린(Anthraforte, Drithocreme)

안트랄린(anthralin)은 타르와 비슷한 작용을 하는 탄화수소이며, 만성 건선에 효과적이다. 국소에 사용할 수도 있고, 콜타르 목욕이나 자외선 치료와 병행할 수도 있다. 안트랄린은 강한 자극제로 화학적 화상을 유발할 수 있으므로 단단한 고약(stiff paste)에 녹여 각각의 병소에 2시간을 초과하지 않도록 바른다. 국소조직의 반응을 관찰하고 건강한 피부에 약이 묻지 않도록 주의한다. Koebner 현상 경향이 있으므로 급성 전신건선에는 사용하지 않는다.

• 비타민D 합성체

비타민D 합성체는 피부세포의 재생을 조절하는 크림, 연고, 로션 형태의 calcipotriene(Dovonex) 같은 국소치료제로 효과적이다. 비타민A 유도체이며 여드름에 사용하는 tazarotene(Tazorac)은 전체 피부 중 20% 이하인 건선치료에 도움이 되지만, 이 약물은 국소적으로 사용해도 염색체기형을 유발할 수 있다. 국소용 methotrexate 유도체도 효과가 있다.

• 자외선 치료

자외선(ultraviolet light)은 국소치료 방법으로 다양한 피부 상태에 흔히 사용한다. 에너지를 더 많이 발생하는 자외선 B(ultra violet B; UVB)는 화상의 원인이 되며, 자외선 A(ultra violet A; UVA)는 낮은 수준의 에너지를 방사하지만 장시간 노출되면 세포가 파괴된다. 치료에 사용되는 인공자외선은 고강도 수은증기 램프(high-intensity mercury vapor lamps) 또는 자외선 튜브를 설치한 캐비닛을 사용한다. 상업용 선탠 침대는 건선 환자에게 추천하지 않는다.

자외선 치료의 효과는 노출 시간과 피부와의 거리에 의해 정해진다. 강도와 거리를 일정하게 유지하고 노출 시간을 점차적으로 증가시켜 화상이나 압통 없이 피부를 약하게 태우는 효과를 얻는다. 환자의 피부색에 따라 최초 노출 시간과 이후의 노출 시간을 결정한다. 자외선 B 광선은 매우 강하기 때문에 노출 시간은 수초 이내로 한다. 치료하는 동안 눈을 보호하기 위해 안대를 착용한다.

간호사는 매일 주의 깊게 피부를 점검하도록 환자를 교육한다. 촉진 시 압통, 심한 발적(erythema), 소포(vesicle), 수포(bullae) 형성 등의 징후가 보이면 치료 시작 전에 의사에게 알린다.

치료 2시간 전에 Psoralen을 복용하는 PUVA(Psoralen과 UVA) 치료는 외래 환자들에게 보편적으로 사용된다. UVA는 UVB보다 에너지를 덜 방사하므로 노출 96시간 후에 발적이 생기고 피부가 검어진다. 치료는 일주일에 2~3번 간격을 두고 시행한다. 피부색이 그을린(tanning) 색이 될 때까지 점차 노출 시간을 증가시킨다. 건선병소뿐만 아니라 정상 피부의 발적 정도에 따라 UVA의 노출 정도(용량)를 조절한다.

부종과 압통을 동반한 전신발적이 있으면 증상이 경감될 때까지 치료를 중단한다. Psoralen의 빛에 대한 강한 민감성 때문에 환자는 치료 중 및 후에도 어두운 색 안경을 착용한다. 장기간 UVB와 PUVA 치료를 하면 피부의 조기노화, 자외선각화증(actinic keratosis), 피부암 가능성 증가 등의 부작용이 생길 수 있다.

b. 전신치료(Systemic therapy)

건선이 심하여 국소치료에 반응하지 않는 경우 methotrexate 같은 세포독성제를 사용한다. Methotrexate는 증식세포나 건선 상피세포 생산을 억제하는 효과가 있으나 간독성 때문에 간생검을 치료 시작 전과 종료 후 매년 시행한다. 간손상, 골수억압, 신장장애 등이 있으면 이 치료를 할 수 없다. 건선증은 자가면역질환이므로 다른 치료에 효과가 없다면 면역억제제인 cyclosporin(Sandimmune)과 azathioprine(Imuran)을 사용한다.

획득면역반응을 변화시켜 케라틴 생성세포(keratinocytes)의 과잉 자극을 억제하는 생물학적 제제(biologic agent)에는 alefacept(Amevive)와 efalizumab(Raptiva)이 있다. Alefacept는 12주간 매주 1회, efalizumab은 매주 1회 피하주사로 투여한다.

c. 정서적 지지

간호사는 건선 환자의 신체적 요구뿐만 아니라 심리적 요구 또한 인식해야 한다. 건선은 외모의 손상으로 자아존중감 저하, 자아인식 손상, 우울 및 불안을 초래할 수 있는 질환으로 개인의 직업, 사회적 및 성적 관계에 영향을 미칠 수 있다. 타르(tar)는 더러워 보일 뿐만 아니라 좋지 않은 냄새가 나기 때문에 침대보와 환자복은 더러워지고 환자의 자아존중감에 손상을 주어 대인관계까지 위축시킨다. 비슷한 문제를 가진 다른 환자들과의 만남을 통한 대인관계 형성을 권장한다.

마. 전신성 홍반성 낭창 (Systemic lupus erythematosus)

① 원인, 증상과 징후

전신성 홍반성 낭창(전신홍반루프스)의 원인은 명확히는 모르나 자가면역장애에 의한 교원성 혈관질환으로 알려져 있으며 많은 장기를 침범하여 결체조직의 광범위한 부위에 영향을 미친다. 이 질환은 특히 젊은 여성에서 많이 볼 수 있으며 악화와 호전을 거듭하는 특징이 있다.

증상으로 피부, 신장, 관절, 폐, 심장, 뇌조직을 포함한 많은 장기의 기능장애를 초래한다. 그러나 모든 환자가 이러한 증상을 모두 경험하는 것은 아니다. 피부에 나타나는 증상으로 얼굴에 홍반이 나타나는데, 코를 사이에 두고 양쪽 뺨에 나비 모양으로 생기며 관절염에서와 같이 관절통이 나타난다. 또한 백혈구감소증, 혈소판감소증과 빈혈 증상을 볼 수 있고 신장에 침범되었을 때는 신장염 증상으로 단백뇨와 농뇨가 나타난다. 미열이 장기간 있으며 대부분 신장기능부전 때문에 사망한다.

② 치료와 간호

이 질환의 치유 방법은 아직까지는 없고 일생에 거쳐 조절해야 하는 질환이다. 치료의 목표는 염증반응의 억제와 증상의 완화이다.

치료 방법은 증상의 정도에 따라 다르나 일반적으로 경하며 만성인 경우에는 관절염 증세에 대한 치료와 같이 salicylates를 투여하며 비스테로이드성 소염제인 indomethacin 또는 ibuprofen이 사용되고 있다. 때로는 atabrin, chloroquine과 같은 항말라리아제도 증상을 경감시키기 위해 투여한다. 급성기에는 전신적인 코르티코스테로이드 요법을 실시한다.

스테로이드 요법에 효과를 보지 못하는 경우 때로 면역억제제인 cyclophosphamide와 azathioprine을 투여한다. 그러나 상기의 약물들이 모두 부작용을 동반하기 때문에 증상을 주의 깊게 관찰하면서 사용해야 한다.

환자가 가능한 한 정상적인 생활을 할 수 있도록 지지해 주며 햇빛에 과다하게 노출되거나, 상태를 악화시킬 수 있는 요소를 피하도록 한다(예: 과도한 피로, 과민성 약물). 발열이나 기침, 피부발진, 관절통이 심해질 경우에는 즉시 의사에게 보고하도록 한다. 고열량 식이와 비타민 공급을 권장하며 충분한 휴식을 취하게 함으로써 저항력을 기를 수 있도록 한다.

(5) 피부종양(Cutaneous neoplasm)

피부세포의 이상증식, 즉 악성종양은 표피나 멜라닌세포에서 생긴다. 피부암은 다른 기관의 암에 비해 사망률은 낮지만 병소는 매우 심각하며, 발생 빈도는 연령에 따라 증가한다.

가. 양성종양(Benign skin tumors)

① 낭종(Cysts)

액체나 반고체의 물질을 포함하는 굳은 살색의 결절로,

촉진 시 파동과 이동성을 가지며 병소를 짜면 중간의 구멍을 통해 물질이 나온다.

일반적인 낭종은 표피로 쌓인 형태로 자연발생하고 증상이 없으며, 신체 어느 부위에서 발생하나 머리나 체부에 많이 생기고, 두피에 있는 낭종은 피지선이나 털에서 생겨난다.

낭종을 없애려면 국소마취 후 재발 방지를 위해 낭종의 뿌리까지 모두 제거한다. 모소낭종(pilonidal cyst)은 천골 부위의 병소에 공동(sinus)이 생겨 심부조직 안으로 확장되기도 한다. 병소의 근위부가 회음과 인접해 있어 이차 감염을 유발할 수 있으므로 절개와 배액이 필요하다.

② 지루성 각화증(seborrheic keratosis)과 자외선 각화증(actinic keratosis)

지루성 각화증은 각질 형성세포와 멜라닌세포의 양성 피부증식이며, 40세 이후 중년층에서 많이 생기고 노인에게 흔하다. 이 질환은 상염색체의 우성유전이며, 여드름이나 지루성 피부인 경우 흔하고, 색소가 짙게 침착된 경우 발생빈도가 낮다. 처음에는 종양이 작고 약간 융기된 구진 또는 반점처럼 보이고, 표면이 거칠거나 사마귀같이 되면서 천천히 증식하며, 색깔은 황색에서 갈색으로 변하거나 검게 된다. 각질성 병소는 대개 안면·두피·몸통과 팔에 나타난다(그림 14-30).

간단한 수술로 쉽게 제거할 수 있으나 외모장애가 나타난다. 전기건조요법(electrodesiccation)으로도 쉽게 절제할 수 있지만 이차 반흔을 초래한다. 병소를 냉각시켜 잘라내거나(한랭수술, cryosurgery) 괴사조직을 분리하는데 ethyl chloride, carbon dioxide, liquid nitrogen을 이용한다.

자외선각화증은 표피세포를 침범하는 암 전구병소(pre-malignant lesion)로, 치료하지 않을 경우 편평상피암으로 진행될 수 있다. 장기간 피부가 햇빛에 손상된 대상자에게 주로 나타난다.

③ 켈로이드(Kelloid, Hypertrophic scarring)

외상 또는 절개 부위에서 섬유조직이 과대 증식하는 양성종양으로, 상처치유 과정에서 동화작용과 이화작용 간의 불균형으로 나타난다. 콜라겐(collagen)이 상처로 동화되는 속도보다 더 빨리 생산되기 때문에 비정상 반흔이 형성된다(그림 14-31).

원인은 알려지지 않았지만 감염이나 염증이 심할수록 결합조직의 생성이 증가하는 것을 볼 수 있다. 봉합의 위치나 화상, 피부의 이물질 등이 봉합 부위에 긴장을 초래해 켈로이드 생성을 촉진시킨다. 청년 특히 흑인이나 피부색이 진한 사람에게 켈로이드 소인이 있다. 켈로이드는 상처가 넓고 두껍게 융기되며 붉은 상태로 비대해진다. 켈로이드가 커지는데 몇 달이 걸리며, 더 크고 매끄러우며 딱딱하면서도 진한 색깔의 병소로 발전한다.

그림 14-30. 지루성 각화증.

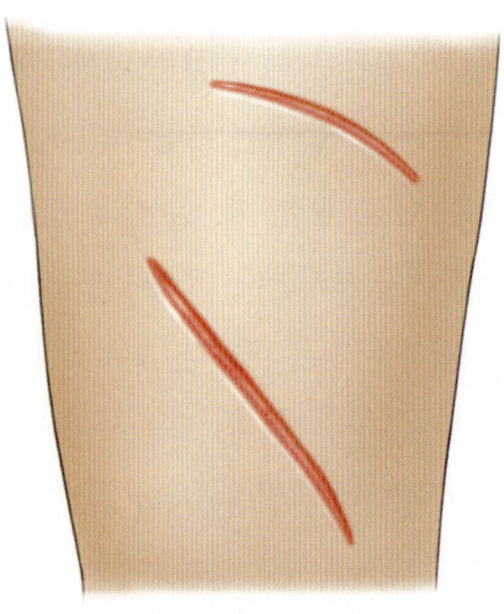

그림 14-31. 켈로이드.

예방을 위해 켈로이드 경향이 있는 경우 가능한 한 외상이나 절개를 피한다. 수술이 필요한 경우 장력을 감소시키기 위해 Z형 혹은 Y형으로 절개해 반흔의 방향을 변경시킬 수 있다. 치료는 냉각절제술, 병소 내 steroid 주사 등과 함께 절제술을 병행한다. 압박드레싱이나 의복으로 콜라겐섬유가 비정상적으로 증식하는 것을 막을 수 있다.

④ 사마귀(Verrucae, Warts)

인간유두종바이러스(human papillomavirus)에 의한 양성 피부종양으로 연령과 관계없이 발생하나, 대개 12~16세 때 가장 많이 발생하고 접촉에 의해 확산된다. 대부분 거칠고 선명하거나 회색으로 국소 피부증식과 각질화를 나타내는 구진이다. 사마귀는 피부 어느 곳에나 생길 수 있지만 주로 손이나 손가락에 생기며 몇 주, 몇 달 또는 몇 년 이내에 저절로 퇴화된다.

심상성 사마귀(verruca vulgaris)는 견고한 구진이며, 각질 표면이 증식하는 것으로 손, 손가락, 무릎 등에서 발생한다.

족저사마귀(verruca plantaris)는 거친 각질 증식성 표면의 작은 구진과 반점이 분리되어 나타나고, 발바닥처럼 습하고 압박을 많이 받는 부위에 발생하므로 발을 건조하게 유지한다.

치료는 바이러스가 포함된 피부병소를 없애기 위한 각질용해요법으로 병소에 liquid nitrogen, salicylic acid와 lactic acid 혼합액을 발라 주거나, 레이저 절제, 한랭수술, 전기건조요법 등을 행하는 경우도 있으나 재발이 흔하다.

⑤ 지방종(Lipoma)

피하층에 생기며 피낭으로 싸인 흔한 양성종양으로 지방성 조직(adipose tissue)으로 이루어져 있다. 크기가 다양하고 고무 같은 느낌 또는 압축되는 느낌을 주며 엉덩이, 대퇴, 상박, 등, 목에서 가장 흔하게 나타난다. 기능장애가 있거나 보기 흉한 경우 절제술을 시행한다.

⑥ 신경섬유종(Neurofibromatosis)

말초신경 경로를 따라 증식하는 종양으로 상염색체 우성 유전성 장애이나 가족력 없이도 자연적으로도 발생한다(그림 14-32).

색소침착에 의해 커피색깔을 띤다고 하여 카페오레(Cafe-au-lait) 반점이라 알려진 갈색 반점이 특징이다. 주근깨처럼 보이거나 갈색 또는 회색의 산재성 착색을 초래하는데, 병소가 국소화되거나 문제를 일으킬 때에만 절제술을 시행한다. 신경섬유종은 증상과 신체검진으로 진단한다. 뇌나 척수의 종양을 확인하기 위해 자기공명영상이 필수적이다.

⑦ 혈관종(Hemangioma)

출생 시 또는 신생아 때부터 나타나는 선천성 병변으로 출생반점이라고도 하며 성장과 함께 커진다(그림 14-33).

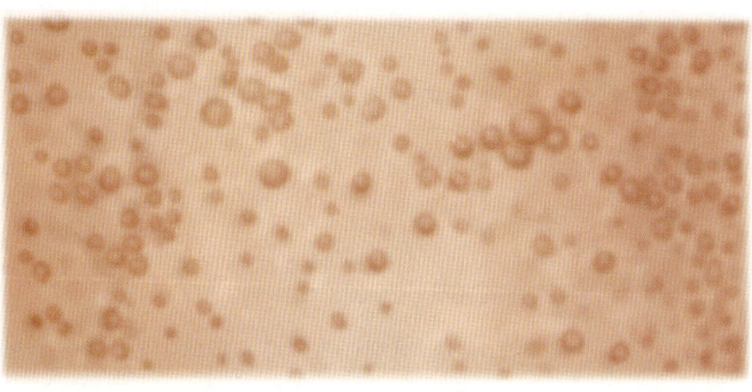

그림 14-32. 신경섬유종.

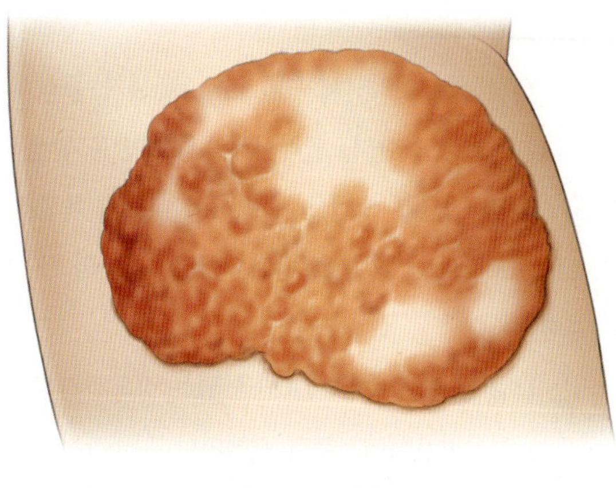

그림 14-33. 혈관종.

진피와 피하조직 내의 혈관계를 침범하는 종양이며 화염상 모반, 혈관종 모반, 해면상 혈관종, 버찌형 혈관종의 네 유형이 있다.

- 화염상 모반(nevus flammeus)은 적색 혹은 적자색의 부정형 반점으로 출생 시 나타난다. 가장 흔한 부위는 얼굴과 후두부이지만 신체 어느 곳에서나 발생하며, 연령에 따라 색깔과 모양이 변한다.
- 혈관종 모반(angiomatous nevus)은 출생 시 또는 출생 직후에 나타나고, 적색이나 적청색을 띠는 부드럽거나 단단한 병소이다. 모든 부위에 발생할 수 있으나 얼굴, 몸통, 다리, 구강, 질점막에 흔하다. 이 종양은 5년이 지나면 저절로 없어지며 흉터도 남지 않는다.
- 해면상 혈관종(cavernous hemangioma)은 피하층에 발생하며 부드럽고 둥근 응어리처럼 보인다. 병소는 피부색을 띠거나 적색에서 청색 또는 자색을 나타낸다.
- 버찌형 혈관종(cherry hemangiomas)은 노인층에서 자주 발견된다. 병소는 작고 둥글게 솟아오른 모양이며 적색이나 자주색이다. 치료가 반드시 필요한 것은 아니나 외모 때문에 고통받는 경우 제거한다.

혈관종 모반과 해면상 혈관종은 자연히 없어지므로 치료는 필요 없으나 외모에 대한 정서적 지지가 필요하다. 화염상 모반은 전기건조술, 한랭수술, 피부 박리술, 절개, 피부 이식 등으로 병소를 치료한다.

⑧ 색소가 침착된 모반세포종양 (Pigmented nevus cell tumor)

색소를 생산하는 멜라닌세포(melanocyte)가 증식해 생기며 점(mole)이라고 한다. 멜라닌세포성 모반은 발생하는 피부층에 따라 접합부 모반(junctional nevi), 복합적 모반(compound nevi), 피부 모반(dermal nevi)의 세 가지로 분류한다.

크기는 1~2mm에서부터 체표면을 덮는 정도까지 다양하며, 색깔은 정상피부색에서부터 갈색이나 흑색까지 변화한다. 표면은 편평하거나 거칠고, 약간 혹은 현저하게 융기되어 있다. 체모가 있을 수 있으며, 모양은 둥근 형이나 용종형(polypoid) 또는 신체유두형이다. 모반은 모든 부위에 나타날 수 있으며, 손바닥·발바닥·성기에 생긴 것은 대개 접합부 모반이다. 모반이 있는 경우 악성종양으로 진행할 가능성이 있으므로 모반의 변화를 자세히 관찰한다. 정확한 진단이 내려지면 예방 차원에서 절제술을 시행한다.

나. 악성종양(Malignant skin tumors)

피부암의 주요 원인은 자외선 과다 노출이며 비정상 모반(moles), 유전 소인, 만성 자극 등 여러 요인이 관계된다. 햇빛에 의한 피부손상은 나이에 비례하므로 노인의 일반 신체사정에 피부사정을 포함한다. 가장 흔한 피부암은 편평상피암, 기저세포암, 흑색종 등이다.

피부암은 백인에서 많이 발생하는 편이고, 미국에서는 매년 200만 명의 환자가 발생하며 1992~2004년 평균발생률 3.1%로 매년 1,000명 정도가 피부암으로 사망한다(American Cancer Society, 2012). 이에 비해 우리나라는 1991~2006년 피부암 환자 평균발생률이 0.3%로 호주, 미국 등에 비해 낮다. 자외선 노출은 피부암을 일으키며 발병율은 전체 자외선 노출량과 관련이 있다. 또한 야외에서 근무하거나 높은 고도 또는 낮은 위도에 사는 경우 빈도가 더 높다. 직업상 비소(arsenic)나 다른 화학적 발암물질(콜타르, 송진, 라듐, 방사성물질)에 노출되는 것 또한 위험을 높인다. 피부암은 크게 비흑색종과 흑색종으로 구분될 수 있다(표 14-5).

피부암의 가장 효과적인 예방은 햇빛 노출을 피하거나 줄이는 것이다. 악성 여부를 감별하기 위해 의심스러운 부위는 생검 한다. 생검 방법에는 병소의 천공 생검(punch biopsy), 면도 생검(shave biopsy), 절제 생검(excisional biopsy) 등이 있다(표 14-6).

① 기저세포암(Basal cell carcinoma)

표피의 기저세포층에서 발생하는 기저세포암은 백인에게 더 흔하며 아프리카계 미국인에게는 드물다. 초기 악성 병소

표 14-5 피부암 위험 요인

- 흰 피부, 금발, 푸른 눈, 조직 보호를 위해 불충분한 피부색소 침착을 가진 켈트족 태생 사람
- 일광 화상을 지속하면서 햇빛에 태우지 않은 사람
- 만성적인 태양 노출(농부, 건설업과 같은 직업 종사자)
- 화학오염물에 노출(비소, 니트레이트, 석탄, 타르, 파라핀 등 물질 취급자)
- 50세 이상 성인
- 남성(기저세포암인 경우 여성보다 발병율이 2배 높음)
- 심상성 좌창이나 양성 병소 치료를 위한 X선 치료 과거력
- 심한 화상으로 인한 흉터
- 만성적 피부자극
- 면역억제
- 유전적 요소

표 14-6 모반의 악성 변화를 암시하는 위험 신호

- 색깔의 변화(붉은색·흰색·푸른색으로 변화, 갑자기 색깔이 짙어짐, 갈색 또는 흑색의 얼룩덜룩한 무늬)
- 직경의 변화(갑자기 커짐)
- 경계선의 변화(테두리 모양이 불규칙해짐)
- 표면 특성의 변화(인성, 미란, 분비물, 출혈, 궤양, 표면 덩어리 돌출)
- 단단함의 변화(연화 또는 부서짐)
- 증상의 변화(가려움증)
- 형태의 변화(이전의 편평했던 병변이 불규칙하게 돌출됨)
- 주위 피부의 변화(색소가 침착된 위성형 병변이 보이거나 병소로부터 주변 피부로 색소가 번짐)

는 발견이 어렵고 전이는 극히 드물지만, 태양 노출이 큰 두부와 경부로 흔히 전이된다. 가장 흔한 형태는 결절성 기저세포암이며 두 번째는 표재성 기저세포암이다(그림 14-34).

치료는 병변 부위 절제이며, 광범위하고 깊은 침습적 기저세포암을 가진 노인과 수술이 위험한 경우 방사선요법을 시행한다.

② 편평상피암(Squamous cell carcinoma)

태양에 노출되는 외층 표피에 흔히 발생하는 암이며 국소적으로 발생한다(그림 14-35). 귀, 입술, 외부생식기에 잘 발생하며 전이될 수 있다. 반복되는 외상과 자극으로 인한 만성 피부손상도 악성으로 발전할 수 있다. 효과적인 치료는 절제다.

③ 악성 흑색종(Malignant melanoma)

표피의 멜라닌색소 생성세포에서 만들어진 색소침착암(pigmented cancer)으로, 위험 요인은 유전 소인, 과도한 자외선 노출, 비정상 사마귀와 유사한 병소 등이다(표 14-7). 피부암 중에서 가장 예후가 좋지 않으며 전이 정도가 높고, 생존율은 조기진단과 치료에 달려 있다. 효과적인 치료는 절제이며, 고위험 흑색종인 경우 재발 위험을 감소시키

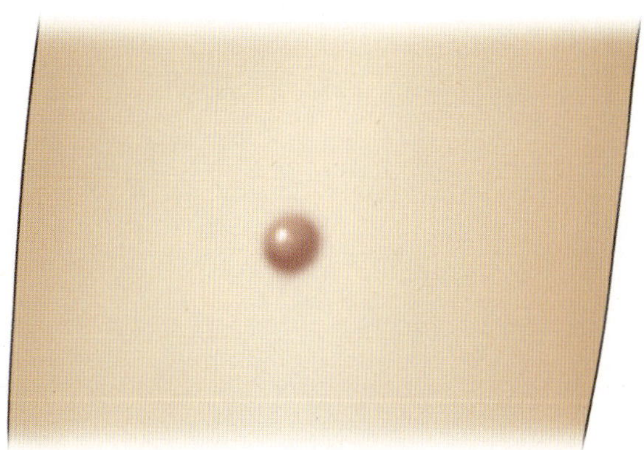

그림 14-34. 기저세포암. 약간의 발적이 있는 진줏빛 구진.

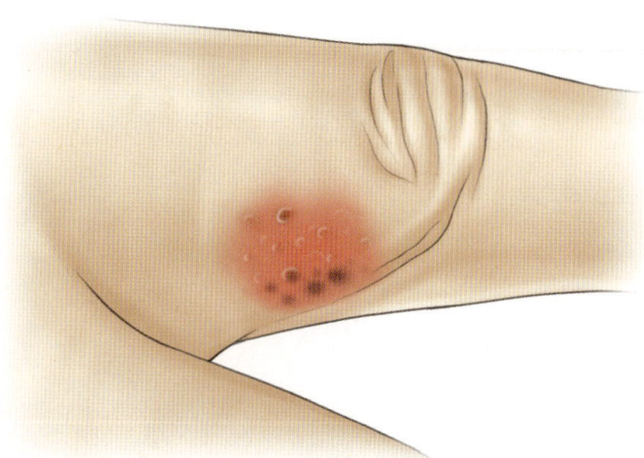

그림 14-35. 손가락의 편평세포암.

표 14-7 흑색종 위험 요인

- 코카시안, 특히 켈트족이나 스칸디나비안 태생의 흰 피부, 푸른 눈, 금발을 가진 사람
- 어린 시절의 일광 화상 과거력
- 이전의 흑색종 과거력
- 흑색종 가족력(흑색종 진단을 받은 환자 중 10%는 흑색종 가족력이 있음)
- 다발성 비전형적 모반(nevi)의 과거력이나 가족력(이전에는 dysplastic nevi라 불림)
- 성상교세포종(astrocytoma)이나 췌장암 가족력

기 위해 α-interferon과 백신(vaccine) 치료를 한다. 전신 항암제는 잘 사용하지 않으나 예후가 좋지 않은 전이된 흑색종에는 사용한다(그림 14-36).

④ Kaposi 육종(Kaposi's sarcoma)

1872년 Moritz Kaposi에 의해 알려졌으며 후천성면역결핍증후군(acquired immunodeficiency syndrome; AIDS)과의 관계로 관심을 받고 있다. AIDS와 동반되면 보다 심한 형태로 나타나는데 이를 유행성 Kaposi 육종(epidemic Kaposi's Sarcoma; EKS)이라 부른다. 피부 또는 점막 표면이 붉거나 자주색의 판(plaque) 또는 결절(nodules)이 특징이다. 치료로 병변 내 항암제 치료 또는 방사선 치료를 적용한다.

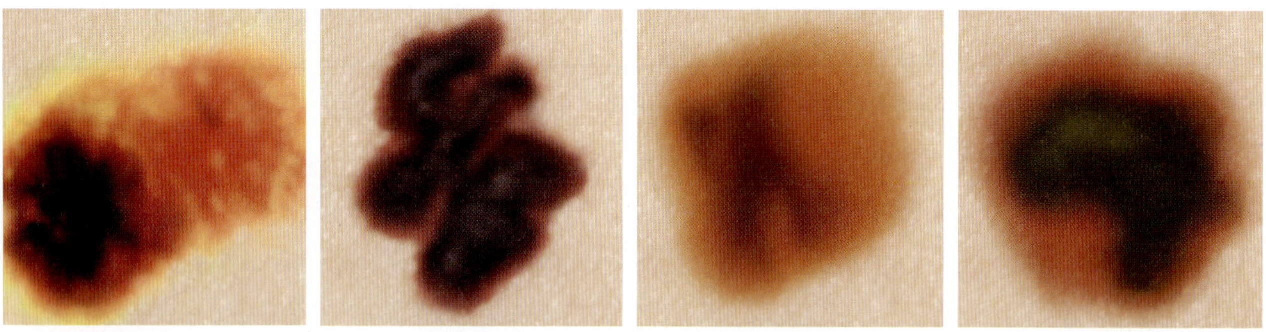

A. 비대칭(asymmetry)
절반이 다른 절반과 다름

B. 경계(border)
가장자리가 흐리고
경계가 불규칙

C. 색(color)
갈색 또는 검정색,
다양한 색소가 침착됨

D. 직경(diameter)
6mm 이상

그림 14-36. 흑색종의 특징.

조명은 밝게 하고 전신거울, 손거울, 의자 2개, 헤어드라이어, 바디맵, 연필을 준비한다.

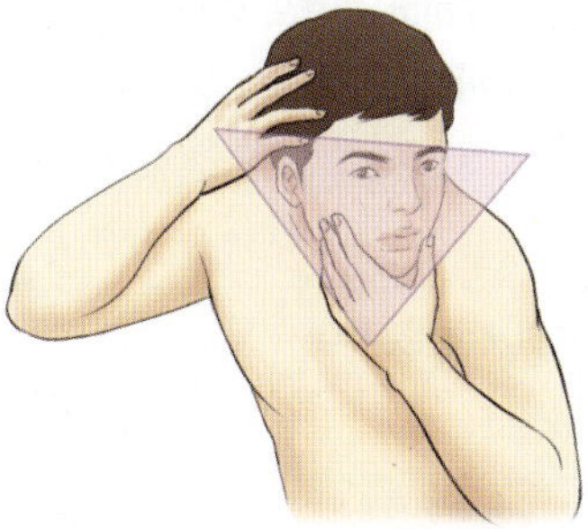

A. 얼굴 특히 코, 입술, 입, 귀를 앞 · 뒤로 관찰한다. 자세히 관찰하기 위해 1개나 2개의 거울을 사용한다.

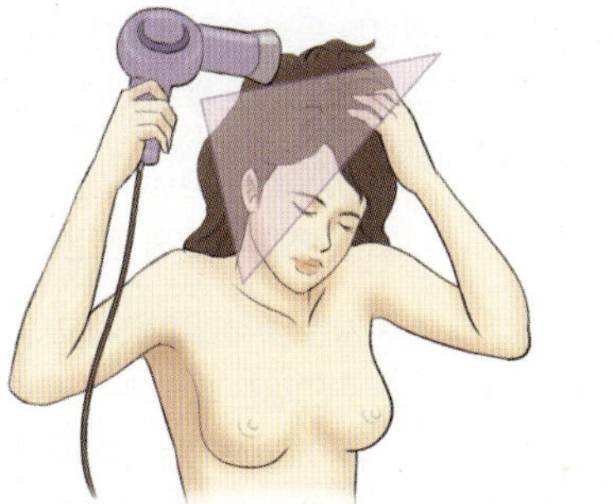

B. 두피를 철저히 조사한다. 헤어드라이어와 거울을 사용해 모든 부위를 노출시켜 관찰한다. 가능하면 친구나 가족들에게 도움을 요청한다.

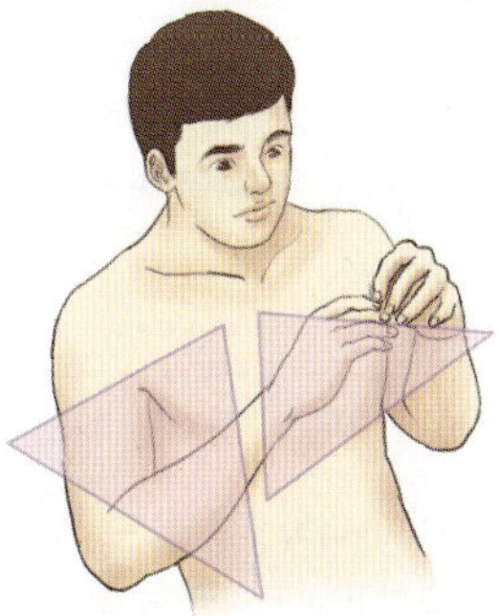

C. 손도 철저히 관찰한다. 손바닥과 손등, 손가락 사이, 손톱 밑을 관찰한다. 손목과 전완부의 앞 · 뒤를 모두 점검한다.

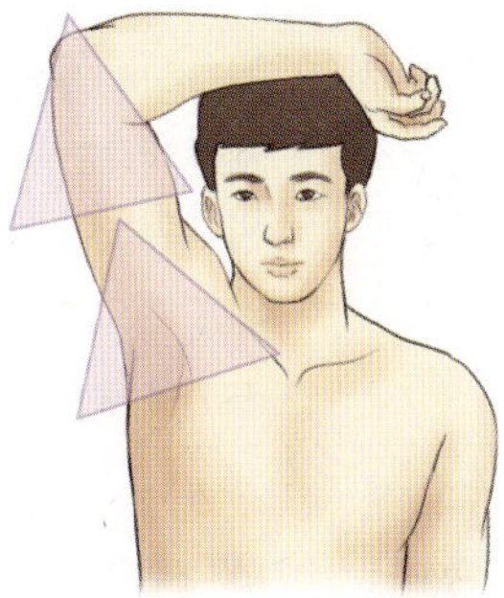

D. 전신거울 앞에 서서 팔꿈치부터 시작해 상박의 모든 면을 살펴본다. 겨드랑이도 잊지 말고 관찰한다.

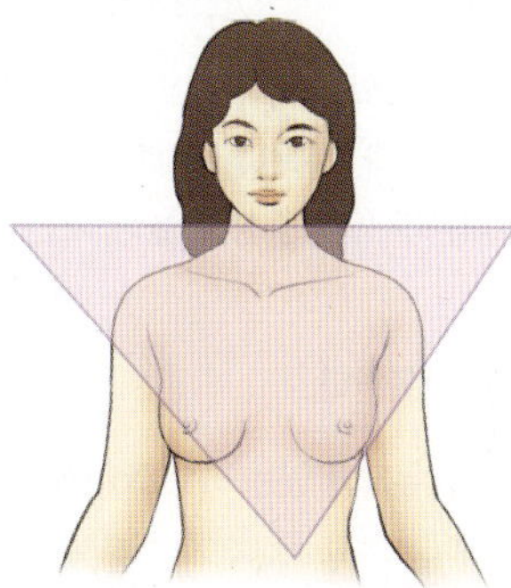

E. 다음은 목, 흉부, 상반신에 초점을 맞춘다. 여성은 유방을 들어 올려 아랫부분도 관찰해야 한다.

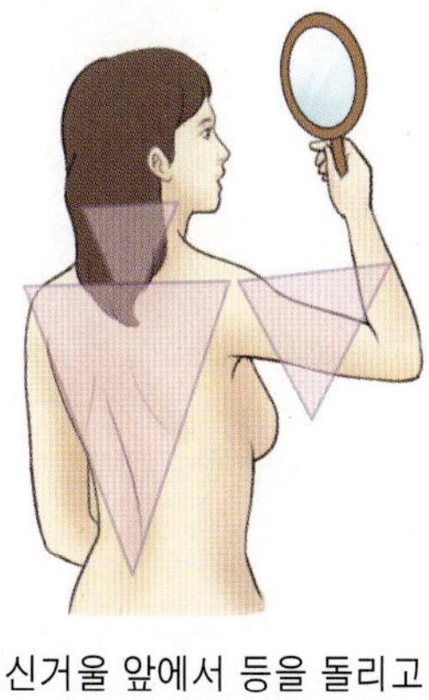

F. 전신거울 앞에서 등을 돌리고 손거울을 사용하여 목, 어깨, 등 위쪽, 상박부의 뒷부분 등 앞에서 관찰하지 못한 부분을 점검한다.

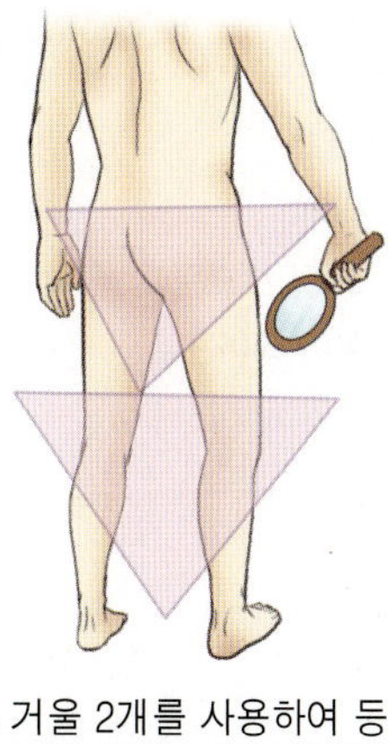

G. 거울 2개를 사용하여 등 아래쪽, 둔부, 양쪽 다리 뒤쪽을 살펴본다.

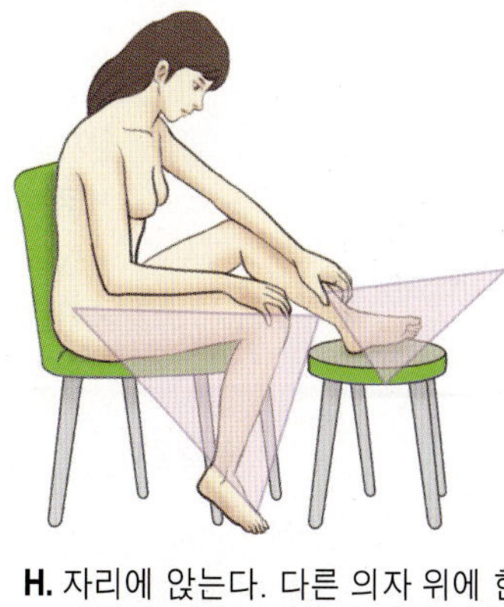

H. 자리에 앉는다. 다른 의자 위에 한쪽 다리씩 차례로 올린다. 손거울을 사용하여 외음부를 관찰한다. 양쪽 다리의 전면과 측면, 대퇴부, 정강이, 발목, 발등, 발가락 사이, 발톱 밑을 살핀다. 발바닥과 발뒤꿈치도 관찰한다.

그림 14-37. 환자 교육 지침: 피부 자가검진.

5) 피부계 건강문제를 가진 대상자의 사례와 간호과정

환자 사례:
20세 이 씨는 선천적으로 아토피성 피부염을 가진 여성이다. 최근 이 씨는 가족 중 어머니가 교통사고로 돌아가신 후 1달 동안 식사를 거의 안 하거나 주로 라면이나 피자와 같은 인스턴트 음식을 먹어 왔다. 목, 손등, 발등 등에 심한 발진이 보이며, 피부의 두꺼움과 건조함을 호소한다. 특히 잘 때 발진 부위의 소양증이 심해 잠을 못자고 손톱으로 자꾸 긁고 있다. 오랫동안 아토피성 피부염을 앓아서 증상이 있는 부위의 노출을 꺼리며, 사람들과의 접촉을 피하고 있다.

간호진단	#1. 건조한 피부와 관련된 피부손상 위험성
간호목표 (기대되는 결과)	환자는 수화가 양호하고 염증이 완화된 피부를 유지하게 될 것이다. • 편안해진 피부에 대해 이야기한다. • 긁어서 생기는 찰상이 줄어든다. • 비듬과 인설이 줄어든다. • 이전에 손상된 부위가 낫는다. • 붉게 보이는 것이 줄어든다.

간호중재	이론적 근거
1. 적어도 하루에 1회씩 환자가 목욕을 하도록 하고 물속에 15~20분 정도 담그도록 한다. 목욕이 끝나자마자 피부완화제나 처방된 국소적 약품을 바른다. 임상증상이 늘어 가면 좀 더 자주 목욕을 하도록 한다.	1. 각질층에 충분한 수분을 공급한다. 목욕 2~4분 후에 폐쇄성 보습제를 바르는 것은 수분이 공급된 표피로부터 수분이 증발되는 것을 막기 때문에 매우 중요하다.
2. 따뜻한 물을 사용한다.	2. 뜨거운 물은 혈관확장을 초래하여 소양증이 증가될 수 있다.
3. 지방이 많이 함유되어 있는 비누(Dove, Basis), 또는 민감성 피부를 위한 비누(Oil of Olay, Eucerin, Neutrogena, Vanicream, Aveeno, Oilatum, Cetaphil)를 사용한다.	3. 건조한 비누를 사용하게 되면 문제가 더욱 심화될 수 있다. 지방이 많이 함유되어 있는 비누는 알칼리성이 낮고 피부를 덜 건조하게 한다. '민감성 피부' 제품은 일반적으로 무향, 무색소이다.
4. 하루에 2회 또는 3회씩 국소적 폐쇄성 피부연화제[Aqua-phor ointment, cream(Eucerin) 또는 lotion, Vanicream, Cetaphil cream 또는 lotion]를 바르거나 처방된 국소적 조제약품을 바른다.	4. 연고와 크림은 물속에서 막을 형성하기 때문에 피부에 수분을 공급한다. 피부연화제는 대부분 환자의 취향과 함유 물질이 자극성인지 아닌지에 따라 선택된다.

간호진단	#2. 소양증과 관련된 안위감의 변화
간호목표 (기대되는 결과)	환자의 소양증이 감소될 것이다. • 긁는 현상이 덜 관찰되고 덜 보고된다. • 잠을 이루지 못하는 현상이 줄어든다. • 긁는 현상으로 인한 찰상이 줄어든다. • 편안해진 피부에 대해 이야기한다.

간호중재	이론적 근거
1. 원인(피부 건조)과 관련된 가려움증 및 선택한 치료법의 원리(수화)와 가려움-긁음-가려움 주기에 대해 설명한다.	1. 가려움증에 대한 생리적·심리적 과정과 치료과정의 이해를 통해 환자에게 좀 더 많은 협조를 기대할 수 있다.
2. 포름알데히드와 다른 화학물질을 제거하기 위해 새 옷은 옷을 입기 전에 모두 세탁하고 섬유유연제 사용을 삼간다.	2. 소양증이 자극성 물질이나 특정 화학약품의 알레르기 작용, 섬유유연제 성분에 의해 유발되는 경우가 종종 있다.
3. 무향, 무색소의 액체 세제로 바꾸고 비눗기를 모두 제거하기 위해 가헹굼을 2회 더 추가한다.	3. 가정용 세탁세제는 자극적일 수 있다. 어떤 세탁비누를 사용하는지가 중요한 것이 아니라 어떤 비누를 사용하더라도 제대로 헹구어서 자극적인 성분을 제거하는 것이 중요하다.

4. 헐렁하고 면이 함유된 얇은 직물의 옷을 입는다. 지나치게 옷을 많이 입거나 거칠거나 울 소재로 된 직물, 촘촘히 짜인 직물은 피한다.	4. 면이 함유된 얇은 직물은 공기가 잘 통하므로 가려움증을 심화하는 발한작용을 막을 수 있다.
5. 대체적으로 같은 온도(20~24℃)와 습도(45~55%)를 유지하여 편안한 환경에서 일하고 수면을 취한다. 가정 특히 침실에 공기정화기를 설치하여 효과를 볼 수도 있다.	5. 온도가 너무 높거나 낮은 경우 혈관확장과 혈류에 의해 2차적으로 소양증이 유발된다. 시원한 환경을 조성하고 공기정화기를 설치하면 공기 중의 알레르기원에 대한 노출을 줄일 수 있다.
6. 손톱을 짧고, 매끄럽고 깨끗하게 정리한다.	6. 손톱을 자르면 피부손상과 감염을 줄일 수 있다.
7. 적당한 경구 항히스타민제 사용을 통해 가려움증을 어느 정도 완화할 수 있다.	7. 히스타민은 가장 잘 알려진 가려움증의 원인이다. 항히스타민제는 진정효과를 통해 편안함을 준다.
8. 규칙적으로 자외선차단제를 사용한다.	8. 햇볕에 피부가 타면 피부염이 심화될 수 있다.
9. 수영 직후에 샤워나 목욕을 하고 손끝에서 발끝까지 순한 비누를 사용하고 알맞은 보습제를 발라 준다.	9. 수영장에서 수영을 하고 나서 피부에 chlorine이나 bromine이 남아 있으면 피부에 자극이 될 수 있다.

간호진단	#3. 바이러스성, 진균성, 포도상구균 조직체에 대한 저항력 약화와 관련된 감염의 위험성
간호목표 (기대되는 결과)	환자에게서 감염성 병변이 관찰되지 않을 것이다. • 농포, 삼출물 또는 가피가 사라진다.

간호중재	이론적 근거
1. 감염의 징후를 환자에게 설명하고 이러한 징후가 나타나면 의학적 치료가 필요하다는 것을 이해시킨다.	1. 개방된 피부(1차적 방어막이 손상된)의 심각한 합병증으로 감염이 나타날 수 있다.
2. 집에 남아 있는 약품으로 자가치료를 시도하지 않도록 충분히 설명한다.	2. 집에 남아 있는 약품은 오래된 것일 수 있고 치료에 적합하지 않을 수도 있다. 또한 약품이 오염되어 감염을 유발할 수 있으며 약품이 효능을 잃었을 수도 있다.
3. 치료기간 동안 계획된 항생제 복용이 매우 중요하다는 것을 강조한다.	3. 필요한 약물을 모두 복용해야만 감염원을 완전히 제거할 수 있다

간호진단	#4. 외모에 대한 주위사람들의 반응이나 피부병변과 관련된 신체상 변화
간호목표 (기대되는 결과)	환자는 긍정적인 자아개념을 나타낼 것이다. • 사회활동에 적극 참여한다. • 자신감을 표출하며, 대인과의 교류가 증가된다.

간호중재	이론적 근거
1. 병변이 심하게 감염되지 않는 한 습진은 전염성이 아니라는 것을 환자가 다른 사람들에게 알리도록 한다.	1. 습진이 농가진이나 비위생에 의한 것으로 오해되어 사회적 고립을 일으킬 수 있다.
2. 환자와 가까운 이들이 서로의 느낌을 나누고 필요하다면 함께 환자의 모습과 습진의 만성적 특징에 대해 전문적인 상담을 받도록 한다.	2. 미확인된 두려움과 걱정으로 대인관계에 영향을 줄 수도 있다.
3. 환자의 정체성과 자신감을 강화시킨다. 습진을 스스로 관리하도록 하고 긁는 행동을 통제하면 병변을 크게 줄일 수 있다는 것을 이해시킨다.	3. 언제 습식 랩을 시작할지, 국소치료에 언제 어떤 변화를 줄지 등 환자가 치료 중 여러 가지를 스스로 결정하게 하여 긍정적인 자아개념을 가질 수 있도록 한다.

6) 피부계 건강문제 관련 연구

아토피성 피부염의 임상 실제

주요 내용

아토피성 피부염은 어린이와 성인 모든 층에서 발생하며, 초기에는 소양감과 피부건조(얼굴, 가슴, 사지 등) 증상이 나타난다. 환자들은 대개 가족력이나 아토피성 질환 병력을 지니며, 알러지 항체 검사상 IgE 혈액 수준이 상승되어 있다. 주요 치료방법은 연화제, 코티코스테로이드 연고, 크림을 사용하는 것이다. 다른 치료방법은 면역조절제와 감염치료제를 사용하는 것이다. 아토피성 피부염 간호는 전문적인 사정, 환자와 간호제공자의 참여 및 지지, 효과적인 교육 등이 포함되어야 한다.

간호사의 역할

아토피성 피부염 환자의 간호에서 적절한 치료방법을 지속적으로 유지하는 것이며, 발적 및 감염이 있는 경우 즉각적인 치료와 더불어 세심한 교육, 모니터링 및 지지를 하는 것이 필수적이다. 또한 아토피성 피부염으로 인해 환자와 간호제공자의 수면, 심리사회적 안녕 및 여가를 포함한 삶의 질에 대한 영향 등을 인식해야 한다. 치료법에 대한 이해 부족은 질병관리 실패의 주요 원인이다. 질환의 효과적인 관리방법은 건강전문가, 환자 및 가족 사이에서 치료적인 관계를 확립하는 것이다.

아토피성 피부염 유발 요인

- 의복—털옷, 꽉 조이는 옷
- 음식
- 호르몬 변화(여성)
- 집안 내 진드기
- 감염 및 피부 박테리아
- 오염물질
- 공해
- 비누, 세제, 세면 화장품류, 향수
- 스트레스, 소양증 주기, 먼지와 박테리아가 잠복하고 피부를 쉽게 손상시킬 수 있는 긴 손톱
- 온도(아주 덥거나 추움, 발한)

Odedra KM (2014). Current clinical practice in atopic dermatitis. Nursing Standard, 28(49), p.45-51.

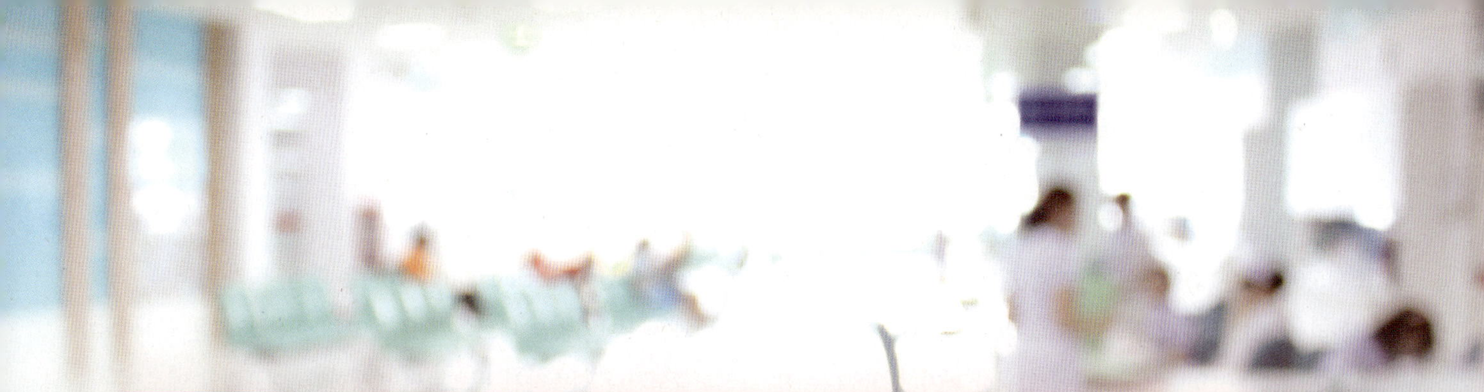

4 화상 대상자 간호

학습목표

1. 화상의 원인, 분류, 범위, 깊이 등을 사정할 수 있다.
2. 주요 화상의 국소적 및 전신적 영향을 설명할 수 있다.
3. 화상의 병태생리기전을 설명할 수 있다.
4. 화상 환자의 응급기, 급성기, 재활기 간호를 설명할 수 있다.
5. 화상 환자의 응급기, 급성기, 재활기 대상자에게 간호과정을 적용할 수 있다.
6. 화상과 관련된 심리사회적 문제와 중재 전략을 설명할 수 있다.

용어

- 가피 절개술(escharotomy)
- 가피(eschar)
- 경축(contracture)
- 공여 부위(donor site)
- 구획증후군(compartment sysdrom)
- 근막 절개술(fasciotomy)
- 동종이식(isograft)
- 변연 절제술(débridement
- 부분층 피부 이식(split thickness skin graft)
- 비후성 흉터(hypertrophic scar)
- 이인자형 이식(homograft)
- 이종이식(heterograft)
- 일산화탄소혈색소(carboxyhemoglobin)
- 자가이식(autograft)
- 전층 피부 이식(full thickness skin graft)
- 절제술(excision)
- 침수 치료(hydrotherapy)
- 콜라겐(collagen)

미국에서는 약 450,000명이 화상으로 치료를 받는데, 이 중 45,000명은 화상으로 매년 입원하고, 25,000명은 화상센터 전문병원에 입원한다[American Burn Association(ABA), 2011b]. 화상센터에 입원한 환자 중 68%는 집에서 발생하는 화상으로 인해 입원한다. 또한 모든 손상 중 44%는 화재와 관련 있으며, 33%는 끓는 것에 데여 생기는 손상, 9%는 직접 접촉, 4%는 전기, 3%는 화학적 물질, 1%는 흡입 및 기타 이유에 의해 손상을 입는다[American Burn Association National Burn Repository(ABAN-BR), 2011].

우리나라의 화재 건수는 2017년 44,178건으로 2011년 43,875건 이후 매해 감소 혹은 증가하였으나 재산피해는 2,565억 원에서 5,069억 원으로 큰 증가 추세에 있다(소방청통계연보, 2018). 화상으로 진료를 받은 환자 수는 2012년 555,091명에서 2016년 602,149명으로 연평균 2.1% 증가하였고, 진료비는 2012년 1,170억 원에서 2016년 1,519억 원으로 연평균 6.8% 증가하였다(건강보험심사평가원, 2018). 화상치료기술은 매년 발전하고 있으나 추후관리에 대해서는 간과하고 있는 것이 우리나라의 현실이다. 치료 초기 단계에서 신체의 변화에 대한 신체적·심리적 충격을 경험하게 되며, 자신의 신체가 흉하게 변형됨에 따라 자아개념과 신체상의 위기를 맞게 되는 한편 화상으로 인한 스트레스, 대인관계의 변화, 가족관계의 변화와 재정적 부담, 미래에 대한 불확실성, 직업의 상실 등으로 곤경에 처하게 되고, 삶의 질에 영향을 받게 된다.

화상 전문센터는 다양한 전문가들의 팀워크로 운영된다. 응급처치 및 입원치료의 발전에도 불구하고 매년 많은 사람들이 화상으로 인해 손상을 입고 사망하고 있다.

1) 화상의 원인

화상은 수많은 원인 물질들이 피부나 폐에 직접적으로 접촉함으로써 발생한다. 손상 원인에 따라 화상을 다음과 같이 몇 가지로 분류할 수 있다.

(1) 열에 의한 화상

열에 의한 화상(thermal burns)은 화염, 뜨거운 액체, 스팀과 같은 반액체, 타르와 같은 반고체 또는 뜨거운 물체에 노출되거나 접촉하게 됨으로써 발생한다. 대표적인 예로 주택화재, 폭발성 자동차 사고, 주방에서의 사고, 허술하게 보관된 화염성 물질의 발화 등으로 인한 손상을 들 수 있다.

(2) 화학적 화상

화학적 화상(chemical burns)은 강산, 강알칼리 또는 유기체 혼합물의 접촉에 의해 발생한다. 접촉 기간뿐만 아니라 화학물질의 종류, 농도, 양에 따라 화상의 심각도는 달라진다. 화학물질에 의한 화상은 가정용 세정제, 산업장, 농업, 군대에서 사용하는 다양한 화학물질과의 접촉으로 인해 발생한다. 눈에 화학적 손상을 입거나 화학물질을 흡입하는 경우는 손상 정도가 더욱 심각하다.

(3) 전기적 화상

전기적 화상(electrical burns)은 전기가 신체를 통과하면서 발생시키는 열에 의한 것이다. 잘못 가설된 전기 설비 및 고압전선에 접촉하거나 번개를 맞은 경우에도 전기적 화상을 입을 수 있다. 화상의 정도는 접촉 시간, 전압의 강도, 전류의 유형(직렬 또는 병렬), 전류의 경로, 전류가 신체를 통과하는 동안 조직의 저항 등에 따라 달라진다. 40V 이상의 전압에 접촉하는 것은 심부정맥을 유발하므로 위험하고 특히 1,000V 이상의 전압은 광범위한 조직손상을 일으키므로 더욱 위험하다.

(4) 방사선 화상

방사선 화상(radiation burns)은 방사선 물질에 노출되어 발생하는데, 화상의 유형 중 가장 드물다. 예를 들면 핵방사선 사고, 산업장에서의 전리방사선 사용, 치료적 방사선 조사, 자외선에 과다한 노출(일사)로 인해 발생하는 경우가 있다.

노출된 방사선 물질로부터 받은 에너지의 양은 방사선 물질과의 거리, 강도, 노출 시간, 노출된 신체의 면적, 방사선 물질과 신체 사이를 차단해 주는 물질의 양 등에 따라 달라진다. 갑작스러운 국소적 방사선 손상은 열에 의한 피부화상과 유사한 결과를 초래하며, 피부홍반, 부종, 통증 등을 유발한다. 반면 전신적 방사선에 노출되었을 때에는 초기에 오심, 구토, 설사, 피로가 나타나며, 몇 시간 내에 두통과 열이 나고, 오랜 시간이 경과하면 조혈계와 위장관계 합병증이 나타난다. 증상의 심각도는 노출된 방사선량에 따라 다르다.

(5) 흡입에 의한 화상

일산화탄소와 같은 질식제나 화재 현장의 연기 등에 노출되면 화염에 의한 손상을 입게 된다. 특히 사고 장소가 밀폐된 공간이거나 연기로 가득 찬 공간인 경우에 흔하게 발생한다. 화재 현장 피해자들은 보통 저산소증과 일산화탄소 중독으로 사망한다. 호흡기계의 병태생리학적 변화는 다양한 원인과 흡입된 가스의 종류, 화상의 심각도에 따라 달라진다. 흡입에 의한 화상(inhalation injury)의 세 가지 주요 원인은 질식제 노출, 연기독성, 폐조직의 직접적인 열접촉이며 이외에도 여러 가지 다른 원인에 의해서 일어날 수 있다.

2) 화상 병태생리

피부화상으로 인한 생리학적 변화는 화상의 범위와 크기에 의해 결정된다. 국소적 화상의 경우에 화상에 대한 신체반응은 화상 범위 내에 국한된다. 그러나 신체 표면의 25% 또는 그 이상의 좀 더 광범위한 화상인 경우 신체반응은 전신적으로 또는 화상 범위에 비례하여 나타난다(표 14-8). 광범위한 화상의 경우 손상 후 극적인 진행과정을 거치며 모든 신체 주요기관에 영향을 미친다. 화상에 따른 전형적인 두 가지 전신반응은 손상 초기에 신체 각 기관의 기능저하가 나타나며 그 후에 기능항진이 나타나는 것이다.

(1) 피부의 직접적인 손상

피부의 직접적인 손상은 외부 물체로부터 받은 열이 피부에 직접 전도되어 피부세포를 죽게 하는 것을 말한다. 손상 정도는 노출된 기간과 온도에 따라 결정된다. 40~44℃에서는 다양한 세포효소와 세포체계가 파괴된다. Na^+-K^+ 펌프가 기능을 상실하여 결국 세포부종으로 이어진다. 44℃ 이상의 온도에서는 세포괴사가 시작되고 유리기(free radical)가 생성되어 세포손상은 더욱 심화된다. 이러한 세포파괴 과정은 열이 발생하는 원인을 제거하고, 세포의 온도가 정상 범위까지 냉각된 후에야 멈추게 된다.

어떤 화상은 특이한 유형의 증상을 유발하기도 한다. 전기에 의한 화상의 경우 전기가 신체를 통과하면서 열이 발생하여 결국 체내의 세포가 손상된다. '빙산의 일각'의 개념이 이러한 손상을 이해하는 데 도움이 된다. 예를 들어, 전기적 화상이 신체 표면상으로는 적게 발생한 것처럼 보이는 경우 피부손상은 경미해 보여도 근육 및 연조직의 손상은 광범위한데, 특히 높은 전압인 경우에는 더욱 그러하다. 전압과 그 유형(직류인지 교류인지), 접촉면의 습기, 접촉한 피부에 있던 물체, 접촉 기간 등은 사망률과 중증도에 영향을 미치

표 14-8 화상 환자에서의 주요 병태생리적 변화

계통		변화
심혈관계	초기	저혈량증, 부적절한 심수축력
	후기	빈맥, 고혈압, 부적절한 심수축력
호흡기계	초기	상기도 막힘, 연기 흡입, 질식
	후기	가슴부위 화상으로 인한 흉벽 제한
대사성		대사율의 증가, 이산화탄소의 생성과 이용 증가
혈액계	초기	적혈구 농축, 적혈구의 용혈 혈액 응고 시스템 및 섬유소 용해 시스템의 활성
	후기	빈혈
신장계	초기	신혈류와 기능 감소, 미오글로블린뇨증
	후기	신혈류 증가, 변화된 약물 청소율
면역계		부적절한 면역기능(패혈증, 폐렴), 다발성 장기부전증
소화기계		스트레스성 궤양

기 때문에 중요하다. 전기는 신체를 빠져나옴으로써 지면에 도달하고, 도중에 열을 생산하고 여러 신체기관을 통과하면서 손상을 입힌다. 교류는 직류보다 더욱 위험하다. 교류는 종종 심정지, 심실세동, 강직성 근수축, 장골 또는 척추압박 골절 등을 일으키기도 한다. 급성 신부전도 흔하게 나타나는 증상이다. 근육이 손상된 심층 화상 후에는 많은 양의 헤모글로빈(열에 의해 손상된 적혈구로부터 떨어져 나옴)과 미오글로빈(산소를 근육에 전달하는 단백질)이 혈류로 방출된다. 이러한 물질은 사구체를 통과하여 소변으로 배출되며 배출량이 많으면 신세뇨관에 침전되어 소변의 흐름을 막음으로써 신장 손상을 유발한다. 그러므로 신장 손상을 최소화하기 위해 소변 배출을 원활하게 만들어야 한다. 백내장도 고압의 전기손상과 관련되며, 특히 화상 부위가 머리나 목일 경우 더욱 관련이 깊다. 화학적 화상의 경우 유해물질이 피부를 통해 흡수되어 전신에 독작용을 나타낸다. 유해한 화학물질과 장기간 접촉하거나 그 물질이 흡수되었다면 기관에 손상을 줄 뿐 아니라 사망을 초래하기도 한다.

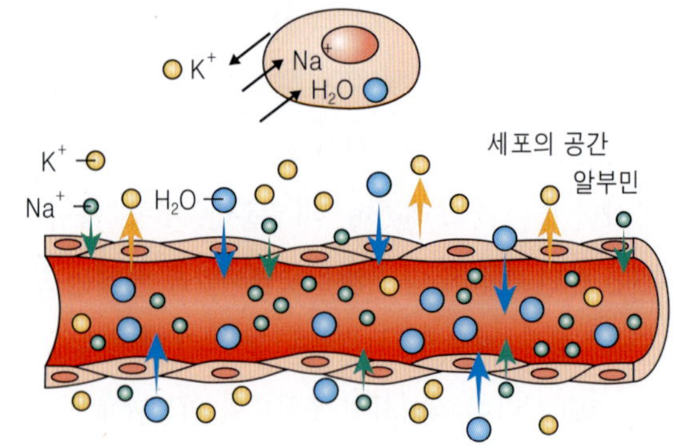

A. 화상 쇼크 기간 동안 수분과 전해질 이동

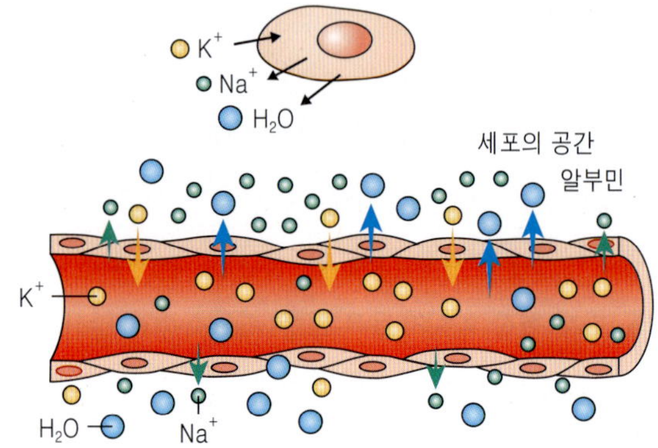

B. 화상 쇼크 기간 후 수분과 전해질 이동

그림 14-38. 화상 쇼크 기간 동안 수분과 전해질 이동. 모세혈관 투과성의 변화로 혈장은 간질 공간으로 빠져나가게 된다. 나트륨 펌프의 기능 상실로 나트륨이 세포 안에 쌓이게 되며 혈관내 칼륨 농도는 증가한다.

(2) 체액 이동

화상을 입으면 카테콜라민, 히스타민, 세로토닌, 류코트리엔, 키닌, 프로스타글란딘 같은 혈관작용물질이 손상된 조직에서 즉시 방출된다. 이러한 물질들은 모세혈관에 변화를 일으켜 혈장이 주위 조직으로 새어나오게 만든다(그림 14-38). 열에 의한 직접적인 혈관손상은 모세혈관 투과성을 증가시켜 나트륨 이온이 세포 안으로 들어가고 이온은 세포 밖으로 방출되게 한다. 결과적으로 혈관내액은 점점 줄어들고, 세포내액과 간질액은 증가하게 된다. 혈관작용물질로 인한 이러한 작용은 국소적 또는 전신적으로 일어난다. 따라서 화상 환자는 혈역학적 균형, 대사, 면역기능에 변화를 겪게 된다.

신체는 다른 곳의 혈류를 차단하여 가능한 한 뇌와 심장으로 혈액이 흐르도록 반응한다. 따라서 다른 기관들의 혈류 흐름이 오랫동안 방해를 받게 되면 여러 신체기관들이 위험에 빠지게 된다. 결과적으로 손상 정도는 각 신체기관의 기본적인 요구도에 따라 달라진다. 어떤 기관은 영양혈류공급 없이는 단지 몇 시간밖에 생존할 수 없다. 예를 들면, 신혈류량의 감소는 사구체 여과율을 감소시켜 결과적으로 핍뇨가 발생한다. 또는 수액 보충이 지연되거나 부적절할 경우 혈액량 감소가 진행되어 급성 신부전이 발생한다. 그러나 적절한 수액 치료로 심박출량이 증가하면 신혈류량도 정상적으로 회복된다. 소생기 후 신체는 혈관 외부로 유출된 체액을 재흡수하여 이뇨작용을 증가시킴으로써 부종을 감소시킨다.

전신의 25% 이상에 화상을 입은 환자에서는 흔히 장간막(mesenteric bed)에도 혈류량이 감소하여 장폐색과 위장관 장애를 일으킨다. 위점막 혈류량의 감소는 상부위장관에 허혈성 변화를 일으켜 위 보호 점막 생산을 둔화시키며 결과적으로 위와 십이지장에 작고 얕은 미란을 발생하게 한다. 이러한 위장관을 제산제나 히스타민 H2-수용체 길항제로 보호하지 않으면 화상 후 컬링궤양(Curling's ulcer) 또는 위장관출혈이 발생하게 된다.

(3) 호흡기계

광범위한 화상 초기에는 대개 분당 환기가 정상이거나 약간 감소한다. 체액균형이 회복됨에 따라 분당 환기율은 증가하며, 환자가 두려워하거나 불안하거나 통증을 느끼는 경우에는 과호흡이 발생하기도 한다. 과환기는 호흡 횟수 증가와 1회 호흡량 증가의 결과로 나타나고 이는 화상 후 일어나는 과대사의 결과인 것으로 보인다. 화상 2주 후에 가장 심하게 나타나고, 이식 후 화상상처가 치유됨에 따라 점차 정상적으로 회복된다.

폐혈관저항은 약간 증가하고 폐순응도는 감소한다. 폐순응도의 감소 정도에 비례하여 숨쉬는 데 드는 노력은 증가한다. 그러나 이런 변화들은 대체로 적으며, 폐 실질조직에 손상이 없을 때에는 특별한 치료가 필요하지 않다.

흡입손상으로 인한 사망의 주원인은 질식제에 노출되는 것이다. 일산화탄소는 가장 흔히 접하게 되는 질식제로 나무, 석탄과 같은 유기체가 탈 때 발생한다. 이것은 무색, 무취, 무미의 가스이고 헤모글로빈에 대한 친화력이 산소에 비해 200배 이상 높다. 일산화탄소의 흡입으로 산소분자는 헤모글로빈과의 결합에서 분리되고 대신 일산화탄소가 결합하여 일산화탄소-헤모글로빈(COHb)을 형성한다. 이렇게 혈액의 산소운반 능력이 전반적으로 감소하면 결국 조직의 저산소증이 초래된다.

불에 의해 가열된 공기의 흡입으로 인해 상기도에 직접적인 열손상이 일어나며, 그 열은 즉시 기도에 상해를 입혀 부종, 홍반, 궤양을 유발한다. 후두개의 보호반응과 호흡기계의 열을 효과적으로 변화시키는 호흡기계의 능력 때문에 열에 의해 하기도가 손상되는 경우는 드물다. 그러나 폭발성 있는 가스를 흡입했거나 뜨거운 액체에 질식되었을 때는 보다 아래의 하기도에 열손상이 발생하기도 한다.

가. 연기중독

일산화탄소, 시안화수소(hydrogen cyanide), 아크롤레인(acrolein), 암모니아와 같은 독성 화학물의 연소에 의해 발생하는 연기를 흡입함으로써 연기중독이 발생한다. 이에 따라 폐에는 국소화된 염증반응이 나타나거나 기관지 섬모반응 및 폐포의 계면활성제가 감소하는 반응이 나타난다. 작은 기도에서 점막부종이 나타나고, 몇 시간 후 기관기관지 상피가 벗겨지며, 출혈성 기관기관지염이 나타난다. 그리고 성인호흡곤란증후군(adult respiratory distress syndrome; ARDS)이 뒤따라 발생하기도 한다.

(4) 심근기능 저하

일부 연구에서는 광범위한 손상을 입은 환자의 혈액에서 손상 후 초기에 심근의 기능을 저하시키는 인자를 발견했다고 보고하였다. 따라서 순환혈량이 감소하기 전에 급성으로 심박출량이 심각하게 감소하는 것은 이러한 순환 인자에 대한 신경학적 반응인 것으로 생각되어 왔다. 보통 순환혈량이 회복되고 소변량이 정상화된 후에도 심박출량의 저하는 며칠 더 지속된다. 최근 연구에서는 손상 후에 일어나는 심근기능부전의 원인이 염증 매개 물질과 호르몬의 결합 때문인 것으로 보고되었다.

(5) 피부통합성의 변화

화상은 표피 아래 조직의 변형과 피부의 파괴에 의해 일어나는 병태생리학적 변화를 일으킨다. 화상에 의해 손상된 피부, 신경말단, 한선, 모낭의 정상적인 기능이 상실된다. 가장 중요한 피부의 장벽 기능도 소실된다. 손상되지 않은 피부는 일반적으로 신체 내로 박테리아가 침입하는 것과 체액이 밖으로 빠져나가는 것을 막고 체온을 유지하는 등의 역할을 하고 있으나 화상으로 인해 피부가 파괴되면 정상체온 유지가 어려워지며, 박테리아의 침투가 쉬워지고, 증발로 인한 탈수 위험도 증가된다. 손상의 깊이에 따라 다르겠지만 신경말단이 노출되면 상처가 치유될 때까지 통증과 불편감에 시달리게 되며, 신경말단이나 신경의 지배를 받는 부분이 손상을 받으면 무감각해지고 감촉, 압박감, 고통을 느낄 수 있는 능력을 영구적으로 손상당할 수 있다.

심한 화상 환자에게는 과위축된 흉터가 발생할 위험성이 있다. 흉터는 붉고, 주위 피부보다 튀어나와 있으며, 단단하고, 불편한 상태가 된다. 대개 환자의 피부는 민감해지고 소양증이 심해진다. 과위축된 흉터는 피부와 조직의 수축을 일으키는데, 특히 흉터가 관절 부위를 덮고 있다면 수축은 더 심해진다. 과위축된 흉터의 발생 정도는 화상의 깊이, 나이, 인종 등에 따라 다양하다.

(6) 면역기능 저하

화상에 의해 면역계 기능이 저하된다. 림프구 활동의 저하, 면역글로불린 생산 저하, 보체의 활동성 저하, 호중구와 대식세포 기능 변화는 광범위한 화상에서 두드러지게 나타나는 특징이다. 또한 화상은 감염으로부터 신체를 보호하는 일차적인 방어막인 피부를 파괴한다. 이러한 변화들로 인해 생명의 위협이 되는 패혈증과 감염 위험성이 증가한다.

(7) 심리적 반응

화상으로 인한 심리적·정서적 반응들은 공포에서 정신병까지 매우 다양하다. 환자의 반응은 나이와 성격, 문화와 윤리적 배경, 화상의 크기와 위치, 신체상, 손상 전의 대처 능력 등에 영향을 받는다. 또한 입원해 있는 동안 가족과 친구로부터의 격리, 환자의 일상적인 역할과 책임의 변화가 화상으로 인한 심리적 반응에 영향을 줄 수 있다.

3) 화상의 증상 및 징후

(1) 손상 정도

손상된 피부층에 따라 화상은 부분층 화상과 전층 화상으로 나뉘며 1도, 2도, 3도, 4도 화상으로 분류할 수 있다(표 14-9). 부분층 화상은 표피와 진피 일부의 손상을 말한다. 1도 부분층 화상은 바깥쪽의 얇은 부분의 화상으로 통증이 있고 빨개진다. 이는 약 3~7일 안에 표피세포의 재생과 함께 치유된다. 일광화상은 1도 부분 화상의 좋은 예이다. 2도 부분층 화상은 수포가 형성되며 통증이 심하다. 상처의 크기가 작고 감염이 되지 않으면 피부 이식을 할 필요가 없이 자연치유된다.

3도 전층 화상은 표피와 진피 전체의 손상을 말한다(그림 14-39). 전층 화상은 건조하고 얼룩덜룩한 반점이 보이거나 검은색, 갈색, 흰색, 붉은색으로 변한다. 변성된 피부는 건조가피(eschar)라 한다. 신경말단이 손상을 입었기 때문에 화상을 입은 조직에는 대개 통증이 없다. 그러나 주위 피부에서는 통증을 느낀다. 촉진을 하면 압각을 느끼기도 한다. 전층 화상 상처는 육아조직의 형성으로 결손 부위가 채워지고 반흔(scarring)이라고 하는 상피세포의 수축에 의해 상처 부위가 폐쇄됨으로써 치유된다. 화상 면적이 작지 않다면 이식이나 봉합을 해야만 치유될 수 있다.

4도 전층 화상은 피부, 피하지방, 근육과 때로는 뼈까지 침범하는 경우를 말한다. 피부는 검게 타 버리거나 완전히 타서 없어져 버린다. 따라서 광범위한 변연 절제술과 피부 이식이 필요하다. 이러한 깊고 광범위한 상처로 인해 절단을 해야 하는 경우도 흔하다(그림 14-40).

(2) 저체온증

피부 손실은 외양을 변화시킬 뿐 아니라 다른 문제들도 일으킨다. 저체온증은 화상으로 입은 상처를 통해 신체 열이 소실되어 심부체온이 37℃ 이하로 떨어지는 것을 말한다. 저체온증은 말초혈관을 수축시킬 뿐 아니라 칼로리 요구도와 산소 소비를 증가시키는 떨림을 발생시키므로 매우 위험하다. 저체온증(hypothermia)은 광범위한 화상을 입은 후 의료기관으로 이송되는 화상 초기 기간 동안 가장 흔하게 발생하는 문제이다.

(3) 수분과 전해질 불균형

화상 상처를 통해 수분이 증발되어 체액량이 감소하고 수화 상태가 불균형을 이루게 된다. 증발한 수분은 수액보충에 의해 완전히 보상되는 것은 아닌데, 이는 혈압과 소변량이 감소하고, 점막이 건조해지며, 피부긴장도가 저하되는 것

표 14-9 손상 깊이에 따른 화상의 분류

	원인	피부손상 깊이	임상증상	상처 모양	회복과정과 치료
1도 화상 (표재성 화상)	• 일광화상 • 저강도 화상 • 표면적 뎀(scald)	• 표피: 진피의 일부일 수 있음	• 저린 감 • 감각과민 • 냉각으로 완화되는 통증 • 박피(peeling) • 소양증	• 붉음, 압박에 의해 창백, 건조 • 부종이 없거나 약간 있음 • 수포	• 수일 내 완전회복 • 구강통증제, 냉요법, 피부윤활제(연고, 피부연화제)
2도 화상 (부분층 화상)	• 열탕 화상 • 불꽃 • 접촉 화상	• 표피, 상부 진피층, 하부 진피층	• 통증 • 감각과민 • 기류에 민감	• 수포 • 표면이 축축하고 빛나며 삼출물 흐름 • 부종	• 2~3주 이내 회복 • 일부 상처와 탈색소(depigmentation)가 있음 • 이식이 필요할 수 있음
3도 화상 (전층 화상)	• 불꽃 • 뜨거운 액체 물질의 지속적인 노출 • 전기접촉 • 화학물질 • 직접 접촉	• 표피, 전체 진피층, 일부 피하조직: 결합조직, 근육이 포함될 수 있음	• 무감각 • 쇼크 • Myoglobinuria와 투석	• 표면 건조 • 색깔이 다양(갈색, 짙은 빨강, 흰색, 가죽빛 등) • 응고 혈관이 보임 • 부종	• 가피 딱지 • 이식 필요 • 반흔조직 및 모양과 기능 상실
4도 화상 (지방, 근막, 근육, 뼈를 포함한 전층 화상)	• 지속적인 노출 • 고전압 전기화상	• 심부조직, 근육, 뼈	• 쇼크 • Myoglobinuria와 투석	• 사지 움직임 제한 • 깊은 부분에 검은 그을음이 보임	• 절단 • 피부 이식

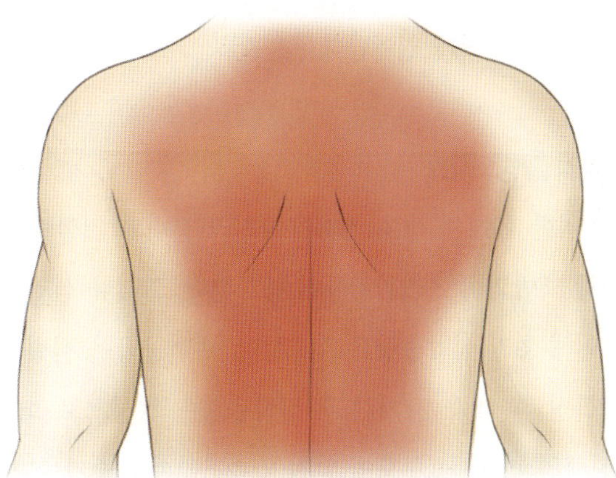

그림 14-39. 전층 화상.

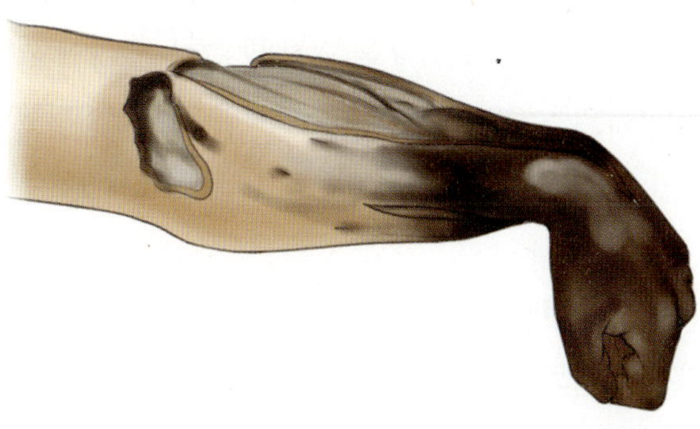

그림 14-40. 고압전류에 의한 전완과 손의 전층 화상.

을 보면 알 수 있다. 저나트륨혈증, 고나트륨혈증, 고칼륨혈증은 일반적으로 화상 환자의 회복과정 중 볼 수 있는 전해질 불균형 현상들이다. 전신의 25% 이상의 광범위한 화상은 대개 화상을 입은 조직과 그렇지 않은 조직 모두에 부종을 일으키며, 순환혈량을 감소시킨다. 화상 후 첫 24시간 내에 헤마토크릿 수치가 상승되며, 이는 혈관내액의 손실로 인해 혈액이 농축되었음을 보여 주는 것이다. 화상으로 인해 증발된 수액은 정상피부에서 증발되는 것보다 4~20배 많은 양이며, 완전하게 상처가 폐쇄될 때까지 계속되고, 그 결과 조직관류가 감소한다. 따라서 혈관내로 수액을 보충하지 않으면 저혈량성 쇼크가 발생하게 되며, 심하면 죽음에 이르게 된다.

충분한 수액을 공급받지 못한 성인 환자의 요량은 시간당 30mL 이하로 감소되며 소변검사상 짙은 황색을 띠고, 농도와 비중의 상승 등 탈수 증상을 보일 것이다. 혈액검사에서는 적절하게 수화될 때까지 BUN이 상승되어 있는 것을 볼 수 있다.

광범위한 화상으로 인해 위장관운동이 감소되어 장음, 배변, 가스 배출이 없어지며 오심과 구토, 복부팽만이 발생한다. 수분 상태가 정상화되면 위장관운동이 돌아오고 배고픔과 식욕, 장음, 가스 배출, 대변 생산이 시작된다.

화상 후 약 18~36시간 후에 모세혈관 통합성이 회복되기 시작하여 화상 초기에 증가되었던 헤마토크릿이 화상 후 3일째 또는 1일째가 되면 정상수치 이하로 감소한다. 헤마토크릿 감소는 적혈구 손실과 화상 시 발생하는 손상에 의한 결과이다. 이후 수일 또는 수주가 지나면 부종을 유발했던 수액이 재흡수되고 과도한 수액은 이뇨를 통해 배출된다.

(4) 호흡의 변화

화상 후 바로 빈호흡이 발생한다. 동맥혈가스분석에서 동맥내 산소분압(PaO_2)은 비교적 정상에 가깝고, 산소포화도는 기대치보다 낮다. 흡입에 의한 손상인 경우 수분 이동이 가장 많고, 손상된 폐실질에 부종이 발생하는 소생 기간(resuscitative phase) 동안에는 호흡부전이 발생할 수 있다. 대개 화상 후 10일에서 2주가 지난 회복기에는 감염으로 인한 호흡부전이 발생하기도 한다.

일산화탄소 중독은 혈중 일산화탄소-헤모글로빈(COHb) 수준을 측정함으로써 진단할 수 있다. 일산화탄소 중독 시 임상증상은 COHb 포화도 및 조직의 저산소증 정도와 직접적인 관련이 있다. 대개 임상증상은 COHb 수준이 15%에 도달할 때까지는 나타나지 않는다. 초기증상은 뇌저산소증과 관련된 것으로 사실상 신경계 증상이다. 일산화탄소 노출에 의한 신경계의 문제는 점진적이고 영구적인 뇌기능장애를 초래한다.

상기도(구강, 비강인두, 후두)의 열성 외상은 점막에 수포 또는 궤양을 동반한 홍반과 부종이 특징이다. 대개 화상 후 첫 24~48시간 이내에 점막부종의 증가로 인하여 상기도 폐색이 발생한다. 이로 인해 기도가 좁아져 천명음, 호흡곤란, 호흡 노력의 증가, 보조호흡근 사용, 청색증 등이 발생한다.

연기에 노출되어 화상을 입은 경우 관찰되는 신체적 소견들은 콧구멍과 얼굴에 이물질과 안면화상, 객담과 기침, 천명음 등이다. 기관기관지염의 소견은 대개 화상 후 24~48시간까지는 나타나지 않는다. 초기징후는 천명음과 기관지 분비물을 동반하는 기관지경련이다. 폐탄성이 감소하여 호흡이 더 어려워지고 분비물이 제대로 제거되지 않으면 호흡 문제는 더욱 심각해진다. 연기 흡입으로 인해 환기와 관류 비율에 불균형이 나타나고 이로 인해 폐 포환기율이 감소하여 병리학적 변화가 일어난다.

(5) 심박출량 감소

광범위한 화상의 경우 카테콜라민의 분비와 저혈량 상태로 인해 맥박과 말초혈관저항이 증가한다. 그러나 심기능 저하로 인해 초기 심박출량은 감소한다. 수액공급을 적절히 받으면 화상 후 대략 24시간 후 심박출량은 정상으로 회복되며, 신체의 과대사요구도에 맞춰 2~2.5배까지 증가한다. 이러한 심박출량의 변화는 순환혈량이 정상으로 돌아오기 전에도 일어난다. 심한 저혈량 상태가 아니라면 동맥혈압은 정상이거나 약간 증가한다. 화상 후 초기에 심박출량이 감소하는 것은 혈압이 저하되고 소변량이 감소하며 말초맥박이 약하고 폐동맥 카테터로 관찰한 심박출량이 4L/min 이하, 심장지수(cardiac index)는 2.5L/min 이하, 전신혈관저항은 900dyne 이하인 것으로 알 수 있다.

(6) 통증반응

피부통합성의 손상으로 신경말단이 노출되어 통증을 느끼게 된다. 화상 환자들은 전형적으로 배후 통증(background pain), 돌발성 통증(breakthrough pain), 처치로 인한 통증(procedural pain) 세 가지 유형의 통증을 호소한다. 배후 통증은 환자가 쉬거나 침상에서 자세를 바꾼다거나 깊은 호흡이나 기침을 할 때 또는 복벽이나 흉벽이 움직이는 등의 처치와 관련되지 않는 활동을 할 때 발생하는 통증을 말하는데, 대개 통증은 강하지 않고 연속적이며 회복기간 동안 지속된다. 통증조절을 위해서는 통증자가조절기(patient-controlled analgesics; PCA)를 이용한 지속형 진통제, 연속형 주사제, 효과가 오래가는 구강약물 등을 사용할 수 있다. 돌발성 통증은 배후 통증보다 강하고 지속적이지 않고 간헐적으로 발생한다. 통증의 빈도와 강도는 화상 부위가 치유되면 줄어든다. 통증관리는 단시간 지속형(short-acting) 제제를 사용한다. 처치로 인한 통증은 상처 세척, 드레싱 교환, 물리치료나 작업요법 등의 치료적 처치를 시행할 때 발생하는 통증을 말한다. 이 통증은 급성이며 매우 강한 것이 특징이다. 관리 방법은 회복이 어느 정도 되었는지에 따라 다른데, 단시간 지속형 마약 제제(morphine sulfate, fentanyl, hydromorphone, oxycodone, ketamine)나 산화질소와 같은 흡입 제제를 사용한다.

통증에 대한 반응은 동공확대, 근육강직, 방어자세, 혈압, 심박동, 호흡률의 변화 등으로 나타난다. 성인의 통증사정을 위해 몇 가지 사정도구를 사용할 수 있다. 예를 들면 통증 정도를 숫자화한 도구(1~5점 또는 1~10점)나 구두로 설명하는 도구(통증이 없거나, 약하거나, 중간 또는 심함) 또는 시각화한 도구 등이다.

(7) 의식수준의 변화

장시간 노출되지 않으면 연기에 의한 신경학적 손상은 잘 발생하지 않는다. 심한 화상을 입은 환자도 병원에 입원할 때까지는 대개 의식이 명료하다. 만일 손상 후 즉시 흥분상태를 보인다면 그것은 저산소증이나 저혈량증을 의미하는 경우가 많으며, 원인에 대한 더 자세한 사정이 필요하다. 병원에 입원해 있는 동안 의식이 변화하는 것은 낙상 또는 자동차사고 등의 신경학적 손상, 뇌의 관류 부족, 밀폐된 장소에서의 화재로 인한 저산소증, 흡입 손상(화상 중 질식제나 다른 독한 물질에 노출된 경우), 전기로 인한 화상, 손상을 입는 동안 신체 내부에 있는 원인 약물의 영향 등으로 인해 나타나는 경우가 많다.

두부 손상을 입은 환자는 두피열상, 부종, 압통, 점상출혈 등의 증상을 동반한다. 의식수준은 명료함에서 급성 악화까지 변화가 심하며, 양쪽 동공의 크기가 달라질 수 있다. 신경학적 증상은 두통, 현기증, 기억상실, 혼돈이나 의식소실, 지남력의 변화, 시각의 변화, 환각, 공격성, 혼수상태 등으로 나타난다.

(8) 심리적 변화

화상 후 간헐적으로 심리적 쇼크, 불신, 불안, 압도감을 호소하는 경우도 있다. 환자와 가족은 어떠한 일이 일어났는지에 대해 인식하지만 상황에 적절히 대처하지 못한다. 환자는 새로운 상황을 받아들이는 데 어려움을 겪게 될 것이며 이때 친숙한 가족과 친구가 불안을 완화시키는 데 도움을 줄 수 있다. 따라서 처치 전 간단한 예비교육이나 정보를 주는 것이 매우 중요하다. 가족들은 환자가 어떤 치료를 받게 될 것이며 치유과정은 어떻게 되며 왜 그러한 처치를 받아야 하는지에 대해 알기를 원하며, 환자에 대한 확신과 정보를 얻고 싶어한다.

일단 안정이 되면, 환자는 여러 가지 방법을 통해 심리적으로 적응하게 된다. 급성기 동안 가장 흔하게 발생하는 문제는 슬픔, 우울, 불안, 화상에 대한 지속적인 재경험, 화상 관련 자극에 대한 회피, 각성 상태의 증가 등과 같은 급성

스트레스 장애이다. 환자들은 악몽, 화상을 입던 상황에 대한 회상, 수면장애, 퇴행적 행동 등을 경험한다. 따라서 이러한 단계에서는 대개 약리학적 치료와 심리학적 치료를 병행한다. 가장 흔히 사용하는 그룹 치료는 간단한 지지 치료와 행동수정요법 등이 있다.

퇴원을 해도 환자는 불안과 우울을 지속적으로 느끼게 된다. 이들은 업무 또는 감정조절에 많은 어려움이 있다고 호소한다. 그러나 감정조절의 어려움은 1년 정도의 시간이 흐르면 대개는 상당히 감소된다.

(9) 화상의 범위

화상 범위(burn size)는 변연 절제술(debridement) 후에 평가하는 것이 가장 정확하다. 1도 화상을 제외한 화상의 범위는 총 체표면적(total body surface area; TBSA)에 대한 화상 면적의 비율로 두 가지 방법, 즉 9분의 법칙과 연령에 따른 비율로 계산한다.

Pulaski와 Tennison이 고안한 9분의 법칙(rule of nines)이 널리 사용되고 있다. 9분의 법칙은 성인에 있어서 총 체표면적을 100%로 하고 신체 각 부위를 9%의 배수로 구분하여 화상 범위를 계산하는 방법이다(그림 14-41). 이 방법은 계산은 간단하지만 소아의 경우 체표면적에 대한 신체의 비율이 성인과 다르기 때문에 정확성이 떨어져 최근에는 수정된 계산법인 Lund-Browder 공식으로 보다 세분화하여 화상의 범위를 사정한다. 연령에 따른 화상 범위의 비율은 그림 14-42와 같으며, 이는 9분의 법칙보다 정확하지만 시간이 오래 걸리는 단점이 있다.

4) 화상 건강문제와 대상자 간호

심한 화상 환자의 치료과정은 응급기, 급성기, 재활기의 3단계로 구성된다(표 14-10).

응급기(emergent period)는 화상을 입은 직후부터 48~72시간 동안으로 병원 입원, 상해의 심각성 사정, 응급처치, 상처관리 등이 제공되는 시기이다.

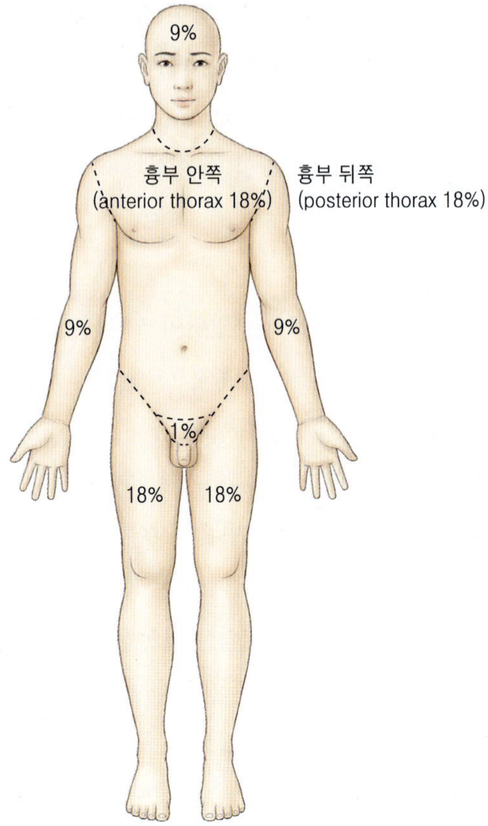

그림 14-41. 성인의 화상 범위를 빠르게 사정할 수 있는 9분의 법칙.

표 14-10 화상간호 단계

단계	Duration	우선순위
응급기/소생기	손상 시점부터 체액 보충 완료까지	• 응급처치 • 쇼크 예방 • 호흡부전 예방 • 손상 발견과 치료 • 상처사정과 초기간호
급성기	이뇨 시작부터 상처 봉합 완료까지	• 상처간호와 봉합 • 감염을 포함한 예방이나 치료 • 영양간호
재활기	주요 상처 봉합부터 개인의 신체적, 사회심리 적응 수준까지	• 상처와 경축 예방 • 신체적, 직업적 재활 • 기능적, 미용적 재건 • 심리사회적 상담

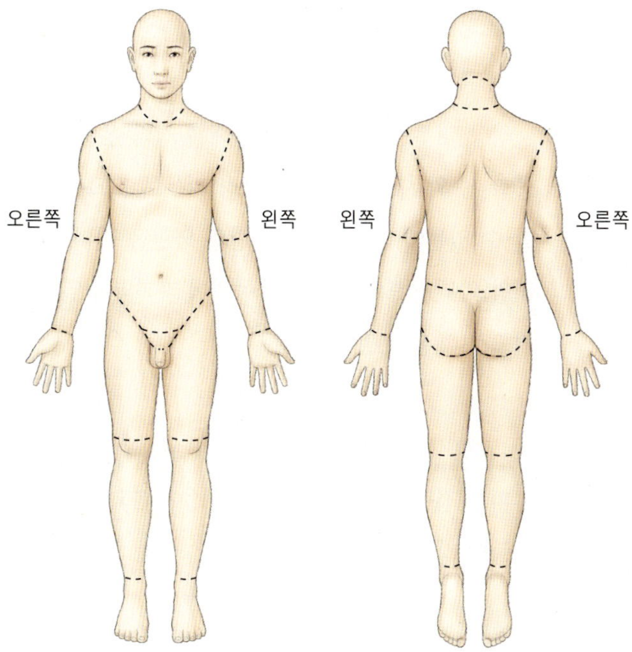

날짜

작성자
x

표면 화상	심부화상
1	5

표면 화상(분홍색, 약간의 통증)

심부 화상(건조, 무감각, 창백, 얼룩덜룩함, 검붉은, 갈색 또는 검은 피부, 가죽 같은 피부)

부위	1세	1~4세	5~9세	10~14세	15세 이상	성인	표면 화상	심부 화상
머리	19	17	13	11	9	7		
목	2	2	2	2	2	2		
앞가슴	13	13	13	13	13	13		
뒷가슴	13	13	13	13	13	13		
오른쪽 둔부	2½	2½	2½	2½	2½	2½		
왼쪽 둔부	2½	2½	2½	2½	2½	2½		
회음	1	1	1	1	1	1		
오른쪽 상완	4	4	4	4	4	4		
왼쪽 상완	4	4	4	4	4	4		
오른쪽 전완	3	3	3	3	3	3		
왼쪽 전완	3	3	3	3	3	3		
오른손	2½	2½	2½	2½	2½	2½		
왼손	2½	2½	2½	2½	2½	2½		
오른쪽 넓적다리	5½	6½	8	8½	9	9½		
왼쪽 넓적다리	5½	6½	8	8½	9	9½		
오른쪽 다리	5	5	5½	6	6½	7		
왼쪽 다리	5	5	5½	6	6½	7		
오른발	3½	3½	3½	3½	3½	3½		
왼발	3½	3½	3½	3½	3½	3½		
전체								

그림 14-42. Berkow formula를 적용한 화상의 깊이와 범위 기록 차트. 본 차트를 이용하여 화상 범위를 측정하기 위해 1도 화상을 제외한 화상 부위의 윤곽을 그려야 한다. 표면 화상(2도 화상)은 빗금으로, 심부 화상(3도나 4도 화상)은 진한 색깔로 표시한다. 각각의 손상된 부위가 차지하는 비율은 연령별 표에 따라 계산한다. 이러한 방법으로 전체 화상 면적을 구할 수 있다.

급성기(acute period)는 응급기 말부터 손상된 화상 부위에 피부 이식을 하거나 상처가 치유될 때까지의 기간을 의미한다.

재활기(rehabilitation period)는 사회복귀에 중점을 두는 시기다. 이때의 주된 관심사는 피부흉터가 있는 관절의 기능 회복과 환자와 가족에 대한 정서적 지지이다. 실제 재활은 환자의 입원 시부터 시작해서 전 기간 동안 계속 이루어져야 한다.

(1) 응급기(Emergent period)

응급기란 화상으로 나타날 수 있는 문제를 즉시 해결하는 기간이다. 이 시기의 처치는 화상의 전신반응과 손상 및 화상 상처를 관리하는 데 중점을 둔다.

가. 병태생리와 임상증상

① 피부

피부는 바깥층인 표피는 0.15mm 두께의 각질층이며 화상 후 재생이 가능하다. 손바닥, 발바닥의 한선(sweat gland, 땀샘)과 피지선(sebaceous gland)은 진피 내로 깊게 확장되어 있어 깊은 화상도 치유해 준다.

진피 안에는 피부기능을 유지시키는 혈관, 감각신경, 모낭, 림프관, 피지선, 한선 등이 있다. 화상을 입어도 진피 부분이 남아 있으면 재생되지만 피부의 모든 층에 화상을 입으면 상피세포나 진피 부속물이 파괴되어 자연적으로 재생되지 않는다.

a. 보호장벽 상실

피부의 일차 기능은 병균의 침입을 막아 주는 보호장벽의 역할이다. 화상으로 이 보호장벽이 상실되면 감염 위험이 증가한다.

b. 수분-전해질 불균형

피부는 생명유지에 필수적인 수분-전해질 균형을 유지하도록 도와준다. 화상 후에는 수분 증발 속도가 정상보다 4배 정도 빨라지므로 과도한 수분 손실이 생긴다.

c. 체온조절장애

정상 피부는 체온조절을 통해 환경의 온도 변화에 잘 적응한다. 외부 온도 변화에 따라 피부로 흐르는 혈류가 변화할 수 있는데 피하지방층이 단열 역할을 한다. 피부가 손상되면 외부 온도에 적응하는 능력이 파괴되어 열을 빨리 빼앗기므로 체온이 떨어진다.

d. 발한기능장애

피부 전층에 화상을 입으면 한선이 파괴되기 때문에 발한기능이 상실된다.

e. 감각장애

피부는 신체에서 가장 큰 감각기관으로 통각, 압각, 온각, 촉각을 감지한다. 부분층 화상 시 신경말단 부위가 노출되므로 민감성이 증가해 통증이 발생한다. 전층 화상을 입으면 신경말단 부위가 완전 파괴되기 때문에 통증은 나타나지 않지만 종종 둔한 통증이나 압통을 호소하기도 한다.

f. 비타민D 합성장애

콜레스테롤 유도체(cholesterol derivatives)는 피부에서 비타민D의 활성화 형태로 전환된다. 일부 표피층이 화상을 입으면 비타민D의 활성화가 감소되지만, 전층이 화상을 입게 되면 완전히 상실된다.

g. 신체상 손상

아름다운 피부는 독특한 개성을 표출하여 정체성을 형성하는 데 중요한 요인이 된다. 중증 화상으로 외모가 변하면 심각한 심리적 문제를 일으킬 수 있다.

② 체액과 전해질의 이동

일차 혈관수축 후 화상 주위의 혈관이 이완되고 모세혈관의 투과성은 상승한다(그림 14-43). 이러한 변화는 혈관에서 간질강(interstitial space)으로 이동하여 지속적인 혈장 부족 현상을 일으킨다. 체액 변화는 화상 후 처음 12시간 내에 가장 흔히 일어나지만 24~36시간까지 지속될 수 있다.

간질강으로 이동하는 혈장량은 화상의 범위와 심도에 달려 있다. 조직손상이 광범위하면 화상 부위뿐 아니라 모든 조직에서 이런 혈관 변화가 일어날 수 있다.

혈장단백질, 혈장, 전해질이 간질강으로 이동하여 말초부종(peripheral edema)이 생기고, 단백질이 이동하여 조직의 교질삼투압(colloidal osmotic pressure)이 증가한다. 체액이동과 화상의 물리적인 손상으로 체액이 손실되고(저혈량성 쇼크), 고칼륨혈증(hyperkalemia), 저나트륨혈증(hyponatremia) 같은 전해질 불균형이 발생한다. 탈수와 혈액 점도의 증가로 혈액이 농축(hemoconcentration)되면 체액을 보충하여 손상을 최소화한다.

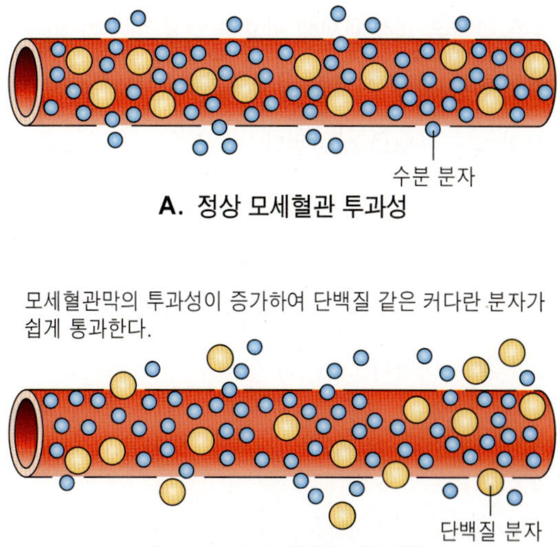

그림 14-43. 화상 초기 모세혈관의 반응.

화상 후 24~36시간이 지나면 염증반응이 서서히 가라앉고 모세혈관에서 혈장이 새어나가는 현상이 중단된다. '체액의 재이동(fluid remobilization)'으로 체액이 혈관 내로 되돌아오면 체액과 전해질 균형이 회복된다. 신장의 혈류가 증가하여 소변 형성과 이뇨가 증진되면 말초부종이 해소되고 체중은 정상으로 회복된다. 이 기간 동안 신장이 소듐 방출을 증가시켜 저나트륨혈증(hyponatremia)이 생길 수 있고, 포타슘이 세포 내로 되돌아가 저칼륨혈증(hypokalemia)이 생길 수 있다. 혈액이 희석되어 빈혈이 발생하지만 수혈이 필요할 정도로 심각하지는 않다.

③ 염증과 상처 치유

화상으로 조직과 혈관이 손상되거나 파괴되면 응고괴사(coagulation necrosis)가 발생한다. 중성구와 단핵구가 손상 부위에 축적되며, 손상 후 첫 6~12시간 내에 섬유아세포(fibroblast)와 새롭게 형성된 콜라겐섬유가 나타나 상처 치유가 시작된다.

④ 면역계

신체의 첫 번째 방어선인 피부가 화상으로 파괴되면 염증반응이 시작되어 염증 매개 물질에 의해 국소적 혈관확장과 모세혈관 투과력이 증가하고 이로 인해 정맥 정체와 미세혈전이 생긴다. 화상 후 즉각적으로 나타나는 저혈량증은 혈액 점도를 증가시켜 손상 부위의 혈류 흐름을 느리게 한다. 따라서 산소, 항체, 영양분의 공급이 저하되어 환부의 회복을 지연시키고 감염 위험을 증가시킨다. 종양괴사인자와 interleukin 같은 매개 물질은 감염에 대항하는 림프구, 대식세포, 중성구의 기능을 저해한다. 모세혈관 투과로 인해 제3의 공간으로 상실되는 단백질은 세포성 면역과 체액성 면역 기능을 감소시킨다. 항체와 면역글로불린을 만드는 체액성 면역은 B림프구를 필요로 하는데, 화상의 경우 체액성 면역단백질의 감소로 정상 면역반응이 저하된다. T림프구의 생산 감소는 세포 매개성 세포독성 활동을 감소시켜 전반적인 면역결핍으로 인한 감염의 기회 증가로 인해 집중적인 항균치료를 해도 사망을 초래할 수 있다. 면역체계에 대한 마지막 손상은 영양과 면역의 불균형으로 나타나는데, 화상을 입으면 대사항진으로 영양불량의 고위험 위기가 초래된다. 적절한 열량과 단백질의 공급이 이루어지지 않으면 면역기능이 감소하여 감염에 취약해진다.

⑤ 피부반응

부분층 화상은 피부재생에 필요한 하부 구조가 비교적 충분하지만, 전층 화상은 모발 성장, 발한, 감각기능과 같은 많은 기능이 영구적으로 상실된다.

⑥ 합병증

응급기 동안에는 심혈관계, 호흡기계, 비뇨기계, 위장관계 합병증이 잘 나타난다.

a. 심혈관계

체표면적 40% 이상의 심한 화상으로 인한 쇼크에서 나타나는 초기 저혈량 상태는 심각한 심혈관계 기능 변화를 가져온다. 이러한 변화는 순환혈류량의 소실, 심박출량 감소로 인한 영양 부족, 조직의 산소 부족을 초래한다. 심박출량에 영향을 미치는 또 다른 기전은 교감신경계 자극에 의한 catecholamine(epinephrine, norepinephrine)의 분비로 활성화된다. Catecholamine은 혈관수축을 통해 전신의 혈관저항을 증가시켜 심장 부담을 증가시킨다. 저혈량이 심하지 않으면 동맥압은 정상이거나 약간 상승하며 화상 초기에 빈맥과 혈압 하강이 나타난다. 종양괴사 요인, 염증 매개 물질의 유리는 심근의 활동성을 억압하는 주요 요인이며, 적절한 수분이 공급되면 소멸된다. 이러한 이유로 화상 환자의 초기 간호에서 심장기능부전은 항상성 회복을 위한 중요한 요인이 되며 특히 노인 환자에서 더 중요하다.

심장자극전도계는 혈청 포타슘 수준에 의해 영향을 받는다. 세포손상은 세포 내 포타슘을 유리하여 고칼륨혈증의 원인이 된다. 잠재적 심근활동 변화의 원인이 되는 포타슘의 증가는 심장자극전도계의 비정상을 초래하여 부정맥과 심장마비를 일으키는 위험 요인이 된다.

b. 호흡기계

혈관수축작용을 하는 serotonin과 같은 매개 물질에 의한 폐모세혈관 저항의 증가는 흡인에 의한 손상이 아니더라도 폐기능에 영향을 준다. 폐부종은 미세순환의 혈관수축과 더불어 증가된 모세혈관압에 의해 나타난다. 좌심부전까지 동반된다면 모세혈관압은 더욱 증가하여 산소 변화에 영향을 미친다.

응급기의 폐부종은 수액 대체요법과 심근의 과부담 때문에 생긴다. 좌심실 기능을 증진시키고 폐부종의 예방과 치료를 위해 digoxin이나 심근수축제(inotropic agent)를 투여한다.

상기도손상은 흡입된 연기나 자극물질이 부종과 기도폐쇄를 일으켜 발생한다. 상기도에 열이 전도되면 구강과 목(throat)의 염증반응으로 부종에 의한 상기도폐색이 일어난다.

후두개(glottis) 이하의 흡입 손상은 불완전 연소물질이나 유해가스를 흡입할 때 발생한다. 이러한 물질에는 일산화탄소, 황산화물, 질소산화물, 알데하이드, 시안화물, 암모니아, 염소, 포스겐, 벤젠, 할로겐 등이 포함된다. 후두개 이하의 흡입 손상은 섬모활동 저하, 과도한 분비물, 심한 점막부종, 기관지경련을 일으키고 폐포내 계면활성제(surfactant)가 감소해 무기폐(atelectasis)를 초래한다.

폐의 화상을 의미하는 호흡 양상의 변화에는 쉰 목소리, 쇳소리 나는 기침, 연하곤란과 침흘림, 천명음과 협착음(stridor) 등이 있다.

흉부의 깊은 화상으로 형성된 가피(eschar)가 흉곽운동을 억제하고, 목의 구조를 압박하여 호흡운동장애를 초래하므로 가피 절개술(escharotomy)을 시행한다.

기관폐색(tracheal obstruction)은 매우 빠르게 또는 지연되어 나타날 수 있다. 화상 상태에 따라 폐 탄력성의 감소, 동맥혈 산소 농도 저하, 호흡성 산증 등이 점차적으로 발생할 수 있다.

c. 신장/요로계

화상 초기에는 신장혈류가 감소해 사구체 여과율이 감소하고 핍뇨(oliguria)가 나타난다. 수액공급이 빠르고 적절하게 이루어지면 신장은 회복될 수 있다.

대부분의 손상된 세포는 단백질 산물을 방출하고 이 단

백질 산물은 요산을 생성한다. 혈액에 있는 이러한 큰 분자가 신장세뇨관에 침전되면 여과 흐름을 방해하여 심한 신기능손상을 초래한다.

심한 화상으로 손상된 적혈구는 다량의 헤모글로빈을 유리하고, 전기화상으로 근육이 손상되면 myoglobin도 혈류 내로 유리된다. 정상의 경우 이 물질들은 haptoglobin과 결합하여 간으로 이동하는데, 많은 양이 동시에 유리되면 간의 부담이 증가하여 소변으로 배설된다. Myoglobin과 혈색소는 신세뇨관을 손상시켜 신부전을 초래하게 된다. 신부전 고위험 요인은 탈수, 산독증, 3~4도의 전기적·화학적 화상 후에 존재하는 다량의 괴사조직, 과도한 이화작용 쇼크 등이다.

d. 위장관계

교감신경계 자극으로 순환 catecholamine이 증가하면 소화기관으로의 혈류 차단으로 장운동과 영양흡수가 감소되며, 화상으로 인한 손상은 대사를 항진시켜 저장된 영양분이 빠르게 고갈된다. 장운동 저하가 마비성 장폐색으로 진행되면 영양분이 장관을 통과할 수 없어 흡수되지 않으며 이로 인해 오심, 구토, 복부팽만 등이 나타난다. 구토와 위 내용물의 폐 흡인을 방지하기 위해 비위관을 삽입한 후 저압의 흡인기(suction)에 연결하여 장음이 돌아올 때까지 간헐적으로 흡인한다. 규칙적으로 복부팽만과 장음을 사정한다. 화상성 쇼크가 해결되고 장운동이 돌아오면 가능한 만큼 빨리 구강 영양 섭취를 하게 한다.

화상 후 소화관으로의 혈류는 강력한 혈관수축 물질인 angiotensin Ⅱ의 영향을 받는다. 순환혈류량의 저하로 유리되는 이 물질은 장의 허혈을 유발하는 혈관평활근의 혈관수축을 초래한다. 이러한 허혈은 장점막위축과 점막 투과성 증가의 원인이 된다. 점막의 위축으로 정상적으로 장내에 존재하는 세균이 이동하여 패혈증과 많은 기관의 기능상실을 초래하게 된다.

식이로 공급되는 glutamine은 부분적으로 소화기계 위축을 회복하고 그람음성균의 수를 감소시켜 결과적으로 사망률을 감소시킨다.

심한 화상 환자는 72시간 내에 스트레스성 위염을 경험하며, 소화기계 미란은 심한 화상 환자의 80%에서 손상 5시간 내에 일어난다. 이러한 미란은 경미한 상부 출혈과 함께 나타나지만 72시간이 경과하면 위궤양으로 악화되어(Curling's ulcer) 심각한 출혈이 생긴다.

e. 구획증후군

구획증후군(compartment syndrome)은 화상으로 형성된 두꺼운 가피(eschar)가 주위의 혈관과 신경을 압박하여 부종과 신경장애 증상을 나타내는 것이다. 화상을 입은 사지의 주변 신경혈관 상태를 주의 깊게 사정하고 도플러 초음파로 말초맥박을 매시간 측정하며 사지를 올려 부종을 감소시킨다. 사지통증, 말초맥박 소실, 감각 소실 등이 나타나면 즉시 보고하여 가피 절개술(escharotomy)을 시행한다.

나. 진단검사

화상 후 회복 단계에 따라 검사결과가 다르게 나타나는데 이를 통해 조직손상과 보상기전을 예측할 수 있다. 응급기와 수액요법 실시 전에 정맥혈검사를 해 보면 체액이동과 직접적인 조직손상이 나타난다.

백혈구 수와 감별계수(differential count)의 변화는 화상에 의한 면역반응을 나타낸다. 면역기능을 유지할 수 없기 때문에 화상 환자의 백혈구 중 호중구는 초기에 상승했다가 빠르게 감소한다. 패혈증(sepsis)이 발생하면 백혈구 수는 2,000/mm^3 이하로 감소한다. 기타 임상검사로는 소변전해질검사, 소변배양검사, 간효소검사, 혈액응고검사 등이 필요하다.

X선과 스캔검사는 화상에 대한 직접적인 사정도구가 아니므로 외상이 없다면 수행하지 않는다.

눈에 화상을 입었다면 각막손상을 확인하기 위해 안구를 검사한다. 내장손상이 의심되면 IVP(intravenous pyelogram), CT, 초음파, 기관지경검사, MRI를 시행한다.

다. 치료와 간호

① 간호진단

총 체표면적 25% 이상의 화상 환자에 대한 응급기 간호진단은 다음과 같다.

- 상기도부종, 폐부종, 기도폐색, 폐렴 등으로 인한 호흡기능장애와 관련된 비효율적 호흡 양상
- 모세혈관 투과도 증가와 관련된 심박출량 감소
- 전해질 불균형, 혈장 상실, 부적절한 체액 보충과 관련된 체액 부족
- 심박출량 감소, 혈관 외 체액 이동, 저혈량, 가피 수축, 부종과 관련된 뇌, 심장과 폐, 신장, 위장관, 말초기관의 조직관류 변화
- 신경말단 노출, 드레싱 교환, 침습적 시술, 피부 이식과 관련된 급·만성 통증
- 죽음/상황 위기, 중요한 사람과의 분리, 통제감 상실과 관련된 불안
- 과도한 정맥 주입과 관련된 체액 과다
- 대사 과다, 보호장벽의 상실과 관련된 비효과적 체온조절 위험성
- 안구 주위 부종, 궤양, 드레싱과 관련된 감각지각 변화
- 통증, 지식 부족, 치료 시술, 입원, 분리, 사회복귀와 관련된 두려움

② 호흡증진

정상 호흡기전을 지지하고 호흡기문제를 예방한다. 호흡기계의 손상 원인과 상태에 따라 세부 계획을 수행한다.

a. 기도 유지

무의식 환자는 턱을 위로 올리거나 머리를 뒤로 젖혀 기도를 유지한다. 상기도부종은 수액 대치 요법 8~12시간 후에 심각하게 나타난다. 흡입(inhalation) 손상이나 기도폐색의 가능성이 있는 경우 즉각적으로 기도를 개방하고 필요시 흡인한다. 기도폐색의 위험성을 사정하기 위해 기관지경검사(bronchoscopy)를 수행한다. 연기나 독극물 흡입 환자는 입원 시 그리고 그 이후에는 정기적으로 기관지경검사를 하여 폐의 심부를 흡인하고 필요시 괴사조직을 제거한다. 기관 내 흡인은 일반적으로 흉부 물리요법이나 분무 치료 후에 수행한다. 심부기관 내 흡인은 고통스러울 수 있기 때문에 흡인 전에 진통제나 진정제를 투여한다. 기도부종은 시간이 지나면 완화되므로 기관 절개술(tracheostomy)보다는 기관내 삽관(endotracheal intubation)이 적절하다.

b. 환기 증진

목, 가슴, 복부가 꽉 끼는 드레싱은 흉곽의 움직임을 억제하여 환기가 부족해질 수 있다. 간호사는 호흡운동을 관찰하고 환기에 도움이 되도록 조인 드레싱을 느슨하게 해준다.

c. 가스 교환 모니터링

가스 교환의 효율성은 동맥혈가스분압, 산화헤모글로빈치 등의 임상검사와 청색증, 지남력 상실, 맥박수 증가 등의 신체 증상으로 모니터링한다. 중환자의 경우 흉부 X선, 폐동맥 쐐기압(pulmonary artery wedge pressure), 중심정맥압을 모니터링한다.

d. 산소요법

산소는 마스크나 캐뉼러로 투여하며 동맥혈 산소분압이 60mmHg 이하이면 기관내 삽관과 기계 환기가 필요하다. 산소마스크, 캐뉼러, ambu bag, 후두경, 기관내관, 기관절개술 기구 등을 포함한 응급 기도 유지 기구는 반드시 침상 가까이에 비치한다.

e. 약물요법

폐렴이나 폐감염은 호흡손상을 악화시키므로 균 배양검사와 민감성 검사 후 항생제를 처방한다. 심부전으로 호흡 양상이 손상되고 폐압력이 증가하면, 심박출량을 증가시키고 신장의 배설 능력을 촉진하는 약물을 투여한다. 의식이 있는 화상 환자가 기계 환기에 저항하여 인공호흡

기 적용이 어려우면 atracurium(Tracrium)이나 vecuronium(Norcuron) 같은 신경근 차단제(neuromuscular blockade drugs)를 사용하여 환자 자신의 환기 노력을 억제하면 기계 환기가 편안해진다. 환자의 두려움, 공포, 통증 등을 완화시키기 위해 금기가 아니라면 안정제, 진통제, 항불안제를 투여할 수 있다.

f. 체위 변경과 심호흡

호흡 양상과 산화를 증진시키기 위해 가능한 자주 체위를 변경하고, 침상 밖에 나와 앉아 있도록 한다. 기침, 심호흡 같은 폐환기 유지법과 incentive spirometry 사용 방법을 교육하고 자주 사용하도록 격려한다. 호흡기 분비물을 배출시키는 흉부 물리요법은 환자의 상태와 의사의 처방에 따라 적용한다.

g. 수술

기관 절개술은 장기간 기관 내 삽관을 하고 있는 환자에게 필요하다. 화상의 경우 기관 절개술은 다른 질환보다 감염 위험이 더 높다. 응급기관 절개술은 기도가 폐쇄되고 구강이나 코로 삽관할 수 없는 환자에게 수행한다. 화상 환자의 호흡 양상을 증진시키기 위한 다른 수술에는 흉관 삽관술과 가피 절개술이 있다. 흉관은 기흉이나 혈흉이 발생했을 때 폐를 재확장시키기 위해 삽관한다. 목, 흉부, 복부의 상흔조직이 호흡운동을 억제할 때 가피 절개술로 억제를 완화하고 호흡을 용이하게 한다.

③ 심박출량 증진(체액 보충, 조직관류 증진)

간호중재의 목적은 혈관내 수분량 증가, 보상기전의 지지, 합병증 예방이다.

a. 수액요법

적절한 수액공급은 정상 심박출량, 평균동맥압 순환혈류량 등을 유지시킨다. 총 체표면적의 15~25%의 화상 환자는 일반적으로 정맥 내 수분공급이 필요하다. 전해질, lactated Ringer액 같은 점질액(crystalloids)과 교질액(colloid) 등 모든 처방의 목적은 적절한 정맥내 수분량을 유지시켜 쇼크를 예방하는 데 있다.

심한 화상의 소생법은 주요 장기의 관류를 유지하기 위해 단시간 내 많은 수액을 필요로 한다. Parkland/Baxter 공식에 의하면 화상 후 첫 8시간 동안 처방된 수액량의 반을 투여하고 나머지 반은 이후 16시간 동안 투여한다(표 14-11).

화상 후 이틀째 24시간 동안의 수액 투여량과 내용은 환자의 수분과 전해질 균형 및 치료반응에 따라 처방하며 수액 공급 시간은 병원 도착 시간이 아닌 손상 시간으로부터 계산한다.

표 14-11 화상 시 수액 대치 요법

	처음 24시간	다음 24시간
Parkland/Baxter 공식	TBSA(lactated Ringer's) 4mL/kg×% • 처음 8시간 동안 1/2 • 다음 8시간 동안 1/4 • 다음 8시간 동안 1/4	Dextrose and water+Potassuim Colloid: 혈장량(TBSA 0.35~0.5mL/kg×%)의 20~60%
Brooke Army 공식	TBSA(lactated Ringer's) 1.5mL/kg×% TBSA(Colloid 용액) 0.5mL/kg×% • 처음 8시간 동안 1/2 • 다음 8시간 동안 1/4 • 다음 8시간 동안 1/4	TBSA(lactated Ringer's) 0.5~0.75mL/kg×% 2,000mL dextrose와 물

b. 혈장교환요법

수액요법에도 불구하고 독성 혈청 요인(toxic serum factor)에 의해 화상 후 쇼크가 지속될 수 있다. 혈장교환요법은 화상 쇼크에 대한 기존 치료 방법이 실패한 중증 환자에게 가끔 사용하는데, 혈장을 제거하고 신선동결혈장으로 대치하거나 혈액을 제거하고 전혈을 수혈하는 방법이다. 혈장교환은 수액 요구량을 감소시키고 소변 배설량을 증가시킨다.

c. 모니터링

임상검사 수치를 통해 뇌, 심장, 신장 등의 관류와 수화(hydration) 등 수액요법이 적절한지 확인한다. 신혈류의 경우 50% 정도 감소해 소변 배설량이 줄어도 조직관류는 지속된다. 소변 배설량은 심박출량과 조직관류를 사정할 수 있는 민감한 비침습적 사정지표다. 시간당 수액 공급량은 시간당 소변 배설량이 0.5mL/kg(30mL/시간)을 유지하도록 조절한다.

수액 주입 속도는 소변 배설량과 혈청 전해질 수치를 기초로 산출한다. 총 체표면적의 35% 이상인 화상 환자의 경우 수분 공급량을 산출하기 위해 소변 배설량과 활력징후, 심폐기능 모니터링이 필요하다.

상지 화상이나 중증 화상에서 비침습적 혈압 측정은 정확도가 떨어지며, 심한 경우 저혈량 쇼크로 진행될 수 있기 때문에 침습적 심장 모니터링이 중요하다. 이를 통해 중심정맥, 폐동맥압, 심박출량 등을 지속적으로 측정할 수 있다. 심맥관계 기능을 파악하기 위해 심전도를 모니터링하는데, 노인의 경우 심방세동 등의 부정맥이 종종 발견된다.

d. 약물요법

이뇨제는 이뇨 증진을 위해 순환혈류량에서 수분을 끌어당겨 순환량과 심박출량을 감소시킨다. 이로 인해 심장, 폐, 뇌 같은 주요 장기의 관류가 감소하여 심한 저혈량 쇼크 상태로 진행될 수 있으므로 화상 환자의 소변 배설량을 증진시키기 위해 이뇨제를 사용하지는 않는다. 전기 화상의 경우에는 근육 및 심부 조직의 손상으로 방출된 큰 단백질 분자인 myoglobin이 신세뇨관에 침전되어 폐색을 유발할 수 있으므로 적절한 소변 배설량을 확보하기 위해 삼투성 이뇨제인 mannitol(Osmitrol)을 투여한다.

울혈성 심부전의 기왕력이 있는 경우 심박출량을 증가시키는 dopamine(Intropin)이나 심근수축력을 강화시키는 digoxin(Lanoxin)을 수액요법과 함께 사용할 수 있다.

e. 수술

조직관류장애를 치료하기 위한 1차적 중재는 가피 절개술(escharotomy)로, 전기소작기(electrocautery device)나 메스(scalpel)로 사지나 흉곽 주위의 가피를 절개하여 가피의 조이는 효과(tourniquet effect)를 완화시켜 순환을 증진시킨다(그림 14-44). 가피 절개술 후에도 조직 내 압력이 높다면 근막절개술(fasciotomy)이 필요하다. 가피 절개술은 사지의 중심부와 측부를 따라 피하조직 안까지 절개한다.

④ 급·만성 통증 경감

통증은 고통스러운 시술을 수행할 때 더 심해지므로 시술 동안 통증 원인을 설명해 주고 이를 극복하도록 돕는다. 통증관리의 기본은 치료 전과 중의 통증을 정확하게 사정하는 것이다. 통증을 사정하기 위해 표준화된 시각통증척도나 색깔 또는 얼굴을 이용한 통증사정척도를 이용한다.

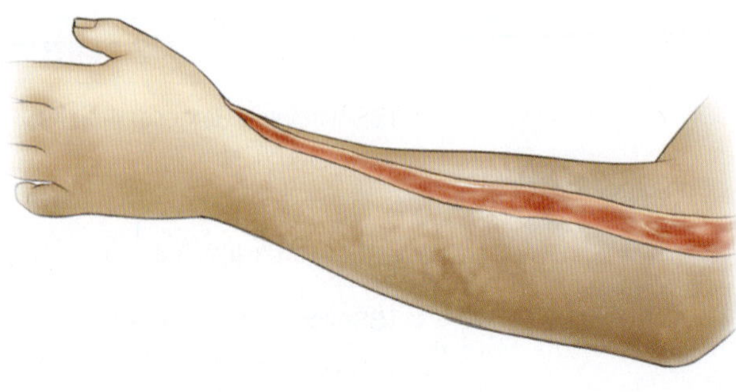

그림 14-44. 가피 절개술.

a. 약물요법

Morphine sulfate, meperidine(Demerol), nalbuphine(Nubain) 같은 마약과 비마약성 진통제를 자주 투여한다. 화상치료 시 발생하는 급성 통증의 정도를 약간 완화할 목적으로는 거의 사용하지 않으며, 응급기의 약물 투여는 정맥 주입이 가장 적절하며 근육주사나 피하주사는 피한다. 이는 사지 순환혈류량의 감소로 주사 후 약물이 흡수되지 않고 있다가 심박출량과 혈압이 호전된 후 한꺼번에 흡수될 수 있기 때문이다. 과량의 진정제나 마취제는 호흡을 억제하거나 다른 증상을 은폐시키므로 사용하지 않는다.

이외에 ketamine(Ketalar), pentobarbital sodium(Nembutal) 같은 진통제도 통증을 감소시킨다. Morphine sulfate는 2~4mg을 소량씩 증가시키며 정맥 주입한다. 환자의 상태에 따라 morphine sulfate 15mg을 증류수나 5% 포도당 용액 250cc에 혼합하여 지속적으로 투여하기도 한다.

통증자가 조절장치(patient controlled analgesia; PCA)를 사용할 경우 5~10mg의 morphine sulfate를 정맥으로 먼저 주입한 다음 필요한 만큼 PCA 용량을 증가시키며, 특히 밤에는 morphine sulfate의 용량을 조절한다.

b. 보완-대체요법

이완요법, 명상, 심상요법, 음악치료, 마사지, 치료적 접촉 등이 있다. 숙련된 치료자는 의식이 명료하고 협조적인 환자에게 최면을 제공한다. 치료적 접촉, 침, 지압 등을 제한적으로 사용하고 있으나 그 결과는 다양하다.

c. 환경관리

조용한 환경에서 수면과 휴식을 증가시켜 catecholamine 분비를 줄이고 중환자실 신경증(ICU psychosis)을 예방한다. 의료진은 환자가 깨어 있는 동안 시술을 시행해 수면을 방해하지 않도록 한다.

심한 화상을 입은 경우 통증 완화를 위해 환자를 조심스럽게 다루고, 화상 부위가 공기와 직접 접촉하지 않도록 드레싱 한다. 통증의 정도는 화상의 깊이에 반비례한다. 피부 전층이 손상된 경우는 신경말단이 파괴되어 통증을 느끼지 못하지만 부분적인 경미한 손상의 경우 전신을 보온하면서 화상 부위를 시원한 것으로 압박하면 통증이 경감된다. 얼음주머니는 저체온이나 심한 피부손상을 일으키므로 사용하지 않는다.

특정 부위의 압박을 예방하기 위해 규칙적으로 체위를 변경시킨다. 체위 변경은 통증 부위의 순환을 증진하고 통증을 경감시킨다. 화상을 입지 않은 부위를 마사지하면 엔도르핀 방출을 자극해 통각신경섬유(thick pain-sensory nerve fiber)의 통증전달을 감소시켜 통증을 덜 느낀다. 예후에 대한 불안을 감소하고 치료에 대한 긍정적 생각을 증가시키기 위해 환자와 가족을 치료에 참여시킨다.

d. 수술

초기에 마취 후 화상 부위 절제술을 시행하면 후기에 변연 절제술(debridement)이나 수치료(hydrotherapy)를 할 필요가 없으므로 이로 인한 통증을 줄이는 효과가 있다.

⑤ 정서적 지지

심한 화상은 신체상과 자아상을 손상시킨다. 반흔 형성과 기형에 대한 불안과 긴장, 생존 가능성이 불확실한 경우 분노와 무력감, 사고로 인한 쇼크와 통증, 낯설고 혼란스러운 병원 환경 등은 환자의 긴장을 악화시키는 요소가 된다. 간호사는 많은 시간을 환자와 함께하기 때문에 심리 적응에 가장 큰 영향을 줄 수 있다. 불안을 제거하고 안정을 도모하는 간호중재를 제공한다.

(2) 급성기(Acute period)

급성기는 응급기 말기부터 혈류역동 상태가 안정되고 화상 상처가 봉합(closure)될 때까지다. 부분층 화상(partial thickness burn)인 경우는 10~20일이며, 화상의 면적이 광범위하고 피부 전층에 상해를 입어 피부 이식이 필요한 경우는 수개월이 소요되기도 한다. 급성기의 간호목표는 화상 부위의 관리, 치유 증진과 합병증 예방, 조기 발견 및 치료 등이다. 흔히 발생하는 급성기 합병증은 패혈증, 폐렴 같은 감염성 질환과 신질환 및 심부전 등이다.

가. 병태생리

체액 재이동으로 인한 이뇨가 시작되며 부종이 감소한다. 응급기에 비해 전층 또는 부분층 화상의 영역이 명확해진다. 장음이 회복되며, 백혈구가 화상 상처 주위로 모이고, 식작용(phagocytosis)이 나타나 상처 치유가 시작된다.

① 건강사정

a. 영양상태사정

중등도 이상의 화상 환자는 일반적으로 스트레스, 체액 소실, 열, 감염, 대사항진, 부동 등으로 신진대사가 항진된다. Catecholamine, 항이뇨호르몬, aldosterone, cortisol 등의 분비가 증가하여 대사가 항진되면 산소와 칼로리의 요구가 많아진다. 열생산의 증가와 열의 손실은 단백질과 지방파괴(이화작용)를 초래하고 당과 칼로리의 소비를 촉진하며 소변으로의 질소 손실(urinary nitrogen losses)을 증가시킨다. 화상으로 증발된 열과 수분은 대사율과 이화작용을 촉진시켜 칼로리 소비를 높인다. 화상의 정도에 따라 칼로리 요구도는 평소보다 2~3배 더 높아져 화상 4~12일에 최고가 되며, 상처가 완전히 치유될 때까지 몇 달 동안 증가한다.

영양상태사정은 화상 첫날부터 체중(환자의 체중을 이상 체중과 비교해 체중 감소를 평가하는 방법), 전해질, 간기능, 소변 등을 검사하여 사정한다. 입원 당일부터 적절한 영양을 공급하지 않으면 상처 치유가 지연된다. 2% 정도의 체중 감소는 가벼운 결핍을 의미하며 10% 이상의 체중 손실은 위험하므로 열량과 수분섭취를 평가하여 필요한 조치를 취한다. 정확한 열량계산을 위해 산소 소모(VO_2)와 이산화탄소 생성(VCO_2)을 측정하여 에너지 소비량을 결정하는 간접 열량계(calorimetry)를 사용한다. 열량(kcal)은 휴식 시에 측정하며, 드레싱을 교환하거나 긴장을 초래하는 시술을 할 경우에는 적어도 30분 이후에 수행한다. 간접 열량 측정은 입원 후 바로 측정하고 적어도 일주일에 한 번씩 측정한다.

② 심폐기능

심맥관계와 호흡기계의 기능을 유지하여 잠재적 합병증을 예방하고 치료하기 위해 심폐기능을 사정한다. 기도손상과 폐렴의 위험이 있고 호흡부전이 초래되어 기계적 환기가 필요할 수 있다. 감염으로 패혈증을 초래할 수 있고 심혈관계 기능에도 문제가 올 수 있다.

③ 면역계

화상 환자는 면역계의 변화와 염증반응으로 감염에 취약하다. 화상 부위의 패혈증은 심각한 합병증이며, 감염은 급성 회복기의 질병 이환 및 사망의 원인이 된다. 간호사는 상처 부위 양상, 신경계와 위장관계의 기능 변화, 활력징후 변화 등을 포함하여 국소·전신 감염 증상과 징후를 계속 사정한다.

④ 근골격계

화상 환자는 상해, 부동, 치유과정, 치료 등으로 인해 근골격계 문제를 갖는다. 근골격계 문제는 처음 병원이나 응급센터에 도착했을 때부터 평가하며 급성기 전 과정 동안 지속적으로 평가한다. 모든 관절의 수동, 능동 관절가동범위를 파악하여 정확하게 기록한다.

나. 치료와 간호

① 간호진단

총 체표면적(TBSA) 25% 이상의 화상을 입은 급성기 환자의 간호진단은 다음과 같다.

- 화상, 이식 부위, 이식 제공 부위와 관련된 피부손상
- 피부손상, 다양한 침습적 카테터, 면역기능장애, 영양장애와 관련된 감염 위험성
- 대사율 증가, 섭취 부족, 요중 질소 상실 증가와 관련된 영양부족

- 통증, 반흔, 경축과 관련된 운동장애
- 감각과 운동기능 변화, 외모 변화와 관련된 신체상 손상
- 중요한 사람이나 재산의 상실, 외형 변화, 신체상 변화와 관련된 슬픔의 기대반응
- 화상으로 인한 위기, 정상 기능장애, 역할 변화, 장기 입원 및 재활과 관련된 비효율적 가족 대응(무능)
- 통증, 경축(contractures)과 관련된 자가간호결핍
- 신체상장애와 관련된 성기능장애
- 통증, 치료, 환경소음과 관련된 수면장애
- 보호적 격리와 외모 변화와 관련된 사회적 격리
- 치료방법과 치유과정에 대한 정보 부족과 관련된 지식 부족

② 피부통합성 증진

화상치료법은 부위, 범위와 깊이, 이용 가능한 자원 및 치료에 대한 환자의 반응 등에 따라 달라진다. 내과적인 치료방법으로 화상 부위의 청결·변연 절제술·화상 드레싱 등이 포함되며, 수술로 절제술과 피부 이식을 시행한다.

a. 상처 세척(Wound cleansing)

상처 세척의 목적은 상처 파편(debris)과 괴사조직을 제거하고, 감염으로 조직파괴가 심해지는 것을 예방하는 것이다. 전신 침수치료(total immersion hydrotherapy) 시 침상목욕, 대형 욕조와 와류욕(whirlpool)을 사용하며, 교차감염(cross-contamination) 예방을 위해 멸균된 수치료 기구가 필요하다. 이 기구에 수돗물(tap water), 생리식염수, 희석한 요오드나 표백제(bleach preparations) 같은 소독수를 채운다.

물의 온도는 37.8℃, 욕실의 온도는 26.6~29.4℃를 유지하며 오한과 대사성 스트레스가 발생하지 않도록 수치료(hydrotherapy)는 20~30분을 초과하지 않는다.

수치료는 팔·다리 운동은 물론 몸을 청결하게 할 수 있는 좋은 방법이다. 수치료 후에도 몸에 이물질이 남아 있으면 깨끗한 물을 뿌리거나 샤워로 씻어낸 후, 환자를 욕조에서 이동침대로 옮긴다. 욕조 목욕 후 소독한 마른 수건으로 상처 부위를 부드럽게 누르듯 닦아 준다.

b. 변연 절제술(Debridement)

변연 절제술이란 세균이나 이물질에 오염된 조직, 죽은 조직과 가피를 제거하는 것이다. 목적은 세균이나 이물질에 오염된 조직을 제거함으로써 세균감염을 막아 주고, 죽은 조직이나 가피를 제거함으로써 상처를 봉합할 수 있는 준비를 하기 위함이다. 그림 14-45에서 보이는 하얀 조직은 죽은 가피로, 피부 이식 전에 제거되어야 한다. 변연 절제술은 기계적, 화학적, 외과적 방법으로 시행한다.

c. 기계적 변연 절제술(Mechanical debridement)

Wet-to-dry 드레싱을 이용하는 방법으로 가위나 섭자를 이용하여 가피(죽은 조직)를 분리하고 제거하며, 수치료(hydrotherapy)를 함께할 수 있다. Hubbard tank, spray table, 샤워를 사용하면 점차적으로 상처를 부드럽게 하여 제거하기 쉬운 상태가 된다.

d. 화학적 변연 절제술(Chemical debridement)

Elase와 같은 효소제나 petroleum에 두 가지 용해제가 혼합된 섬유소용해제를 이용하여 괴사조직을 제거하는 방

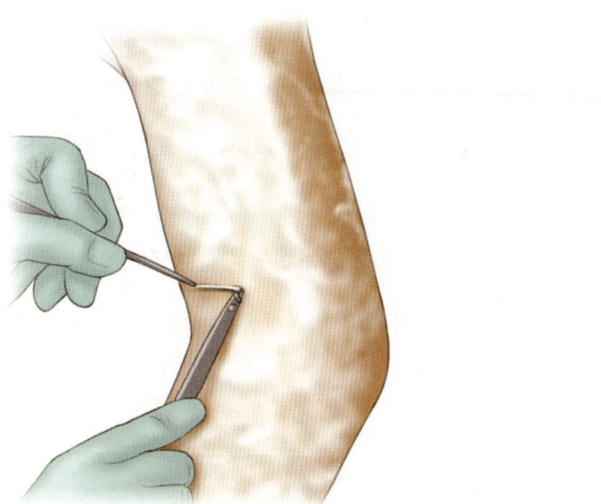

그림 14-45. 변연 절제술.

법이다. 효소제는 반드시 개방성 상처에만 적용하고 일단 가피가 사라지고 육아조직이 생기면 사용을 중단한다.

e. 외과적 변연 절제술(Surgical debridement)

피부의 전층과 아래의 근막을 일차적으로 절제하여, 화상 입은 피부층의 살아있는 조직까지 깎아 내려가는 방법이다. 화상 2~3일 후 혈액역동적으로 안정되었거나 부종이 감소되었을 때 시행한다. 외과적 변연 절제술 후 상처는 즉시 피부 이식을 하거나, 피부 이식을 하기 전까지 일시적으로 생물학적 드레싱이나 생합성 드레싱(biosynthetic dressing)을 한다.

f. 화상 드레싱(Burn dressing)

화상 드레싱은 생물학적 드레싱, 생합성 드레싱, 인조합성 드레싱 등이 있다.

생물학적 드레싱(biologic dressings)은 깨끗한 화상 상처를 즉시 덮어 상처의 수분 증발, 단백질 손실을 감소시킨다. 동시에 신경말단을 보호하여 통증을 줄이고, 외부로부터 들어오는 물이나 세균을 차단하는 데 효과적이다. 주로 돼지피부나 사망한 지 24시간 이내의 인체 피부를 사용한다.

생합성 드레싱(biosynthetic dressings)은 최근 가장 널리 사용되고 있는 드레싱으로 생물학적 드레싱보다 경제적이다. Biobrane은 반투명하고 무균적이며 상처에서 수분이 소실되고 세균이 침범하는 것을 막아 준다.

인조합성 드레싱(synthetic dressings)은 국소상처, 피부 공여 부위, 수술 부위 등에 탄력성을 가진 얇고 투명한 폴리우레탄 필름을 사용한다. 이 드레싱은 폐쇄적이고 방수가 가능하며 수증기와 공기가 통과할 수 있어 세균감염을 방지하고, 습한 환경에서의 가스 교환이 가능하다.

드레싱의 적용 방법은 다음과 같다.

ㄱ. 개방법(Open or exposure method)

개방법이란 환부를 세척한 뒤 공기 중에 노출시키는 방법으로 얼굴, 목, 흉부, 회음부 같이 드레싱 적용이 어려운 부위에 사용한다.

개방법 적용 시 간호사는 소독가운과 마스크를 착용하고 침상에는 멸균시트를 깔아 소독 상태를 유지한다. 환부에 옷이나 이불이 직접 닿지 않도록 크레들을 이용해 그 위에 이불을 덮어 준다. 개방법은 환부의 관찰이 용이하고, 경축 방지 운동 시 매우 자유로우며 순환을 증진시킬 수 있다는 장점이 있다.

통증이 있는 경우 처방에 의해 morphine sulfate, meperidine hydrochloride(Demerol), salicylates를 투여한다. 오한이 있는 경우 통풍을 막고 실내온도 25℃, 실내습도 40~50% 정도로 유지하여 불편감을 완화시킨다.

ㄴ. 부분개방법(Semi-open method)

부분개방법이란 환부에 도포된 드레싱을 통해 분비물은 통과시키고 항생제 연고의 소실은 방지하는 방법이다. 가피 제거와 육아조직(granulation tissue)의 재생을 촉진하며, 피부 이식 기간을 단축시키는 장점이 있다.

ㄷ. 폐쇄법(Closed or occlusive method)

폐쇄법은 환부 세척 후 적어도 1일 1회 이상 항생제 연고가 도포된 거즈와 탄력붕대로 드레싱을 교환하는 방법이다. 드레싱 적용 시 순환부전(마비, 통증, 얼얼한 느낌)과 감염(악취, 체온 상승, 맥박 상승) 징후를 관찰한다.

g. 절제술(Surgical excision)

전층 화상에 널리 사용하며 심부 부분층 화상치료에는 선택적으로 사용하는데, 가능하면 화상 후 5일 이내에 시행한다.

화상 부위를 근접절제술(tangential excision)이나 근막절제술(fascial excision)로 제거한다. 근접절제술은 살아있는 조직이나 근막이 나올 때까지 칼을 사용해 조직이나 가피를 절제하는 것으로, 이때 출혈은 이식을 적용할 수 있는 지점에 도달하였음을 나타낸다. 그 후 동종이식용 피부판을 덮어 준다. 이 과정은 화상 부위의 심부 표피세포

(deep epidermal cells)가 손상되지 않고 남아 있는 경우에 적용한다.

근막 절제술은 화상 부위를 표재성 근막까지 절제하는 것으로 매우 깊고 범위가 넓은 화상에 적용되며 일반적으로 혈액 손실이 적고 피부 이식은 성공적이다.

h. 피부 이식(Skin grafting)

피부 이식이란 인체에서 떼어낸 피부조직을 피부결손 부위에 이식하는 수술법이다. 급성기 동안 화상 부위를 이식용 피부판으로 덮어 주면 상처치유가 촉진되고 피부경축을 예방하며, 회복기간이 단축된다. 피부 이식의 적절한 시기는 화상의 범위와 깊이, 환사의 상태에 따라 결징하는데, 대개 화상 후 3~21일 사이에 시행한다.

피부 이식은 공여원(donor source), 피부판(flap)의 두께, 이식 방법 등에 따라 다음과 같이 분류한다.

ㄱ. 공여원에 의한 분류

- 자가이식(autograft): 동일 개체 내의 이식
- 동종이식(isograft): 유전자형이 같은 개체 간의 이식(예: 일란성 쌍둥이)
- 이인자형 이식(allograft, homograft): 유전자형이 서로 다른 개체 간의 이식(예: 사체 피부의 이식)
- 이종이식(xenograft, heterograft): 이종개체 간의 이식(예: 돼지 피부의 이식)

ㄴ. 피부판 두께에 의한 분류

- 부분층 피부 이식(split-thickness skin graft): 표피와 진피의 다양한 두께를 이식하는 것으로 혈관의 신생(vascularization)이 잘 이루어진다. 화상치료의 초기 단계에 흔히 사용하는 방법이다.
- 전층 피부 이식(full-thickness skin graft): 표피와 진피의 전층을 이식하는 방법이다. 이식용 피부판이 표피, 진피, 피하조직층을 포함하고 있어 부분층 이식과 비교할 때 상처 치유 후 미용 효과가 훨씬 크다.

ㄷ. 이식 방법에 의한 분류

자가이식에 사용되는 피부 부위는 복부, 대퇴부, 팔, 가슴 등으로, 피부박리기(dermatome: 피부를 원하는 두께와 넓이로 떼어내는 기구)(그림 14-46), 레이저 칼, 메스 등을 이용하여 피부를 박리한다. 박리된 피부판은 stamping과 meshing이라는 두 가지 방법에 의해 이식 부위에 고정된다.

- Stamping은 채취한 피부판을 우표 크기의 조각으로 나누어 이식 부위에 적용하는 방법으로, 과도한 분비물이 쉽게 배액되기 때문에 표면이 고르지 못한 환부에 피부를 이식할 때 널리 적용한다.
- Meshing은 채취한 피부판을 meshing instrument에 고정시켜 얇게 칼집을 넣어 늘어나게 한 뒤 환부에 적용하는 방법으로, 쉽게 늘어날 수 있기 때문에 떼어낸 피부 면적의 1.5~9배까지 덮을 수 있어 표면적이 넓은 환부의 피부 이식에 널리 적용한다(그림 14-47).

피부 이식 부위는 고도로 숙련된 간호관리가 요구된다. 특히 자가이식(autograft)의 경우 환부가 매우 연약하므로 이식 부위가 환부에서 움직이지 않도록 유의한다. 새로운 피부를 환부에 고정하기 위해 두꺼운 드레싱으로 밀봉해 준다. 부동과 적절한 자세 유지를 위해 수술실에서 부목을 적용한다. 악취를 동반한 농이 분비되지 않는 한 드레싱은 피부 이식을 적용한 후 48~72시간 동안 그대로 둔다. 드레싱은 이

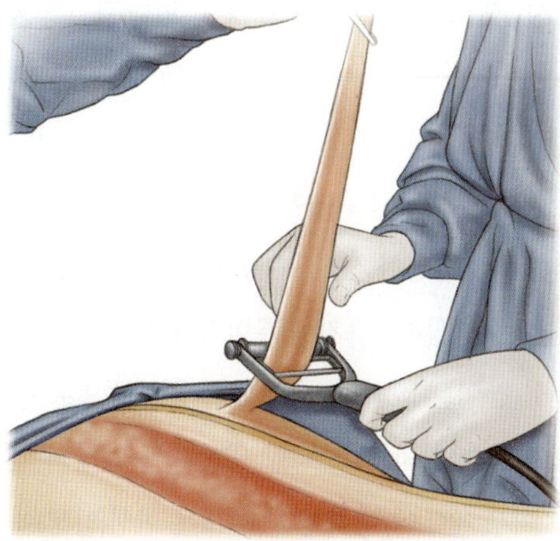

그림 14-46. 피부박리기를 이용한 이식피부 채취.

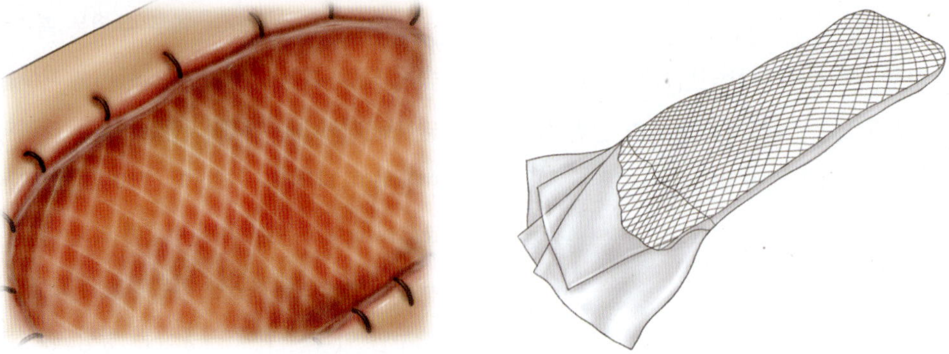

그림 14-47. 그물망피부 이식(meshing).

식 부위가 손상되지 않도록 조심스럽게 제거한다.

피부판을 채취한 공여 부위(donor site)는 얇은 망 거즈(fine-mesh gauze, xeroform)나 합성 드레싱(synthetic dressing)을 하여 공기 중에 노출시키거나 소독 거즈로 덮은 뒤 압박드레싱을 적용한다(그림 14-48). 일반적으로 상처 치유에는 2주 정도 소요된다. 피부판 채취 부위에 통증을 호소하면 진통제를 투여한다. 24~48시간이 경과하면 상처가 건조되어 통증이 완화된다. 발적, 화농성 배액, 악취 같은 감염 징후가 나타나면 처방에 따라 항생제를 투여하고, 환부에는 습윤 드레싱(wet dressing)을 적용한다.

부종 감소를 위해 수술 부위를 상승시키고, 이식 부위의 비후를 방지하기 위해 조기이상을 격려한다. 피부 이식 후 장기적으로 나타나는 문제에는 피부경축, 반흔의 비후, 켈로이드 형성, 색소침착, 감각 변화 등이 있다(표 14-12).

③ 감염 예방

화상 환자는 정상 상주균에 의한 자가감염과 환경이나 타인에 의한 교차감염이 생길 수 있다. 감염 예방을 위한 처치는 입원 시부터 상처치유가 이루어지기까지 계속 한다. 국소 또는 전신 감염은 화상의 가장 흔한 합병증으로 총 체표면적 25% 이상 화상의 주요 사망 원인이다. 감염의 일차 원인은 화상 피부 내부에 위치한 모낭 또는 한선(땀샘)에 기생하고 있는 세균이나 외부경로에 의한 감염이다.

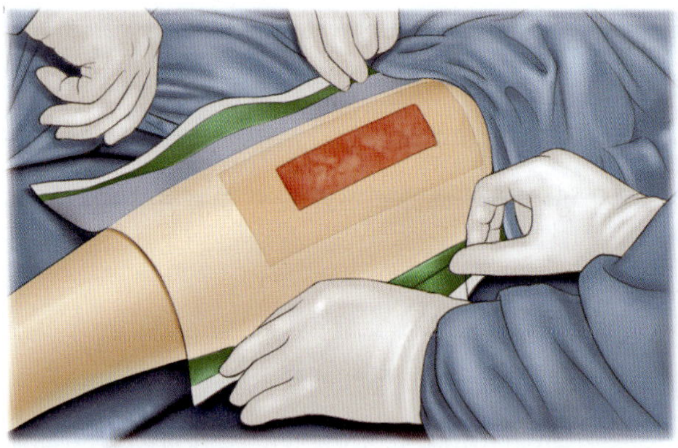

그림 14-48. 측위 상태의 환자 대퇴에서 공여 피부를 채취함.

감염의 흔한 원인균은 *Staphylococcus aureus*, *Proteus*, *E. Coli*, *Pseudomonas aeruginosa*, *Klebsiella enterobacteria*, *Coliform bacilli* 등이다. 최근 광범위 항생제의 사용으로 화상 시 곰팡이 감염의 빈도가 높다. 특히 위장관에 존재하는 *Candida albicans*에 의한 감염이 대부분을 차지한다. 따라서 입원 시와 매 2주 간격으로 환자의 코, 목, 환부, 정상 피부를 배양검사하거나 생검을 실시하여 세균 유·무와 항생제 민감도를 사정한다.

감염이 되면 불안이 증가하고, 화농성 삼출물이 배액되며, 건강한 조직이 창백해진다. 패혈증으로 진전되면 감각변화, 발열, 빈맥, 빈호흡, 장폐색, 복부팽만, 무뇨 등이 나타난다.

표 14-12 혈관의 신생과 성공적인 수술 결과를 위한 환자 교육 내용

- 이식 부위가 압박을 받거나 움직이거나 감염되지 않도록 주의하고, 가피가 형성될 때까지 수술 부위를 철저하게 보호한다.
- 수술 부위가 얼굴인 경우 과장된 표정이나 움직임은 피하도록 하고, 손이나 팔인 경우 부목으로 고정해 주며, 하지인 경우 하지 부위를 상승시켜 준다.
- 조기이상이 가능한 환자는 하지혈관의 정맥압 상승으로 혈관이 파열되지 않도록 탄력스타킹을 착용하도록 한다.
- 비정상 삼출액이나 염증반응은 감염을 의미하므로 즉시 의사에게 보고하고 항생제 연고를 바르도록 한다.
- 수술 부위가 건조하거나 조이는 듯한 느낌이 있는 경우(수술 2~3주 후) 이식 부위의 건조 방지와 혈액순환을 촉진하기 위해 미네랄 오일이나 라놀린 크림으로 마사지한다.
- 피부 이식 부위는 오랜 기간 동안 감각이 없으므로 더운 물주머니를 환부에 직접 대거나 직사광선에 노출하지 않도록 한다.

a. 약물요법

*Clostridium tetani*는 화상 상처에서 잘 성장하므로 응급실에서 파상풍 예방주사를 투여한다. 과거 파상풍 예방접종을 받았으나 최근 5년간 예방접종을 하지 않은 경우는 파상풍 항독소(tetanus antitoxin)를 투여하고, 이전에 파상풍 예방접종을 받은 적이 없는 경우는 파상풍 면역글로불린(Hyper-Tet)을 투여한다.

감염 예방을 위한 가장 중요한 방법은 국소 항균제를 개방 드레싱법과 폐쇄 드레싱법으로 도포하는 것으로, 이는 상처 속의 세균 증식을 최소화하고 전신패혈증을 예방한다.

대부분의 국소항균제가 세포 성장을 방해하기 때문에 피부 이식 부위에는 사용하지 않는다. 주로 사용하는 국소항균제는 silver sulfadiazine(Silvadene, Flamazine)과 mafenide acetate(Sulfamylon), povidone-iodine과 silver nitrate가 있다(표 14-13).

ㄱ. Silver sulfadiazine(Silvadene)

흰색의 크림으로 그람양성균, 그람음성균과 *Candida albicans*에 효과적이다. Mafenide acetate와 같이 환부에 쉽게 흡수되지는 않으나 약 도포 시 통증을 동반하지 않는다. 장기 사용 시 오심, 구토, 빈혈, 백혈구감소증, 과립구감소증, 의식 변화, 무뇨, 핍뇨, 혈뇨, 황달, 발진 등과 같은 중독 증상이 나타날 수 있다. 따라서 신장질환의 병력이 있는 대상자에게는 사용하지 않는다.

표 14-13 화상치료용 국소약물

약물	작용	적응증	간호 시 고려할 점
Silver sulfadiazine	제한된 침투 능력을 가진 광범위한 항균제	심부 부분층에서 전층 화상 상처 감염	• 개방형 또는 폐쇄형 드레싱 모두 0.7mm 두께로 하루 2~3회 적용 • 통증 없음 • 가피가 사라지면 중단
Silver nitrate	가피 침투력이 약한 광범위한 항균제	심부 부분층에서 전층 화상 상처 감염	• 개방형 또는 폐쇄형 드레싱에 적용 • 상처가 검게 변하고 통증 있음
Mafenide acetate (Sulfamylon)	그람양성균과 그람음성균에 효과적이며 두꺼운 가피와 연골 침투	심부 부분층에서 전층 화상 상처 감염	• 개방형 또는 폐쇄형 드레싱 모두 0.7mm 두께로 하루 2~3회 적용 • 대사성 산증의 보상으로 과호흡이 있는지 확인 • 통증 있음
Povidone-iodine (Betadine)	세균, 진균, 바이러스 등 광범위	심부 부분층에서 전층 화상 상처 감염	• 개방형 또는 폐쇄형 드레싱에 적용 • 옷 등에 착색, 가피 형성 • 대사성 산증 유의

ㄴ. Mafenide acetate(Sulfamylon acetate)

Sulfonamide를 함유한 흰색 크림으로 가피를 침투하므로 그람양성균과 그람음성균에 매우 효과적이다. Carbonic anhydrase의 기능을 억제하므로 총 체표면적 40% 이상의 화상 환자에게 대사성 산증을 일으킬 수 있다. 따라서 대사성 산증의 보상작용으로 과호흡이 나타나는지 세심하게 관찰한다. 기타 부작용으로는 도포 시 통증과 알레르기성 피부발진 등이 있다. 상피 증식을 억제하므로 상처가 깨끗해지고 치유되기 시작하면 투여를 중단한다.

ㄷ. Povidone-iodine(Betadine)

적갈색의 살균력이 강한 10% povidone-iodine 연고는 세균은 물론 진균, 이스트, 바이러스, 원충류(protozoa)에 효과적이다. 약물 도포 시 옷이나 침대에 착색되지 않도록 유의한다. 혈액 내 iodine치가 상승해 대사성 산증이 나타날 수 있으며, 환부에 건조한 가피가 형성되고, 정상 피부에 발진이 나타나기도 한다.

ㄹ. 0.5% 질산은 용액(Silver nitrate, $AgNO_3$)

질산은 용액은 화상 부위의 세균 증식을 억제하고 환부의 온도와 습도를 유지하며 통증을 감소시키고 악취를 제거하는 효과가 있다. 저장성 용액으로, 체내의 전해질 성분이 화상 부위를 통해 유출되어 전해질 불균형이 초래될 수 있으므로 전해질 수치를 주기적으로 검사하여 부족한 경우 보충한다. 또한 접촉하면 검게 착색되므로 용액이 닿지 않도록 유의한다. 질산은 용액은 과거에 비해 이용률이 감소하고 있다.

b. 치료적 약물요법

패혈증 등 감염 증상이 나타나면 치료를 위해 먼저 전신 광범위 항생제를 투여한 후 혈액배양 및 약물 민감성 검사 결과에 따라 amikacin(Amikin), gentamycin(Garamycin, Alcomicin) 같은 aminoglycoside계나 cephalothin(Keflin), ceftriaxone(Rocephin) 같은 cephalosporins계 항생제를 투여한다. 화상 환자는 대사가 항진되어 있으므로 약물의 혈청 치료 수준을 유지하기 위해 정상보다 높은 용량을 투여한다. Aminoglycoside계 항생제는 신독성(renal toxicity)의 합병증이 나타날 수 있으므로 약물의 혈청 수준을 모니터링한다.

④ 환경관리

외부 병원균의 침입을 예방하기 위해 환자에게 접근하는 모든 사람은 가운·마스크·모자와 멸균장갑을 착용하고, 특히 상기도 감염이 있는 사람은 절대 접근하지 않도록 한다.

상처간호와 드레싱 교환 시에는 소독장갑을 끼고 무균술을 적용한다. 또한 감염조절을 위한 특수장치가 있는 화상 전용 병동에서 치료하여 감염의 기회를 줄일 수 있다. 일반 병동에서 치료하는 경우에는 1인실을 제공하고, 필요한 모든 장비를 입원실 내에 준비한다. 입원실 밖에는 '주의', '역격리 중' 이라는 표식을 붙인다.

감염 고위험 대상자는 외부 미생물의 침입을 최소화하고, 자가감염 요인을 제거하며, 감염의 증상과 징후를 조기에 발견하여 중재한다.

⑤ 영양공급

가능한 한 빨리 먹을 수 있도록 하고, 손상된 조직의 복구에 필요한 충분한 칼로리와 단백질을 공급한다. 체계적인 영양공급을 위해 환자, 간호사, 의사, 약사, 영양사, 작업치료사와 물리치료사 등으로 구성된 팀 접근 방법이 필요하다.

화상 환자에게 필요한 단백질과 칼로리 요구량은 화상의 깊이, 성별, 나이, 화상 전의 영양상태, 만성 질환의 유·무 등에 따라 결정한다. 화상으로 단백질이 환부 쪽으로 대량 이동함에 따라 음성 질소균형이 나타난다. 이로 인해 단백질은 화상 전 1일 요구량(0.8gm/kg)의 2~4배에 달하는 약 1.5~3.2gm/kg가 필요하다. 이때 공급한 단백질은 에너지원이 아닌 조직의 재생과 치유에 사용되므로, 에너지 공급을 위해 적절한 양의 탄수화물과 지방을 공급한다. 단백질 소실과 체중 감소로 아연(zinc)의 소실이 현저하게 나타난다. 아연이 결핍되면 상처 치유와 세포성 면역반응이 저하된다.

1,700~3,000kcal이던 1일 칼로리 요구량이 심한 화상을 입게 되면 3,500~5,000kcal로 급증한다. 비타민과 무기질은 정상 성인 1일 필요량의 2~3배를 투여한다. 특히 비타민 C는 상처 치유를 촉진시키므로 정상 성인에게 45mg을 투여하는 반면 화상 환자에게는 1~2g을 투여한다. 또한 단백질과 탄수화물의 섭취가 증가하면 이의 대사를 위해 비타민 B 복합체를 투여한다. 비타민A, E, K와 엽산은 필요시 보충한다. 혈청 칼슘(Ca^{++}), 인(P), 포타슘(K^{+})과 철분(serum iron) 농도를 주기적으로 측정하여 필요시 공급한다.

(3) 재활기(Rehabilitation period)

재활은 입원 당시부터 고려하지만 실제 재활기는 화상치료의 세 번째 단계로서 화상 부위가 총 체표면적의 20% 이하로 감소하고, 환자가 어느 정도 자가간호를 수행할 수 있게 되는 시기이다.

재활기 간호의 원칙은 환자의 외모와 기능이 회복되어 의미 있는 사회생활로 복귀하는 데 있다. 신체적, 정서적으로 최적의 적응을 위해 적어도 2~5년의 기간이 소요되기 때문에 간호사는 환자가 퇴원 후 계속 재활해야 하는 점을 고려한다.

화상 초기에는 임상증상과 관련된 신체 중재에 관심이 집중될 수 있지만 심리간호도 매우 중요하다.

가. 주요 간호관리

① 경축 예방

심한 화상 환자들의 생존율이 점차 증가함에 따라 최적의 기능과 외모를 유지하는 데 관심이 증가되고 있다. 관절운동의 제한은 화상의 범위가 넓을수록 증가한다. 포괄적 프로그램, 즉 체위 유지, 부목 고정, 운동, 조기이상 및 일상활동과 관련된 지속적인 간호가 화상을 입은 직후부터 계획되어 퇴원 후까지 이루어져야 한다. 따라서 심한 화상 환자라 할지라도 입원 후 바로 재활에 대해 교육한다. 화상의 장기 합병증으로 근육이나 관절이 굳어졌거나 피부 이식 및 장기간 침상안정의 결과로 나타나는 관절, 근육, 피부 등의 경축(contracture) 현상은 매우 심각한 합병증이다(표 14-14).

전 회복기 동안 환자의 재활은 작업치료사와 물리치료사에게 일차 책임이 있다. 간호사는 이들의 지시를 환자가 수행할 수 있도록 격려해야 하는 책임이 있다.

② 치료적 체위 유지

치료적 체위는 경축 형성을 예방하기 위해 신체의 각 부분을 기형 예방을 위한 체위로 유지시키는 것을 말한다. 규칙적으로 체위 변경을 실시해야 하는데, 체위는 화상을 입은 신체 부위에 따라 다양하다. 체위 유지 시 Stryker frame, Foster bed, CircOlectric bed, air mattress 등과 같은 특수침상이나 매트리스를 사용하면 일반 매트리스를 사용했을 때보다 변기 사용과 체위 변경이 용이하고 통증이 감소하므로 더 효과적이다. 또한 넓은 피부 표면에 압박을 덜 받게 하므로 등, 가슴, 둔부, 하지 같은 부위에 화상을 입은 경우 이용한다. 신체 부위별 경축을 예방하는 치료적 체위는 그림 14-49와 같다.

반좌위를 취하거나 머리에 베개를 댄 채로 장시간 침상안정을 하는 것은 경축을 형성하는 원인이 될 수 있으므로 피한다.

③ 부목의 고정

부목은 경축을 예방하고 피부 이식 후 관절을 고정하기 위해 사용하며, 환자 상태에 따라 적절한 모양으로 만들어 사용한다. 간호사는 부목이 적절하게 사용되고 있는지 자주 확인한다. 부목이 잘못 사용된 경우 오히려 피부의 경축이 진전되거나 다른 합병증이 동반되기 때문이다. 따라서 사지에 부목을 적용한 경우 순환 상태, 청색증, 체온, 맥박의 유·무 등을 사정한다. 특히 통증이나 압박감을 호소하는 경우는 부목이 잘못 고정된 경우가 대부분이므로 이를 주의 깊게 살펴본다.

표 14-14 화상 재활기 시 발생하는 합병증

합병증	기여 요소	중재
신경병증 및 신경포착(nerve entrapment)	전기 손상, 심부 화상, 부적절한 체위, 부종, 반흔조직	• 말초맥박과 감각을 사정(신경혈관 체크) • 거상, 체위 유지 및 조임성 드레싱 예방을 통한 부종 및 압박을 예방 • 부목의 적절성 평가 • 적절한 체위를 위한 작업 및 물리치료 부서에 상담 의뢰
상처 파열 및 압박성 궤양 형성	압박, 부적절한 영양, 비틀림	• 압박 및 전단력으로부터의 상처 예방 • 영양의 중요성 교육
비후된 반흔	부분층 및 전층 화상	• 연화제 사용하여 피부를 부드럽게 유지 • 압박의복 적용 • 마사지
경축	부분층 및 전층 화상	• 신체선열로 관절 부위 유지 • ROM 운동 • 운동 및 체위 유지를 위한 작업 및 물리치료 부서에 상담 의뢰
관절불안정	화상 상처, 화상 반흔 및 경축	• 부목 적용을 통한 적절한 관절 체위 유지 • 관절 고정 부위 모니터링
복합통증	외상 및 화상	• 적절한 통증관리 제공 • 운동을 위한 작업 및 물리치료 부서에 상담 의뢰 • 환측 부위 운동 증진

④ 운동과 보행

환자의 상태가 안정되는 대로 경축의 교정이나 예방을 위해 운동을 실시한다. 도움이 필요하더라도 능동운동과 가볍게 압력을 가할 수 있는 운동이 효과적이다. 운동은 화상 부위가 치유되었거나 피부 이식에 의해 어느 정도 덮이면 환경의 변화를 주기 위해 물리치료실이나 작업치료실에서 실시한다.

보행은 정맥혈전의 위험 감소, 최적의 환기 증진, 관절가동범위운동의 유지, 하지근육의 긴장도 강화, 주위환경의 적응, 기능적 독립감 제공 등에 효과적이다. 화상의 범위가 넓어 보행을 할 수 없는 경우 단계적 접근 방법을 적용한다. 보행 시작 전에 우선 침대에 누울 수 있도록 도와주고, 그 후 앉게 하며, 점차 일어서서 방향을 전환하여 가까운 의자로 이동시키고, 천천히 걷도록 격려해 준다. 보행 전 하지에 탄력붕대를 감아 주어 정맥혈 정체, 부종, 직립성 저혈압 등을 예방한다.

⑤ 독립성 증진

재활기 화상 환자 간호의 궁극적 목적은 일상활동의 수행에 있어 독립성을 회복하는 것이다. 독립성을 회복해 나가는 과정에서 작업치료사는 임상 상태, 신체와 정신 상태에 적절한 활동을 선정하여 환자를 도와준다. 간호사는 환자가 식사하기, 전화하기, 편지 읽기 등을 스스로 하도록 격려하고 환부관리 시 도움을 제공한다. 또한 물리치료사와 작업치료사의 교육 내용을 확인하여 입원실에서도 이 과정이 지속될 수 있도록 환자를 격려한다.

재활을 위한 초기 단계가 지나면 긴 치유과정이 시작된다. 특히 얼굴에 화상을 입은 경우 죽음, 통증, 변형, 오랜 입원, 직업의 안정성 여부, 생활방식의 변화, 가족과 친구들의 반응 등에 대한 공포로 인하여 적응하는 데 많은 어려움이 있다. 청소년의 경우 남들과 다르다거나 눈에 잘 띈다는 사실 때문에 견디기 힘든 상황에 처하기도 한다. 따라서 가능하면 이러한 심리적 경험에 준비가 된 뒤 환자가 자신의 얼굴

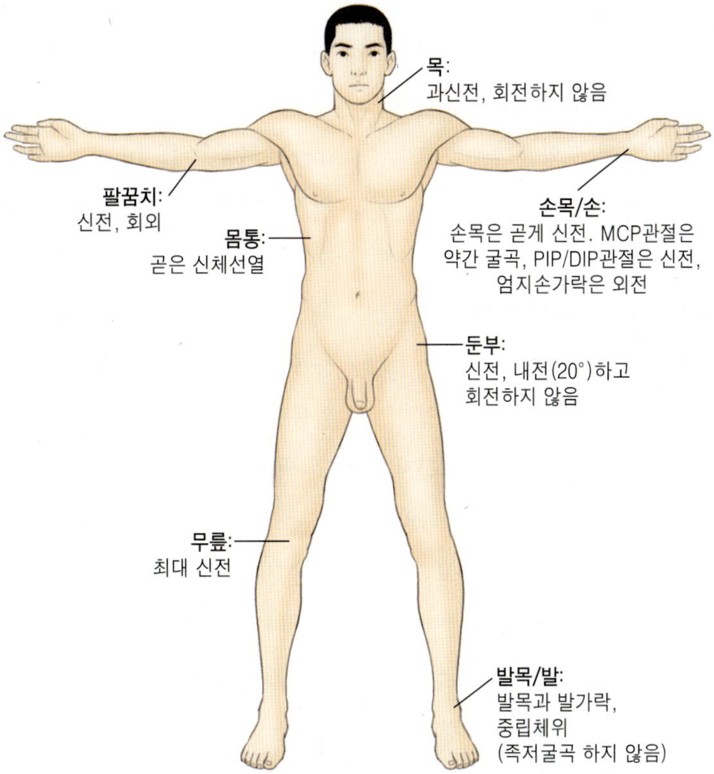

화상 부위		치료적 체위	체위 유지 기법
목	전면	신전	• 베개가 필요 없음 • 목의 신전을 위해 어깨 밑에 작은 수건을 말아서 댐
	주변부	중립 유지	• 베개가 필요 없음
	후면	중립 유지	• 베개가 필요 없음
어깨/액와		팔 외전 (90~110°)	• 부목
팔꿈치		팔의 신전	• 팔을 몸체에서 멀리 떨어지도록 유지하고 팔부목으로 지지 • 팔꿈치부목 • 팔꿈치는 약간 구부린 채로 신전하는 체위(팔꿈치의 굴곡이 10° 이상 되지 않게) • 전완을 약간 회내로 한 상태에서 팔을 팔부목에 지지
손	손목	손목 신전	• 손부목
	MCP	90° 굴곡	• 손부목
	PIP/DIP	PIP/DIP 신전	• 손부목
	엄지	엄지 외전	• 엄지를 외전한 상태로 손부목 적용
	손가락 사이	손가락 외전	• 손가락 사이가 크게 벌어지는 것을 막기 위해 손가락 사이를 채워 줄 폼이나 실리콘 소재 또는 압력을 제공하는 기구 필요
둔부		둔부 신전	• 편평한 침상에서 다리는 신전한 상태로 앙와위로 누운 자세 • 둔부가 회전되지 않고 중립을 유지하도록 Trochanter roll 적용(발가락은 천정을 향해 있어야 함) • 복위
무릎		무릎 신전	• 무릎을 신전한 채로 앙와위로 누운 자세 • 발을 신전한 채로 복위 자세 • 하지를 신전, 거상시킨 상태에서 의자에 앉는 자세 • 무릎부목 적용
발목		중립	• 발판을 대 줌 • 발목의 자세를 잡아 주는 기구(heel cord 조이는 것은 피할 것) • 욕창 예방을 위해 발꿈치 보호

그림 14-49. 화상 환자의 구축 예방 체위.

을 볼 수 있도록 하고, 무엇보다도 환자에 대한 이해와 지지가 요구되는 시기임을 명심한다. 또한 적응을 돕기 위해 오랜 치유과정을 경험했던 다른 환자들과의 상호작용을 격려하여 회복이 가능하다는 느낌을 갖도록 도와준다.

⑥ 정서적 지지

간호사는 환자가 자신의 불안이나 관심사에 대해 이야기할 수 있는 기회를 제공하고, 경청한다.

화상 환자와 가족의 요구를 확인하여 필요시 사회사업가에게 의뢰하도록 한다. 또한 간호사는 환자의 가족이나 친지를 만나 정확한 요구사항과 이용 가능한 자원에 대해 파악한다. 환자의 외모 변화를 받아들일 수 있도록 격려하고, 가정과 지역사회로 복귀할 수 있도록 계획을 세운다.

퇴원 후 회복기 동안 환자는 도움을 필요로 하는 외상 후 스트레스, 성기능장애, 심각한 우울 등 심리문제를 경험한다. 환자, 가족, 건강관리 팀은 함께 협력한다. 치유된 상처와 화상 반흔에 대한 타인의 반응에 대해 설명하고, 특히 안면화상을 입은 환자는 사람들의 주시나 불안행동에 직면하게 된다. 이 문제에 적응하기 위해 퇴원 전에 친구 방문을 계획하여 잠시 사람들과 만나게 한다.

⑦ 반흔 형성

결합조직의 상처는 치유과정에서 비후된 반흔을 형성하거나 또는 바로 아래 조직에 유착되기도 한다. 비후된 반흔은 조직이 과잉 성장하거나 생성되어 나타난다. 특히 움직임이 많은 손, 다리, 가슴 등의 부위에 자주 발생하며, 두껍고 견고한 반흔은 후에 경축을 형성한다.

적절한 압력을 미성숙한 흉터 표면에 지속적으로 가해 주면 반흔 형성이 감소하고 유연한 조직으로 남는다. 이 압력을 새롭고 건강한 조직의 표면에 제공하면 비후성 반흔을 예방할 수 있다.

압박의복(pressure garment)은 직물로 짜인 탄력성이 있는 의복으로 인체의 모세혈관 압력보다 약간 높은 압력을 신체에 균등하게 적용하여 부종과 반흔 형성을 감소시킨다. 압박의복은 개개인에게 적합하도록 주문 제작하여 사용하는데, 압박의복이 완성될 때까지는 붕대를 사용해 압박 드레싱을 해 주기도 한다. 압박의복은 환부 신체를 24 torr(1 torr는 수은주를 1mm 상승시키는 데 필요한 압력) 정도의 압력으로 조여 준다. 매일 최소 23시간, 12~24개월 정도 입어야 한다. 압력과 장기간의 착용으로 온감과 소양증을 증가시켜 심한 불편감을 초래할 수 있으므로 환자의 수용 여부가 문제가 된다. 압박의복을 착용하는 것이 최대의 활동을 유지하고 비대된 반흔을 감소시키는 것임을 설명하고 착용을 격려한다.

⑧ 신체상 증진

a. 비수술적 관리

간호사는 환자가 현재 경험하는 슬픔의 단계를 사정하고 환자가 자신의 행동을 이해하도록 돕는다. 또한 환자의 신체·정신·심리적 특성을 수용하고 환자와 가족에게 환자의 기능과 신체 외모에 대해 설명한다. 환자는 종종 자신의 감정을 인식하지 못하거나 혼란스러워하는데, 비애·상실·불안·두려움·죄의식 등의 감정이 정상임을 재인식시킨다. 환자는 신체 부위의 상실과 외모, 역할 정체감, 사회적 정체감의 상실로 슬픔을 느낄 수 있으므로 필요시 의사, 심리학자, 사회사업가, 성직자 등 다른 전문가를 환자에게 소개한다.

간호사는 환자와 가족이 지지 체계를 활용하도록 촉진시키고 특정 지지 단체를 소개해 준다. 의사결정과 독립적인 활동은 신체상과 밀접한 자아존중감을 증진시킨다.

b. 기능 및 성형 재건

화상 후 여러 해 동안 재건수술과 미용수술을 수행할 수 있다. 수술로 기능이 회복되고 외모가 나아지면 환자의 자아존중감이 증진되고 신체상이 긍정적으로 변화한다. 많은 경우 미용수술에 대해 비현실적인 기대를 하고 화상 전과 같은 모습을 상상하므로 간호사는 환자와 가족에게 미용수술 결과에 대해 교육한다.

⑨ 퇴원교육

퇴원계획은 병원이나 화상센터에 입원할 때부터 시작한다. 대부분 화상센터는 다학제 팀의 논의를 통해 퇴원계획을 수립한다. 초기의 퇴원계획은 발생 가능한 문제의 조기해결과 퇴원 후 환자의 미래 계획을 포함한다.

교육은 책자로 제공하여 퇴원 후 활용할 수 있도록 한다. 또한 상처 드레싱 시에는 가정간호사의 도움을 받을 수 있도록 의뢰한다. 퇴원 후 환자는 일시적 혹은 영구적 기능상실, 외모의 변형, 타인의 반응 등에 대해 적응해야 한다. 적응 정도는 화상 전의 대처 능력, 화상을 입은 부위와 심각성 정도, 타인의 반응 등에 의해 영향을 받는다. 환자의 적응 정도를 외래 방문 시 사정한다.

화상으로 인한 관절기능의 손상과 신체적 제한은 이전 직업으로의 복귀를 불가능하게 하므로 직업훈련을 위한 재교육이 필요하다. 직업훈련을 위해 직업상담가에게 의뢰하고, 만약 오랜 기간 직업훈련을 실시할 수 없는 경우에는 작업치료사와의 면담을 통해 환자의 당면 문제와 미래에 대해 생각할 수 있는 기회를 제공해 준다.

5) 화상 건강문제를 가진 대상자의 사례와 간호과정

환자 사례:
25세 이 씨는 늦은 밤 갑작스런 화재로 취침 중에 심한 화상을 입어 응급차량으로 병원에 이송되어 왔다. 화재 당시 연기 흡입으로 심한 호흡곤란을 보이고 있었으며, 간호사정 결과 상반신의 2도 화상과 하지의 3도 화상을 입었다. 기관 절개술 시술이 진행되었고 비위관과 정체 도뇨관이 삽입되었으며, 정맥관 삽입과 동시에 수액요법이 시작되었다. 상반신과 하지에는 멸균거즈와 생리식염수, 베타딘 용액을 사용한 집중적인 무균 드레싱이 적용되었다. 현재 이 씨는 상반신에 심한 통증을 호소하였다.
현재 활력증상은 혈압 80/50mmHg, 맥박 125회/분, 호흡 30회/분, 체온 35.8℃이다.

간호진단	#1. 일산화탄소 중독, 연기 흡입 및 상기도 폐쇄와 관련된 가스교환장애
간호목표 (기대되는 결과)	적절한 조직산화를 유지한다. • 호흡곤란이 없다. • 동맥산소포화도가 96% 이상이다. y pulse oximetry • 동맥혈가스 수치가 정상 범위이다. • 호흡수, 양상, 호흡음이 정상이다.

간호중재	이론적 근거
1. 100% 습화된 산소를 제공한다.	1. 습화는 손상조직에 습기를 제공한다. 산소 보충은 폐포 산화를 증가한다.
2. 폐음, 호흡률, 리듬, 깊이, 흉부 대칭성을 사정한다. 저산소증 증상을 모니터링한다.	2. 이들 요소는 기초 사정자료와 호흡기 손상 여부를 제공한다.
3. 다음을 관찰한다. • 입술이나 구강점막 홍반이나 수포 • 그을린 비강털 • 얼굴, 목이나 흉부 화상 • 쉰 목소리 진전 • 호흡기계 분비물에서 가래나 기관조직의 그을림	3. 이들 징후는 흡입손상과 호흡기능부전 위험성을 암시한다.
4. 동맥혈가스 검사 범위, 산소포화도, carboxyhemoglobin 정도를 모니터링한다.	4. Increasing $PaCO_2$ 증가와 PaO_2 감소 및 O_2 포화도는 기계 환기의 필요성을 암시한다.
5. 인공기도 삽관과 흉부 가피 절개술 시술을 준비한다.	5. 인공기도 삽관은 기도 보호와 기계환기를 제공한다. 가피 절개술은 흉부화상인 경우 적절한 흉부운동을 하도록 한다.

간호진단	#2. 부종 및 연기 흡입과 관련된 비효율적인 기도 청결
간호목표 (기대되는 결과)	기도 개방과 적절한 기도 청결을 유지한다. • 기도 개방 • 호흡 분비물은 최소한이며, 무색이고 옅은 양상을 지님

간호중재	이론적 근거
1. 적절한 체위, 분비물 제거, 인공기도 등을 통해 기도 개방을 유지한다.	1. 기도 개방은 호흡에 필수적이다.
2. 습화된 산소를 제공한다.	2. 가습은 분비물을 묽게 하며, 배출을 촉진시킨다.
3. 환자를 체위 변경하고, 기침하며, 심호흡을 하도록 격려한다. 또한 폐활량계를 사용하도록 격려하며, 필요시 흡인을 실시한다.	3. 이런 활동들은 분비물을 배출하도록 촉진시킨다.

간호진단	#3. 모세혈관투과성 증가 및 화상 상처의 증발성 손실과 관련된 체액량 부족
간호목표 (기대되는 결과)	적정 체액과 전해질 균형 및 필수 장기의 관류를 회복한다. • 소변양 0.5~1.0mL/kg/h(30~50mL/h: 전기화상이면 75~100mL/h) • 평균동맥압 ≥60mmHg • 정상 범위 비중을 가진 깨끗한 노란색 소변 • 정상 범위의 혈청 전해질

간호중재	이론적 근거
1. 활력징후, 혈액역동학, 소변량, 섭취량/배설량 및 체중을 모니터링한다.	1. 저혈량증은 화상 손상 후 즉각적인 주요 위험요인이다. 과다 회복은 체액 과다를 일으킬 수 있다.
2. IV 주입량을 모니터링하고 적정 비율로 체액을 조절한다.	2. 적절한 체액은 필수 장기관류와 체액과 전해질 균형 유지에 필요하다.
3. 혈청 소듐, 포타슘 결핍이나 과다 증상을 관찰한다.	3. 체액과 전해질 상태의 빠른 이동은 화상 후 기간에 발생할 수 있다.
4. 환자의 침상머리를 올리고 화상 입은 사지를 올려 준다.	4. 거상은 정맥귀환을 촉진시킨다.
5. 소변량 감소와 혈액역동학적 변화가 있으면 즉시 보고한다.	5. 빠른 체액 이동은 합병증을 예방하기 위해 초기에 발견되어야 한다.

간호진단	#4. 피부 미세순환 및 개방상처 소실과 관련된 저체온
간호목표 (기대되는 결과)	적절한 체온을 유지한다. • 체온은 36.1~38.3℃로 유지 • 오한, 몸의 떨림이 없음

간호중재	이론적 근거
1. 중심체온을 자주 사정한다.	1. 잦은 체온사정은 저체온증을 일찍 탐지할 수 있게 한다.
2. 방안 온도를 증가시키거나 보조치료를 제공함으로써 따뜻한 환경을 제공한다(담요, 열 램프 등).	2. 에너지 소비를 최소화시킨다.
3. 상처를 노출시킬 때 재빠르게 처치한다.	3. 노출을 제한하는 것은 상처로부터의 휘발성 열소실을 최소화시킨다.

간호진단	#5. 조직과 신경손상과 관련된 급성 통증
간호목표 (기대되는 결과)	통증을 조절한다. • 통증 수준은 환자의 수용할 만한 통증 목표로 감소시킨다. • 통증의 비언어적 신호가 없다.

간호중재	이론적 근거
1. 통증 정도를 사정하기 위해 통증강도척도를 사용한다. 통증으로 인한 안절부절못함과 저산소증으로 인한 안절부절못함을 구별한다.	1. 통증 수준은 통증 감소 방법의 효과성을 평가하기 위한 기초자료를 제공한다. 저산소증은 유사한 징후를 일으킬 수 있으며, 진통제 투여 전 사정해야 한다.
2. 처방된 정맥용 진통제를 투여하고 효과성을 사정한다.	2. 정맥투여는 화상 손상으로부터의 변화된 조직관류 때문에 필요하다.
3. 정서적 지지와 안심감을 제공한다.	3. 두려움과 불안은 통증지각을 증가시킨다.

간호진단	#6. 화상 손상에 대한 두려움과 정서적 충격과 관련된 불안
간호목표 (기대되는 결과)	환자와 가족의 불안을 최소화한다. • 환자와 가족은 응급 화상간호에 대한 이해를 표현한다. • 단순한 질문에 대답할 수 있다.

간호중재	이론적 근거
1. 화상 손상, 대처 기술 및 가족 역동성에 대한 환자와 가족의 이해도를 시정한다.	1. 이전의 성공적인 대처 전략을 현재 위기에서 사용해도 될지를 예상할 수 있다. 사정법은 개별화된 중재를 계획하게 허용한다.
2. 환자와 가족에게 명확하고 단순한 용어로 모든 절차를 설명한다.	2. 증가된 이해도는 미지에 대한 두려움을 완화시킨다. 높은 수준의 불안은 복잡한 설명에 대한 이해도를 방해할 수 있다.
3. 만일 비약물적 중재에도 불구하고 환자가 극도로 불안감을 나타낸다면 처방된 항불안약 투여를 고려한다.	3. 응급기 동안 불안 수준은 환자의 대처 능력을 초과시킬 수 있다.

6) 화상 건강문제 관련 연구

화상 환자 초기 간호: 간호학생의 지식

문제

화상 피해자에 대한 간호사의 지식수준이 문헌고찰상 저하되어 있어 이에 대한 연구의 필요성이 제기됨

연구목적

응급부서에서 화상 환자에 대한 간호학생의 이론적 지식수준을 파악하기 위함

연구방법

반구조화된 질문지를 가지고 4개 간호교육기관에 재학 중인 107명 간호학생으로부터 자료 수집을 시행함

연구결과

간호학생 중 22.4%만이 화상간호에 대한 적절한 지식수준을 가지고 있었음. 지식수준은 공공기관 소속, 화상 환자 초기 치료 및 관찰 등과 관련성이 있었음

결론

간호학생의 지식 부족은 화상에 대한 교육전략을 제고하고 개선을 위한 방안 등이 강구되어야 함.

Meschial WC, Oliveira MLF (2014). Initial care to burn victims: nursing students' knowledge – a cross-sectional study. Online Brazilian Journal Nursing. 13(4):518–28. Available from: http://www.objnursing.uff.br/index.php/nursing/article/view/4744.

참고문헌

가톨릭대학교 의과대학 방사선과학교실 (2010). 실전영상의학. 군자출판사.

강혜연, 구미옥 (2015). 노인 당뇨병 환자를 위한 동기강화상담 당뇨병 자기관리 프로그램의 개발 및 효과. 대한간호학회지, 45(4), 533-543.

공경란, 이은남 (2015). 만성 폐쇄성 폐질환 환자의 증상경험과 우울의 관계에 미치는 극복력의 매개효과. 성인간호학회지, 2(14).

권영은 외 (2016). 알기 쉬운 해부생리. 정담미디어.

권헌영 외 (2011). 기본혈액학. 범문에듀케이션.

기초간호학회 (2014). 인체 구조와 기능. 수문사.

김강미자 외 (2006). NANDA 간호진단과 중재 가이드, 개정판. 현문사.

김귀분 외 (2002). 사례로 풀어 본 성인간호학. 현문사.

김금순 외 (2012). 성인간호학, 제7판. 수문사.

김금순 외 (2016). 성인간호학, 제8판. 수문사.

김미애, 정인숙 (2012). 호중구감소증 환자의 식품별 섭취허용에 대한 간호사와 환자의 인식 비교. 종양간호학회지, 12(4), 331-338.

김분한 (2015). 호스피스 총론. FORNURSE.

김분한 외 (2004). 성인간호학. 정담미디어.

김분한 외 (2009). 성인간호학, 제2판. 정담미디어.

김분한 외 (2011). 성인간호학, 제3판. 정담미디어.

김분한 외 (2010). 임상간호매뉴얼. 퍼시픽북스.

김분한 외 (2015). 핵심기본간호술기 가이드북. 대한나래출판사.

김석배 (2013). 진단적 시술, 복수천자, In Single Topic Symposium. 대한간학회, 16-32.

김양호 외 (2016). 병리학, 제5판. 현문사.

김영경 외 (2016). 간호와 영양. 현문사.

김은주 외 (2007). 노인임상간호매뉴얼. 정담미디어.

김자옥 외 (2014). 만성 B형 간염 환자의 건강관련 삶의 질과 영향요인. 성인간호학회지, 26(3).

김조자 외 (2002). 성인간호학. 현문사.

김지숙, 홍해숙 (2014). 간경변증 환자의 건강관련 삶의 질 모형구축. 기초간호자연과학회지, 16(4).

노명희 외 (2011). 혈액학. 고려의학.

대한내과학회 (2013). Harrison's 내과학, 제18판. MIP.

대한생리학회 (2013). Ganong's 의학생리학. 대한의학서적.

대한임상병리학회 (2001). 진단검사의학: 임상병리학, 제3판. 고려의학.

대한종양간호학회 (2012). 종양치료와 간호. 포널스출판사.

대한진단검사의학회 (2009). 진단검사의학, 제4판. EPUBLIC.

박명화 외 (2013). 노인간호학, 제3판. 정담미디어.

박서희, 양진향 (2013). 만성 간질환 환자의 삶의 질 영향요인. 한국자료분석학회, 15(1).

배은숙, 염동문 (2015). 파킨슨병 환자의 우울, 불안 및 만성질환에 기대되는 낙인 중재를 위한 전화사용 인지행동치료 효과. Korea Society of Adult Nursing, 27(2), 223-232.

범문에듀케이션편집부 (2011). Robbins & Cotran 병리학. 범문에듀케이션.

변영순 외 (2014). 기본간호학, 제6판. 계축문화사.

병원간호사회 (2009). Sigma Theta Tau Lambda Alpha Chapter-At-Large 편. 최신임상간호매뉴얼, 제8판. 현문사.

병원간호사회 (2009). 최신 임상간호 매뉴얼, 현문사.

보건복지부 (2015). 암성 통증관리지침 권고안, 제6판. 국립암센터.

서효경, 최은희, 김진희 (2011). 구강간호가 인공호흡기 관련 폐렴 발생률에 미치는 효과. 중환자간호학회지, 4(2).

선우림, 주현옥 (2015). 만성 C형 간염환자의 질병에 대한 지식과 치료지시이행 간의 관계. 가정간호학회지, 22(1).

성인간호학회 (2014). 꼭 필요한 내용만 쏙 간추린 성인간호학. 정담미디어.

송미령, 김은경 (2014). 대학생에게 적용한 유칼립투스 아로마 요법이 아레르기성 비염에 효과. 기초간호자연과학회지, 16(4), 300-308.

송미순 외 (2012). 진단적 검사와 간호. 현문사.

송주현, 김경희 (2010). 인공호흡기 회로 교환주기가 인공호흡기 관련 폐렴에 미치는 영향에 대한 메타분석. 임상간호연구, 16(3).

신경림 외 (2009). 성인간호학, 제7판. 현문사.

신경림 외 (2015). 성인간호학, 제9판. 현문사.

신진희 외 (2013). 주기적인 상기중재가 재가 폐암 환자의 진통제 복용 이행 정도, 자기효능감, 통증에 미치는 효과. 임상간호연구, 19(3).

심수경, 김남초 (2007). 심상요법이 항암화학요법을 받는 급성 백혈병 환자의 스트레스, 불안 및 면역세포에 미치는 효과. 성인간호학회지, 19(5), 115-126.

양경희 외 (2018). 이론적 근거에 기반한 임상간호술기. 대한나래출판사.

에듀팩토리 편집부 (2017). 필통 간호학 핵심요약집 1 - 성인간호학 2. 에듀팩토리.

오복자, 장은수 (2014). 암 환자에게 적용한 심리사회적 중재가 코티졸과 면역기능에 미친 효과: 메타분석. 대한간호학회지, 44(4), 446-457.

오복자, 한숙정 (2013). 심리사회적 중재가 암환자의 통증 완화에 미친 효과: 메타분석. 대한간호학회지, 43(5), 658-668.

오현수 (2003). 만성 폐쇄성 폐질환 환자를 위한 호흡재활중재가 운동능력 및 내구성, 일반적 건강상태에 미치는 효과에 대한 메타분석. 대한간호학회지, 33(6).

원태빈 (2013). 수면무호흡 환자의 상기도 평가. 대한이비인후과학회지 두경부외과학(Korean Journal of Otolaryngology-Head and

Neck Surgery), 56(1), 7-13.

유철주 (2011). 혈액응고 기전에 대한 고찰. 대한신생아학회지, 18, 1-5.

윤해상 (2008). 수술실 환자간호, 개정3판. 청구문화사.

이강이 외 (2009). 인체생리학, 제4판. 현문사.

이성호 외 (2017). 인체해부학. 현문사.

이영휘 외 (2017). 성인간호학. 정담미디어.

이유진, 강현욱 (2014). 중년기 간암 환자 가족의 간호요구와 부담감. 대한종양간호학회, 14(4).

이종경 (2013). 지역사회 고혈압 노인의 약물 자기관리 교육 프로그램의 효과. 대한간호학회지, 43(2), 267-275.

이향련 외 (2007). 성인간호학. 현문사.

이홍수 (2009). (알기 쉬운) 수액·전해질 가이드. 한국의학.

이희진 외 (2009). 간경화 환자의 간호정보요구 분석을 통한 지침서 개발 및 만족도 증진. 한국의료QA학회.

전시자 외 (2005). 성인간호학. 수문사.

전시자 외 (2010). 성인간호학. 수문사.

전재희, 김경희 (2016). 만성 B형간염 환자의 자가간호 수행을 위한 스마트폰 애플리케이션 개발 소비자요구도 조사. 한국콘텐츠학회논문지, 16(4).

조경숙 외 (2013). 성인간호학. 현문사.

조경숙 외 (2016). 성인간호학, 제6판. 현문사.

중앙암등록본부 (2015). 2013년 국가암등록통계.

중환자전문간호교육과정협의회 (2007), 신경계 중환자간호. 군자출판사.

차경숙, 박호란 (2011). 기관흡입술 유형에 따른 인공호흡기 적용 환자의 기관내 균집락화와 폐렴 발생율. 대한간호학회지, 41(2).

차경숙, 유양숙, 조옥희 (2014). 청장년 직장인의 A형 간염에 대한 지식, 건강지각 및 건강증진 행위. 한국보건간호학회지, 28(2).

차영남 외 (2013). NANDA 간호진단과 중재 가이드. 현문사.

차영남 외 (2013). 간호진단과 중재가이드. 현문사.

최동훈 (2011). 말초동맥 질환의 최신지견. 대한내과학회지, 81(4):444-447.

최명애 외 (2004). 생리학. 현문사.

최수정, 김금순 (2013). 폐쇄성 수면무호흡증 환자의 건강 관련 삶의 질 구조 모형. 대한간호학회지, 16(1), 81-90.

최영희 외 (2014). 노인과 건강. 현문사.

최정실, 고지운, 박승미 (2015). 일 지역 대학생의 A형간염 관련 실태와 예방행위에 영향을 미치는 요인. 성인간호학회지, 27(2).

최정실, 연정화 (2010). 회로 교환주기에 따른 인공호흡기 관련 폐렴발생률 차이. 대한간호학회지, 40(6).

최철원 (2003). 외래에서 시행하는 빈혈의 진단과 치료. 가정의학회지, 24, 303-311.

하지수, 최스미 (2013). 간이식 환자의 수술 후 영양상태가 건강상태에 미치는 영향. 기초간호자연과학회지, 15(4).

한국해부생리학교수협의회 (2014). 생리학. 정담미디어.

한정희 외 (2015). 급성기 뇌졸중 환자에게 적용한 '연하 장애 간호 프로토콜'이 흡인성 폐렴 발생율과 일상생활 의존율에 미치는 효과. Korean Journal of Adult Nursing, 27(3), 304-313.

홍숙임, 최소은, 박호란 (2001). 혈소판 공여자의 불안과 불편감—첫 공여자를 중심으로. 한국보건간호학회지, 14(1), 172-181.

Ashikawa K. 간호사를 위한 검사 이야기, 제2판. 채석래, 권혜숙 역 (2010). 도서출판 의학서원.

Chulay M, Burns SM. 중환자간호. 김남영 외 역 (2013). 현문사.

Guyton AC 외. 의학생리학, 제10판. 의학계열 교수 27인 역 (2002). 정담.

Kim KH, Choi HR, Lee YS, Cho HJ, Lee SY, Lee SM (2006). 두경부암 환자의 수술 후 삶의 질에 미치는 영향 요인, 임상간호연구, 12(2), 41-51.

Novelline RA. 최신영상의학, 제6판. 양승오 외 역 (2005). 도서출판 한미의학.

Pagana KD, Pagana TJ. Mosby's 진단검사간호 핸드북. 정미영 외 역 (2010). 정담미디어.

Sigma Theta Tau Lambda Alpha Chapter-At-Large & 병원간호사회 편 (2009). 최신임상간호매뉴얼, 제8판. 현문사.

Ulrich SP, Canale SW 외. 성인대상자를 위한 간호계획 Ⅲ, 제5판. 박상연 외 역 (2006). 정담미디어.

Yabro CH. 암환자 증상관리. 김연희 외 역 (2011). 현문사.

2013 지역사회중심재활교육 재활치료(물리·작업)과정 (2013). 국립재활원.

Ahn SK, Kim YM, Chun NM, Lee SH (2012). Incidence of osteoporosis and falls and predictors of fracture risk in postmenopausal women. Korean Journal of Women Health Nursing. 18(4), p.237-47.

Altizer L (2004). Compartment syndrome. Orthopaedic Nursing. 23(6), p.391–6.

American Burn Association (2011a). Advanced burn life support (ABLS) course provider manual 2011.

Anders M, Turner L, Wallace LS (2007). Use of decision rules for osteoporosis prevention and treatment: Implications for nurse practitioners. Journal of the American Academy of Nurse Practitioners. 19(6), p.299–305.

Anderson J, Langemo D, Hanson D (2007). What you can learn from a comprehensive skin assessment. Nursing. 37(4), p.65–6.

Argur A, Dalley A (2005). Grants atlas of anatomy. Philadelphia: Lippincott Williams & Wilkins.

Atkinson LJ. et al (1996). Operating Room Technique (8th ed.). Mosby.

Bader RS, Santacroce L, Diomede L (2013). Basal cell carcinoma. Medscape; Available at emedicine.medscape.com/article/276624-overview.

Berman & Snyner (2012). Kozier & Erb's Fundamental of Nursing (9th ed.). Pearson Edu.

Bickley LS (2007). Bates' guide to physical examination and history taking (9th ed.). Philadelphia: Lippincott Williams & Wilkins.

Bickley LS (2010). Bates' guide to physical examination and history taking (11th ed.). Philadelphia: Lippincott Williams & Wilkins.

Black J, Baharestani M, Cuddigan J (2007). National Pressure Ulcer. Advisory Panel's updated pressure ulcer staging system. Dermatology Nursing. 19(4), p.343–9.

Black JM, Hawks JH, Keene A (2001). Medical-Surgical Nursing (6th ed.). W.B. Saunders.

Black JM, Hawks JH, Keene A (2009). Medical-surgical nursing: Clinical management for positive outcomes (8th ed.). Elsevier.

Boden SD (2005). The ABCs of BMPs. Orthopaedic Nursing. 24(1), p.49–52.

Burns E, Mulley GP (1992). Practical problems with eye-drops among elderly opthalmology outpatients. Age and Ageing. 21(3), p.168-170.

Carne K (2009). Osteoporosis: Maintaining bone health and preventing fractures. Journal of Community Nursing. 23(1), p.11–3.

Chaby G, Senet P, Vaneau M (2007). Dressings for acute and chronic wounds: A systematic review. Archives of Dermatology. 143(10), p.1297–304.

Cho HJ, Joo WH, Kim YN, Bae JM, Nam CM (2014). Cohort effects of female breast cancer incidence in Korea. J Health Inf Statis. 39(2), p.32-43.

Choi MJ, Park JS (2009). The Effects of Structured Preoperative Instruction on Anxiety and Hardy J. Supporting Patients Undergoing Cataract Extraction Surgery. Nursing Standard. 24(14), p.51-56.

Clinical and Laboratory Standards Institute (2007). Principles and procedures for blood cultures; Approved guideline. M47-A, Wayne, RA: CLSI.

Connor-Ballard PA (2009a). Understanding and managing burn pain: Part 1. American Journal of Nursing. 109(4), p.48–56.

Connor-Ballard PA (2009b). Understanding and managing burn pain: Part 2. American Journal of Nursing. 109(5), p.54–62.

Costanzo L (2010). Physiology (4th ed.). Saunders/Elsevier.

Davidson MB (2003). Effects of nurse-directed diabetes care in a minority population. Diabetes Care. 26(8), p.2281-2287.

Davis GC, White TL, Yang A (2006). A bone health intervention for older adults living in residential settings. Research in Nursing and Health. 29(6), p.566–75.

De Castro AB (2006). Handle with care: The American Nurses Association's campaign to address work-related musculoskeletal disorders. Orthopaedic Nursing. 25(6), p.356–65.

Doheny MO, Sedlak CA, Estok PJ, et al (2007). Osteoporosis knowledge, health beliefs, and DXA T-scores in men and women 50 years of age and older. Orthopaedic Nursing. 26(4), p.243–50.

DuBose T, Hamm L (2002). Acid-base and electrolyte disorders: a companion to Brenner & Rector's the kidney. Saunders.

Eaton LH, Tipton JM (2009). Putting Evidence into Practice. Oncology Nursing Society.

Faucher LD, Conlon KM (2007). Practice guidelines for deep venous thrombosis prophylaxis in burns. Journal of Burn Care & Research. 28(8), p.661–3.

Fauerbach JA, Pruzinsky T, Saxe GN (2007). Psychological health and function after burn injury: Setting research priorities. Journal of Burn Care & Research. 28(4), p.587–92.

Fischbach FT, Dunning MB (2008). A manual of laboratory and diagnostic tests (8th ed.). Lippincott Williams & Wilkins.

Fleming ID, Cooper JS, Hensen DE, et al (1997). AJOC Cancer staging manual (5th ed). Lippincott-Raven.

Folden S. Tappan R (2007). Factors influencing function and recovery following hip repair surgery. Orthopaedic Nursing. 26(4), p.234–40.

Fonder MA, Lazarus GS, Cowan D (2008). Treating the chronic wound: A practical approach to the care of non healing wounds and wound care dressings. Journal of American Academy of Dermatology. 58(2), p.185–206.

Fortenbaugh CC, Rummel MA (2007). Case Studies in Oncology Nursing. Jones and Bartlett.

Fry C, Edelman LS, Cochran A (2009). Response to a nursing-driven protocol for sedation and analgesia in a burn-trauma ICU. Journal of Burn Care & Research. 30(1), p.112–8.

Girard NJ (2005). Standards, Recommended Practices, and guidelines. AORN Journal.

Goodhart J, Page J (2007). Radiology nursing. Orthopaedic Nursing. 26(1), p.36–9.

Greenhalgh DG (2007). Burn resuscitation. Journal of Burn Care & Research. 28(4), p.1–10.

Halperin ML, Kamel S, Goldstein MB (2010). Fluid, electrolyte, and acid-base physiology: a problem-based approach (4th ed.). Saunders/Elsevier.

Harvey CV (2006). Complications. Orthopaedic Nursing. 25(6), p.410–1.

Heitz U, Horne MM (2005). Pocket guide to fluid, electrolyte, and acid-base balance (5th ed.). Elsevier/Mosby.

Hershberger RC, Hunt JL, Arnoldo BD (2007). Abdominal compartment syndrome in the severely burned patient. Journal of Burn Care & Research. 28(5), p.708–14.

Hogan SL (2005). The effects of weight loss on calcium and bone. Critical Care Nursing Quarterly. 28(3), p.269–75.

Holmes SB, Brown SJ (2005). Skeletal pin site care: National Association of Orthopaedic Nurses guidelines for orthopaedic nursing. Orthopaedic Nursing. 24(2), p.99–107.

Hong JH, Kang JY, Kim TJ, Lee JH, Kim DW, Yoon HK, Song JS (2011). A case of bronchiolitis obliterans organizing pneumonia after radiation therapy in breast cancer. Korean J Med. 80(4), p.458-463.

Huan, SH, et al (1989). Coronary care nursing (2nd ed.). W.B. Saunders.

Jang MJ, Bang SM, Oh D (2010). Incidence of venous thromboembolism in Korea, Journal of Thrombosis and Hemostasis. 9, p.85-91.

Jarvis C (2016). Physical examination and health assessment (7th ed.). Saunders.

Jo NC (2007). Treatment of Exudative Age-Related Macular Degeneration. Journal of Korean Mededical Association. 50(8), p.731-735

Jones KR, Fennie K. Lenihan A (2007). Chronic wounds: Factors influencing healing within 3 months, and non healing after 6 months. Wounds. 19(3), p.51–63.

Kealey GP (2009). Carbon monoxide toxicity. Journal of Burn Care & Research. 30(1), p.146–7.

Kelly M, Dowling M (2008). Patient rehabilitation following lower limb amputation. Nursing Standard. 22(49), p.35–40.

Kim HJ, Kim SH, Lee HK, Oh SE (2014). Factors affecting symptom experiences of breast cancer patients: based on the theory of unpleasant symptoms. Asian Oncol Nurs. 14(1), p.7-14.

Kobziff L (2006). Traumatic pelvic fractures. Orthopaedic Nursing. 25(4), p.235–41.

Knipe DM, Howley PK. (Eds)(2006). Fields Virology (4th ed.). Lippincott Williams & Wilkins.

Korea Centers for Disease Control and Prevention, National health and nutrition examination survey: The 4th (2008)/results report; 2008 National health statistics. Seoul: Ministry of Health, Welfare and Family. 2010.

Krasner D, Rodeheaver G. Sibbald G (2007). Chronic wound care: A clinical source book for healthcare professionals. HMP Communications.

Ladwig GB, Ackley BJ (2014). Mosby's guide to nursing diagnosis (4th ed.). Elsevier.

Landis DM (2005). Fracture risk in postmenopausal women. Nurse Practitioner. 30(11), p.53–8.

Lee AB, Moon BI (2014). Chemotheraphy in breast cancer. Ewha Med J. 37(2), p.75-82.

Lee BS, Hong SH, Kim KI, Kim TR, Lee KH, Lee TH, Park HK, Chun YS (2015). Clinicopathological characteristics and prognosis in old age breast cancer. Korean J Clini Onc. 11(1), 6-11.

Lee MG, Won JY, Kim HJ (2014). A Study on Prognostic Factors of Primary and Revision Myringoplasty. Korean Society of Otorhinolaryngology-Head and Neck Surgery. 57(7), p.454-459.

Lee SJ, Seo HC (2014). Effect of brain education program for developing quality of life whom burned patient on rehabilitation. Journal of Brain Education. 13, p.101-23.

Lewis GM, Heimbach DM, Gibran NS (2012). Evaluation of the burn wound: Manegement decision. In D. Herndon(Ed.). Total burn care (4th ed.). Saunders Elsevier.

Lewis SL, Dirksen SR, Heitkemper MM, Bucher L, Camera I (2011). Medical surgical nursing (8th ed.). Elsevier/Mosby.

Lewis SL, Heitkemper MM, Dirksen SR, Bucher L (2014). Medical-Surgical Nursing: Assessment and Management of clinical problems (9th ed.). Elsevier.

Licata AA (2007). Update on therapy for osteoporosis. Orthopaedic Nursing. 26(3), p.162–6.

Lin YS, Lin LC, Lee FP, Lee KJ (2009). The prevalence of chronic otitis media and its complication rates in teenagers and adult patients. Otolaryngology-Head and Neck Surgery. 140(2), p.165-170.

Lucas B (2008a). Total hip and total knee replacement: Preoperative nursing management. British Journal of Nursing. 17(21), p.1346–51.

Lucas B (2008b). Total hip and total knee replacement: Postoperative nursing management. British Journal of Nursing. 17(22), p.1410–4.

Marzen-Groller KD, Bartman K (2005). Building a successful support group for post-amputation patients. Journal of Vascular Nursing. 23(2), p.42–5.

Marzen-Groller KD, Tremblay SM, Kaszuba J, et al (2008). Testing the effectiveness of the Amputee Mobility Protocol: A pilot study. Journal of Vascular Nursing. 26(3), p.74–81.

Masters B, Wood F (2008). Nutrition support in burns—Is there consistency in practice? Journal of Burn Care & Research. 29(4), p.561–71.

Matthews E, Snell K, Coats H (2006). Intra-arterial chemotherapy for limb preservation in patients with osteosarcoma: Nursing implications. Clinical Journal of Oncology Nursing. 10(5), p.581–9.

McMurray A, Grant S, Griffiths S, et al (2005). Mapping recovery after total hip replacement surgery: Health-related quality of life after three years. Australian Journal of Advanced Nursing. 22(4), p.20–5.

Meeker MH, Rothrock JC (1995). Alexenader's Care of the Patient in Surgery (10th ed). Mosby.

Meschial WC, Oliveria MLF (2014). Initial care to burn victims: Nursing students knowledge a cross-sectional study. online Brazilian Journal of Nursing. 13(4), p.518-28.

Ministry of Health and Welfare. Korea Health Statistics (2011) Korea National Health and Nutrition Examination Survey (KNHANES V-2). Seoul: Ministry of Health and Welfare; 2012.

Ministry of Health and Welfare. Korea Health Statistics (2013) Korea National Health and Nutrition Examination Survey (KNHANES VI-1). Seoul: Ministry of Health and Welfare; 2014.

Murphy JL (2007). Nurse practitioners' prescribing reference. Prescribing Reference.

National Association of Orthopedic Nurses (2005). Palliative care: Improving the quality of care for patients with chronic, incurable musculoskeletal conditions: Consensus document. Orthopaedic Nursing. 24(1), p.8–11.

National Association of Orthopedic Nurses (2007). Core curriculum for orthopaedic nursing (6th ed.). Pearson.

National Osteoporosis Foundation (2008). Clinician's guide to prevention and treatment of osteoporosis. Washington, DC: Author.

Nelson A, Baptiste A (2006). Evidence-based practices for safe patient handling and movement. Orthopaedic Nursing. 25(6), p.367–79.

Neville JA, Welch E. Leffell DJ (2007). Management of non-melanoma skin cancer in 2007. National Clinical Practice of Oncology. 4(8), p.432–69.

O'Connor C, Murphy S (2007). Pneumatic tourniquet use in the perioperative environment. Journal of Perioperative Practice. 17(8), p.391–7.

Odedra KM̃ (2014). Current clinical practice in atopic dermatitis. Nursing Standard. 28(49), p.45-51.

Palmieri TL (2007). Inhalation injuries: Research progress and needs. Journal of Burn Care & Research. 28(4), p.549–54.

Palmieri TL (2009). Long term outcomes after inhalation injury. Journal of Burn Care & Research. 30(1), p.201–3.

Park JH, Bae SH, Jung YS, Jung YM (2015). Prevalence and characteristics of chemotherapy-related cognitive impairment in patients with breast cancer. J Korean Acad Nurs. 45(1), p.118-128.

Patel MM, Eisenberg L, Witsell D, Schulz KA (2008). Assessment of acute otitis externa and otitis media with effusion performance measures in otolaryngology practices. Otolaryngology - Head and Neck Surgery. 139(4), p.490-494.

Pecoraro RE, Burgess EM (1992). Pathways to diabetic limb amputation: Basis for prevention. Diabetes Spectrum. 5, p.329-334.

Pellico LH (2013). Focus on Adult Health: Medical-Surgical Nursing. Walters Kluwer Health/Lippincott Williams & Wilkins.

Pellino TA, Owen B, Knapp L, et al (2006). The evaluation of mechanical devices for lateral transfers on perceived exertion and patient comfort. Orthopaedic Nursing. 25(1), p.4–10.

Pham TN, Cancio LC, Gibran NS (2008). American Burn Association practice guidelines burn shock resuscitation. Journal of Burn Care & Research. 29(1), p.257–66.

Phillips N (2017). Berry & Kohn's Operating Room Technique (13th ed.). Elsevier.

Phillips RE, Feeney MK (1990). The cardiac rhythms: A systematic approach is interpretation (3rd ed.). W.B. Saunders.

Phippen ML, Ulmer BC, Wells MP (2009). Competency for Safe Patient Care during Operative and Invasive Procedures. CCI.

Phippen ML, Wells MP, Duval DL (1994). Perioperative Nursing Practice. Saunders.

Phipps WJ, Sands JK, Marek JF (1999). Medical-Surgical Nursing (6th ed.). Mosby.

Porth CM, Matfin G (2009). Pathophysiology: Concepts of altered health states (8th ed.). Lippincott Williams & Wilkins.

Rantala M, Hartikainen S, Kvist T, Kankkunen P (2014). Analgesics in postoperative care in hip fracture patients with dementia - reported by nurses. Journal of Clinical Nursing. 23(21/11), p.3095-106.

Reider B (2005). The orthopaedic physical examination (2nd ed.).

Elsevier.

Resnik L, Dobrykowski E (2005). Outcomes measurement for patients with low back pain. Orthopaedic Nursing. 24(1), p.14–24.

Rim TH, Kim DW, Kim SE, Kim SS (2015). Factors associated with cataract in Korea: A community health survey 2008-2012. Yonsei Medical Journal. 56(6), p.1663-1670.

Rubin KM (2009). Dysplastic nevi and the risk of melanoma. Journal of the Dermatology Nurses' Association. 1(4), p.228-35.

Sadler C, Huff M (2007). African-American women: Health beliefs, lifestyle, and osteoporosis. Orthopaedic Nursing. 26(2), p.96–103.

Schoen DC (2005). Injuries of the wrist. Orthopaedic Nursing. 24(4), p.304–7.

Schoen DC (2006). Hip fractures. Orthopaedic Nursing. 25(2), p.148–52.

Sedlak CA, Doheny MO, Estok PJ, et al (2005). Tailored interventions to enhance osteoporosis prevention in women. Orthopaedic Nursing. 24(4), p.270–8.

Seong HK, Kim YH (2001). A Study on Urinary Tract Infections in Intensive Care Unit Patients with an Indwelling Urinary Catheter. Journal of Experimental & Biomedical Sciences. 7(No.3), p.117-125.

Shin DW, Jang JH, Kang WJ (2014). Pathophysiology and anesthetic management in burned patients. Journal of Kyung Hee University Medical Center. 29(1), p.60-6.

Simerville JA, Maxted WC, Pahira JJ (2005). Urinalysis: A comprehensive review. American Family Physician. 71(6), p.1153-62.

Smeltzer SC, Bare BG, Hinkle JL, Cheever KH (2010). Brunner and saunder's textbook of medical-surgical nursing (12th ed.). Lippincott Williams & Wilkins.

Smeltzer SC, Zimmerman VL (2005). Usefulness of the SCORE index as a predictor of osteoporosis in women with disabilities. Orthopaedic Nursing. 24(1), p.33–9.

Stomberg MW, Oman U (2006). Patients undergoing total hip arthroplasty: A perioperative pain experience. Journal of Clinical Nursing. 15(4), p.451–8.

Symbiotics series: Selecting the DDD patient (1984), Medtronic.

Thelan, LA, et al (1998). Critical care nursing (3rd ed.). Mosby-Year Book.

Tortora GJ, Derrickson BH (2012). Principles of anatomy & physiology (13th ed.). Wiley.

Van Twillert B, Bremer M, Faber AW (2007). Computer generated virtual reality to control pain and anxiety in pediatric and adult burn patients. Journal of Burn Care & Research. 28(5), p.694–702.

Van Meter KC, Hubert BS (2015). Gould's Pathophysiology for the Health Professions (5th ed.). Elsevier.

Weber JW, Kelley J (2009). Health assessment in nursing (4th ed.). Lippincott Williams & Wilkins.

Whaley L, Wong D (1987). Nursing Care of Infants and Children (3rd ed.). C.V. Mosby Company.

White B. (1994). Maintaining fluid and electrolyte balance, In V. B. Bolander (Ed), Sorenson and Luckmann's basic nursing: A psychophysiologic approach (3rd ed.). Philadelphia; W.B. Saunders.

Whiteing NL (2008). Fractures: Pathophysiology, treatment and nursing care. Nursing Standard. 23(2), p.49–57.

Widmaier EP, Raff H, Strang KT (2011). Vander's Human physiology (12th ed.). McGraw Hill.

Wiegand DLM, Carlson K (2005). AACN procedure manual for critical care (5th ed.). Elsevier-Saunders.

Wikehult B, Hedlund M, Marsenic M (2008). Evaluation of negative emotional care experiences in burn care. Journal of Clinical Nursing. 17(14), p.1923–9.

Williams C (2008). Fluid resuscitation in burn patients 2: Nursing care. Nursing Times. 104(15), p.24–5.

Williams LS, et al (2015). Understanding Medical-Surgical Nursing (5th ed.). FA Davis Corp.

Wong D, Baker C (1988). Pain in children. Comparison of scales. Pediatric Nursing 14(1), p.9-17.

Woodson LC (2009). Diagnosis and grading of inhalation injury. Journal of Burn Care & Research. 28(4), p.143–5.

Wurster J (2007). What role can nurses play in reducing the incidence of pressure sores? Nursing Economics. 25(5), p.267–9.

Xiong B, Li D, Wang J, Gyawali L, Jing J, Su L (2015). The effect of catheter ablation on left atrial size and function for patients with atrial fibrillation: An updated meta-analysis. PLoS ONE 10(7): e0129274. doi:10.1371/journal.pone.0129274.

Zaim B, Zaim S, Kutalek S (1994). Indications for use of permanent cardiac pacemakers. Heart Disease and Stroke.

Zolfaghari M, Eybpoosh S, Hazrati M (2012). Effects of therapeutic touch of anxiety, vital signs, and cardiac dysrhythmia in a sample of Iranian women undergoing cardiac catheterization. Journal of Holistic Nursing, 2012 Dec: 30(4), p.225-34.

참고 웹사이트

건강보험심사평가원: www.hira.or.kr
검안경: www.care24.co.kr
결막염: lookfordiagnosis.com
고막: www.joshualightmd.com
고신대학교복음병원 공식 블로그: blog.naver.com/lib3000/220484109813
국가암정보센터: www.cancer.go.kr
국립암센터: http://ncc.re.kr/cancerStatsView.ncc?bbsnum=459&searchKey=total&searchValue=&pageNum=1
네이버지식백과—ERCP(내시경적 역행성 췌담관조영술): tvcast.naver.com/v/297966
대한뇌졸중학회: www.stroke.or.kr
미국심장협회-의료진을 위한 BLS(2006): www.heart.org
미국연방긴급사태 관리 팀(Federal Emergency Management Administration): m.fema.gov
보건뉴스: www.bokuennews.com/news/article.html?no=161598
보건복지부: www.mohw.go.kr/react/al/sal0301vw.jsp?PAR_MENU_ID=04&MENU_ID=0403&CONT_SEQ=326276&page=9
보청기: www.kgdigital.co.kr
세계보건기구(WHO): www.who.int
소방청: https://www.nfa.go.kr/nfa/releaseinformation/statisticalinformation/main/?boardId=bbs_0000000000000019&mode=view&cntId=16&category=&pageIdx=
수술간호사회-수술간호지침: www.kaorn.org
중이염: healthosphere.com
질병관리본부: http://www.cdc.go.kr/board.es?mid=a20602010000&bid=0034&act=view&list_no=143574
질병관리본부 국가건강정보포털: health.mw.go.kr/HealthInfoArea/HealthInfo/View.do?idx=4720&subIdx=4
Alzheimer's association:
www.alz.org/asian/overview.asp?nL=KO&dL=KO
www.alz.org/asian/signs/10_warning_signs.asp?nL=KO&dL=KO
American Academy of Dermatology: www.aad.org
American Burn Association: www.ameriburn.org
American College of Sports Medicine: www.acsm.org
Amputee Resource Foundation of America, Inc.: www.amputeer-esource.org
Barclay L (2007). Behavioral strategies recommended to reduce risk for skin cancer. Medscape; Medical News. http://cme.medscape.com/viewarticle/556250.
Burn Foundation: www.burnfoundation.org
Burn Institute: www.burninstitute.org
Burn Prevention: www.burnprevention.org
Centers for Disease Control and Prevention (2005). Arthritis: Data and statistics: www.cdc.gov/arthritis/data_statistics/index.htm
Chemical Educational Foundation: www.chemed.org
Cope needle: www.dynamedical.com/pg3l.html
Dermatology online atlas, a cooperation between the Department of Clinical Social Medicine (University of Heidelberg) and the Department of Dermatology (University of Erlangen): www.dermis.net
Fulton J (2012). Acne vulgaris. Medscape. Available at: emedicine.medscape.com/article/1069804-overview.
HIRA Web Megazine: hirawebzine.or.kr/13488
Korean National Statistical Office: kosis.kr
National Amputation Foundation: www.nationalamputation.org
National Association of Orthopaedic Nurses(NAON): www.ortho-nurse.org
National Institute of Arthritis and Musculoskeletal and Skin Diseases, National Institutes of Health: www.orthonurse.org / www.niams.nih.gov
National Institute of Arthritis and Musculoskeletal and Skin Diseases: www.niams.nih.gov
National Osteoporosis Foundation: www.nof.org
National Psoriasis Foundation(USA): www.psoriasis.org
The Paget Foundation: www.paget.org
Tono-Pen: carletonltd.com
dearnurses.blogspot.kr/2007/12/simplifying-basal-skull-fracture.html
en.wikipedia.org/wiki/Myocarditis
en.wikipedia.org/wiki/Pericarditis
helpline.nih.go.kr/cdchelp/index.gst
hema-research.or.kr/newsletter/newsletter.php?sub=3&vol=11
news.joins.com/article/2379400
nurse-books.blogspot.kr/2014/12/ncp-6-nursing-diagnosis-for-pericarditis.html
nursing-concept.blogspot.kr/2009/02/nursing-care-plans-for-atrial-septal.html
sev.iseverance.com/heart/health_info/education/normal/
www.amc.seoul.kr/asan/healthinfo/disease/diseaseSubmain.do
www.cmaj.ca/content/169/9/931/F1.expansion.html

www.dailypharm.com/News/238919

www.dynamedical.com

www.ncpnanda.top/2013/05/nursing-diagnosis-related-to.html

www.nlm.nih.gov/medlineplus

www.repairincontinence.net

www.vitaminmd.co.kr/vm_health_disease_content_view.latte?cid=-002FY&type=INSPECTION&sub_type=&keyword=

www.youtube.com/watch?v=nLOefBV-TCA

www.youtube.com/watch?v=OAoApK68o9Q

www.youtube.com/watch?v=P5_BxsbmXcA

www.youtube.com/watch?v=s-shTquRT1M

youtu.be/hnvw2zFd-uM?list=PLwMWy6rnbmkCp_olxcm4yCq06LnpYTxxP

youtu.be/XOefpxm38bc?list=PLwYICl63HBzndxh3xYqKkPTcaH9otrNyp

찾아보기

Vol. II

국문

[ㄱ]

[ㄴ]

[ㄷ]

[ㄹ]

[ㅇ]

[ㅈ]

숫자

영문

[B]

[C]

[P]

[R]

[S]

[T]

[U]

[V]

[W]

[X]